ATLAS COLORIDO E TEXTO DE
DERMATOLOGIA PEDIÁTRICA

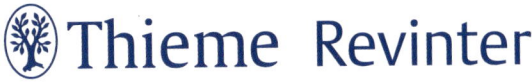

Kay Shou-Mei Kane, MD
Assistant Professor of Dermatology
Harvard Medical School
Clinical Associate of Dermatology
Children's Hospital
Boston, Massachusetts
Clinical Associate of Dermatology
Mt. Auburn Hospital
Boston, Massachusetts

Vinod E. Nambudiri, MD, MBA
Attending Physician, Internal Medicine
Grand Strand Regional Medical Center
Myrtle Beach, South Carolina
Associate Physician, Department of Dermatology
Brigham and Women's Hospital
Boston, Massachusetts

Alexander J. Stratigos, MD
Professor of Dermatology–Venereology
University of Athens School of Medicine
Andreas Syngros Hospital for Skin and Venereal Diseases
Athens, Greece

ATLAS COLORIDO E TEXTO DE

DERMATOLOGIA PEDIÁTRICA

TERCEIRA EDIÇÃO

Kay Shou-Mei Kane, MD

Vinod E. Nambudiri, MD, MBA

Alexander J. Stratigos, MD

Thieme
Rio de Janeiro • Stuttgart • New York • Delhi

Dados Internacionais de Catalogação na Publicação (CIP)

K16a

Kane, Kay Shou-Mei
  Atlas Colorido e Texto de Dermatologia Pediátrica/Kay Shou-Mei Kane, Vinod E. Nambudiri, Alexander J. Stratigos; tradução de Antônio Macedo D'Acri – 3. Ed. – Rio de Janeiro – RJ: Thieme Revinter Publicações, 2019.

  654 p.: il; 15,24 x 22,86 cm.
  Título Original: *Color Atlas & Synopsis of Pediatric Dermatology*
  Inclui Referências & Índice Remissivo.
  ISBN 978-85-5465-116-9

  1. Dermatites. 2. Dermatoses. 3. Distúrbios. 4. Proliferações. 5. Infecções. I. Nambudiri, Vinod E. II. Stratigos, Alexander J. III. Título.

CDD: 616.5
CDU: 616.5:616-053.2

Tradução/Revisão Técnica:
Antonio Macedo D'Acri
Professor Adjunto de Dermatologia na UNIRIO
Doutorado em Medicina (Dermatologia) pela UFRJ
Mestrado em Medicina (Dermatologia) pela UFF

Nota: O conhecimento médico está em constante evolução. À medida que a pesquisa e a experiência clínica ampliam o nosso saber, pode ser necessário alterar os métodos de tratamento e medicação. Os autores e editores deste material consultaram fontes tidas como confiáveis, a fim de fornecer informações completas e de acordo com os padrões aceitos no momento da publicação. No entanto, em vista da possibilidade de erro humano por parte dos autores, dos editores ou da casa editorial que traz à luz este trabalho, ou ainda de alterações no conhecimento médico, nem os autores, nem os editores, nem a casa editorial, nem qualquer outra parte que se tenha envolvido na elaboração deste material garantem que as informações aqui contidas sejam totalmente precisas ou completas; tampouco se responsabilizam por quaisquer erros ou omissões ou pelos resultados obtidos em consequência do uso de tais informações. É aconselhável que os leitores confirmem em outras fontes as informações aqui contidas. Sugere-se, por exemplo, que verifiquem a bula de cada medicamento que pretendam administrar, a fim de certificar-se de que as informações contidas nesta publicação são precisas e de que não houve mudanças na dose recomendada ou nas contraindicações. Esta recomendação é especialmente importante no caso de medicamentos novos ou pouco utilizados. Alguns dos nomes de produtos, patentes e design a que nos referimos neste livro são, na verdade, marcas registradas ou nomes protegidos pela legislação referente à propriedade intelectual, ainda que nem sempre o texto faça menção específica a esse fato. Portanto, a ocorrência de um nome sem a designação de sua propriedade não deve ser interpretada como uma indicação, por parte da editora, de que ele se encontra em domínio público.

Título original:
Color Atlas & Synopsis of Pediatric Dermatology, Third Edition
Copyright © 2017 by McGraw-Hill Education
ISBN 978-0-07-184394-2

© 2019 Thieme Revinter Publicações Ltda.
Rua do Matoso, 170, Tijuca
20270-135, Rio de Janeiro – RJ, Brasil
http://www.ThiemeRevinter.com.br

Thieme Medical Publishers
http://www.thieme.com

Impresso no Brasil por Zit Editora e Gráfica Ltda.
5 4 3 2 1
ISBN 978-85-5465-116-9

Todos os direitos reservados. Nenhuma parte desta publicação poderá ser reproduzida ou transmitida por nenhum meio, impresso, eletrônico ou mecânico, incluindo fotocópia, gravação ou qualquer outro tipo de sistema de armazenamento e transmissão de informação, sem prévia autorização por escrito.

Mais uma vez para minha família maravilhosa: David, Michaela e Cassandra.
E para os leitores que compraram as três edições deste livro.
Kay S. Kane

Para minha esposa Navya e meu filho Abhinav por seu amor,
Para minha família e meus amigos por seu apoio,
Para meus professores e mentores por sua orientação,
E aos meus pacientes por sua inspiração.
Vinod E. Nambudiri

Para minha esposa Natassa e meus filhos Yannis e Aristomenis por seu amor e apoio ilimitado,
Para os meus professores por sua orientação e seu aconselhamento,
E para meus pacientes com gratidão infinita.
Alexander J. Stratigos

SUMÁRIO

Prefácio	xv
Agradecimentos	xvi

SEÇÃO 1
ACHADOS CUTÂNEOS NO RECÉM-NASCIDO — 2

Achados Cutâneos Fisiológicos no Recém-Nascido — 2
- Vérnix Caseoso — 2
- *Cutis Marmorata* — 4
- Queda de Cabelo Neonatal — 6

Distúrbios Cutâneos Variados do Recém-Nascido — 8
- Miliária, Recém-Nascidos — 8
- Mília — 10
- Acne Neonatal — 12
- Eritema Tóxico Neonatal — 14
- Melanose Pustulosa Transitória Neonatal — 16
- Acropustulose da Infância — 18
- Lúpus Eritematoso Neonatal — 20
- Aplasia Congênita da Cútis — 24
- Nódulos Neurais Heterotópicos — 26
- Trágus Acessório — 28
- Cisto de Fenda Branquial — 30
- Mamilo Acessório — 32

Infecções Congênitas do Recém-Nascido — 34
- Infecção Neonatal pelo Vírus Herpes Simples — 34
- Infecção Congênita pelo Vírus Varicela-Zóster — 36
- Bebê *Blueberry Muffin* — 38
- Sífilis Congênita — 40
- Candidíase Congênita — 42

Alterações do Tecido Subcutâneo — 44
- Necrose de Tecido Adiposo Subcutâneo — 44
- Esclerema Neonatal — 46

SEÇÃO 2
DERMATITES ECZEMATOSAS — 48

Dermatite Atópica — 48
- Dermatite Atópica Infantil — 52
- Dermatite Atópica da Criança — 54
- Dermatite Atópica do Adolescente — 56

Estrias de Distensão — 58
Líquen Simples Crônico — 60
Prurigo Nodular — 62
Dermatite Eczematosa Disidrótica — 64
Eczema Numular — 66
Dermatite de Contato — 68
Dermatite Seborreica — 72

SEÇÃO 3

DERMATITE DE FRALDA E ERUPÇÕES CUTÂNEAS NA REGIÃO DA FRALDA — 74

Dermatite de Fralda — 74
Erupções Cutâneas na Região da Fralda — 78
   Psoríase na Região da Fralda — 78
   Infecção por Cândida — 80
   Acrodermatite Enteropática — 82
   Granuloma Glúteo Infantil — 84
   Histiocitose de Células de Langerhans na Região da Fralda — 86

SEÇÃO 4

TRANSTORNOS DA PROLIFERAÇÃO EPIDÉRMICA — 88

Psoríase — 88
   Psoríase Vulgar, Tipo Gutata — 92
   Pustulose Palmoplantar — 94
   Psoríase Vulgar, Eritrodérmica — 96
Pitiríase Amiantácea — 98
Eritrodermia Ictiosiforme e Eritroceratodermia — 100
   Bebê Colódio — 102
   Feto Arlequim — 104
   Ictiose Vulgar — 106
   Ictiose Ligada ao Cromossomo X — 108
   Eritrodermia Ictiosiforme Bolhosa Congênita — 110
   Ictiose Lamelar — 112
   Ceratose Pilar — 114
   Pitiríase Rubra Pilar — 116
   Doença de Darier — 118

SEÇÃO 5

DERMATOSES BOLHOSAS PRIMÁRIAS — 122

Epidermólise Bolhosa — 122
   Epidermólise Bolhosa Simples — 123
   Epidermólise Bolhosa Juncional — 126
   Epidermólise Bolhosa Distrófica — 130
Outros — 134
   Dermatose Bolhosa por IgA Linear da Infância — 134

SEÇÃO 6

DISTÚRBIOS DAS GLÂNDULAS SEBÁCEAS E APÓCRINAS — 138

Acne Vulgar — 138
Acne Infantil — 142
Dermatite Perioral — 144
Hidradenite Supurativa — 146

SEÇÃO 7
DISTÚRBIOS DOS MELANÓCITOS — 148

- Nevo Melanocítico Adquirido — 148
  - Nevo Juncional — 150
  - Nevo Dérmico — 152
  - Nevo Composto — 154
- Nevo Melanocítico Congênito — 156
- Nevo Melanocítico "Displásico" Atípico — 158
- Nevo Azul — 160
- Nevo Halo — 162
- Nevo Spilus — 164
- Nevo de Spitz (Nevo de Células Fusiformes e Epitelioides) — 166
- Distúrbios Melanocíticos Epidérmicos — 168
  - Efélides — 168
  - Lentigo Simples e Síndromes Lentiginosas — 170
    - Síndrome de Peutz-Jeghers — 174
    - Síndrome Lentiginosa Múltipla — 176
  - Máculas Café com Leite e Síndromes Associadas — 178
- Distúrbios Melanocíticos Dérmicos — 182
  - Melanocitose Dérmica Congênita (Mancha Mongólica) — 182
  - Nevo de Ota, Nevo de Ito — 184

SEÇÃO 8
DOENÇAS DOS VASOS SANGUÍNEOS E LINFÁTICO — 186

- Lesões Vasculares Congênitas — 186
  - Mancha Capilar (Mancha Salmão) — 186
  - Malformações Capilares (Mancha em Vinho do Porto) e Síndromes Associadas — 188
  - Hemangiomas e Síndromes Associadas — 192
- Proliferações Vasculares Benignas — 198
  - Angioma Estelar — 198
  - Angioma Rubi — 200
  - Angioceratoma — 202
  - Granuloma Piogênico — 204
- Alterações Vasculares Associadas à Doença Sistêmica — 206
  - Livedo Reticular — 206
  - *Cutis Marmorata* Telangiectásica Congênita — 208
  - Telangiectasia Hemorrágica Hereditária — 210
- Distúrbios dos Vasos Linfáticos — 214
  - Malformação Linfática Microcística — 214
  - Malformação Linfática Macrocística — 216
  - Linfedema — 218

SEÇÃO 9
PROLIFERAÇÕES EPIDÉRMICAS BENIGNAS — 220

- Nevo Epidérmico — 220
- Nevo Epidérmico Verrucoso Inflamatório Linear — 222
- Síndrome do Nevo Epidérmico — 224

SEÇÃO 10

PROLIFERAÇÕES BENIGNAS DE APÊNDICES CUTÂNEOS — 226

- Nevo Sebáceo — 226
- Nevo Comedônico — 230
- Tricoepitelioma — 232
- Siringoma — 234
- Pilomatricoma — 236
- Esteatocistoma Múltiplo — 238
- Cisto Triquilemal — 240
- Cisto de Inclusão Epidérmica — 242
- Cisto Dermoide — 244

SEÇÃO 11

PROLIFERAÇÕES DÉRMICAS BENIGNAS — 246

- Nevo de Tecido Conectivo — 246
- Nevo de Becker — 248
- Fibroma Digital Infantil Recorrente — 250
- Dígitos Supranumerários Rudimentares — 252
- Cicatrizes Hipertróficas e Queloides — 254
- Dermatofibroma — 256
- Acrocórdons — 258
- Leiomioma — 260
- Lipoma — 262
- Tumor de Células Gigantes da Bainha Tendinosa — 264

SEÇÃO 12

ALTERAÇÕES DA PIGMENTAÇÃO — 266

Distúrbios de Hipopigmentação — 266
- Pitiríase Alba — 266
- Hipopigmentação Pós-Inflamatória — 268
- Vitiligo — 270
- Albinismo Oculocutâneo — 274
- Nevo Acrômico — 278
- Nevo Anêmico — 280

Distúrbios de Hiperpigmentação — 282
- Hiperpigmentação Pós-Inflamatória — 282
- Hipermelanose Nevoide Linear e Espiralada — 284

SEÇÃO 13

DISTÚRBIOS NEUROCUTÂNEOS — 286

- Neurofibromatose — 286
- Esclerose Tuberosa — 290
- Incontinência Pigmentar — 296
- Hipomelanose de Ito — 300

SEÇÃO 14
DISTÚRBIOS INFLAMATÓRIOS VARIADOS — 302

- **Erupções Papuloescamosas** — 302
  - Pitiríase Rósea — 302
  - Pitiríase Liquenoide — 306
- **Erupções Liquenoides** — 310
  - Líquen Escleroso — 310
  - Líquen Plano — 312
  - Líquen Nítido — 316
  - Líquen Estriado — 318

SECTION 15
REAÇÕES DE HIPERSENSIBILIDADE — 320

- **Reações de Hipersensibilidade a Drogas** — 320
  - Reação Exantemática Induzida por Drogas — 320
- **Urticária: Urticas e Angioedema** — 324
- **Eritema Multiforme, Síndrome de Stevens-Johnson e Necrólise, Epidérmica Tóxica** — 328
  - Síndrome Eritema Multiforme — 328
  - Síndrome de Steven-Johnson e Necrólise Epidérmica Tóxica — 330
- **Eritema Pigmentar Fixo Medicamentoso** — 334
- **Doença do Soro** — 336
- **Eritema Anular Centrífugo** — 338
- **Doença do Enxerto *Versus* Hospedeiro** — 340
- **Eritema Nodoso** — 344
- **Paniculite ao Frio** — 346
- **Dermatoses Neutrofílicas** — 348
  - Síndrome de Sweet — 348
  - Pioderma Gangrenoso — 350
- **Sarcoidose** — 352
- **Púrpura de Henoch-Schönlein** — 354
- **Vasculite Urticariforme** — 356
- **Poliarterite Nodosa** — 358
- **Púrpura Trombocitopênica Idiopática** — 360
- **Coagulação Intravascular Disseminada** — 362
- **Doença de Kawasaki** — 364

SEÇÃO 16
FOTOSSENSIBILIDADE E FOTORREAÇÕES — 368

- **Importantes Reações de Fotossensibilidade Causadas pela Luz** — 368
  - Dano Solar Agudo (Queimadura Solar) — 368
  - Urticária Solar — 372
  - Erupção Polimorfa à Luz — 374
  - Hidroa Vaciniforme — 376
  - Fitofotodermatite — 378
- **Fotossensibilidade Induzida por Drogas** — 380
  - Reação Fototóxica a Drogas — 382
  - Reação Fotoalérgica a Drogas — 384

Distúrbios Genéticos com Fotossensibilidade — 386
   Xeroderma Pigmentoso — 386
   Síndrome do Nevo Basocelular — 390
   Protoporfiria Eritropoiética — 394
   Ataxia-Telangiectasia — 396
   Síndrome de Bloom — 400
   Síndrome de Rothmund-Thomson — 402

SEÇÃO 17

DOENÇAS AUTOIMUNES DO TECIDO CONECTIVO — 404

Artrite Reumatoide Juvenil — 404
Lúpus Eritematoso Cutâneo Agudo — 408
Lúpus Eritematoso Discoide — 412
Dermatomiosite — 414
Morfeia (Esclerodermia Localizada) — 418
Esclerose Sistêmica — 420
Doença Mista do Tecido Conectivo — 424

SEÇÃO 18

DISTÚRBIOS ENDÓCRINOS E A PELE — 426

Acanthosis Nigricans — 426
Necrobiose Lipoídica — 428
Granuloma Anular — 430
Alopecia *Areata* — 432
Papilomatose Reticulada e Confluente de Gougerot e Carteaud — 436

SEÇÃO 19

SINAIS CUTÂNEOS DA DOENÇA RETICULOENDOTELIAL — 438

Histiocitose — 438
   Histiocitose de Células de Langerhans — 438
Histiocitose de Células Não Langerhans — 442
   Xantogranuloma Juvenil — 442
Síndromes de Mastocitose — 444
Papulose Linfomatoide — 448
Linfoma Cutâneo de Células T — 450

SEÇÃO 20

INFECÇÕES CUTÂNEAS BACTERIANAS — 452

Impetigo — 452
Ectima — 456
Foliculite — 458
Furúnculos e Carbúnculos — 460
Celulite — 462
Erisipela — 464
Infecção Estreptocócica Perianal — 466
Escarlatina — 468

Síndrome da Pele Escaldada Estafilocócica	472
Síndrome do Choque Tóxico	474
Eritrasma	478
Meningococcemia	480
Gonococcemia	482
Doença da Arranhadura do Gato	486
Infecções por Micobactérias	488
Hanseníase (Doença de Hansen)	488
Tuberculose Cutânea	492
Micobacteriose Atípica: *Mycobacterium Marinum*	494
Borreliose de Lyme	496

SEÇÃO 21
INFECÇÕES CUTÂNEAS FÚNGICAS — 500

Dermatofitoses Superficiais	500
Tinea Capitis	500
Tinea Faciei	504
Tinea Corporis	506
Tinea Cruris	508
Tinea Pedis	510
Tinea Manuum	512
Onicomicose	514
Tinea e Reação Ide	516
Candidíase Superficial	518
Candidíase Oral	518
Candidíase Cutânea	520
Pitiríase Versicolor	524
Infecções Fúngicas Profundas	528
Esporotricose	528
Criptococose	530
Histoplasmose	532

SEÇÃO 22
INFECÇÃO POR *RICKETTSIA* — 534

Febre Maculosa das Montanhas Rochosas	534

SEÇÃO 23
INFECÇÕES VIRAIS DA PELE — 538

Vírus Herpes Simples	538
Gengivoestomatite Herpética	538
Herpes Orofacial Recorrente	542
Eczema Herpético	544
Panarício Herpético	548
Herpes do Gladiador	550
Infecção Disseminada pelo Vírus Herpes Simples	552
Vírus Varicela-Zóster	554
Varicela	554
Herpes-Zóster	558

Papilomavírus Humano — 560
  Verruga Vulgar — 560
  Verruga Plana — 562
  Verruga Plantar — 564
  Condiloma Acuminado — 566
Poxvírus — 568
  Molusco Contagioso — 568
Vírus Epstein-Barr — 570
  Mononucleose Infecciosa — 570
Parvovírus Humano B19 — 572
  Eritema Infeccioso — 572
Herpes-Vírus Humano 6 e 7 — 574
  Exantema Súbito — 574
Vírus do Sarampo — 578
  Sarampo — 578
Vírus da Rubéola — 582
  Rubéola — 582
Vírus *Coxsackie* — 586
  Doença Mão-Pé-Boca — 586
Outros — 590
  Síndrome de Gianotti-Crosti — 590
  Exantema Periflexural Assimétrico da Infância — 592

SEÇÃO 24

INFESTAÇÕES AQUÁTICAS — 594

Larva Migrans Cutânea — 594
Dermatite por Cercária — 596
Prurido do Traje de Banho — 598
Dermatite por Ouriços-do-Mar — 600
Dermatite por Água-Viva — 602
Dermatite por Coral — 604

SEÇÃO 25

PICADAS DE INSETO E INFESTAÇÕES — 606

Pediculose *Capitis* — 606
Pediculose Pubiana — 610
Pediculose Corporal — 612
Escabiose — 614
Urticária Papular — 618
Ferroadas da Formiga-de-Fogo — 620

ÍNDICE REMISSIVO — 623

PREFÁCIO

A terceira edição do *Atlas Colorido e Texto de Dermatologia Pediátrica* baseia-se em seus antecessores com novas fotografias e recomendações atuais de tratamento e controle para doenças cutâneas pediátricas. Este atlas é voltado, primeiramente, para especialistas e residentes em atenção primária e para os estudantes de Medicina; com a expectativa de fornecer um livro ilustrado de fácil leitura que ajude no diagnóstico e tratamento de distúrbios cutâneos pediátricos.

Os autores fizeram todo o possível para fornecer informações exatas referentes às entidades clínicas e terapias aprovadas para uso pediátrico no momento da publicação. No entanto, em razão das constantes mudanças na prática médica, recomenda-se que o leitor confirme as informações contidas neste livro em outras fontes.

AGRADECIMENTOS

"Os dermatologistas praticantes são como a seção de sopro da orquestra – pequeno em número... mas quando participam devem atuar bem"
Thomas B. Fitzpatrick, MD

Gostaria de agradecer o apoio dos colegas através dos anos: Richard Allen Johnson, MD, Stephen Gellis, MD, Marilyn Liang, MD, Jennifer Huang, MD, Elena Hawryluk, MD, Jeffrey Dover, MD, Kenneth Arndt, MD, Thomas Rohrer, MD, Robin Travers, MD, Tania Phillips, MD, Brooke Sikora, MD, Jeffrey Sobell, MD, Katrina Dy, MD, Joyce Hennessy, RN, Maria Benoit, RN, Janet Weaver, RN, Karol Timmons, RN, Lisa Fitzgerald, Maria Alfeo, Maureen Teehan, Andrea DiGiulio, Beth Hartigan, Lenore Rosen, Diane Lysak, Jenna Mazzaferro, Micaela Berger, Shannon Patti, e Laura Mateo. Das edições anteriores, sempre seremos gratos a Peter Lio, MD, Howard Baden, MD, Jennifer Ryder, MD, Karen Wiss, MD e Lisa Cohen, MD. E finalmente, mando um "obrigado" para Buckingham, Browne & Nichols Parents' Association Executive Board, sem a qual este livro não teria sido completado cinco anos antes.

Kay S. Kane

ATLAS COLORIDO E TEXTO DE

DERMATOLOGIA PEDIÁTRICA

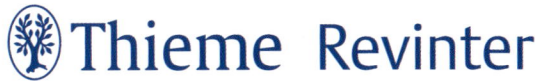

SEÇÃO 1

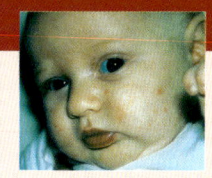

ACHADOS CUTÂNEOS NO RECÉM-NASCIDO

ACHADOS CUTÂNEOS FISIOLÓGICOS NO RECÉM-NASCIDO

VÉRNIX CASEOSO

Vérnix, palavra derivada do mesmo radical de *verniz*, é a substância cinza-esbranquiçada que recobre a pele do recém-nascido, que é composta por células epidérmicas fetais degeneradas e secreções sebáceas.

EPIDEMIOLOGIA

IDADE Recém-nascidos.
GÊNERO M = F.
PREVALÊNCIA Observado em todos os infantes.

FISIOPATOLOGIA

O vérnix caseoso desempenha um papel protetor na pele do recém-nascido, com propriedades antimicrobianas e de barreira à água.

EXAME FÍSICO

Achados Cutâneos

TIPO Material caseoso aderente que seca e descama após o nascimento (Fig. 1-1).
COR Cinza a branco.
DISTRIBUIÇÃO Generalizada.

DIAGNÓSTICO DIFERENCIAL

O vérnix caseoso, normalmente, é muito característico, porém, deve ser diferenciado de outros revestimentos membranosos, como no bebê colódio e no feto arlequim. Ambos os distúrbios são muito mais espessos, mais rígidos e mais secos.

EVOLUÇÃO CLÍNICA E PROGNÓSTICO

Em um recém-nascido saudável, o vérnix caseoso vai se desprender em 1 a 2 semanas.

TRATAMENTO

Não é necessário tratamento. A maior parte do vérnix caseoso se desprende da pele ao nascimento. O restante do vérnix descama durante as primeiras semanas de vida.

As atuais recomendações dermatológicas em recém-nascidos são:

1. Banhos de imersão total não são recomendados até que o coto umbilical esteja completamente cicatrizado e destacado.
2. Ao nascimento, sangue e mecônio devem ser gentilmente removidos com água morna e algodão.
3. O cuidado com o cordão umbilical e/ou circuncisão varia de hospital para hospital. Os vários métodos incluem a aplicação de álcool (pincelar com álcool), antibiótico tópico (bacitracina, Polysporin® ou neosporina), pomada com sulfadiazina de prata (Silvadene®) em cada troca de fralda. Geralmente, o cordão umbilical cai em 7-14 dias.
4. Até que o sítio umbilical/de circuncisão esteja cicatrizado, recomenda-se a limpeza do bebê com algodão e água morna. Após a cicatrização dos sítios abertos, o bebê pode ser gentilmente imerso em água morna e lavado da cabeça aos pés.
5. É aconselhável evitar sabonetes perfumados e banhos de espuma. Loções de limpeza sem sabão e sem perfume são as que causam menos irritação. Estas loções devem ser utilizadas apenas nas áreas sujas e imediatamente enxaguadas.
6. Após o banho, a pele do recém-nascido deve ser seca com toques leves (não esfregada). O vérnix caseoso ainda pode estar presente e aderido por várias semanas. Cremes hidratantes tópicos, geralmente, não são recomendados.

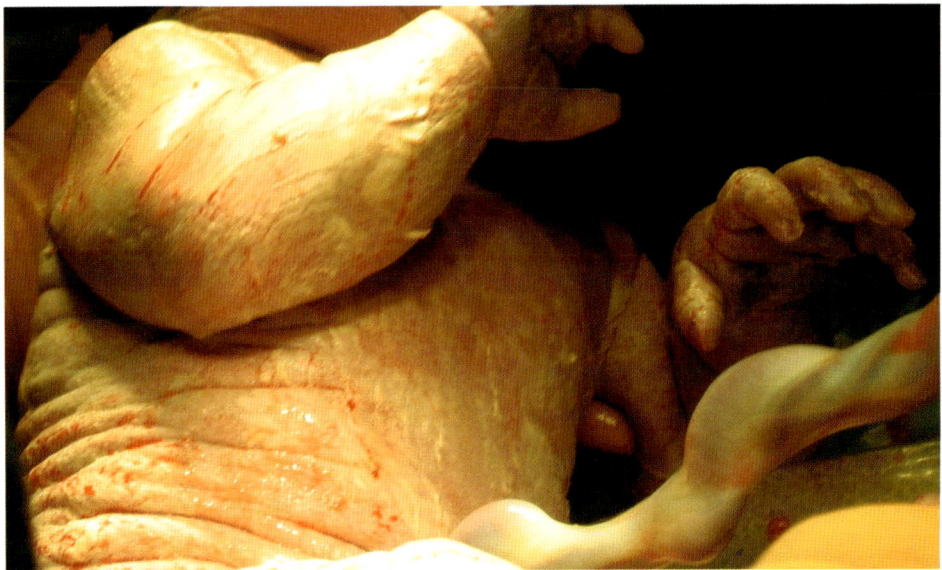

FIGURA 1-1 Vérnix caseoso Material gorduroso branco do vérnix caseoso em recém-nascido com apenas alguns segundos de idade. (Reproduzida com autorização do Dr. Mark Waltzman.)

CUTIS MARMORATA

Mosqueamento reticulado fisiológico da pele de recém-nascidos, de cor vermelho-azulada. É observada como uma resposta imatura fisiológica ao frio, com resultante dilatação dos capilares e pequenas veias. Os achados cutâneos, geralmente, desaparecem com o reaquecimento, e o fenômeno regride à medida que a criança fica mais velha.

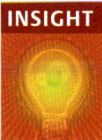

INSIGHT Enquanto a *cutis marmorata* é essencialmente fisiológica, seu análogo em adultos, o livedo reticular, pode estar associado a doença do tecido conectivo e vasculopatias.

EPIDEMIOLOGIA

IDADE Início durante as primeiras 2-4 semanas de vida; associado à exposição ao frio.
GÊNERO M = F.
PREVALÊNCIA Maior prevalência em infantes imaturos.

FISIOPATOLOGIA

Ocorre, supostamente, em decorrência da imaturidade do sistema nervoso autônomo dos recém-nascidos. Fisiologicamente normal e desaparece à medida que a criança fica mais velha.

HISTÓRIA

O mosqueamento reticulado da pele desaparece com o aquecimento.

EXAME FÍSICO

Achados Cutâneos
TIPO Mosqueamento reticulado (Fig. 1-2).

COR Vermelho-azulada.
DISTRIBUIÇÃO Difusa, envolvimento simétrico do tronco e extremidades.

DIAGNÓSTICO DIFERENCIAL

A *cutis marmorata* é uma condição benigna e autolimitada. Pode ser confundida com *cutis marmorata* telangiectásica congênita (CMTC), uma condição mais grave que também pode estar presente ao nascimento, como alterações vasculares reticuladas. A CMTC é uma forma rara, crônica, reincidente e grave de doença vascular, podendo resultar em cicatrizes cutâneas permanentes.

EVOLUÇÃO CLÍNICA E PROGNÓSTICO

Recidiva é rara após 1 mês de vida. Persistência além do período neonatal é um possível marcador para trissomia do 18, síndrome de Down, síndrome de Cornélia de Lange, hipotireoidismo ou CMTC e crianças com apresentações mais duradouras devem receber avaliações adicionais.

TRATAMENTO E PREVENÇÃO

Geralmente autolimitada.

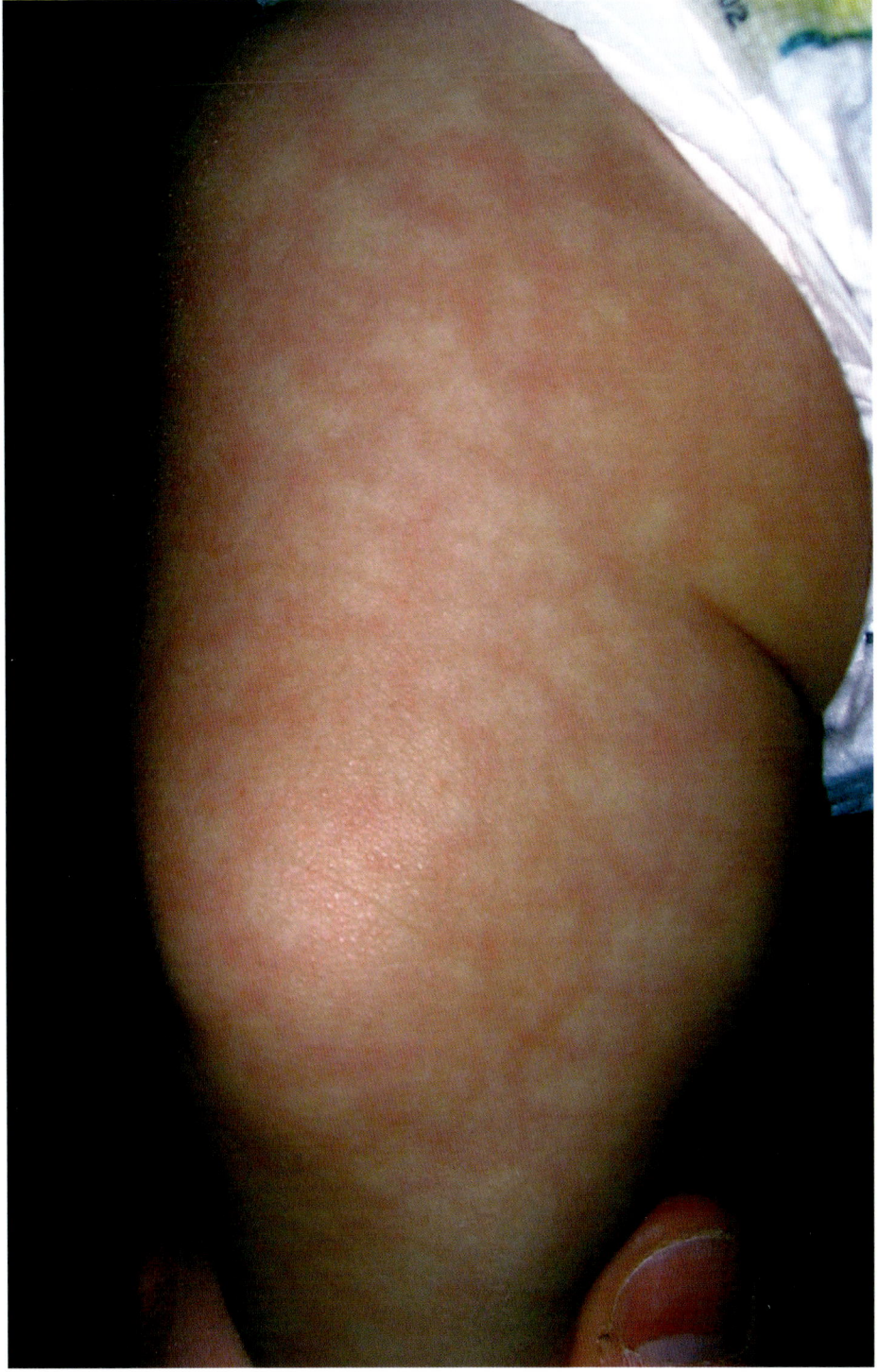

FIGURA 1-2 *Cutis marmorata* Mosqueamento vascular na perna de um recém-nascido saudável, que desaparece rapidamente com aquecimento.

QUEDA DE CABELO NEONATAL

Ao nascimento, o cabelo do recém-nascido encontra-se na fase anágena, ou seja, na fase de crescimento ativo, porém, dentro dos primeiros dias de vida se converte para cabelo telógeno (período de repouso antes da queda). Consequentemente, há significante queda de cabelos durante os primeiros 3 a 4 meses de vida.

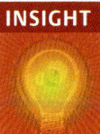 **INSIGHT** Pais podem-se queixar que "o ato de dormir" é a causa da perda de cabelo em seu filho; a posição em que a criança dorme somente acentua a perda normal e não é a causa.

SINÔNIMO Eflúvio telógeno do neonato.

EPIDEMIOLOGIA

IDADE Recém-nascidos; pode ser observado aos 3-4 meses de vida.
GÊNERO M = F.
PREVALÊNCIA Até certo ponto afeta todos os infantes.

FISIOPATOLOGIA

Há três estágios no ciclo de vida capilar:
1. Anágeno (a fase de crescimento ativo que geralmente dura de 2 a 6 anos).
2. Catágeno (fase breve de degeneração que dura de 10 a 14 dias).
3. Telógeno (fase de repouso e queda que dura de 3 a 4 meses).

A qualquer momento, em um couro cabeludo normal, 89% dos fios capilares encontram-se na fase anágena, 1% na fase catágena e 10% na fase telógena. A queda de cabelos no neonato ocorre porque a maior parte do cabelo anágeno ao nascimento é simultaneamente convertida para a fase telógena nos primeiros dias de vida, resultando em queda de todo o cabelo em 3 a 4 meses.

HISTÓRIA

Durante os primeiros 3 a 6 meses de vida, haverá uma queda de cabelo fisiológica no recém-nascido. Em alguns casos, o novo cabelo é proporcional ao cabelo perdido, e o processo é quase indetectável.

EXAME FÍSICO

Achados Cutâneos

TIPO Alopecia não cicatricial (Fig. 1-3).
DISTRIBUIÇÃO Difusa, envolvendo todo o couro cabeludo.

DIAGNÓSTICO DIFERENCIAL

A queda de cabelo no recém-nascido é um processo normal fisiológico, clinicamente diagnosticado por história e exame físico. A alopecia pode estar acentuada na região occipital do escalpo em razão da fricção e pela pressão de dormir em decúbito dorsal. Quando associada a crostas, descamação ou inflamação significativa, outras causas de perda de cabelo devem ser excluídas, como dermatite seborreica (crosta láctea) e *tinea capitis*.

EVOLUÇÃO CLÍNICA E PROGNÓSTICO

Em um recém-nascido saudável, a perda de cabelo regride espontaneamente entre os 6 e 12 meses de idade.

TRATAMENTO

Nenhum tratamento é necessário. Os pais devem ser tranquilizados de que a perda de cabelo neonatal é um processo fisiológico normal e que o cabelo crescerá novamente entre 6 e 12 meses de idade sem necessidade de tratamento. Se o crescimento do cabelo não ocorre ou é irregular, alterações estruturais da haste do pelo, deficiências vitamínicas, deficiências minerais e outros processos como a *alopecia areata* devem ser descartados.

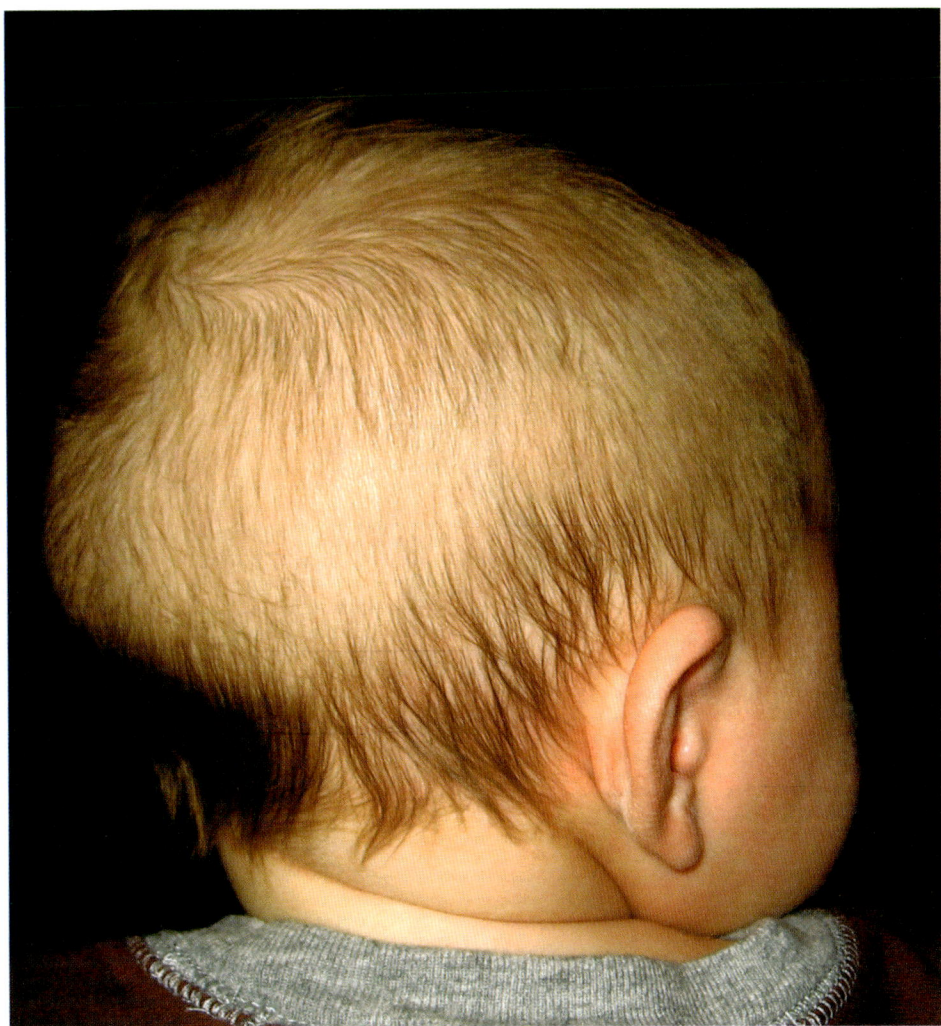

FIGURA 1-3 Cabelo do recém-nascido Perda de cabelo na região occipital e do vértex do couro cabeludo em um bebê saudável com 4 meses de idade.

DISTÚRBIOS CUTÂNEOS VARIADOS DO RECÉM-NASCIDO

MILIÁRIA, RECÉM-NASCIDOS

Miliária é uma dermatose neonatal comum, resultante da retenção do suor, causada pela incompleta diferenciação da epiderme e seus anexos. A obstrução e a ruptura dos ductos sudoríparos epidérmicos manifestam-se por uma erupção vesicular.

INSIGHT Em crianças mais velhas e adultos, a miliária rubra é a forma mais comum, normalmente observada em regiões de oclusão úmida, como o dorso de um paciente acamado com febre.

SINÔNIMO Brotoeja, erupção pelo calor.

EPIDEMIOLOGIA

IDADE Recém-nascidos.
GÊNERO M = F.
INCIDÊNCIA Maior nas primeiras semanas de vida.
PREVALÊNCIA Quase todos os infantes desenvolvem miliária. Mais comum em climas mais quentes, com maior propensão à transpiração.
ETIOLOGIA Anexos imaturos e tampões de queratina nos ductos écrinos resultam em uma erupção vesicular.

FISIOPATOLOGIA

Ao nascimento, a diferenciação incompleta da epiderme e de seus anexos resulta na formação de tampões ceratóticos dos ductos écrinos e subsequente ruptura da glândula sudorípara écrina no tecido circundante. Estafilococos na pele também podem ter papel no processo de oclusão.

EXAME FÍSICO

Achados Cutâneos
Miliária Cristalina (Sudamina)
TIPO Vesículas claras, puntiformes e superficiais (Fig. 1-4). Ausência de inflamação circundante.
COR Cor de pele, rosa.
DISTRIBUIÇÃO Generalizada em grupos.
SÍTIOS DE PREDILEÇÃO Regiões intertriginosas, geralmente pescoço e axilas, ou áreas do tronco cobertas por roupas.

Miliária Rubra (Brotoeja)
TIPO Vesículas/pápulas puntiformes.
COR Eritematosa.
SÍTIOS DE PREDILEÇÃO Partes cobertas da pele, fronte, tronco superior, regiões volares dos braços e dobras corporais.

DIAGNÓSTICO DIFERENCIAL

O diagnóstico da miliária é feito com base na observação das lesões características. As vesículas podem ser rompidas com uma agulha fina, revelando suor aprisionado; organismos infecciosos NÃO estão presentes. Miliária rubra – e, em particular, miliária pustulosa (que inclui lesões pustulosas) – exige inspeção cuidadosa para verificar sua natureza não folicular de forma a distingui-la da foliculite. A miliária também pode ser confundida com candidíase e acne.

EXAMES LABORATORIAIS

Na miliária cristalina, as vesículas normalmente são encontradas superficialmente no estrato córneo, e cortes seriados demonstram direta comunicação com os ductos sudoríparos rompidos. Histologicamente, a miliária rubra exibe espongiose variável e formação vesicular no interior do ducto sudoríparo epidérmico.

CONTROLE

PREVENÇÃO Evitar calor e umidade excessivos. Roupas leves e/ou absorventes, banhos frios e ar condicionado ajudam a prevenir a retenção de suor.
TRATAMENTO Medidas preventivas apenas para recém-nascidos; em pacientes mais velhos, compressas úmidas frias, loções antibacterianas e cremes emolientes podem acelerar o processo de cicatrização.

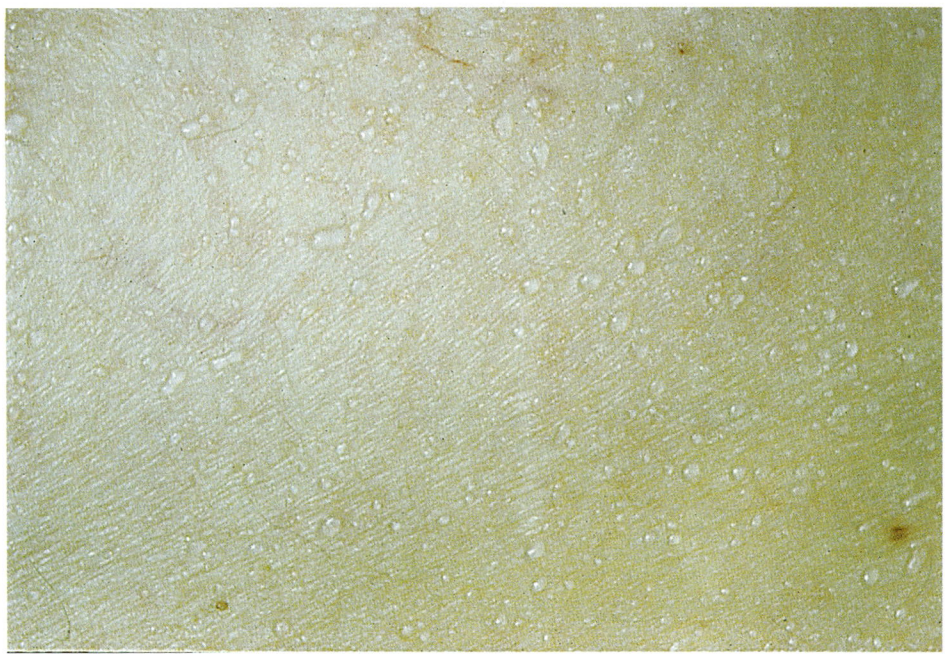

FIGURA 1-4 Miliária Vesículas superficiais, claras e puntiformes da miliária cristalina no dorso de um infante.

MÍLIA

Múltiplos cistos minúsculos de 1 a 2 mm, amarelos ou esbranquiçados, que surgem na fronte, bochechas e nariz de infantes. Estes cistos também podem estar presentes na cavidade oral, onde são denominados (pérolas de Epstein).

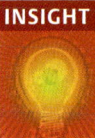

INSIGHT A mília secundária (mília após trauma cutâneo) pode ser observada em pacientes com doenças bolhosas como a epidermólise bolhosa.

EPIDEMIOLOGIA

IDADE Todas as idades, especialmente recém-nascidos.
GÊNERO M = F.
PREVALÊNCIA Até 40% dos infantes apresentam mília na pele, até 85% dos infantes possuem o correspondente intraoral (pérolas de Epstein) no palato.
ETIOLOGIA Pode estar relacionado a trauma na superfície cutânea durante o parto.

FISIOPATOLOGIA

Mília e pérolas de Epstein são causadas pela retenção cística de queratina na epiderme superficial.

EXAME FÍSICO

Achados Cutâneos

TIPO Desde algumas até várias pápulas brancas puntiformes (Fig. 1-5).
TAMANHO 1 a 2 mm.
COR Amarela a branco-pérola.
DISTRIBUIÇÃO Fronte, nariz, bochechas, gengiva, palato médio (pérolas de Epstein), regiões de trauma e, raramente, no pênis.

DIAGNÓSTICO DIFERENCIAL

A mília deve ser diferenciada de molusco contagioso e hiperplasia sebácea. Geralmente, o molusco contagioso não aparece no período neonatal imediato e é caracterizado por pápulas em forma de cúpula com umbilicação central. A hiperplasia sebácea geralmente possui uma coloração mais amarelada do que branca e, em uma inspeção cuidadosa, percebe-se que é composta por minúsculos agregados de micropápulas com umbilicação central. As pérolas de Epstein podem ser diferenciadas dos cistos mucinosos intraorais por sua típica localização no palato médio e resolução espontânea.

EXAMES LABORATORIAIS

DERMATOPATOLOGIA Minúsculos cistos epiteliais superficiais contendo queratina que se desenvolvem em conexão com o folículo pilossebáceo.

EVOLUÇÃO CLÍNICA E PROGNÓSTICO

Mília e pérolas de Epstein podem sofrer esfoliação espontânea durante as primeiras semanas de vida. Raramente, mília persistente ou mília generalizada pode ser vista em associação a problemas de desenvolvimento mais graves, como, síndrome orofacial-digital, esteatocistoma múltiplo e tricodisplasia hereditária.

TRATAMENTO E PREVENÇÃO

Nenhum tratamento é necessário. Cosmeticamente, as lesões podem ser incisadas e exteriorizadas. Para lesões persistentes ou de longa duração em crianças mais velhas, os retinoides tópicos podem ser outra útil opção de tratamento.

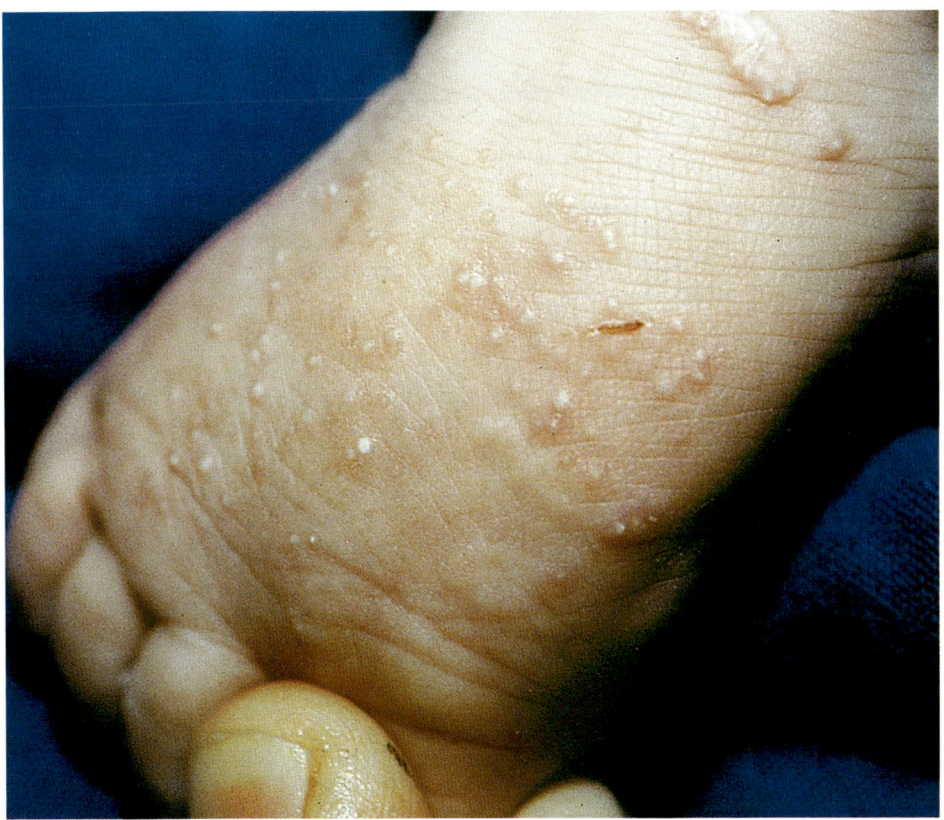

FIGURA 1-5 Mília Numerosas pápulas brancas puntiformes no pé de um infante prematuro.

ACNE NEONATAL

A acne neonatal é uma erupção acneiforme benigna e autolimitada que se desenvolve nos primeiros 30 dias de vida.

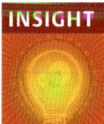 Nos casos graves, que não têm resolução espontânea, a avaliação do perfil androgênico é justificada.

SINÔNIMOS Melanose pustulosa transitória neonatal, pustulose cefálica neonatal.

EPIDEMIOLOGIA

IDADE Rara ao nascimento, pico entre as 2 e 4 semanas de vida.
GÊNERO M = F.
PREVALÊNCIA Até 50% dos infantes.

FISIOPATOLOGIA

Alguns, talvez a maioria, destes casos estão supostamente relacionados com a presença da levedura *Malassezia* na pele. Aumento transitório nos andrógenos circulatórios também contribui para o aparecimento da acne neonatal.

HISTÓRIA

Múltiplas pápulas discretas se desenvolvem entre 2 a 4 semanas de idade, evoluem para pústulas e regridem espontaneamente.

EXAME FÍSICO

Achados Cutâneos

TIPO Pápulas e pústulas inflamatórias; comedões são raros (Fig. 1-6).
COR Eritematosa.
DISTRIBUIÇÃO Face, couro cabeludo >> tórax, dorso e virilha.

DIAGNÓSTICO DIFERENCIAL

Eritema tóxico, candidíase e infecção estafilocócica podem ser considerados.

EXAMES LABORATORIAIS

DERMATOPATOLOGIA Número aumentado de glândulas sebáceas e óstios pilossebáceos obstruídos com queratina resultam em ruptura e inflamação neutrofílica ou granulomatosa.

EVOLUÇÃO CLÍNICA E PROGNÓSTICO

A acne neonatal pode persistir até os 8 meses de idade. Há alguns indícios de que infantes com acne neonatal extensa possam sofrer de acne grave quando adultos.

TRATAMENTO E PREVENÇÃO

A acne neonatal geralmente regride espontaneamente. No acometimento extenso, pode-se aplicar 2 vezes ao dia um creme contendo cetoconazol a 2% ou gel com peróxido de benzoíla a 2,5%.

SEÇÃO 1 ACHADOS CUTÂNEOS NO RECÉM-NASCIDO

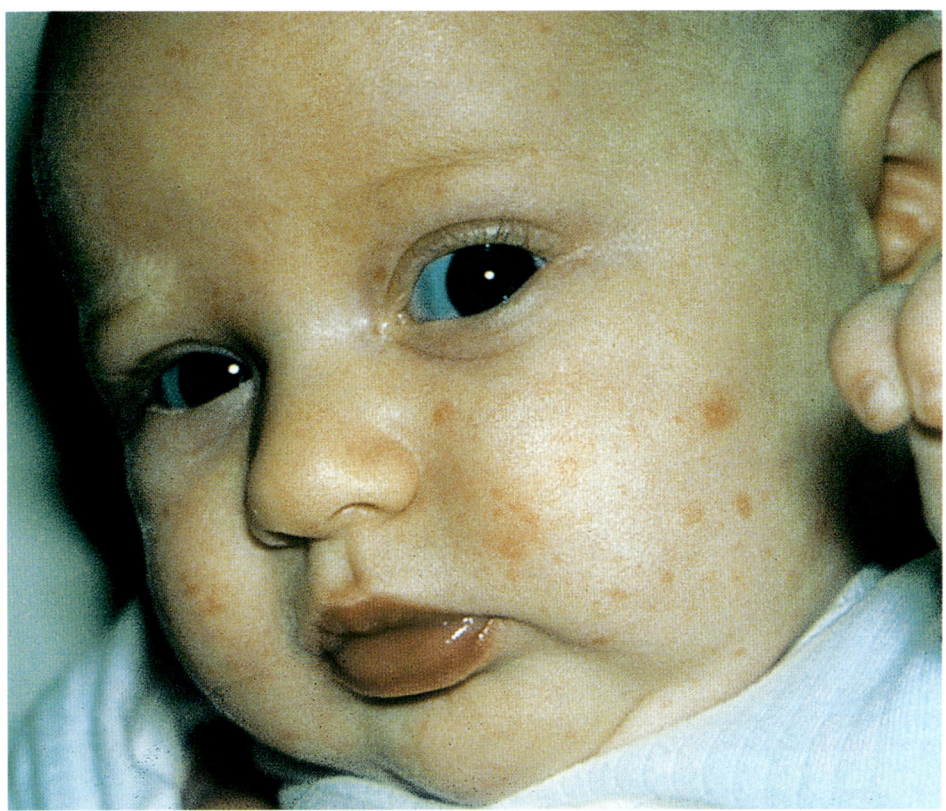

FIGURA 1-6 **Acne neonatal** Lesões acneiformes na área zigomática de um infante.

ERITEMA TÓXICO NEONATAL

Máculas eritematosas benignas e transitórias com vesiculação central são observadas em recém-nascidos.

EPIDEMIOLOGIA

IDADE Recém-nascidos.
GÊNERO M = F.
PREVALÊNCIA Relatos variam de 4,5% a 70% dos infantes a termo. Menos comum em prematuros. Pode ser um pouco mais comum em lactentes nascidos por cesariana ou de gestações multíparas.

FISIOPATOLOGIA

A causa do eritema tóxico é desconhecida. A resposta eosinofílica é sugestiva de uma reação de hipersensibilidade, porém alérgenos específicos não foram identificados.

HISTÓRIA

Surgimento de eritema macular com vesículas e pústulas centrais entre 24 e 48 horas de vida.

EXAME FÍSICO

Achados Cutâneos

TIPO Máculas eritematosas de 2 a 3 cm de diâmetro com vesículas, pústulas ou pápulas centrais de 1 a 4 mm (Fig. 1-7).
COR Eritematosa.
DISTRIBUIÇÃO Tórax, dorso, face e extremidades proximais, poupando as palmas e plantas.

DIAGNÓSTICO E DIAGNÓSTICO DIFERENCIAL

DIAGNÓSTICO A coloração de Wright de uma vesícula revelará predominância de eosinófilos. A coloração de Gram será negativa para bactérias.
DIAGNÓSTICO DIFERENCIAL O eritema tóxico pode ser diferenciado da miliária rubra e da melanose pustulosa transitória neonatal. As lesões do eritema tóxico geralmente são maiores do que aquelas da miliária rubra e possuem halos eritematosos mais amplos ao redor. A melanose pustulosa transitória neonatal possui predominância de neutrófilos, e não de eosinófilos, nas vesículas e, tipicamente, cicatriza com pigmentação residual. A cultura bacteriana e fúngica das lesões do eritema tóxico serão negativas, diferenciando-as das infecções bacterianas neonatais e da candidíase congênita. Outras considerações preocupantes incluem a infecção por herpes vírus e a histiocitose de células de Langerhans. Essas condições não devem ser ignoradas, podendo-se necessitar de testes virológicos e biópsia cutânea para um diagnóstico definitivo.

EXAMES LABORATORIAIS

COLORAÇÃO DE WRIGHT O esfregaço de uma vesícula com corante Wright revela numerosos eosinófilos.
COLORAÇÃO DE GRAM Negativa.
DERMATOPATOLOGIA Vesícula intraepidérmica preenchida com eosinófilos.
EXAME HEMATOLÓGICO Eosinofilia periférica de até 20% pode ser observada em alguns casos.

EVOLUÇÃO CLÍNICA E PROGNÓSTICO

Lesões podem ocorrer do nascimento ao 10º dia de vida, e lesões individuais espontâneas mostram resolução em 5 dias. Há cura de todas as lesões em aproximadamente 2 semanas.

TRATAMENTO

Nenhum tratamento é necessário.

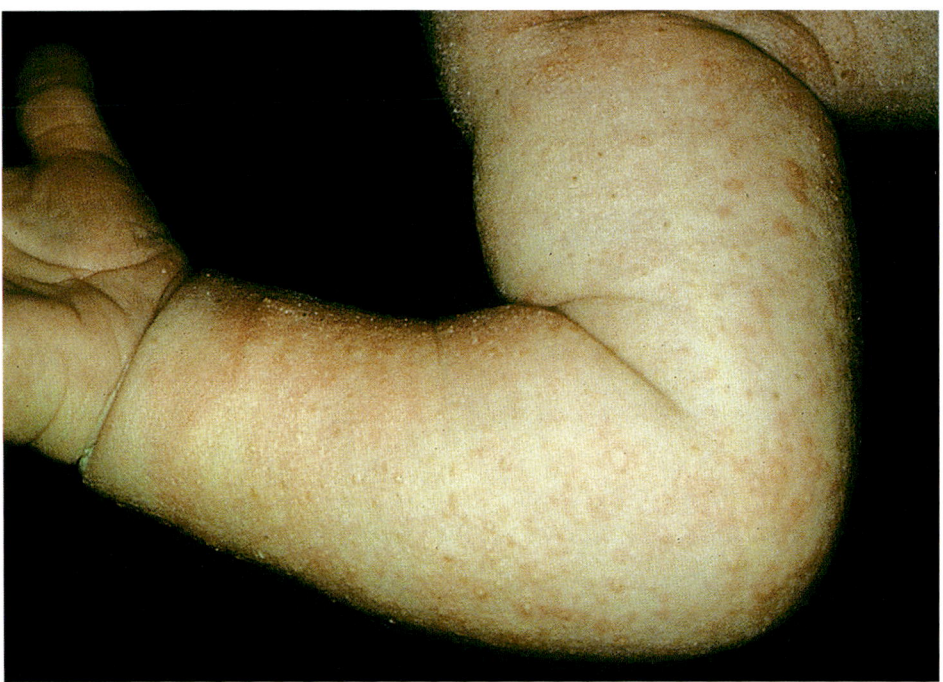

FIGURA 1-7 **Eritema tóxico neonatal** Máculas eritematosas com vesículas centrais dispersas difusamente sobre todo o corpo de um recém-nascido. Um esfregaço do conteúdo de uma vesícula demonstraria uma predominância de eosinófilos.

MELANOSE PUSTULOSA TRANSITÓRIA NEONATAL

Uma condição benigna e autolimitada do recém-nascido, caracterizada pela presença de manchas eritematosas e vesicopústulas superficiais que cicatrizam com pigmentação residual.

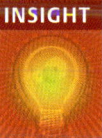 **INSIGHT** Muitas vezes, particularmente em infantes pós-termo, nenhuma pústula ou vesícula permanece ao nascimento, e apenas máculas pigmentadas são encontradas.

EPIDEMIOLOGIA

IDADE Recém-nascidos.
GÊNERO M = F.
RAÇA Mais comum em recém-nascidos negros.
PREVALÊNCIA 0,2 a 4% dos recém-nascidos.

FISIOPATOLOGIA

A fisiopatologia é desconhecida.

HISTÓRIA

Vesículas e pústulas estéreis, superficiais e idiopáticas, presentes ao nascimento, rompem em 24 a 48 horas e cicatrizam com formação de máculas pigmentadas que lentamente desaparecem após alguns meses.

EXAME FÍSICO

Achados Cutâneos

TIPO Vesículas e pústulas minúsculas (Fig. 1-8), ou lesões rotas com um colarete de escamas. Geralmente, há mínimo ou nenhum eritema circundante.
COR Máculas hiperpigmentadas podem-se desenvolver no sítio de resolução das vesículas e pústulas.

DISTRIBUIÇÃO Aglomerados na face, tronco e extremidades proximais; raramente as palmas e plantas podem estar envolvidas.

DIAGNÓSTICO E DIAGNÓSTICO DIFERENCIAL

DIAGNÓSTICO A coloração de Wright de uma vesícula revelará predominância de neutrófilos. A coloração de Gram será negativa para bactérias.
DIAGNÓSTICO DIFERENCIAL Inclui eritema tóxico neonatal, infecções estafilocócicas e outras infecções bacterianas, candidíase, herpes e miliária.

EXAMES LABORATORIAIS

COLORAÇÃO DE WRIGHT O esfregaço de uma vesícula com corante de Wright revela numerosos neutrófilos e, ocasionalmente, eosinófilos.
COLORAÇÃO DE GRAM Negativa.
DERMATOPATOLOGIA As lesões vesiculosas exibem vesículas intraepidérmicas preenchidas com neutrófilos. Lesões maculosas hiperpigmentadas demonstram leve hiperceratose e hiperpigmentação basal.

EVOLUÇÃO CLÍNICA E PROGNÓSTICO

As vesículas e pústulas geralmente desaparecem até o 5° dia de vida, e as máculas pigmentadas somem em 3 a 6 meses.

TRATAMENTO

Nenhum tratamento é necessário.

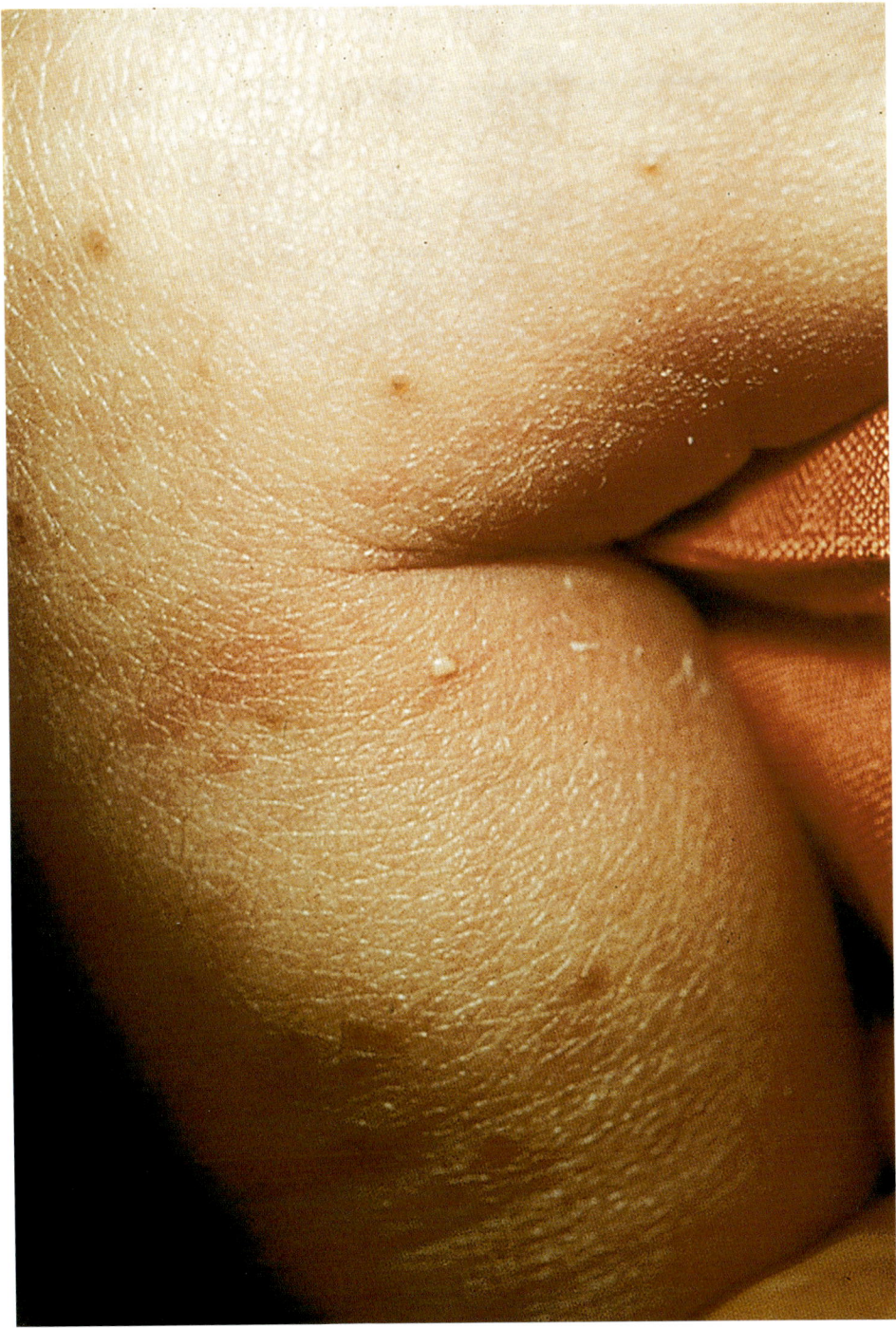

FIGURA 1-8 Melanose pustulosa transitória neonatal Vesículas e pústulas em toda a extensão da perna de um infante. Observar as áreas hiperpigmentadas nos sítios de resolução das lesões. Um esfregaço do conteúdo vesicular revelaria predominância de neutrófilos.

ACROPUSTULOSE DA INFÂNCIA

Erupção pruriginosa, vesicopustulosa benigna que começa na infância e, muitas vezes, mostra evolução com melhoras e pioras, recidivando a cada poucos meses ao longo dos primeiros anos de vida. Crianças com exposição prévia à escabiose podem estar em maior risco.

EPIDEMIOLOGIA

IDADE Geralmente, começa no primeiro ano de vida; regride em torno dos 2 anos.
SEXO Masculino = Feminino.
RAÇA Não há predileção racial clara; Alguns estudos mostraram maior incidência da raça negra.
PREVALÊNCIA Pouco frequente.

FISIOPATOLOGIA

Não se conhece a fisiopatologia exata da acropustulose da infância. Um mecanismo postulado seria uma hipersensibilidade alérgica localizada persistente ou resposta inflamatória a um antígeno estranho. Estudos sugerem prevalência aumentada para a erupção em crianças com antecedentes de escabiose, mas não foi demonstrado nenhum vínculo fisiopatológico conclusivo. Outras teorias etiológicas incluem uma causa infecciosa atípica.

HISTÓRIA

As lesões estão, geralmente, presentes durante o primeiro ano de vida. A erupção cutânea consiste em surtos de máculas eritematosas que evoluem para vesículas e pústulas predominantemente nas palmas e plantas, bem como no dorso das mãos e pés. A erupção é pruriginosa, e os bebês podem apresentar desconforto e irritabilidade associados. As lesões podem curar espontaneamente após 1 a 2 semanas e recidivar periodicamente.

EXAME FÍSICO

Achados Cutâneos

TIPO Vesículas, pústulas.
COR Rosa a esbranquiçada; hiperpigmentação residual bronzeada após resolução (Fig. 1-9).
DISTRIBUIÇÃO Palmas, plantas > dorso dos pés, dorso das mãos, extremidades.

DIAGNÓSTICO E DIAGNÓSTICO DIFERENCIAL

DIAGNÓSTICO História clínica e achados físicos com vesículas e pústulas confinadas nas mãos e nos pés são suficientes para fazer o diagnóstico. As raspagens de pele ou vesículas devem ser realizadas para excluir a infestação pela escabiose. A coloração de Gram e a preparação com hidróxido de potássio (KOH) devem ser negativas na acropustulose.

DIAGNÓSTICO DIFERENCIAL O diagnóstico inclui escabiose, dermatite atópica, psoríase pustulosa, dermatite de contato, impetigo e melanose pustular neonatal transitória.

EXAMES LABORATORIAIS

COLORAÇÃO DE GRAM Negativa.
EXAME DIRETO COM KOH Negativo.
PESQUISA DE ESCABIOSE (ÓLEO MINERAL) Negativa.
DERMATOPATOLOGIA Pústulas subcórneas contendo neutrófilos e eosinófilos.

EVOLUÇÃO CLÍNICA E PROGNÓSTICO

As vesículas e as pústulas, geralmente, regridem dentro de 2 semanas, mas as erupções recorrentes podem persistir até os 2 anos. As lesões podem curar com hiperpigmentação pós-inflamatória que desaparece gradualmente durante 3 a 6 meses.

TRATAMENTO

A erupção é geralmente autolimitada. O tratamento com corticosteroides tópicos mostrou levar a melhora sintomática. Se o prurido estiver fortemente associado a erupção, os anti-histamínicos orais como a hidroxizina ou a difenidramina na hora de dormir podem ser úteis para alívio sintomático. Foram relatados casos refratários que responderam a eritromicina oral (40 mg/kg/d) e dapsona (1-2 mg/kg/d), presumivelmente por sua ação anti-inflamatória.

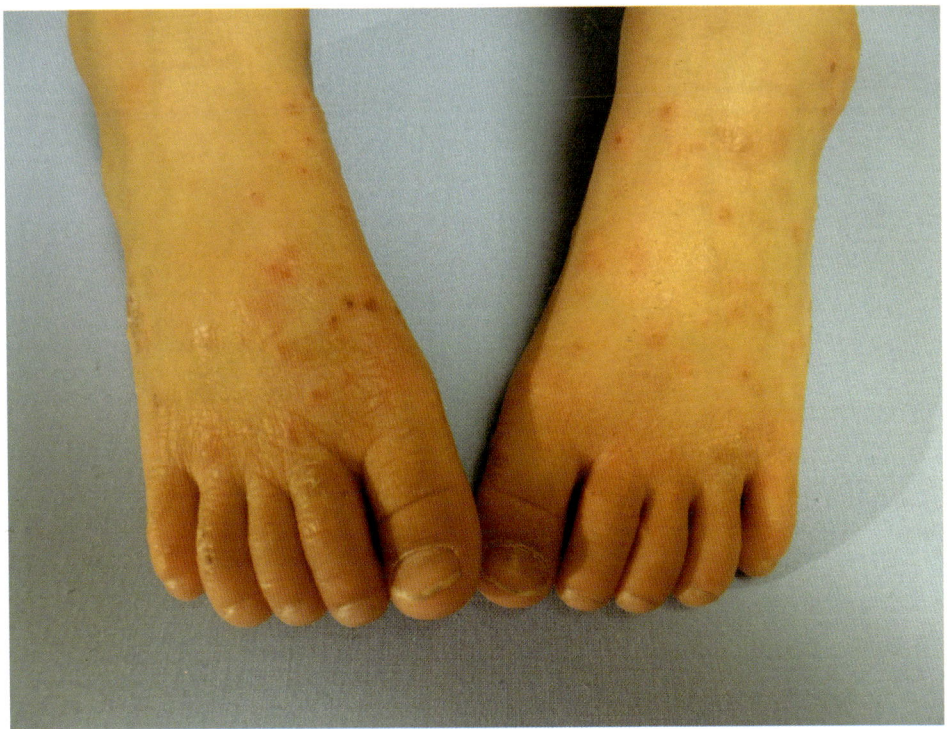

FIGURA 1-9 Acropustulose da infância Vesículas eritematosas e pústulas no dorso dos pés bilateralmente. Existem áreas dispersas de hiperpigmentação de erupções anteriores.

LÚPUS ERITEMATOSO NEONATAL

O lúpus eritematoso neonatal (LEN) é uma doença autoimune incomum causada pela passagem transplacentária de anticorpos da mãe para o feto. As lesões cutâneas, geralmente, são não cicatriciais e similares àquelas do lúpus eritematoso cutâneo subagudo (LECS) em adultos. As lesões podem vir acompanhadas de defeitos de condução cardíaca, doença hepatobiliar ou distúrbios hematológicos.

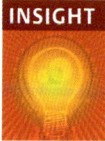

INSIGHT
Se um recém-nascido, supostamente, apresenta "dermatofitose difusa", o lúpus neonatal deve ser considerado.

EPIDEMIOLOGIA

IDADE Lesões cutâneas podem estar presentes ao nascimento ou podem surgir nos primeiros meses de vida. As lesões, geralmente, persistem por várias semanas a meses, porém, normalmente, desaparecem aos 6 meses de idade. O bloqueio cardíaco, geralmente, surge durante a gestação (aproximadamente às 18 semanas da idade gestacional, porém pode ocorrer mais tarde) e normalmente é irreversível.
GÊNERO M = F.
INCIDÊNCIA Desconhecida. Uma estimativa com base na incidência de bloqueio cardíaco congênito, com o LEN sendo a etiologia mais frequente aproxima a incidência de LEN a cerca de 1:20.000 nascimentos. LEN com comprometimento cutâneo ocorre em até 10% a 20% das mães com anticorpos anti-Ro e LES.
ETIOLOGIA E TRANSMISSÃO Os autoanticorpos maternos atravessam a placenta durante a gravidez e, supostamente, produzem as alterações cutâneas e sistêmicas do LEN. Muitas mães de pacientes com lúpus neonatal não possuem sintomas de doença do tecido conectivo.

FISIOPATOLOGIA

Mães de bebês com LEN possuem autoanticorpos (em 95% dos casos, as mães possuem anticorpos anti-Ro/SSA, outras podem ter anti-La/SSb ou anti-U_1RNP). Estes autoanticorpos IgG atravessam a placenta da mãe para o feto e podem ser encontrados no soro do neonato. Supostamente, estes autoanticorpos estão envolvidos no desenvolvimento dos achados cutâneos e sistêmicos do LEN. As lesões cutâneas são temporárias, e sua resolução se inicia durante, ou antes, da eliminação dos autoanticorpos maternos (geralmente aos 6 meses de idade). Defeitos de condução cardíaca podem ser causados por uma interferência mediada pelos anticorpos anti-Ro/SSA dos receptores serotoninérgicos cardíacos específicos.

EXAME FÍSICO

Aproximadamente metade dos casos relatados de LEN exibiu doença cutânea, e cerca da metade exibiu bloqueio cardíaco congênito. Aproximadamente 10% apresentam doença cutânea e bloqueio cardíaco.

Achados Cutâneos

TIPO Placas descamativas, atrofia epidérmica. Geralmente, não há tecido cicatricial ou tamponamento folicular.
COR Rosa, eritematosa. Pode ser hipopigmentada.
FORMATO Redondo, elíptico ou anular.
DISTRIBUIÇÃO Frequentemente na face e couro cabeludo. As lesões podem estar concentradas nas regiões periorbitais e malares. Pode ocorrer envolvimento difuso (Fig. 1-10).

Achados Gerais

Tipicamente, a doença se apresenta com um bloqueio cardíaco completo que se inicia durante a gestação. Ocasionalmente, graus menores de anormalidade de condução estão presentes. Fibrose da junção AV (em raros casos, o nodo SA) pode resultar em bradicardia. O LEN quase sempre se apresenta com bloqueio cardíaco isolado, sem anomalias congênitas associadas. Outros achados incluem doença hepática, trombocitopenia e leucopenia.

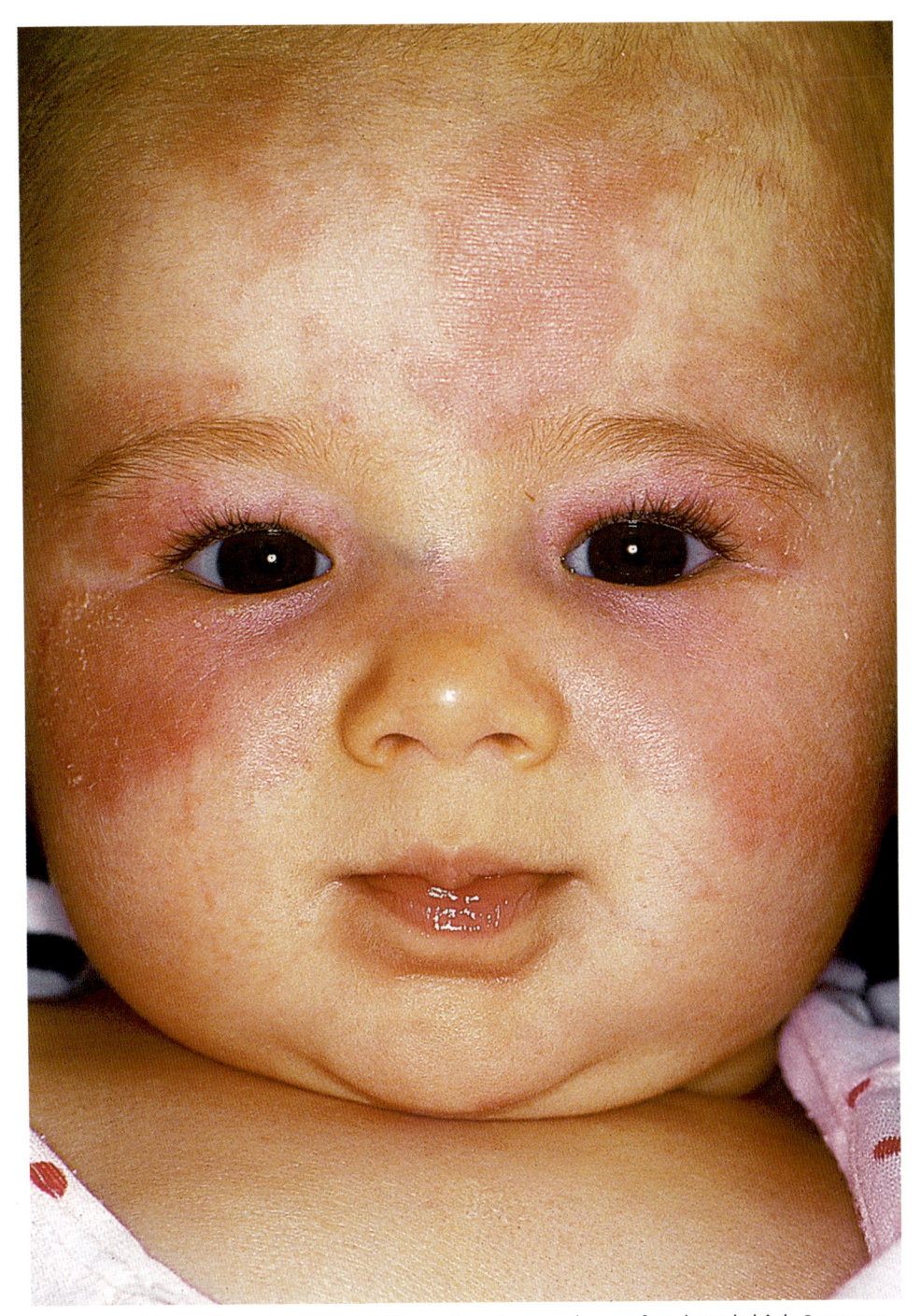

FIGURA 1-10 Lúpus eritematoso neonatal Placas eritematosas anulares na face de um bebê de 6 semanas de idade. A resolução das lesões cutâneas ocorreu em 6 meses.

DIAGNÓSTICO DIFERENCIAL

Os achados cutâneos do recém-nascido podem ser confundidos com outras condições com placas eritematosas e descamativas, como dermatite seborreica, eczema, psoríase ou tinea. O bloqueio cardíaco pode ser detectado durante o exame obstétrico de rotina e confirmado por ultrassonografia fetal. Finalmente, o diagnóstico pode ser confirmado por estudos sorológicos.

EXAMES LABORATORIAIS

HISTOPATOLOGIA A biópsia da pele lesionada revela achados similares aos das lesões do LECS. Há degeneração vacuolar de células basais na epiderme e escasso infiltrado de células mononucleares na derme superficial. Os estudos por imunofluorescência exibem um padrão de depósito granular de IgG na junção dermoepidérmica com deposição variável de C3 e IgM.

SOROLOGIA Os soros da mãe e do bebê devem ser testados para autoanticorpos. Noventa e cinco por cento dos casos ocorrem em razão da presença de anticorpos anti-Ro/SSA. Os anticorpos anti-La/SSB também podem estar presentes, porém, quase nunca sem a presença dos anticorpos anti-Ro/SSA. Os autoanticorpos anti-U_1RNP são responsáveis pelos casos de LEN que não possuem anticorpos anti-Ro/SSA presentes.

OUTROS A detecção obstétrica de frequência cardíaca fetal diminuída ou a documentação de bloqueio cardíaco por ultrassonografia podem ser encontrados tão cedo quanto em 16 semanas de gestação.

EVOLUÇÃO CLÍNICA E PROGNÓSTICO

Infantes com LEN, que sobrevivem ao período neonatal, apresentam bom prognóstico e, raramente, desenvolvem doença autoimune. A taxa de mortalidade estimada é de 10%, com mortes sendo secundárias à insuficiência cardíaca intratável durante o período neonatal. Mães com bebês que desenvolvem LEN não apresentam taxa aumentada de aborto espontâneo, porém, frequentemente, desenvolvem doença autoimune, em média 5 anos após o parto. O risco de LEN em futuras gestações é de aproximadamente 25% para mães que tenham tido um filho com LEN.

Achados Cutâneos

No neonato, as lesões cutâneas do LEN são benignas e transitórias. Geralmente, essas lesões persistem por semanas a meses e regridem próximo aos 6 meses de idade, com ocasional atrofia ou hipopigmentação residual pós-inflamatória, que melhora gradualmente.

Achados Gerais

Apesar do bloqueio cardíaco completo e subsequente frequência cardíaca diminuída, há boa compensação cardíaca nos bebês com envolvimento cardíaco do LEN. Metade deles não requer qualquer tipo de tratamento, e a outra metade necessita de marca-passo. Provavelmente, em decorrência de uma doença miocárdica coexistente, apesar da inserção do marca-passo, aproximadamente 10% não respondem ao tratamento e morrem de insuficiência cardíaca intratável.

CONTROLE

Durante a Gestação

É adequada a realização de testes para autoanticorpos durante a gestação em mulheres com sintomas sugestivos da presença de autoanticorpos anti-Ro/SSA: síndrome de Sjögren, LECS, LES, artralgias, olhos secos, boca seca ou fotossensibilidade. Mulheres com partos anteriores de bebês com bloqueio cardíaco ou outros sinais/sintomas sugestivos de LEN também devem ser testadas. É importante ter em mente que 50% das mulheres com bebês com LEN são assintomáticas no parto e, de modo oposto, a maioria das mulheres com anticorpos anti-Ro/SSA terão bebês normais. Estima-se que apenas 1% a 2% das mulheres com autoanticorpos anti-Ro/SSA terão um bebê com LEN. Os fatores de risco que elevam essas porcentagens incluem um bebê prévio com LEN e mães com o diagnóstico de LES. Os testes de triagem devem incluir teste indireto de imunofluorescência para a detecção de autoanticorpos anti-Ro/SSA, anti-La/SSB e anti-U1RNP.

A triagem obstétrica para frequência cardíaca fetal diminuída também é importante e, na confirmação de bloqueio cardíaco, o feto deve ser cuidadosamente monitorado para o desenvolvimento de hidropisia fetal. A sala de parto deve ser equipada para atender um recém-nascido com possível insuficiência cardíaca. Esteroides sistêmicos e plasmaférese durante a gestação têm sido utilizados em circunstâncias potencialmente fatais. Os dados sugerem o uso de antimaláricos como a hidroxicloroquina por uma mãe com anticorpos anti-Ro durante a gravidez pode reduzir o risco de desenvolver LEN ou a gravidade da doença em recém-nascidos.

Período Neonatal

ACHADOS CUTÂNEOS A doença cutânea geralmente é benigna e autolimitada. O tratamento de suporte inclui proteção solar absoluta e uso de esteroides tópicos se ocorrer piora das lesões cutâneas. O tratamento sistêmico não é indicado.

ACHADOS GERAIS O tratamento de doença cardíaca nem sempre é indicado. Para aquelas crianças com insuficiência cardíaca causada por frequência cardíaca diminuída, o implante de marca-passo é o tratamento de escolha.

APLASIA CONGÊNITA DA CÚTIS

A aplasia congênita da cútis é um defeito congênito no couro cabeludo, caracterizado por perda localizada da epiderme, derme e, ocasionalmente, do tecido subcutâneo.

EPIDEMIOLOGIA

IDADE Presente ao nascimento.
GÊNERO M = F.
INCIDÊNCIA Incerta; estima-se que seja 1 em 10.000 nascimentos.
ETIOLOGIA Desconhecida na maioria dos casos; observa-se que alguns casos estão relacionados com síndromes genéticas, feto papiráceo e teratógenos.
GENÉTICA A maioria dos casos é esporádica; alguns casos familiares são relatados.

FISIOPATOLOGIA

O exato mecanismo deste distúrbio é desconhecido. Há uma hipótese de que a aplasia congênita da cútis resulta do fechamento incompleto do tubo neural ou de um bloqueio embrionário do desenvolvimento cutâneo. As mutações nas vias de sinalização do ciclo celular são postuladas para serem associadas às formas genéticas da doença.

HISTÓRIA

A aplasia congênita da cútis apresenta-se como ulceração assintomática do couro cabeludo ao nascimento que regride com formação de cicatriz. As lesões desenvolvidas mais cedo na gravidez podem-se apresentar como cicatrizes membranosas ao nascimento.

EXAME FÍSICO

Achados Cutâneos

TIPO Ulceração que é substituída por tecido cicatricial (Fig. 1-11). Não há presença de cabelos ou anexos cutâneos na cicatriz. Um anel de pelos longos ao redor da lesão (sinal do colar de cabelo) pode estar presente.
TAMANHO 1 a 3 cm, podendo ser maior.
FORMATO Redondo, oval ou estrelado.
NÚMERO Lesão solitária (70% dos casos), duas lesões (20% dos casos), três ou mais lesões (10% dos casos).
COR Rosa a vermelha, cicatrizando com coloração branco-acinzentada.
DISTRIBUIÇÃO Vértice, linha média (50% dos casos) ou áreas adjacentes do couro cabeludo (30%). Também pode ser vista raramente na face, tronco ou extremidades.

Achados Gerais

Geralmente, a aplasia congênita da cútis é um achado cutâneo isolado. Em raras ocasiões, pode ser encontrada com outros distúrbios do desenvolvimento, como malformações esqueléticas, cardíacas, neurológicas ou vasculares.

DIAGNÓSTICO DIFERENCIAL

O diagnóstico da aplasia congênita da cútis é realizado por história e exame físico. Deve ser diferenciada das lesões causadas pelo uso de eletrodos de escalpo, fórceps ou outras lesões iatrogênicas ao nascimento, assim como infecção neonatal pelo vírus herpes simples. História familiar sobre lesões congênitas semelhantes deve ser pesquisada.

EXAMES LABORATORIAIS

DERMATOPATOLOGIA A biópsia cutânea revela ausência da epiderme e anexos. Há redução na elasticidade do tecido dérmico e, em alguns casos mais profundos, inexistência da pele e tecido subcutâneo.

EVOLUÇÃO CLÍNICA E PROGNÓSTICO

O prognóstico da aplasia congênita da cútis como achado isolado é bom. Quase sempre, há resolução da ulceração com cicatriz em algumas semanas. A área cicatricial persiste como lesão assintomática para o resto da vida.

TRATAMENTO

Ao nascimento, o cuidado localizado da região ulcerada inclui:

1. Limpeza suave da área com água morna e algodão.
2. Aplicação tópica de uma fina camada de pomada antibiótica (Bactroban, bacitracina, Polysporin ou neosporina) para prevenir infecção secundária.
3. Curativo de proteção para prevenir posterior trauma à área afetada. Haverá resolução da lesão com cicatriz e, conforme a criança cresce, a cicatriz geralmente se torna imperceptível e coberta pelos cabelos.

Nos casos de aplasia congênita da cútis associada ao sinal do colar de cabelo, deve-se considerar uma avaliação para anomalias subjacentes do SNC associadas.

As opções de gerenciamento de longo prazo para a aplasia congênita da cútis são:

1. Nenhum tratamento. A área cicatricial deve ser examinada anualmente para quaisquer alterações, pois essas áreas possuem maior risco de transformação neoplásica.
2. Correção cirúrgica da área por excisão ou transplante de cabelo.

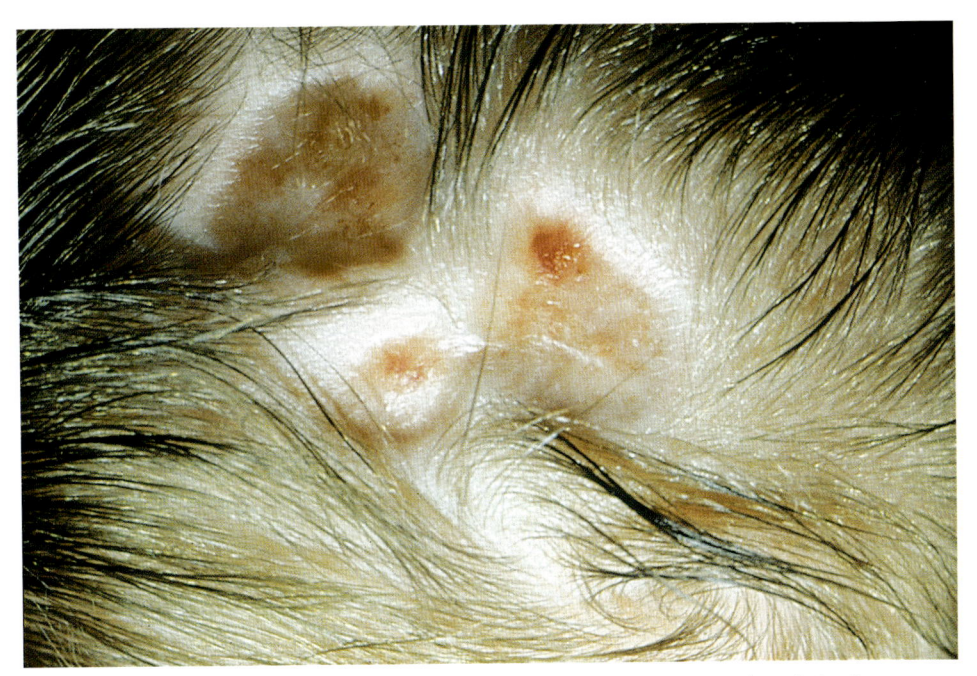

FIGURA 1-11 Aplasia congênita da cútis Três áreas localizadas de alopecia cicatricial no vértice do couro cabeludo. Essas áreas apresentavam-se como lesões ulceradas ao nascimento e, de outra forma, são assintomáticas.

NÓDULOS NEURAIS HETEROTÓPICOS

Nódulos neurais heterotópicos referem-se a um grupo de malformações, que inclui tecido cerebral ou leptomeníngeo ectópico na derme e no subcutâneo. Essas lesões estão presentes no couro cabeludo, ao nascimento, e podem-se comunicar diretamente com o SNC.

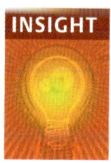

INSIGHT Cabelo escuro e espesso, formando um anel ao redor de uma lesão no couro cabeludo, é conhecido como o sinal do colar de cabelo, sugerindo a presença de malformações subjacentes do SNC ou de tecido neural ectópico no couro cabeludo.

SINÔNIMO Meningioma cutâneo primário, encefalocele ou meningocele atrésica, resíduo neural heterotópico, cérebro cutâneo ectópico.

EPIDEMIOLOGIA

IDADE Presente ao nascimento.
GÊNERO M = F.
INCIDÊNCIA Rara.
ETIOLOGIA Desconhecida.

FISIOPATOLOGIA

Herniação do tecido neural durante o desenvolvimento com subsequente separação é considerada a causa da maioria destas lesões. Trata-se de coleções de células embrionárias sobreviventes que supostamente foram mal direcionadas durante o desenvolvimento, podendo, assim, explicar algumas destas malformações. O tecido neural pode ser composto de tecidos leptomeníngeos, neurônios ou células gliais.

HISTÓRIA

Os nódulos neurais heterotópicos estão presentes no couro cabeludo no momento ou logo após o nascimento, persistindo após seu aparecimento. Podem-se tornar secundariamente infectados, e alguns podem inchar com o choro ou com a manobra de Valsalva.

EXAME FÍSICO

Achados Cutâneos

TIPO Pápula, placa ou cisto sem cabelo (Fig. 1-12). É provável a presença de cabelo grosseiro e espesso (sinal do colar de cabelo) na região adjacente. Também pode haver nevo capilar associado. Mais de uma lesão pode estar presente.
TAMANHO 2 a 4 cm.
FORMATO Redondo.

NÚMERO Lesão solitária.
COR Cor de pele, eritematosa ou azulada.
DISTRIBUIÇÃO Região occipital e parietal do couro cabeludo, quase sempre próxima à linha média.

Achados Gerais

Normalmente, nódulos neurais heterotópicos são um achado cutâneo isolado. Entretanto, como pode haver conexão com o cérebro, uma infecção pode ser transmitida de forma retrógrada a partir da pele.

DIAGNÓSTICO DIFERENCIAL

O diagnóstico geralmente é feito pela história e pelo exame físico. Imagem radiográfica é essencial para avaliar a conexão intracraniana. Cisto dermoide, meningocele, encefalocele, nevo, lipoma, aplasia congênita da cútis e neoplasias vasculares devem ser considerados no diagnóstico diferencial.

EXAMES LABORATORIAIS

DERMATOPATOLOGIA A biópsia cutânea revela epiderme central delgada com colágeno dérmico circundada por espaços císticos contendo células meningoteliais. Na periferia, podem ser observados folículos pilosos espessos associados a grandes glândulas apócrinas e sebáceas.
IMAGEM Tomografia computadorizada (TC) ou ressonância magnética (RM) podem revelar extensão intracraniana.

EVOLUÇÃO CLÍNICA E PROGNÓSTICO

O prognóstico dos nódulos neurais heterotópicos é bom. Com cirurgia, o risco de infecção retrógrada futura pode ser eliminado.

TRATAMENTO

É de extrema importância a identificação da lesão como um nódulo neural heterotópico e o engajamento de um neurocirurgião ou cirurgião plástico com experiência nesta área. É essencial a coleta de imagens antes da cirurgia ou de qualquer tipo de manipulação. A excisão completa é curativa.

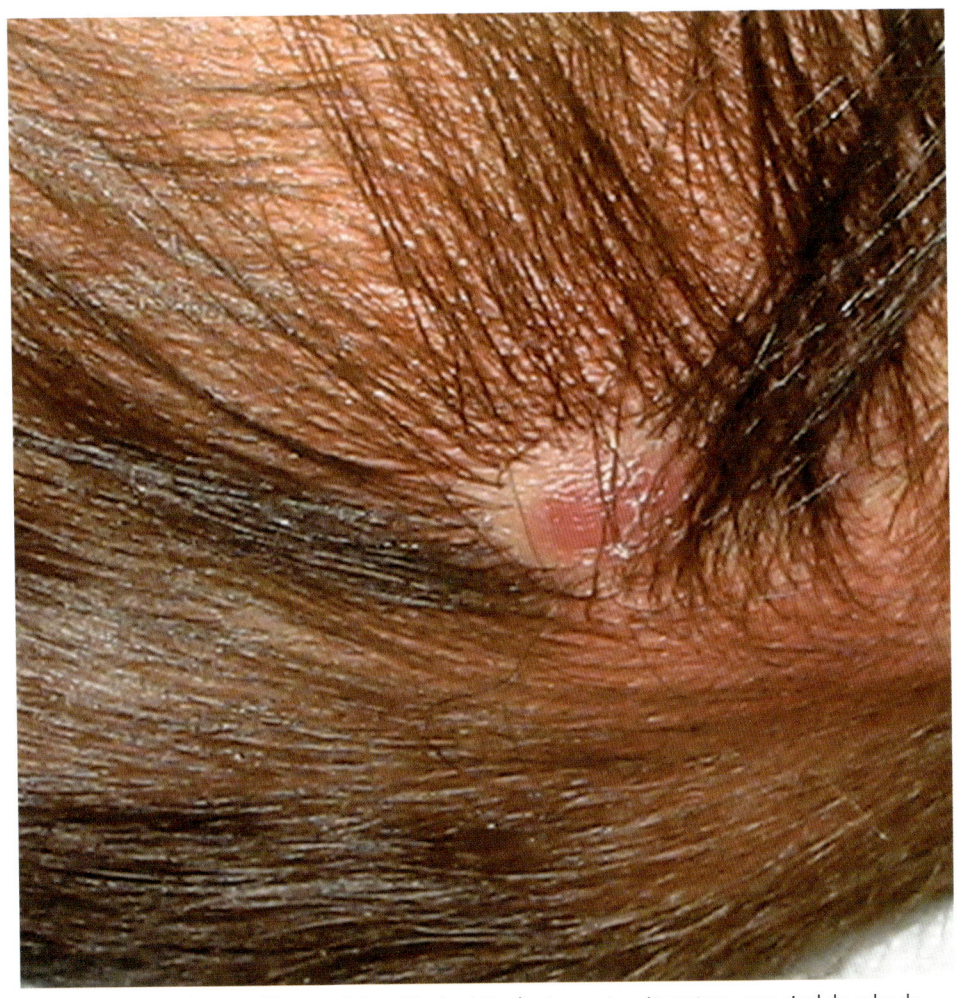

FIGURA 1-12 Nódulo neural heterotópico Pápula cística ligeiramente eritematosa, com sinal do colar de cabelo ao redor.

TRÁGUS ACESSÓRIO

O trágus acessório resulta da falha da união ou fechamento adequado de um arco ou fenda branquial. Os defeitos ocorrem uni ou bilateralmente e podem apresentar anomalias faciais associadas.

SINÔNIMO Apêndice fibromatoso pré-auricular.

EPIDEMIOLOGIA

IDADE Recém-nascido.
GÊNERO M = F.
INCIDÊNCIA 4 em 1.000.
ETIOLOGIA Pode estar relacionada com uma anomalia genética subjacente.

FISIOPATOLOGIA

O trágus acessório é causado por uma alteração primária ou secundária na fusão do arco branquial durante o desenvolvimento embrionário.

HISTÓRIA

Observado ao nascimento e persiste assintomaticamente por toda a vida. Geralmente, é um defeito congênito isolado. Raramente, pode haver outras anomalias do arco branquial associadas ou a presença de outras síndromes genéticas. A presença de apêndices pré-auriculares está associada a anomalias do trato urinário, como o refluxo vesicoureteral. O trágus acessório é uma característica da síndrome de Goldenhar, da síndrome de Treacher Collins e da síndrome VACTERL, entre outras.

EXAME FÍSICO

Achados Cutâneos

TIPO Pápula pequena pedunculada (Fig. 1-13). Normalmente único; ocasionalmente múltiplo.
COR Cor de pele, de bege a marrom.
TAMANHO 1 a 7 mm.
FORMATO Lesões pedunculadas redondas a ovais.
SÍTIOS DE PREDILEÇÃO Região pré-auricular.

DIAGNÓSTICO DIFERENCIAL

O diagnóstico diferencial inclui cisto de inclusão epidérmica, fibroma, tumor de anexo ou lipoma.

EXAMES LABORATORIAIS

DERMATOPATOLOGIA A biópsia cutânea ou o tecido removido exibe estroma fibroso frouxo com numerosos pelos velos e epiderme delgada sobrejacente. Cartilagem está frequentemente presente.

EVOLUÇÃO CLÍNICA E PROGNÓSTICO

O trágus acessório é geralmente assintomático, porém persiste por toda a vida, ocasionalmente tornando-se inflamado.

CONTROLE

Lesões solitárias e simples podem ser removidas logo após o nascimento ou excisadas durante a infância por razões estéticas. Alguns autores recomendam a realização de ultrassonografia do trato urinário, em virtude das potenciais associações sistêmicas.

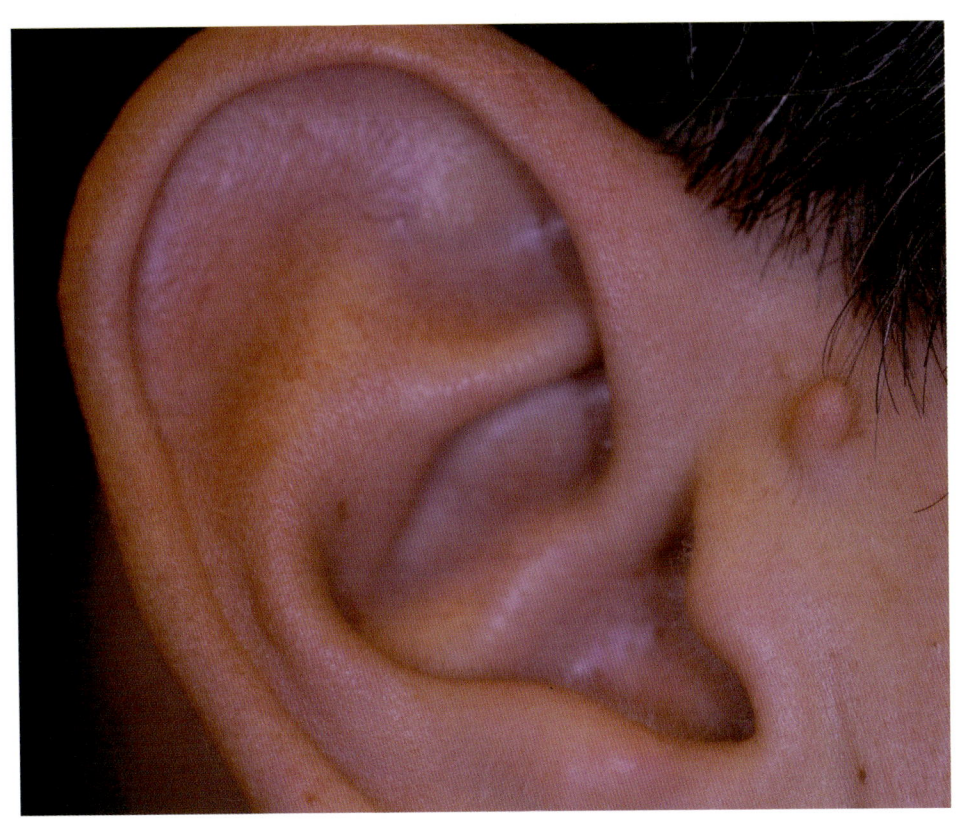

FIGURA 1-13 Trágus acessório Pápula cor de pele assintomática com pelo velo proeminente na região pré--auricular de uma criança saudável.

CISTO DE FENDA BRANQUIAL

Um cisto epidérmico na região cervical lateral, causado por obliteração incompleta das fendas branquiais durante o desenvolvimento embrionário.

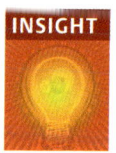

INSIGHT Cisto de fenda branquial é a etiologia mais comum de massas cervicais congênitas.

SINÔNIMO Cisto branquial, seio branquial.

EPIDEMIOLOGIA

IDADE Recém-nascido.
GÊNERO M = F.
PREVALÊNCIA Desconhecida.
ETIOLOGIA Origina-se da falha da involução da segunda ou terceira fenda branquial. Resíduos membranosos da fenda formam cistos ou seios.
GENÉTICA A maioria é esporádica, porém existem relatos clínicos de padrões de herança autossômica dominante.

FISIOPATOLOGIA

Os cistos de fenda branquial são resíduos da segunda e terceira fendas branquiais embrionárias que não regridem. Lesões similares, ductos tireoglossos e/ou seios podem ser observados mais próximos da linha média cervical.

HISTÓRIA

INÍCIO As lesões são evidentes ao nascimento ou aparecem na infância como tumorações císticas no pescoço, abaixo do músculo esternocleidomastóideo. Ocasionalmente, as lesões podem-se tornar infectadas e doloridas.

EXAME FÍSICO

Achados Cutâneos

TIPO Nódulo ou pápula flutuante. Um óstio ou orifício de drenagem aberto pode ser visto na superfície da pele.
COR Cor de pele.
TAMANHO 2 a 10 mm.
DISTRIBUIÇÃO Tumorações uni ou bilaterais no pescoço, localizadas profundamente ao músculo esternocleidomastóideo (Fig. 1-14).

DIAGNÓSTICO DIFERENCIAL

Os cistos de fenda branquial podem ser confundidos com outras lesões cervicais nodulares, como cistos nos linfonodos, cistos epidérmicos ou pilares. O local e presença no nascimento podem ajudar a diferenciá-los de outras lesões cervicais.

EXAMES LABORATORIAIS

DERMATOPATOLOGIA Na biópsia cutânea, o cisto estará revestido por epitélio escamoso estratificado.

EVOLUÇÃO CLÍNICA E PROGNÓSTICO

Cistos geralmente formam seios ou fístulas, drenando muco, internamente, para a faringe, e/ou externamente, por meio da pele cervical ao longo da borda anterior do músculo esternocleidomastóideo. Os cistos e seios associados também podem-se tornar infectados.

CONTROLE

Estas lesões são benignas, porém podem ser sintomáticas, com edema e infecções recorrentes. Lesões sintomáticas podem ser cirurgicamente corrigidas.

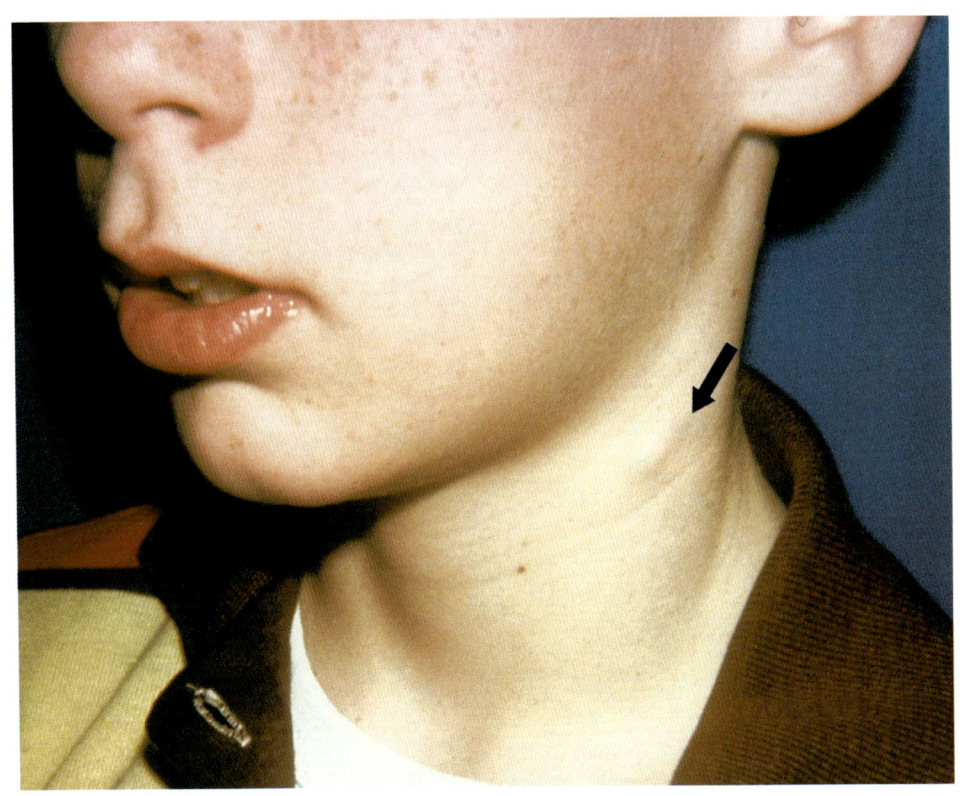

FIGURA 1-14 Cisto de fenda branquial Presença de um nódulo cístico assintomático unilateral no pescoço desde o nascimento.

MAMILO ACESSÓRIO

Mamilo adicional em qualquer local ao longo da linha imaginária da região média da axila até a região inguinal. Os mamilos podem aparecer uni ou bilateralmente, e com ou sem aréola.

SINÔNIMOS Mamilo extranumerário, politelia.

EPIDEMIOLOGIA

IDADE Recém-nascido.
GÊNERO M = F, com alguns estudos relatando ligeira predominância masculina.
PREVALÊNCIA Comum.
ETIOLOGIA Defeito de desenvolvimento com persistência focal da linha do leite embrionária.

FISIOPATOLOGIA

Mamilos acessórios representam lesões persistentes, embrionárias e fetais da linha do leite.

HISTÓRIA

As lesões estão presentes ao nascimento, são assintomáticas e persistem por toda a vida.

EXAME FÍSICO

Achados Cutâneos

TIPO Pápula com ou sem aréola.
COR Rosa a marrom.
TAMANHO Geralmente menor do que os mamilos em posição anatômica normal.
FORMATO Geralmente de forma redonda a oval.
DISTRIBUIÇÃO Tórax, abdome >> coxas, vulva.
SÍTIOS DE PREDILEÇÃO Ao longo da linha da região média da maxila até à área inguinal (Fig. 1-15).

DIAGNÓSTICO DIFERENCIAL

Quando ocorre sem aréola, o mamilo pode ser erroneamente diagnosticado como nevo congênito.

EXAMES LABORATORIAIS

DERMATOPATOLOGIA A biópsia cutânea pode revelar ductos e glândulas de lactação, achados histológicos de um mamilo normal.

DIAGNÓSTICO

O diagnóstico de um mamilo acessório pode ser feito clinicamente, especialmente se estiver presente ao longo da linha anterior do leite. Outras lesões ectopicamente posicionadas podem necessitar de biópsia para confirmação.

EVOLUÇÃO CLÍNICA E PROGNÓSTICO

Mamilos acessórios estão presentes ao nascimento e persistem assintomaticamente por toda a vida. Mudanças na aparência podem ser notadas em decorrência de alterações hormonais durante a puberdade. A degeneração maligna é rara.

CONTROLE

Mamilos acessórios não necessitam de tratamento, porém devem ser monitorados, pois aqueles com tecido mamário associado podem apresentar o mesmo potencial maligno que o tecido mamário normal. A remoção cirúrgica pode ser realizada para fim diagnóstico, estético e terapêutico.

SEÇÃO 1 ACHADOS CUTÂNEOS NO RECÉM-NASCIDO

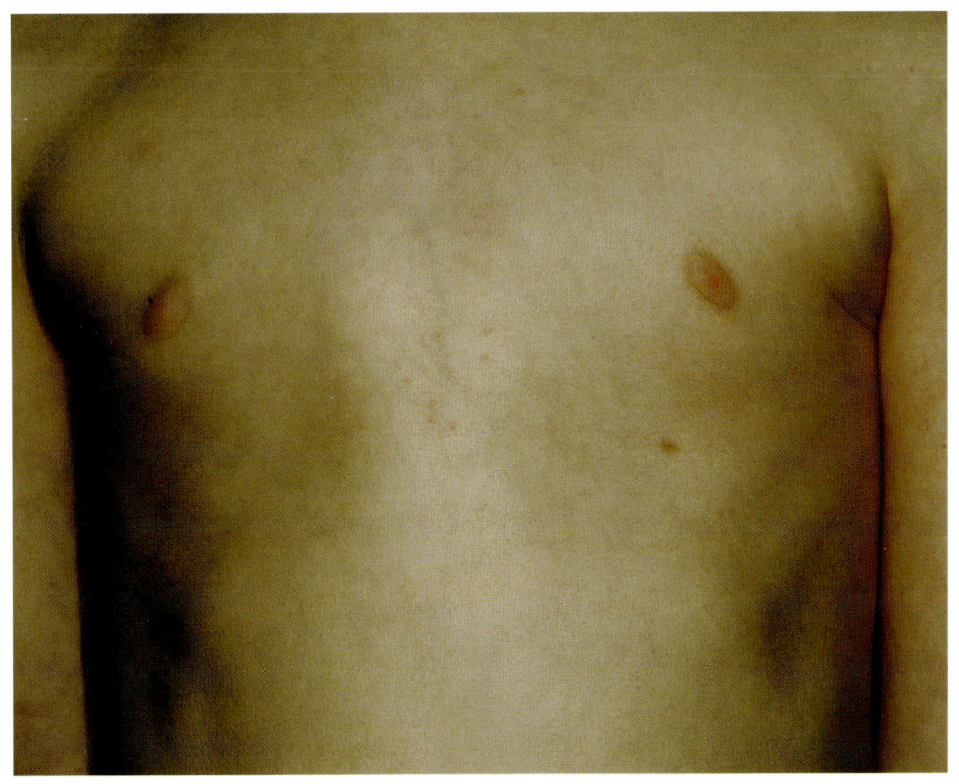

FIGURA 1-15 Mamilo acessório Presença desde o nascimento de pápula marrom simétrica e assintomática ao longo da linha do leite no tórax.

INFECÇÕES CONGÊNITAS DO RECÉM-NASCIDO

INFECÇÃO NEONATAL PELO VÍRUS HERPES SIMPLES

A infecção neonatal causada pelo herpes simples é uma doença potencialmente fatal. O herpes neonatal apresenta amplo espectro clínico e pode ser categorizado em três padrões: infecção localizada confinada à pele, olhos ou boca; doença do SNC; e doença disseminada.

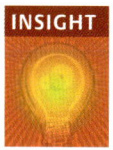

INSIGHT Muitos infantes com infecção disseminada ou do SNC causada pelo herpes neonatal não desenvolvem lesões cutâneas.

EPIDEMIOLOGIA

IDADE O herpes neonatal pode-se manifestar até 4 semanas de idade. A doença disseminada geralmente se apresenta durante a primeira semana de vida, enquanto que a infecção localizada quase sempre se manifesta mais tarde. A infecção do SNC se apresenta entre 14 e 21 dias de vida.
GÊNERO M = F.
PREVALÊNCIAS Aproximadamente 1:3.000 a 1:10.000 nascidos vivos. Correlacionando-se com a prevalência na população de novos casos de infecção genital pelo HSV.
ETIOLOGIA 75% dos casos resultam de infecções causadas pelo vírus herpes simples tipo 2 (HSV-2), 25% resultam de infecções causadas pelo vírus herpes simples tipo 1 (HSV-1).
TRANSMISSÃO O vírus herpes simples normalmente é inoculado nas membranas mucosas do bebê durante sua passagem pelo canal do parto; porém, pode ocorrer infecção ascendente e transmissão no período perinatal pelas mãos ou boca dos cuidadores.

FISIOPATOLOGIA

A inoculação do vírus herpes simples ocorre pela via mucocutânea; infecção sistêmica pode resultar em doença limitada ao cérebro ou disseminação hematogênica difusa.

HISTÓRIA

Gestantes com herpes genital recorrente apresentam baixo risco de transmissão do HSV para seus bebês (< 5%) em razão dos anticorpos anti-HSV que atravessam a placenta e fornecem imunidade ao bebê. A maioria dos casos ocorre em mães assintomáticas com infecção primária causada pelo herpes genital, o que dificulta predizer aqueles em risco.

EXAME FÍSICO

Achados Cutâneos

TIPO Lesões cutâneas se iniciam como pápulas ou máculas de 2 a 8 mm que progridem para vesículas únicas ou agrupadas que rompem deixando uma erosão ou úlcera, formando crosta e cicatriz (Fig. 1-16).
COR Rosa a eritematosa.
FORMATO Redondo a oval.
DISTRIBUIÇÃO As lesões orais frequentemente se localizam na língua, palato, gengiva, lábios e mucosa oral. As lesões oculares aparecem como erosões na conjuntiva e córnea. As lesões cutâneas ocorrem em locais de inoculação, e os eletrodos de couro cabeludo podem produzir suficiente trauma cutâneo, permitindo invasão pelo vírus herpes simples. Nos partos em apresentação cefálica, o couro cabeludo é um sítio comum para o desenvolvimento de lesões herpéticas iniciais e, de modo oposto, nos partos em apresentação pélvica, as nádegas e região perianal frequentemente manifestam as primeiras lesões. As vesículas podem-se tornar generalizadas no padrão disseminado da doença.

Achados Gerais

No início da infecção, os infantes geralmente apresentam sintomas inespecíficos, como letargia, inapetência e febre. O envolvimento do SNC é manifestado por encefalite isolada com convulsões frequentes, que são não focais em sua natureza. O envolvimento ocular é observado em 10% a 20% daqueles pacientes, sendo caracteristicamente observado entre 2 dias e 2 semanas de vida. A infecção disseminada se manifesta com irritabilidade, dificuldade respiratória, icterícia e convulsões em razão de infecção viral do cérebro, pulmões, fígado e glândulas suprarrenais.

DIAGNÓSTICO DIFERENCIAL

O diagnóstico do herpes neonatal é feito por história e apresentação clínica e confirmado pela detecção do vírus herpes simples. O diagnóstico diferencial inclui outras doenças bolhosas do recém-nascido, como varicela congênita, impetigo bolhoso, pênfigo vulgar e outras causas de septicemia neonatal.

EXAMES LABORATORIAIS

PREPARAÇÃO DE TZANCK Esfregaços de células coletadas da base das vesículas são positivas para células gigantes multinucleadas em 60% das culturas positivas para HSV.
HISTOPATOLOGIA Vesículas intraepidérmicas produzidas por degeneração balonizante. Corpúsculos de inclusão (estruturas eosinofílicas circundadas por halo claro) são frequentemente observa-

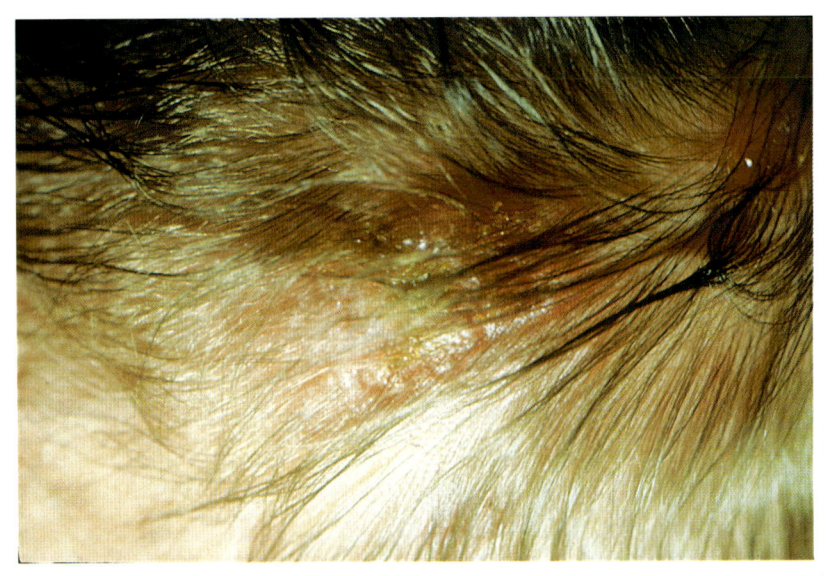

FIGURA 1-16 Lesão congênita localizada causada pelo vírus herpes simples Vesículas agrupadas sobre base eritematosa no couro cabeludo de recém-nascido.

dos no centro de núcleos aumentados e redondos de células balonizadas.

IMUNOFLUORESCÊNCIA DIRETA Células coletadas da base das vesículas podem ser testadas para a presença de infecção causada pelo vírus herpes simples com o uso de anticorpos monoclonais específicos contra o HSV-1 e HSV-2. A sensibilidade e a especificidade estão altamente correlacionadas com os resultados da cultura de tecidos.

SOROLOGIA A avaliação dos níveis de anticorpo no bebê é de pouco valor, pois a taxa de soropositividade para HSV-2 entre todas as mulheres em idade reprodutiva excede 20%.

CULTURA O HSV pode ser cultivado em 2 a 5 dias da obtenção das amostras infectadas de pele, garganta, conjuntiva, líquido cefalorraquidiano (LCR), sangue, urina e fezes.

REAÇÃO EM CADEIA DA POLIMERASE O DNA do vírus herpes simples pode ser detectado no LCR utilizando a reação em cadeia pela polimerase, uma técnica extremamente sensível que frequentemente é utilizada para a avaliação do LCR.

EVOLUÇÃO CLÍNICA E PROGNÓSTICO

A morbidade e mortalidade do herpes neonatal estão fortemente associadas à classificação da doença. Além disso, a doença neonatal pelo HSV-2 tem sido associada à pior evolução clínica.

INFECÇÃO LOCALIZADA Infantes tratados com infecção cutânea possuem taxa de sobrevivência de quase 100%, embora alguns tenham sofrido recidiva cutânea no primeiro ano de vida. Aproximadamente 10% manifestarão lesões herpéticas na orofaringe. Até 40% apresentarão doença ocular persistente, embora isto geralmente seja observado em crianças sofrendo de graves sequelas neurológicas (ver adiante).

INFECÇÃO DO SNC Casos não tratados apresentam taxa de mortalidade de 50%, e os casos tratados, taxa de mortalidade de 15% a 30%. O HSV-2 causa encefalite significativamente mais grave do que o HSV-1. Muitos destes casos sofrem danos neurológicos permanentes.

INFECÇÃO DISSEMINADA Estes neonatos frequentemente progridem para comprometimento cardiovascular, coagulopatia e, na ausência de terapia, 80% dos casos resultam em morte. Com a terapia antiviral, a taxa de mortalidade é reduzida para aproximadamente 25%.

CONTROLE

Em razão da variedade nas manifestações clínicas das infecções herpéticas neonatais e das graves consequências da doença não tratada, a instituição imediata da medicação antiviral tem sido recomendada para qualquer infante que apresente sinais de infecção aguda e não identificada no primeiro mês de vida, mesmo na ausência de quaisquer achados cutâneos característicos.

Terapia antiviral com a administração IV de aciclovir 60 mg/kg, dividida em 3 doses iguais e administrada a cada 8 horas durante 14 dias, na doença localizada, e 21 dias na disseminada ou no envolvimento do SNC. Na presença de acometimento ocular, a adição de aplicação tópica de gotas de trifluridina a 1% ou de vidarabina a 3% podem ser instituídas. Infantes com doença do SNC ou disseminada, que tenham sido tratados com sucesso, podem necessitar de terapia antiviral supressiva a longo prazo para prevenir recidivas subclínicas da infecção do SNC.

INFECÇÃO CONGÊNITA PELO VÍRUS VARICELA-ZÓSTER

A maioria dos infantes expostos à infecção pelo vírus varicela-zóster (VVZ) durante a gravidez é assintomática e normal. Há duas exceções: a síndrome da varicela congênita (SVC) e a varicela neonatal.

Síndrome da Varicela Congênita (SVC) Ocorre quando a mãe é infectada nas primeiras 20 semanas de gestação, ocorrendo infecção transplacentária do feto antes que a imunidade materna possa proteger o infante. Embora apenas uma pequena porcentagem de bebês nascidos de mães com infecção por VVZ antes de 20 semanas acabe sendo afetada, esta infecção adquirida resulta em sequelas fetais graves e taxa de mortalidade de até 30%.

Varicela Neonatal Ocorre quando a mãe é infectada pelo VVZ em até 3 semanas antes do parto. Visto que o infante nasce antes que os anticorpos maternos possam ser produzidos, o infante não possui imunidade e apresenta uma infecção aguda nos primeiros 12 dias de vida com pneumonite, hepatite, meningoencefalite, com taxa de mortalidade de até 20%.

EPIDEMIOLOGIA

IDADE Recém-nascido.
GÊNERO M = F.
INCIDÊNCIA Tanto a varicela congênita quanto a varicela neonatal são raras.
ETIOLOGIA VVZ.
TRANSMISSÃO A varicela provoca viremia materna que pode causar infecção transplacentária; infecção ascendente do canal de parto e transmissão no período perinatal também podem ocorrer.

EXAME FÍSICO

Achados Cutâneos

Síndrome da Varicela Congênita

TIPO Lesões cicatriciais, perda cutânea, contratura dos membros.
DISTRIBUIÇÃO Ocasionalmente, acometendo um dermátomo.
ACHADOS GERAIS Baixo peso ao nascimento, defeitos oculares, encefalomielite, membros hipoplásicos, microcefalia, pneumonite.

Varicela Neonatal

TIPO Progressão monomórfica de máculas, pápulas e vesículas para crosta (Fig. 1-17).
COR Eritematosa.
DISTRIBUIÇÃO Generalizada.
ACHADOS GERAIS Pneumonite, hepatite e meningoencefalite.

DIAGNÓSTICO DIFERENCIAL

HSV congênito, TORCH [toxoplasmose, outros (sífilis), rubéola, (CMV), HSV], septicemia

EXAMES LABORATORIAIS

Imunofluorescência direta (IFD), reação em cadeia pela polimerase ou biópsia de pele das lesões cutâneas podem demonstrar o VVZ. O crescimento do VVZ não pôde ser demonstrado em culturas de tecido ou de LCR em infantes com a síndrome de varicela congênita. Para confirmação dos achados, anticorpos IgG e IgM contra VVZ podem ser dosados no soro materno para determinar prévia imunidade ou infecção ativa. Os achados também podem ser confirmados pela persistência de anticorpos IgG específicos contra o VVZ no bebê com mais de 7 meses de vida (período em que qualquer anticorpo materno deveria ter desaparecido).

DIAGNÓSTICO

Com base na história de infecção materna, no aspecto clínico do recém-nascido e nos achados laboratoriais.

EVOLUÇÃO CLÍNICA E PROGNÓSTICO

Infantes no útero de mães com VVZ, geralmente, são protegidos pelos anticorpos adquiridos pela placenta produzidos durante a infecção materna pelo VVZ. Portanto, a maioria dos infantes não é afetada e nasce normal. Posteriormente, estes infantes podem desenvolver manifestações incomuns de imunidade atenuada, como herpes-zóster em uma idade precoce. Estas crianças são imunocompetentes, porém foram afetadas *in utero* pela infecção primária causada pelo VVZ (catapora) e uma resposta imune atenuada, visto que anticorpos maternos estavam presentes para ajudar a combater a infecção. Infantes nascidos de mães que desenvolvem varicela 5 dias antes do parto a 2 dias pós-parto estão em alto risco de um curso fatal em virtude do tempo insuficiente de aquisição dos anticorpos maternos.

A síndrome de varicela congênita apresenta uma taxa de mortalidade de até 30%, porém o resultado a longo prazo pode ser bom para os pacientes sobreviventes.

O herpes-zóster em mulher grávida geralmente representa mínimo risco de sequelas para o feto.

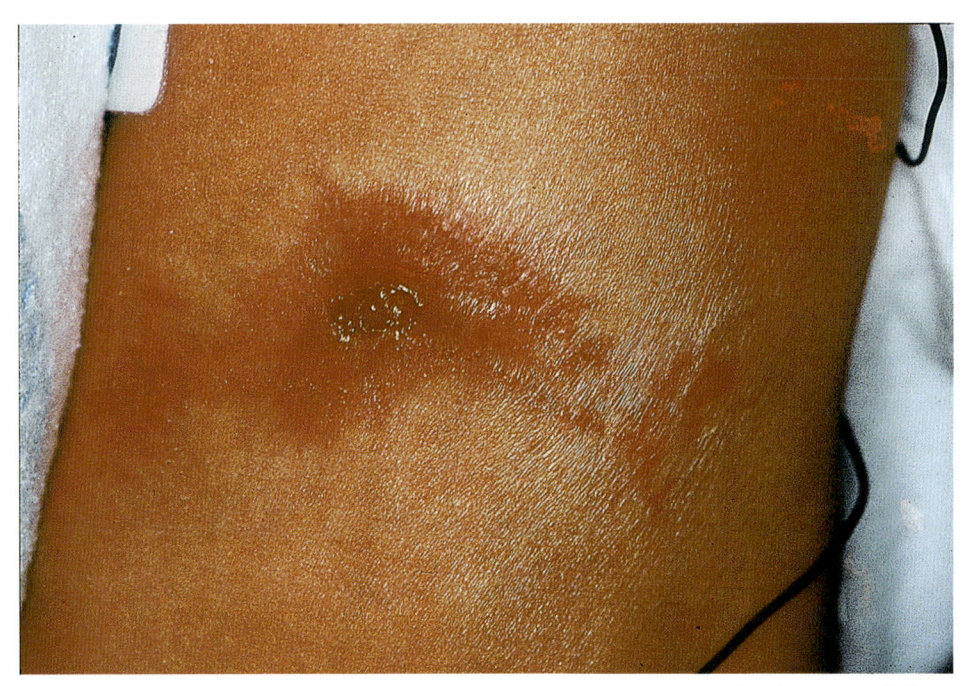

FIGURA 1-17 Infecção congênita pelo vírus varicela-zóster Placa eritematosa do dermátomo T5 no lado direito do corpo de um recém-nascido. (Reproduzida com autorização da Dra. Karen Wiss.)

CONTROLE

A mensuração dos níveis de anticorpos IgG-VVZ deve ser realizada em gestantes que tenham sido expostas à varicela e que não apresentem história de infecção por varicela ou vacinação. Para aquelas com história ou sorologia negativa, a administração de imunoglobulina antivaricela-zóster (VZIG) é indicada em qualquer período da gravidez.

A administração de aciclovir deve ser feita após o primeiro sinal clínico de infecção por VVZ. Para infecções pelo VVZ entre 5 dias antes e 2 dias após o parto, deve-se administrar aciclovir para as mães, além de procurar retardar o parto. Deve-se administrar VZIG e aciclovir sistêmico aos neonatos imediatamente após o parto, e os mesmos devem ser isolados e observados por 2 semanas.

BEBÊ *BLUEBERRY MUFFIN*

O bebê *blueberry muffin* é assim denominado em virtude da apresentação clínica do bebê, com pápulas e nódulos vermelhos-azulados disseminados representando ilhas de hematopoiese extramedular. O bebê *blueberry muffin* pode ser observado nas infecções *in utero* causadas por toxoplasmose, varicela, citomegalovírus (CMV), vírus da imunodeficiência humana (HIV) e rubéola.

EPIDEMIOLOGIA

IDADE Recém-nascido.
GÊNERO M = F.
INCIDÊNCIA Rara.
ETIOLOGIA Infecção materna durante a gestação e infecção transplacentária por toxoplasmose, varicela, CMV, HIV ou rubéola.

EXAME FÍSICO

Achados Cutâneos

TIPO Máculas, pápulas e nódulos purpúricos (Fig. 1-18).
COR Vermelho-azulada a púrpura.
TAMANHO 2 a 8 mm em diâmetro.
FORMATO Circular a oval.
PALPAÇÃO Lesões grandes e infiltradas são palpáveis 1 a 2 mm acima da superfície cutânea.
DISTRIBUIÇÃO Generalizada.

Achados Gerais

TOXOPLASMOSE Linfadenopatia, hepatoesplenomegalia, hidrocefalia, microcefalia, catarata, pneumonite, coriorretinite, convulsões.
VARICELA Ver "Infecção Congênita pelo Vírus Varicela-zóster".
CMV Icterícia, hepatoesplenomegalia, anemia, trombocitopenia, dificuldade respiratória, convulsões e coriorretinite.
HIV Hepatoesplenomegalia, outras infecções oportunistas.
RUBÉOLA Catarata, surdez, retardo no crescimento, hepatoesplenomegalia, defeitos cardíacos e meningoencefalite.

DIAGNÓSTICO DIFERENCIAL

O diagnóstico diferencial de um bebê *blueberry muffin* é feito, tipicamente, com as causas infecciosas da hematopoiese extramedular dérmica: toxoplasmose, varicela, CMV, HIV e rubéola. O diagnóstico normalmente é obtido por história materna e detecção de um dos agentes infecciosos supracitados.

EXAMES LABORATORIAIS

DERMATOPATOLOGIA As lesões em *blueberry muffin* demonstram aglomerados de eritrócitos grandes nucleados e anucleados.

Toxoplasmose

DNA Detecção do DNA do parasita no líquido amniótico ou no sangue fetal.
SOROLOGIA Níveis de IgM antitoxoplasma no infante maiores que os níveis de IgM materno são diagnósticos de infecção congênita.
COLORAÇÃO DE WRIGHT OU GIEMSA Líquido cefalorraquidiano (LCR) ou linfonodo, baço, ou fígado demonstrando *Toxoplasma gondii*.
TELERRADIOGRAFIAS DO CRÂNIO Calcificações intracranianas difusas, pontilhadas e em forma de vírgula.

CMV

CULTURA Urina, fígado, LCR, lavado gástrico e faringe exibirão células grandes características com inclusões intranucleares e citoplasmáticas.
TC DO CRÂNIO Calcificações intracranianas podem estar presentes.

Rubéola

SOROLOGIA Níveis elevados de IgM antirrubéola em infantes ou níveis persistentes de IgG antirrubéola em infantes com mais de 6 meses de idade. Um aumento igual ou maior a 4 vezes no soro agudo e convalescente também é diagnóstico.
CULTURA O vírus pode ser isolado da nasofaringe, urina, LCR, pele, fezes ou olhos.

EVOLUÇÃO CLÍNICA E PROGNÓSTICO

TOXOPLASMOSE Infantes infectados podem ser natimortos, prematuros ou a termo. Ao nascimento, podem apresentar mal-estar, febre, erupção cutânea, linfadenopatia, hepatoesplenomegalia, convulsões e coriorretinite, embora a maioria seja assintomática. O prognóstico geral é ruim, especialmente em infantes com envolvimento hepático e da medula óssea.
CMV Infantes afetados podem apresentar perda auditiva neurossensorial, retardo mental, transtornos de aprendizagem e convulsões. Prognóstico ruim, especialmente na presença de calcificações intracranianas e hidrocefalia.
RUBÉOLA A rubéola adquirida durante o primeiro trimestre de gestação pode resultar em baixo peso ao nascimento, microcefalia, retardo mental, catarata, surdez e anomalias cardíacas. A rubéola adquirida durante o segundo e o terceiro trimestres podem resultar em hepatoesplenomegalia, pneumonite, miocardite, encefalite, osteomielite ou retinopatia.

SEÇÃO 1 ACHADOS CUTÂNEOS NO RECÉM-NASCIDO

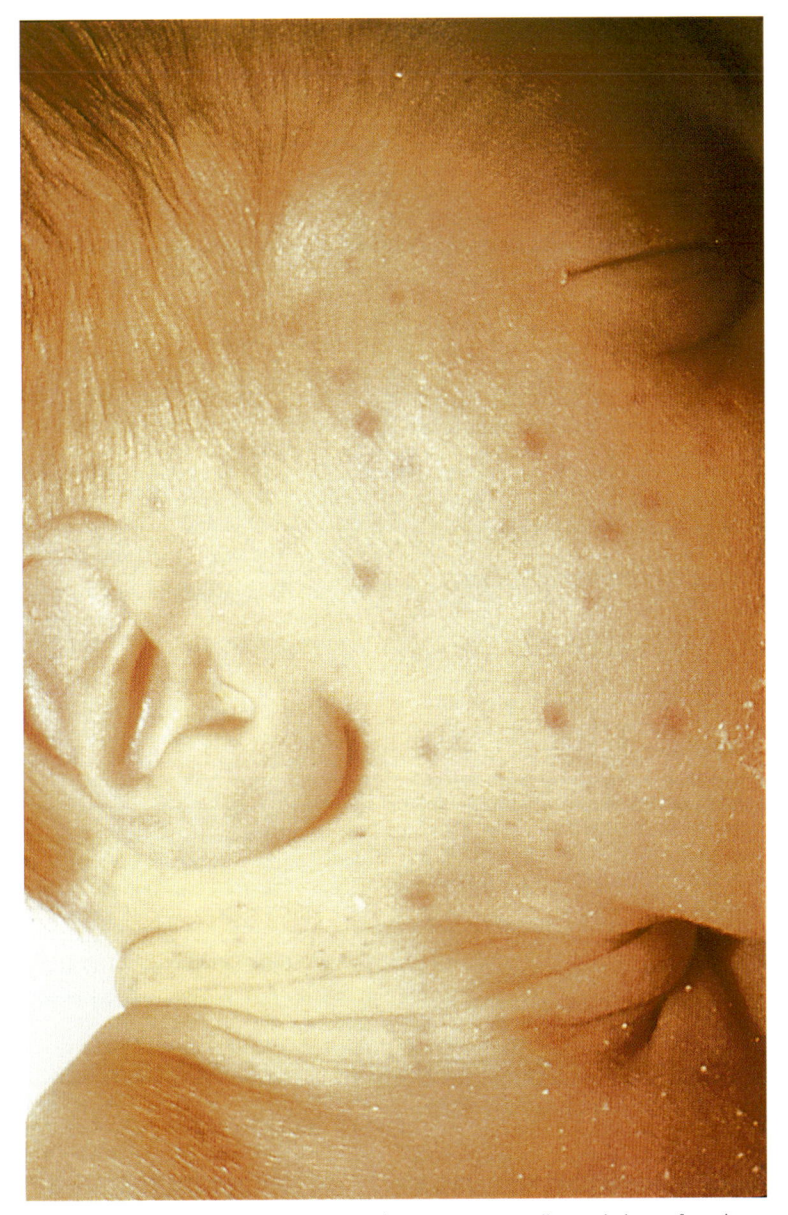

FIGURA 1-18 Bebê *Blueberry muffin* Nódulos e pápulas esparsas vermelho-azuladas na face de um recém-nascido. As lesões representam os sítios de hematopoiese extramedular.

CONTROLE

TOXOPLASMOSE Administração por 30 dias ou mais de sulfadiazina (150-200 mg/kg/dia, dividido em 4 vezes ao dia) e pirimetamina (1-2 mg/kg/dia, dividido em 2 vezes ao dia). Infantes com coriorretinite ou altos níveis proteicos no LCR podem necessitar de esteroides sistêmicos.

CMV Ganciclovir pode ser utilizado para tratar retinite e os órgãos envolvidos.

RUBÉOLA Imunoglobulina administrada às gestantes expostas em até 22 horas do início pode prevenir/reduzir a infecção fetal. A rubéola neonatal requer cuidados oftalmológicos e de suporte. No entanto, infantes infectados podem excretar o vírus por um período de até 1 ano.

SÍFILIS CONGÊNITA

Infecção pré-natal causada por espiroqueta, com sinais e sintomas precoces e tardios característicos. As manifestações clínicas da sífilis congênita precoce (primeiros meses de vida) incluem anemia, febre, emagrecimento, hepatoesplenomegalia, linfadenopatia, rinite (obstrução nasal), lesões mucocutâneas (incluindo rágades: fissuras radiais e rachaduras ao redor da boca) e pseudoparalisia. Os sintomas da sífilis congênita tardia, que se manifestam após 2 anos de idade, incluem ceratite intersticial, dentes de Hutchinson (entalhe dos incisivos centrais) e surdez por lesão do oitavo nervo craniano; esses três sintomas compõem a tríade de Hutchinson. Fronte olímpica, molares em amora, nariz em sela, articulações de Clutton (tumoração dolorosa no joelho) e tíbia em lâmina de sabre também são características da sífilis congênita tardia.

SINÔNIMO Sífilis pré-natal.

EPIDEMIOLOGIA

IDADE Nos primeiros meses de vida e após 2 anos de idade.
GÊNERO M = F.
INCIDÊNCIA A incidência baixou a níveis insignificantes em 1959, porém, desde então, tem aumentado.
ETIOLOGIA O espiroqueta *Treponema pallidum* atravessa a placenta para infectar o feto.

HISTÓRIA

Neonatos com sífilis geralmente não apresentam sinais da doença ao nascimento. É comum a ocorrência das manifestações clínicas no primeiro mês de vida. Os achados cutâneos incluem máculas, pápulas, lesões papuloescamosas e vesicobolhosas. Pode ocorrer descamação difusa (Fig. 1-19). O envolvimento mucocutâneo da boca e lábios é comum. Sistemicamente há linfadenopatia, hepatoesplenomegalia e pseudoparalisia.

EXAME FÍSICO

SÍFILIS CONGÊNITA PRECOCE Sinais e sintomas aparecem nos primeiros 2 meses de vida.

Achados Cutâneos

Observados em um terço à metade dos infantes afetados. As lesões cutâneas são infecciosas.
TIPO Máculas, pápulas ou lesões papuloescamosas no corpo. Placas mucosas, placas verrucosas elevadas na mucosa anogenital ou oral.
COR Rosa brilhante a eritematosa; muda para coloração amarronzada ou cor de cobre.
TAMANHO E FORMATO Grande, redondo ou oval.
DISTRIBUIÇÃO Generalizada ou localizada em qualquer região.
SÍTIOS DE PREDILEÇÃO Face, superfície dorsal do tronco e pernas, região da fralda, palmas e plantas.

Achados Gerais

Hepatomegalia, linfadenopatia (especialmente epitroclear), esplenomegalia, icterícia, anemia, trombocitopenia, osteocondrite e meningite. "Cordão umbilical em poste de barbeiro" espiral vermelha, branca e negra do cordão umbilical necrosado.
SÍFILIS CONGÊNITA TARDIA Sinais e sintomas aparecem após os 2 anos de idade.

Achados Cutâneos

Reações de hipersensibilidade ou cicatrizes e deformidades relacionadas com a infecção. As lesões cutâneas não são mais infecciosas.

Achados Gerais

Tríade de Hutchinson: (1) ceratite intersticial, (2) dentes de Hutchinson, (3) surdez por lesão do oitavo nervo craniano; alterações dentárias (molares em amora ou gengivas finas que progridem para úlceras necróticas), sinal de Higoumenakis (espessamento unilateral da clavícula em seu terço medial), artrite, cicatrizes lineares de Parrot (cicatrizes radiais após a resolução das rágades) e alterações oculares (coroidite, retinite e atrofia óptica).

DIAGNÓSTICO DIFERENCIAL

O diagnóstico da sífilis congênita pode ser feito com base em suspeita clínica e confirmado pelos resultados positivos da microscopia de campo escuro ou dos testes de fluorescência indireta para anticorpos do cordão umbilical, placenta ou lesões cutâneas, por alterações ósseas radiológicas e sorologia positiva para sífilis. Um título sorológico no recém-nascido no mínimo 4 vezes mais alto do que o da mãe é diagnóstico de sífilis congênita.

EXAMES LABORATORIAIS

MICROSCOPIA DE CAMPO ESCURO Do cordão umbilical, lesões cutâneas ou mucosas para *T. pallidum*.
ESTUDOS RADIOLÓGICOS para as alterações ósseas: ampliação da linha epifisária com aumento da densidade das diáfises.

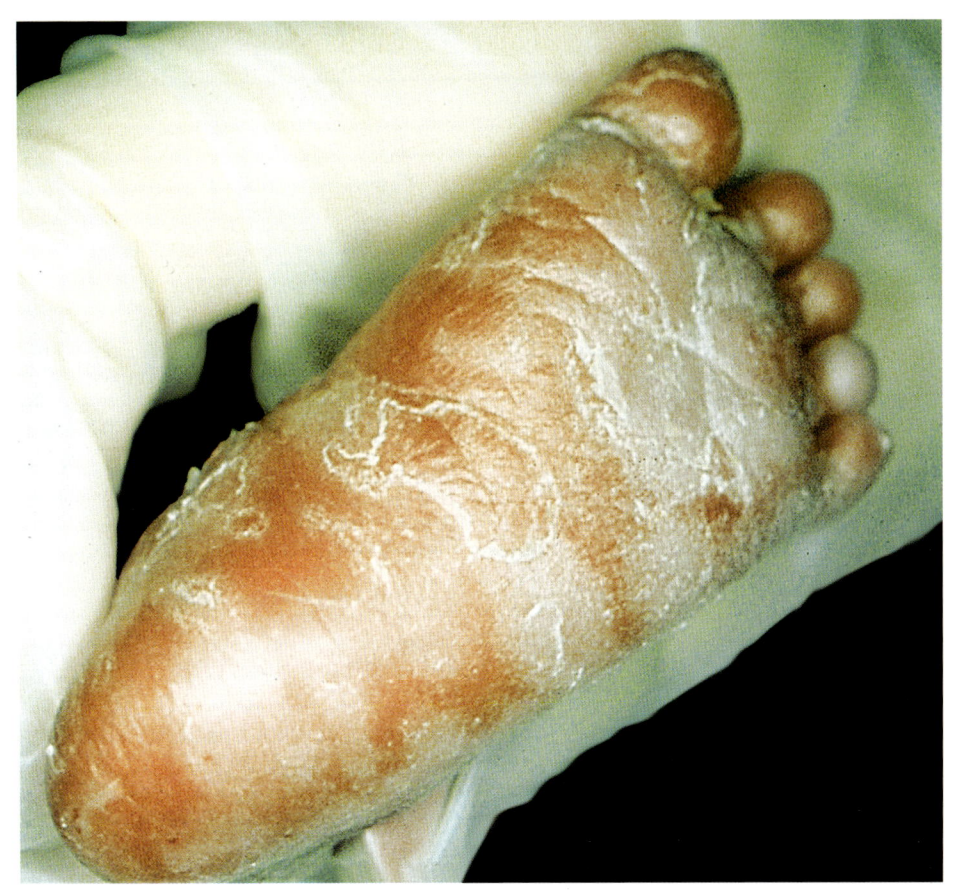

FIGURA 1-19 Sífilis neonatal Máculas cobreadas e descamação difusa na superfície plantar de um recém-nascido com sífilis secundária.

ALTERAÇÕES PLACENTÁRIAS Incluem vilosite focal, proliferação endovascular e perivascular em vasos vilosos e relativa imaturidade das vilosidades.

EVOLUÇÃO CLÍNICA E PROGNÓSTICO

Relativo ao período de espiroquetemia durante a gravidez e subsequente inoculação fetal. Até os 4 meses de gestação, é comum a ocorrência de aborto espontâneo. Infecção após os 4 meses de gestação pode resultar em natimortos ou neonatos fatalmente doentes. O prognóstico com doença contraída depende do diagnóstico precoce e de tratamento correto e adequado.

CONTROLE

Tratamento sem envolvimento do SNC:

1. Penicilina G cristalina aquosa: IM 100.000-150.000 unidades/kg ou IV 50.000 unidades/kg a cada 8-12 horas por 14 dias. Bebês com mais de 4 semanas podem necessitar de doses mais altas.
2. Penicilina G procaína: IM 50.000 unidades/kg a cada 24 horas por 10-14 dias.
3. Penicilina G benzatina: IM 50.000 unidades/kg 1 dose.

Tratamento com envolvimento do SNC:

1. Penicilina G cristalina: 30.000-50.000 unidades/kg, dividida em duas ou três vezes ao dia, durante 3 semanas. Novamente, bebês com mais de 4 semanas podem necessitar de doses mais altas
2. Penicilina G procaína: 50.000 unidades/kg quatro vezes ao dia, durante 3 semanas.

CANDIDÍASE CONGÊNITA

Infecção intrauterina que se apresenta no momento do nascimento como pele eczematosa e escamosa, eritematosa, difusa ou localizada.

SINÔNIMO Moníliase.

EPIDEMIOLOGIA

IDADE Nascimento.
GÊNERO M = F.
ETIOLOGIA Organismos de Cândida, mais comumente *Candida albicans*, existentes na microflora da boca, GI e vaginal da mãe. Os bebês abrigam *C. albicans* na boca ou no trato GI e recorrentemente na pele.
OUTRAS CARACTERÍSTICAS Doenças endócrinas, distúrbios genéticos (síndrome de Down, acrodermatite enteropática, candidíase mucocutânea crônica, doença granulomatosa crônica) e distúrbios imunológicos ou antibióticos sistêmicos podem predispor um indivíduo à candidíase.

HISTÓRIA

INÍCIO Presente no nascimento ou em breve.
REVISÃO DOS SINTOMAS Normalmente não há sintomas constitucionais.

EXAME FÍSICO

Achados Cutâneos

TIPO Eritema, pápulas, pústulas e descamação (Fig. 1-20).
COR Vermelha ou branca.
TAMANHO 1 a 2 mm.
DISTRIBUIÇÃO Cabeça, pescoço, tronco e extremidades. Envolvimento ocasional de unhas, palmas e plantas. Poupa a área da fralda.

SÍTIOS DE PREDILEÇÃO Áreas intertriginosas, face posterior do tronco e superfícies extensoras das extremidades.

DIAGNÓSTICO DIFERENCIAL

O diagnóstico de candidíase cutânea é baseado em suspeita clínica e confirmado por demonstração de organismos consistentes com *Candida* sp. A apresentação clínica é semelhante ao eritema tóxico, melanose pustulosa neonatal transitória, foliculite bacteriana, impetigo bolhoso, herpes congênito, varicela congênita, sífilis congênita ou acne neonatal. O curso da candidíase congênita pode ser progressivo, mas benigno e sem sintomas constitucionais.

EXAMES LABORATORIAIS

O exame microscópico direto das pústulas e a cultura das lesões cutâneas produzem formas de levedura.

EVOLUÇÃO CLÍNICA E PROGNÓSTICO

A candidíase congênita desaparece espontaneamente após várias semanas.

CONTROLE

Nistatina tópica e sistêmica (50.000-100.000 unidades quatro vezes ao dia) aceleram a resolução das lesões em 3 a 10 dias. Em casos mais graves, fluconazol (3-6 mg/kg VO, 1 x dia) pode ser necessário.

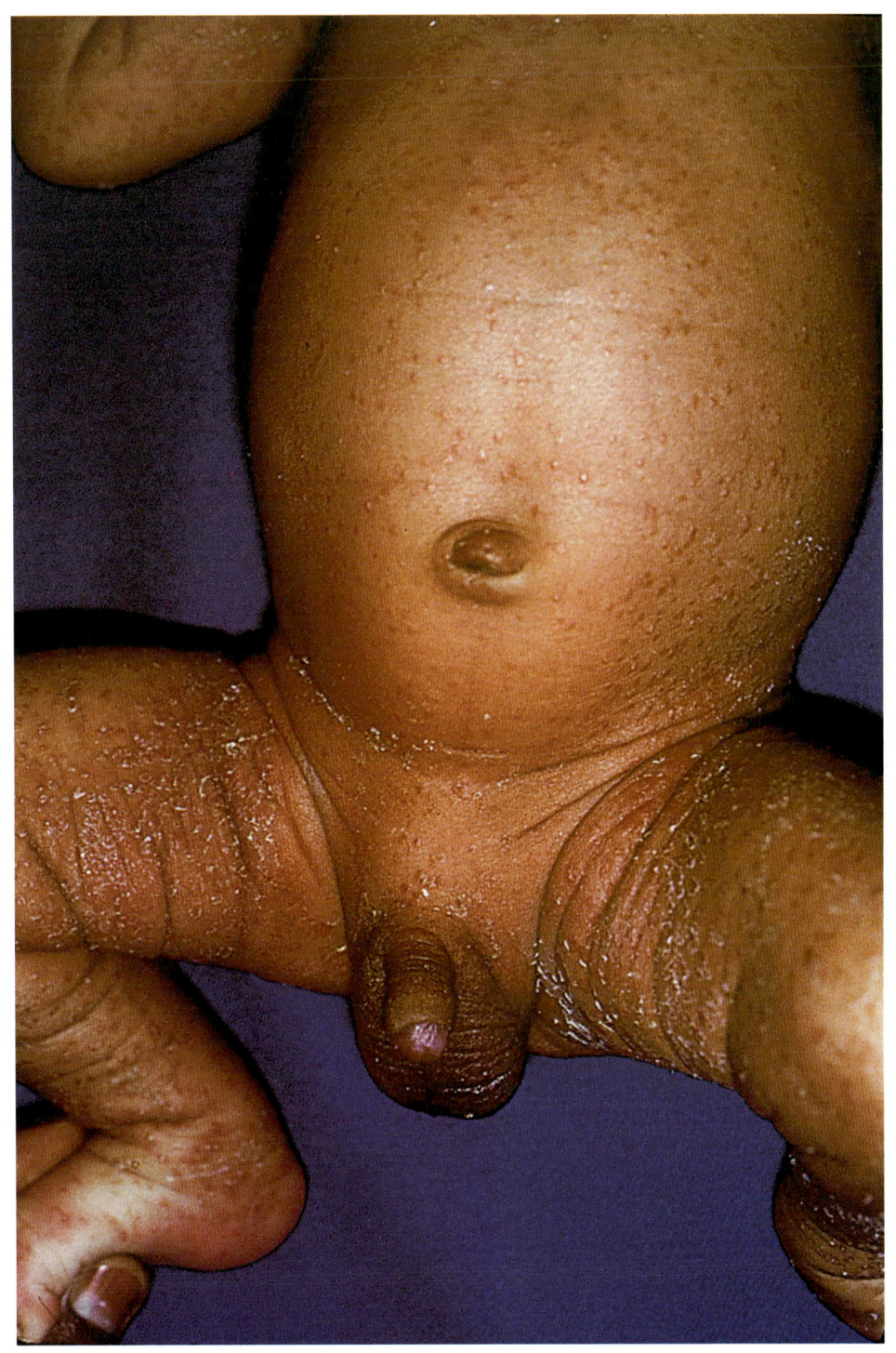

FIGURA 1-20 Candidíase congênita Pápulas eritematosas difusas, pústulas e descamação em um recém--nascido com candidíase congênita.

ALTERAÇÕES DO TECIDO SUBCUTÂNEO

NECROSE DE TECIDO ADIPOSO SUBCUTÂNEO

Paniculite benigna, autolimitada, na qual o tecido adiposo subcutâneo é lesionado e torna-se inflamado, apresentando-se como placa ou nódulo firme e eritematoso no recém-nascido saudável.

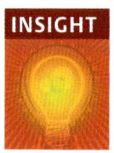

INSIGHT
Frequentemente, estas crianças são o produto de um longo e difícil trabalho de parto.

EPIDEMIOLOGIA

IDADE Primeiras semanas de vida.
GÊNERO M = F.
PREVALÊNCIA Rara.
ETIOLOGIA Geladura, trauma no parto, asfixia, isquemia e outros estressores neonatais podem desencadear a doença.

FISIOPATOLOGIA

O tecido adiposo dos neonatos contém mais ácidos graxos saturados, que apresentam um ponto de fusão maior do que os ácidos graxos de adultos. Uma vez que a temperatura da pele cai abaixo do ponto de fusão do tecido adiposo, ocorre cristalização com subsequente necrose e resposta inflamatória granulomatosa. Esta ocorrência pode desempenhar um papel no aumento de trauma metabólico ou físico, induzindo necrose. A fisiopatologia exata permanece em discussão.

HISTÓRIA

Nódulos únicos ou múltiplos ou placas vermelhas assintomáticas que surgem nas primeiras 2 semanas de vida e regridem espontaneamente após várias semanas.

EXAME FÍSICO

Achados Cutâneos

TIPO Nódulos nitidamente endurecidos, demarcados, coalescendo em placas maiores, ocasionalmente ulceradas (Fig. 1-21).
COR Avermelhado a roxa.
PALPAÇÃO Firme à palpação.
DISTRIBUIÇÃO Bochechas, nádegas, dorso, braços ou coxas.

Achados Gerais

Raramente pode ocorrer hipercalemia com irritabilidade, vômitos, perda ponderal e deficiência de crescimento.

DIAGNÓSTICO DIFERENCIAL

A necrose do tecido adiposo subcutâneo deve ser diferenciada da celulite bacteriana, esclerema neonatal e tumores congênitos, como um sarcoma. Bebês com necrose do tecido adiposo subcutâneo geralmente possuem aparência saudável, não apresentam febre e se alimentam vigorosamente. Essas características são úteis para descartar a celulite e o esclerema neonatal.

EXAMES LABORATORIAIS

DERMATOPATOLOGIA Focos de necrose gordurosa, geralmente com fendas em forma de agulha circundadas por inflamação granulomatosa. Áreas de calcificação podem estar presentes.
EXAME LABORATORIAL DO SANGUE Raramente pode-se encontrar hipercalcemia, normalmente por volta do período de resolução das lesões cutâneas. Hipoglicemia, trombocitopenia e hipertrigliceridemia também podem ocorrer.

EVOLUÇÃO CLÍNICA E PROGNÓSTICO

As lesões evoluem lentamente durante semanas a meses de nódulos vermelhos para coloração do tipo hematoma e, em seguida, para uma massa subcutânea dura que, geralmente, sofre resolução sem atrofia ou cicatriz resultante. No caso de hipercalcemia não tratada, podem ocorrer convulsões, arritmias cardíacas, insuficiência renal e morte.

CONTROLE

Em geral, nenhum tratamento é necessário para essas lesões autorresolutivas. Lesões flutuantes podem ser aspiradas para conforto do paciente e para minimizar a necrose epidérmica sobrejacente.
Nestes infantes, o nível de cálcio deve ser monitorado no mínimo, a cada quinze dias durante a resolução das lesões cutâneas, pois a hipercalcemia deve ser agressivamente tratada.
As lesões tendem a cicatrizar com atrofia subcutânea consistente com a evolução de outros distúrbios da gordura subcutânea.

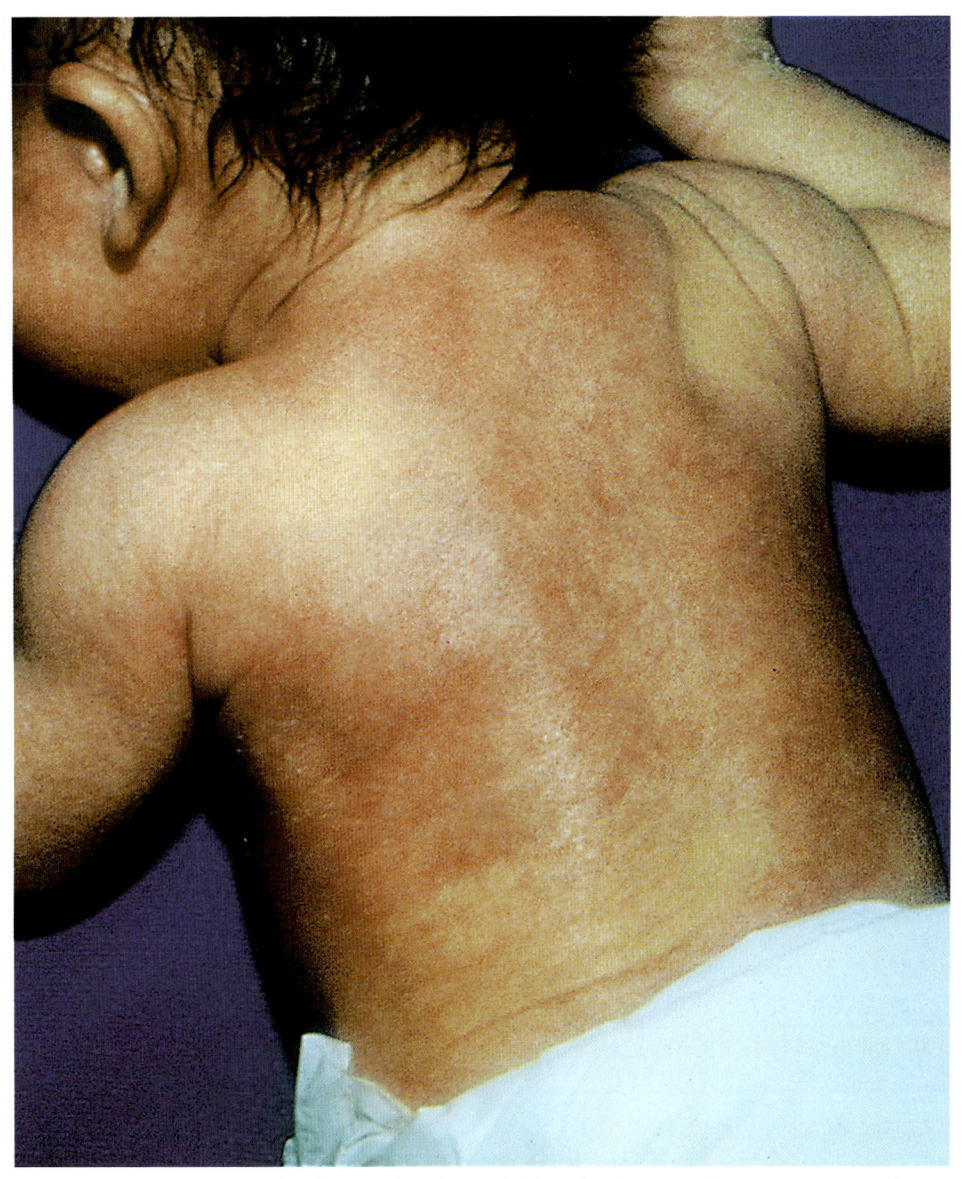

FIGURA 1-21 Necrose do tecido adiposo subcutâneo Nódulos subcutâneos confluentes eritematosos bem demarcados no dorso de um recém-nascido.

ESCLEREMA NEONATAL

Endurecimento difuso da pele em recém-nascidos gravemente doentes com múltiplas etiologias.

EPIDEMIOLOGIA

IDADE Recém-nascidos, os infantes prematuros são mais susceptíveis.
GÊNERO O esclerema ocorre com frequência um pouco maior em meninos.
INCIDÊNCIA Rara.
ETIOLOGIA O esclerema pode resultar de diversos insultos fisiológicos e é um sinal inespecífico de prognóstico reservado, e não de doença primária. Em 25% dos infantes afetados, a mãe encontra-se gravemente enferma durante o parto.

FISIOPATOLOGIA

O tecido adiposo de neonatos contém mais ácidos graxos saturados, que possuem maior ponto de fusão do que os ácidos graxos do adulto. Uma vez que a temperatura da pele caia abaixo do ponto de fusão da gordura, ocorre a cristalização. Colapso vascular, hipotermia e desarranjos metabólicos observados em doenças graves podem induzir a cristalização.

HISTÓRIA

Inicia-se quase sempre na primeira semana de vida em infantes gravemente enfermos com septicemia, hipoglicemia, hipotermia ou anomalias metabólicas graves.

EXAME FÍSICO

Achados Cutâneos

TIPO Endurecimento e espessamento difuso da pele (Fig 1-22).
COR Amarela a branca de aspecto mosqueado.
PALPAÇÃO Densidade pétrea, dura e fria.
DISTRIBUIÇÃO Simétrica, começando nas pernas e progredindo de forma ascendente até as nádegas e tronco.

Achados Gerais

O infante se encontra gravemente enfermo com uma condição médica subjacente, como septicemia, problemas cardíacos ou respiratórios, hipotermia ou anomalia metabólica. Os bebês são fracos, letárgicos e se alimentam pouco.

DIAGNÓSTICO DIFERENCIAL

Clinicamente, o espessamento e o endurecimento difuso da pele são característicos do esclerema. Essas alterações cutâneas são morfologicamente similares a esclerodermia, que não é observada neste contexto. O esclerema neonatal pode ser confundido com a necrose do tecido adiposo subcutâneo do recém-nascido. Diversas características distintivas incluem: (1) aparência do infante: no esclerema neonatal, o infante mostra-se gravemente enfermo; na necrose do tecido adiposo subcutâneo, o infante mostra-se notavelmente bem; (2) distribuição das lesões: no esclerema neonatal a esclerose é difusa, e na necrose do tecido adiposo subcutâneo, as lesões são localizadas; (3) morfologia das lesões: na necrose do tecido adiposo subcutâneo, geralmente há significante eritema dos nódulos, que podem ser móveis, enquanto o esclerema tende a ser mais pálido e firme.

EXAMES LABORATORIAIS

DERMATOPATOLOGIA Edema e espessamento dos septos fibrosos que circundam os lóbulos gordurosos, ocasionalmente com fendas em forma de agulha no interior de células adiposas; geralmente, há menos necrose do que o observado na necrose do tecido adiposo subcutâneo do recém-nascido.

EVOLUÇÃO CLÍNICA E PROGNÓSTICO

O prognóstico do esclerema neonatal é ruim. Quando a pele está difusamente endurecida, o infante quase sempre está muito doente, com alta morbidade e mortalidade.

TRATAMENTO E PREVENÇÃO

Monitoramento meticuloso dos infantes prematuros com controle preciso da temperatura, terapia antibiótica adequada e correção das alterações metabólicas; possivelmente, com repetidas transfusões de troca ou corticosteroides sistêmicos podem controlar e reverter o processo.

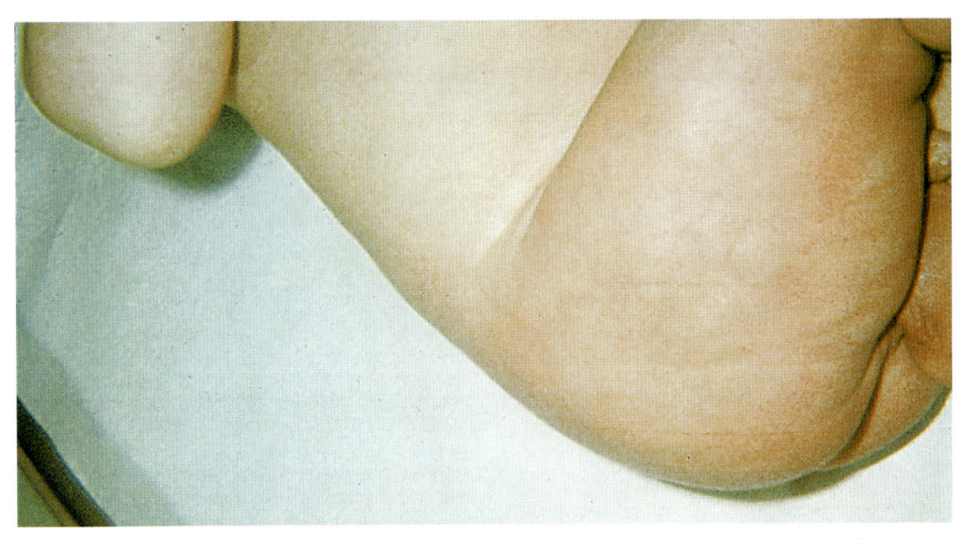

FIGURA 1-22 Esclerema neonatal Endurecimento lenhoso difuso da coxa em um recém-nascido doente.

SEÇÃO 2

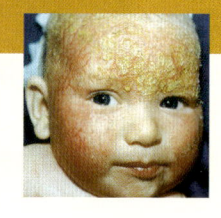

DERMATITES ECZEMATOSAS

DERMATITE ATÓPICA

Dermatite atópica é um distúrbio crônico, caracterizado por xerose, prurido, placas eritematosas descamativas e espessamento da pele com acentuação dos sulcos cutâneos (liquenificação). Está, frequentemente, associada a história pessoal ou familiar de febre do feno, asma ou rinite alérgica. Pode ser dividida em três fases com base na idade do indivíduo: infantil, da criança ou pré-puberal e do adolescente.

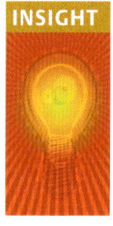

INSIGHT Embora muitos pacientes e familiares insistam em "achar a causa", a prática e os estudos confirmam que o enfoque no tratamento cutâneo e na preservação da função de barreira saudável é mais benéfico do que a identificação de alérgenos específicos e a modificação da dieta ou o uso de uma dieta de exclusão.

EPIDEMIOLOGIA

IDADE Inicio geralmente entre 2 e 12 meses de idade, e em quase todos os casos, antes dos 5 anos de idade. Aproximadamente, 80% dos casos regridem na idade adulta.
GÊNERO M = F.
INCIDÊNCIA Comum e acredita-se estar aumentando.
PREDISPOSIÇÃO HEREDITÁRIA Mais de dois terços dos pacientes apresentam história pessoal ou familiar de rinite alérgica, febre do feno ou asma. Muitas crianças com dermatite atópica desenvolvem asma e/ou febre do feno na vida adulta.
PREVALÊNCIA 10% a 15% da população infantil com significante variabilidade regional. Até 11% da população pediátrica dos EUA afetada.

FISIOPATOLOGIA

A causa da dermatite atópica é desconhecida; contudo, há múltiplos fatores que desempenham um papel no desacometimento da dermatite atópica. Certos fatores genéticos (como defeitos no gene da filagrina) podem resultar em xerose, enquanto outros podem resultar em desregulação imune. Fatores como estresse, clima, infecções, irritantes e alérgenos também parecem ser importantes em muitos pacientes. Para a maioria dos pacientes, não há um "fator desencadeante" ou "causa", mas sim uma coleção infeliz de componentes que podem piorar a doença. Um princípio central na fisiopatologia da dermatite atópica acredita ser a interação entre a ruptura epidérmica e a inflamação mediada por células T e células de Langerhans.

HISTÓRIA

A dermatite atópica é, algumas vezes, denominada de "a coceira que erupciona". Todos os pacientes apresentam pele seca e prurido. O ato de esfregar a pele resulta em alterações eczematosas características e um ciclo vicioso de coceira-coçadura. O prurido pode ser agravado pelo clima frio, banhos frequentes (principalmente com água quente), lã, detergente, sabonete e estresse. No entanto, a doença pode aumentar ou reduzir de modo imprevisível, o que, provavelmente, contribui com as numerosas atribuições errôneas de causas e medicamentos.

EXAME FÍSICO

Achados Cutâneos

TIPO Manchas e placas com escamas, crostas e liquenificação. As lesões geralmente são confluentes e de forma indefinida.
COR Eritematosa.

Aspectos Clínicos Especiais

Crianças atópicas podem exibir intensificação dos sulcos cutâneos palmares, pregas periorbitais atópicas (linhas de Dennie-Morgan), ceratose pilar ou dermografismo branco. As mesmas também podem desenvolver infecções herpéticas, verrugas, molusco contagioso ou dermatofitose em decorrência da função prejudicada da barreira cutânea.

DIAGNÓSTICO DIFERENCIAL

A dermatite atópica pode ser confundida com dermatite seborreica, dermatite de contato, psoríase ou escabiose. Alguns distúrbios metabólicos podem-se manifestar como dermatite eczematosa e devem ser considerados no diagnóstico diferencial, incluindo acrodermatite enteropática e fenilcetonúria. Alguns distúrbios da imunidade também podem incluir dermatite atópica, como a síndrome de Wiskott-Aldrich, agamaglobulinemia ligada ao X e a síndrome de hiper-IgE (síndrome de Job).

DERMATOPATOLOGIA

As lesões agudas demonstram edema intercelular na epiderme (espongiose) com ocasional formação de vesículas e infiltrado dérmico composto, principalmente de linfócitos, com poucos eosinófilos. As lesões crônicas exibem acantose, hiperceratose e espongiose.

EXAMES LABORATORIAIS

Não são necessários exames de laboratório para fazer o diagnóstico de dermatite atópica. Os pacientes podem apresentar níveis aumentados de IgE e/ou eosinofilia. O RAST (teste de radio alergo absorção ou *Radio Allergo Sorbent Test*), frequentemente, é positivo para múltiplos antígenos, porém a aplicabilidade direta para a dermatite é extremamente rara.

EVOLUÇÃO CLÍNICA E PROGNÓSTICO

Dados conflitantes e grande variabilidade individual impedem um prognóstico definitivo. Porém, a maioria dos pacientes melhora significativamente próximo à idade escolar, com uma minoria necessitando de controle por toda a vida. Uma porção significante das crianças afetadas desenvolverá asma ou febre do feno na idade adulta.

CONTROLE

O tratamento tem como objetivo manter a condição sob controle e melhorar a qualidade de vida do paciente e da família, pois a dermatite atópica não tem cura. Uma abordagem em quatro pontas pode ajudar a maximizar o tratamento, focando os principais aspectos da dermatite atópica. Esta abordagem é resumida na Figura 2-1: o tratamento tetraedro.

HIDRATAÇÃO

A melhora da hidratação é universalmente benéfica, sendo a base do tratamento para dermatite atópica. O melhor hidratante é aquele que o paciente utilizará. Embora as preparações oleosas sejam melhores, como petróleo hidratado, Aquaphor ou Eucerin®, a baixa adesão ao tratamento limita o uso em alguns pacientes. Hidratantes menos oleosos, como CeraVe, Cetaphil e Aveeno, também podem ser muito eficazes e utilizados com maior frequência ao longo do dia

A técnica de "molhar e selar" é altamente eficaz na retenção de umidade, consistindo na seguinte rotina:

1. Banhos em água morna por aproximadamente 15 minutos diários.
2. Utilização de loção de limpeza suave sem sabão, como Dove, Aveeno ou Cetaphil.
3. Secagem da pele por meio de batidas leves com uma toalha para remover a maior parte da água.
4. Enquanto a pele ainda estiver úmida, aplicação generosa do hidratante.

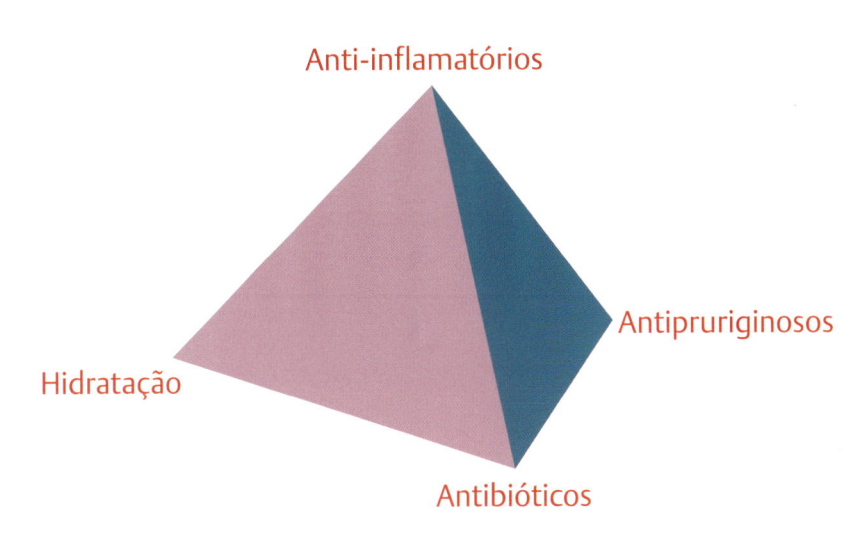

FIGURA 2-1 Tratamento tetraedro da dermatite atópica As quatro principais categorias de tratamento.

Agentes Anti-Inflamatórios

Nos casos mais leves, intensificar a hidratação geralmente é o suficiente. Porém, para uma doença mais significativa, agentes anti-inflamatórios são necessários.

É melhor evitar o uso de corticosteroides sistêmicos; embora sejam incrivelmente eficazes a curto prazo, o efeito rebote pode ser devastador, criando uma dependência de corticosteroides sistêmicos extremamente difícil de controlar.

Enquanto os corticosteroides tópicos são a base tradicional do tratamento da dermatite atópica, os inibidores tópicos de calcineurina *tacrolimus* e *pimecrolimus* possuem papel importante e bem-definido no controle desta doença.

CORTICOSTEROIDES TÓPICOS A razão mais frequente para o fracasso do tratamento é o uso de um esteroide de potência muito baixa para o sítio afetado e gravidade da doença. O medo de efeitos colaterais causados pelos corticosteroides é muito comum e não necessariamente irracional, porém deve ser reduzido pelo conhecimento de que o uso correto minimiza tais efeitos adversos ao mesmo tempo em que fornece alívio da doença. Em geral, as pomadas são preferíveis, porém, assim como os hidratantes, a adesão ao tratamento pode impor o uso de uma loção, mesmo estas sendo mais secas e até irritantes em alguns casos.

a. Esteroides de baixa potência (p. ex., hidrocortisona a 2,5% ou desonida a 0,05%) podem ser utilizados na doença branda ou em áreas cutâneas sensíveis, como a face, as axilas ou a virilha, 2 vezes ao dia e não mais do que 2 semanas por mês.
b. Esteroides de potência média (p. ex., triancinolona a 0,1% e fluticasona a 0,005%) podem ser utilizados no corpo ou extremidades 2 vezes ao dia e não mais do que 2 semanas por mês.
c. Esteroides de alta potência (p. ex., fluocinonida e propionato de clobetasol pomada a 0.05%) são reservados para crianças mais velha sem regiões gravemente afetadas, 2 vezes ao dia e não mais do que 2 semanas por mês.

Os pacientes precisam ter cautela em relação aos efeitos colaterais dos esteroides. O uso contínuo ou exagerado pode causar adelgaçamento da pele, (estrias), telangiectasias e significante absorção sistêmica. Infantes possuem maior risco de absorção aumentada em razão da maior relação entre a superfície corporal e o peso. A aplicação de esteroides tópicos próxima à região ocular pode resultar em catarata e glaucoma.

INIBIDORES TÓPICOS DA CALCINEURINA O *tacrolimus* tem sido utilizado como tratamento sistêmico para a rejeição de transplantes e foi aprovado como medicação tópica para dermatite atópica. O *tacrolimus* e seu parente químico pimecrolimus são importantes adições ao arsenal por não serem corticosteroides e não compartilharem os mesmos efeitos colaterais. Contudo, o custo desses medicamentos é muito alto, além de possuírem um histórico de dados de segurança muito menor que os corticosteroides. Uma advertência *Black Box Warning* foi emitida pelo FDA para estes medicamentos, enfatizando uma possível associação ao câncer de pele e linfoma, motivando muitos clínicos e pacientes a evitarem o uso destes medicamentos. Embora mais de 15 anos de prática clínica tenham produzido dados mínimos, sugerindo uma redução significativa nos efeitos adversos, a longo prazo, com o uso de inibidores tópicos da calcineurina no manejo da dermatite atópica ou outras condições cutâneas, a supervisão em curso é necessária. Estes medicamentos são, provavelmente, mais bem utilizados como agentes poupadores de esteroides em pacientes com dermatite atópica moderada a grave, que correriam um risco significante de manifestar os efeitos colaterais dos esteroides. Os efeitos colaterais relatados incluem ardência e prurido em alguns pacientes, que tendem a desaparecer conforme a condição da pele melhora.

Antibióticos

Antibióticos tópicos ou orais podem ser necessários quando a pele se torna secundariamente infectada, um cenário muito comum na dermatite atópica. Contudo, os antibióticos sistêmicos não são indicados na ausência de infecção; o uso, neste contexto, pode promover desnecessariamente a resistência aos antibióticos.

Em regiões abertas e úmidas, que podem exsudar ou formar crostas, a vesiculação e a formação de pústulas verdadeiras, frequentemente, indicam infecção bacteriana em pacientes com doença grave. A mupirocina tópica geralmente é o antibiótico de escolha em razão de sua eficácia contra os estafilococos e a taxa relativamente rara de alergia de contato. Este antibiótico pode ser aplicado 3 vezes ao dia nas áreas impetiginizadas por 7 a 14 dias. Bacitracina e neomicina são sensibilizadores de contato e devem ser evitados. Banhos diários com alvejantes – adicionando meia xícara de alvejante a uma banheira cheia de água, conseguindo uma solução de água sanitária muito diluída – também podem ser úteis para a descolonização da flora cutânea que pode contribuir para a infecção secundária.

Em infecções mais extensa, os antibióticos orais podem ser utilizados por 7 a 10 dias. Em pacientes com infecções recorrentes, a manutenção da antibioticoterapia por maior período pode ser considerada. Os antibióticos mais comumente prescritos incluem a cefalexina (25-50 mg/kg/d, dividida em quatro vezes por dia e sem exceder 4 g/d) e a dicloxacilina (25-50 mg/kg/d, dividida em quatro vezes por dia e sem exceder 2 g/d), embora a obtenção de cultura e sensibilidade bacteriana possa ser útil na indicação da antibioticoterapia, especialmente em pacientes com infecções recorrentes.

Antipruriginosos

Esta ponta do tetraedro possui número menor de boas opções e, como resultado, frequentemente é ignorada. Entretanto, ainda existe uma função para os antipruriginosos.

ANTI-HISTAMÍNICOS Estes medicamentos orais, infelizmente, não são muito eficazes no controle do prurido presente na dermatite atópica. Eles continuam a ser úteis na hora de dormir, visto que o efeito colateral de sonolência geralmente é eficaz para melhorar o sono. Em raras ocasiões, hiperatividade parodoxal pode ser observada. Os anti-histamínicos mais comumente prescritos são a hidroxizina (2 mg/kg/d, dividida em três ou quatro vezes ao dia) e difenidramina (1-2 mg/kg três vezes ao dia, sem exceder 300 mg/d). Os anti-histamínicos tópicos não são recomendados em virtude do risco relativamente alto de desenvolver dermatite de contato e eficácia limitada no controle do prurido associado à dermatite atópica.

ANESTÉSICOS Pramoxina tópica (disponíveis como loção a 1% e em loções combinadas) pode ajudar no alívio rápido do prurido por meio de inibição nervosa desta sensação.

PREPARAÇÕES REFRESCANTES As preparações tópicas de mentol, cânfora e calamina podem ser úteis, especialmente quando associadas. Algumas loções antipruriginosas contêm uma combinação destes ingredientes e podem ajudar no prurido agudo. Encorajar os pacientes a aplicar as preparações antipruriginosas, ao invés de coçar, pode ser extremamente benéfico. Em todos os pacientes, porém, especialmente em crianças com menos de 2 anos de idade, o uso de cânfora deve ser cuidadosamente limitado, visto que pode ocorrer toxicidade à cânfora.

DERMATITE ATÓPICA INFANTIL

Apresentando-se frequentemente na face, este problema comum é extremamente perturbador para novos pais. Muitos destes pacientes apresentam doenças atópicas na família. Alergia à proteína do leite, frequentemente, é responsabilizada pela dermatite, porém a alta taxa de melhora, com o passar do tempo, torna esta observação muito suspeita.

EPIDEMIOLOGIA

IDADE Os sintomas aparecem entre 2 e 6 meses de idade, e a maioria desaparece entre 2 e 3 anos de idade.

EXAME FÍSICO

Lesões Cutâneas

TIPO Placas e erosões com escamas, exsudação com crostas úmidas e fissuras.

COR Eritematosa, rosa a vermelha.

DISTRIBUIÇÃO Inicia-se na face (bochechas, fronte e escalpo) e, então, se dissemina para o corpo, geralmente poupando a região da fralda (Fig. 2-2).

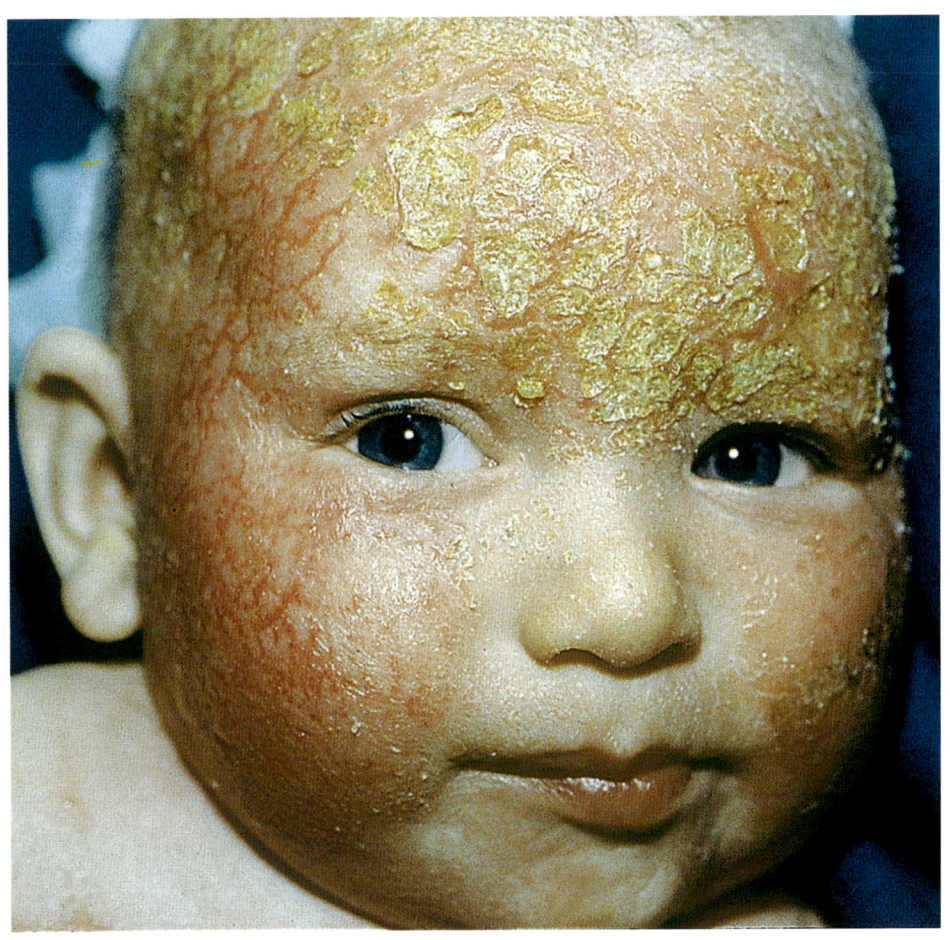

FIGURA 2-2 Dermatite atópica infantil Placas eritematosas, exsudativas e escamosas, predominantemente na face de uma criança de 6 meses de idade.

DERMATITE ATÓPICA DA CRIANÇA

EPIDEMIOLOGIA

IDADE Tipicamente sucede a dermatite atópica infantil e é observada entre 4 e 10 anos de idade.

EXAME FÍSICO

Lesões Cutâneas

TIPO Pápulas coalescem formando placas liquenificadas com erosões e crostas (Figs. 2-3 e 2-4).
DISTRIBUIÇÃO Punhos, tornozelos, fossas antecubital e poplítea.

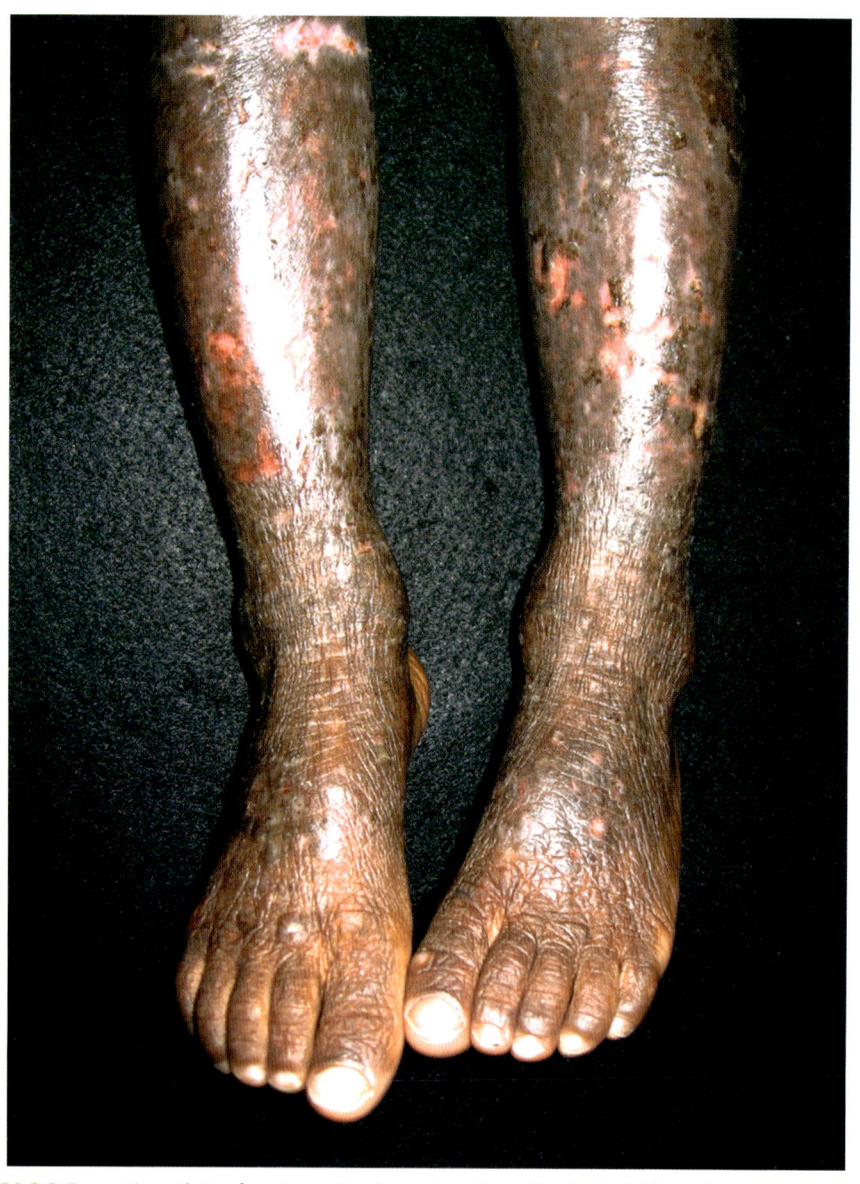

FIGURA 2-3 **Dermatite atópica da criança** Pápulas e placas liquenificadas mal delimitadas com escoriações e despigmentação nas pernas de uma criança.

SEÇÃO 2 DERMATITES ECZEMATOSAS

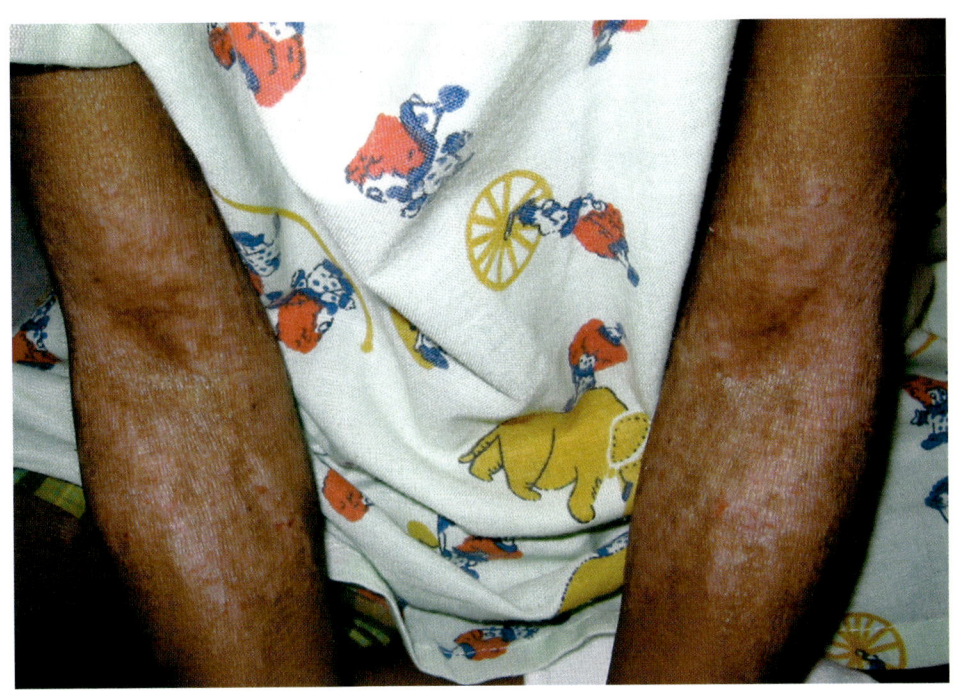

FIGURA 2-4 Dermatite atópica da criança Placas liquenificadas e eritematosas na fossa antecubital de uma criança.

DERMATITE ATÓPICA DO ADOLESCENTE

EPIDEMIOLOGIA

IDADE Inicia-se aos 12 anos de idade e continua durante a vida adulta.

EXAME FÍSICO

Lesões Cutâneas

TIPO As pápulas coalescem, formando placas liquenificadas.

DISTRIBUIÇÃO Áreas flexoras, face, pescoço, região dorsal superior, mãos e pés (Fig. 2-5).

SEÇÃO 2 DERMATITES ECZEMATOSAS

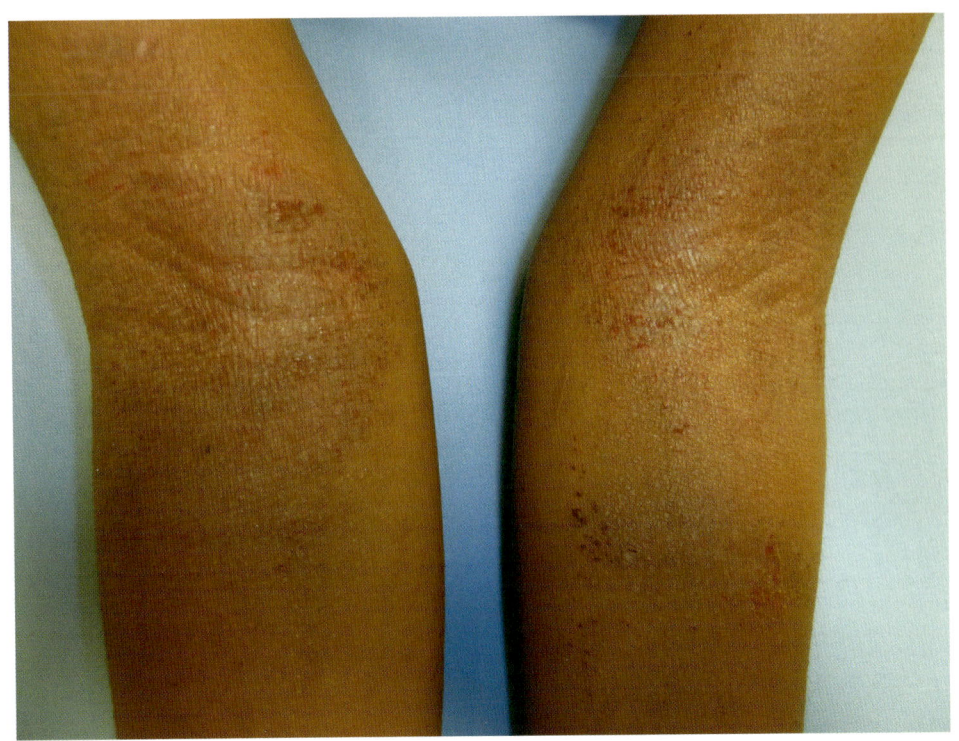

FIGURA 2-5 Dermatite atópica do adolescente Placas liquenificadas e eritematosas nos punhos e braços de um adolescente.

ESTRIAS DE DISTENSÃO

Lesões atróficas cicatriciais, que podem ser observadas pelo uso de corticosteroides tópicos ou sistêmicos. Embora não causem significativa morbidade, numerosas estrias podem ser desfigurantes.

SINÔNIMO Estrias

EPIDEMIOLOGIA

IDADE Pessoas de todas as idades podem ser afetadas, porém geralmente é observada em adolescentes e adultos.
GÊNERO F > M.
INCIDÊNCIA Comum.

FISIOPATOLOGIA

Dano ao tecido conectivo (colágeno e elastina) em razão de estiramento mecânico, particularmente em indivíduos geneticamente susceptíveis, causa alteração e ruptura permanente das fibras elásticas. Frequentemente, há desenvolvimento de estrias no dorso e braços durante o estirão de crescimento puberal; durante a gravidez, as estrias são, geralmente, encontradas no abdome. Corticosteroides tópicos ou sistêmicos (endógenos ou exógenos) facilitam a formação de estrias, enquanto os retinoides tópicos reduzem sua formação.

HISTÓRIA

DURAÇÃO DAS LESÕES Anos. As lesões geralmente surgem como profundas placas vermelho-azuladas e, com o tempo, tornam-se mais brancas e delgadas.

EXAME FÍSICO

Lesões Cutâneas

TIPO Placas atróficas lineares com pregueamento fino da epiderme.

TAMANHO 1 a 10 cm.
COR Eritematosa, em lesões recentes, a hipopigmentada, em lesões mais antigas.
FORMATO Linear.
DISTRIBUIÇÃO Frequentemente no dorso inferior, antebraços e abdome, porém pode ocorrer em qualquer local em que os esteroides tópicos foram aplicados (Fig. 2-6).

DIAGNÓSTICO DIFERENCIAL

Estrias secundárias ao rápido crescimento ou ganho de peso devem ser diferenciadas da síndrome de Cushing endógena ou exógena associada à exposição excessiva a corticosteroides.

CONTROLE

O uso prudente de corticosteroides tópicos com frequentes intervalos na administração do medicamento pode minimizar o risco de formação de estrias. Evitar o uso de esteroides de alta potência em áreas mais delicadas, como a pele da face ou virilha, também ajuda. Demonstrou-se que o uso simultâneo de creme ou gel de tretinoína previne a formação de estrias e melhora sua aparência mesmo após o seu aparecimento. O *laser* de corante pulsado ajuda a reduzir o eritema, podendo aumentar a formação de tecido colágeno nas lesões.

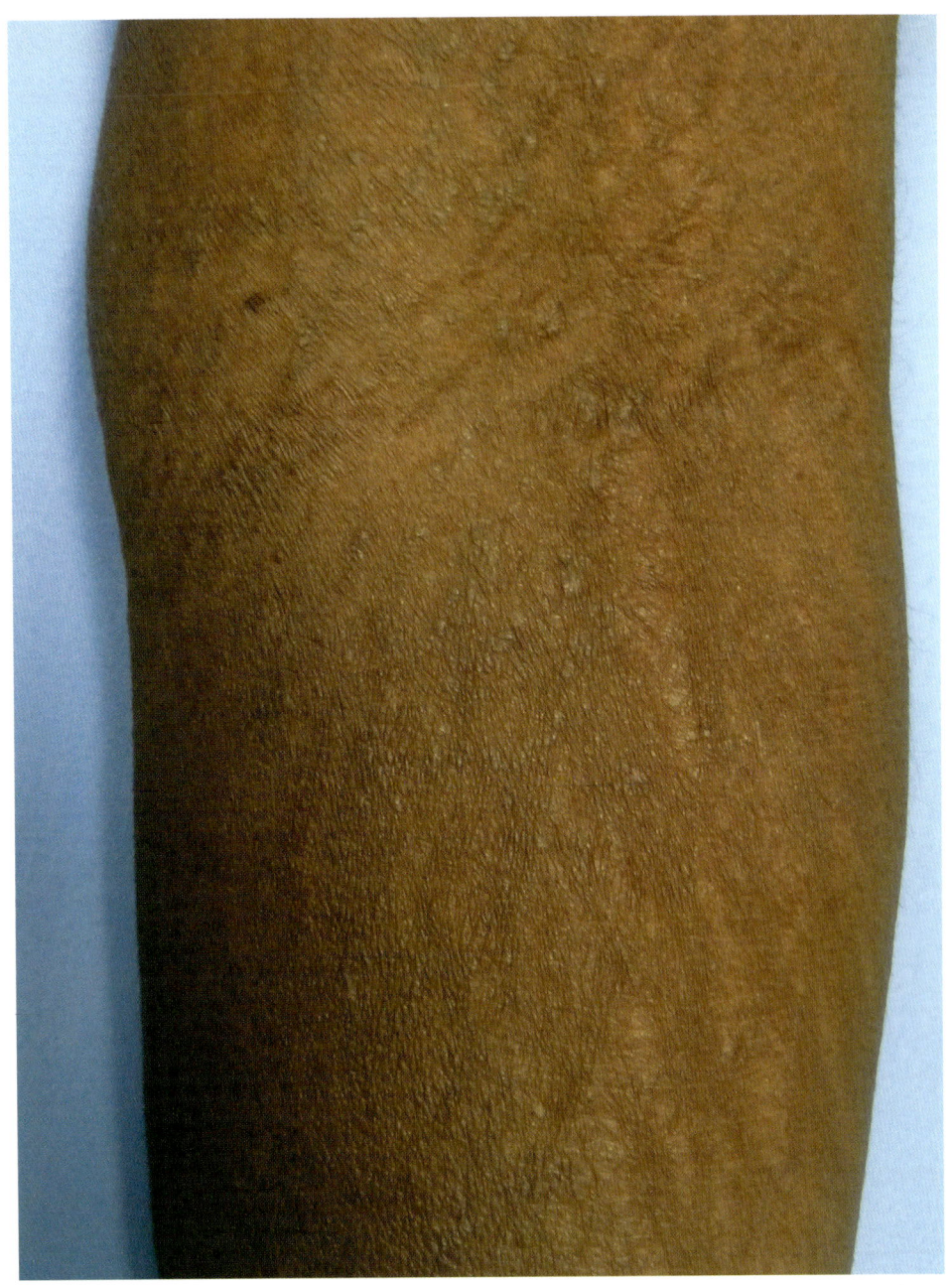

FIGURA 2-6 Estrias de distensão Estrias atróficas lineares secundárias ao uso excessivo de corticosteroides tópicos.

LÍQUEN SIMPLES CRÔNICO

O líquen simples crônico (LSC) é uma área localizada, bem delimitada de liquenificação (pele espessada com intensificação das marcas cutâneas), resultando do ato contínuo de esfregar, coçar e arranhar a pele. Frequentemente, é observado em indivíduos com dermatite atópica, dermatite seborreica, dermatite de contato ou psoríase.

EPIDEMIOLOGIA

IDADE Raramente observado em crianças novas. Ocorre em adolescentes e adultos.
GÊNERO F > M.
INCIDÊNCIA Comum.

FISIOPATOLOGIA

Resposta ao trauma físico resultando em hiperplasia epidérmica e acantose. A pele se torna altamente sensível ao toque, provavelmente em razão da proliferação nervosa na epiderme. Isto resulta em um ciclo "coceira-coçadura" difícil de interromper.

HISTÓRIA

DURAÇÃO DAS LESÕES Semanas a meses ou anos.

EXAME FÍSICO

Lesões Cutâneas

TIPO Placas bem-definidas de liquenificação (Figs. 2-7 e 2-8); ocasionalmente com escamas ou escoriações.
TAMANHO 5 a 15 cm.
COR Geralmente, hiperpigmentadas; porém, ocasionalmente, hipopigmentadas.
FORMATO Redondo, oval ou linear (segue o trajeto da coçadura).
DISTRIBUIÇÃO Facilmente, alcança áreas como o pescoço, punhos, tornozelos, região pré-tibial, coxas, vulva, escroto e região perianal. Poupa áreas de difícil alcance com as mãos como a parte superior central das costas.

DIAGNÓSTICO DIFERENCIAL

O LSC pode ser confundido com *tinea corporis*, psoríase e dermatite de contato ou atópica.

EXAMES LABORATORIAIS

DERMATOPATOLOGIA Hiperceratose, acantose e cristas interpapilares alongadas. Espongiose é rara, e vesiculação está ausente. Na derme, há infiltrado inflamatório crônico com fibrose.

CONTROLE

Corticosteroides tópicos ou inibidores de calcineurina (ou seja, *tacrolimus* ou *pimecrolimus*) reduzirão o prurido. Curativos oclusivos ou bandagens, como a bota de Unna (gaze impregnada com óxido de zinco e calamina), também podem prevenir a coceira. Fluorandrenolida, um esteroide de potência média, está disponível em forma de fita oclusiva, podendo ser útil para cobrir a área do LSC. Deve ser utilizado moderadamente, visto que os esteroides sob oclusão são muito mais potentes.

Os efeitos colaterais do uso prolongado de esteroides tópicos ou de esteroides tópicos potentes devem ser revisados. O uso contínuo de esteroides tópicos pode resultar no adelgaçamento da pele, estrias e acentuada visibilidade dos vasos sanguíneos na pele. Para pequenas áreas localizadas de LSC, a aplicação intralesional de corticosteroides em geral é, muitas vezes, altamente eficaz.

SEÇÃO 2 DERMATITES ECZEMATOSAS

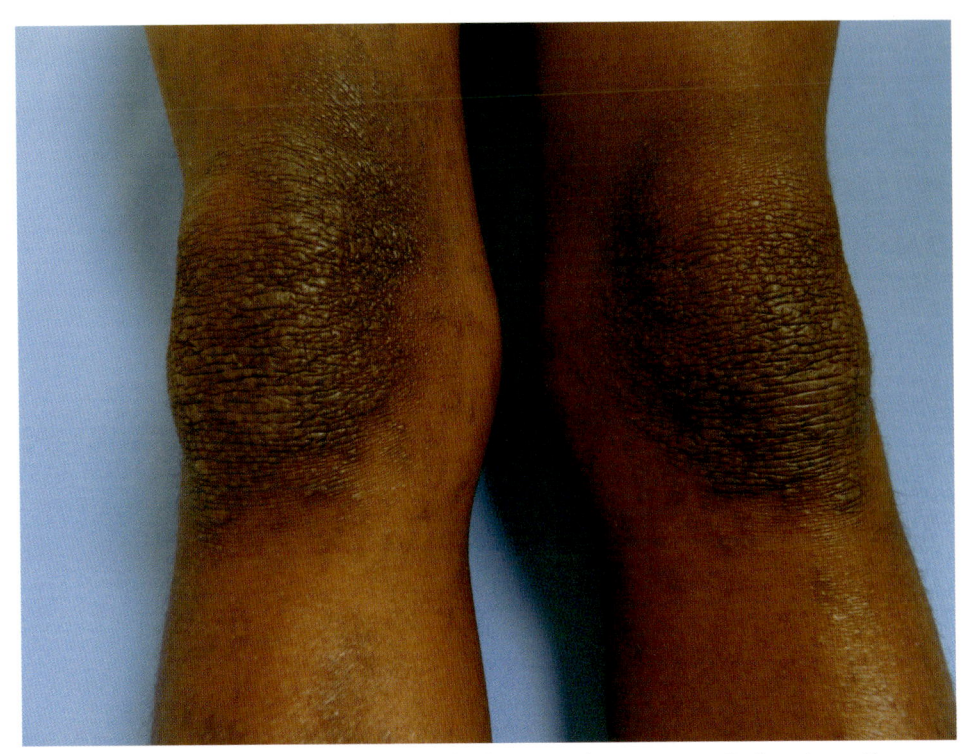

FIGURA 2-7 Líquen simples crônico Placa liquenificada e escoriada com acentuação dos sulcos cutâneos, causada pelo ato de coçar repetidamente a região.

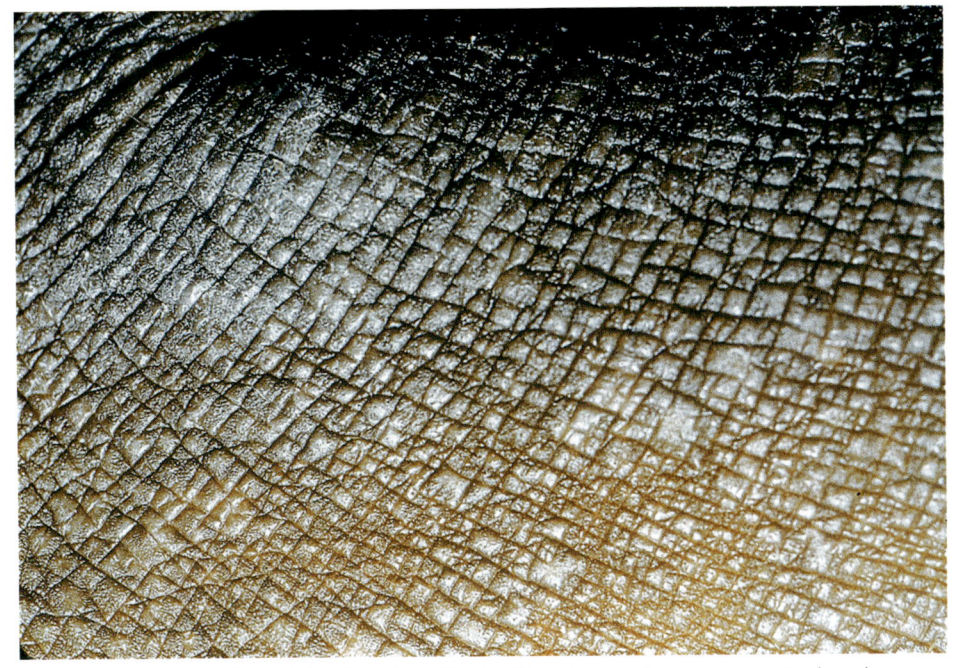

FIGURA 2-8 Líquen simples crônico Placa liquenificada e hiperpigmentada com acentuação dos sulcos cutâneos em decorrência do esfregar repetido da área.

PRURIGO NODULAR

O prurigo nodular (PN) é caracterizado pela presença de múltiplas pápulas intensamente liquenificadas nas extremidades. É mais frequentemente observado em indivíduos com história de dermatite atópica ou alergias.

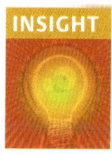

INSIGHT Frequentemente, o diagnóstico será confirmado simplesmente pedindo-se ao paciente para demonstrar o modo como ele coça, belisca ou esfrega as lesões.

SINÔNIMO Prurigo nodularis.

EPIDEMIOLOGIA

IDADE Raramente observado em crianças novas. Ocorre em adolescentes e adultos.
GÊNERO M = F.
INCIDÊNCIA Raro.

FISIOPATOLOGIA

Embora a patologia seja incerta, o PN pode surgir como resposta à picada de inseto ou uma área de dermatite que é arranhada, beliscada ou esfregada. Assim como o LSC, o trauma resulta no espessamento da pele, hiperceratose e aumento do tamanho (e alguns estudos sugerem, da reatividade) das fibras nervosas na pele. Disfunção hepática ou renal pode ser um fator associado a alguns casos, embora a relação possa ser simplesmente a de uma causa subjacente de prurido.

HISTÓRIA

DURAÇÃO DAS LESÕES Meses a anos.

EXAME FÍSICO

Lesões Cutâneas

TIPO Pápulas e nódulos (Fig. 2-9); ocasionalmente, com escamas ou escoriações.
TAMANHO 3 a 20 mm.

COR Geralmente hiperpigmentadas, porém, ocasionalmente, hipopigmentadas.
FORMATO Redondo, em forma de cúpula.
DISTRIBUIÇÃO De várias lesões em uma área localizada, até centenas de nódulos difusos frequentemente nas pernas e braços.

DIAGNÓSTICO DIFERENCIAL

Urticária papular (picadas de insetos), transtorno de eliminação transepidérmica (dermatose perfurante), infecção bacteriana ou micose profunda da pele, incluindo infecção por micobactérias atípicas. Alguns tumores podem imitar esta condição.

EXAMES LABORATORIAIS

A biópsia cutânea pode ajudar a confirmar o diagnóstico e eliminar etiologias infecciosas e neoplásicas. Hemograma completo, testes de função hepática e exames bioquímicos são úteis para avaliar a disfunção hepática ou renal subjacente.

CONTROLE

Corticosteroides tópicos ou inibidores de calcineurina (ou seja, *tacrolimus* ou *pimecrolimus*) podem reduzir o prurido, porém, frequentemente, são ineficazes. Curativos oclusivos ou bandagens, como a bota de Unna (gaze impregnada com óxido de zinco ecalamina), também podem prevenir as ferroadas. Fluorandrenolida, um esteroide de potência média, está disponível em forma de fita oclusiva, podendo ser útil para cobrir lesões individuais. A administração intralesional de corticosteroides geralmente é eficaz, porém difícil quando as lesões são difusas. Fototerapia com radiação ultravioleta B pode ser eficaz para alguns pacientes. Também é importante orientar o paciente para que evite esfregar e beliscar a região.

SEÇÃO 2 DERMATITES ECZEMATOSAS

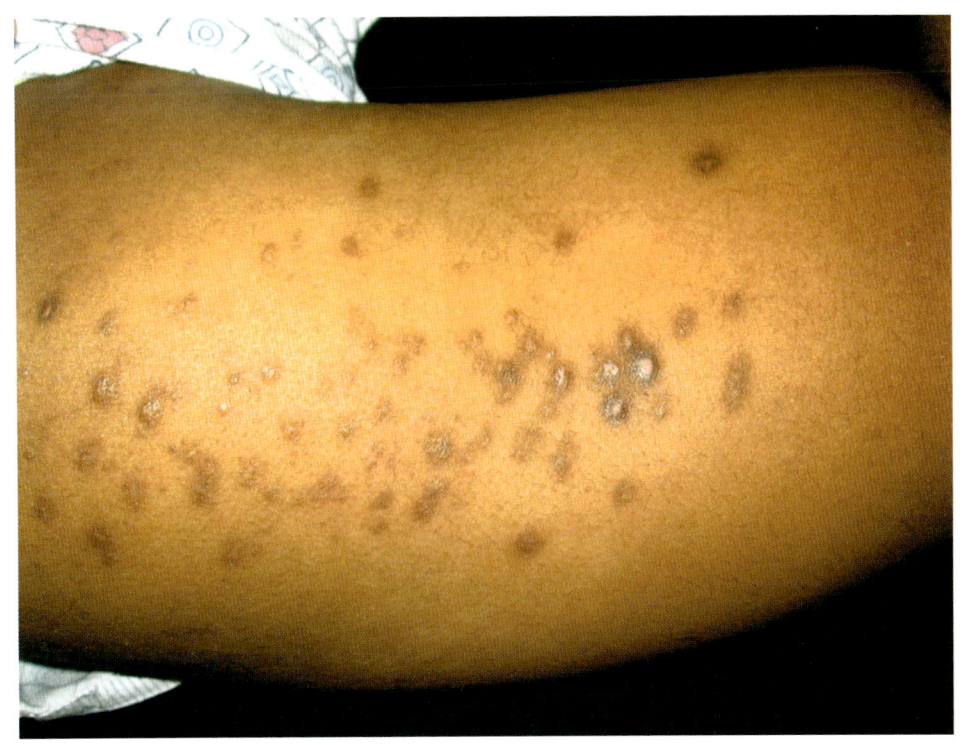

FIGURA 2-9 **Prurigo nodular** Múltiplos nódulos pigmentados no braço.

DERMATITE ECZEMATOSA DISIDRÓTICA

O eczema disidrótico é um tipo vesicular especial de eczema das mãos e dos pés. É uma dermatose aguda, crônica ou recorrente dos dedos, palmas e plantas, caracterizada por início repentino de vesículas "tipo grão de tapioca", pruriginosas profundas, claras; posteriormente, pode ocorrer o aparecimento de escamas, fissuras, liquenificação e, ocasionalmente, infecção bacteriana secundária.

SINÔNIMO *Pompholyx* (significa *bolha* em grego).

EPIDEMIOLOGIA

IDADE 12 a 40 anos de idade.
GÊNERO M = F.

FISIOPATOLOGIA

A etiologia é incerta e, provavelmente, multifatorial. Aproximadamente metade dos pacientes possui um *background* atópico. O estresse emocional é, algumas vezes, um fator precipitante. Hiperidrose pode ou não estar presente. Agentes contactantes podem ter importância em alguns casos.

HISTÓRIA

DURAÇÃO DAS LESÕES Diversos dias.
SINTOMAS CUTÂNEOS Prurido e fissuras dolorosas que podem ser incapacitantes. Exacerbações no verão não são infrequentes.

EXAME FÍSICO

Lesões Cutâneas
Tipo
a. **Inicial** Vesículas agrupadas, geralmente pequenas (1 mm), situadas profundamente, com aspecto de "grão de tapioca cozida" (Fig. 2-10), ocasionalmente bolhas, especialmente nos pés.
b. **Tardia** Escamas, liquenificação, fissuras dolorosas e erosões (Fig. 2-11).
ARRANJO Vesículas agrupadas.
DISTRIBUIÇÃO Mãos e pés com sítios de predileção bilaterais nos lados dos dedos, palmas e plantas.
UNHAS Podem ocorrer alterações distróficas (estriações transversais, depressão ungueal e espessamento).
OUTROS Hiperidrose está presente em alguns pacientes.

DIAGNÓSTICO DIFERENCIAL

O *pompholyx* pode imitar uma reação vesicular à dermatofitose ativa nos pés, uma reação "ide" (autoeczematização) à inflamação ou infecção em outro local, ou uma dermatite de contato aguda.

DERMATOPATOLOGIA

Vesículas intraepidérmicas com células balonizadas e inflamação escassa.

EVOLUÇÃO CLÍNICA E PROGNÓSTICO

Ataques recorrentes com intervalos de semanas a meses com remissões espontâneas em 2 a 3 semanas.

CONTROLE

1. Para a pele seca, minimização da frequência da lavagem de mãos e de atividades ocupacionais que mantêm as mãos úmidas, utilização de loções de limpeza suaves para lavar as mãos, seguida por pomadas (p. ex., petróleo hidratado).
2. Para o estágio vesicular ativo (inicial): curativos úmidos com solução de Burow, comumente disponível em pacotes de pó Domeboro para preparação de solução tópica adstringente, a cada 6 horas, por 15 minutos; grandes bolhas podem ser drenadas, porém não precisa remover sua cobertura.
3. Nos estágios eczematosos mais crônicos (tardio): o uso de corticosteroides de alta potência é bem-sucedido em alguns pacientes; raramente, um curto ciclo de corticosteroides sistêmicos pode ser utilizado, embora a doença possa retornar de forma intensa após a suspensão do uso.
4. Infecção bacteriana pode estar presente e antibióticos tópicos (mupirocina pomada três vezes ao dia para áreas abertas e com crostas) ou orais (p. ex., cefalexina 25-50 mg/kg/d, dividido em quatro vezes por dia, sem exceder 4 g/d por 7 dias) podem ser benéficos.
5. O método PUVA (tratamento oral ou tópico com psoraleno e doses controladas de luz ultravioleta A) é bem-sucedido em pacientes mais velhos se utilizado por períodos prolongados, especialmente nos casos graves.

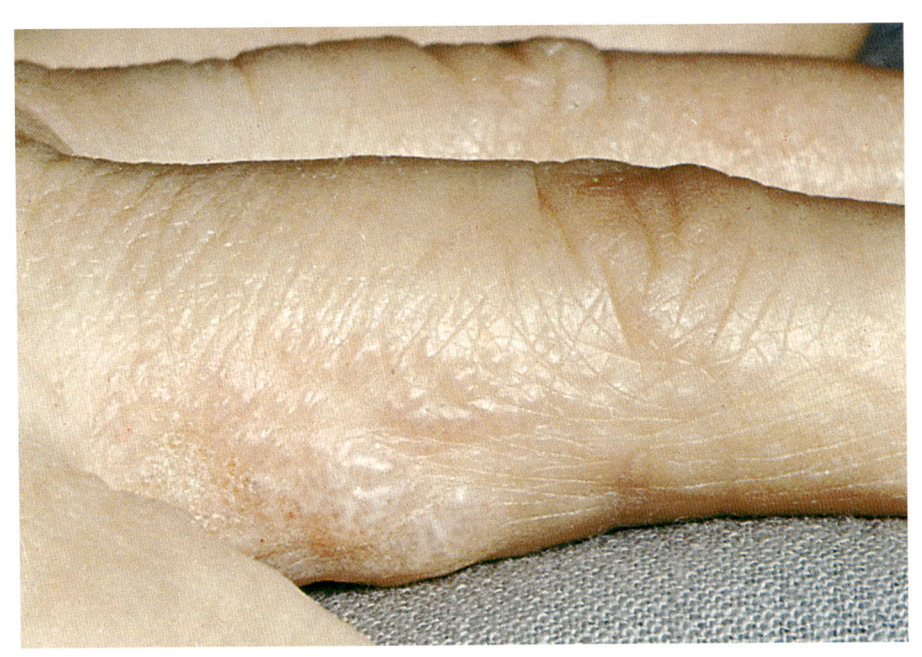

FIGURA 2-10 Dermatite atópica, tipo disidrótica Início da doença com vesículas situadas profundamente e com aspecto de tapioca cozida na lateral dos dedos. (Reproduzida com autorização de IM Freedberg *et al.*, Dermatology in General Medicine. 5th ed. New York: McGraw-Hill; 1999.)

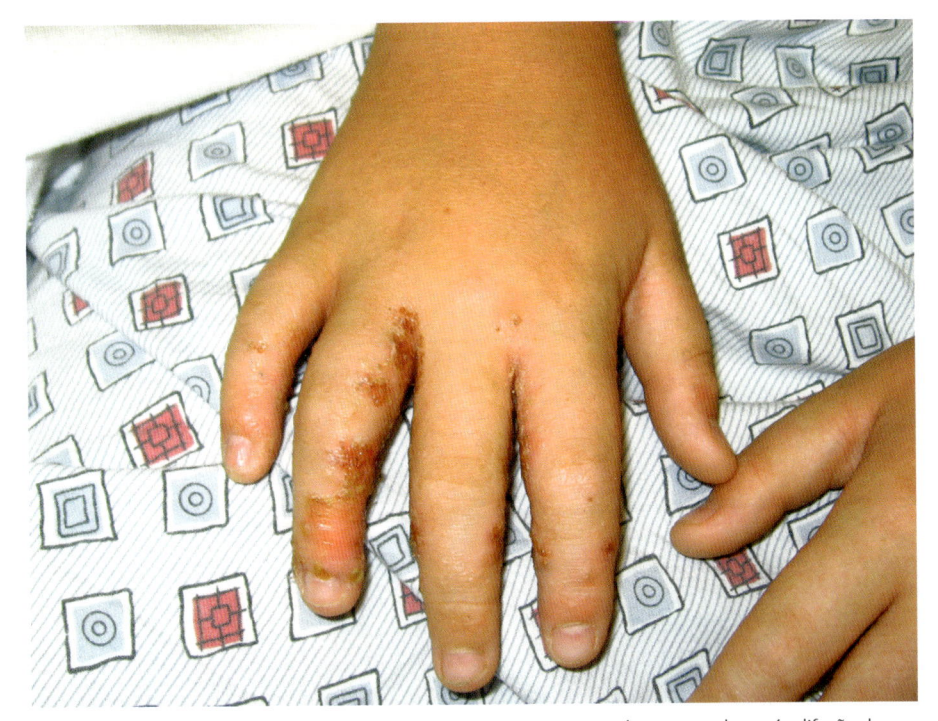

FIGURA 2-11 Dermatite atópica, tipo disidrótica Fissuras, escamas e placas erosadas após difusão da vesiculação em um caso grave.

ECZEMA NUMULAR

Eczema numular é uma dermatite crônica, pruriginosa e inflamatória, caracterizada por placas em forma de moeda. É observado em indivíduos com pele seca e/ou dermatite atópica.

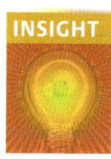

INSIGHT O eczema numular pode ser refratário ao tratamento; muitas vezes, é necessária a utilização de um corticosteroide de potência muito maior do que aqueles geralmente utilizados na dermatite atópica.

SINÔNIMOS Eczema discoide; dermatite numular.

EPIDEMIOLOGIA

IDADE Qualquer idade. Comumente observado em crianças mais velhas e adolescentes.
GÊNERO M = F.
INCIDÊNCIA Comum.
ETIOLOGIA Incerta. Exacerbado pelo inverno, banhos excessivos e irritantes.

FISIOPATOLOGIA

Não esclarecida. Padrão comum de reação eczematosa, ocorrendo geralmente em pacientes atópicos.

HISTÓRIA

DURAÇÃO DAS LESÕES Semanas, com remissões e recidivas.
SINTOMAS CUTÂNEOS Prurido, pode ser brando ou intenso.

EXAME FÍSICO

Lesões Cutâneas

TIPO Pequenas vesículas e pápulas intimamente agrupadas que coalescem formando placas liquenificadas, geralmente de 3 a 5 cm.
COR Intensamente eritematosa a hiperpigmentada.
FORMATO Redondo ou forma de moeda (Fig. 2-12), por isso o adjetivo numular (do Latim *nummularis*, "como uma moeda").
DISTRIBUIÇÃO Superfícies extensoras das mãos, braços e pernas.

DIAGNÓSTICO DIFERENCIAL

A dermatite numular deve ser diferenciada da *tinea corporis*, dermatite de contato e psoríase. Inicialmente, a forma arredondada também pode ser confundida ou uma lesão anular, como a do granuloma anular ou eritema anular centrífugo.

EXAMES LABORATORIAIS

TESTE DO HIDRÓXIDO DE POTÁSSIO Raspados negativos para elementos fúngicos excluem a *tinea corporis*.
DERMATOPATOLOGIA Inflamação subcutânea com acantose, vesículas intraepidérmicas e espongiose na epiderme.

EVOLUÇÃO CLÍNICA E PROGNÓSTICO

Remissões com tratamento, porém frequentes recidivas, a menos que a pele seja mantida hidratada.

CONTROLE

1. Os cuidados da pele seca consistem na lavagem com loções de limpeza suaves, seguidas por frequente hidratação com CeraVe, Aveeno ou petróleo hidratado.
2. Corticosteroides tópicos podem ser aplicados em áreas moderadas ou intensamente afetadas por um período de tempo limitado.

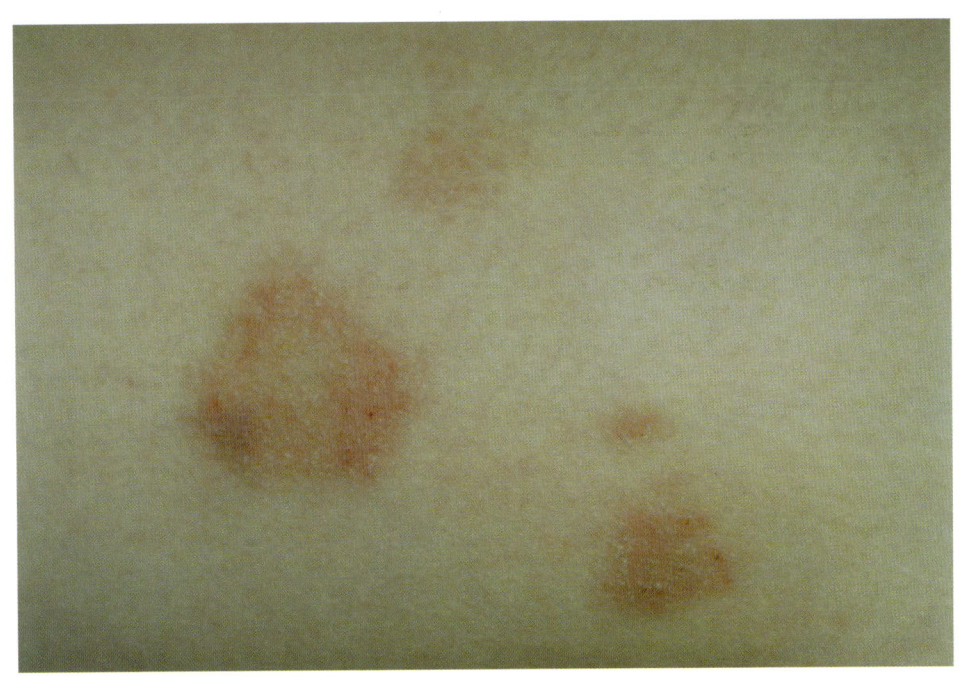

FIGURA 2-12 **Eczema numular** Placas liquenificadas em forma de moeda no braço.

DERMATITE DE CONTATO

Há dois tipos de dermatite de contato:
1. Contato alérgico: causado pela sensibilização da pele a um alérgeno tópico por meio da reação de hipersensibilidade tipo IV.
2. Contato por irritante: causado pela lesão mecânica ou química à pele sem reação imune específica.

Ambas as reações são caracterizadas por prurido, ardência da pele e erupção eczematosa.

EPIDEMIOLOGIA

IDADE A dermatite por irritante pode ocorrer em qualquer idade, enquanto a dermatite alérgica de contato é rara em bebês com menos de 1 ano de idade, em razão do tempo necessário para sensibilizar/expor a pele ao alérgeno/irritante.
GÊNERO M = F.
INCIDÊNCIA Pode afetar 20% da população pediátrica.
ETIOLOGIA Na dermatite de contato alérgica, exposição a antígeno que tenha previamente causado sensibilização da pele (veja o Quadro 2-1). Na dermatite de contato por irritante, um irritante primário que produza inflamação por lesão cutânea.

QUADRO 2-1 Alérgenos Comuns de Contato em Crianças

Níquel

Cobalto
Ouro

Cocoamidopropil betaína
Bálsamo de peru

Timerosal
Neomicina

Bacitracina
Cloreto de benzalcônio

Tinta azul dispersa
Carbamix

Aldeído cinâmico
Formaldeído

Fragrância Mix

Adaptado de Jacob SE, Yang A, Herro E, Zhang C. Contact allergens in a pediatric population. J Clin Aesthet Dermatol. 2010; 3(10): 29–35.

FISIOPATOLOGIA

A dermatite alérgica de contato é o clássico exemplo de reação de hipersensibilidade tipo IV (tipo tardio) causada por linfócitos sensibilizados (células T) após contato com um antígeno. A lesão tecidual resulta da citotoxicidade das células T ou da liberação de linfocinas.

A dermatite de contato por irritante é causada pela lesão física imediata a uma área da pele e a subsequente resposta inflamatória.

HISTÓRIA

DURAÇÃO DAS LESÕES Contato agudo: dias, semanas; contato crônico: meses, anos.
SINTOMAS CUTÂNEOS Prurido, geralmente grave. Lesões extensas podem ser dolorosas.

EXAME FÍSICO

Achados Cutâneos

Tipo

a. **Agudo** Vesículas e pápulas inflamatórias que coalescem formando placas (Fig. 2-13A, B).
b. **Subagudo** Áreas com leve eritema exibindo pequenas escamas secas ou descamação superficial, algumas vezes associado a pápulas firmes, pequenas, eritematosas e puntiformes ou arredondadas.
c. **Crônico** Áreas de pápulas liquenificadas (espessamento da epiderme com acentuação dos sulcos cutâneos) firmes, redondas ou planas (Fig. 2-14).

ARRANJO Padrões bem demarcados, sugestivos de uma causa externa ou "fator externo". A dermatite alérgica de contato causada por plantas, geralmente, resulta em lesões lineares.
DISTRIBUIÇÃO Nas áreas expostas que entram em contato com agentes irritantes ou alérgenos.

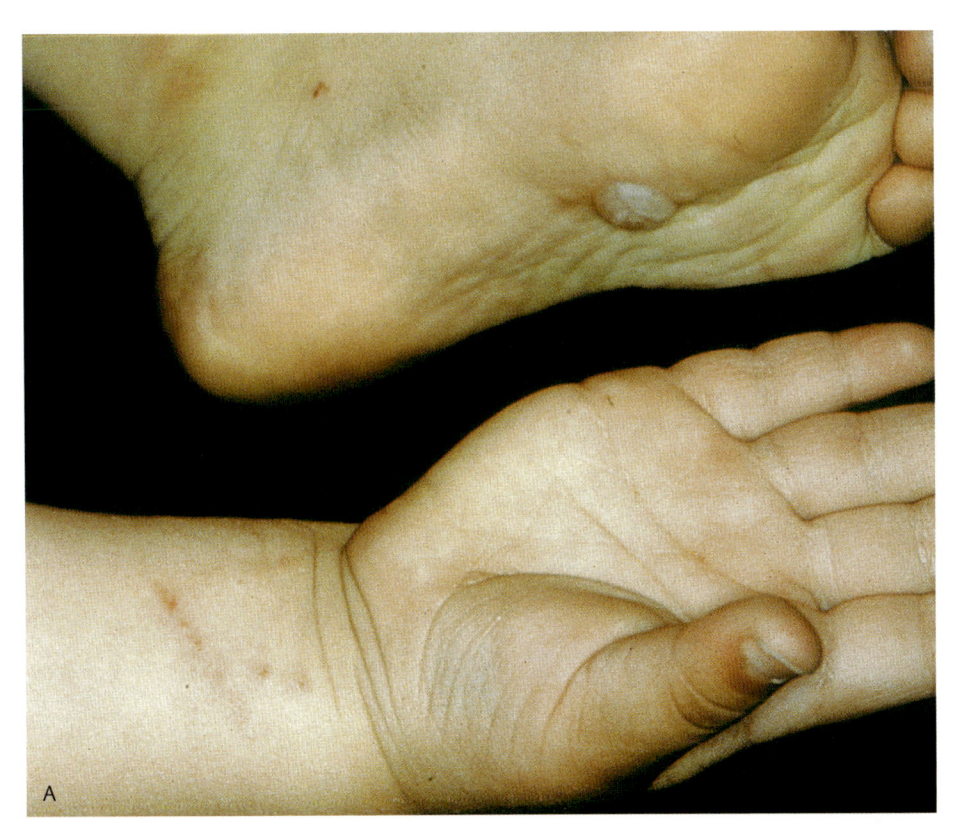

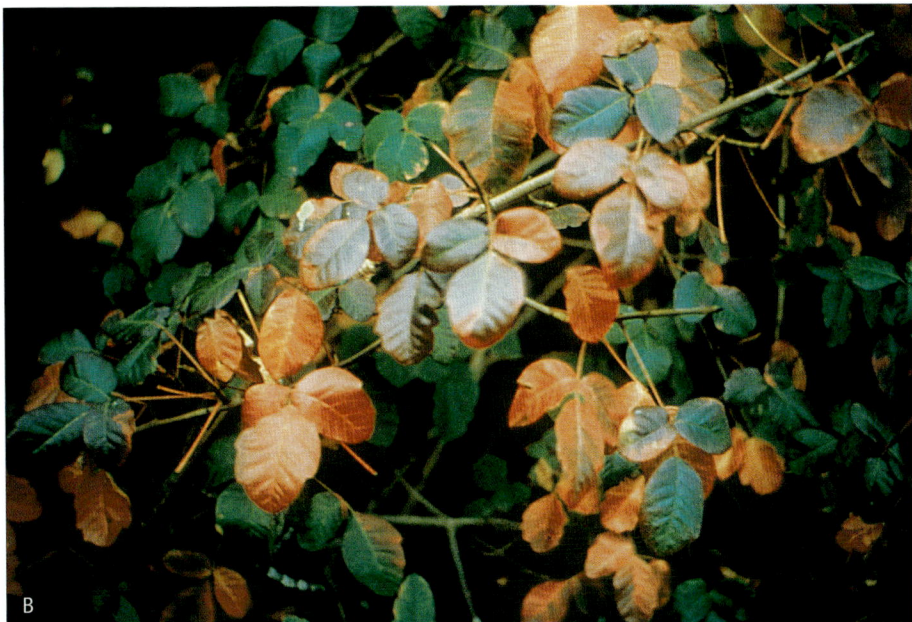

FIGURA 2-13 Dermatite alérgica de contato, aguda (**A**) arranjo linear de vesículas no pulso e bolha no pé de uma criança exposta à hera venenosa. (**B**) Planta: hera venenosa com tonalidade vermelho-brilhante característica, configuração de três folhas.

EXAMES LABORATORIAIS

DERMATOPATOLOGIA Inflamação com edema intercelular intraepidérmico (espongiose) e infiltração dérmica de monócitos e histiócitos sugerem dermatite de contato alérgica, enquanto vesículas mais superficiais contendo leucócitos polimorfonucleares sugerem dermatite por irritante primário. Na dermatite crônica de contato, há liquenificação (hiperceratose, acantose, alongamento das cristas interpapilares e alongamento e expansão das papilas).

TESTE DE CONTATO Diversos alérgenos podem ser especificamente testados na suspeita de dermatite de contato alérgica. As baterias padronizadas de alérgenos são colocadas em contato com a pele por 24 a 48 horas, e, posteriormente, removidas à procura de reações em cada local do teste.

CONTROLE

A identificação imediata e a remoção do agente ofensivo são fundamentais.

FORMA AGUDA O uso de solução adstringente de Domeboro por 15 minutos, 4 vezes ao dia, pode ajudar. Corticosteroides tópicos de alta potência podem ser muito úteis nas reações localizadas. Nas reações mais difusas e naquelas envolvendo pele muito sensível, como a face ou os genitais, um curto ciclo de corticosteroides sistêmicos pode fornecer alívio. É importante que a redução gradual dos esteroides sistêmicos seja realizada lentamente (durante várias semanas), visto que é comum o efeito rebote quando a redução é realizada muito rapidamente.

FORMA SUBAGUDA OU CRÔNICA Preparações potentes de corticosteroides tópicos (como clobetasol pomada) podem ser comedidamente utilizadas duas vezes ao dia por até 2 semanas, junto com uma hidratação intensa e prevenção do ato de coçar e esfregar.

SEÇÃO 2 DERMATITES ECZEMATOSAS

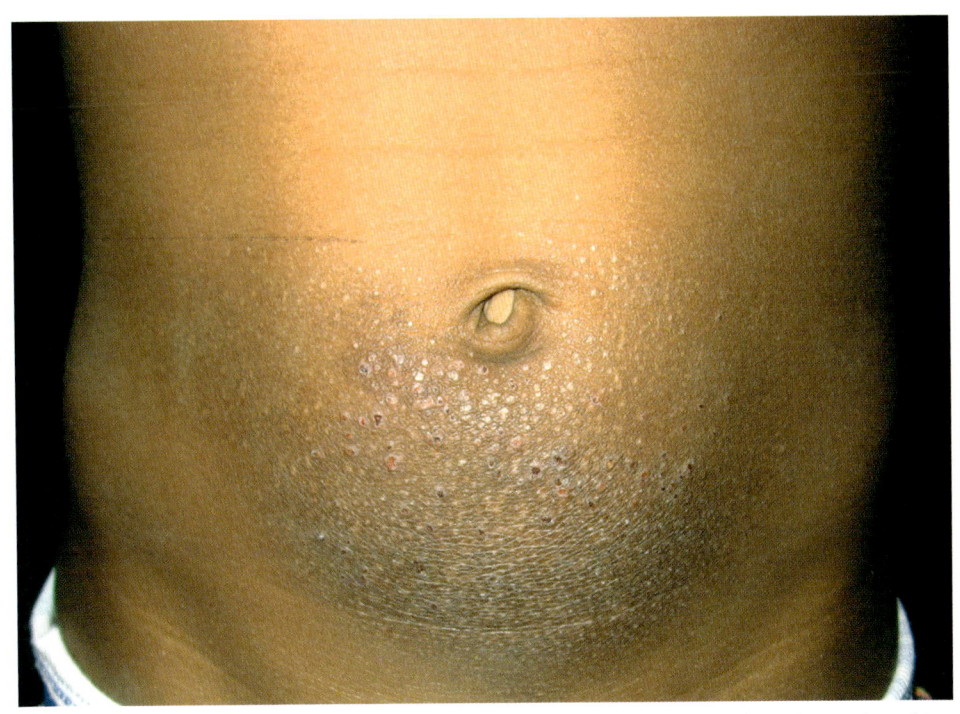

FIGURA 2-14 Dermatite alérgica de contato, crônica Pápulas liquenificadas agrupadas próximas do umbigo em uma criança com alergia ao níquel da fivela do cinto e botão.

DERMATITE SEBORREICA

A dermatite seborreica é uma dermatose recorrente, que aumenta e diminui de modo imprevisível, ocorrendo em áreas cutâneas cujas glândulas sebáceas são mais ativas, como a face, o couro cabeludo e a região da fralda.

SINÔNIMOS Caspa; seborreia.

EPIDEMIOLOGIA

IDADE Infância (nas primeiras 10 semanas) e adolescência (puberdade).
GÊNERO Mais comum em meninos.
INCIDÊNCIA 2% a 5% da população.
ETIOLOGIA Desconhecida. A levedura *Malassezia furfur*, um componente normal da pele, está altamente associado à dermatite seborreica.

FISIOPATOLOGIA

Aparentemente, a *Malassezia* não está presente em grande número nestes pacientes e, consequentemente, uma resposta imune anormal é postulada.

HISTÓRIA

DURAÇÃO DAS LESÕES Início gradual, geralmente na infância.
SINTOMAS CUTÂNEOS Normalmente assintomático ou levemente pruriginoso.

EXAME FÍSICO

Lesões Cutâneas

TIPO Áreas com escamas amareladas, geralmente gordurosas, podendo ser bem espessas e aderentes.
COR Eritematosa.
ARRANJO Manchas discretas, dispersas na face e tórax (Fig. 2-15); acometimento difuso do couro cabeludo e da região da fralda.
DISTRIBUIÇÃO Couro cabeludo, face, tórax e região da fralda.

DIAGNÓSTICO DIFERENCIAL

O diferencial inclui dermatofitose, candidíase e dermatite atópica. Em alguns pacientes, observa-se uma sobreposição com psoríase, denominada de "seboríase".

DERMATOPATOLOGIA

Paraceratose focal com alguns neutrófilos com picnose nuclear, moderada acantose, espongiose (edema intercelular), inflamação inespecífica da derme.

EVOLUÇÃO CLÍNICA E PROGNÓSTICO

A seborreia infantil geralmente é assintomática e desaparece espontaneamente em alguns meses. A dermatite seborreica na criança e no adolescente pode desaparecer espontaneamente, porém, pode apresentar recidiva.

TRATAMENTO

COURO CABELUDO (CASPA) A remoção das escamas espessas com óleo mineral e uma escova de dente delicada para retirada das escamas pode fornecer alívio sintomático e estético. Para crianças mais velhas, o uso de xampus contendo sulfeto de selênio, piritionato de zinco, alcatrão ou cetoconazol, utilizados intermitentemente 2 a 3 vezes por semana, pode controlar a erupção. É importante instruir o paciente ou os pais a fazer espuma com o xampu e deixá-lo descansar no couro cabeludo por 5 minutos antes de enxaguar.
FACE E REGIÃO DA FRALDA Cremes contendo cetoconazol são benéficos e seguros; estes cremes podem ser utilizados regularmente duas vezes ao dia para prevenção.
Para episódios agudos, preparações tópicas de esteroides de baixa potência (p. ex., loção de hidrocortisona a 2,5% ou loção a base de fluticasona) podem ser utilizadas comedidamente duas vezes ao dia por 2 a 3 dias.

SEÇÃO 2 DERMATITES ECZEMATOSAS

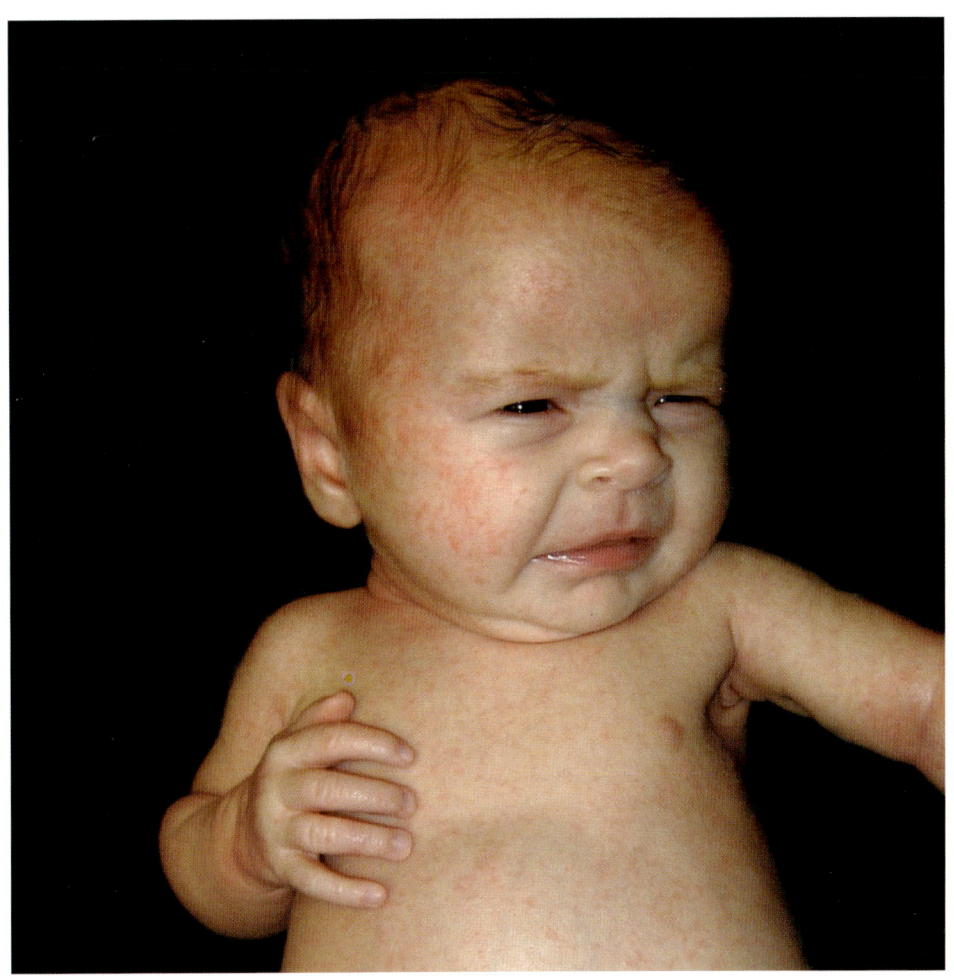

FIGURA 2-15 Dermatite seborreica Manchas eritematosas difusas na face e no tórax; escama aderente amarelada no couro cabeludo.

SEÇÃO 3

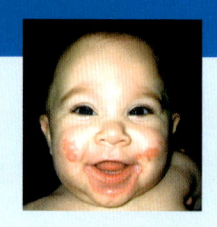

DERMATITE DE FRALDA E ERUPÇÕES CUTÂNEAS NA REGIÃO DA FRALDA

DERMATITE DE FRALDA

A dermatite de fralda, geralmente, se refere à dermatite irritante de contato que pode resultar de múltiplos fatores presentes na região: pele macerada (amolecida pela umidade), ato de esfregar e limpar e, possivelmente, a presença de amônia na urina e proteases e lipases nas fezes, que causam irritação e ruptura cutânea. Esta condição pode ser agravada por infecções por leveduras ou bacterianas secundárias.

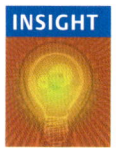

INSIGHT O chamado "método grego" de lavagem da área da fralda com água morna corrente em vez de empregar sabões abrasivos pode ser útil para prevenir a dermatite de fralda.

SINÔNIMOS Assadura, erupção de fralda.

EPIDEMIOLOGIA

IDADE A maioria dos bebês desenvolve alguma forma de dermatite de fralda durante os anos de uso da mesma. O pico de incidência é entre os 9 e 12 meses.
GÊNERO M = F.
PREVALÊNCIA Em um determinado momento, até um terço dos infantes pode sofrer de dermatite de fralda. A prevalência da dermatite aguda (definida como eritema com ulcerações, pústulas e pápulas exsudativas) é de 5%.
ETIOLOGIA Hidratação excessiva da pele e lesão por fricção resulta no comprometimento da barreira cutânea e irritação pela amônia, fezes, produtos de limpeza, fragrâncias e possível superinfecção por *Candida albicans* ou bactérias.
SAZONALIDADE De acordo com os relatos, a incidência é mais alta nos meses de inverno, talvez por ocasião da troca de fraldas menos frequente.

FISIOPATOLOGIA

O ambiente úmido e aquecido no interior da fralda e a lesão por fricção reduzem a função da barreira protetora da pele na região da fralda. Consequentemente, fatores predisponentes, como seborreia, dermatite atópica e doença sistêmica, assim como fatores ativadores, como alérgenos (em detergentes, borrachas e plásticos), irritantes primários (amônia da urina e fezes) e infecção (por leveduras ou bactérias) induzem o aparecimento de erupção cutânea na região da fralda. As doenças diarreicas podem agravar agudamente a dermatite de fralda, tendo em conta as frequentes fraldas molhadas com material fecal e a propensão à maceração.

EXAME FÍSICO

Achados Cutâneos

TIPO Varia de eritema macular (Fig. 3-1) a pápulas, placas, vesículas, erosões e, raramente, nódulos ulcerados.
COR Varia de eritema leve a uma intensa vermelhidão.
PALPAÇÃO Varia de lesões não endurecidas a proeminentemente elevadas.
DISTRIBUIÇÃO Região da fralda, com envolvimento das superfícies convexas, porém as dobras são poupadas. Pode haver o envolvimento das dobras em casos graves, além de pústulas-satélites características da infecção por *C. albicans*.

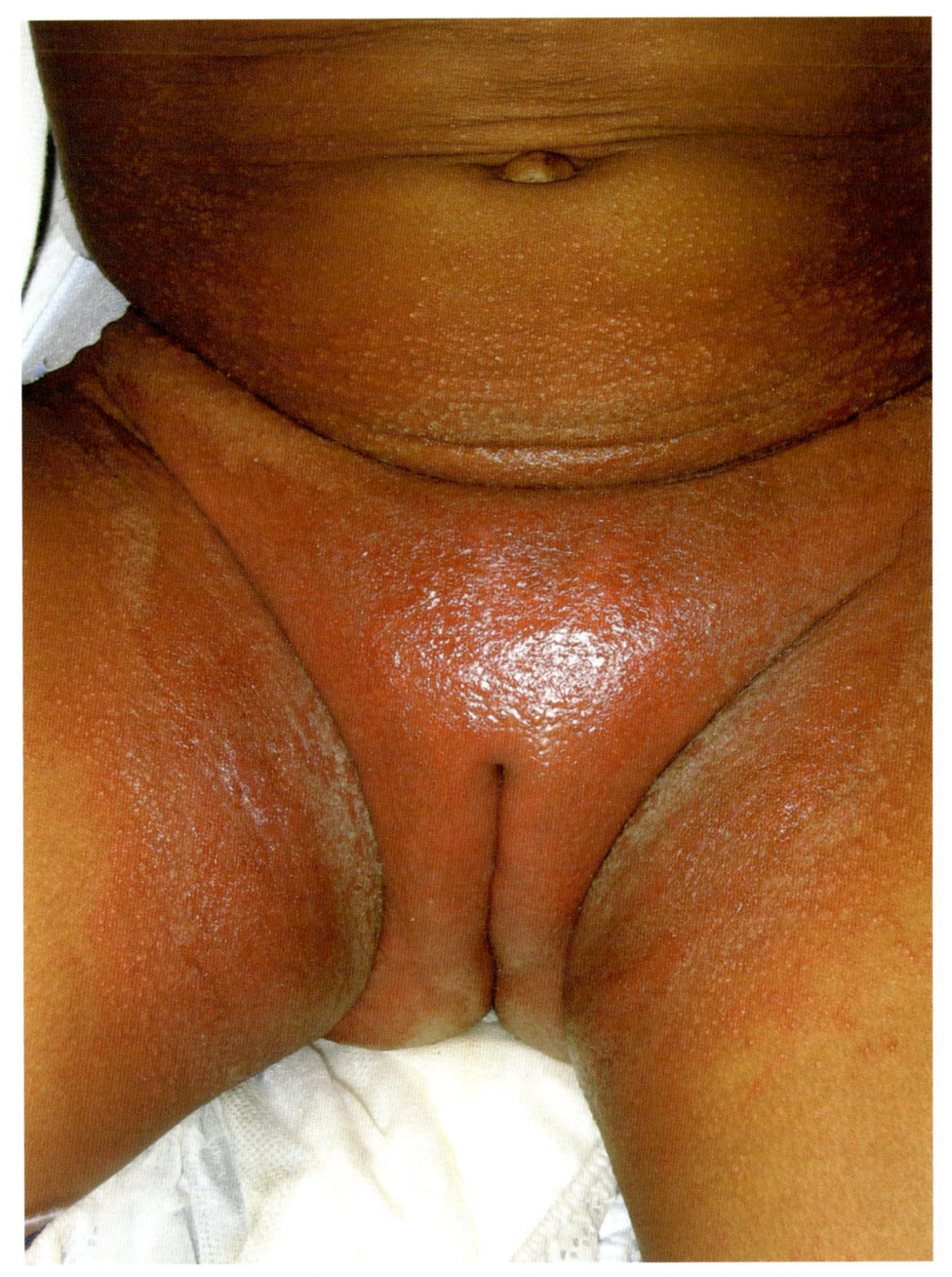

FIGURA 3-1 Dermatite de fralda Áreas maceradas e vermelhas na região da fralda de um infante.

DIAGNÓSTICO DIFERENCIAL

DIAGNÓSTICO O diagnóstico da dermatite de fralda pode ser feito clinicamente, embora uma resposta refratária a tratamentos convencionais deva aumentar a suspeita da presença de erupções menos comuns na região da fralda.

DIAGNÓSTICO DIFERENCIAL A dermatite de fralde deve ser diferenciada da psoríase, granuloma glúteo infantil (reação a um corpo estranho, geralmente ao talco de bebê ou esteroides tópicos), candidíase primária (envolvimento perianal ou intertriginoso com lesões-satélites), infecção estreptocócica perianal, dermatite seborreica, acrodermatite enteropática (AE: causada por deficiência de zinco) e histiocitose de células de Langerhans (HCL).

EVOLUÇÃO CLÍNICA E PROGNÓSTICO

A maioria dos episódios de dermatite de fralda é autolimitada, com duração de 3 ou menos dias. Casos graves são, normalmente, causados por irritantes crônicos ou infecção secundária por cândida ou bactéria.

CONTROLE

Os seguintes itens ajudam a minimizar as erupções na região das fraldas:

1. Manter a região da fralda limpa e seca com limpeza suave da área (algodão mergulhado em água morna ou loção de limpeza sem sabão) e trocas de fraldas frequentes imediatamente após urinar ou defecar.
2. Remover qualquer agente irritante ou alérgeno do ambiente da fralda; fraldas hipoalergênicas ou de pano podem ser menos irritantes. Da mesma forma, lenços sem perfume, sem álcool ou hipoalergênicos devem ser utilizados com moderação para evitar agravar a irritação.

3. A exposição periódica da pele ao ar ajudará a mantê-la seca.
4. Pomadas e cremes protetores, como óxido de zinco (Desitin, Triple Paste), petrolato (Hydrolatum, Vaselina), óleos minerais, óleos de bebê, lanolina ou vitamina A e D (Pomada A&D) podem proteger a pele da umidade e ajudar na cura da pele do infante. Estes podem ser aplicados como uma camada espessa na área envolvida em cada mudança de fralda e também podem ser utilizados como profilaxia contra futuras irritações criando uma barreira entre a pele e o material urinário ou fecal.
5. Na inflamação grave, esteroides tópicos leves (pomada de hidrocortisona a 2,5%) podem ser utilizados comedidamente. Visto que a região da fralda está sempre ocluída, os efeitos do esteroide serão aumentados, e a pele do bebê na região inguinal já é muito sensível.
6. Candidíase cutânea requer tratamento tópico antifúngico com nistatina ou clotrimazol. Evitar preparações anticândida combinadas com cortisona para prevenir os efeitos colaterais dos esteroides na região ocluída da fralda.
7. Infecções bacterianas podem ser tratadas com mupirocina tópica; é aconselhável cautela com as preparações de bacitracina e neomicina, pois a incidência de dermatite alérgica de contato é muito alta. Antibióticos orais podem ser indicados nos casos graves.
8. Pós (talco, maisena, estereato de magnésio e bicarbonato de sódio) podem ser utilizados para absorver a umidade e reduzir fricção, porém devem ser aplicados cuidadosamente para evitar a inalação acidental.

ERUPÇÕES CUTÂNEAS NA REGIÃO DA FRALDA

PSORÍASE NA REGIÃO DA FRALDA

A psoríase pode-se manifestar primeiro como erupção recalcitrante na região da fralda, devendo ser considerada quando os remédios convencionais para assadura são ineficazes. Outro estigma da psoríase inicial inclui seborreia, depressão ungueal e eritema interglúteo. Uma história familiar de psoríase também pode sugerir este diagnóstico.

EPIDEMIOLOGIA

IDADE Qualquer idade. Tipicamente observado primeiro na região da fralda de crianças com menos de 2 anos de idade.
GÊNERO F > M.
INCIDÊNCIA Incomum.
ETIOLOGIA Incerta.
GENÉTICA Possível herança autossômica dominante com penetrância incompleta. Associada a HLA Cw6 (forte associação ao surgimento precoce da psoríase na infância), bem como HLA B13, HLA B17 e HLA B57.

FISIOPATOLOGIA

Na pele normal, as células amadurecem, se propagam e são substituídas a cada 3 a 4 semanas. Na psoríase, há um encurtamento do ciclo célular de 3 a 4 dias. Isto resulta no aumento da renovação de células epidérmicas com propagação reduzida e, consequentemente, acúmulo de células mortas na forma de camadas de escamas branco-acinzentadas. Contudo, a psoríase na área da fralda pode não mostrar a escamas característica branco-prateadas em decorrência da umidade constante do ambiente local.

EXAME FÍSICO

Achados Cutâneos

TIPO Pápulas eritematosas dispersas, as quais podem coalescer, formando uma placa eritematosa bem delineada. Pode ocorrer maceração na região da fralda
COR Placas de cor vermelho-escura, podem apresentar escamas prateadas com aspecto de mica.
TAMANHO Lesões puntiformes a com vários centímetros.
DISTRIBUIÇÃO Região anogenital, também pode envolver a fenda interglútea, umbigo, a região interna ou posterior do ouvido, couro cabeludo e extremidades (Fig. 3-2). O acometimento das dobras inguinais pode ajudar a distinguir da dermatite das fraldas.
UNHAS Podem apresentar depressões puntiformes, indicativas de psoríase.

DIAGNÓSTICO DIFERENCIAL

As placas bem delineadas de cor vermelho-vivo e escamas prateadas com aspecto de mica são características da psoríase. A remoção das escamas pode resultar em pontos de sangramento (sinal de Auspitz). As placas maceradas sem escamas podem ser confundidas com a dermatite de fralda por irritantes ou com a dermatite de contato alérgica.

EXAMES LABORATORIAIS

DERMATOPATOLOGIA Espessamento epidérmico com edema das papilas dérmicas, adelgaçamento da região suprapapilar.

EVOLUÇÃO CLÍNICA E PROGNÓSTICO

Curso crônico com remissões e exacerbações, muito imprevisível. Algumas crianças progridem para doença leve com exacerbações intermitentes. Outras crianças apresentam um curso mais grave, com pioras recorrentes, e 5% desenvolvem artrite associada.

CONTROLE

A psoríase na região da fralda pode ser refratária e/ou recorrente.

1. Emolientes como petrolato, hidratantes ou pomadas para assadura podem ajudar a minimizar as recorrências e reduzir o prurido.
2. Permitir a ventilação da região acometida, deixando o bebê sem fralda por curtos períodos, também pode ajudar a reduzir a irritação que pode exacerbar a psoríase (fenômeno de Koebner).
3. Acredita-se que a exposição à luz solar ajude na psoríase, porém devem-se evitar queimaduras solares.
4. Preparações tópicas com alcatrão são anti-inflamatórias e podem ser utilizadas na água do banho (Balnetar ou Polytar) ou em creme (pomada MG217 ou Elta tar). O uso prolongado destes agentes não é recomendado.
5. Casos mais intensos podem requerer um curto ciclo de esteroides tópicos brandos (creme ou pomada contendo hidrocortisona 2,5% ou desonida 0,05%). É importante a utilização comedida de esteroides na região da fralda, visto que a fralda oclusiva aumenta a potência dos esteroides, assim como o risco de seus efeitos colaterais, como atrofia cutânea e estrias.

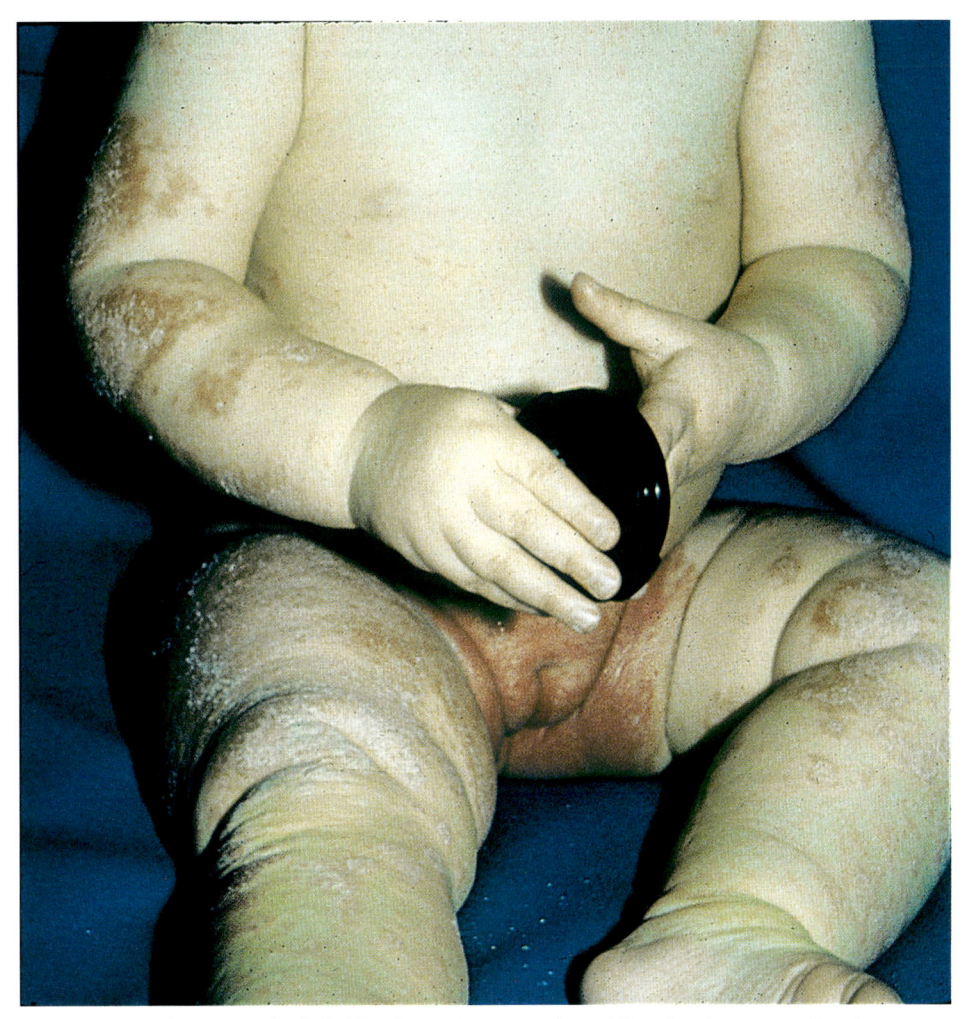

FIGURA 3-2 **Psoríase na região da fralda** Placas eritematosas bem delineadas, de cor vermelho-viva na região da fralda e nas extremidades de uma criança.

INFECÇÃO POR CÂNDIDA

Geralmente ignorada, a dermatite de fralda causada por cândida deveria ser suspeitada sempre que uma assadura não responder ao tratamento convencional, especialmente após um ciclo de antibioticoterapia sistêmica. A infecção é propagada pelo estado oclusivo crônico das fraldas utilizadas durante a infância.

SINÔNIMO Dermatite por monília.

EPIDEMIOLOGIA

IDADE Qualquer estágio de uso de fraldas (aproximadamente da primeira infância aos 3 anos de idade).
GÊNERO M = F.
INCIDÊNCIA Comum.
ETIOLOGIA *C. albicans* está presente no intestino delgado do infante. Na defecação, as fezes infectadas introduzem a levedura na região. O ambiente oclusivo e úmido da fralda favorece o crescimento exagerado da cândida, resultando em uma erupção cutânea.

FISIOPATOLOGIA

C. albicans na boca ou trato GI do infante pode proliferar no ambiente úmido da fralda. Os fatores predisponentes, como antibióticos sistêmicos, também podem contribuir ao crescimento exagerado da cândida.

HISTÓRIA

O crescimento exagerado da *cândida* geralmente é observado após antibioticoterapia sistêmica. As lesões aparecem primeiramente na região perianal e espalham-se para o períneo e pregas inguinais. A erupção cutânea pode ocorrer em conjunto com a afta oral. A maceração preexistente na área da fralda também pode predispor a superinfecção por *Candida* sp.

EXAME FÍSICO

Achados Cutâneos

TIPO Eritema com pústulas-satélites (Fig. 3-3). A erupção afetando o períneo é nitidamente demarcada com margens elevadas e áreas escamosas variáveis ao longo da borda. Vesicopústulas-satélites puntiformes geralmente estão presentes.
COR Base eritematosa intensamente avermelhada.
DISTRIBUIÇÃO Área genitocrural, nádegas, abdome inferior e face interna das coxas; não poupa as dobras.

DIAGNÓSTICO E DIAGNÓSTICO DIFERENCIAL

DIAGNÓSTICO O diagnóstico é feito pela observação de placa de cor vermelho-vivo com lesões-satélites vesicopustulosas. Raspados e culturas podem confirmar o diagnóstico.
DIAGNÓSTICO DIFERENCIAL Infecção primária por cândida na região da fralda apresenta pápulas e pústulas-satélites características que são quase diagnósticas. Pode ser confundida com outras erupções recalcitrantes na região da fralda, como psoríase, AE ou histiocitose X. Geralmente, pode ser observada em conjunto com outros tipos de dermatite de fralda como infecção secundária.

EXAMES LABORATORIAIS

O exame microscópico dos raspados cutâneos com hidróxido de potássio, coloração pelo Gram ou pelo método do ácido periódico de Schiff, demonstra leveduras em brotamento e hifas ou pseudo-hifas. As lesões podem ser cultivadas em meio de Sabouraud ou Nickerson. Colônias mucoides brancas crescem em 48 a 72 horas.

EVOLUÇÃO CLÍNICA E PROGNÓSTICO

A erupção progride até que a cândida seja tratada. A área pode tornar-se erosada e dolorida.

CONTROLE

1. Pomadas contendo nistatina (Micostatin) ou clotrimazol (Lotrimin), aplicadas na região três vezes ao dia tratarão a erupção cutânea. É preciso ter cautela para não utilizar preparações anticândida combinadas com cortisona (Lotrisone, Vytone), pois podem ser muito fortes e resultar em efeitos colaterais indesejáveis pelos esteroides na pele do bebê na região ocluída da fralda.
2. Suspensão oral de nistatina (1 a 3 mL VO quatro vezes ao dia) pode ser aplicada nas áreas afetadas da boca para tratar afta oral ou crescimento gastrointestinal exagerado da cândida. Isto também reduzirá a chance de recorrência da cândida na região da fralda.

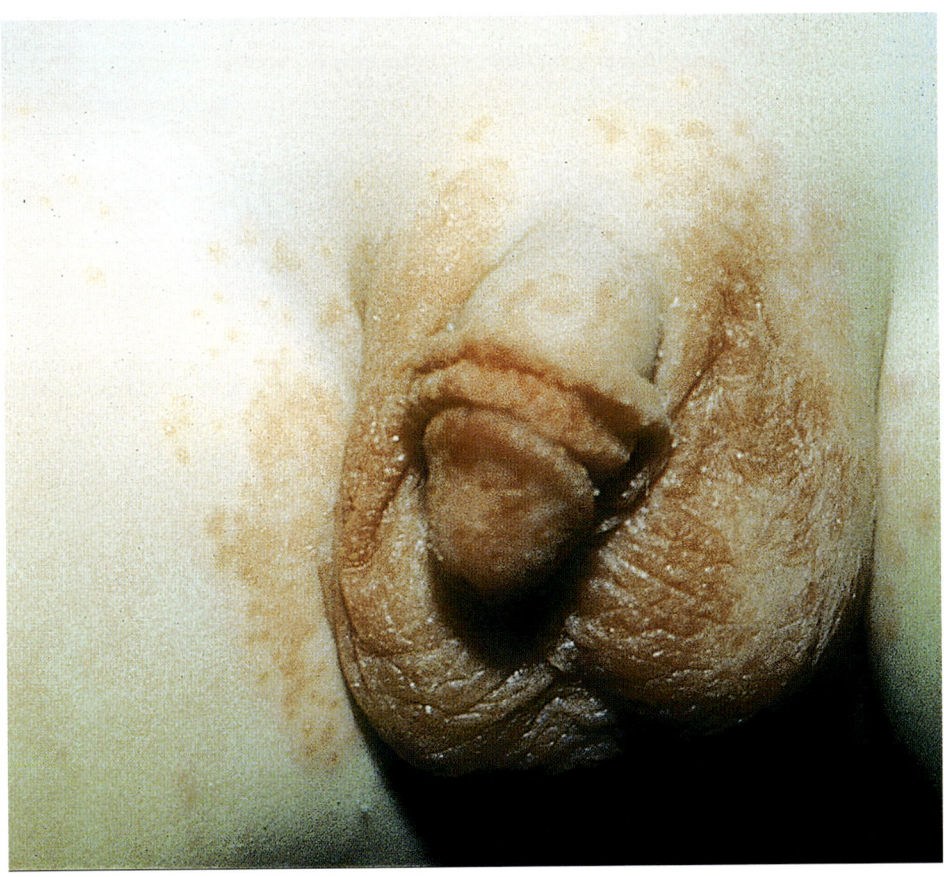

FIGURA 3-3 Infecção primária por cândida na região da fralda Placa vermelho-vivo na região da fralda cercada por pústulas-satélites características.

ACRODERMATITE ENTEROPÁTICA

A AE é uma síndrome clínica hereditária ou adquirida, causada pela deficiência de zinco. É caracterizada por dermatite eczematosa, vesicobolhosa, acral, caracteristicamente distribuída sobre a face, mãos, pés e área anogenital.

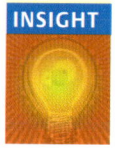

INSIGHT Na suspeita de acrodermatite enteropática, a dosagem da fosfatase alcalina pode ser útil; o nível desta enzima zinco-dependente geralmente encontra-se baixo nestes pacientes.

EPIDEMIOLOGIA

Idade

HEREDITÁRIA Em infantes alimentados com leite de vaca: dias a poucas semanas após o nascimento. Em infantes alimentados com leite materno: logo após o desmame.

ADQUIRIDA Crianças mais velhas e adultos com doença que reduz o suprimento de zinco ou malnutrição crônica.

GÊNERO M = F.

ETIOLOGIA Deficiência de zinco hereditária ou adquirida.

HEREDITÁRIA Distúrbio autossômico recessivo na reabsorção de zinco, supostamente secundário a proteínas ligantes do zinco anormais, codificadas pelo gene *SLC39A4*. Aparentemente, o zinco do leite humano é mais biodisponível aos infantes do que o zinco do leite bovino, resultando que lactentes amamentados não exibam sinais ou sintomas até o desmame.

ADQUIRIDA A deficiência prolongada de zinco pode ser observada em pacientes com nutrição parenteral com deficiente ingestão de zinco, síndrome do intestino curto, doença de Crohn, HIV, fibrose cística, alcoolismo, dietas vegetarianas, deficiência de ácidos graxos essenciais e outras síndromes.

FISIOPATOLOGIA

Baixos níveis séricos de zinco na infância resultam no aparecimento de AE. O principal defeito é uma má absorção GI de zinco. A AE hereditária pode ser secundária a uma proteína ligante do zinco anormal. A AE adquirida pode ser observada em qualquer doença sistêmica com má absorção GI de zinco. A principal função do zinco é a de ser incorporado nas enzimas, havendo mais de 200 metaloenzimas dependentes de zinco no corpo.

HISTÓRIA

A revisão dos sistemas pode incluir diarreia, perda de peso, apatia e alterações comportamentais (irritabilidade, choro e inquietação).

EXAME FÍSICO

Achados Cutâneos

TIPO Placas eczematosas ou psoriasiformes podem progredir para erupções vesicobolhosas ou erosões que secam e tornam-se crostosas (Fig. 3-4A e B).

COR Base eritematosa.

DISTRIBUIÇÃO Perioral e simetricamente localizada nas nádegas, superfícies extensoras (cotovelos e joelhos) e áreas acrais (dedos das mãos e dos pés).

Achados Gerais

Diarreia, caquexia, alopecia, distrofia ungueal, glossite, estomatite, hipogeusia (redução do sentido do paladar), fotofobia, ptialismo e retardo do crescimento. Hipogonadismo em meninos (mais evidente na adolescência). Distúrbios emocionais.

EXAMES LABORATORIAIS

Baixos níveis séricos de zinco (< 50 μg/dL) ou de fosfatase alcalina. Lesões semelhantes a "listras de zebra" podem ser observadas no microscópio de polarização. No entanto, os níveis séricos de zinco podem oscilar na presença de estresse ou infecção.

DIAGNÓSTICO DIFERENCIAL

O diagnóstico diferencial inclui outras doenças bolhosas (como a dermatose bolhosa crônica por IgA linear e impetigo bolhoso), psoríase, HCL e infecção por cândida. O clínico deve suspeitar de AE na presença de uma dermatite de fralda refratária associada a achados periorificiais e acrais.

EVOLUÇÃO CLÍNICA E PROGNÓSTICO

Quando não reconhecida, a AE apresenta progressão contínua resultando em infecção e incapacidade. Uma vez reconhecida e tratada, as manifestações da AE são corrigidas e revertidas rapidamente.

TRATAMENTO

1. Cremes tópicos de zinco (Desitin, pomada A&D, pasta de óxido de zinco e Triple Paste) podem melhorar a erupção cutânea.
2. Suplemento dietético de gluconato, acetato ou sulfato de zinco (3 mg/d, dividido 2 ou 3 vezes ao dia) geralmente é curativo. O CDR (consumo diário recomendado) de zinco é de até 3 mg/d para crianças até 3 anos.
3. Em casos graves, $ZnCl_2$ pode ser administrado por via intravenosa.

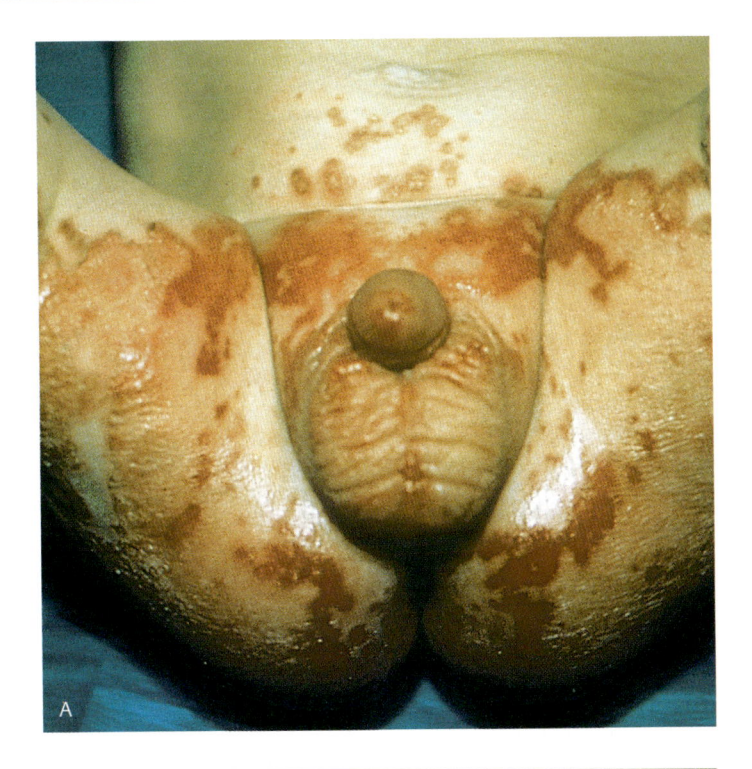

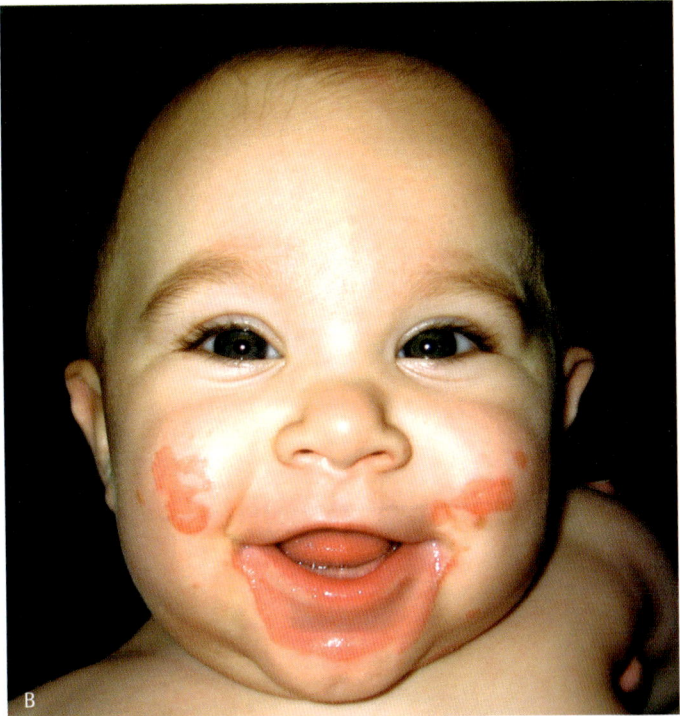

FIGURA 3-4 Acrodermatite enteropática (**A**) Placa eritematosa refratária, descamativa e macerada na região da fralda. (**B**) Placas eritematosas e erosadas na região perioral.

GRANULOMA GLÚTEO INFANTIL

O granuloma glúteo infantil é uma erupção cutânea benigna na região da fralda, caracterizada por nódulos granulomatosos púrpura-avermelhados. Este distúrbio representa uma resposta cutânea a um corpo estranho (talco ou zircônio), esteroides tópicos, infecção (cândida) ou inflamação.

SINÔNIMOS Granuloma tipo sarcoma de Kaposi; granuloma intertriginoso infantil.

EPIDEMIOLOGIA

IDADE Qualquer estágio de uso de fraldas, geralmente do nascimento aos 3 anos de idade.
GÊNERO M > F.
INCIDÊNCIA Raro.
ETIOLOGIA Processo inflamatório inicial com maceração e infecção secundária resulta em uma resposta granulomatosa.

FISIOPATOLOGIA

Acredita-se que as lesões sejam uma resposta granulomatosa benigna única a um corpo estranho, inflamação, maceração e/ou infecção secundária.

HISTÓRIA

As lesões aparecem na região da fralda vários meses após o tratamento dos fatores causais. As erupções cutâneas podem variar de assintomáticas até muito dolorosas.

EXAME FÍSICO

Achados Cutâneos

TIPO Pápulas e nódulos granulomatosos (Fig. 3-5).
COR Púrpura-avermelhada.
TAMANHO 0,5 a 4,0 cm em diâmetro.
DISTRIBUIÇÃO Região inguinal, nádegas, região inferior do abdome, pênis, pescoço e/ou raramente nas áreas intertriginosas das axilas.

DIAGNÓSTICO DIFERENCIAL

As lesões papulosas e nodulares do granuloma glúteo infantil podem causar preocupação apesar de sua natureza benigna, pois lesões similares também podem ser observadas em sarcomas e linfomas. Lesões similares podem ser encontradas no sarcoma de Kaposi, tuberculose, sífilis e micoses profundas. O diagnóstico do granuloma glúteo infantil, geralmente, é feito clinicamente e pode ser confirmado por biópsia cutânea.

EXAMES LABORATORIAIS

MICROSCÓPIO ÓTICO E ELETRÔNICO Epiderme hiperplásica com células inflamatórias (principalmente neutrófilos), estrato córneo paraceratótico e denso infiltrado inflamatório em toda a cútis com hemorragia, neutrófilos, linfócitos, histiócitos, plasmócitos, eosinófilos, capilares recém-formados e células gigantes. As lesões do granuloma glúteo infantil não possuem acúmulos de células de linfoma, que são observadas nos distúrbios linfomatosos. O granuloma glúteo infantil pode ser diferenciado dos processos granulomatosos mais graves pela ausência de processos fibrosos proliferativos, formações de células fusiformes e mitoses.

EVOLUÇÃO CLÍNICA E PROGNÓSTICO

Benigno. As lesões desaparecem completa e espontaneamente vários meses após o tratamento do processo inflamatório inicial e/ou infecção.

CONTROLE

O tratamento inicia-se com a identificação e eliminação do processo inflamatório inicial e/ou infecção. Para as lesões nodulares:

1. Quando esteroides tópicos estão sendo utilizados, sua interrupção, geralmente, resulta na resolução dos nódulos.
2. De modo oposto, quando esteroides tópicos não estão sendo utilizados, um período de duas semanas de prova terapêutica de esteroide tópico, intralesional ou em forma de fita impregnada (Cordran), pode acelerar a resolução destes nódulos. Um rigoroso acompanhamento é necessário, pois os esteroides podem piorar a condição.

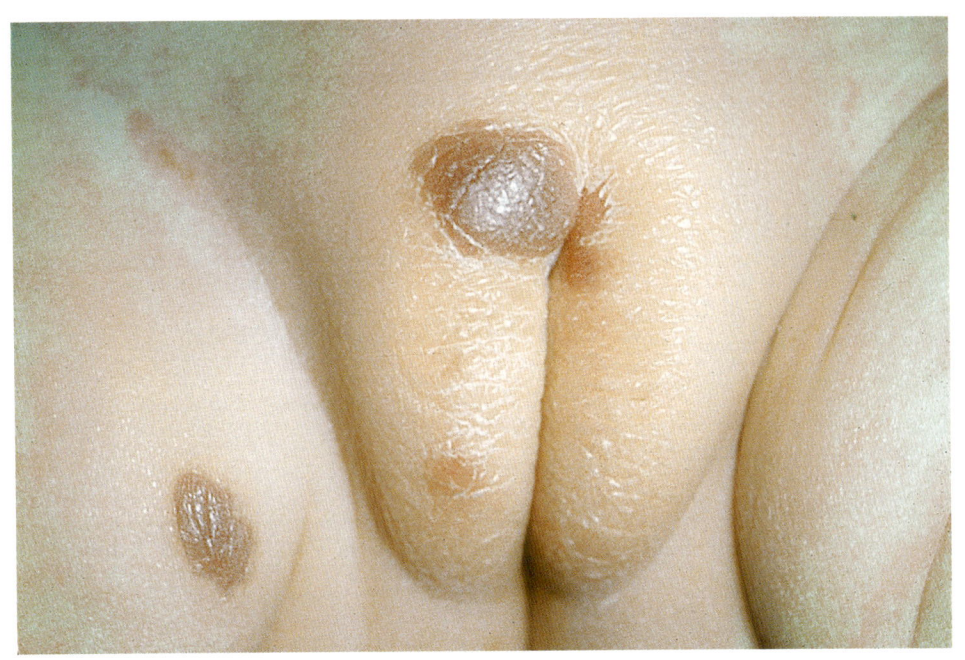

FIGURA 3-5 Granuloma glúteo infantil Resposta nodular granulomatosa a esteroides tópicos na região da fralda.

HISTIOCITOSE DE CÉLULAS DE LANGERHANS NA REGIÃO DA FRALDA

A histiocitose de células de Langerhans (HCL) é um distúrbio proliferativo raro das células de Langerhans (um histiócito que migra pela pele como uma célula apresentadora de antígeno). Embora a doença seja rara, é frequentemente apresentada na infância como uma erupção na região da fralda. A HCL deve ser considerada se uma assadura é, particularmente, recalcitrante aos remédios habituais, especialmente na presença de sintomas sistêmicos.

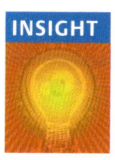

INSIGHT Na dermatite de fralda refratária com petéquia ou púrpura, a histiocitose das células de Langerhans deve ser excluída.

SINÔNIMOS Histiocitose X, granulomatose de células de Langerhans, histiocitose tipo II, HCL.

EPIDEMIOLOGIA

IDADE Normalmente no primeiro ano de vida. Pode ser observado até os 3 anos de idade.
GÊNERO M > F em crianças.
INCIDÊNCIA Extremamente rara, 1 para 5 milhões de crianças anualmente.
ETIOLOGIA Incerta.
GENÉTICA Possivelmente autossômica recessiva com penetrância reduzida.

FISIOPATOLOGIA

Incerta. Diversos mecanismos propostos incluem um distúrbio do metabolismo intracelular de lipídios, uma resposta reativa histiocítica à infecção ou um processo neoplásico. Alguns casos podem ser hereditários. Todas as teorias implicam as células de Langerhans como componente primário.

EXAME FÍSICO

Achados Cutâneos

TIPO Começa com eritema e descamação e progride para vesículas, nódulos ou pápulas purpúricas (Fig. 3-6).
COR Púrpura ou marrom-avermelhada.
TAMANHO Puntiforme a 1 cm.
DISTRIBUIÇÃO Região inguinal e perineal, axilas, região posterior das orelhas e couro cabeludo. Pode ser encontrado no tronco.

Achados Gerais

A redução da imunidade pode resultar no aumento da susceptibilidade a infecções. Formas graves da doença podem apresentar infiltrados celulares nos ossos, pulmões, fígado e linfonodos.

EXAMES LABORATORIAIS

DERMATOPATOLOGIA A biópsia cutânea revelará células de Langerhans características, que são diagnósticas de um distúrbio proliferativo de histiócitos. As células de Langerhans podem ser identificadas com coloração para S-100 e CD1a, nas quais serão positivas, e demonstração pela microscopia eletrônica de grânulos de Birbeck no citoplasma de histiócitos.

DIAGNÓSTICO DIFERENCIAL

A apresentação inicial da HCL é semelhante à seborreia, através de uma erupção eritematosa escamosa que torna-se mais extensa no tegumento e pode cursar com doença sistêmica associada. A biópsia cutânea é, geralmente, necessária para confirmar o diagnóstico.

EVOLUÇÃO CLÍNICA E PROGNÓSTICO

A histiocitose de células de Langerhans constitui um espectro de doenças. A taxa de mortalidade mais alta (38%-54%) é observada na forma mais grave: doença de Letterer-Siwe (associada à febre, anemia, trombocitopenia, linfadenopatia, hepatoesplenomegalia e tumores esqueléticos). As formas clínicas menos graves são observadas com a síndrome de Hand-Schuller-Christian (associada a defeitos osteolíticos, diabetes melito e exoftalmia). Granuloma eosinofílico (associado a defeitos osteolíticos e fraturas espontâneas) e a doença de Hashimoto-Pritzker (também conhecida como retículo-histiocitose autorresolutiva congênita; uma entidade benigna, autolimitada com apenas lesões cutâneas) representam as formas mais brandas. Consulte a Seção 19 para discussão adicional dessas entidades.

CONTROLE

É importante reconhecer o diagnóstico da histiocitose de células de Langerhans quando um infante doente apresenta uma assadura refratária ou recorrente. O diagnóstico deve ser considerado e confirmado por biópsia cutânea precoce. Para a doença cutânea localizada, corticosteroides tópicos, antibióticos tópicos, PUVA (em crianças mais velhas) e mostarda nitrogenada tópica podem ser utilizados. Para lesões não cutâneas, um maior suporte e terapias mais agressivas podem ser necessários (ver Seção 19, "Sinais Cutâneos da Doença Reticuloendotelial" para mais detalhes).

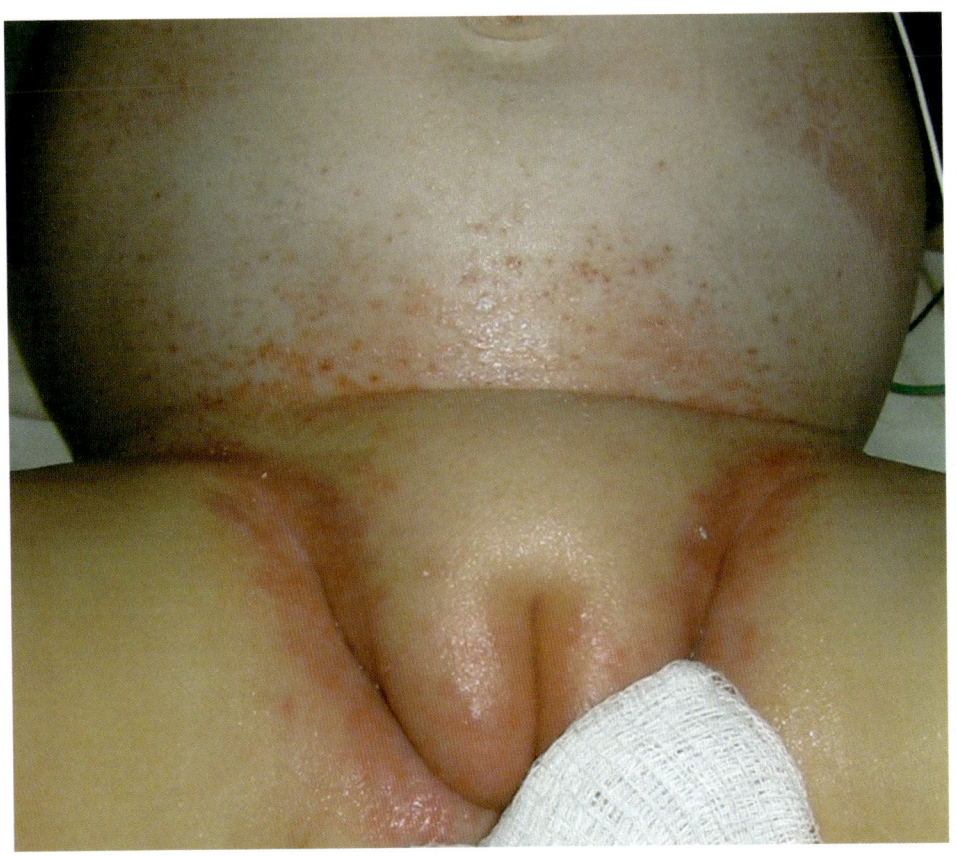

FIGURA 3-6 Histiocitose de células de Langerhans na região da fralda Assadura refratária com pápulas eritematosas difusas e um componente petequial. A biópsia cutânea revelou a presença de células de Langerhans, confirmando o diagnóstico.

SEÇÃO 4

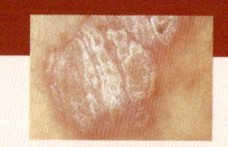

TRANSTORNOS DA PROLIFERAÇÃO EPIDÉRMICA

PSORÍASE

Psoríase é um distúrbio hereditário da pele, caracterizado pela presença de pápulas e placas escamosas crônicas em distribuição característica, primariamente em sítios de repetição de traumas menores. Os tipos de HLA mais frequentemente associados à psoríase são HLA-Cw6, -B13, -B17, -Bw16, -B37, e DR7.

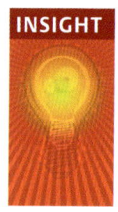

INSIGHT Na infância, pode ser difícil a diferenciação entre a dermatite atópica e a psoríase. Quando a história familiar e os achados não ajudam na diferenciação, uma sugestão é que a dermatite atópica geralmente poupa a região da fralda e a psoríase se apresenta neste local.

EPIDEMIOLOGIA

IDADE 10% mostram início das lesões antes dos 10 anos de idade e 33% antes dos 20 anos.
GÊNERO Predomínio leve F > M.
PREVALÊNCIA 2% da população mundial. Estados Unidos e Canadá: 4% a 5% da população.
RAÇA Baixa incidência em asiáticos, africanos, afro-americanos, americanos nativos e japoneses.
OUTRAS CARACTERÍSTICAS Herança multifatorial. Pequenos traumas seriam o fator principal (45% dos pacientes) na formação das lesões (fenômeno de Koebner). Infecção (principalmente estreptocócica) também exerce um papel. Muitos episódios de psoríase – principalmente na psoríase gutata – ocorrem após dores de garganta ou infecções do trato respiratório superior. Estresse, clima frio, hipocalcemia e ausência de exposição à luz solar agravam a condição. Certas drogas (lítio, interferon, β-bloqueadores, álcool, antimaláricos, suspensão da terapêutica com corticosteroide e paradoxalmente uso de imunobiológicos anti-TNF-α) também podem precipitar a psoríase.

FISIOPATOLOGIA

A psoríase é, provavelmente, uma doença poligênica causada pela ativação inadequada de células T (o sistema imune adaptativo), assim como a proliferação anormal de queratinócitos (o sistema imune inato). Um ambiente inflamatório predominantemente $T_H 1$ está subjacente à inflamação crônica da psoríase. Várias citocinas, incluindo interferon-α, TNF-α, interleucina 23 e interleucina 17, são conhecidas por desempenhar papéis críticos na iniciação e prolongamento da inflamação na psoríase que impulsiona o recrutamento de células T e o aumento da proliferação de queratinócitos.

HISTÓRIA

INÍCIO DAS LESÕES Geralmente meses, porém pode ser repentino como na psoríase gutata aguda e na psoríase pustulosa generalizada (tipo von Zumbusch).
SINTOMAS CUTÂNEOS Prurido é razoavelmente comum, especialmente no couro cabeludo e na psoríase anogenital.
SINTOMAS CONSTITUCIONAIS Em 5% dos casos, a psoríase pode estar associada a artrite, febre e/ou uma síndrome de "enfermidade aguda" (astenia, calafrios, febre) com eritrodermia generalizada.

EXAME FÍSICO

Achados Cutâneos

TIPO Placas bem delineadas, eritematosas e espessadas com escamas características branco-prateadas (Fig. 4-1A). A remoção da escama resulta no aparecimento de minúsculas gotas de sangue (sinal de Auspitz).
COR Rosa-salmão a vermelha.
TAMANHO Pode variar de pápulas puntiformes de 1 mm a grandes placas de 20-30 cm.
FORMATO Redondo, oval, policíclico ou anular. As lesões podem assumir formas nitidamente geométricas quando surgem em locais de trauma ou pressão repetida (fenômeno de Koebner).
DISTRIBUIÇÃO Localizada (p. ex., cotovelos), regional (p. ex., couro cabeludo), generalizada (p. ex., psoríase gutata ou eritrodermia). A distribuição corporal é com frequência simétrica.
SÍTIOS DE PREDILEÇÃO Cotovelos (Fig. 4-1B), joelhos, região facial, couro cabeludo e regiões intertriginosas (axilas, dobras inguinais, fenda interglútea).

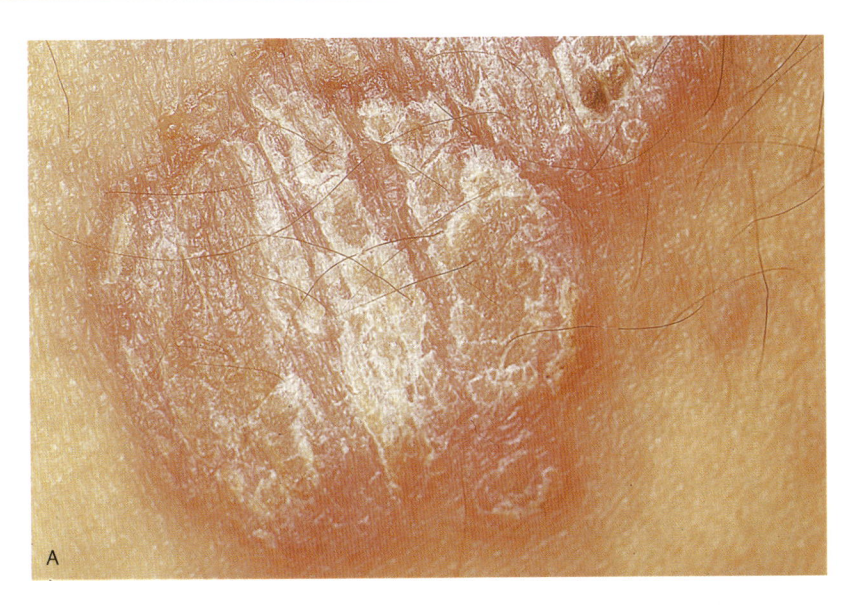

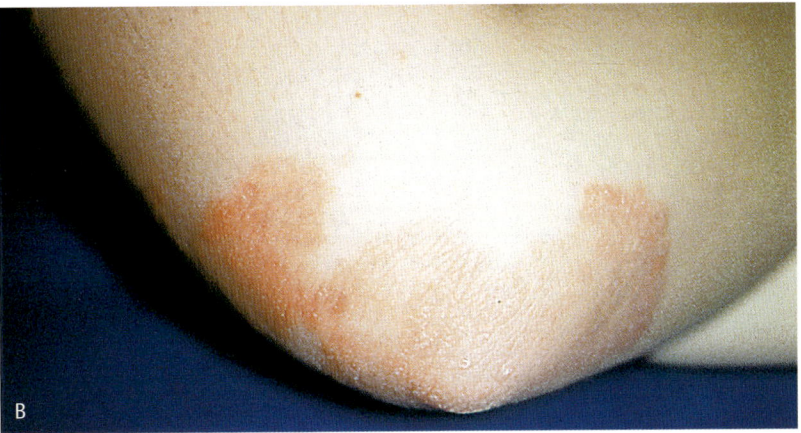

FIGURA 4-1 Psoríase vulgar (**A**) Placas eritematosas bem delimitadas com uma escama branco-prateada, uma característica da psoríase. (**B**) Placa eritematosa bem delineada localizada no cotovelo de uma criança com psoríase. (*Continua.*)

OUTROS O acometimento do couro cabeludo é comum (Fig. 4-1C), com preferência pela área occipital. A queda de cabelos (alopecia) não é característica comum, mesmo no comprometimento intenso do couro cabeludo. Unhas dos dedos das mãos e pés, algumas vezes, estão envolvidas. As alterações ungueais incluem depressão, hiperceratose subungueal, onicólise e manchas amarelas sob a lâmina ungueal (Fig. 4-1D).

Achados Gerais

A artrite psoriática é rara antes dos 40 anos de idade e ocorre em 5% a 30% dos pacientes com achados cutâneos. A artrite pode-se apresentar como monoartrite ou oligoartrite simétrica das DIPs e PIPs, artrite exclusivamente das DIPs, artrite reumatoide nas articulações de tamanho médio (PIP, MCF, punhos, tornozelos e cotovelos), artrite mutilante com grande destruição da articulação ou espondilite, e sacroileíte. Crianças com psoríase são mais propensas à obesidade.

DIAGNÓSTICO DIFERENCIAL

A psoríase pode ser confundida com dermatite seborreica. As duas entidades podem ser indistinguíveis e, geralmente, uma apresentação sobreposta denominada seboríase pode ser observada. A psoríase também deve ser diferenciada da dermatite atópica, do líquen simples crônico, pitiríase rósea, *tinea corporis*, dermatite de contato, erupções psoriasiformes induzidas por drogas (β-bloqueadores, ouro, metildopa) e linfoma cutâneo de células T.

EXAMES LABORATORIAIS

DERMATOPATOLOGIA A biópsia cutânea revela (1) hiperplasia epidérmica com adelgaçamento das placas suprapapilares e alongamento das cristas interpapilares; (2) aumento das mitoses de queratinócitos, fibroblastos e células endoteliais; (3) hiperceratose paraceratótica (núcleos retidos no estrato córneo); e (4) células inflamatórias na derme (geralmente linfócitos e monócitos) e na epiderme (células polimorfonucleares), formando microabscessos de Munro no estrato córneo.

CULTURA BACTERIOLÓGICA DA GARGANTA A cultura de garganta para estreptococos β-hemolíticos é indicada nos casos precipitados por uma dor de garganta. Quando positiva, pode ser necessária a administração de antibiótico para eliminação da infecção e eventual melhora da psoríase.

EVOLUÇÃO CLÍNICA E PROGNÓSTICO

Tipicamente, a psoríase possui um curso crônico com numerosas remissões e exacerbações. Algumas crianças progridem para doença branda com pioras assintomáticas intermitentes. Outras crianças apresentam curso mais grave com pioras recorrentes extensas e 5% podem desenvolver artrite associada na idade adulta.

CONTROLE

O tratamento da psoríase depende da extensão e gravidade da doença, como também dos locais afetados. Embora não seja tão pruriginosa quanto a dermatite atópica, muitos pacientes se queixam de prurido. Os pacientes devem ser instruídos a nunca esfregar ou arranhar as áreas, visto que o trauma pode precipitar o aparecimento de placas (fenômeno de Koebner).

1. Emolientes como petrolato, óleo mineral, vaselina ou hidratantes (CeraVe, Eucerin, Moisturel e Aquaphor) devem ser utilizados para manter a pele bem hidratada.
2. A exposição à luz solar ajuda na psoríase e crianças devem ser encorajadas a expor com prudência as áreas afetadas ao sol por curtos períodos de tempo de 15 a 20 minutos durante o dia. Protetor solar deve ser utilizado, e queimaduras solares evitadas.
3. Banhos ajudam a aliviar o prurido e remover as escamas. Devem ser de água morna e limitados a 10 minutos. Para alguns pacientes, a adição na água de óleo de banho, de sais de banho ou alcatrão (*Balnetar bath oil*) pode ajudar.
4. As preparações com alcatrão podem ser utilizadas para reduzir a inflamação cutânea. Emulsões corporais, cremes (Elta tar) e pomadas (MG217) podem ser usados 2 vezes ao dia, porém não são recomendadas por longos períodos de tempo.
5. Cremes esteroides tópicos são eficazes quando utilizados nas potências adequadas:
    a. Esteroides de baixa potência (desonida 0,05%, 1% ou hidrocortisona 2,5%) podem ser utilizados na face e na região inguinal, não mais do que 2 vezes ao dia durante 2 semanas por mês.
    b. Esteroides de potência média (mometasona 0,1%, fluticasona 0,05%, triancinolona 0,1%). Podem ser utilizados nas extremidades ou no corpo, não mais do que 2 vezes ao dia durante 2 semanas por mês.
    c. Esteroides de alta potência (clobetasol 0,05%, diflorasona 0,05%, dipropionato de betametasona 0,05%) devem ser reservados para as crianças mais velhas/adultos em áreas gravemente afetadas, 2 vezes ao dia e não mais que 2 semanas por mês.
6. Antibióticos orais podem ser eficazes, especialmente na piora da psoríase gutata precipitada pelo *Streptococcus pharyngitis*. Certos antibióticos também possuem propriedades anti-inflamatórias e podem ajudar quando não houver sinais de infecção secundária – áreas úmidas abertas que exsudam ou se tornam incrustadas. Alguns antibióticos comumente prescritos incluem penicilina VK (25-50 mg/kg/d, dividida quatro vezes ao dia e não excedendo 3 g/d), cefalexina (25-50 mg/kg/d, dividida quatro vezes ao dia e não excedendo 4 g/d), dicloxacilina (25-50 mg/kg/d, dividida quatro vezes ao dia e não excedendo 2 g/d), e eritromicina (30-50 mg/kg/d, dividida quatro vezes ao dia e não excedendo 2 g/d).
7. Cremes tópicos poupadores de esteroides incluem:
    a. Análogos da vitamina D (calcipotrieno 0,005%), normalmente utilizados duas vezes ao dia nas áreas afetadas. Também podem ser usados em associação aos esteroides tópicos. Um planejamento de manutenção comumente utilizado recomenda a aplicação de calcipotrieno duas vezes ao dia nas áreas afetadas de segunda à sexta-feira, e a aplicação de um esteroide tópico duas vezes ao dia aos sábados e domingos.
    b. Retinoides (tazaroteno 0,1% creme ou gel) podem ser utilizados para reduzir a proliferação epidérmica, sendo aplicado nas áreas afetadas na hora de dormir. Os retinoides, geralmente, ajudam a reduzir a escama psoriática, mas, normalmente, são muito irritantes para serem utilizados em crianças pequenas.
    c. Antralina (Drithocreme, Dritho-Scalp) possui efeito antiproliferativo e pode ser usada quatro vezes ao dia nas áreas afetadas, mas, geralmente, é muito irritante para ser utilizada em crianças pequenas.

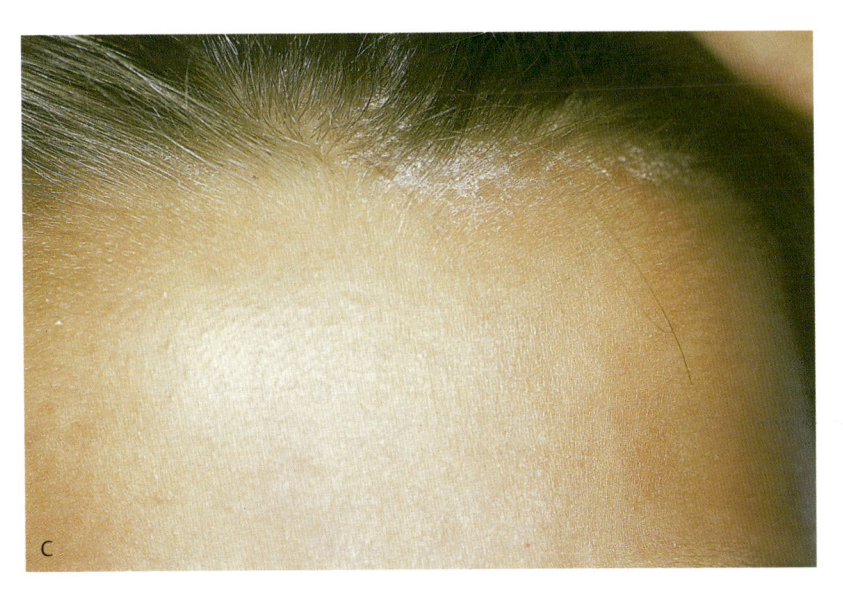

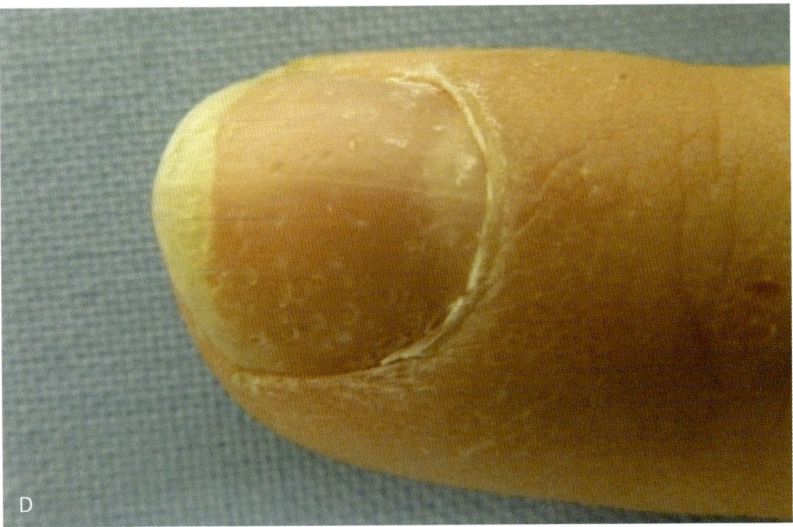

FIGURA 4-1 *(Continuação.)* **Psoríase vulgar, achados no couro cabeludo e unhas.** (**C**) Eritema difuso e escamas no couro cabeludo de uma criança com psoríase. A queda de cabelos é mínima. (**D**) Observação de depressões puntiformes, onicólise distal e descoloração amarelada (também conhecida como manchas de óleo) nas unhas de uma criança com psoríase.

8. Para o couro cabeludo, xampus de alcatrão (T/Gel, DHS), sulfato de selênio (Selsun), piritionato de zinco (Head & Shoulders) ácido salicílico (T/Sal), ou cetoconazol (Nizoral) utilizados duas ou três vezes por semana podem ajudar a reduzir as escamas. Soluções tópicas de esteroides (fluocinolona 0,01%, solução para o couro cabeludo) podem ser aplicadas comedidamente todas as manhãs nas áreas afetadas para ajudar a reduzir eritema e prurido.
9. Fototerapia com UVB, UVB de banda estreita ou PUVA (psoraleno com UVA) funciona bem, porém aumenta o risco a longo prazo de câncer de pele e, normalmente, não é recomendada para crianças.
10. Medicamentos sistêmicos incluindo metotrexato, ciclosporina, retinoides sistêmicos (acitretina) e agentes biológicos sistêmicos (alefacept, efalizumab, etanercept, infliximab, adalimumab) normalmente não são utilizados em crianças e são reservados a casos refratários e graves ou aqueles com artrite associada significativa, com pré-triagem meticulosa e monitoramento sanguíneo.

PSORÍASE VULGAR, TIPO GUTATA

A psoríase gutata é uma erupção aguda de múltiplas pequenas placas psoriáticas generalizadas que, geralmente, seguem a faringite estreptocócica. Esta forma é relativamente rara (2% de todos os casos de psoríase), mas comumente vista em crianças, e, geralmente, desaparece de forma espontânea. A psoríase gutata pode ser crônica, especialmente em adultos, e pode não estar relacionada com infecção estreptocócica.

EXAME FÍSICO

Lesões Cutâneas

TIPO Pápulas de 2 mm a 1 cm.
COR Rosa salmão.
FORMATO *Gutatte* (Latim), "manchas que lembram gotas". (Fig. 4-2).
ARRANJO Lesões difusas discretas.
DISTRIBUIÇÃO Generalizada, geralmente poupando as palmas e plantas e se concentrando no tronco, em menor proporção na face, couro cabeludo e unhas.

DIAGNÓSTICO DIFERENCIAL

A psoríase gutata precisa ser diferenciada da pitiríase rósea, do exantema viral, erupção psoriasiforme induzida por drogas e sífilis secundária.

EXAMES LABORATORIAIS

SOROLOGIA Aumento nos títulos de antiestreptolisina O, anti-DNase B ou estreptozima naqueles pacientes com infecções estreptocócicas antecedentes.

CULTURA BACTERIOLÓGICA DA GARGANTA Pode ser positiva para *Streptococcus pyogenes* β-hemolítico (estreptococo β-hemolítico do Grupo A).

EVOLUÇÃO CLÍNICA E PROGNÓSTICO

Geralmente, mas não sempre, este tipo de psoríase regride espontaneamente em algumas semanas. A resolução pode ser observada em alguns indivíduos com tratamento com antibióticos.

CONTROLE

A resolução das lesões pode ser acelerada pela exposição prudente à luz solar. Para lesões persistentes, o tratamento é o mesmo que para a psoríase generalizada em placas. Penicilina VK (25-50 mg/kg/d, dividida quatro vezes ao dia sem exceder 3 g/d) quando o *Streptococcus* β-hemolítico do grupo A é cultivado da garganta.

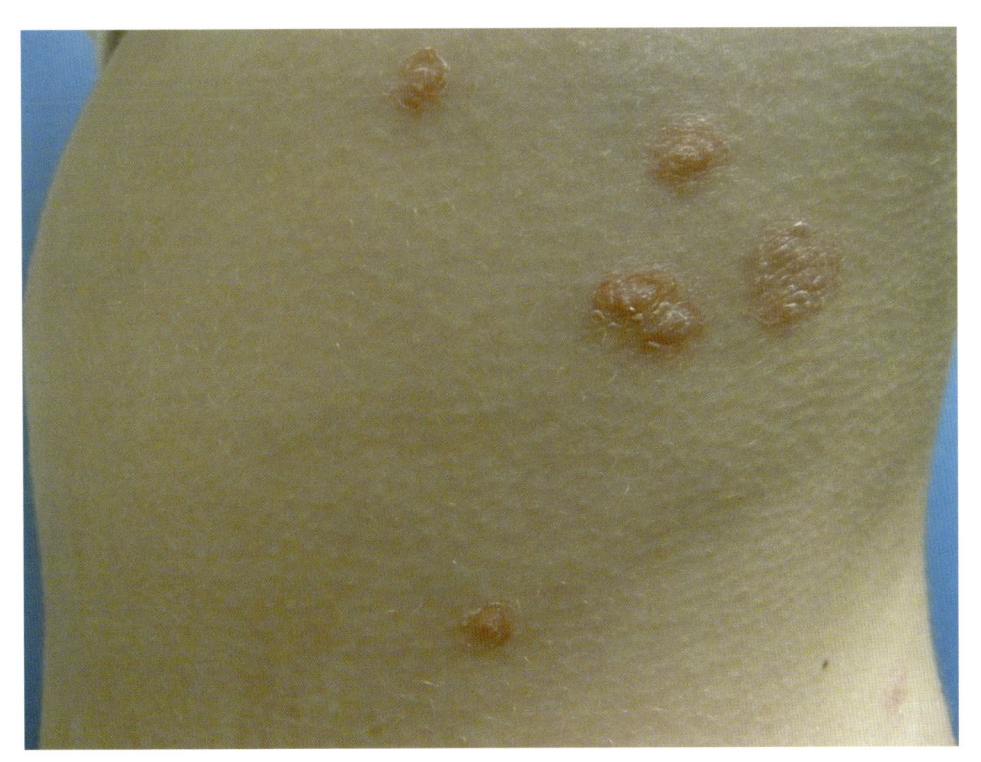

SEÇÃO 4 TRANSTORNOS DA PROLIFERAÇÃO EPIDÉRMICA

FIGURA 4-2 Psoríase vulgar, tipo gutata Pápulas escamosas eritematosas no tronco de uma adolescente após faringite estreptocócica.

PUSTULOSE PALMOPLANTAR

A pustulose palmoplantar é uma erupção rara e recorrente limitada às palmas e plantas, caracterizada pela presença de numerosas pústulas profundas, amareladas e estéreis, que progridem para escamas e crostas. Alguns acreditam que seja uma variante localizada da psoríase pustulosa.

EXAME FÍSICO

Lesões Cutâneas

TIPO Pústulas que progridem para escamas e crostas.
COR Base vermelha-escura, pústulas amarelas.
TAMANHO 2 a 5 mm.
DISTRIBUIÇÃO Localizada nas palmas (Fig. 4-3A) e plantas (Fig. 4-3B).

DIAGNÓSTICO DIFERENCIAL

A pustulose palmoplantar necessita ser diferenciada de *tinea manuum*, *tinea pedis*, eczema disidrótico e dermatite de contato.

EXAMES LABORATORIAIS

DERMATOPATOLOGIA A biópsia cutânea revela edema e exocitose de células mononucleares, formando vesículas. Posteriormente, neutrófilos formam pústulas.

EVOLUÇÃO CLÍNICA E PROGNÓSTICO

Pode haver recorrência da pustulose palmoplantar durante anos, sendo difícil o tratamento. Raramente, psoríase vulgar pode-se desenvolver em outra área. A pustulose das palmas e plantas pode, muito raramente, estar associada a lesões ósseas inflamatórias estéreis (osteomielite crônica multifocal recorrente, artrosteíte pustulosa e síndrome SAPHO: **s**inovite, **a**cne, **p**ustulose, **h**iperostose e **o**steíte). Alguns casos hereditários foram associados a uma mutação no gene IL36RN que codifica a proteína antagonista do receptor para interleucina-36.

CONTROLE

A resolução das lesões pode ser acelerada pela exposição prudente à luz solar. Esteroides aplicados sob curativo oclusivo à noite podem acelerar a resolução. Tratamentos sistêmicos como metotrexato, ciclosporina, retinoides ou agentes biológicos são, muitas vezes, necessários para alcançar o controle da doença.

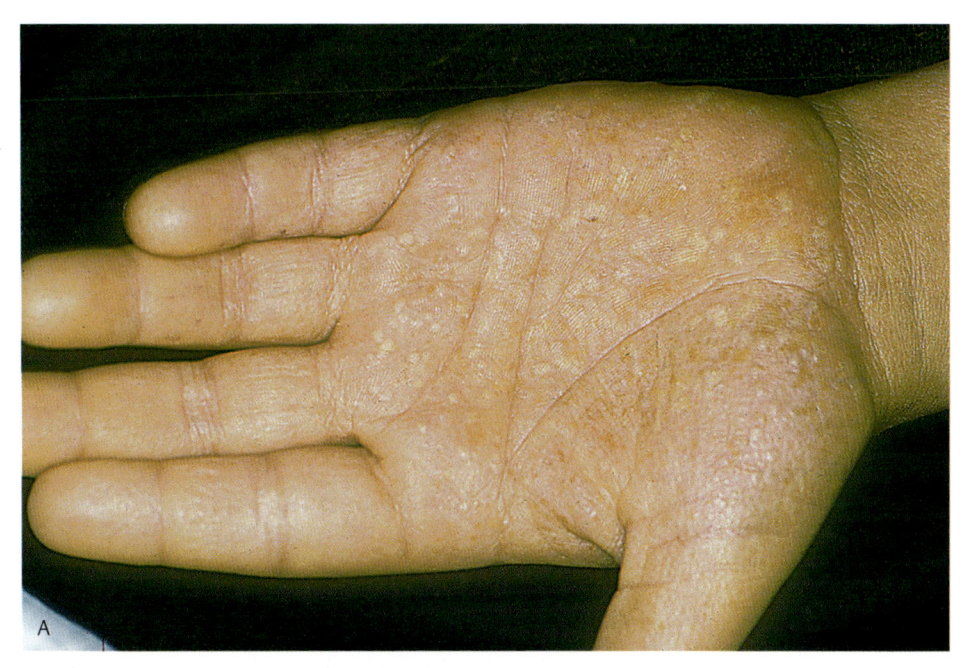

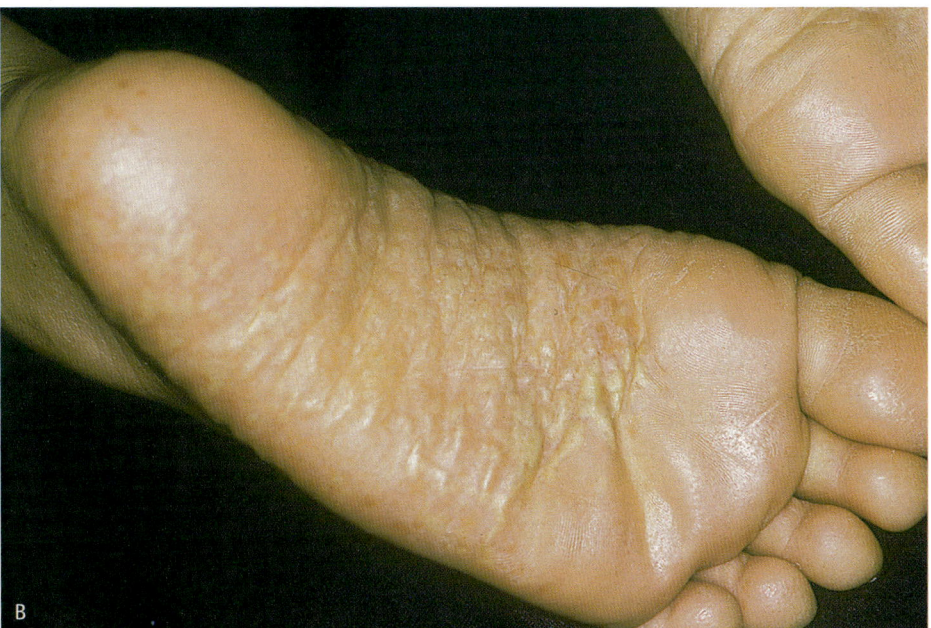

SEÇÃO 4 TRANSTORNOS DA PROLIFERAÇÃO EPIDÉRMICA

FIGURA 4-3 Pustulose palmoplantar, palmas e plantas (**A**) Vesículas amarelas profundas nas palmas, progredindo para escamas e crostas. (**B**) As plantas do mesmo indivíduo com similares lesões pustulosas profundas.

PSORÍASE VULGAR, ERITRODÉRMICA

A psoríase eritrodérmica é uma condição séria, potencialmente fatal em pacientes com psoríase, caracterizada pela presença de escamas e vermelhidão (eritrodermia) em todo o corpo. Uma dermatose preexistente pode ser identificada em 50% dos pacientes, e, após a dermatite atópica, a psoríase é a segunda causa mais comum de eritrodermia.

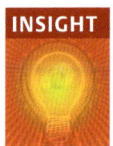

INSIGHT Eritrodermia é uma das emergências dermatológicas. Uma etiologia deve ser buscada rapidamente, e um tratamento de suporte, iniciado de forma imediata.

SINÔNIMOS Dermatite esfoliativa, eritrodermia de Wilson-Brocq.

EPIDEMIOLOGIA

IDADE Qualquer idade.
GÊNERO M > F.
INCIDÊNCIA Rara.
ETIOLOGIA Na infância, o aparecimento do eritrodermia é mais provável em razão da dermatite preexistente, como dermatite atópica ou psoríase.
CLASSIFICAÇÃO Fase aguda com eritema descamativo generalizado e febre, linfadenopatia. A forma crônica é caracterizada pela presença de distrofia ungueal, porém não ocorre perda de cabelos ou pelos (quando comparado a outras formas de eritrodermia, por exemplo, relacionada com drogas ou micose fungoide).

HISTÓRIA

DURAÇÃO DAS LESÕES Início agudo de sintomas sistêmicos e placas edemaciadas e eritematosas que progridem para eritema esfoliativo difuso no contexto de psoríase prévia.
SINTOMAS CUTÂNEOS Prurido generalizado.
SINTOMAS GENERALIZADOS Calafrios, indisposição, fadiga, anorexia, perda de peso.

EXAME FÍSICO

Achados Cutâneos

TIPO Eritema difuso confluente revestido por escamas laminadas. A pele se torna insensível, de cor vermelho-escarlate, edemaciada, com áreas de exsudação (Fig. 4-4). Descamação, geralmente, ocorre após alguns dias. As palmas e plantas são revestidas por escamas espessas e apresentam profundas fissuras. Infecções secundárias por bactérias podem-se desenvolver.
COR Vermelho-vivo.
ARRANJO Confluente.

DISTRIBUIÇÃO Generalizada.
CABELO Normal.
UNHAS Onicólise, desprendimento das unhas com distrofia.

Achados Gerais

Linfadenopatia generalizada.

DIAGNÓSTICO E DIAGNÓSTICO DIFERENCIAL

DIAGNÓSTICO O diagnóstico clínico da eritrodermia psoriática nem sempre é fácil, especialmente na ausência de história prévia de psoríase. Sinais cutâneos da psoríase são úteis, como depressões puntiformes nas unhas, placas psoriasiformes no couro cabeludo ou eritema interglúteo.
DIAGNÓSTICO DIFERENCIAL Outras causas de eritrodermia incluem pitiríase rubra pilar (PRP), dermatite seborreica (eritrodermia descamativa), hipersensibilidade a drogas, dermatite atópica, linfoma cutâneo de células T, líquen plano, pênfigo foliáceo, hiperceratose epidermolítica (HKE) e doença aguda enxerto-*versus*-hospedeiro.

EXAMES LABORATORIAIS

HEMATOLOGIA Taxa de sedimentação elevada.
BIOQUÍMICA SÉRICA Baixos níveis séricos de albumina e aumento de γ-globulinas. Crianças pequenas podem ser especialmente propensas a desidratação em decorrência de maiores perdas de água transepidérmica insensível e apresentam hipernatremia. A hipocalcemia também pode ser observada em estados eritrodérmicos.
MICROBIOLOGIA Culturas sanguíneas serão negativas (geralmente colhidas para excluir infecção na presença de febre alta).
DERMATOPATOLOGIA Dermatite psoriasiforme com cristas alongadas e espessadas, intensa paraceratose, camada granulosa ausente, edema intra e intercelular, invasão de leucócitos na epiderme e infiltrado inflamatório dérmico perivascular.

EVOLUÇÃO CLÍNICA E PROGNÓSTICO

Variável. A evolução clínica pode ser longa e recorrente.

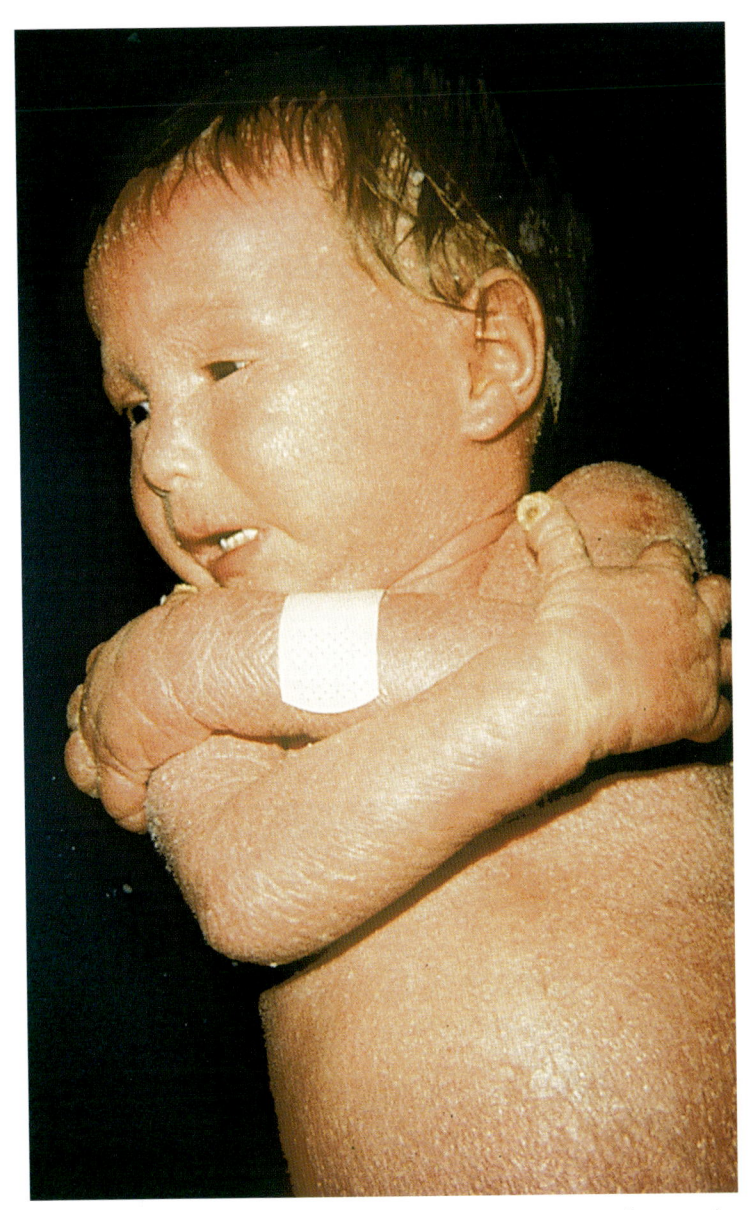

FIGURA 4-4 Psoríase eritrodérmica Toda a superfície cutânea apresenta-se vermelha com edema difuso e exsudação.

CONTROLE

É necessário tratamento de suporte, geralmente necessitando de hospitalização, para manter o equilíbrio hidreletrolítico e da temperatura corporal. A biópsia de pele deve ser realizada se a causa da eritrodermia for desconhecida (predisposição desconhecida à psoríase). O tratamento tópico inclui o uso de emolientes e esteroides sob bandagens oclusivas. Esteroides sistêmicos, retinoides ou imunossupressores (metotrexato ou ciclosporina) podem ser necessários. Em crianças mais velhas, fototerapia com UVB, UVB de banda estreita ou PUVA pode ajudar.

PITIRÍASE AMIANTÁCEA

A pitiríase amiantácea ("tipo asbesto") se refere à condição de flocos grandes e aderentes de escamas espessas que revestem o couro cabeludo e o cabelo. Pode estar associada à queda de cabelo, que, geralmente, não é permanente.

SINÔNIMOS Tinha amiantácea.

EPIDEMIOLOGIA

IDADE Geralmente crianças em idade escolar e adolescentes.
GÊNERO F > M.
INCIDÊNCIA Rara.
ETIOLOGIA Muitas vezes, uma manifestação de outra dermatose subjacente com acometimento do couro cabeludo, como psoríase, dermatite seborreica ou dermatite atópica.
RAÇA Todas as raças.

HISTÓRIA

DURAÇÃO DAS LESÕES Indivíduos apresentam descamação crônica do couro cabeludo associados com áreas focais de escamas espessas e aderentes. A aparência peculiar das escamas agrupadas branco-acinzentadas dá origem ao nome "amiantácea", que se assemelha a flocos de amianto.
SINTOMAS CUTÂNEOS Os sintomas associados podem incluir prurido, formigamento ou ardência do couro cabeludo. A cronicidade das lesões pode estar associada a alopecia focal ou difusa.

EXAME FÍSICO

TIPO Placas eritematosas com escamas amareladas espessas e aderentes (Fig. 4-5).
COR Amarela a branca ou cinza.
ARRANJO Placas isoladas ou confluentes, acometimento difuso.
DISTRIBUIÇÃO Pode ser localizada ou estar presente em todo o couro cabeludo e a escama pode ser aderente ao cabelo.

ACHADOS GERAIS Pode ser associada a outros sinais de dermatose subjacente (p. ex., placas de psoríase no corpo).

DIAGNÓSTICO DIFERENCIAL

A pitiríase amiantácea geralmente é considerada um subgrupo da psoríase do couro cabeludo ou da dermatite seborreica; precisa ser diferenciada da *tinea capitis*. Não existem organismos patogênicos na pitiríase amiantácea.

EVOLUÇÃO CLÍNICA E PROGNÓSTICO

A pitiríase amiantácea é crônica, remitente e difícil de tratar.

CONTROLE

Xampus com alcatrão (T/Gel), sulfato de selênio (Selsun), piritionato de zinco (Head & Shoulders) ou cetoconazol, ácido salicílico (T/Sal, Sebulex), utilizados 2 ou 3 vezes por semana, podem ajudar a reduzir as escamas.

Geralmente, a remoção das escamas aderentes pode ser difícil, especialmente em indivíduos com cabelo longo. Nestes casos, pode ser benéfico envolver a cabeça com toalha aquecida para desprender as escamas e utilizar uma escova de dente delicada.

Esteroides em soluções tópicas (fluocinolona 0,01% ou fluocinonida 0,05%) podem ser comedidamente aplicados nas áreas afetadas para ajudar a reduzir o eritema e o prurido, com redução gradual da dose para evitar efeitos adversos.

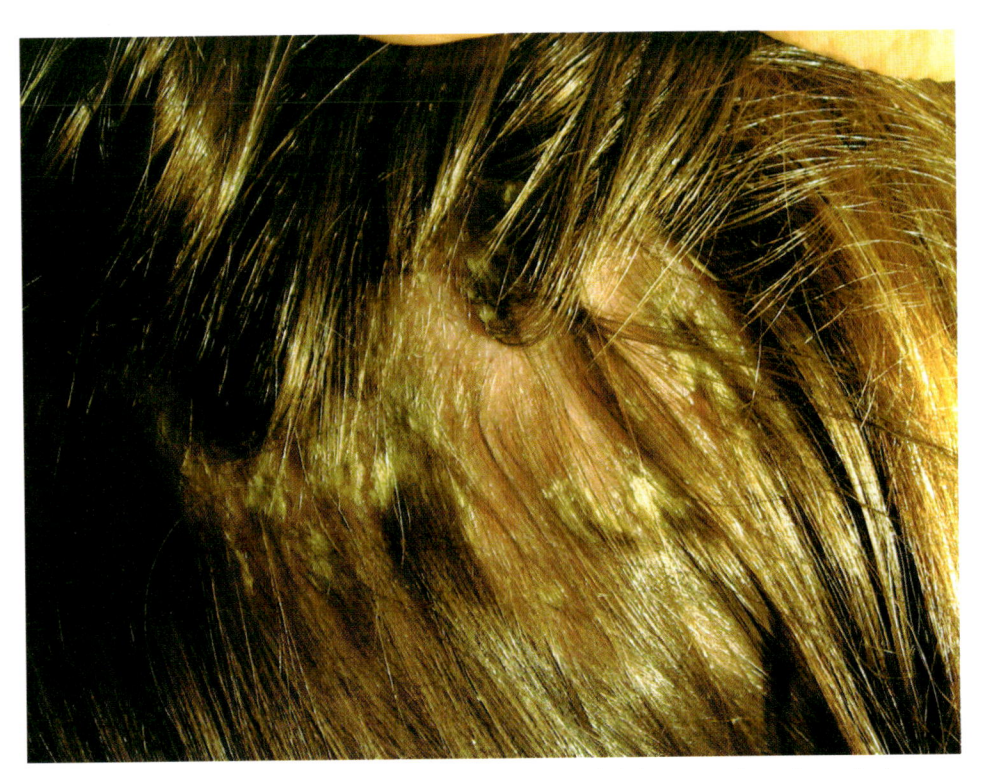

SEÇÃO 4 TRANSTORNOS DA PROLIFERAÇÃO EPIDÉRMICA

FIGURA 4-5 Pitiríase amiantácea Placas eritematosas no couro cabeludo com resultante formação de escamas aderentes no cabelo.

ERITRODERMIA ICTIOSIFORME E ERITROCERATODERMIA

A eritrodermia ictiosiforme e a eritroceratodermia são distúrbios da cornificação. As ictioses são um grupo de distúrbios hereditários, caracterizados por descamação generalizada da pele. A eritroceratodermia é um grupo de condições congênitas, caracterizada por eritema e hiperceratose, sem escamas. A gravidade clínica para todos estes distúrbios varia de muito leve e assintomático a potencialmente fatal.

HERANÇA

ICTIOSE VULGAR (IV) Autossômica dominante. Mutação no gene *FLG* que codifica filagrina.

ICTIOSE LIGADA AO CROMOSSOMO X (ILX) Recessiva ligada ao X, expressa somente no sexo masculino. Mutação no gene *STS* que codifica a esteroide sulfatase.

ERITRODERMIA ICTIOSIFORME CONGÊNITA BOLHOSA [TAMBÉM CONHECIDA COMO HIPERCERATOSE EPIDERMOLÍTICA (HKE)] Autossômica dominante. Mutação nos genes que codificam a queratina 1 ou 10.

ERITRODERMIA ICTIOSIFORME CONGÊNITA Autossômica recessiva. Múltiplos genes; mutação mais comum em *TGM1* que codifica a transglutaminase de queratinócitos.

ICTIOSE LAMELAR (IL) Autossômica recessiva. Múltiplos genes; mutação mais comum em *TGM1* que codifica a transglutaminase de queratinócitos.

FISIOPATOLOGIA

Na IV e na ILX, a formação de estrato córneo espessado é causada pelo aumento na aderência das células do estrato córneo e/ou falha da separação normal entre as células. A HKE demonstra aumento na renovação de células epidérmicas com vacuolização causada por edema intracelular. A IL exibe hiperplasia aumentada das células germinativas e aumento na taxa de trânsito pela epiderme.

HISTÓRIA

Todos os tipos de ictiose tendem a piorar durante os meses secos e frios do inverno, e melhoram durante o clima quente e úmido do verão. Pacientes vivendo em climas tropicais podem permanecer livres de sintomas, porém estes sintomas podem surgir ou piorar ao mudarem para climas mais temperados.

DIAGNÓSTICO

Geralmente, o diagnóstico pode ser feito com base em achados clínicos.

CONTROLE

HIDRATAÇÃO DO ESTRATO CÓRNEO A flexibilidade do estrato córneo é função do seu conteúdo aquoso. A hidratação é mais bem realizada por banhos de imersão seguidos da aplicação de petrolato (vaselina, petróleo hidratado ou Aquaphor).

AGENTES CERATOLÍTICOS Propilenoglicol com ácido lático (Epilyt) é eficaz sem oclusão. Combinações de ácido salicílico e propilenoglicol (Keralyt) podem ser utilizadas isoladamente ou sob oclusão plástica. Hidroxiácidos como o ácido lático, se ligam à água ou controlam a descamação. Preparações contendo ureia (2-20%) (Aquacare, Carmol) ajudam na ligação de água ao estrato córneo. Lac-hydrin contém ácido lático tamponado.

RETINOIDES SISTÊMICOS O uso de retinoides, como isotretinoína e acitretina, é reservado a casos mais graves de IL, porém é necessário monitoramento cuidadoso para toxicidade. Casos graves podem necessitar de terapia intermitente prolongada. O uso prolongado contínuo em crianças é contraindicado.

BEBÊ COLÓDIO

A ictiose no recém-nascido, geralmente, é apresentada na forma de bebê colódio (Fig. 4-6). Não é um distúrbio perceptível, porém, pode ser a primeira apresentação de diversas ictioses (geralmente autossômicas recessivas). Ao nascimento, o bebê colódio é revestido por uma membrana clara semelhante a pergaminho, que pode prejudicar a respiração e a sucção. Quando a membrana descama, 2 a 3 semanas após o nascimento, o infante pode apresentar dificuldades com a regulação térmica e susceptibilidade aumentada a infecções. Após a resolução, a aparência da pele será normal. 60% a 70% desses bebês desenvolverão alguma forma de ictiose quando mais velhos.

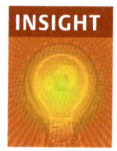

INSIGHT Aproximadamente 20% dos bebês colódios apresentarão pele totalmente normal.

SINÔNIMOS Feto colódio autorresolutivo, descamação do recém-nascido, ictiose congênita, descamação lamelar do recém-nascido.

EPIDEMIOLOGIA

IDADE Recém-nascido.
GÊNERO M = F.
INCIDÊNCIA Rara.
ETIOLOGIA Incerta.

FISIOPATOLOGIA

Membranas coloidais podem ser observadas em várias formas de ictiose, porém não é claro o mecanismo responsável pela formação da membrana. No caso da IL, a deficiência de transglutaminase-1 leva à cornificação anormal, causando a formação da membrana, porém, em outras ictioses, a patogênese é incerta.

HISTÓRIA

INÍCIO A membrana está presente ao nascimento.
DURAÇÃO DAS LESÕES A descamação da membrana é geralmente completa entre 2 e 3 semanas de vida.

EXAME FÍSICO

Achados Cutâneos

TIPO Membrana transparente semelhante a pergaminho revestindo o recém-nascido.
COR Cor de pele.
DISTRIBUIÇÃO A membrana reveste toda a superfície corpórea.

Achados Gerais

Bebê colódio, geralmente, é prematuro, com taxa aumentada de morbidade e mortalidade. Se a membrana é fina, pode regredir espontaneamente, deixando pele normal ou seca no recém-nascido. Se a membrana é espessa, pode prejudicar a respiração, sucção e mobilidade do infante. A inflexibilidade da membrana também pode causar ectrópio, eclábio e hipoplasia da cartilagem nasal e auricular. Em casos graves, quando a membrana descama, o infante pode sofrer de instabilidade térmica e hidreletrolítica.

EXAMES LABORATORIAIS

DERMATOPATOLOGIA A biópsia cutânea revela estrato córneo espessado, porém a membrana coloidal, normalmente, não é diagnóstica de ictiose subjacente e, portanto, é preferível adiar a biópsia cutânea até que ocorra a descamação da membrana.

DIAGNÓSTICO DIFERENCIAL

Os achados clínicos são diagnósticos. Um bebê colódio necessita ser clinicamente diferenciado de um feto arlequim, uma condição mais grave e, frequentemente, fatal. A pele em um bebê arlequim apresenta estrato córneo espesso, com fendas e fissuras profundas (Fig. 4-6).

EVOLUÇÃO CLÍNICA E PROGNÓSTICO

A membrana coloidal se rompe e descama durante as duas primeiras semanas de vida, predispondo o infante a dificuldades na regulação térmica e risco aumentado de infecção. A aparência final da pele depende da etiologia da condição. O bebê coloide pode ser a apresentação inicial da IL ou da eritrodermia ictiosiforme congênita. Em raras situações, o bebê colódio progride para a síndrome de Sjogren-Larsson, tricotiodistrofia, doença de Gaucher infantil ou síndrome de Netherton.

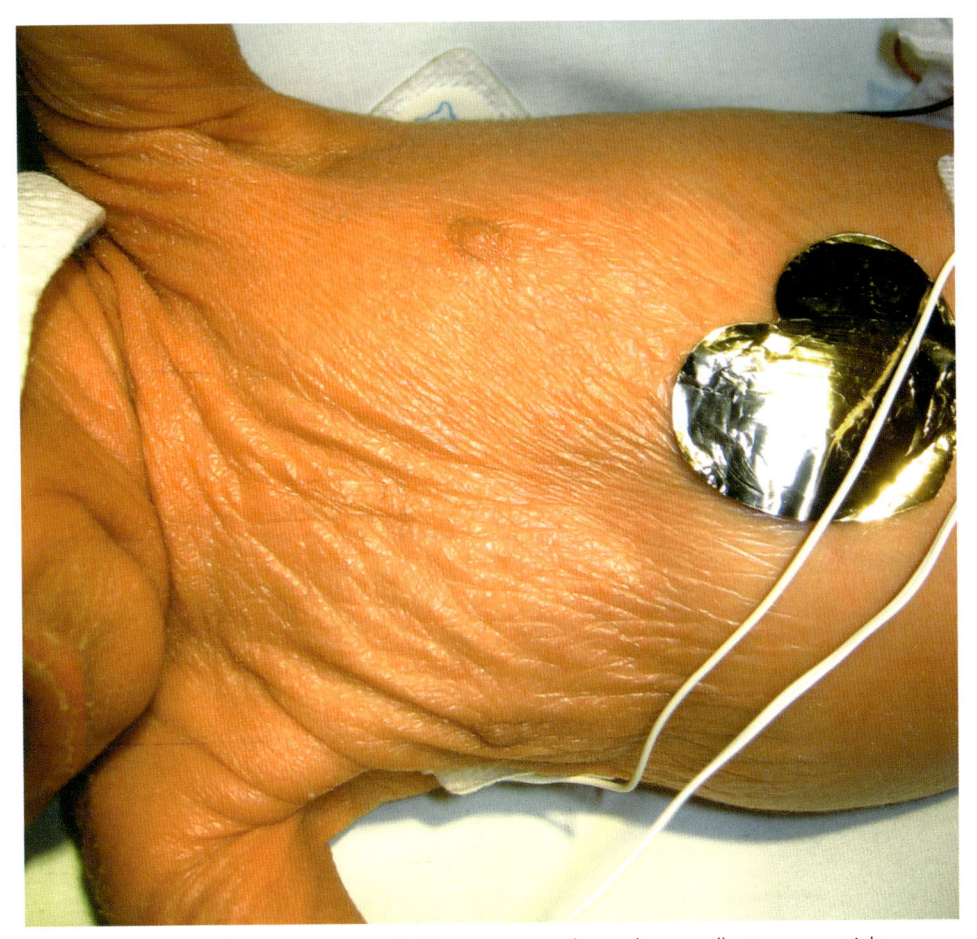

FIGURA 4-6 Bebê colódio ao nascimento Bebê com uma membrana clara semelhante a pergaminho revestindo toda a pele logo após o nascimento.

CONTROLE

O tratamento inicial do bebê colódio é de suporte. Os bebês colódios requerem hospitalização e incubação ao nascimento. O infante deve ser mantido em uma incubadora de alta umidade para maximizar a hidratação da membrana. Compressas úmidas e lubrificantes ou emolientes também podem aumentar a flexibilidade cutânea. Hidratação enteral ou IV pode ser necessária até que a capacidade do infante de se alimentar tenha sido estabelecida. O esforço respiratório também pode demandar suporte externo. Conforme a membrana começa a descamar, 2 a 3 semanas após o nascimento, o equilíbrio eletrolítico e térmico deve ser frequentemente monitorado no infante. Durante o processo de descamação, recomenda-se acompanhamento meticuloso para infecções cutâneas e pulmonares.

FETO ARLEQUIM

Um bebê arlequim é muito raro, uma forma grave de ictiose congênita com formação de fendas e fissuras no estrato córneo espessado logo após o nascimento. A condição está associada a parto prematuro e prognóstico fetal reservado.

SINÔNIMOS Feto arlequim, ictiose arlequim, ictiose congênita grave.

EPIDEMIOLOGIA

IDADE Recém-nascido.
GÊNERO M = F.
INCIDÊNCIA Menos de 100 relatos clínicos.
GENÉTICA Mutação autossômica recessiva no gene *ABCA12*.

FISIOPATOLOGIA

Acredita-se que o espessamento anormal do estrato córneo seja causado por defeito no gene *ABCA12* que codifica uma proteína transportadora de lipídios nos queratinócitos, resultando na formação de um corpo lamelar defectivo e perda de secreções cutâneas.

HISTÓRIA

INÍCIO Há rachaduras na pele espessada já ao nascimento, com formação de grandes placas aderentes de pele separadas por fissuras profundas.
SINTOMAS CUTÂNEOS A pele é rígida e espessa.

EXAME FÍSICO

Achados Cutâneos

TIPO Placas em formato poligonal/triangular/losangular em razão das fissuras cutâneas.
COR Pele rachada de cor cinza/amarela formando placas e profundas fissuras vermelhas.
DISTRIBUIÇÃO Todo o corpo está envolvido com intenso ectrópio (eversão da margem palpebral), eclábio (eversão dos lábios – deformidade em "boca de peixe"), orelhas planas e distorcidas e, ocasionalmente, microcefalia (Fig. 4-7).

Achados Gerais

A maioria dos infantes é natimorta ou morre no período neonatal. Recém-nascidos exibem alimentação deficiente e dificuldades com a regulação térmica e eletrolítica. A rigidez da pele prejudica o movimento e a respiração. As grandes fissuras na pele podem resultar em infecção e septicemia.

DIAGNÓSTICO DIFERENCIAL

A apresentação clínica de um feto arlequim é diagnóstica. Deve ser diferenciado da forma menos grave de ictiose congênita – um bebê colódio.

EXAMES LABORATORIAIS

HISTOPATOLOGIA A biópsia cutânea revela um característico estrato córneo ortoceratótico espesso e compacto, ausência de camada granulosa, ductos sudoríparos ocluídos e folículos sebáceos preenchidos com debris hiperceratóticos. Os folículos pilosos possuem intenso acúmulo de material ceratinoso ao redor da haste pilosa, que pode ser utilizado para diagnosticar a condição no pré-natal.
ACHADOS ULTRAESTRUTURAIS Corpos lamelares anormais ou ausentes na camada granulosa, lamelas lipídicas ausentes e/ou inclusões lipídicas no estrato córneo.

EVOLUÇÃO CLÍNICA E PROGNÓSTICO

O curso e prognóstico para um feto arlequim é muito ruim. A maioria dos infantes morre cedo em decorrência de prematuridade, infecção ou desequilíbrio eletrolítico ou térmico.

CONTROLE

Tratamento intensivo de suporte é necessário para fornecer adequada nutrição, controlar a temperatura corporal, monitorar o balanço hidreletrolítico e prevenir infecções no período perinatal. Retinoides sistêmicos, como isotretinoína e acitretina, podem aumentar a taxa de sobrevivência, porém, a pele arlequim é permanente, e a qualidade de vida resultante é ruim.

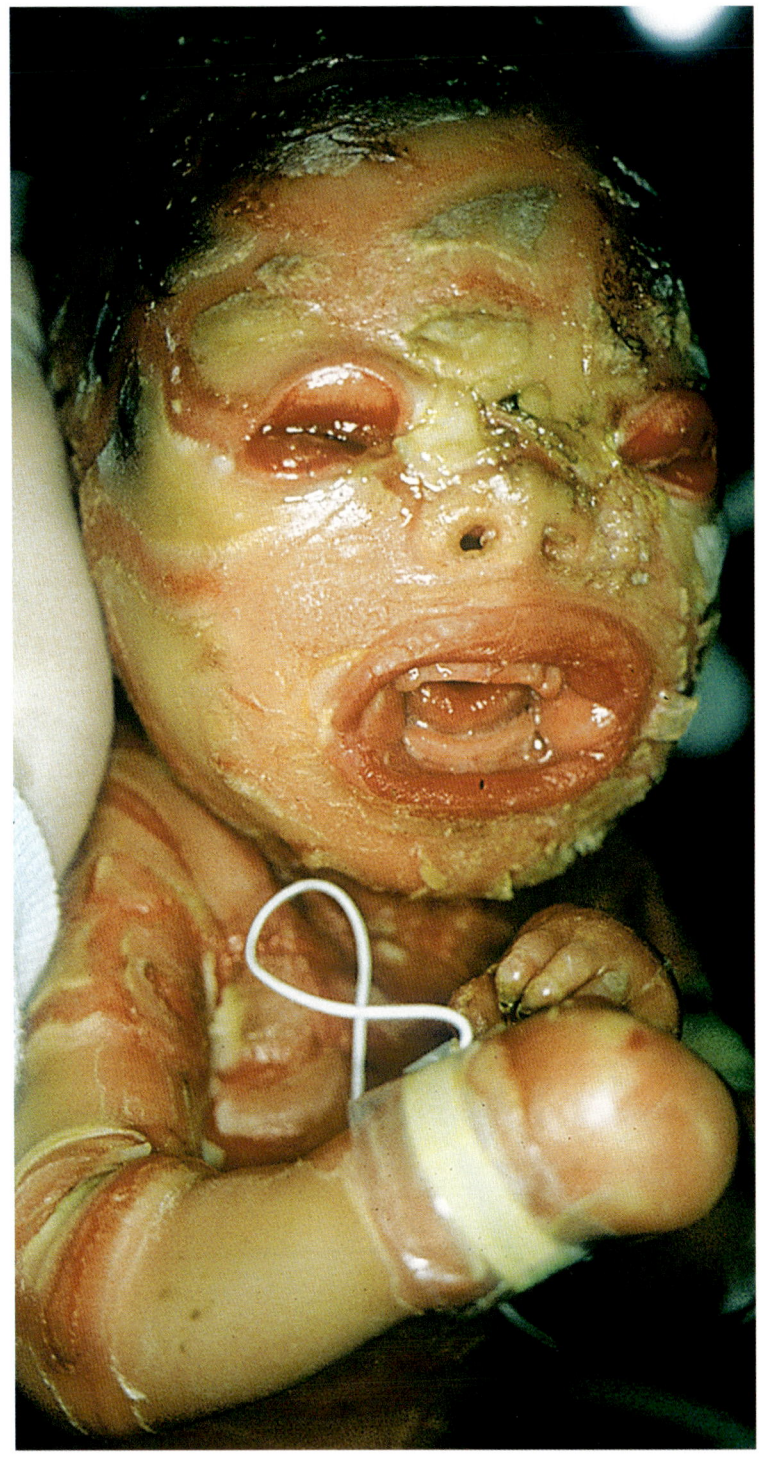

FIGURA 4-7 Feto arlequim Recém-nascido com pele rígida, ectrópio intenso, eversão dos lábios em "boca de peixe" e orelhas planas distorcidas.

ICTIOSE VULGAR

A ictiose vulgar (IV) é caracterizada pela presença de hiperceratose leve e generalizada, com xerose (pele seca) mais pronunciada na parte inferior das pernas. Está, frequentemente, associada à atopia.

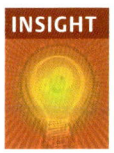

INSIGHT A região pré-tibial, geralmente, demonstra escamas proeminentes; muitos desses pacientes também sofrem de ceratose pilar.

SINÔNIMOS Ictiose simples, ictiose autossômica dominante.

EPIDEMIOLOGIA

IDADE DE INÍCIO Infância.
GÊNERO M = F.
MODO DE HERANÇA Autossômico dominante, apresentação clínica variável.
INCIDÊNCIA Comum, 1/250 pessoas. Mais comum em caucasianos, asiáticos.
ETIOLOGIA Redução ou ausência de profilagrina resulta na redução de grânulos de cerato-hialina e camada granulosa anormal.

HISTÓRIA

Geralmente associado à atopia (dermatite atópica, alergias, febre do feno, asma). Xerose e prurido pioram no inverno. Hiperceratose e, menos comumente, xerose geram preocupação estética para muitos pacientes.

EXAME FÍSICO

Achados Cutâneos

TIPO Xerose (pele seca) com escamas finas (Fig. 4-8). Aumento na acentuação dos sulcos cutâneos nas palmas e plantas.
COR Cor de pele, escamas brancas.
DISTRIBUIÇÃO Envolvimento difuso e acentuado nas tíbias, braços e dorso, porém poupando as dobras corporais (axilas, fossas antecubitais e poplíteas); a face, normalmente, também é poupada.

Achados Gerais

A IV pode ser observada com outros sinais de atopia: dermatite atópica, asma, alergias, febre do feno e ceratose pilar (CP).

DIAGNÓSTICO DIFERENCIAL

A IV precisa ser diferenciada da xerose, ILX, IL e ictiose induzida por drogas.

EXAMES LABORATORIAIS

DERMATOPATOLOGIA Leve hiperceratose ortoceratótica com estrato córneo espessado e camada granulosa reduzida ou ausente.
MICROSCOPIA ELETRÔNICA Pode demonstrar redução ou ausência de grânulos cerato-hialinos.

EVOLUÇÃO CLÍNICA E PROGNÓSTICO

Pode demonstrar melhora no verão e na idade adulta.

CONTROLE

1. Emolientes como petrolato, óleo mineral, vaselina ou hidratantes (Lubriderm, Eucerin, Moisturel e Aquaphor) devem ser utilizados para manter a pele bem hidratada.
2. Cremes contendo ceramidas parecem ser particularmente eficazes (Cerave).
3. Loções hidratantes podem ajudar (Dove, CeraVe).
4. Agentes ceratolíticos contendo ureia (Carmol), α-hidroxiácidos (Aquaglycolic), ácido lático (Am-Lactim, Lac-hydrin) e ácido salicílico podem ser utilizados duas vezes ao dia nas áreas afetadas para ajudar a esfoliar as escamas difusas, porém devem ser evitados em crianças novas, pois sensação de ardência, geralmente, não é bem tolerada. A face e as regiões inguinais também devem ser evitadas.

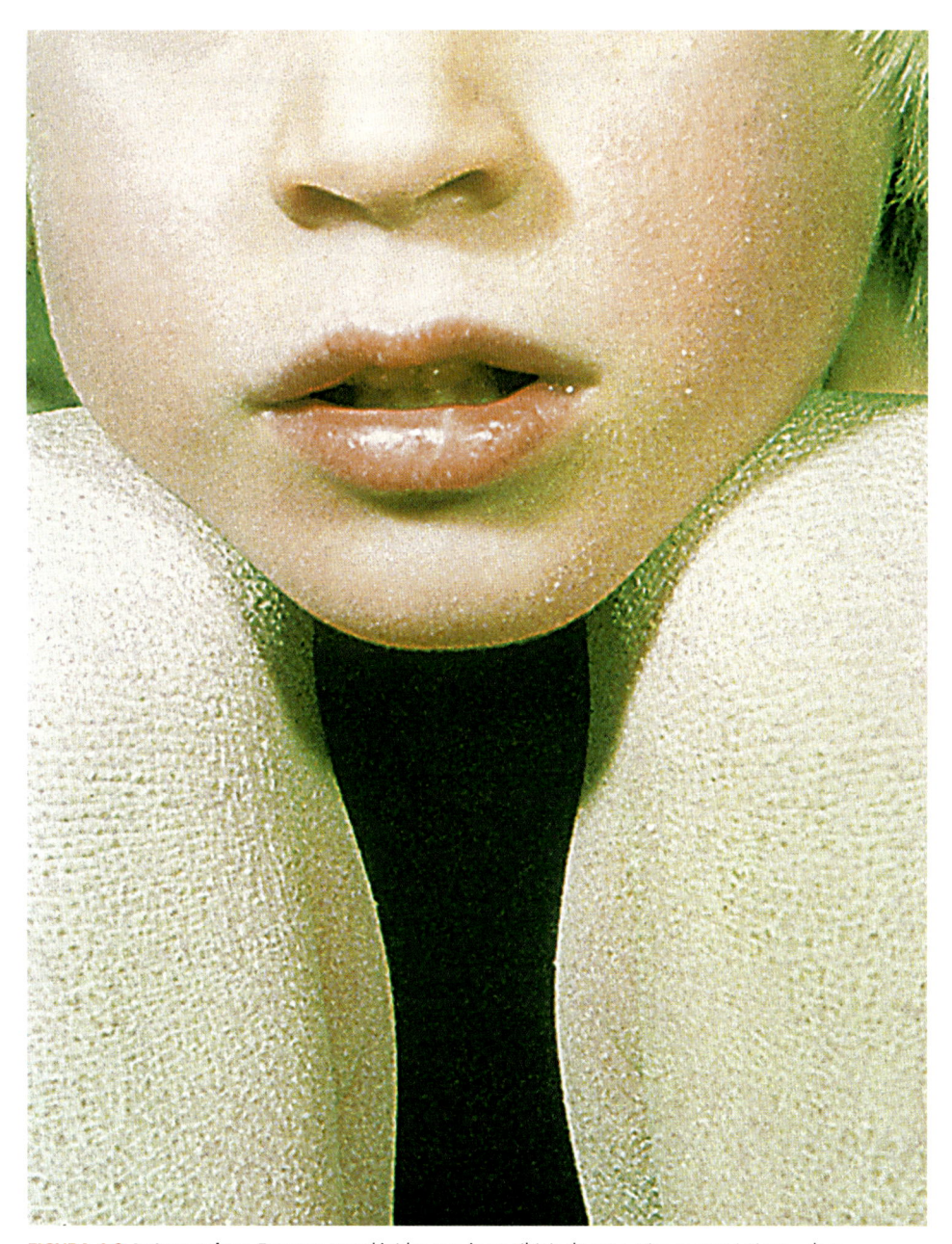

SEÇÃO 4 TRANSTORNOS DA PROLIFERAÇÃO EPIDÉRMICA 107

FIGURA 4-8 Ictiose vulgar Escamas translúcidas nas áreas tibiais de uma criança com ictiose vulgar.

ICTIOSE LIGADA AO CROMOSSOMO X

A ILX ocorre em indivíduos do sexo masculino e é caracterizada por escamas grossas e marrons, que ocorrem no pescoço, tronco e superfícies extensoras com início logo após o nascimento. As portadoras do sexo feminino podem exibir achados cutâneos brandos.

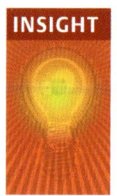

INSIGHT Em razão da deficiência de sulfatase placentária, o parto destes pacientes pode ser complicado pela falha no início e/ou progressão do trabalho de parto. As transportadoras femininas também podem mostrar níveis baixos de estriol sérico no soro materno.

SINÔNIMOS Ictiose nigricante, deficiência de esteroide-sulfatase.

EPIDEMIOLOGIA

IDADE DE INÍCIO Geralmente se manifesta nos primeiros 3 a 12 meses de idade.
GÊNERO Somente indivíduos do sexo masculino. As portadoras do sexo feminino podem exibir alterações parciais.
INCIDÊNCIA 1 a cada 2.000 a 9.500 indivíduos do sexo masculino.
MODO DE HERANÇA Recessivo ligado ao X. Gene foi clonado; o diagnóstico pré-natal é possível.
DEFEITO GENÉTICO Redução ou ausência de esteroide-sulfatase causada pela deleção do gene *STS* no cromossomo Xp22.32.

FISIOPATOLOGIA

A ictiose ligada ao cromossomo X é causada por deficiência ou ausência de esteroide-sulfatase. Hidrólise deficiente do sulfato de colesterol e DHEAS resulta em acúmulo elevado de colesterol-3-sulfato na epiderme. Isto, por sua vez, resulta no aumento da adesão celular e hiperceratose clinicamente aparente.

HISTÓRIA

Além do desconforto causado pela xerose, as escamas grossas marrons no pescoço, orelhas, couro cabeludo e braço representam uma grande desfiguração estética, ocasionando uma aparência de "sujeira" ao paciente.

EXAME FÍSICO

Achados Cutâneos

TIPO Grandes escamas firmemente aderentes, separadas por zonas de pele de aspecto normal fornecem uma aparência rachada à região (Fig. 4-9).

COR As escamas são de marrom-claras a escuras.
FORMATO Padrão em "escama de peixe".
DISTRIBUIÇÃO Região cervical lateral, dorso, antebraços, tórax e abdome; podem ocorrer escamas proeminentes no couro cabeludo. Palmas, plantas e face são poupadas.

Achados Gerais

Durante a segunda ou terceira década de vida, ocorre o desenvolvimento de intensa opacidade da córnea em 10% a 50% dos indivíduos afetados do sexo masculino, e de algumas portadoras do sexo feminino da ILX. Em gestantes com um feto masculino afetado, a redução dos níveis estrogênicos pode causar a não dilatação do colo uterino durante o trabalho de parto, necessitando de uma cesárea. Indivíduos afetados do sexo masculino apresentam maior risco de criptorquidismo, colocando-os em maior risco de câncer testicular e hipogonadismo.

DIAGNÓSTICO DIFERENCIAL

A ILX necessita ser diferenciada de xerose, IV, IL e ictiose induzida por drogas.

EXAMES LABORATORIAIS

DERMATOPATOLOGIA A biópsia cutânea demonstrará hiperceratose com estrato córneo moderadamente aumentado e, ao contrário da IV, presença de camada granulosa.
ACHADOS LABORATORIAIS Altos níveis de sulfato de colesterol podem ser obtidos no soro, estrato córneo, unhas, placenta ou líquido amniótico. Um teste bioquímico para a atividade da esteroide-sulfatase também pode ser realizado. Em gestantes com um feto afetado, redução dos níveis de estrogênio ou de esteroides sulfatados não hidrolisados na urina podem ser detectados. Finalmente, as técnicas de Southern blot e FISH ou PCR podem ser utilizadas para detectar o exato defeito genético.

EVOLUÇÃO CLÍNICA E PROGNÓSTICO

A ILX é uma condição crônica e persistente, porém pode aumentar ou diminuir com a variação sazonal em umidade. Não melhora com a idade. Os achados cutâneos não causam limitações físicas, porém podem ser esteticamente angustiantes.

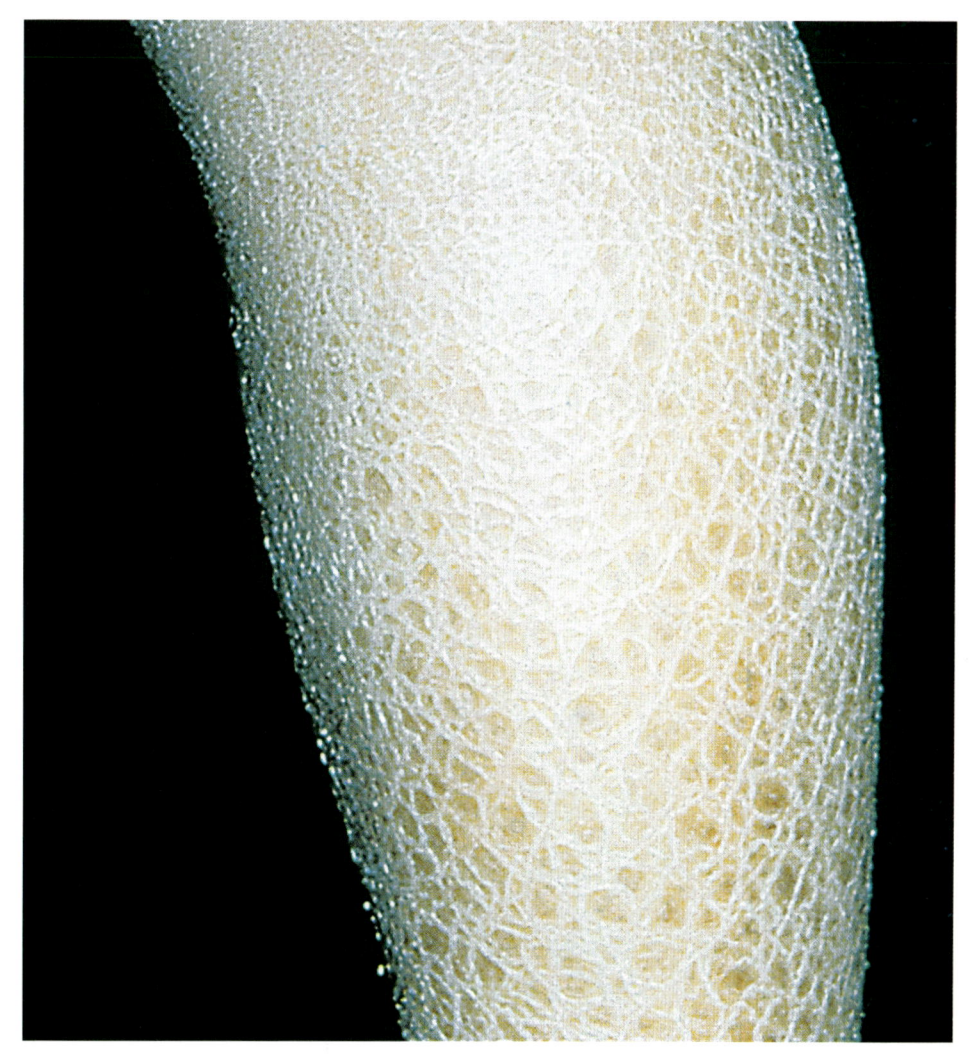

FIGURA 4-9 Ictiose ligada ao cromossomo X Padrão mais pronunciado de escama de peixe na perna de uma criança com ictiose ligada ao cromossomo X. As escamas marrons difusas concedem uma aparência de "sujeira" à criança.

CONTROLE

1. Emolientes como propilenoglicol, petrolato, óleo mineral, Vaselina ou hidratantes (Lubriderm, Eucerin, Moisturel e Aquaphor), devem ser utilizados para manter a pele bem hidratada.
2. Agentes ceratolíticos, como Epilyt, Keralyt, Lac-Hydrin e Carmol, podem ser utilizados duas vezes ao dia nas áreas afetadas para ajudar a esfoliar as escamas difusas, porém, devem ser evitados em crianças novas, pois a sensação de ardência geralmente não é bem tolerada. A face e as áreas inguinais também devem ser evitadas.
3. Retinoides tópicos, como tazaroteno, podem ajudar, porém podem ser muito irritantes em crianças pequenas.

ERITRODERMIA ICTIOSIFORME BOLHOSA CONGÊNITA

A eritrodermia ictiosiforme bolhosa congênita é um distúrbio desfigurativo que, inicialmente, apresenta-se com vesículas e erosões. Gradualmente, as lesões cutâneas tornam-se mais difusas e hiperceratósicas, com aparência quase verrucosa.

SINÔNIMOS Hiperceratose epidermolítica, HKE, ictiose bolhosa, eritrodermia ictiosiforme bolhosa congênita de Brocq.

EPIDEMIOLOGIA

IDADE DE INÍCIO A doença está presente ao nascimento ou logo após este.
GÊNERO M = F.
PREVALÊNCIA 1 em 200.000 a 300.000.
ETIOLOGIA Mutação genética da queratina 1, 10 (ou queratina 2e na ictiose bolhosa de Siemens).
HERANÇA A doença possui herança autossômica dominante, porém 50% dos pacientes exibem novas mutações.

FISIOPATOLOGIA

Mutações nas queratinas 1 e 10, localizadas no cromossomo 12q11-q13 e 17q12-q21, respectivamente. As mutações genéticas afetam o alinhamento, a oligomerização e o agrupamento dos filamentos de ceratina, resultando em uma estrutura celular enfraquecida e formação de bolhas cutâneas.

HISTÓRIA

A principal queixa é a formação de bolhas, que são dolorosas e podem causar desnudamento difuso. Posteriormente, a hiperceratose se torna desfigurativa e malcheirosa.

EXAME FÍSICO

Achados Cutâneos

TIPO Bolhas flácidas iniciais (Fig. 4-10A) podem resultar em descamação, erosões e grandes áreas desnudas. Posteriormente, ocorre hiperceratose eritematosa com placas verrucosas (Fig. 4-10B).
COR No início, a pele é eritematosa. Posteriormente, escamas espessas são de cor marrom escuro.
DISTRIBUIÇÃO Todas as superfícies do corpo podem estar envolvidas, e áreas flexuais são acentuadas. Muitos pacientes apresentam envolvimento palmar e plantar (ceratodermia).

Achados Gerais

Cabelos, unhas e dentes geralmente são normais.

DIAGNÓSTICO DIFERENCIAL

Ao nascimento, a eritrodermia ictiosiforme bolhosa congênita precisa ser diferenciada de outras formas de distúrbios bolhosos, como epidermólise bolhosa, síndrome da pele escaldada estafilocócica, necrólise epidérmica tóxica e impetigo bolhoso. O aspecto clínico da forma verrucosa tardia pode ser confundido com a ictiose lamelar, porém, a histopatologia geralmente é diagnóstica.

EXAMES LABORATORIAIS

DERMATOPATOLOGIA A biópsia cutânea revela densa hiperceratose ortoceratótica, com os queratinócitos exibindo vacuolização intracelular com agrupamento dos filamentos intermediários da queratina, descrito como "hiperceratose epidermolítica".
MICROSCOPIA ELETRÔNICA Revela agrupamento dos filamentos intermediários de queratina.
OUTROS A triagem genética para os defeitos de queratina 1 e 10 pode ser realizada no pré-natal.

EVOLUÇÃO CLÍNICA E PROGNÓSTICO

A formação de bolhas cessa durante a segunda década de vida, porém, a hiperceratose persiste por toda a vida. Na idade adulta, a hiperceratose é problemática em virtude da deformação, odor fétido causado pela infecção secundária e desconforto ocasionado por limitação de movimentos. O acometimento grave do couro cabeludo pode resultar em queda dos cabelos.

CONTROLE

No estágio inicial de formação de bolhas da doença, o tratamento de suporte é necessário para evitar infecção, desidratação, desequilíbrio térmico e hidreletrolítico. Uma vez desnuda a pele, lubrificantes e manejo cuidadoso são necessários.

Os seguintes agentes são úteis na forma verrucosa tardia:

1. Os banhos mornos de imersão regulares podem ser úteis para ajudar a remover as escamas acumuladas. A adição de sais ou óleos de banho pode ajudar a esfoliar a escamas espessas.
2. Agentes ceratolíticos com ureia (Carmol), ácido salicílico (Salex) e α-hidroxiácidos (Aquaglycolic) podem ser utilizados para ajudar a esfoliar as escamas difusas, porém devem ser evitados nas crianças novas, pois a sensação de ardência geralmente não é bem tolerada. A face e as regiões inguinais também devem ser evitadas.
3. Retinoides sistêmicos, como isotretinoína e acitretina, são úteis no controle da hiperceratose, porém podem intensificar a formação de bolhas. Os efeitos colaterais das drogas nos ossos e tendões são uma preocupação, e o uso prolongado geralmente não é recomendado.

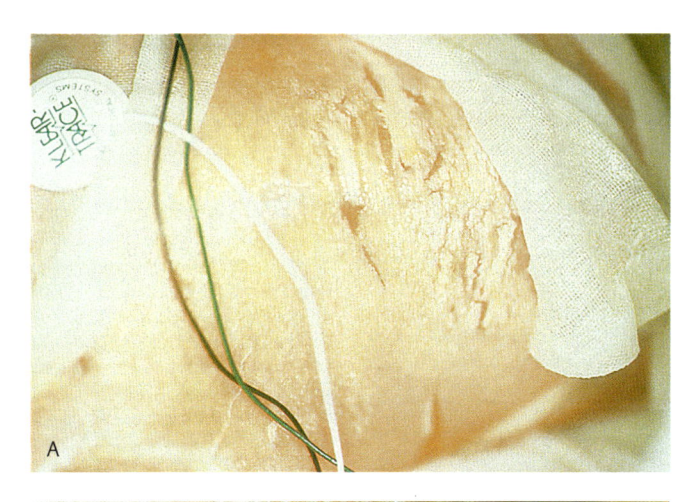

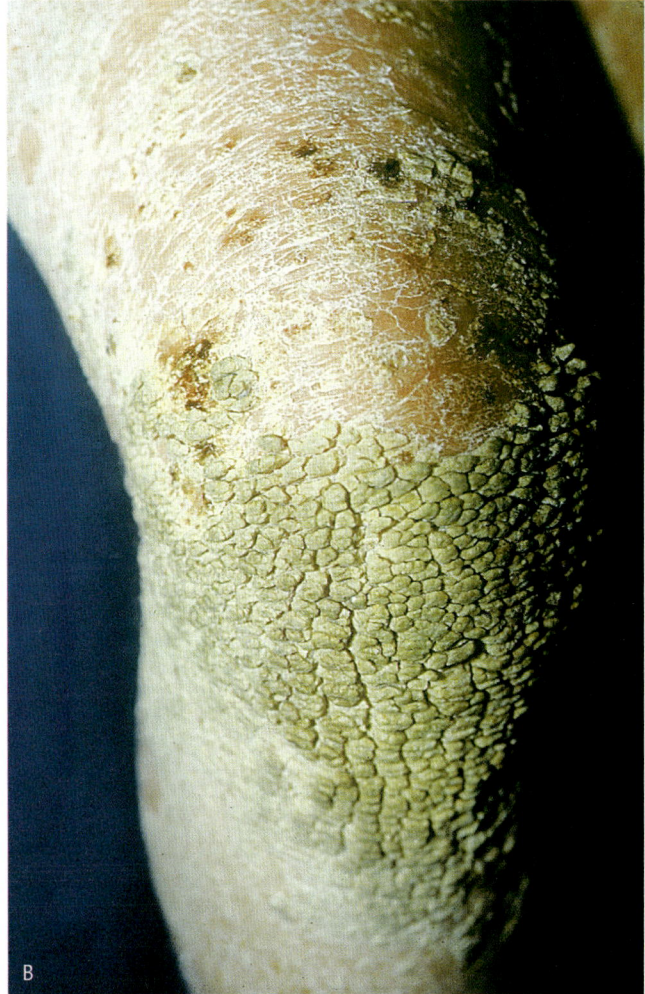

SEÇÃO 4 TRANSTORNOS DA PROLIFERAÇÃO EPIDÉRMICA

FIGURA 4-10 Eritrodermia ictiosiforme bolhosa congênita (**A**) Bolhas flácidas difusas e eritrodermia ao nascimento. (**B**) Extensas placas verrucosas no joelho de uma criança.

ICTIOSE LAMELAR

Geralmente, IL se manifesta ao nascimento com o infante revestido em uma membrana coloidal (ver "Bebê Colódio", Fig. 4-6), que logo descama com subsequente formação de escamas grandes e grosseiras em distribuição generalizada.

SINÔNIMOS Eritrodermia ictiosiforme congênita não bolhosa, ictiose lamelar AR LI não eritrodérmica.

EPIDEMIOLOGIA

IDADE DE INÍCIO Um bebê colódio ao nascimento geralmente é a apresentação inicial (Fig. 4-6). Em alguns casos, a doença não é visível até os 3 meses de idade.
GÊNERO M = F.
INCIDÊNCIA 1 em 200.000 a 300.000.
MODO DE HERANÇA A maioria das famílias exibe herança autossômica recessiva. Casos de herança autossômica dominante podem ser relatados.

FISIOPATOLOGIA

Uma mutação da transglutaminase-1 (cromossomo 14q11.2) foi encontrada em vários pacientes, porém pelo menos dois outros locos gênicos (nos cromossomos 2q33-q35 e 19p12-q13) foram identificados. A transglutaminase-1 ajuda no estabelecimento de ligações cruzadas nas proteínas estruturais (involucrina, loricrina, filamentos intermediários da queratina) na epiderme superior, e o mau funcionamento desta enzima resulta em cornificação e descamação anormal da pele.

HISTÓRIA

A IL, tipicamente, se apresenta ao nascimento como um bebê colódio. Após 2 a 3 semanas, a membrana coloidal descama e é substituída por grandes escamas. Durante o exercício e clima quente, pode ocorrer hipertermia causada por reduzida habilidade de transpirar. Fissuras no estrato córneo podem resultar em perda de água excessiva e desidratação. Crianças novas possuem exigências nutricionais aumentadas pela descamação excessiva do estrato córneo. Fissuras nas mãos e nos pés são dolorosas.

EXAME FÍSICO

Lesões Cutâneas
TIPO Ao nascimento, o infante geralmente apresenta uma membrana coloidal que sofre descamação em 2 a 3 semanas. Subsequentemente, grandes escamas semelhantes a pergaminho se desenvolvem em todo o corpo (Fig. 4-11A). As escamas são grandes e muito espessas. É comum a presença de fissuras nas mãos e nos pés.
DISTRIBUIÇÃO Generalizada. Hiperceratose ao redor das articulações pode ser verrucosa (Fig. 4-11B). Pacientes podem ter ectrópio (eversão das pálpebras) e eclábio (eversão dos lábios).
CABELO E UNHAS Os cabelos grudam em virtude das escamas; frequentes infecções resultam em alopecia cicatricial. As unhas exibem placas e depressões.

Achados Gerais
A tensão da pele facial resulta em ectrópio, eclábio e hipoplasia da cartilagem nasal e auricular. A hiperceratose resulta em obstrução das glândulas sudoríparas écrinas com resultante redução da transpiração e risco de superaquecimento. O acúmulo de escamas no canal auricular pode resultar em oclusão e infecção.

EXAMES LABORATORIAIS

DERMATOPATOLOGIA A biópsia cutânea revela densa hiperceratose, paraceratose em placas, aumento da camada granulosa (ao contrário da IV), acantose e papilomatose.
OUTROS A atividade da transglutaminase-1 dos queratinócitos pode ser mensurada e será baixa em pacientes com IL com mutações na transglutaminase-1. Testes genéticos para mutação do gene da transglutaminase-1 podem ser realizados para o diagnóstico pré-natal.

DIAGNÓSTICO DIFERENCIAL

Ao nascimento, a apresentação de bebê colódio pode preceder diversos distúrbios ictióticos, e a lista de diagnósticos diferenciais é longa (ver "Bebê Colódio"). Na idade adulta, a escama escura é clinicamente diagnóstica.

EVOLUÇÃO CLÍNICA E PROGNÓSTICO

Na ictiose lamelar, a membrana coloidal presente ao nascimento é descamada. Porém, as escamas escuras persistem durante toda a vida e não melhoram com a idade.

CONTROLE

Pacientes com IL devem evitar situações que possam resultar em superaquecimento. A aparência cutânea destes pacientes pode ser melhorada:

1. Foi demonstrado que o calcipotrieno tópico pode ser útil.
2. Retinoides tópicos (tazaroteno) podem aumentar a renovação cutânea.
3. Ácido lático tópico e propilenoglicol também demonstraram alguma melhora na redução de escamas.
4. Retinoides sistêmicos, como isotretinoína e acitretina, são úteis no controle da hiperceratose e melhora clínica do ectrópio e eclábio. Os efeitos colaterais das drogas nos ossos e tendões são uma preocupação, e o uso prolongado geralmente não é recomendado.

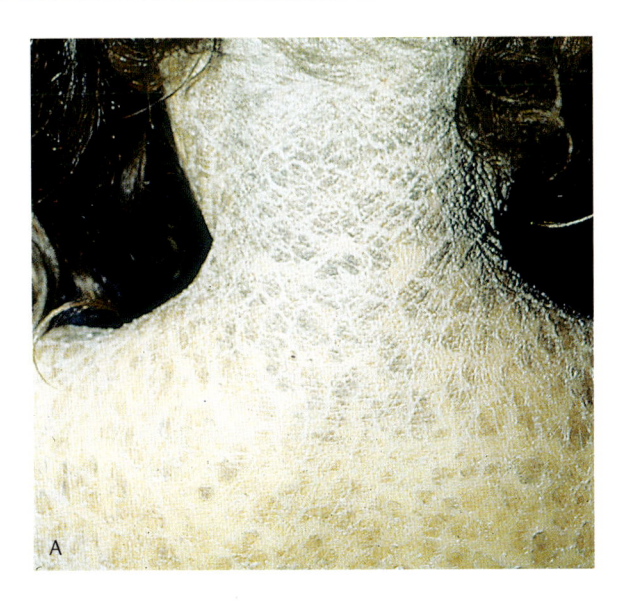

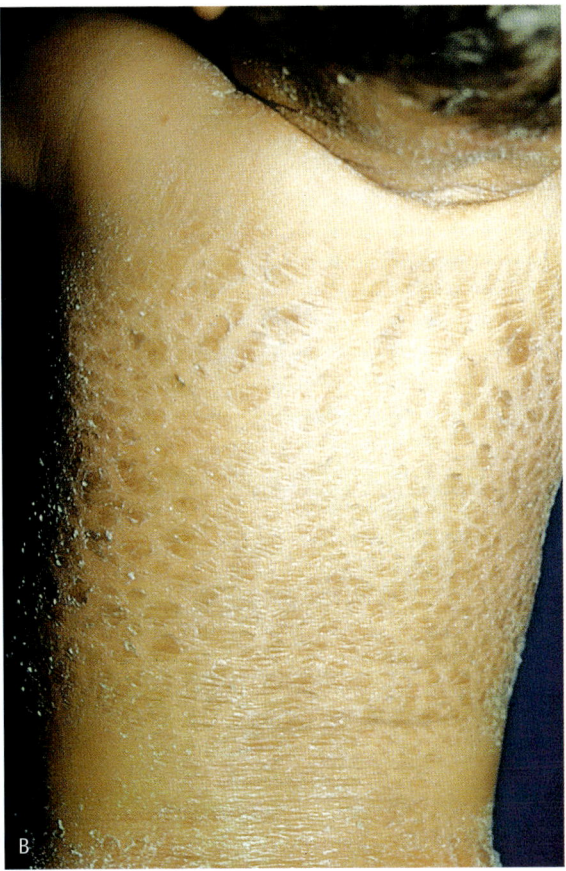

SEÇÃO 4 TRANSTORNOS DA PROLIFERAÇÃO EPIDÉRMICA

FIGURA 4-11 Ictiose lamelar (**A**) Escamas generalizadas em placa no pescoço posterior de uma criança com ictiose lamelar. (**B**) Grandes escamas em placa no dorso da mesma criança.

CERATOSE PILAR

A CP é uma condição cutânea benigna comum, caracterizada por hiperceratose folicular com leve eritema. É mais proeminente na lateral dos antebraços e coxas, mas também pode ser observada nas bochechas de crianças. É comumente observada em indivíduos com história pessoal ou familiar de atopia.

EPIDEMIOLOGIA

IDADE Aparece no início da infância.
GÊNERO M = F.
INCIDÊNCIA Comum.
ETIOLOGIA Excessiva ceratinização nos folículos pilosos.
GENÉTICA Herança autossômica dominante. Potencialmente associado à deleção do cromossomo 18p.
SAZONALIDADE Piora durante os meses frios.

EXAME FÍSICO

Achados Cutâneos

TIPO Pápulas foliculares discretas geralmente com tampão de queratina sobreposto (Fig. 4-12A). Eritema de fundo variável.
COR Vermelha ou marrom.
DISTRIBUIÇÃO As lesões são proeminentes nas áreas externas dos antebraços e coxas, ocasionalmente nas bochechas de crianças.
PALPAÇÃO A pele possui uma textura áspera similar à pele arrepiada ou a pele de um frango depenado.

Achados Gerais

Geralmente associado a outros sinais de atopia: dermatite atópica, asma, alergias, febre do feno ou IV.

DIAGNÓSTICO DIFERENCIAL

O diagnóstico da CP é feito clinicamente. A CP é comum, porém há algumas raras variantes da CP:

1. Uleritema ofriogenes (CP rubra atrófica da face). Condição ligada ao cromossomo X, notável pela CP difusa que inicia com pápulas ceratósicas foliculares na lateral das sobrancelhas e que cicatrizam com resultantes depressões puntiformes e alopecia da área.
2. CP rubra da face. Similar ao uleritema ofriogenes, exceto pelo fato de que as lesões começam nas bochechas e têmporas (Fig. 4-12B).
3. Atrofodermia vermiculata (foliculite uleritema ofriogenes). Caracterizada por depressões puntiformes atróficas simétricas nas bochechas, fronte e sobrancelhas.
4. Ceratose folicular espinulosa decalvante. Uma variante de CP que ocorre no couro cabeludo com alopecia cicatricial folicular secundária.

EXAMES LABORATORIAIS

DERMATOPATOLOGIA A biópsia cutânea revela hiperceratose folicular e infiltrado inflamatório difuso na derme.

EVOLUÇÃO CLÍNICA E PROGNÓSTICO

A CP é benigna, porém persistente e crônica. Ocasionalmente, a CP reduz após os 20 anos de idade. Os pacientes são, principalmente, afligidos por sua textura rugosa e aspecto estético.

CONTROLE

1. Emolientes como petrolato, óleo mineral, vaselina ou hidratantes (CeraVe, Eucerin, Moisturel e Aquaphor) devem ser utilizados para manter a pele bem hidratada.
2. Agentes ceratolíticos, como Epilyt, Keralyt, Lac-Hydrin e Carmol, podem ser utilizados 2 vezes ao dia nas áreas afetadas para ajudar a esfoliar as escamas difusas, porém devem ser evitados em crianças novas, pois a sensação de ardência geralmente não é bem tolerada. A face e as áreas inguinais também devem ser evitadas.
3. Cremes esteroides tópicos podem ser utilizados intermitentemente para reduzir a aparência eritematosa da erupção cutânea:
   a. Esteroides de baixa potência (hidrocortisona a 2,5%) podem ser utilizados na face ou corpo não mais do que 2 semanas ao mês.
   b. Esteroides de potência média (triancinolona 0,1%) podem ser utilizados nas extremidades ou no corpo não mais do que 2 semanas ao mês.

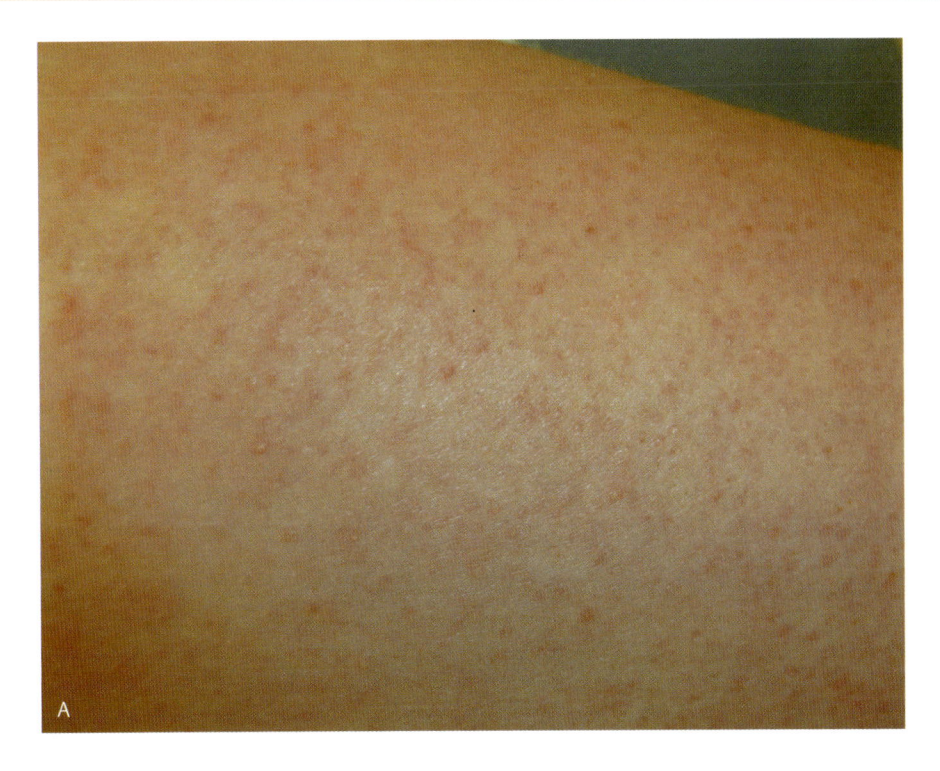

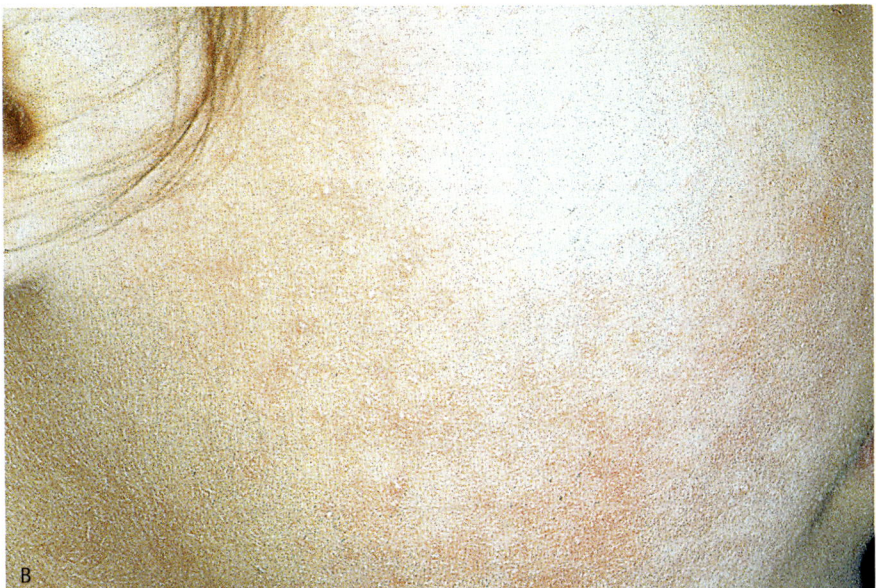

SEÇÃO 4 TRANSTORNOS DA PROLIFERAÇÃO EPIDÉRMICA

FIGURA 4-12 Ceratose pilar (**A**) Pápulas foliculares eritematosas com tampões de ceratina na tíbia de um adolescente. Ceratose rubra da face (**B**) Pápulas eritematosas foliculares na bochecha de uma criança.

PITIRÍASE RUBRA PILAR

A pitiríase rubra pilar (PRP) é uma doença crônica caracterizada por pápulas foliculares, placas escamosas de cor laranja a rosa e ceratodermia palmoplantar.

EPIDEMIOLOGIA

IDADE Dois picos: antes dos 20 anos de idade e após os 60 anos de idade.
CLASSIFICAÇÃO PRP que se apresenta na infância pode ser familial ou adquirida. PRP da infância pode ser classificada como forma juvenil clássica, forma juvenil circunscrita ou forma de aparecimento juvenil atípica.
GÊNERO M = F.
INCIDÊNCIA Incomum.
HERANÇA Quase todos os casos são adquiridos. Há alguns relatos de herança autossômica dominante e autossômica recessiva. Formas familiares autossômicas dominantes associadas a mutações no gene *CARD14* foram descritas.

FISIOPATOLOGIA

Cornificação anormal genética de patogênese incerta. Os possíveis mecanismos sugeridos incluem o metabolismo anormal da vitamina A, causas físicas (exposição UV, infecções), superantígenos ou causas autoimunes.

HISTÓRIA

SINTOMAS CUTÂNEOS Prurido leve a moderado ou sensação de ardência. Dor nas áreas de pele fissurada.

EXAME FÍSICO

Achados Cutâneos

TIPO Hiperceratose folicular sobre base eritematosa. Varia de escamas e eritema na face, couro cabeludo e orelhas (frequentemente a apresentação inicial) até pápulas puntiformes no corpo que coalescem formando grandes placas com as características "ilhas de pele normal" (Fig. 4-13).
COR Pápulas marrom-avermelhadas, placas laranja a rosa-salmão.

DISTRIBUIÇÃO Em algumas crianças: distribuição localizada nos cotovelos e joelhos; em outras crianças e adultos: forma generalizada com placas no tronco e extremidades. Ceratoses pontuadas (semelhante a um "ralador de noz-moscada") nas porções dorsais da primeira e segunda falanges, mãos, punhos, joelhos, tornozelos, pés, laterais do pescoço e tronco.

Achados Gerais

Palmas e plantas hiperceratósicas espessadas (formando "faixas" como na esclerodermia). Distrofia ungueal (espessamento, opacidade, hiperceratose subungueal; depressões puntiformes ungueais não são comuns).

A doença pode, raramente, progredir para eritrodermia esfoliativa associada à febre, calafrios, indisposição e diarreia.

DIAGNÓSTICO DIFERENCIAL

O diagnóstico diferencial para PRP inclui psoríase, dermatite seborreica, líquen plano, dermatite atópica e exantema viral. Clinicamente, as clássicas "ilhas de pele normal poupada" diferenciam a PRP de todas as outras dermatoses.

EXAMES LABORATORIAIS

DERMATOPATOLOGIA A biópsia cutânea revela uma hiperceratose irregular em "padrão de tabuleiro" com paraceratose alternada vertical e horizontal do estrato córneo, tamponamento folicular, infiltrado de células mononucleares na derme. Podem ser observadas células acantolíticas disceratóticas focais ou acantólise na epiderme.

EVOLUÇÃO CLÍNICA E PROGNÓSTICO

A PRP infantil apresenta curso persistente, caracterizado por remissões e exacerbações espontâneas.

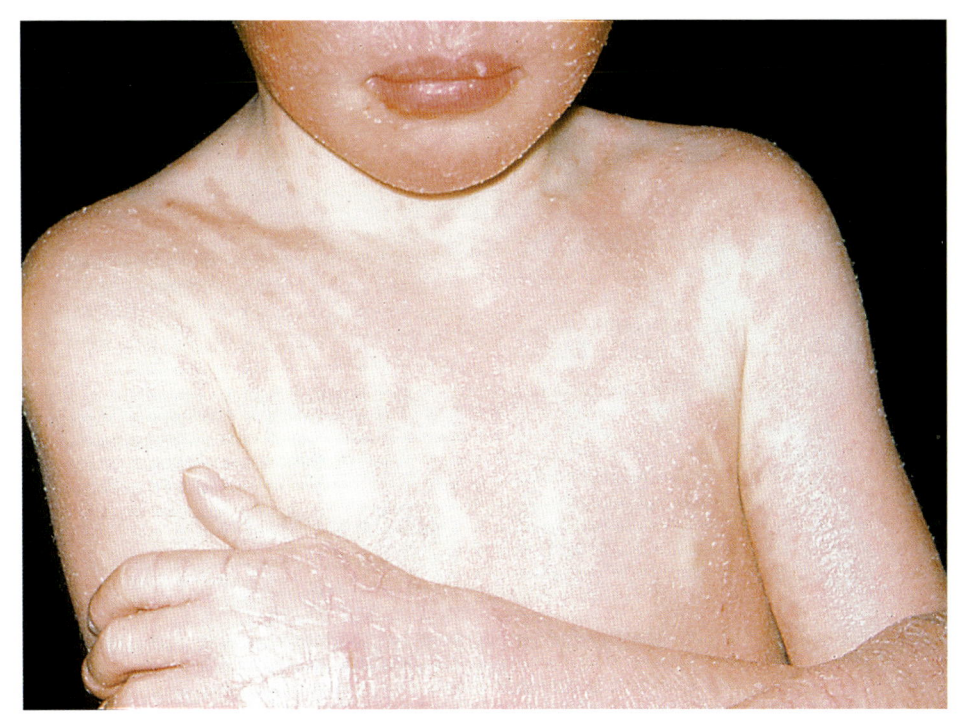

FIGURA 4-13 Pitiríase rubra pilar Placas difusas de cor salmão com características ilhas de pele poupada no tórax de uma criança.

CONTROLE

1. Emolientes como petrolato, óleo mineral, vaselina ou hidratantes (CeraVe, Eucerin, Moisturel e Aquaphor) devem ser utilizados para manter a pele bem hidratada.
2. Agentes ceratolíticos, como Epilyt, Keralyt, Lac-Hydrin e Carmol podem ser utilizados duas vezes ao dia nas áreas afetadas para ajudar a esfoliar as escamas difusas, porém devem ser evitados em crianças novas pois sensação de ardência geralmente não é bem tolerada. A face e as áreas inguinais também devem ser evitadas.
3. Cremes esteroides tópicos podem ser utilizados intermitentemente para reduzir a aparência eritematosa da erupção cutânea:
   a. Esteroides de baixa potência (hidrocortisona a 2,5%) podem ser utilizados na face ou corpo não mais do que 2 semanas ao mês.
   b. Esteroides de potência média (triancinolona 0,1%) podem ser utilizados nas extremidades ou no corpo não mais do que 2 semanas ao mês.
   c. Esteroides de alta potência (clobetasol 0,05%, diflorasona 0,05%, dipropionato de betametasona 0,05%) devem ser reservados para as crianças mais velhas/adultos em áreas gravemente afetadas, duas vezes ao dia e não mais que 2 semanas por mês.
4. Regimes terapêuticos menos tóxicos são recomendados para a forma infantil de PRP, porém, em casos graves refratários, pode ser necessário o uso de retinoides orais (isotretinoína, acitretina), esteroides sistêmicos e/ou metotrexato. A fototerapia com radiação ultravioleta-A ou ultravioleta-B também foi relatada como útil em alguns casos. Experiência recente com agentes biológicos sugere alguma melhora em pacientes com PRP tratados com inibidores de TNF-α.

DOENÇA DE DARIER

A doença de Darier é um raro distúrbio autossômico dominante de sinalização defectiva de Ca²⁺ intracelular do retículo endoplasmático e mitocôndrias nos queratinócitos. Clinicamente, os pacientes apresentam placas e pápulas foliculares com crostas ceratósicas marrons de odor fétido no couro cabeludo, face, pescoço e tronco.

SINÔNIMOS Ceratose folicular, doença de Darier-White.

EPIDEMIOLOGIA

IDADE 70% dos pacientes apresentam o início da doença entre 6 e 20 anos de idade.
GÊNERO M = F.
INCIDÊNCIA 1 em 55.000 a 100.000.
GENÉTICA Doença autossômica dominante com penetrância completa, porém de gravidade clínica variável. Mutação genética localizada no gene *ATP2A2* localizado no cromossomo 12q23-24.
SAZONALIDADE Exacerbação durante os meses de verão/exposição ao sol (fenômeno de foto-Koebner).

FISIOPATOLOGIA

A doença foi localizada no gene *ATP2A2* no cromossomo 12q23-24. O gene defectivo resulta no funcionamento anormal de uma ATPase de Ca2+ do retículo endoplasmático (SERCA2), resultando na sinalização de Ca2+ intracelular anormal. Depósitos inadequados de Ca2+ prejudicam a correta síntese proteica de moléculas necessárias para boa aderência entre as células. Este fenômeno causa acantólise (perda de aderência entre as células da camada suprabasal) e apoptose (aumento da morte celular).

EXAME FÍSICO
Lesões Cutâneas

TIPO Pequenas pápulas e placas ceratóticas incrustadas com escamas gordurosas que coalescem formando placas verrucosas (Fig. 4-14A).
COR Cor de pele marrom-amarelada ou vermelha.
PALPAÇÃO Áspero.
DISTRIBUIÇÃO Distribuição folicular na pele, couro cabeludo e tórax. Lesões intertriginosas (axilas, virilha) são comuns.
SÍTIOS DE PREDILEÇÃO Áreas seborreicas (tronco, couro cabeludo, face, pescoço) são os sítios de predileção. Pápulas ceratósicas na superfície dorsal das mãos e dos pés e lesões pontuadas nas palmas/plantas.
ACHADOS UNGUEAIS Faixas longitudinais vermelhas, cinzas ou brancas em "V" na porção distal e hiperceratose subungueal (Fig. 4-14B).

MEMBRANAS MUCOSAS Pápulas calcetadas brancas indolores que coalescem formando placas. A orofaringe (palato, gengiva, mucosa e língua), a laringe ou a mucosa anal podem estar envolvidas.

Achados Gerais

As lesões cutâneas exalam odor fétido, e os pacientes apresentam susceptibilidade aumentada a infecções. Há raros relatos de deficiência mental, esquizofrenia, epilepsia e baixa estatura.

DIAGNÓSTICO DIFERENCIAL

A doença de Darier pode ser confundida com dermatite seborreica, dermatose acantolítica transitória, pênfigo foliáceo e doença de Hailey-Hailey. Estes podem ser diferenciados clínica ou histopatologicamente.

EXAMES LABORATORIAIS

DERMATOPATOLOGIA A biópsia cutânea revela acantólise suprabasal e células disceratóticas causadas por apoptose. Hiperceratose está presente e pode ser bem espessa. A doença de Darier possui achados característicos:

1. Corpos redondos (queratinócitos acantolíticos com núcleos parcialmente fragmentados circundados por citoplasma claro e um anel de feixes de queratina colapsados) na camada de Malpighi.
2. Grãos (células ovais com citoplasma eosinofílico brilhante de feixes de queratina colapsados e resíduos nucleares encolhidos) no estrato córneo.

MICROSCOPIA ELETRÔNICA Ultraestruturalmente, a lesão cutânea demonstra perda de desmossomos e descolamento dos filamentos de queratina dos desmossomos.

EVOLUÇÃO CLÍNICA E PROGNÓSTICO

A doença de Darier persiste por toda a vida, porém apresenta períodos de exacerbação e remissão parcial. Os aspectos mais angustiantes da condição são o odor, o desfiguramento e o prurido. Mais de 50% apresenta comprometimento oral. Os pacientes relatam piora dos sintomas cutâneos no verão e na exposição ao sol, calor, transpiração e umidade. Além disso, indivíduos são mais susceptíveis às infecções causadas por bactérias, leveduras e fungos.

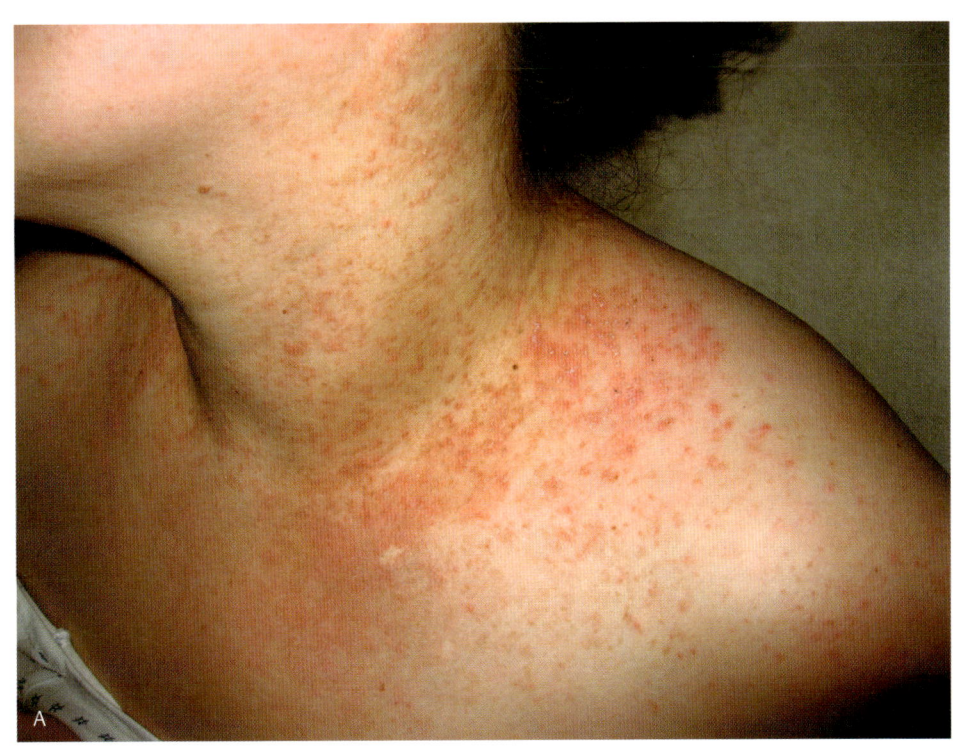

FIGURA 4-14 Doença de Darier (**A**) Pápulas ceratóticas incrustadas com escamas no pescoço. (*Continua.*)

CONTROLE

1. Roupas leves e proteção solar ajudam a prevenir a exacerbação da doença de Darier, que pode ser desencadeada pelo calor, sol ou transpiração.
2. Loções de limpeza antibacterianas (Panoxyl, Hibiclens) podem ser utilizadas para reduzir a colonização bacteriana malcheirosa. Infecções bacterianas secundárias podem ser tratadas com antibióticos orais (25-50 mg/kg/d de cefalexina, dividida em quatro vezes ao dia e não excedendo 4 g/d; 25-50 mg/kg/d de dicloxacilina, dividida em quatro vezes ao dia e não excedendo 2 g/d); e 30-50 mg/kg/d de eritromicina, dividida em quatro vezes ao dia e não excedendo 2 g/d).
3. Agentes ceratolíticos, como Epilyt, Keralyt, Lac-Hydrin e Carmol podem ser utilizados duas vezes ao dia nas áreas afetadas para ajudar a esfoliar as escamas difusas, porém devem ser evitados em crianças novas, pois a sensação de queimação, geralmente, não é bem tolerada. A face e as áreas inguinais também devem ser evitadas.
4. Retinoides tópicos também podem ajudar (tretinoína, tazaroteno, adapaleno), porém seu uso é limitado em razão dos seus efeitos colaterais irritantes.
5. Cremes esteroides tópicos podem ser utilizados intermitentemente, porém, geralmente não são eficazes:
   a. Esteroides de baixa potência (hidrocortisona a 2,5%) podem ser utilizados na face ou corpo não mais do que 2 semanas ao mês.
   b. Esteroides de potência média (triamcinolona 0,1%) podem ser utilizados nas extremidades ou no corpo não mais do que 2 semanas ao mês.
   c. Esteroides de alta potência (clobetasol 0,05%, diflorasona 0,05%, dipropionato de betametasona 0,05%) devem ser reservados às crianças mais velhas/adultos em áreas gravemente afetadas, duas vezes ao dia e não mais que 2 semanas por mês.
6. Os pacientes devem ser avisados sobre os efeitos colaterais dos esteroides tópicos. O uso contínuo pode causar adelgaçamento da pele, formação de estrias e absorção sistêmica, especialmente em crianças mais novas. Esteroides utilizados ao redor dos olhos por períodos prolongados podem resultar na formação de glaucoma e/ou catarata.
7. Retinoides sistêmicos, como isotretinoína e acitretina são eficazes em suavizar a superfície ceratótica; contudo, o uso prolongado destes agentes não é recomendado.
8. Em casos refratários graves de doença desfigurante, há relatos de sucesso clínico no uso de dermoabrasão, ciclosporina, *resurfacing* por *laser* ER:YAG ou de CO_2 e terapia fotodinâmica.

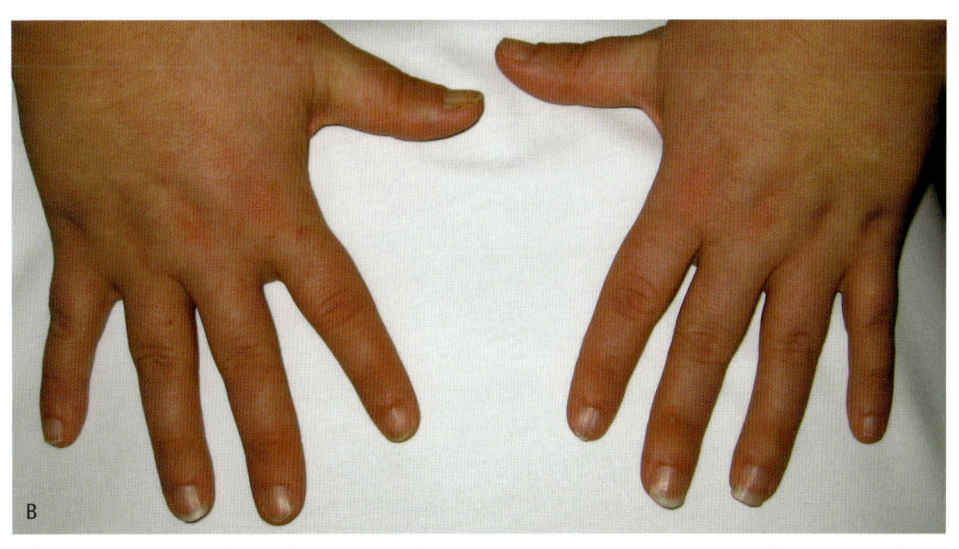

SEÇÃO 4 TRANSTORNOS DA PROLIFERAÇÃO EPIDÉRMICA 121

FIGURA 4-14 *(Continuação.)* (**B**) Unhas com estrias longitudinais brancas e vermelhas em "V" na porção distal e hiperceratose subungueal.

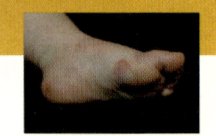

SEÇÃO 5
DERMATOSES BOLHOSAS PRIMÁRIAS

EPIDERMÓLISE BOLHOSA

A epidermólise bolhosa (EB) define um grupo de raros distúrbios cutâneos hereditários mecanobolhosos, caracterizados por fragilidade cutânea e formação de bolhas. Há três formas da doença: EB simples, EB juncional e EB distrófica, com mais de 20 fenótipos diferentes representando mutações nos genes de pelo menos 18 proteínas estruturais na pele (na epiderme, junção dermoepidérmica ou derme papilar superior).

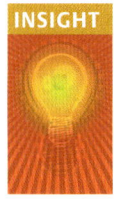

INSIGHT Os nevos melanocíticos, em crianças com distúrbios bolhosos recorrentes, podem possuir aparência clinicamente atípica (grandes e escuros com margens irregulares), embora apresentem padrões histopatológicos tranquilizadores.

CLASSIFICAÇÃO

A EB hereditária pode ser classificada com base no fenótipo e no genótipo, subdividindo a EB em tipos e subtipos, como segue:

1. Epidermólise bolhosa simples (EBS, com bolhas intraepidérmicas)
    Subtipos principais:
        EBS, localizada (também conhecida como EBS, Weber-Cockayne).
        EBS, generalizada intermediária (também conhecida como EBS, Koebner).
        EBS, generalizada grave (também conhecida como EBS, Dowling-Meara).
        EBS com distrofia muscular.
    Subtipos menores:
        EBS com pigmentação mosqueada.
        EBS autossômica recessiva.
        EBS, Ogna.
        EBS com atresia pilórica.
        EBS superficial/EBS suprabasal.

2. Epidermólise bolhosa juncional (EBJ, com bolhas na lâmina lúcida)
    Subtipos principais:
        EBJ, generalizada grave (também conhecida como EBJ, Herlitz).
        EBJ, generalizada intermediária (também conhecida como EBJ, não Herlitz.
        EBJ com atresia pilórica.
    Subtipos menores:
        EBJ inversa.
        EBJ localizada.
        EBJ síndrome laringo-onicocutânea

3. Epidermólise bolhosa distrófica (EBD, com bolhas no plano abaixo da lâmina densa)
    Subtipos principais:
        EBD dominante (D).
        EBD recessiva (R), generalizada grave (também conhecida como RDEB, Hallopeau-Siemens).
        EBDR, generalizada intermediária (também conhecida como RDEB não Hallopeau-Siemens).
    Subtipos menores:
        EBDD, pré-tibial
        EBDD pruriginosa
        EBDR inversa.
        EBDR centrípeta.
        EBD, dermólise bolhosa transitória do recém-nascido.
        EBD, autossômica dominante/autossômica recessiva heterozigota.

EPIDERMÓLISE BOLHOSA SIMPLES

A EBS geralmente é um distúrbio hereditário autossômico dominante, normalmente bolhoso e não cicatricial, que resulta em clivagem na camada basal da epiderme.

Há pelo menos três subtipos da EB simples, e todas apresentam uma mutação nos genes que codificam a queratina 5 ou 14, genes estes encontrados nos queratinócitos basais e um quarto subtipo principal associado à distrofia muscular que decorre de mutações no gene que codifica a proteína plectina:

Subtipos principais:
  EBS, localizada (também conhecida como EBS, Weber-Cockayne).
  EBS, generalizada intermediária (também conhecida como EBS, Koebner).
  EBS, generalizada grave (também conhecida como EBS, Dowling-Meara).
  EBS com distrofia muscular.

Há algumas formas raras de EBS generalizada, de herança autossômica recessiva, com uma variedade de mutações causais:

Subtipos secundários:
  EBS com pigmentação mosqueada – mutação na queratina 5.
  EBS autossômica recessiva – mutação na queratina 5 ou 14.
  EBS, Ogna – mutação na plectina.
  EBS com atresia pilórica – mutação na plectina.
  EBS superficial (defeito genético desconhecido, vesícula intraepidérmica logo abaixo da camada granular, pode ser uma variante clínica de outra forma de EB).

SINÔNIMO EB epidermolítica.

EPIDEMIOLOGIA

IDADE
Subtipos principais:
  EBS, localizada (Weber-Cockayne): Bolhas podem aparecer nos primeiros 2 anos de vida. Também pode começar na adolescência.
  EBS, generalizada intermediária (Koebner): Bolhas ao nascimento, em regiões de fricção; melhora na adolescência.
  EBS, generalizada grave (Dowling-Meara): Bolhas ao nascimento; formação espontânea, extensa, difusa e intensa de bolhas; melhora na adolescência.
  EBS com distrofia muscular: Bolhas ao nascimento.

INCIDÊNCIA 10 em 1 milhão de nascidos vivos. A EBS variante localizada (Weber-Cockayne) é a mais comum, estimada em 1/50.000 nascidos vivos.

GÊNERO M = F.

ETIOLOGIA Subtipos principais da EBS: mutações nos genes que codificam a queratina 5 e 14. Subtipos secundários da EBS: mutação no gene que codifica a plectina. Veja Quadro 5-1.

GENÉTICA Herança autossômica dominante, raramente pode ser autossômica recessiva. Veja Quadro 5-1.

FATORES PRECIPITANTES A formação de bolhas é mecanicamente induzida por fricção, podendo ser exacerbada por calor, corrida, caminhadas prolongadas e outras fontes de trauma.

QUADRO 5-1 Epidermólise Bolhosa Simples: Formas, Defeito Genético e Padrão de Herança

Formas	Gene	Herança
Epidermólise Bolhosa Simples		
EBS, localizada (Weber-Cockayne)	Queratina 5, Queratina 14	AD
EBS, generalizada intermediária (Koebner)	Queratina 5, Queratina 14	AD
EBS, generalizada grave (Dowling-Meara)	Queratina 5, Queratina 14	AD
EBS com distrofia muscular	Plectina	AD
EBS com atresia de piloro	Plectina	AR
EBS com pigmentação mosqueada	Queratina 5	AD
EBS, autossômica recessiva	Queratina 5, Queratina 14	AR
EBS, tipo Ogna	Plectina	AD
EBS superficial	Desconhecido	AD

FISIOPATOLOGIA

Mutações nos genes que codificam a queratina 5 (cromossomo 12q) ou 14 (cromossomo 17q) ou a plectina (cromossomo 8q) causam alteração nos tonofilamentos ou nos hemidesmossomos dos queratinócitos na camada basal da pele. O trauma resulta em clivagem intraepidérmica ao nível da camada basal com consequente formação de vesículas.

HISTÓRIA

Infantes saudáveis nascem com pele aparentemente frágil. As bolhas se formam em áreas de maior fricção, porém a tendência à formação de erupções bolhosas, geralmente reduz com o aumento da idade.

EXAME FÍSICO

Achados Cutâneos
Tipo e Distribuição

Subtipos principais:
- EBS, localizada (Weber-Cockayne): Bolhas flácidas nas mãos e pés (Fig. 5-1).
- EBS, generalizada intermediária (Koebner): Bolhas generalizadas com formação de mília sobre as cicatrizes. Pouco ou nenhum envolvimento das mucosas, 20% com distrofia ungueal.
- EBS, generalizada grave (Dowling-Meara): Bolhas difusas agrupando-se em arranjo herpetiforme, ceratodermia palmoplantar.
- EBS com distrofia muscular: Bolhas localizadas.

Subtipos secundários:
- EBS com pigmentação mosqueada: Bolhas associadas a máculas hiperpigmentadas reticuladas.
- EBS autossômica recessiva: Podem ter bolhas localizadas ou generalizadas, muitas vezes surgindo pouco depois do nascimento.
- EBS, Ogna: Fenótipo semelhante a EBS, localizada (Weber-Cockayne) com característica clínica adicional de hematomas perilesionais e bolhas hemorrágicas.
- EBS com atresia pilórica: Grave com bolhas ao nascimento; mau prognóstico, frequentemente com morte na infância.
- EBS superficial: Descamação superficial, geralmente sem bolhas (clivagem logo abaixo da camada granulosa).

EXAME LABORATORIAL

DERMATOPATOLOGIA Microscopia ótica revela clivagem intraepidérmica, consistente com citólise das células basais, porém não é diagnóstico.

MICROSCOPIA ELETRÔNICA DE TRANSMISSÃO E MAPEAMENTO ANTIGÊNICO COM IMUNOFLUORESCÊNCIA São técnicas mais sensíveis, capazes de demonstrar a clivagem na camada basal e citólise das células basais. Na EBS, generalizada grave (Dowling-Meara), a ME demonstrará acúmulo de tonofilamentos, além da citólise das células basais. A imunofluorescência exibe a localização do antígeno BP, da laminina e do colágeno tipo IV abaixo do plano de clivagem. O mapeamento antigênico imunofluorescente com anticorpos monoclonais demonstra ausência das queratinas 5 ou 14 ou da plectina.

TESTES MOLECULARES Podem ser realizados com base nas mutações nos genes da queratina e/ou produção anormal de queratina 5 ou 14 ou plectina.

DIAGNÓSTICO DIFERENCIAL

Quando a história familiar é pouco representativa, a formação de bolhas no recém-nascido saudável deve levar à suspeita de distúrbios mecanobolhosos. O diagnóstico diferencial inclui outras genodermatoses com bolhas (eritrodermia ictiosiforme bolhosa congênita), doenças bolhosas autoimunes (IgA linear, penfigoide, pênfigo) ou infecções (herpes, síndrome da pele escaldada estafilocócica, impetigo bolhoso), condições benignas (bolha por sucção, bolha por fricção), ou raramente sinais de abuso ou negligência infantil (escaldadura, lesões térmicas).

EVOLUÇÃO CLÍNICA E PROGNÓSTICO

A maioria das formas de EBS melhora com a idade e a formação de bolhas pode ser limitada pela redução das atividades traumáticas. Somente a variante EBS, generalizada grave (Dowling-Meara) pode ser grave e extensa o suficiente para causar morbidade e mortalidade, e a EBS associada à distrofia muscular pode ter um fenótipo variado com perda muscular progressiva em apresentações extensas.

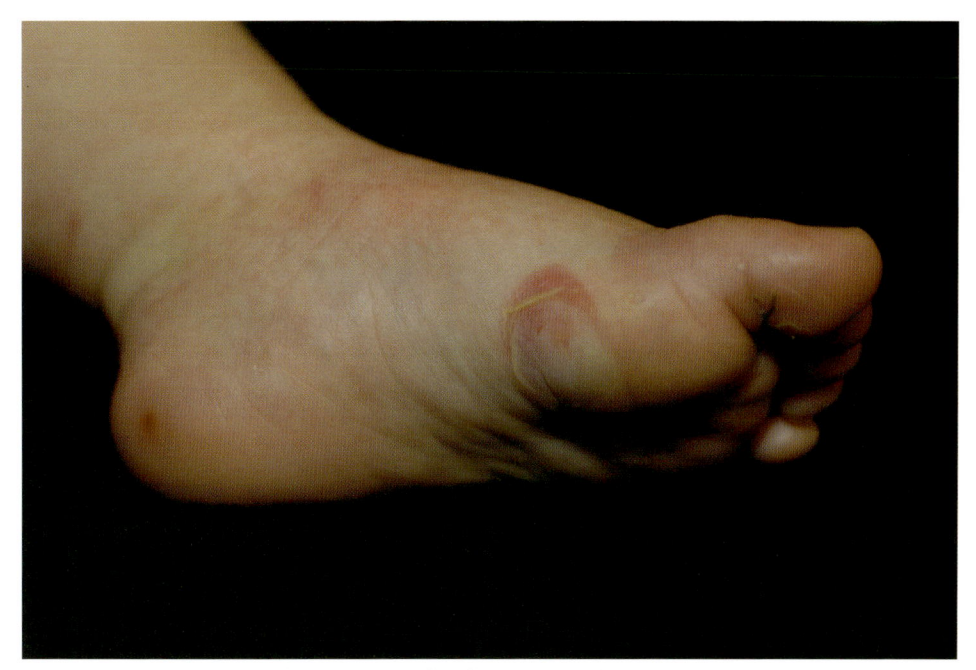

FIGURA 5-1 Epidermólise bolhosa simples Bolhas flácidas localizadas no pé de um infante.

CONTROLE

O tratamento da EBS é paliativo:

1. Pode-se minimizar a formação de bolhas limitando as atividades traumáticas, utilizando sapatos macios, bem ajustados e evitando temperaturas quentes.
2. Na ocorrência de bolhas, pode-se evitar sua extensão por cuidadosa aspiração asséptica do líquido vesical com um alfinete ou agulha estéril. As paredes das bolhas podem ser cuidadosamente removidas com tesouras estéreis. A seguir, um curativo não aderente com hidrocoloide ou gaze embebida em petrolato pode ser feito sobre a lesão.
3. Banhos diários, loções de limpeza suaves (loções líquidas Aquanil ou Cetaphil) e bandagem podem ajudar a reduzir a chance de infecção secundária, além de ajudarem na cicatrização das áreas bolhosas.
4. Emolientes tópicos (Vaselina, petróleo hidratado ou Aquaphor pomada) podem reduzir a fricção na área de cicatrização.
5. Antibióticos tópicos (mupirocina) podem ser utilizados quando houver evidência de infecção bacteriana secundária (exsudato amarelo, purulência, crostas).
6. O uso de um colchão de água com capa de lã pode ser necessário para limitar extensa formação bolhosa.
7. Desnudamento difuso da pele requer hospitalização com administração de fluidos IV, e antibióticos IV, quando adequado, e tratamento na unidade de queimados.
8. Curativos de pele artificial são caros, porém podem ser úteis em locais não cicatrizados.
9. É importante o fornecimento de aconselhamento genético para a família, e testes pré-natais devem ser oferecidos, quando disponíveis. Atualmente, não há nenhuma geneterapia disponível.
10. Foi estabelecido um registro nacional de epidermólise (www.debra.org), que pode ser utilizado como um sistema de suporte e informativo para famílias que possuem filhos com EB.

EPIDERMÓLISE BOLHOSA JUNCIONAL

A epidermólise bolhosa juncional (EBJ) é uma doença mecanobolhosa rara de herança autossômica recessiva, que resulta na clivagem da lâmina lúcida (na junção dermoepidérmica) da pele.

Os subtipos da EBJ herdaram mutações nos filamentos de ancoragem (laminina 332) ou nos hemidesmossomos [antígeno penfigoide bolhoso 2 (também conhecido como colágeno tipo XVII), ou α_6- e β_4-integrina]:
Diversos subtipos foram descritos:
1. EBJ, generalizada grave (também conhecida como EBJ, tipo Herlitz, letal).
2. EBJ, generalizada intermediária (também conhecida como EBJ, tipo não Herlitz, mitis).
3. EBJ com atresia pilórica (mutações da ou α_6- e β_4-integrina).

EPIDEMIOLOGIA

IDADE Início da formação de vesículas ao nascimento ou primeira infância (Fig. 5-2A).
GÊNERO M = F.
INCIDÊNCIA 2 por 1 milhão de nascidos vivos.
ETIOLOGIA Mutação no gene que codifica a laminina 332, o colágeno tipo XVII (antígeno penfigoide bolhoso 2) ou α_6- e β_4-integrina. Veja o Quadro 5-2.
GENÉTICA Herança autossômica recessiva.

FISIOPATOLOGIA

Formação anormal do hemidesmossomo, resultando em fragilidade cutânea ao nível da lâmina lúcida da membrana basal. Os defeitos moleculares identificados incluem alterações nos componentes do hemidesmossomo: laminina 332, colágeno tipo VII ou α_6- e β_4-integrina.

HISTÓRIA

A ocorrência das erupções bolhosas se inicia durante a primeira infância em todos os tipos de EBJ. O espectro da doença (depende do subtipo) pode variar desde uma leve formação de erupções bolhosas até formações bolhosas difusas e graves com prognóstico ruim (EBJ, generalizada grave ou variante Herlitz). Cicatrização e bolhas mucosas/esofágicas/laríngeas podem levar ao óbito na infância.

EXAME FÍSICO

Achados Cutâneos
Tipo e Distribuição
1. EBJ, generalizada grave (tipo Herlitz, letal): Extensa formação de bolhas (Fig. 5-2B), que cicatrizam com excessivo tecido de granulação na região periférica (Fig. 5-2C), pescoço e nas axilas. As unhas podem apresentar inflamação tipo paroníquia, e os dentes podem ser displásicos.
2. EBJ, generalizada intermediária (tipo não Herlitz, mitis): Vesículas serossanguíneas, cicatrização atrófica, unhas distróficas ou ausentes, comprometimento brando das membranas mucosas.

Achados Gerais
1. EBJ, generalizada grave (tipo Herlitz, letal): Envolvimento da laringe resulta em taxa de mortalidade de 50% nos primeiros 2 anos de vida. Os sobreviventes apresentam grave retardo de crescimento e anemia.
2. EBJ, generalizada intermediária (tipo não Herlitz, mitis): Alopecia cicatricial.
3. Todos os tipos de EBJ acarretam hipoplasia do esmalte dentário, resultando em cáries e perda dentária.

EXAMES LABORATORIAIS

DERMATOPATOLOGIA A microscopia ótica revela clivagem subepidérmica.

QUADRO 5-2 Epidermólise Bolhosa Juncional: Formas, Defeito Genético e Padrão de Herança

Formas	Gene	Herança
Epidermólise Bolhosa Juncional		
EBJ, generalizada grave (Herlitz)	Laminina 332	AR
EBJ, generalizada intermediária (não Herlitz)	Laminina 332, Colágeno 17A1	AR
EBJ com atresia pilórica	Integrina β_4 e Integrina α_6	AR
EBJ, localizada	Colágeno 17A1	AR
EBJ inversa	Laminina 332	AR
EBJ, síndrome laringo-onicocutânea	Laminina 332	AR

SEÇÃO 5 DERMATOSES BOLHOSAS PRIMÁRIAS

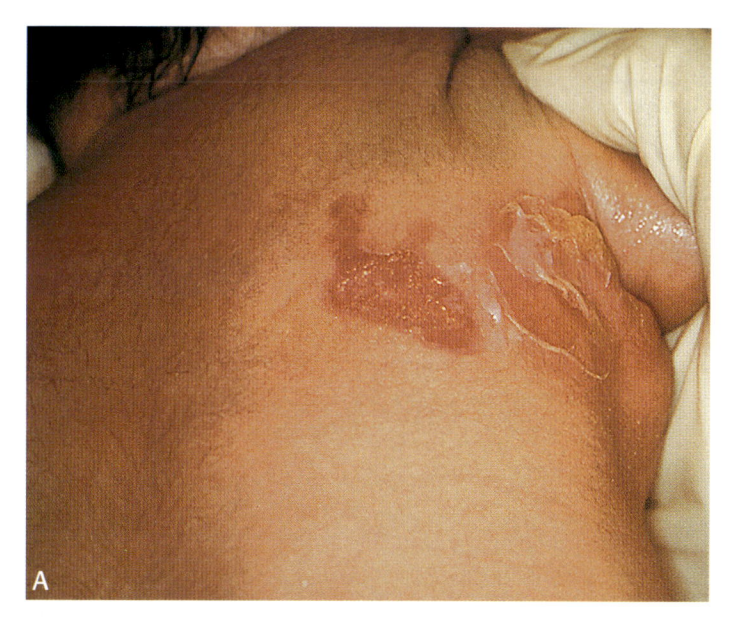

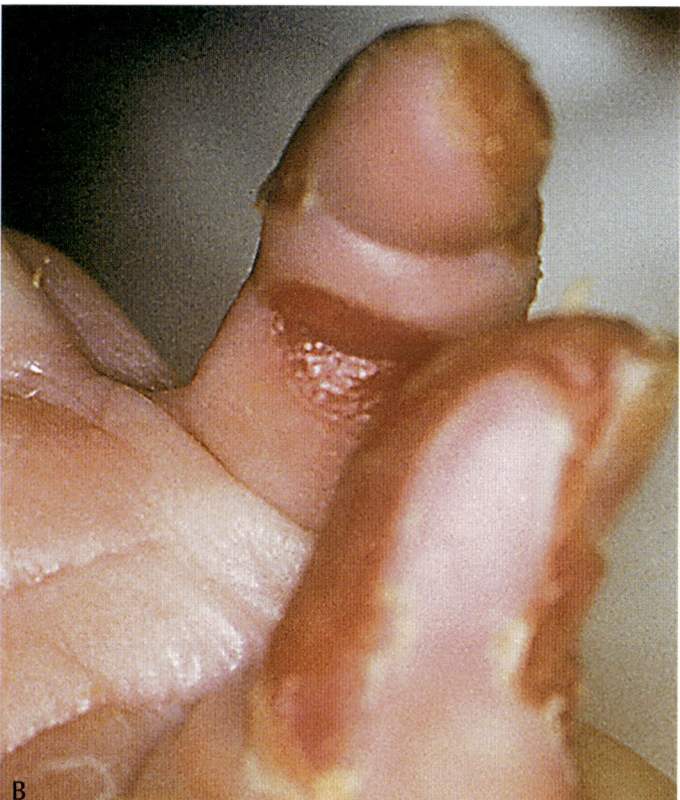

FIGURA 5-2 (**A**) **Epidermólise bolhosa juncional em recém-nascido** Formação de bolhas observada em regiões de pouca fricção na parede torácica direita de um infante saudável de 7 dias de idade.
(**B**) **Epidermólise bolhosa juncional em infante de 1 mês de idade** Mesma criança 4 semanas depois com grave formação de erupções bolhosas nas falanges distais. *(Continua.)*

MICROSCOPIA ELETRÔNICA DE TRANSMISSÃO E MAPEAMENTO ANTIGÊNICO COM IMUNOFLUORESCÊNCIA A ME demonstrará hemidesmossomos anormais ou ausentes e/ou densas placas sub-basais, assim como clivagem na lâmina lúcida. A imunofluorescência pode demonstrar alteração ou ausência de laminina 5 (laminina 332), colágeno tipo XVII e/ou α_6- e β_4-integrina.

DIAGNÓSTICO DIFERENCIAL

A história familiar é geralmente útil, porém, quando pouco representativa, a tendência de formação de bolhas no recém-nascido poderia implicar em uma doença mecanobolhosa. O diagnóstico diferencial inclui outras genodermatoses com bolhas (eritrodermia ictiosiforme bolhosa congênita), doenças bolhosas autoimunes (IgA linear, penfigoide, pênfigo) ou infecções (herpes, síndrome da pele escaldada estafilocócica, impetigo bolhoso), condições benignas (bolha por sucção, bolha por fricção), ou raramente sinais de abuso ou negligência infantil (escaldadura, lesões térmicas).

EVOLUÇÃO CLÍNICA E PROGNÓSTICO

1. EBJ, generalizada grave (tipo Herlitz, letal): Grave formação de erupções bolhosas ao nascimento e lesões laríngeas resultam em taxa de mortalidade de 50% antes dos 2 anos de idade. Atresia pilórica também pode ser observada. Ocorre cicatrização com alterações atróficas da pele nos pacientes que sobrevivem. Tentativas de reposição de laminina 5 (laminina 332) e geneterapia estão em progresso.
2. EBJ, generalizada intermediária (tipo não Herlitz, mitis): Pacientes afetados possuem crescimento e expectativa de vida normais.

CONTROLE

O tratamento da epidermólise bolhosa juncional é paliativo:

1. Pode-se minimizar a formação de bolhas limitando as atividades traumáticas, utilizando sapatos macios, bem ajustados e evitando temperaturas quentes.
2. Na ocorrência de bolhas, pode-se evitar sua extensão por cuidadosa aspiração asséptica do líquido vesical com alfinete ou agulha estéril. As paredes das bolhas podem ser cuidadosamente removidas com tesouras estéreis. A seguir, um curativo não aderente com hidrocoloide ou gaze embebida em petrolato pode ser feito sobre a lesão.
3. Banhos diários, loções de limpeza suaves (loções líquidas Aquanil ou Cetaphil) e bandagem podem ajudar a reduzir a chance de infecção secundária, além de ajudarem na cicatrização das áreas bolhosas.
4. Emolientes tópicos (vaselina, petróleo hidratado ou Aquaphor pomada) podem reduzir a fricção na área de cicatrização.
5. Antibióticos tópicos (mupirocina) podem ser utilizados quando houver evidência de infecção bacteriana secundária (exsudato amarelo, purulência, crostas).
6. O uso de um colchão de água com capa de lã pode ser necessário para limitar extensa formação bolhosa.
7. Desnudamento difuso da pele requer hospitalização com administração de fluidos IV, e antibióticos IV, quando adequado, e tratamento na unidade de queimados.
8. É importante observar para o envolvimento GI e respiratório. Dietas líquidas e com alimentos macios podem ajudar sintomaticamente. Eventualmente, uma intervenção cirúrgica corretiva pode ser necessária.
9. Para a doença grave, o uso de esteroides sistêmicos, câmaras hiperbáricas, reposição de laminina e de outras tentativas terapêuticas foram relatados com sucesso limitado.
10. Curativos de pele artificial são caros, porém podem ser úteis em locais não cicatrizados.
11. É importante o fornecimento de aconselhamento genético para a família e testes pré-natais devem ser oferecidos, quando disponíveis. Atualmente, não há nenhuma geneterapia disponível.
12. Foi estabelecido um registro nacional de epidermólise (www.debra.org), no qual pode ser utilizado como um sistema de suporte e informativo para famílias que possuem filhos com epidermólise bolhosa.

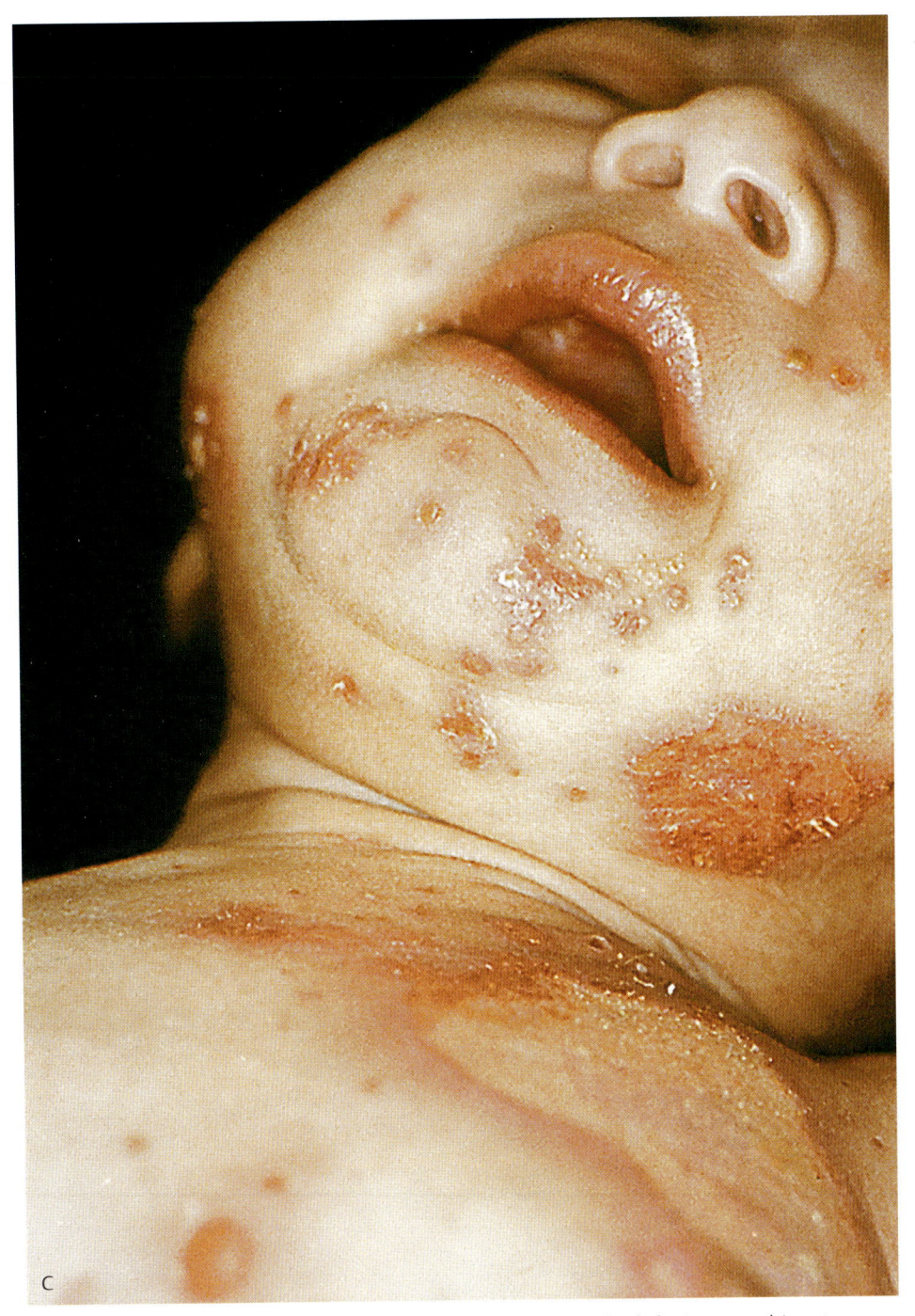

FIGURA 5-2 *(Continuação.)* (**C**) **Epidermólise bolhosa juncional, 1 mês de idade** Grave envolvimento perioral, oral e GI. O infante foi, subsequentemente, hospitalizado e, apesar das medidas de tratamento na unidade de queimados, o infante faleceu em decorrência de septicemia.

EPIDERMÓLISE BOLHOSA DISTRÓFICA

A epidermólise bolhosa distrófica (EBD) é uma doença mecanobolhosa mais profunda, causada por uma mutação do gene que codifica o colágeno tipo VII. Essa mutação resulta na formação defeituosa de fibrilas de ancoragem na sublâmina densa da pele, induzindo a formação de bolhas subepidérmicas que cicatrizam.

Os subtipos de EBD com base nos padrões de herança:

1. EBD dominante, generalizada (herança AD).
2. EBD recessiva, generalizada grave (também conhecida como Hallopeau-Siemens, herança AR).
3. EBD recessiva, generalizada intermediária (herança AR).

SINÔNIMOS Dermatose bolhosa dermolítica, epidermólise bolhosa displásica.

EPIDEMIOLOGIA

IDADE Em ambas as formas, as bolhas estão presentes ao nascimento.
GÊNERO M = F.
INCIDÊNCIA EBD recessiva: 3 em 1 milhão de nascidos vivos; EBD dominante: 2 em 1 milhão de nascidos vivos.
ETIOLOGIA Mutação nos genes que codificam o colágeno tipo VII.
GENÉTICA Formas autossômica dominante e autossômica recessiva. Veja Quadro 5-3.

FISIOPATOLOGIA

Na EBD dominante, o defeito genético induz a síntese anormal do colágeno tipo VII, resultando em fibrilas de ancoragem defeituosas na lâmina densa. Na EBD recessiva, o defeito genético induz a ocorrência de variados defeitos no colágeno tipo VII, resultando em fibrilas de ancoragem indetectáveis na lâmina densa. Ambas as formas de EBD resultam em clivagem na junção dermoepidérmica, com consequente formação de bolhas profundas que podem ser resolvidas com cicatriz, fusão digital e deformidades em flexão.

HISTÓRIA

Início de erupções bolhosas na primeira infância (Fig. 5-3A) e, então:

1. EBD dominante: Episódios intermitentes de formação de bolhas que melhoram com a idade. Comprometimento brando dos dentes e cabelo.
2. EBD recessiva: Distrofia e cicatrização difusa, resultando em incapacidade e acometimento ungueal e das mucosas, com consequente crescimento deficiente e desenvolvimento insatisfatório.

EXAME FÍSICO

Achados Cutâneos

Tipo e Distribuição

1. EBD dominante: Bolhas na porção dorsal das extremidades resulta na formação de cicatrizes hipertróficas (variante Cockayne-Touraine) ou atróficas (variante Pacini) e mília. Há comprometimento das membranas mucosas em 20%; 80% apresentam unhas espessadas. Tipicamente, não ocorrem alterações nos dentes ou cabelos.
2. EBD recessiva: Na forma mais grave (variante Hallopeau-Siemens), há difusa cicatrização distrófica, sério acometimento das membranas mucosas e grave distrofia ungueal. A resolução das bolhas ocorre com subsequente formação de cicatriz atrófica e mília, resultando em deformidades "em luva" das mãos e pés e contratura das extremidades com cicatrizes (Fig. 5-3B). Cicatrização recorrente pode resultar no desenvolvimento de agressivos e potencialmente fatais carcinomas espinocelulares com metástases. Na forma mais branda generalizada intermediária, a formação de erupções bolhosas é menos intensa.

Achados Gerais

1. EBD dominante: Geralmente saudável e de estatura normal.

QUADRO 5-3 Epidermólise Bolhosa Distrófica: Formas, Defeito Genético e Padrão de Herança

Formas	Gene	Herança
Epidermólise Bolhosa Distrófica		
EBDD	Colágeno 7A1	AD
EBDR, generalizada grave	Colágeno 7A1	AR
EBDR, generalizada intermediária	Colágeno 7A1	AR

SEÇÃO 5 DERMATOSES BOLHOSAS PRIMÁRIAS

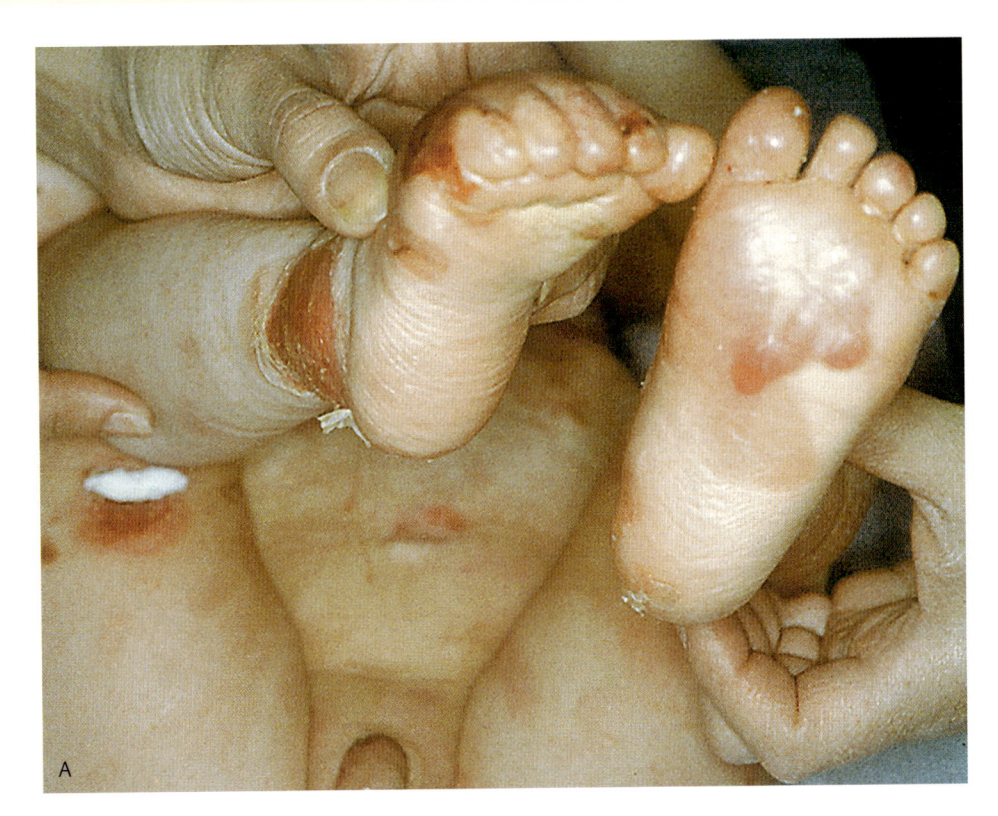

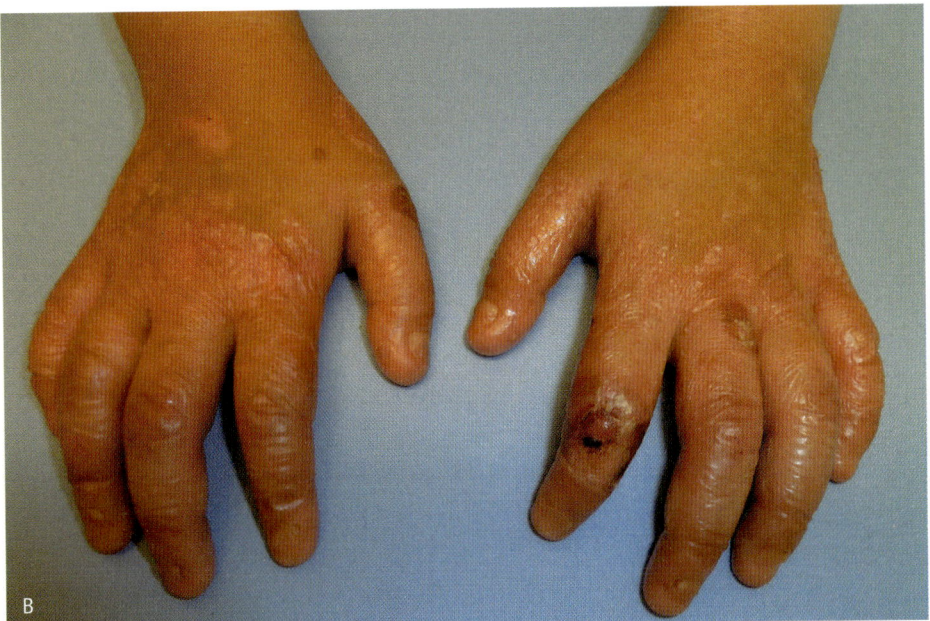

FIGURA 5-3 (**A**) Epidermólise bolhosa distrófica recessiva em um recém-nascido. As bolhas ocorrem em áreas de mínimo traumatismo ao nascimento ou logo após. (**B**) Epidermólise bolhosa distrófica recessiva em uma criança. Cicatrização das mãos em uma criança com EBDR.

2. EBD recessiva: Na forma mais grave (variante Hallopeau-Siemens), a progressiva deformidade das extremidades resulta em incapacidade crescente. O envolvimento ocular resulta em blefarite e opacidade córnea. O envolvimento laríngeo e faríngeo resulta em rouquidão e afonia (incapacidade de falar). Estenose esofágica e doença intestinal podem resultar em má absorção e déficit de crescimento. O envolvimento renal pode resultar em refluxo ureteral, hidronefrose, glomerulonefrite e insuficiência renal. Os dentes são malformados e susceptíveis a cáries. Escassez ou ausência de cabelos e pelos corporais. Na forma generalizada intermediária, o envolvimento interno é mínimo.

EXAMES LABORATORIAIS

DERMATOPATOLOGIA A microscopia ótica revela clivagem na junção dermoepidérmica.
MICROSCOPIA ELETRÔNICA DE TRANSMISSÃO E MAPEAMENTO ANTIGÊNICO COM IMUNOFLUORESCÊNCIA A ME demonstrará fibrilas de ancoragem anormais ou ausentes e clivagem ao nível da sublâmina densa. A imunofluorescência pode demonstrar alteração (EBDD ou EBDR, generalizada intermediária) ou ausência de colágeno tipo VII (geralmente na EBDR, generalizada grave).

DIAGNÓSTICO DIFERENCIAL

A história familiar é geralmente útil, porém, quando pouco representativa, as tendências de formação de bolhas no recém-nascido poderiam implicar em doença mecanobolhosa. O diagnóstico diferencial inclui outras genodermatoses com bolhas (eritrodermia ictiosiforme bolhosa congênita), doenças bolhosas autoimunes (IgA linear, penfigoide, pênfigo) ou infecções (herpes, síndrome da pele escaldada estafilocócica, impetigo bolhoso), condições benignas (bolha por sucção, bolha por fricção), ou raramente sinais de abuso ou negligência infantil (escaldadura, lesões térmicas).

EVOLUÇÃO CLÍNICA E PROGNÓSTICO

1. EBD dominante: Depois da apresentação de bolhas ao nascimento, ocorrem episódios intermitentes menos graves de formação bolhosa, porém a expectativa de vida e o crescimento/desenvolvimento são normais. Os episódios de formação bolhosa são piores do que na epidermólise bolhosa simples, porém mais brandas do que na EBD recessiva.
2. EBD recessiva: Nos indivíduos mais seriamente afetados (variante Hallopeau-Siemens), a extensa formação de bolhas pode resultar em cicatrização, fusão digital e deformidades em flexão que são funcionalmente incapacitantes. A formação de bolhas na EBD recessiva pode resultar em óbito por causa da septicemia secundária, perda de fluidos ou desnutrição. Os pacientes que sobrevivem são cronicamente susceptíveis à infecção e a formação repetida de bolhas resulta em ainda mais incapacidades. Estes pacientes tendem a ter dificuldades com complicações laríngeas, estenoses esofágicas e cicatrização da região anal, além de possuírem predisposição para o desenvolvimento de carcinomas basocelulares e espinocelulares nas regiões cutâneas cicatrizadas. Na variante generalizada intermediária, a expectativa de vida é normal, e há pouco ou nenhum risco de formação de carcinoma.

CONTROLE

O tratamento da EBD é paliativo:

1. Pode-se minimizar a formação de bolhas limitando as atividades traumáticas, utilizando sapatos macios, bem ajustados e evitando temperaturas quentes.
2. Na ocorrência de bolhas, pode-se evitar sua extensão por meio de cuidadosa aspiração asséptica do líquido vesical com um alfinete ou agulha estéril. As paredes das bolhas podem ser cuidadosamente removidas com tesouras estéreis. A seguir, um curativo não aderente com hidrocoloide ou gaze embebida em petrolato pode ser feito sobre a lesão.
3. Banhos diários, loções de limpeza suaves (loções líquidas Aquanil ou Cetaphil) e bandagem podem ajudar a reduzir a chance de infecção secundária, além de ajudarem na cicatrização das áreas bolhosas.
4. Emolientes tópicos (Vaselina, petróleo hidratado ou Aquaphor pomada) podem reduzir a fricção na área de cicatrização.
5. Antibióticos tópicos (mupirocina) podem ser utilizados quando houver evidência de infecção bacteriana secundária (exsudato amarelo, purulência, crostas).
6. O uso de um colchão de água com capa de lã pode ser necessário para limitar extensa formação bolhosa.
7. Desnudamento difuso da pele requer hospitalização para administração de fluidos IV, e antibióticos IV, quando adequado, e tratamento na unidade de queimados.
8. Curativos de pele artificial são caros, porém podem ser úteis nos sítios não cicatrizados.
9. É importante o fornecimento de aconselhamento genético para a família, e testes pré-natais devem ser oferecidos, quando disponíveis. Atualmente, não há nenhuma geneterapia disponível.
10. Complicações orais e GI resultam em afonia e afasia. Dieta líquida ou de alimentos macios pode minimizar os sintomas. Cuidados orais, dentários e nutricionais agressivos devem ser fornecidos. Eventualmente, a intervenção cirúrgica pode ser necessária.
11. Recomenda-se a realização de terapia ocupacional ou fisioterapia para a fusão digital e as deformidades em flexão, repetidas cirurgias plásticas de reconstrução podem ser necessárias para prolongar o uso funcional das mãos e dos pés.
12. Outros tratamentos relatados incluem esteroides sistêmicos, fenitoína, tetraciclina, talidomida e tracolimus, todos possuindo sucesso anedótico limitado.
13. É importante o fornecimento de aconselhamento genético para a família, e testes pré-natais devem ser oferecidos, quando disponíveis.
14. Foi estabelecido um registro nacional de epidermólise (www.debra.org) que pode ser utilizado como um sistema de suporte e informativo para famílias que possuem filhos com epidermólise bolhosa.

OUTROS

DERMATOSE BOLHOSA POR IGA LINEAR DA INFÂNCIA

A dermatose bolhosa por IgA linear da infância é uma erupção bolhosa rara, benigna e autolimitada, supostamente causada por autoanticorpos IgA contra antígenos presentes na zona da membrana basal da pele.

SINÔNIMOS Dermatite bolhosa crônica da infância, dermatite bolhosa crônica benigna da infância, dermatite herpetiforme juvenil por IgA linear, doença por IgA linear da infância.

EPIDEMIOLOGIA

IDADE Principalmente pré-escolares (média de idade de 4,5 anos).
GÊNERO F:M = 3:2.
INCIDÊNCIA Um em 250.000.
ETIOLOGIA Autoanticorpos IgA contra antígenos na zona da membrana basal.

FISIOPATOLOGIA

Os autoanticorpos IgA circulantes alvejam uma proteína de 97 kDa presente na zona da membrana basal, resultando na clivagem da pele naquele nível e formação de bolhas. Relatos de doença GI (enteropatia sensível ao glúten, colite ulcerativa), doenças autoimunes (lúpus, dermatomiosite), malignidades (linfoma, leucemia), infecção (zóster) ou medicamentos (vancomicina, penicilinas/cefalosporinas, AINEs) são postulados como possíveis fatores desencadeantes para a doença por IgA linear da infância.

HISTÓRIA

DURAÇÃO DAS LESÕES Vários meses a 3 anos.
SINTOMAS CUTÂNEOS Prurido leve a intenso.
REVISÃO DOS SINTOMAS Negativo.

EXAME FÍSICO

Achados Cutâneos

TIPO Bolhas tensas e grandes, incrustação central (Fig. 5-4A).
COR Eritema anular, bolhas claras ou hemorrágicas sobre uma base eritematosa.
TAMANHO Bolhas de 1 a 2 cm.
ARRANJO Configuração anular ou em roseta, em formato de "colar de pérolas" (Fig. 5-4B).
DISTRIBUIÇÃO Difusa.
SÍTIOS DE PREDILEÇÃO Face (Fig. 5-4C), couro cabeludo, tronco inferior, nádegas, parte interna das coxas, virilha, dorso dos pés.

DIAGNÓSTICO DIFERENCIAL

A dermatose bolhosa por IgA linear da infância necessita ser diferenciada de outras doenças bolhosas, como outras genodermatoses com bolhas (eritrodermia ictiosiforme bolhosa congênita), doenças bolhosas autoimunes (IgA linear, penfigoide, pênfigo) ou infecções (herpes, síndrome da pele escaldada estafilocócica, impetigo bolhoso). Uma história completa sobre medicações deve ser colhida para excluir dermatose bolhosa induzida por fármacos e reação bolhosa por hipersensibilidade a drogas.

EXAMES LABORATORIAIS

DERMATOPATOLOGIA Bolhas subepidérmicas com edema da derme papilar, neutrófilos (lesões mais recentes) e, ocasionalmente, neutrófilos (lesões mais antigas).
MICROSCOPIA ELETRÔNICA Revela depósitos lineares de IgA na zona da membrana basal. A imunofluorescência indireta pode detectar autoanticorpos IgA circulantes contra antígenos presentes na lâmina lúcida e sublâmina densa. Alguns indivíduos também apresentam autoanticorpos IgG circulantes contra antígenos alvo, embora sua significância clínica seja incerta.

EVOLUÇÃO CLÍNICA E PROGNÓSTICO

A maioria dos casos de dermatose bolhosa por IgA linear da infância são autolimitados. Crianças afetadas apresentam remissões livres de doenças e, então, espontaneamente saram em 2 a 4 anos, geralmente antes da puberdade. Apenas um pequeno subgrupo de pacientes apresenta recorrências episódicas que persistem na vida adulta.

SEÇÃO 5 DERMATOSES BOLHOSAS PRIMÁRIAS 135

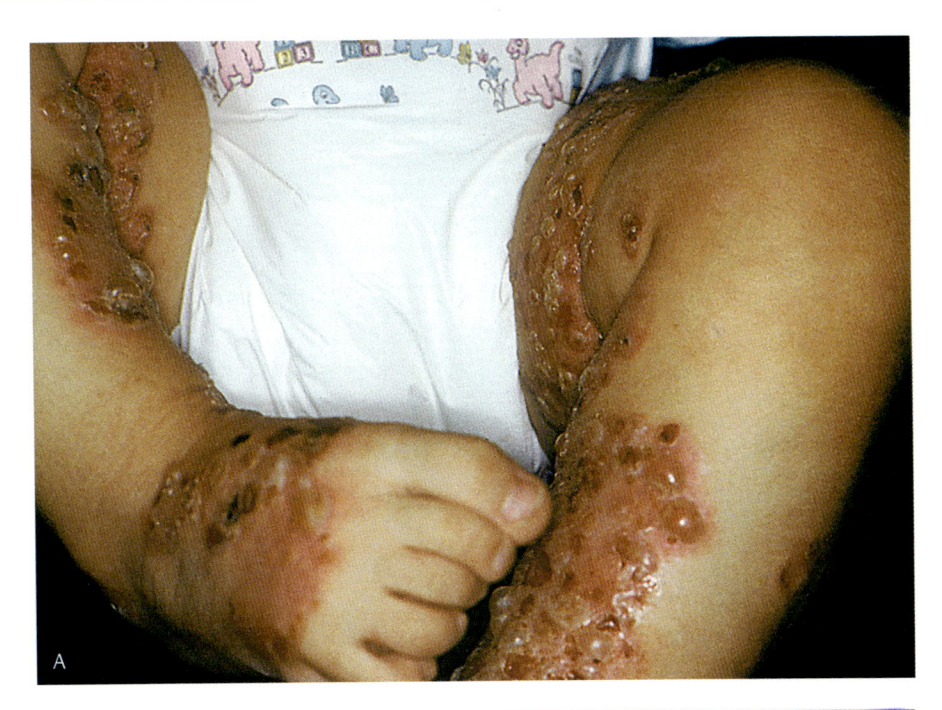

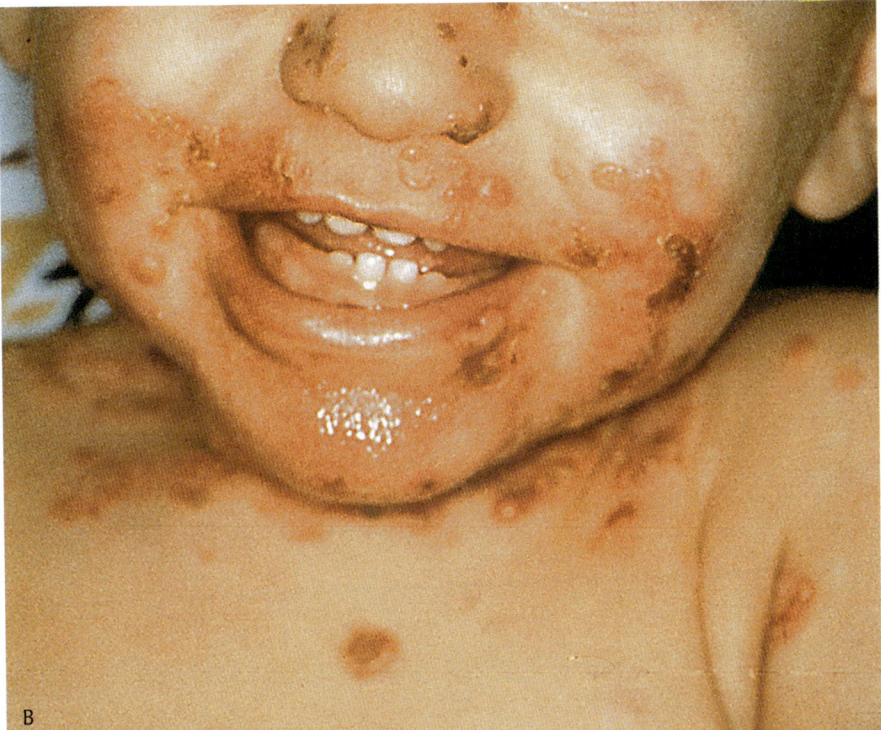

FIGURA 5-4 Dermatose bolhosa por IgA linear da infância (**A**) Pernas de um infante de 13 meses de idade com placas anulares características e configuração bolhosa em forma de "colar de pérolas". (**B**) Bolhas periorais na face do mesmo infante. *(Continua.)*

CONTROLE

O tratamento da dermatose bolhosa por IgA linear da infância é direcionado para a redução da frequência e gravidade das erupções. Os agentes de primeira linha para a doença incluem sulfapiridina e dapsona.

1. Dapsona (1-2 mg/kg/d, sem exceder 100 mg/d) é efetiva para tratar a dermatose bolhosa por IgA linear da infância. Todos os pacientes devem realizar um teste de triagem prévio para deficiência de glicose-6-fosfato desidrogenase, bem como hemograma completo e testes de função hepática. Depois da melhora das lesões existentes (geralmente em questão de dias), a dosagem pode ser gradualmente reduzida até a menor quantidade necessária para manter a pele sob controle. Os efeitos colaterais da dapsona incluem hemólise, metemoglobinemia, náuseas, vômitos, e cefaleia, taquicardia, psicose, febre, dermatite, necrose hepática, linfadenite e neuropatia. Recomenda-se o monitoramento sanguíneo mensal em função da hemólise, bem como um EAS.
2. A doença responde bem à sulfapiridina (100-200 mg/kg/d, dividida em quatro vezes ao dia, sem exceder 4 g/d). Depois da melhora das lesões existentes, a dosagem pode ser gradualmente reduzida à menor quantidade necessária para manter a pele sob controle (geralmente menos do que 0,5 g VO, quatro vezes ao dia). Sinais de toxicidade por sulfapiridina incluem náusea, vômitos, cefaleia, febre, leucopenia, agranulocitose, anemia hemolítica, doença do soro, hepatite, dermatite e cristalúria. Deve ser realizado um teste de triagem para deficiência de glicose-6-fosfato desidrogenase, seguido de pré-tratamento e testes sanguíneos mensais.
3. Relatos de melhora foram vistos com a tetraciclina, eritromicina ou dicloxacilina oral.
4. Pacientes que falham em responder às sulfonamidas podem melhorar com a adição de esteroides sistêmicos ao tratamento.
5. Em casos refratários, pode-se tentar o uso de micofenolato de mofetila, azatioprina, IVIg e ciclosporina.
6. O uso de medicamentos pode ser necessário de meses aos 3 anos de idade, até a remissão da doença.

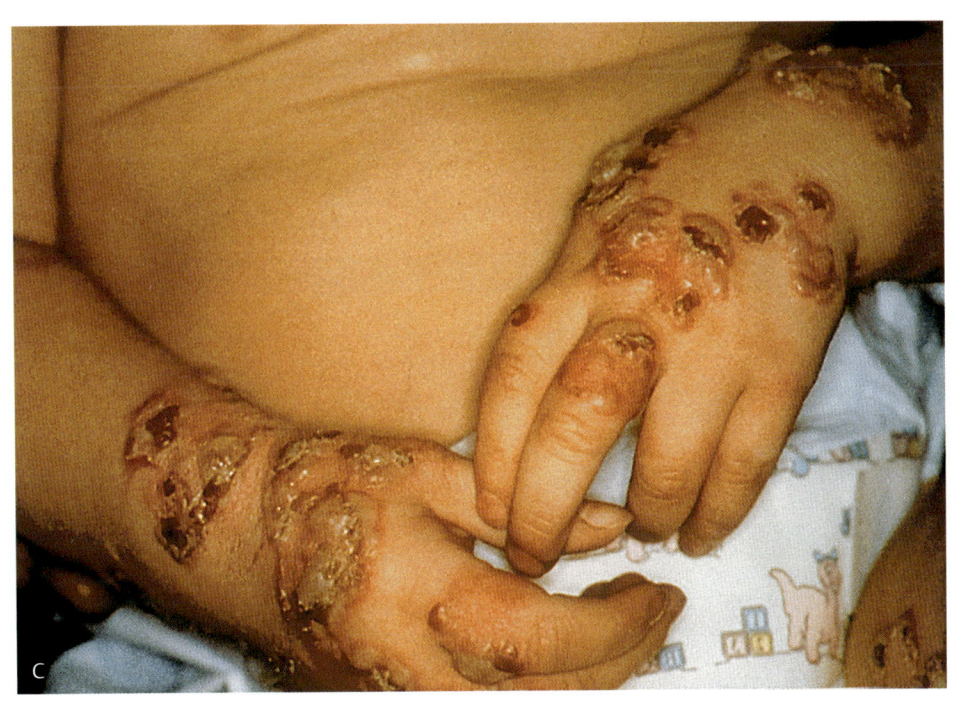

FIGURA 5-4 *(Continuação.)* (**C**) Bolhas grandes e tensas com incrustação central nas mãos do mesmo infante.

SEÇÃO 6

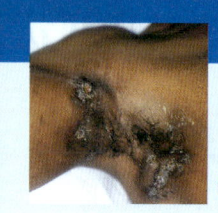

DISTÚRBIOS DAS GLÂNDULAS SEBÁCEAS E APÓCRINAS

ACNE VULGAR

A acne vulgar é o distúrbio cutâneo mais comum em adolescentes. É uma doença multifatorial, caracterizada pela inflamação crônica das unidades pilossebáceas de determinadas regiões (face e tronco), podendo aparecer como comedões, pápulas, nódulos, cistos ou papulopústulas seguidos, frequentemente, porém nem sempre, pela formação de cicatrizes.

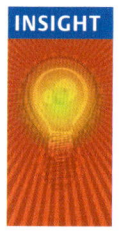

INSIGHT A acne neonatal (manifestada entre 2 semanas e 3 meses de idade) é comum e autolimitada; tem sido associada a inflamação em resposta ao crescimento excessivo de *Malassezia*. A acne infantil (manifestada entre 3 e 6 meses de idade) pode prenunciar acne mais intensa na puberdade.

EPIDEMIOLOGIA

IDADE Geralmente, inicia-se na puberdade.
GÊNERO M > F, e o sexo masculino tende a ser mais intensamente afetado.
PREVALÊNCIA Aproximadamente 85% dos pacientes entre 12 e 24 anos de idade possui alguma forma de acne. Quarenta a cinquenta milhões de pessoas nos Estados Unidos apresentam acne anualmente.
DROGAS Corticosteroides sistêmicos, iodetos, brometos, anticonvulsivos (fenitoína e trimetadiona), antidepressivos (lítio) e receptor do fator de crescimento epidérmico (EGFR) podem exacerbar a acne em pacientes susceptíveis.
ASPECTOS GENÉTICOS A história familiar pode ser um prognosticador da gravidade da acne. Além disso, indivíduos com cariótipo XXY correm maior risco de acne grave. A acne pode raramente ser um componente de síndromes como SAPHO (sinovite, acne, pustulose, hiperostose, osteíte) e PAPA (artrite piogênica, pioderma gangrenoso, acne).
OUTROS FATORES Estresse emocional, privação do sono e menstruação podem causar exacerbações. O ato de pressionar ou esfregar a pele pode causar erupções locais (acne mecânica). Excesso androgênico também é capaz de induzir casos refratários agudos.

FISIOPATOLOGIA

As lesões da acne (comedões) resultam da genética (aumento no número e tamanho das glândulas sebáceas), fatores mecânicos (acúmulo de corneócitos liberados levando à obstrução do ducto da unidade pilossebácea), hormônios (andrógenos), bactéria (*Propionibacterium acnes*) e da resposta inflamatória na unidade pilossebácea. Os andrógenos estimulam as glândulas sebáceas a produzir grandes quantidades de sebo; a bactéria contém lipase, que converte lipídios em ácidos graxos. Em razão do excesso de sebo e ácidos graxos, os corneócitos bloqueiam a unidade pilossebácea com subsequente formação de comedões. Quando o comedão é aberto na superfície cutânea, a queratina oxidada projeta-se e escurece (pontos pretos). Os comedoes fechados podem romper sob a pele e seu conteúdo (sebo, lipídio, ácidos graxos, queratina) penetrar na derme, provocando inflamação (pápulas, pústulas, nódulos). O rompimento e intensa inflamação podem resultar em lesão cicatricial.

HISTÓRIA

DURAÇÃO DAS LESÕES Semanas a meses.
SAZONALIDADE Piora no outono e inverno.
SINTOMAS Prurido ou dor nas lesões (especialmente nas lesões nodulocísticas). Raramente, sintomas sistêmicos como febre podem estar associados a apresentações extremas de acne *fulminans*.

EXAME FÍSICO

Lesões Cutâneas
Tipo

Comedões: comedões abertos são "pontos pretos", comedões fechados são "pontos brancos" (Fig. 6-1A).
Pápulas com ou sem inflamação, pústulas (Fig. 6-1B).
Nódulos, lesões nódulo-ulcerativas, 2 a 5 cm em diâmetro.

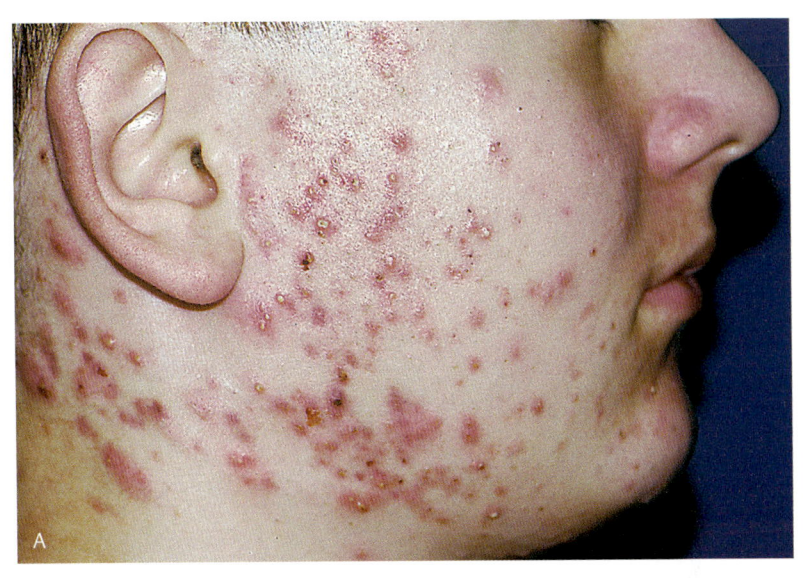

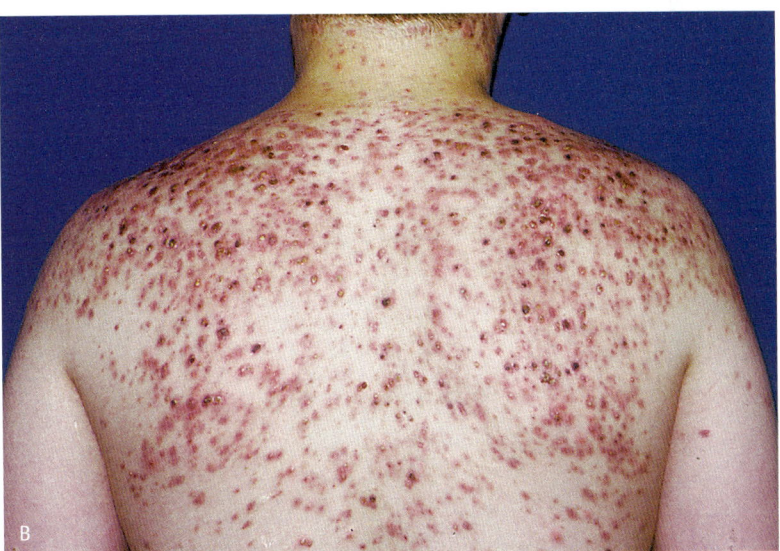

FIGURA 6-1 Acne vulgar (**A**) Pápulas e pústulas difusas inflamatórias na face de um adolescente. (**B**) Nódulos, pústulas e pápulas difusas inflamatórias no dorso do mesmo indivíduo. *(Continua.)*

Hiperpigmentação pós-inflamatória (mais comum na pele mais escura)
Cicatrizes. Deprimidas atróficas (geralmente puntiformes), em *box-car*, *ice-pick*, *rolling*, ou hipertrófica (queloidiforme). (Fig. 6-1C).

FORMATO Redondo; nódulos podem coalescer formando placas lineares.
ARRANJO Lesão única isolada (p. ex., nódulo) ou lesões difusas discretas (pápulas, cistos, nódulos).
SÍTIOS DE PREDILEÇÃO Face, tórax, dorso, ombros.

DIAGNÓSTICO DIFERENCIAL

A acne apresenta variada morfologia e, portanto, possui numerosos diferenciais, incluindo mília, miliária, infecção por cândida, pustulose, hiperplasia sebácea, tumores de anexos, foliculite, ceratose pilar e rosácea. Lesões persistentes podem simular proliferações faciais associadas a síndromes genéticas, como o adenoma sebáceo da esclerose tuberosa.

EVOLUÇÃO CLÍNICA E PROGNÓSTICO

A acne pode ter evolução branda e autolimitada, ou um curso recorrente prolongado que pode persistir na vida adulta.

ESTUDOS LABORATORIAIS

A acne persistente pode ser o resultado de um genótipo XYY ou de distúrbios endócrinos, como a síndrome do ovário policístico, hiperandrogenismo, hipercortisolismo ou puberdade precoce. Pacientes com suspeita de hiperandrogenismo devem passar por testes de triagem, incluindo níveis séricos de testosterona total e livre (para detectar excesso de andrógenos ovarianos). Sulfato de de-hidroepiandrosterona (DHEAS, detecta excesso de andrógenos adrenais) e 17-hidroxiprogesterona (detecta o excesso de andrógenos adrenais). O nível sérico de cortisol matutino deve ser mensurado em pacientes com suspeita de hipercortisolismo.

CONTROLE

Pacientes e pais devem ser instruídos sobre os fatores capazes de agravar a acne:

1. Pressionar, encostar, tocar ou esfregar repetidamente as áreas propensas à acne.
2. Peças de roupa oclusivas, como bandana, lenços de pescoço, capacetes e chapéus.
3. Hidratantes, cremes faciais, maquiagem ou produtos capilares oleosos.
4. Ambientes gordurosos em cozinhas de restaurantes *fast-food*.
5. Apertar ou espremer as espinhas pode resultar em cicatriz.
6. Certos medicamentos tomados para outras condições (p. ex., contraceptivos orais, lítio, hidantoína, esteroides tópicos e sistêmicos).
7. Estresse emocional.
8. Alterações hormonais com a menstruação.
9. Os alimentos geralmente não desempenham um papel principal, porém algumas pessoas acreditam que certos alimentos desencadeiam a acne, sendo benéfico evitá-los.

ACNE BRANDA

1. Antibióticos tópicos, como clindamicina ou eritromicina, ajudam a reduzir a carga bacteriana e a inflamação.
2. Peróxido de benzoíla tópico também suprime o *P. acnes*, e resistência microbiana a esta substância não foi descrita. O peróxido de benzoíla tópico e os antibióticos tópicos possuem efeitos sinérgicos quando usados em combinação e ajudam a reduzir a resistência bacteriana quando combinados.
3. Preparações tópicas contendo ácido salicílico ou α-hidroxiácidos podem ajudar a esfoliar a camada externa da pele, prevenindo a oclusão folicular.
4. Retinoides tópicos (tretinoína, adapaleno, tazaroteno) são eficazes, porém requerem instruções detalhadas e aumentos graduais na concentração. Os retinoides promovem renovação cutânea mais rápida, reduzindo possível ruptura e oclusão folicular.
5. Enxofre tópico é antimicrobiano e ceratolítico.
6. O uso de produtos de limpeza e cosméticos não comedogênicos deve ser encorajado em pessoas que são propensas a acne, uma vez que são úteis para minimizar as recorrências.

ACNE MODERADA A GRAVE

1. Antibióticos orais, como tetraciclina (25-50 mg/kg/d, dividida em duas vezes ao dia, sem exceder 3 g/d), eritromicina (30-50 mg/kg/d, dividida duas vezes ao dia, sem exceder 2 g/d), doxiciclina (5 mg/kg/d, dividida em duas a quatro vezes ao dia, sem exceder 200 mg/d) ou minociclina (2 mg/kg/d, sem exceder 200 mg/d) são, provavelmente, os medicamentos mais eficazes, suas doses podem ser gradualmente reduzidas quando a acne estiver sob controle. Minociclina, tetraciclina e doxiciclina devem ser utilizadas somente em crianças com mais de 8 anos de idade, em razão do potencial desses medicamentos em causar manchas permanentes nos dentes em desenvolvimento. A eritromicina pode elevar os níveis de teofilina e digoxina, portanto deve ser tomada com parcimônia se o paciente estiver tomando estes medicamentos. Teoricamente, todos os antibióticos orais também interferem na eficácia dos contraceptivos orais (COs), por meio da alteração da flora intestinal, devendo-se utilizar outros métodos contraceptivos durante o tratamento.
2. Em pacientes do sexo feminino, a acne pode ser controlada com contraceptivos orais. Três COs atualmente são aprovados pelo FDA para o tratamento da acne:
   (1) Um CO trifásico com norgestimato (progestin) e 35 μg de etinilestradiol (Estrostep).

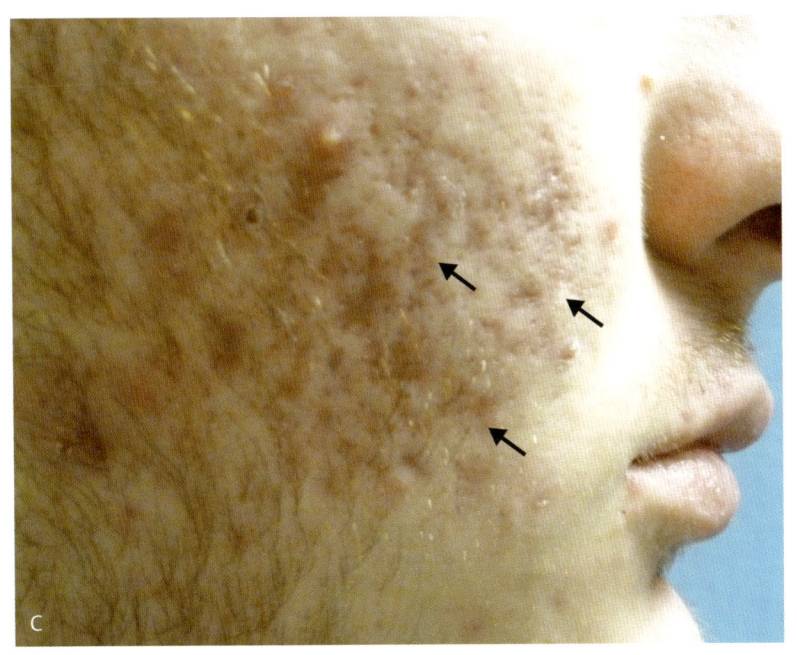

FIGURA 6-1 *(Continuação.)* **Cicatrização da acne vulgar** **(C)** Cicatrizes deprimidas atróficas *(setas)* na bochecha de um adolescente com acne.

(2) Etinilestradiol graduado (20-35 µg) com acetato de noretindrona (Ortho Tri-cyclin).
(3) 20 µg de etinilestradiol com 3 mg de drospirenona (Yaz ou Yasmin).

Na Europa e no Canadá, ciproterona 2 mg (um antiandrogênio progestacional) com etinilestradiol (35 ou 50 µg) está comercialmente disponível (Diane-35) e é altamente eficaz.

3. Espironolactona oral bloqueia os receptores androgênicos e a 5α-redutase. Doses diárias de 50 a 100 mg podem reduzir a produção de sebo e melhorar a acne. Pacientes tomando espironolactona devem ser advertidos quanto aos efeitos colaterais de hipercalemia e hipotensão.
4. O ácido 13-cis-retinoico oral (isotretinoína) é altamente eficaz na acne cística. Em decorrência do efeito teratogênico dos retinoides, é necessário que pacientes do sexo feminino realizem um teste de gravidez pré-tratamento e que utilizem duas formas de contraceptivo pelo menos 1 mês antes de iniciar o tratamento, durante todo o tratamento e durante 1 mês após a suspensão deste. Além disso, a paciente deve obter um teste sorológico negativo para gravidez nas 2 semanas anteriores ao início do tratamento. Dose: 0,5 a 2 mg/kg/d durante as refeições por um curso aproximado de 15 a 20 semanas. Aproximadamente 30% das pacientes requerem um segundo curso de tratamento.

Durante a terapia é necessário um monitoramento sanguíneo meticuloso, especialmente em pacientes com níveis elevados de triglicérides antes do início da terapia. Atualmente, o uso de isotretinoína é regulado pelo programa iPLEDGE, que requer que o prescritor, a paciente e o farmacêutico se registrem no programa eletrônica e mensalmente durante o curso do tratamento.

Os efeitos colaterais comuns da isotretinoína incluem xerose, mucosas nasal e oral secas, xeroftalmia, mialgias e hiperostose esquelética. Efeitos colaterais graves incluem hipertensão intracraniana idiopática (pseudotumor cerebral), depressão, ideação suicida e teratogenicidade. O uso concomitante de isotretinoína e tetraciclinas aumenta o risco de pseudotumor cerebral e deve ser evitado.

5. Incisão e expressão dos comedões pode, transitoriamente, melhorar a aparência estética.
6. A aplicação intralesional de esteroides nas lesões profundas e inflamadas podem auxiliar na rápida resolução destas lesões.
7. A camuflagem cosmética pode reduzir a proeminência de lesões incômodas da acne.
8. As cicatrizes da acne podem ser tratadas por dermoabrasão, *laser* fracionado, *peeling* químico, substâncias preenchedoras ou enxertos por *punch*.

ACNE INFANTIL

A acne infantil é a acne que aparece no bebê de 3 a 4 meses ou mais. Ao contrário da acne neonatal, que é de curta duração e regride espontaneamente, a acne infantil pode ser mais longa, refratária ao tratamento e preditiva de um ressurgimento mais grave da acne na puberdade.

EPIDEMIOLOGIA

IDADE Idade de aparecimento 3 ou 4 meses até 24 meses. Raramente início até os 8 anos (antes da adrenarca
GÊNERO M > F.
GENÉTICA Mais comum em crianças com história familiar de acne.

EXAME FÍSICO

Lesões Cutâneas

TIPO Comedões (fechados e abertos), pápulas, pústulas e, ocasionalmente, nódulos císticos (Fig. 6-2).
DISTRIBUIÇÃO Face.

EVOLUÇÃO CLÍNICA E PROGNÓSTICO

A acne infantil possui curso variável. Em alguns indivíduos, desaparece espontaneamente após algumas semanas. Em outros, especialmente nos casos de início precoce e história familiar de acne, o curso é mais prolongado e grave com provável ressurgimento na puberdade. Acne infantil persistente e aguda deve ser avaliada para a possibilidade de anomalia endócrina, e um nível elevado (> 0,5 µg) de 17-cetosteroides em uma amostra de urina de 24 horas é sugestivo de hiperatividade gonadal e suprarrenal.

CONTROLE

A pele do infante, geralmente, é muito sensível, e casos brandos de acne infantil podem ser controlados com limpeza suave. Casos mais intensos podem necessitar de medicamentos tópicos, porém estes devem ser utilizados comedidamente e em baixas doses nas áreas afetadas de duas a quatro vezes ao dia para evitar irritação e excessivo ressecamento da pele. Os medicamentos tópicos incluem:

1. Antibióticos tópicos, como clindamicina ou eritromicina, ajudam a reduzir a carga bacteriana e a inflamação.
2. Peróxido de benzoíla tópico também suprime o *P. acnes*, e resistência microbiana a esta substância não foi relatada.
3. Enxofre tópico é antimicrobiano e ceratolítico.
4. Preparações tópicas contendo ácido salicílico, hidroxiácidos ou retinoides são eficazes, porém podem ser muito irritantes nesta faixa etária.

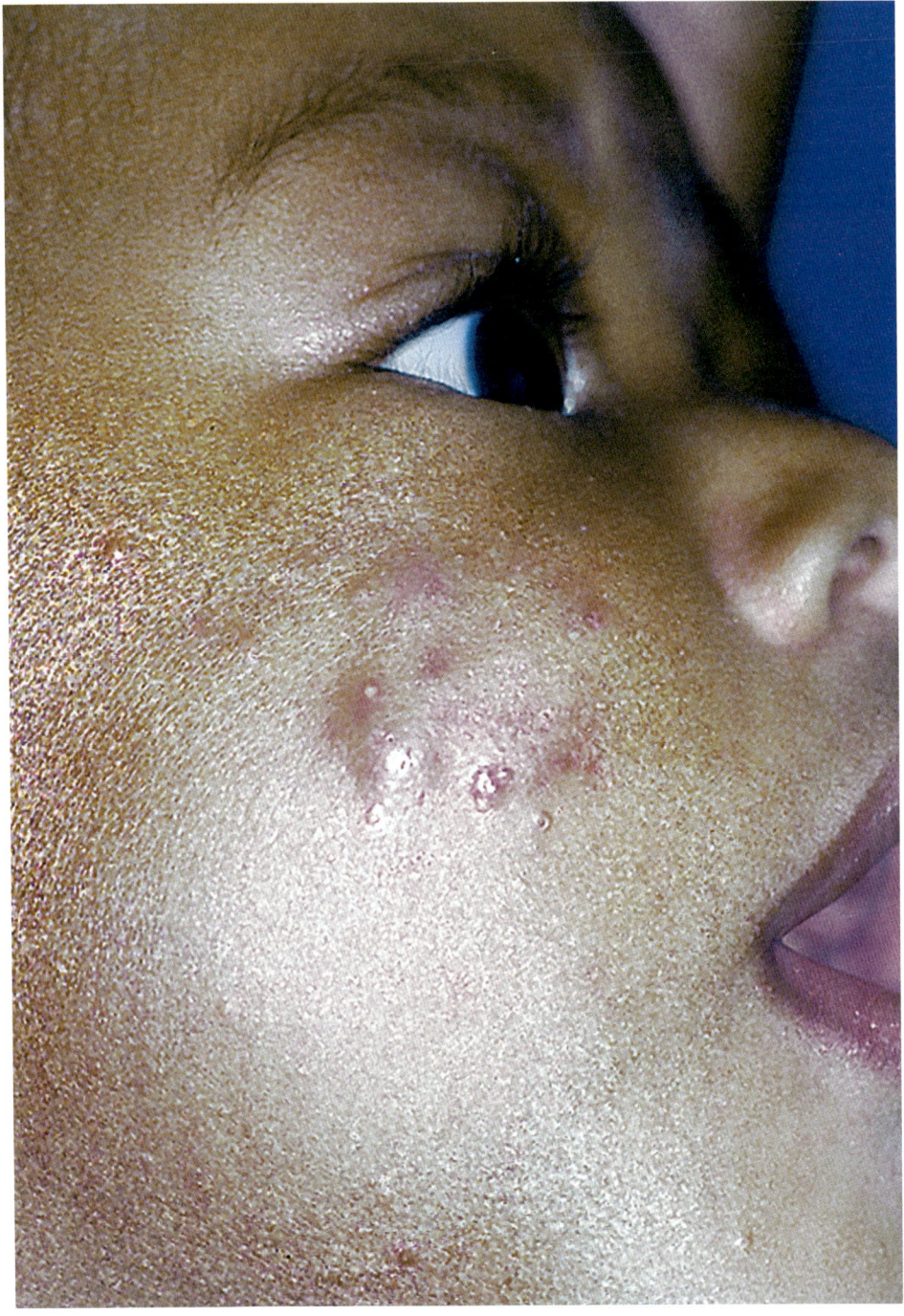

SEÇÃO 6 DISTÚRBIOS DAS GLÂNDULAS SEBÁCEAS E APÓCRINAS

FIGURA 6-2 Acne infantil Pápulas e pústulas difusas inflamatórias na bochecha de uma criança de 5 meses de idade.

DERMATITE PERIORAL

A dermatite perioral é uma erupção parecida com a acne, presente na pele perioral, periocular ou, raramente, na região anogenital. É caracterizada por discretas pápulas eritematosas que, geralmente, coalescem, formando placas inflamatórias.

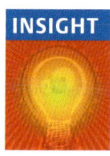

INSIGHT Ao contrário da acne, a dermatite perioral carece de comedões verdadeiros (pontos brancos e pontos pretos) e, portanto, pode ser diferenciada.

EPIDEMIOLOGIA

IDADE Qualquer idade. Observada em crianças e adultos, dos 15 aos 40 anos de idade.
GÊNERO F > M.
ETIOLOGIA Desconhecida.
OUTRAS CARACTERÍSTICAS Pode ser precipitada ou intensamente agravada por potentes corticosteroides tópicos (fluorados), corticosteroides inalados ou nebulizados, inibidores tópicos da calcineurina e/ou cosméticos.

HISTÓRIA

DURAÇÃO DAS LESÕES Semanas a meses.
SINTOMAS CUTÂNEOS Eventual prurido e sensação de queimação.

EXAME FÍSICO

Lesões Cutâneas

TIPO Lesões iniciais são pápulas eritematosas. Placas confluentes podem parecer eczematosas, com eritema e escama (Fig. 6-3).
COR Rosa a vermelha.
TAMANHO Pápulas de 1 a 2 mm que coalescem formando placas de maior diâmetro.
ARRANJO Pápulas são irregularmente agrupadas.
DISTRIBUIÇÃO Lesões iniciais geralmente ao redor da boca e dobras nasolabiais, raramente na região anogenital.

DIAGNÓSTICO DIFERENCIAL

O diagnóstico da dermatite perioral é feito clinicamente e necessita ser diferenciado da dermatite de contato, dermatite atópica, dermatite seborreica, rosácea, acne vulgar e sarcoidose.

EVOLUÇÃO CLÍNICA E PROGNÓSTICO

O aspecto das lesões, geralmente, é subagudo durante semanas a meses. A dermatite perioral é, algumas vezes, erroneamente diagnosticada como dermatite eczematosa ou seborreica e tratada com corticosteroide fluorado, que piora a condição. Quando não tratada, a dermatite perioral varia em atividade durante meses a anos. Com tratamento por vários meses, leves recorrências podem ocorrer, porém facilmente desaparecem.

CONTROLE

O tratamento deve ser iniciado com a eliminação de qualquer agente tópico que possa estar agravando ou precipitando a condição, como corticosteroides fluorados, pasta de dente com flúor ou cosméticos. Geralmente, haverá resolução da erupção apenas com a eliminação do agente agressor. Casos mais refratários podem necessitar do uso comedido de medicamentos tópicos nas áreas afetadas:

1. Antibióticos tópicos, como clindamicina, eritromicina ou metronidazol, podem ajudar a reduzir a inflamação.
2. Peróxido de benzoíla é antimicrobiano.
3. Preparações tópicas com enxofre são antimicrobianas e ceratolíticas.
4. Preparações tópicas contendo ácido salicílico, hidroxiácidos ou retinoides são eficazes, porém devem ser utilizados com precaução para evitar irritação.
5. Muitos casos requerem tratamento com antibióticos orais, como macrolídeos ou tetraciclina. Tetraciclinas só devem ser utilizadas em crianças com mais de 8 anos em virtude da potencial coloração permanente dos dentes em crescimento.

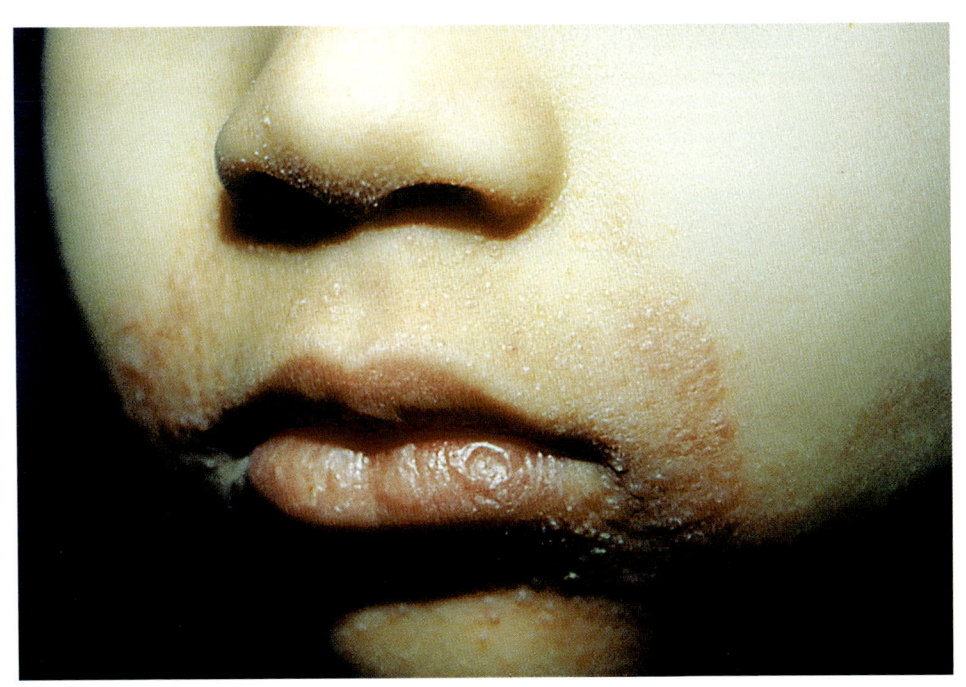

SEÇÃO 6 DISTÚRBIOS DAS GLÂNDULAS SEBÁCEAS E APÓCRINAS   145

FIGURA 6-3 Dermatite perioral Pápulas difusas inflamatórias, eritema e escamas em criança com prévia aplicação de esteroides tópicos na região.

HIDRADENITE SUPURATIVA

A hidradenite supurativa é uma doença crônica que acomete as glândulas sudoríparas apócrinas (geralmente na região das axilas, dobras inguinais e região anogenital), resultando em nódulos supurativos recorrentes (clinicamente similares a furúnculos), escoando em tratos sinusais e cicatrizes cribriformes das áreas envolvidas.

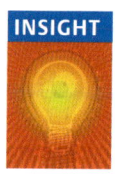

INSIGHT A incisão e drenagem dessas lesões é quase que completamente inútil, exceto pelo alívio temporário da dor e pressão; essas lesões tendem a ser preenchidas novamente logo após a resolução.

SINÔNIMOS Apocrinite, hidradenite axilar, acne inversa, doença de Verneuil, pioderma fistulizante.

EPIDEMIOLOGIA

IDADE Desenvolve-se na ou logo após a puberdade.
GÊNERO F:M = 3:1.
RAÇA Afeta mais negros do que brancos.
INCIDÊNCIA Afeta 1% da população.
ETIOLOGIA Fatores predisponentes: obesidade, predisposição genética à acne, oclusão do infundíbulo folicular, ruptura folicular e infecção bacteriana secundária.

FISIOPATOLOGIA

Sequência de alterações: (1) tampão de queratina no ducto da glândula apócrina, (2) dilatação do ducto da glândula apócrina e folículo piloso, (3) alterações inflamatórias graves limitadas a uma simples glândula apócrina, (4) crescimento bacteriano no ducto dilatado, (5) glândula/ducto rompido resulta na extensão da inflamação/infecção, (6) extensão da supuração/destruição tecidual e (7) ulceração e fibrose, formação de trato sinusal.

HISTÓRIA

Dor intermitente, formação de abscesso na(s) axila(s) e/ou região inguinal. A região sob a mama também pode estar afetada, observando-se também a associação de acne cística grave da face, tórax e dorso. A "tétrade de oclusão folicular" indica a habitual associação entre a hidradenite supurativa e a acne conglobata, celulite dissecante do couro cabeludo e seio (cisto) pilonidal. Outras síndromes associadas com hidradenite incluem PASH (pioderma gangrenoso, acne, hidradenite supurativa) ou PAPASH (artrite piogênica, pioderma gangrenoso, acne, hidradenite supurativa).

EXAME FÍSICO

Achados Cutâneos

TIPO Nódulo ou abscesso inflamatório que drena material purulento ou seropurulento. Eventualmente, há formação de tratos sinusais, resultando em cicatriz fibrótica, hipertrófica e coloidal (Fig. 6-4). Múltiplos nódulos estão geralmente presentes. As chamadas lesões em ponte têm a aparência de um trato sinusal com um comedão em cada extremo.
TAMANHO Nódulos de 0,5 a 1,5 cm.
COR Nódulos eritematosos.
PALPAÇÃO Lesões moderada a intensamente sensíveis. Pus pode ser espremido dos abscessos.
DISTRIBUIÇÃO DAS LESÕES Axilas, sob as mamas, dobras inguinais, áreas anogenitais.

Achados gerais

Muitas vezes associada à obesidade. Associada a acne cística grave do rosto (acne conglobata), tórax ou dorso.

DIAGNÓSTICO DIFERENCIAL

O diagnóstico da hidradenite supurativa é feito clinicamente pela característica distribuição da erupção e pela resultante cicatrização cribriforme. A doença inicial pode ser confundida com furunculose, linfadenite, cistos triquilemais rompidos, doença da arranhadura do gato ou tularemia. A doença mais avançada pode assemelhar-se ao linfogranuloma venéreo, donovanose, escrofuloderma, actinomicose ou aos tratos sinusais e fístulas associadas à colite ulcerativa e enterite regional.

EXAMES LABORATORIAIS

BACTERIOLOGIA *Staphylococcus aureus* ou *Streptococcus sp.* são organismos que comumente causam infecção secundária nas lesões cutâneas; normalmente, culturas das lesões ou do pus revelam flora cutânea normal.
DERMATOPATOLOGIA Lesões iniciais: Tampão de queratina do ducto da glândula apócrina e do folículo piloso, dilatação ductal/tubular e alterações inflamatórias. Lesões tardias: abscessos seguidos pela destruição do aparato apócrino/écrino/pilossebáceo, fibrose e cicatrização.

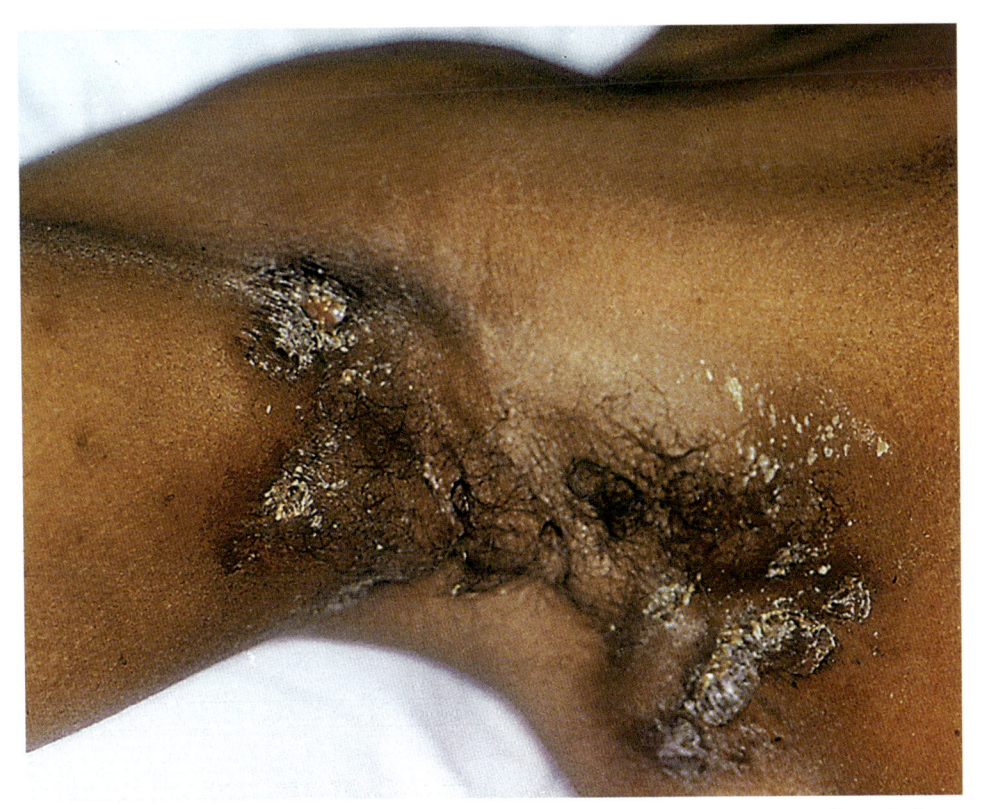

FIGURA 6-4 Hidradenite supurativa Axilas com cistos inflamatórios, formação de trato sinusal e queloides.

EVOLUÇÃO CLÍNICA E PROGNÓSTICO

O espectro da doença é muito amplo. Muitos pacientes apresentam leve envolvimento. Ocasionalmente, a doença sofre remissão espontânea com a idade (mais de 35 anos de idade). Em alguns indivíduos, o curso da doença pode ser progressivo, com intensa morbidade relacionada com dor crônica, exsudação nos seios e cicatrização.

TRATAMENTO

1. Redução do peso e métodos de redução de fricção e umidade podem ajudar. Roupas/roupas de baixo frouxas, talcos absorventes.
2. Sabonetes antibacterianos e clindamicina tópica ajudam a reduzir a colonização pelo S. aureus e infecção secundária.
3. A administração intralesional de triancinolona (3-5 mg/mL) nas lesões inflamatórias iniciais podem acelerar a resolução e reduzir a dor.
4. Esteroides sistêmicos, acetato de ciproterona, etinilestradiol, isotretinoína, finasterida, ciclosporina, inibidores do TNF-α e inibição do TNF associada a toxina botulínica têm sido utilizados com limitado sucesso nos casos refratários graves.
5. Na doença crônica e extensa, pode ser necessária a completa excisão ou ablação com *laser* de CO_2 do tecido axilar ou região inguinal envolvida.

SEÇÃO 7

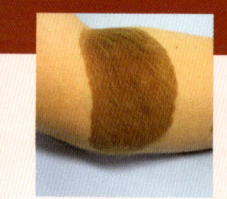

DISTÚRBIOS DOS MELANÓCITOS

NEVO MELANOCÍTICO ADQUIRIDO

Nevos melanocíticos adquiridos, nevocelulares são lesões pequenas (< 1 cm), benignas, bem delineadas e pigmentadas, compostas de grupos de melanócitos ou de células do nevo melanocítico.

Eles podem ser classificados em três grupos:

1. Nevo juncional (células agrupadas na junção dermoepidérmica, acima da membrana basal).
2. Nevos dérmicos (células agrupadas na derme).
3. Nevos compostos (combinação das características histológicas do nevo juncional e nevo dérmico).

Porém ocorre sobreposição clínica entre os três tipos.

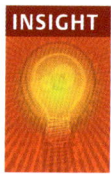

INSIGHT Apenas 30% dos melanomas originam-se de nevos preexistentes; portanto, a remoção profilática de todos os nevos em uma pessoa não constitui uma ação justificável ou protetora.

SINÔNIMOS Nevos pigmentados, nevo nevocelular, pintas.

EPIDEMIOLOGIA

IDADE Os nevos surgem após 6 a 12 meses de idade, atingem seu ponto máximo durante a terceira década de vida e, então, lentamente desaparecem.
INCIDÊNCIA Comum. Por volta dos 25 anos de idade, a maioria dos caucasianos terá de 20 a 40 nevos (pintas).
GÊNERO M = F.
RAÇA Caucasianos apresentam um maior número total de nevos no corpo do que os indivíduos de pele escura. Porém, asiáticos e negros possuem mais nevos em locais atípicos (palmas, plantas, leito ungueal e conjuntiva) do que os brancos.

GENÉTICA O número de nevos aumenta em decorrência da tendência de agregação familiar. O aumento no número de nevos clinicamente atípicos pode ser mais prevalente em famílias com melanoma.

HISTÓRIA

DURAÇÃO DAS LESÕES Comumente denominadas *pintas*, as lesões aparecem após 6 a 12 meses de idade e alcançam um número máximo entre 20 e 29 anos. Ao redor dos 60 anos de idade, ocorre o clareamento ou desaparecimento da maioria das pintas.
SINTOMAS CUTÂNEOS Nevos nevocelulares são assintomáticos. Se uma pinta é sintomática, deve ser avaliada e/ou removida.

DIAGNÓSTICO DIFERENCIAL

Os nevos melanocíticos precisam ser diferenciados da ceratose seborreica, dermatofibromas, neurofibromas, pólipos fibroepiteliais, carcinomas basocelulares e melanomas.

CONTROLE

As indicações para remoção dos nevos melanocíticos adquiridos são:

1. *Forma assimétrica.* Uma metade do nevo é diferente da outra.
2. *Borda.* Presença de bordas irregulares.
3. *Cor.* A cor é, ou se torna, variegada. Tons de cinza, preto e branco são preocupantes.
4. *Diâmetro.* Maior do que 6 mm (pode ser pinta congênita, porém deve ser avaliada).
5. *Evolução:* se a lesão cresce rapidamente, distinta de outros nevos ou do padrão de crescimento geral da criança.
6. *Sintomas.* Lesões com prurido, dor ou sangramento persistente.
7. *Local.* A remoção pode ser justificada quando a lesão é repetidamente traumatizada em uma determinada região do corpo (p. ex., cintura, pescoço) ou quando a lesão se encontra em uma região de alto risco/difícil monitoramento, como as membranas mucosas ou regiões anogenitais.

Estes critérios são baseados nos sítios anatômicos em risco de transformação dos nevos adquiridos para melanoma *ou* de alterações em lesões individuais (cor, borda) que indiquem o desenvolvimento de um foco de células com displasia, o precursor do melanoma. Nevos displásicos são geralmente > 6 mm e mais escuros, com uma variedade de cores (bege, marrom) e bordas irregulares. Aproximadamente um terço dos melanomas está associado a nevos precursores, e um número aumentado de nevos eleva o risco de melanoma.

Nevos melanocíticos, quando tratados, devem sempre ser excisados para diagnóstico histopatológico e para tratamento definitivo. Não se recomenda a destruição por eletrocautério, *laser* ou outros métodos.

NEVO JUNCIONAL

EXAME FÍSICO

Lesões Cutâneas

TIPO Mácula.
TAMANHO Menor que 1 cm.
COR Bege, marrom ou marrom-escuro uniforme.
FORMATO Redondo ou oval com margens regulares e lisas (Fig. 7-1).
ARRANJO Lesões difusas e discretas.
DISTRIBUIÇÃO Aleatória.

SÍTIOS DE PREDILEÇÃO Tronco, extremidades superiores, face, extremidades inferiores; podem estar localizados nas palmas, plantas e genitália.

DERMATOPATOLOGIA

HISTOLOGIA Nos nevos juncionais, as células e/ou ninhos de células névicas se localizam na epiderme inferior.
DERMATOSCOPIA Rede pigmentada uniforme dispersando-se em direção à periferia da lesão.

SEÇÃO 7 DISTÚRBIOS DOS MELANÓCITOS 151

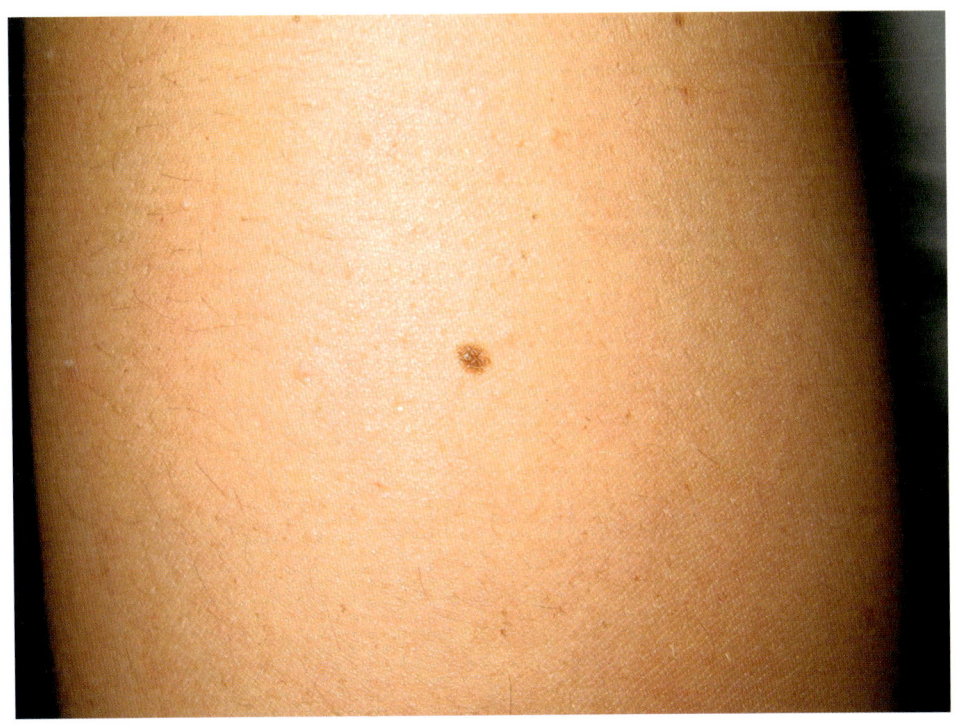

FIGURA 7-1 Nevo juncional Pequena mácula uniformemente marrom, de formato redondo e bordas lisas regulares no braço.

NEVO DÉRMICO

SINÔNIMO Nevo intradérmico.

EXAME FÍSICO
Lesões Cutâneas

TIPO Pápula elevada, nódulo, lesão polipoide ou papilomatosa.
COR Cor de pele, bege ou marrom.
FORMATO Redondo, em forma de cúpula (Fig. 7-2).
DISTRIBUIÇÃO Mais comum na face e pescoço, porém pode ocorrer no tronco e extremidades.
OUTRAS CARACTERÍSTICAS Pelos grossos podem estar presentes no interior da lesão. Nevos dérmicos geralmente aparecem no final da adolescência, na segunda e terceira décadas de vida.

DIAGNÓSTICO DIFERENCIAL

Algumas vezes, é difícil a distinção entre os nevos dérmicos e os nevos juncionais; e na face, do carcinoma basocelular.

DERMATOPATOLOGIA

HISTOLOGIA Nevos dérmicos possuem células e/ou ninhos de células névicas na derme.
DERMATOSCOPIA Glóbulos focais e áreas brancas sem forma.

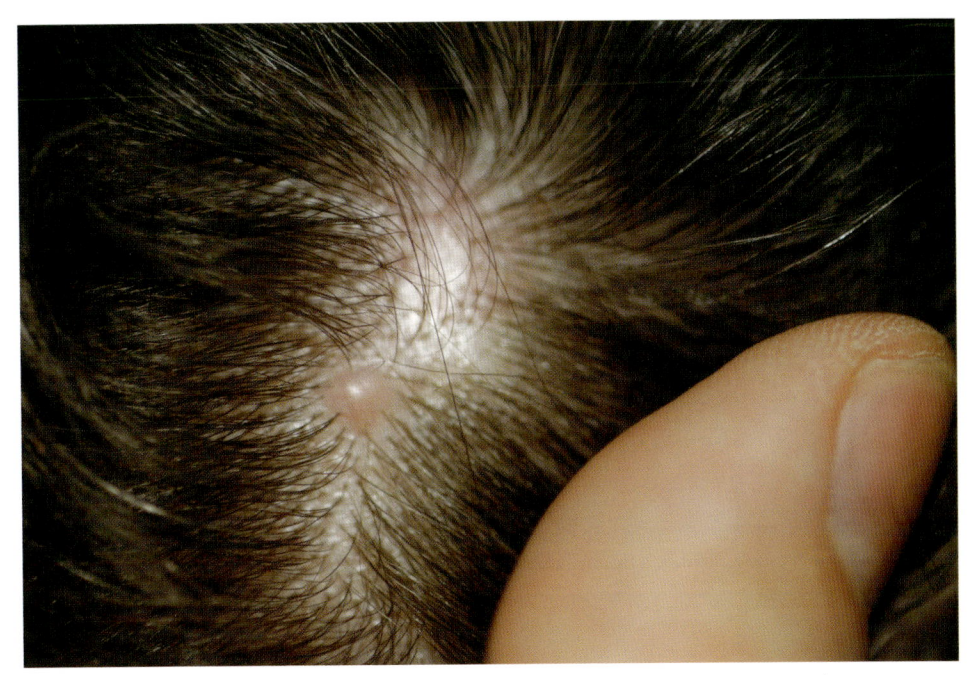

FIGURA 7-2 Nevo dérmico Pápula marrom em forma de cúpula e elevada com margens regulares e pigmento uniforme no couro cabeludo de um adolescente.

NEVO COMPOSTO

EXAME FÍSICO

Lesões Cutâneas

TIPO Mácula ou pápula ligeiramente elevada, ou nódulo (Fig. 7-3).
COR Bege, marrom ou marrom-escuro.
FORMATO Redondo.
DISTRIBUIÇÃO Qualquer local.
OUTRAS CARACTERÍSTICAS No período infantil tardio, nevos compostos podem escurecer e se tornar mais elevados.

DERMATOPATOLOGIA

HISTOLOGIA Nos nevos compostos, as células e/ou ninhos de células névicas são observadas na epiderme e derme.
DERMATOSCOPIA Padrão ovoide globular às vezes em um padrão de paralelepípedos, não estruturado, com áreas marrons ou hipopigmentadas com periferia reticulada ou padrão misto.

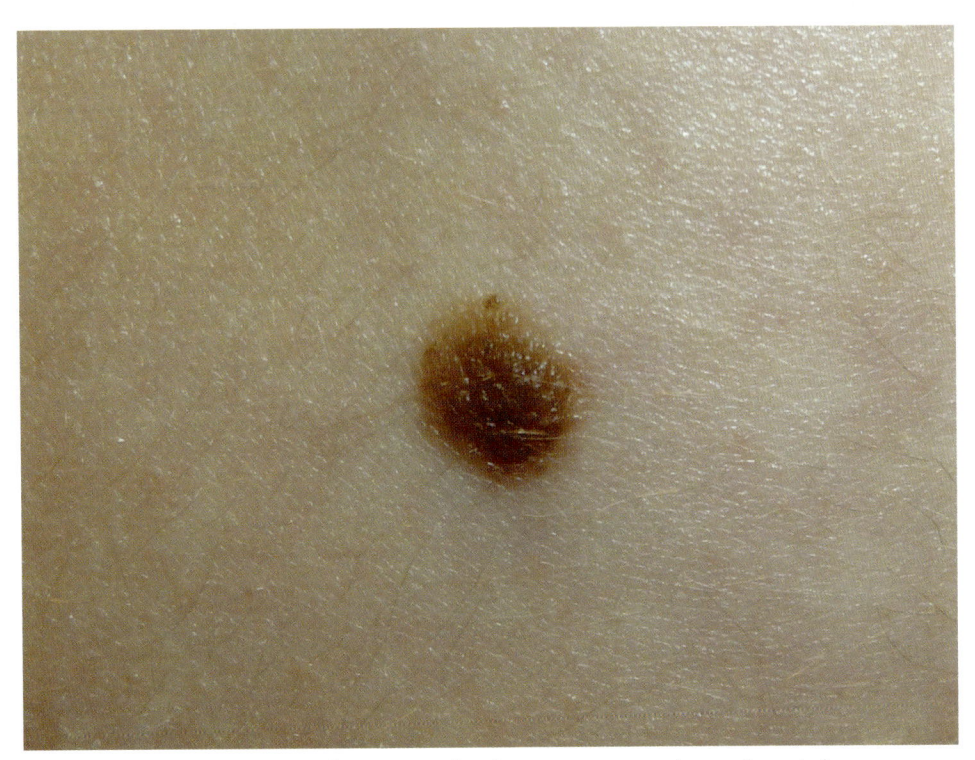

FIGURA 7-3 Nevo composto Nevo ligeiramente elevado com margens regulares e pigmentadas.

NEVO MELANOCÍTICO CONGÊNITO

O nevo melanocítico congênito (NMC) constitui uma ou mais lesões pigmentadas da pele, geralmente presentes ao nascimento. O NMC pode ser de qualquer tamanho, desde muito pequeno até muito grande. Os NMCs são neoplasias constituídas de células benignas denominadas nevomelanócitos, que são derivadas dos melanoblastos.

SINÔNIMO Nevo pigmentado gigante, nevo melanocítico congênito, *garment nevus*, nevo em calção de banho e nevo gigante piloso.

EPIDEMIOLOGIA

IDADE Presente ao nascimento (congênito). Raramente, o NMC se torna visível após o nascimento ("tardio"), geralmente aos 3 a 12 meses de vida.
GÊNERO M = F.
RAÇA Todas as raças.
INCIDÊNCIA NMC pequeno: 0,5% a 2,5% da população. NMC grande/gigante: 0,005% da população.
ETIOLOGIA Provavelmente multifatorial. Raros casos hereditários foram relatados.

FISIOPATOLOGIA

Os NMCs derivam dos melanoblastos originados na crista neural, que embriologicamente migram para formar o nevo após 10 semanas, porém antes do sexto mês uterino. É incerto o processo que leva estes melanoblastos a migrar para locais diferentes dos melanoblastos que migram para a pele. O NMC mostrou aumento nas mutações no gene *NRAS*, sugerindo possível contribuição para a sua etiologia.

HISTÓRIA

Nevos congênitos estão presentes ao, ou logo após, nascimento. A lesão inicial é constituída de máculas de coloração marrom-claro a bege, que se tornam mais escuras e mais elevadas durante a adolescência. A maioria é benigna, cresce proporcionalmente com a criança e é assintomática por toda a vida. Conforme a criança fica mais velha, as lesões desenvolvem-se pelos terminais grosseiros, podendo apresentar uma aparência mais verrucosa.

EXAME FÍSICO

Lesões Cutâneas

TIPO Máculas bem circunscritas, placas ou pápulas ligeiramente elevadas com ou sem pelos terminais grosseiros.
BORDAS Nitidamente demarcadas, contornos regulares.
SUPERFÍCIE Pode ou não possuir superfície cutânea alterada ("granular", mamilar, rugosa, cerebriforme, bulbosa, tuberosa ou lobular).
COR Marrom-claro ou escuro. Pode exibir um fenômeno de "halo" com um bordo periférico de despigmentação com o passar do tempo.
TAMANHO NMC pequeno: < 1,5 cm; NMC médio: 1,5 a 20 cm (Fig. 7-4); NMC grande/gigante: > 20 cm. NMC > 9 cm no couro cabeludo ou > 6 cm no tronco em recém-nascidos são qualificados como grandes/gigantes NMC com base em um tamanho adulto esperado de > 20 cm.
FORMATO Oval ou redondo, simétrico. Lesões grandes/gigantes podem ter aparência geográfica.
DISTRIBUIÇÃO Isolado, lesões discretas em qualquer local.

DIAGNÓSTICO DIFERENCIAL

Sem uma boa história gestacional, os NMCs pequenos são geralmente confundidos com os nevos melanocíticos adquiridos. Um NMC também pode ser confundido com um nevo displásico, mancha mongólica, nevo de Ota, nevo azul congênito, nevo spilus, nevo de Becker's, neurofibroma, hamartoma de músculo liso, nevo epidérmico pigmentado ou uma mácula café com leite (MCCL).

EXAMES LABORATORIAIS

HISTOPATOLOGIA Nos nevos congênitos, os nevomelanócitos ocorrem como aglomerados ordenados na epiderme e na derme como feixes, ninhos ou cordões. Ao contrário do nevo melanocítico adquirido, os nevomelanócitos no NMC tendem a ocorrer nos apêndices cutâneos (ductos écrinos, folículos pilosos e glândulas sebáceas) e em fascículos nervosos e/ou músculos eretores do pelo, vasos sanguíneos e se estendem para os dois terços inferiores da derme reticular ou derme mais profunda.
DERMATOSCOPIA Padrão, reticular, globular, reticuloglobular, pigmento marrom ou multicomponente difuso.

EVOLUÇÃO CLÍNICA E PROGNÓSTICO

Por definição, o NMC aparece ao nascimento, porém variedades do NMC podem surgir durante a infância (denominada NMC tardio). O risco a longo prazo para o desenvolvimento de melanoma em um NMC pequeno ou médio é baixo. Pacientes com NMC grande/gigante foram estimados ter um risco a longo prazo de 4,5% a 6,3% para desenvolver melanoma, embora as estimativas variem amplamente acima e abaixo deste intervalo.

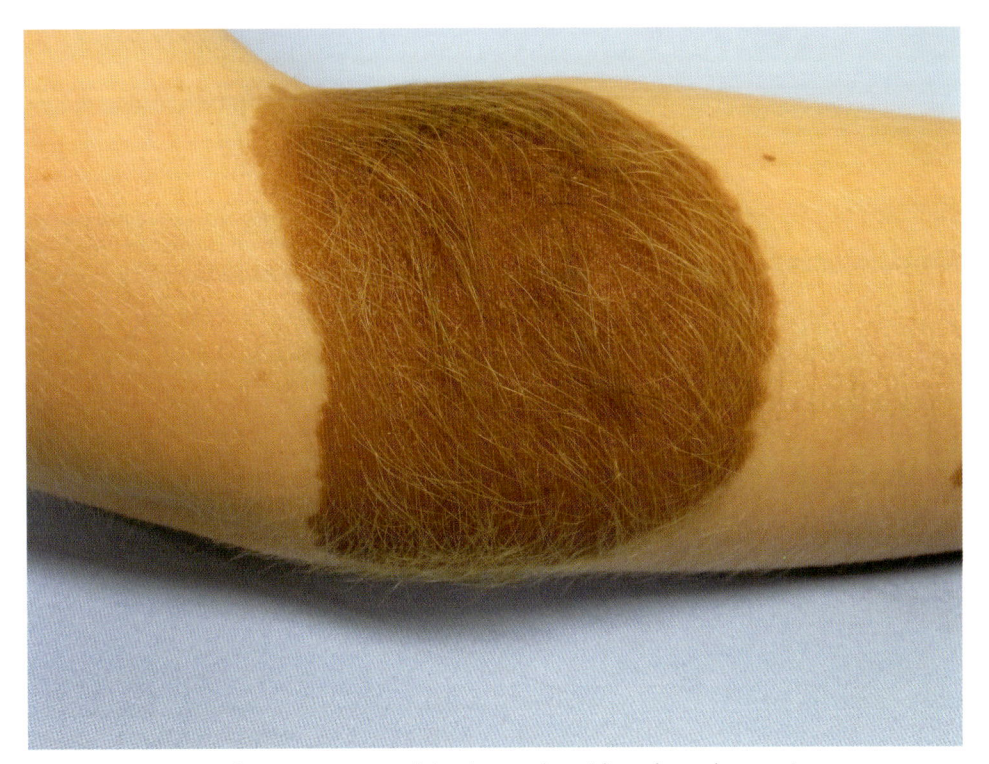

FIGURA 7-4 Nevo congênito Um nevo congênito de tamanho médio no braço de uma criança.

Melanose neurocutânea é uma rara condição associada aos NMCs grandes/gigantes, ou múltiplos NMCs > 3 cm. Histologicamente, a melanose pode ser observada na base do cérebro, superfícies ventrais da ponte, medula, região cervical superior ou região lombossacral da medula espinal. Pode ser assintomática ou causar convulsões, déficits neurológicos focais ou hidrocefalia obstrutiva. A última forma sintomática apresenta o pior prognóstico.

CONTROLE

Nevos congênitos pequenos (< 1,5 cm) e médios (1,5-20 cm) de aparência benigna podem ser clinicamente monitorados com segurança. O risco de transformação maligna é muito baixo para justificar a remoção, portanto, a informação aos pacientes sobre os sinais de transformação maligna e os exames regulares da pele são suficientes:

1. *Alterações na forma.* Uma metade do nevo é diferente da outra.
2. *Margens irregulares ou indistintas.* Presença de bordas irregulares.
3. *Cor variada.* Tons de cinza, preto e branco são preocupantes.
4. *Sintomas.* Prurido, dor ou sangramento persistente.

NMCs grandes/gigantes (> 20 cm) são clinicamente difíceis de controlar, pois o risco de transformação maligna está presente ao nascimento, além de serem logisticamente mais difíceis de remover. É importante o acompanhamento clínico destas lesões com medidas e/ou fotografias. A completa remoção cirúrgica da lesão é difícil e, geralmente, requer múltiplas cirurgias com expansão de tecido, enxerto cutâneo e/ou substituição por uma pele artificial.

Uma RM paramelanose neurocutânea deve ser considerada em neonatos com grandes lesões no eixo axial posterior ou múltiplos nevos satélites. Melanose neurocutânea assintomática pode ser monitorada com escaneamentos repetidos. Melanose neurocutânea sintomática apresenta um prognóstico tão ruim, que a remoção cirúrgica do NMC grande normalmente não é realizada.

Atualmente, não se recomenda a dermoabrasão, remoção a *laser*, criocirurgia, eletrocautério ou a curetagem dos nevos congênitos de qualquer tamanho.

NEVO MELANOCÍTICO "DISPLÁSICO" ATÍPICO

Os "nevos displásicos" atípicos são nevos adquiridos com aspecto clinicamente atípico: assimetria, margens irregulares e/ou variação na cor. Histologicamente, podem exibir células com arquitetura ou citologia atípica, que possuem significância controversa.

SINÔNIMOS Nevo de Clark, pinta B-K.

EPIDEMIOLOGIA

IDADE Pode aparecer em qualquer idade.
GÊNERO M = F.
RAÇA Branco = Negro.
INCIDÊNCIA Estima-se 5% da população.
ETIOLOGIA Tendência hereditária.
GENÉTICA Autossômica dominante.

FISIOPATOLOGIA

Locos genéticos (especialmente *CDKN2A* localizado em 9p21) têm sido implicados em casos familiares de nevos displásicos/melanoma. Imunossupressão também está associada a risco aumentado de nevos displásicos.

HISTÓRIA

Nevos displásicos tipicamente aparecem mais tardiamente na fase pré-puberal (puberdade) do que os nevos benignos. Eles, frequentemente, envolvem o tronco e exibem predileção para áreas cobertas do corpo (couro cabeludo, seios em meninas e nádegas em meninos) e são mais numerosos em áreas expostas ao sol.
SINTOMAS CUTÂNEOS Tipicamente assintomático. Prurido ou sangramento podem ser indicativos de alteração maligna.

EXAME FÍSICO

Achados Cutâneos

TIPO Máculas, pápulas ou nódulos pouco circunscritos.
TAMANHO 6 a 15 mm.
COR Assimetricamente marrom, bege, rosa ou multicor (Fig. 7-5).
FORMATO Redondo a oval com margens irregulares ou anguladas.

DISTRIBUIÇÃO Dorso > tórax > extremidades. Predileção por áreas cobertas (couro cabeludo, seios em meninas e nádegas em meninos).

DIAGNÓSTICO DIFERENCIAL

Os nevos displásicos podem ser confundidos com nevos menalocíticos adquiridos, pequenos nevos congênitos, melanoma, nevos de Spitz, ceratose seborreica, lentigo solar e outras lesões pigmentadas.

EXAMES LABORATORIAIS

DERMATOPATOLOGIA Os critérios histopatológicos para um nevo displásico incluem os seguintes:

1. Desarranjo arquitetural com assimetria da lesão.
2. Melanócitos intraepidérmicos isolados ou em ninhos além do componente dérmico.
3. Hiperplasia lentiginosa com prolongamento das cristas interpapilares (podem ser "pontes").
4. ± Alterações fibróticas ao redor das cristas interpapilares.
5. ± Alterações vasculares.
6. ± Inflamação.

EVOLUÇÃO CLÍNICA E PROGNÓSTICO

Clinicamente, parece que os nevos atípicos estão em um ponto intermediário entre os nevos normais e o melanoma. Grande parte dos nevos atípicos é clinicamente estável e *não* precursores inevitáveis do melanoma. Uma minoria progride para melanoma, especialmente em pacientes com numerosos nevos atípicos ou história familiar para melanoma. Portanto, estes pacientes devem realizar o autoexame para alterações em suas pintas e, rotineiramente, ter suas peles examinadas por um médico.

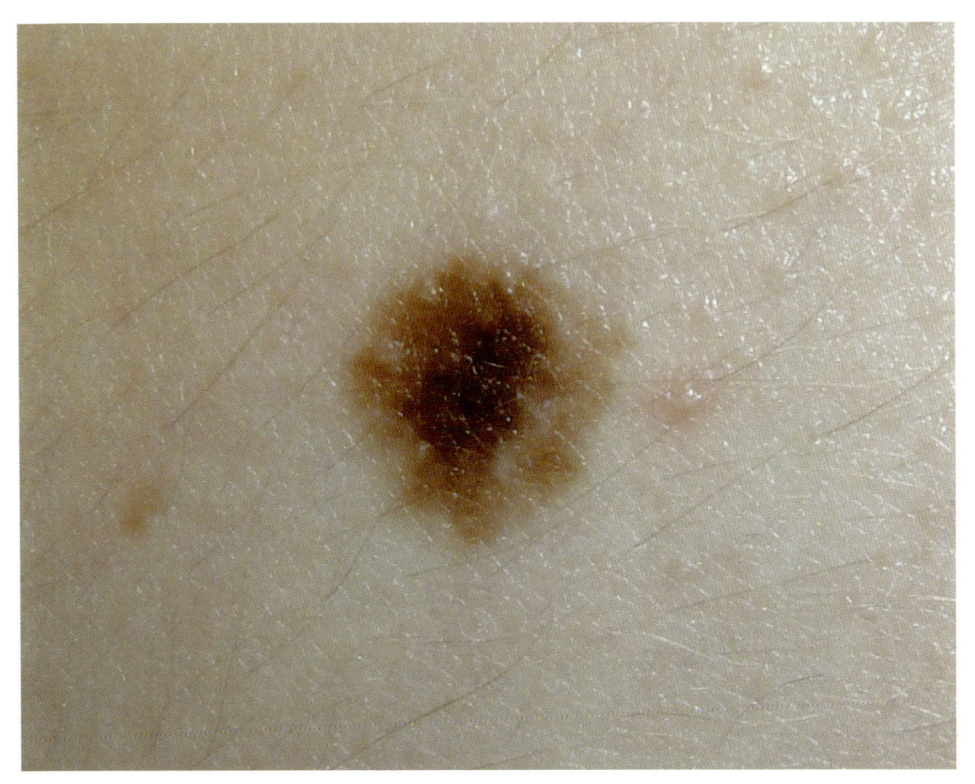

FIGURA 7-5 Nevo displásico Nevo com margens irregulares e vários tons de pigmento.

CONTROLE

Pacientes com nevos atípicos devem realizar exames cutâneos regulares com excisão e avaliação histopatológica de qualquer lesão alterada ou preocupante. Estes pacientes também devem ser instruídos sobre os sinais preocupantes nas pintas:

1. *Forma assimétrica.* Uma metade do nevo é diferente da outra.
2. *Borda.* Presença de margens irregulares.
3. *Cor.* Cor é, ou se torna, variegada. Tons de cinza, preto e branco são preocupantes.
4. *Diâmetro.* Maior do que 6 mm (pode ser nevo congênito, porém deve ser avaliado).
5. *Evolução.* Se a lesão cresce rapidamente, distinta de outros nevos ou do padrão de crescimento geral da criança.
6. *Sintomas.* Lesões com prurido, dor ou sangramento persistente. A remoção pode ser justificada quando a lesão é constantemente traumatizada em um dado local (p. ex., cintura, pescoço) ou quando a lesão se encontra em região de alto risco/difícil monitoramento, como as membranas mucosas ou regiões anogenitais.

Pode ser mais difícil para os pacientes seguirem essas diretrizes, em decorrência da apresentação atípica de seus nevos displásicos antes do tratamento, portanto, recomenda-se a realização de exames cutâneos de rotina (± fotos) com um médico. Os médicos procurarão lesões que "se sobressaiam" ou que diferem de outros nevos existentes. Não é recomendada a remoção de todos os nevos clinicamente atípicos, e sim o acompanhamento meticuloso e remoção dos nevos alterados ou preocupantes. Adicionalmente, parentes de primeiro grau dos pacientes com melanoma ou nevos atípicos devem ter sua pele examinada regularmente, além de receberem aconselhamento em relação à proteção solar.

NEVO AZUL

Um nevo azul é uma lesão adquirida, benigna, pequena e de cor azul-escuro a preto-azulado, que se manifesta como um nódulo ou pápula bem-definida de melanócitos dérmicos produtores de melanina.

SINÔNIMOS Neuronevo azul, melanocitoma dérmico, nevo azul comum, nevo azul de Jadassohn-Tieche.

EPIDEMIOLOGIA

IDADE Pode aparecer em qualquer idade; 25% estão presentes ao nascimento.
GÊNERO F > M, 2:1.
VARIANTES RARAS Nevo azul celular, nevo azul combinado nevo melanocítico-nevo azul, nevo azul em placa.

FISIOPATOLOGIA

Um nevo azul se origina de melanócitos dérmicos ectópicos. Acredita-se que os melanócitos migram para fora da derme durante a segunda metade da embriogênese, e que os nevos azuis representem uma migração embrionária bloqueada dos melanócitos. Eles possuem aparência azul em decorrência do fenômeno de Tyndall, onde a luz é refratada da região mais profunda das células névicas. As mutações no gene *GNAQ*, que codifica uma proteína G da membrana com atividade GTPase, foram encontradas na maioria dos nevos azuis.

HISTÓRIA

Nevos azuis são crescimentos benignos que aparecem durante a fase pré-puberal e adolescência, permanecem estáveis em tamanho e persistem por toda a vida. Em contraste, os nevos azuis celulares geralmente têm mais de 1 cm de tamanho e apresentam baixo, porém eminente, risco de transformação maligna. Raramente, vários nevos azuis foram associados ao complexo de Carney, com achados incluindo lentigos e mixomas tanto cutâneos quanto internos.

EXAME FÍSICO

Lesões Cutâneas

TIPO Máculas ou pápulas em cúpula.
TAMANHO 2 a 10 mm.
COR Azul, cinza-azulado, preto-azulado (Fig. 7-6). Ocasionalmente, apresenta aspecto pigmentar de lesão em alvo.
FORMATO Geralmente redondo a oval.
DISTRIBUIÇÃO Dorso das mãos e pés (50%), couro cabeludo ou face (34%), ou nádegas (6%).

DIAGNÓSTICO DIFERENCIAL

O diagnóstico de um nevo azul, geralmente, é feito pelos achados clínicos. Embora preocupantes por sua coloração, os nevos azuis podem ser diagnosticados por sua aparência cutânea normal. Ocasionalmente, o diagnóstico é confirmado pela excisão e exame histopatológico. O diagnóstico diferencial inclui tatuagem para a marcação de radioterapia, tatuagem traumática (p. ex., grafite de um lápis embaixo da pele), dermatofibroma, tumor glômico, melanoma primário ou metastático, lago venoso, angioceratoma, hemangioma esclerosante, hidrocistoma apócrino e nevo de células fusiformes pigmentado (Spitz).

DERMATOPATOLOGIA

HISTOLOGIA A biópsia cutânea revela melanócitos em forma de fuso, agrupados em feixes no terço médio e inferior da derme.
DERMATOSCOPIA Pigmentação homogênea cinza azulada ou preto-azulada.

EVOLUÇÃO CLÍNICA E PROGNÓSTICO

Os nevos azuis comuns aparecem e persistem durante toda a vida. Eles podem achatar ou clarear com o passar do tempo. Degeneração maligna é rara.

CONTROLE

Nevos azuis comuns menores do que 10 mm em diâmetro e estáveis por muitos anos, geralmente, não necessitam de excisão. A remoção cirúrgica é recomendada para aqueles maiores que 10 mm, por serem, provavelmente, variantes do nevo azul celular, que apresenta um baixo risco de degeneração maligna. O aparecimento repentino ou alteração de um nevo azul aparente também justifica a excisão cirúrgica.

SEÇÃO 7 DISTÚRBIOS DOS MELANÓCITOS

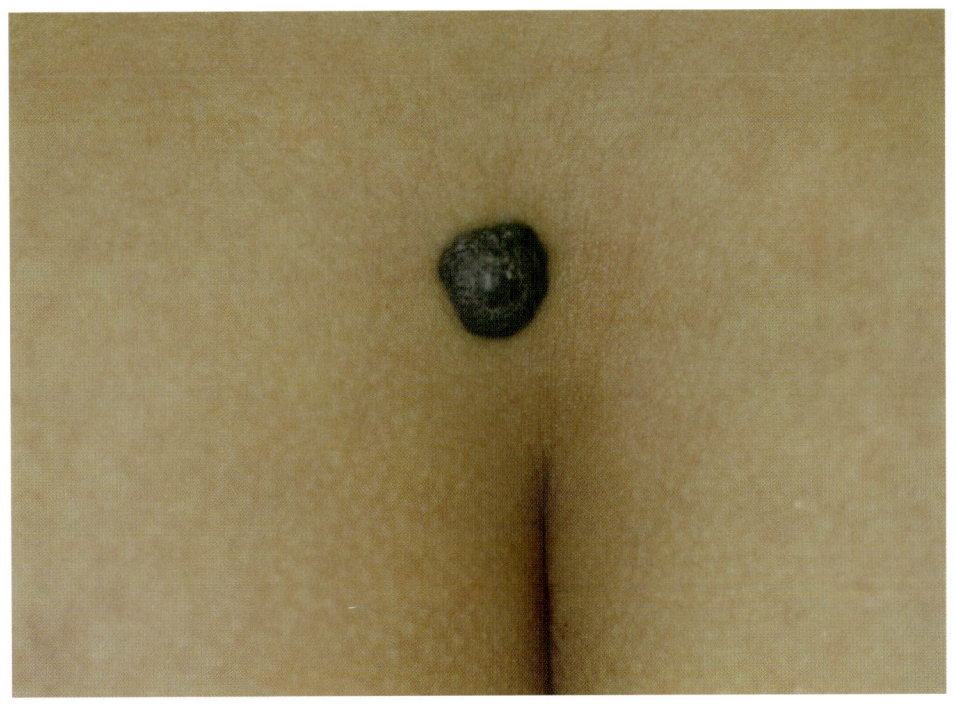

FIGURA 7-6 Nevo azul Lesão preto-azulada de 6 mm na nádega de uma criança.

NEVO HALO

Um nevo halo é um nevo (geralmente, um nevo composto ou dérmico) envolto por um halo de despigmentação. Tipicamente, o nevo sofre involução e regressão espontânea, seguido por repigmentação da área despigmentada.

SINÔNIMOS Nevo de Sutton, leucodermia centrífuga adquirida, vitiligo perinévico.

EPIDEMIOLOGIA

IDADE Tipicamente em pacientes < 20 anos de idade. Faixa etária: primeira a quinta décadas.
GÊNERO M = F.
INCIDÊNCIA < 1% dos pacientes < 20 anos de idade.
HISTÓRIA FAMILIAR Nevo halo ocorre em irmãos e em pessoas com história familiar de vitiligo.
DISTÚRBIOS ASSOCIADOS 20% dos pacientes com nevo halo possuem vitiligo. A maioria deles também possui nevos displásicos.
HALO DE DESPIGMENTAÇÃO AO REDOR DE OUTRAS LESÕES Geralmente, o nevo halo, inicialmente, é um nevo composto ou dérmico. Porém, houve relatos de halos com nevos azuis, nevos congênitos, nevos de Spitz e melanomas.

FISIOPATOLOGIA

Os mecanismos desencadeadores do nevo halo são incertos. Supostamente, o nevo halo representa uma resposta imune humoral e/ou mediada por células contra nevomelanócitos inespecificamente alterados. Isto resulta em uma reação cruzada com nevomelanócitos distantes (suposição suportada pela observação clínica de que 20% dos pacientes com nevo halo também apresentam vitiligo).

HISTÓRIA

Três estágios:

1. Desenvolvimento (em meses) de halo ao redor do nevo preexistente.
2. Desaparecimento (meses a anos) do nevo.
3. Repigmentação (meses a anos) do halo.

EXAME FÍSICO

Lesões Cutâneas

TIPO Nevo: pápula. Halo: mácula.
TAMANHO Nevo: 3 a 10 mm. Halo: 1 a 5 mm além da periferia do nevo (Fig. 7-7).
FORMATO Redondo a oval.
COR Nevo: rosa, marrom. Halo: eritema inicial, seguido por despigmentação branca.
NÚMERO 25% a 50% dos pacientes apresentam dois ou mais nevos halos.
ARRANJO Lesões difusas discretas (1 a 90 lesões).
DISTRIBUIÇÃO Tronco (especialmente o dorso).

EXAMES LABORATORIAIS

DERMATOPATOLOGIA Nevo composto ou dérmico envolto por infiltrado linfocítico (linfócitos e histiócitos) ao redor e entre as células névicas. Nas áreas do halo, há redução ou ausência de melanina e melanócitos (como demonstrado por microscopia eletrônica).
DERMATOSCOPIA Área branca desestruturada simétrica circundando o nevo.
LÂMPADA DE WOOD O exame da lesão clínica com uma lâmpada de Wood acentuará as áreas de despigmentação.

DIAGNÓSTICO DIFERENCIAL

O nevo halo é clinicamente distinto e caracterizado por um nevo central composto, dérmico ou juncional não preocupante. Em raras ocasiões, os halos de despigmentação podem ser observados ao redor de nevos congênitos, nevos atípicos, nevos azuis, nevos de Spitz, melanoma primário ou metastático, dermatofibroma, verruga ou molusco.

EVOLUÇÃO CLÍNICA E PROGNÓSTICO

A maioria das lesões com halo sofre resolução espontânea, com subsequente desaparecimento das áreas despigmentadas. Em alguns casos, o nevo halo persiste ou o nevo regride, porém com persistência da despigmentação. Finalmente, em casos muito raros (em adultos), múltiplos nevos halos podem ser um precursor ou sinal de melanoma.

CONTROLE

As lesões com halo sofrem resolução espontânea, e o nevo central em regressão não necessita ser removido. Porém, o nevo central e toda a pele deve ser avaliada para critérios clínicos de malignidade (variegação do pigmento e margens irregulares), visto que um halo pode, raramente, estar associado ao melanoma (ocular ou cutâneo). Lesões atípicas ou preocupantes devem ser excisadas e enviadas para avaliação histopatológica.

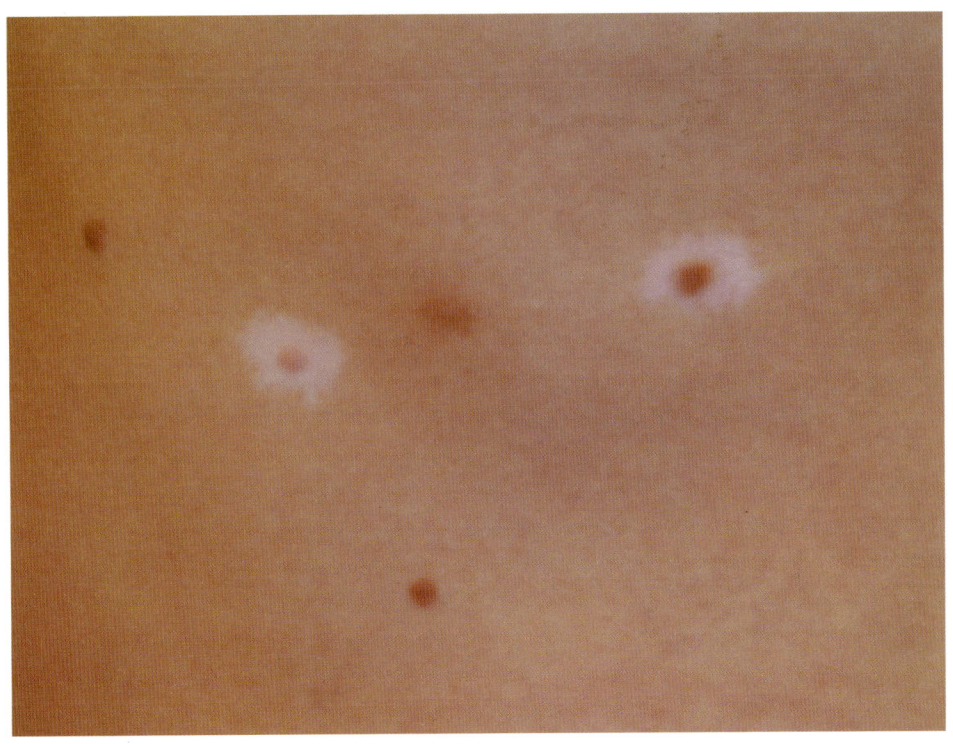

FIGURA 7-7 Nevo halo Nevos elevados marrom-avermelhados, dois envoltos por halo despigmentado.

NEVO SPILUS

Um nevo spilus é uma mácula plana acastanhada, com nevos menores de cor marrom-escura a preto (nevos juncionais, nevos compostos, nevos de Spitz, nevos azuis) no interior da mácula.

SINÔNIMOS Nevo lentiginoso salpicado, *spotty nevus*, nevo puntiforme intensamente pigmentado, nevo sobre nevo, nevo lentiginoso zosteriforme.

EPIDEMIOLOGIA

IDADE Geralmente, o componente macular se apresenta ao nascimento, porém pode aparecer mais tarde.
INCIDÊNCIA Presente em 2/1.000 recém-nascidos, encontrado em 2% da população adulta.
GÊNERO M = F.

FISIOPATOLOGIA

A patogênese de um nevo spilus é incerta, porém pode representar uma alteração localizada nos melanoblastos provenientes de células da crista neural, resultando no simultâneo ou subsequente desenvolvimento de diferentes tipos de nevos. O nevo spilus pode ser uma variante do NMC. Fatores genéticos e ambientais podem desempenhar um papel na patogênese.

HISTÓRIA

O componente macular de um nevo spilus está, geralmente, presente ao nascimento, porém pode ser adquirido. Gradualmente, mais e mais nevos aparecem sobrepostos às máculas congênitas, fornecendo ao nevo uma aparência "salpicada". A lesão inteira, geralmente, é assintomática e persiste por toda a vida, crescendo proporcionalmente com a criança. Raramente, os nevos no interior do nevo spilus podem-se tornar atípicos. Nevo spilus também raramente pode ser associado à hipotrofia muscular subjacente ou transpiração excessiva (hiperidrose), denominada "síndrome do nevo lentigoso salpicado".

EXAME FÍSICO

Achados Cutâneos

TIPO Fundo: macular. Nevos superpostos: pequenas máculas ou pápulas (Fig. 7-8).
COR Fundo: marrom-claro. Nevos superpostos: marrom, azul ou marrom-escuro a preto.
TAMANHO E FORMATO Fundo: 1 a 20 cm. Nevos superpostos: 1 a 6 mm.
SÍTIOS DE PREDILEÇÃO Torso e extremidades.
ARRANJO Pode ter configuração *blaschkoid*, segmentar ou zosteriforme.

DIAGNÓSTICO DIFERENCIAL

Um nevo spilus pode ser confundido com uma mácula café com leite (MCCL), nevo de Becker, nevo composto, nevo congênito e/ou nevo juncional.

EXAMES LABORATORIAIS

DERMATOPATOLOGIA Fundo: hiperpigmentação epidérmica com macromelanossomos ou hiperplasia melanocítica lentiginosa. Nevos superpostos: alterações histopatológicas de um nevo congênito, juncional, composto, azul, de Spitz ou atípico.

DIAGNÓSTICO DIFERENCIAL

Um nevo spilus pode ser confundido com uma mácula café com leite (MCCL) ou com nevos agminados (o último não possui lesão de fundo).

EVOLUÇÃO CLÍNICA E PROGNÓSTICO

O nevo spilus raramente se desenvolve em melanoma maligno e geralmente persiste por toda a vida de forma assintomática e inalterada.

CONTROLE

Pelo fato de o nevo spilus possuir nevos em seu interior, os mesmos devem ser monitorados clinicamente para sinais de alterações preocupantes, que incluem as seguintes:

1. *Forma assimétrica*. Uma metade do nevo é diferente da outra.
2. *Borda*. Presença de margens irregulares.
3. *Cor*. A cor é, ou se torna, variegada. Tons de cinza, preto e branco são preocupantes.
4. *Sintomas*. Lesões com prurido, dor ou sangramento persistente.
5. *Evolução*. Se a lesão cresce rapidamente, distinta de outros nevos ou do padrão de crescimento geral da criança.

As lesões tendem a ser de vários centímetros em diâmetro e, portanto, a excisão cirúrgica profilática não é recomendada nem justificada. Atualmente, o exame clínico de rotina com biópsias e avaliação histopatológica de quaisquer nevos centrais preocupantes é a abordagem recomendada.

SEÇÃO 7 DISTÚRBIOS DOS MELANÓCITOS

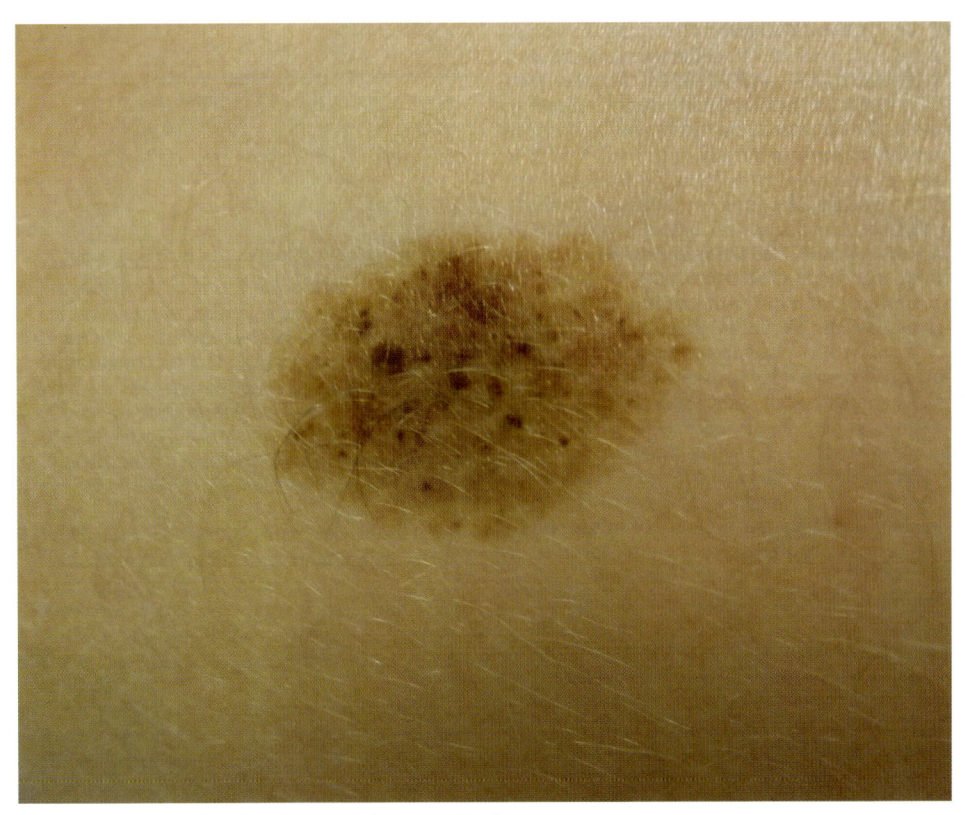

FIGURA 7-8 Nevo spilus Grande mácula bege pontilhada com numerosos nevos escuros e pequenos sobrepostos.

NEVO DE SPITZ (NEVO DE CÉLULAS FUSIFORMES E EPITELIOIDES)

Um nevo de Spitz é um nódulo benigno, pequeno, marrom-avermelhado em forma de cúpula, que aparece repentinamente (tipicamente na face de uma criança). Apesar do curso benigno da lesão, a histologia é ilusoriamente preocupante, com células fusiformes e epitelioides, algumas com aspecto atípico, assemelhando-se a um melanoma.

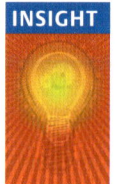

INSIGHT É crucial a avaliação dos nevos de Spitz por um dermatologista experiente, visto que estes nevos podem, histologicamente, ser preocupantes e confundidos por melanoma, com terríveis consequências para a criança.

SINÔNIMOS Tumor de Spitz, melanoma juvenil benigno, nevo de células epitelioides e fusiformes, melanoma juvenil de Spitz.

EPIDEMIOLOGIA

IDADE Um terço aparece antes dos 10 anos de idade, um terço entre 10 e 20 anos. Raramente observado ao nascimento. Raro em pessoas > 40 anos de idade.
GÊNERO M = F.
INCIDÊNCIA 1,4:100.000 na Austrália.

FISIOPATOLOGIA

A patogênese de um nevo de Spitz é incerta. A elevada incidência em crianças, durante a gravidez e na puberdade sugere influência hormonal ou do desenvolvimento.

HISTÓRIA

Os nevos de Spitz tipicamente aparecem de forma repentina, crescem rapidamente e, então, estabilizam-se. Podem permanecer estáveis por anos. São, geralmente, assintomáticos e podem persistir por toda a vida ou se transformar em um novo dérmico.

EXAME FÍSICO

Achados Cutâneos

TIPO Pápula ou nódulo.
COR Rosa, bege a marrom-avermelhada (Fig. 7-9).
TAMANHO 2 mm a 2 cm (diâmetro médio: 8 mm).
FORMATO Redondo, em forma de cúpula.
DISTRIBUIÇÃO Cerca de 42% encontrado na cabeça e pescoço de crianças/adolescentes. Pode ter um arranjo agminado ou agrupado com múltiplas lesões agrupadas.

DIAGNÓSTICO E DIAGNÓSTICO DIFERENCIAL

O diagnóstico de nevo de Spitz, geralmente, é feito clinicamente. O diagnóstico diferencial inclui nevo dérmico, granuloma piogênico, hemangioma, molusco, dermatofibroma, mastocitoma, xantogranuloma juvenil e melanoma nodular.

EXAMES LABORATORIAIS

DERMATOPATOLOGIA A biópsia cutânea revela grandes ninhos de células epitelioides e fusiformes com citoplasma abundante e ocasionais figuras mitóticas. Os ninhos se estendem até a derme em padrão característico de "chuva caindo". Há também a presença de glóbulos eosinofílicos coalescentes (corpúsculos de Kamino) na camada basal em 80% das biópsias.

EVOLUÇÃO CLÍNICA E PROGNÓSTICO

Os nevos de Spitz aparecem de forma repentina e crescem rapidamente. Eles, então, estabilizam-se e persistem por anos, alguns podendo, morfologicamente, se transformar em nevo dérmico. Os nevos de Spitz são benignos, porém há relatos clínicos de "nevos de Spitz metastáticos", nos quais as células névicas são encontradas em linfonodos locais (a significância do qual é incerta) e raros casos de progressão do nevo de Spitz para melanoma.

CONTROLE

Nenhum tratamento é necessário em casos de aspecto e história clínica clássicos, pois os nevos de Spitz são benignos. No entanto, o início e o crescimento rápido da lesão geralmente é preocupante para os clínicos, e as lesões, frequentemente, são removidas por biópsia excisional. Uma vez excisado, é necessária a realização de um exame dermatopatológico para distinguir o nevo de Spitz do melanoma. Diversas avaliações médicas podem ser necessárias em lesões limítrofes ou atípicas para excluir o melanoma. Se características atípicas são observadas na patologia, deve-se manter o acompanhamento regular com um dermatologista para avaliação clínica e exame periódico da pele.

SEÇÃO 7 DISTÚRBIOS DOS MELANÓCITOS

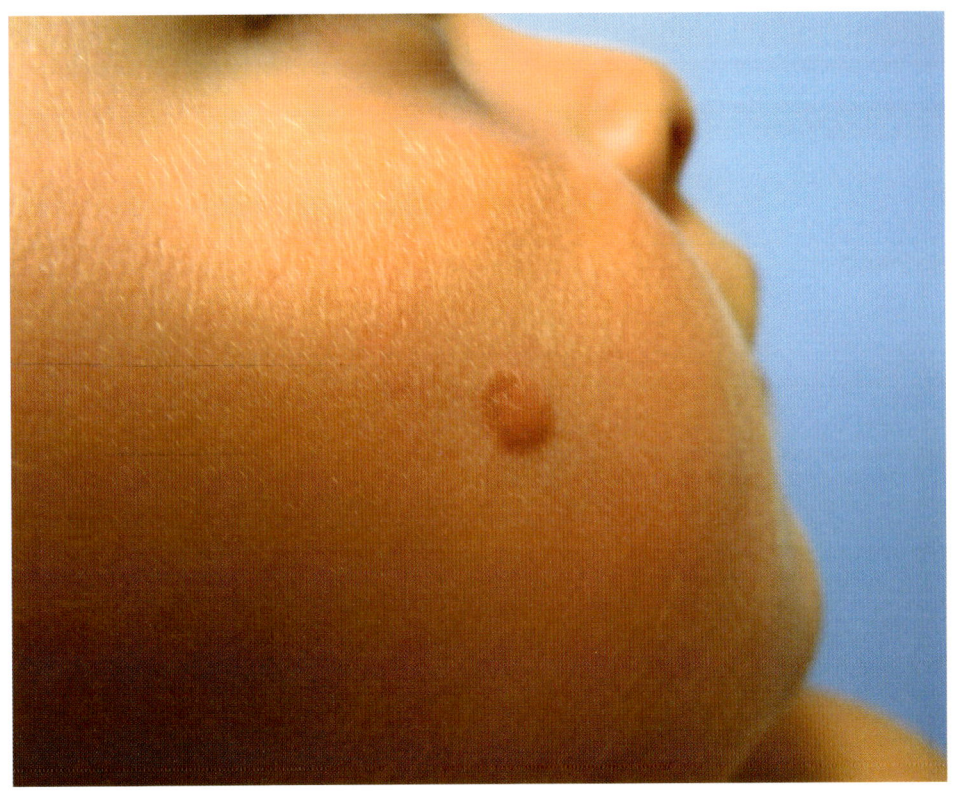

FIGURA 7-9 Nevo de Spitz Pápula marrom-avermelhada em forma de cúpula na face de uma criança.

DISTÚRBIOS MELANOCÍTICOS EPIDÉRMICOS

EFÉLIDES

Efélides (sardas) são máculas marrom-claras que ocorrem na pele exposta ao sol, sendo observadas, com maior frequência, em indivíduos de pele clara.

SINÔNIMO Sardas.

EPIDEMIOLOGIA

IDADE Não presente ao nascimento. Geralmente, aparece antes dos 3 anos de idade com exposição ao sol.
GÊNERO M = F.
SAZONALIDADE Aumento no tamanho, número e grau de pigmentação durante o verão. Redução no inverno.
ETIOLOGIA Relacionado com a exposição solar. Talvez herança autossômica dominante. Vinculado à pele clara e cabelo loiro ou ruivo.

FISIOPATOLOGIA

A exposição ao sol estimula os melanócitos a produzirem focalmente mais melanina, e os melanossomos mais melanizados são transportados dos melanócitos aos queratinócitos. Efélides também demonstram melanócitos maiores em comparação com a pele normal não envolvida.

EXAME FÍSICO

Achados Cutâneos

GENÉTICA Efélides têm sido associadas a variações no gene do receptor de melanocortina 1 (*MC1R*)
TIPO Máculas de 1 a 5 mm.
COR Marrom-clara a marrom.
FORMATO Redondo a estrelado.
DISTRIBUIÇÃO Pele exposta ao sol: nariz, bochechas (Fig. 7-10), tórax, ombros, braços e região dorsal superior.

EXAMES LABORATORIAIS

DERMATOPATOLOGIA Número normal de melanócitos, porém conteúdo elevado de melanina nos queratinócitos basais.
LÂMPADA DE WOOD Pode acentuar e revelar mais sardas.

DIAGNÓSTICO DIFERENCIAL

O diagnóstico da efélide é feito clinicamente. Efélides (sardas) diferem dos lentigos, pois as efélides estão presentes apenas em áreas expostas ao sol e, eventualmente, clareiam com o tempo, enquanto os lentigos podem ser encontrados em qualquer região e persistem mesmo evitando-se a exposição solar.

EVOLUÇÃO CLÍNICA E PROGNÓSTICO

Efélides induzidas pela exposição leve ao sol são benignas [salvo se associadas ao xeroderma pigmentoso (XP)] e tendem a clarear com a idade. Sardas induzidas por grave queimadura solar (de uma queimadura solar bolhosa) são tipicamente permanentes e de forma mais estrelada. Quando extensas efélides são observadas em pessoas de cabelo escuro, XP ou um carreador heterozigoto para XP deve ser considerado.

CONTROLE

Efélides são benignas, clareiam com o tempo e não requerem tratamento. No entanto, sinalizam um aumento da suscetibilidade às queimaduras solares ligadas a lesões anteriores causadas por raios UV. Portanto, indivíduos com sardas devem ser regularmente submetidos a exames cutâneos e serem aconselhados a evitar a exposição solar e a aplicar um bom protetor solar.

Cosmeticamente, efélides podem ser disfarçadas com maquiagem e, eventualmente, clareadas com o tempo evitando-se a exposição solar. Para resultados mais rápidos, as efélides podem ser clareadas com α-hidroxiácidos, ácido salicílico, ácido azelaico, hidroquinona, tretinoína, nitrogênio líquido ou *laser*. Alguns cuidados são necessários para não piorar o resultado cosmético com subsequente despigmentação ou pigmentação da pele não afetada.

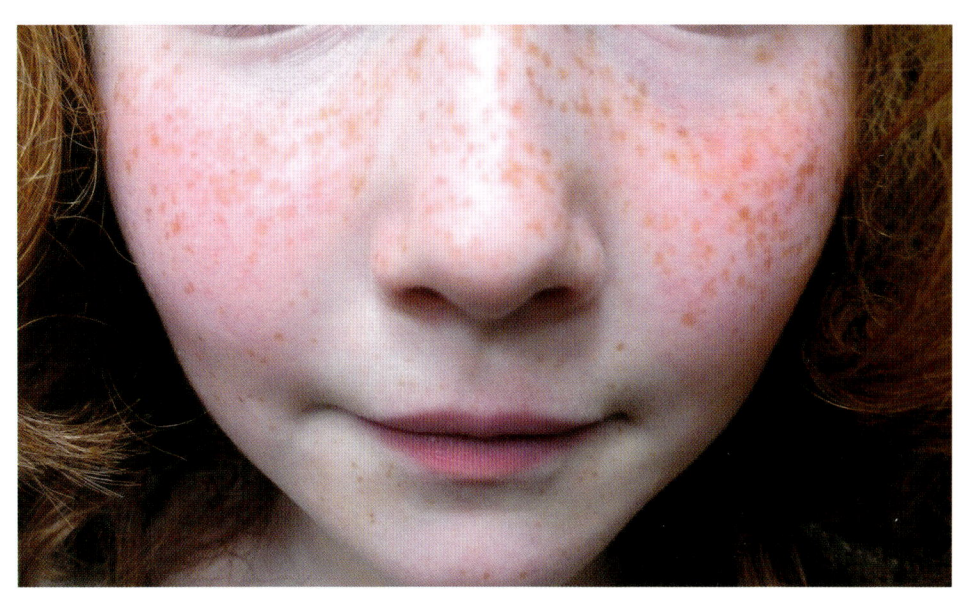

FIGURA 7-10 Efélides Sardas marrons dispersas na bochecha de uma criança de 9 anos de idade.

LENTIGO SIMPLES E SÍNDROMES LENTIGINOSAS

Um lentigo simples é uma lesão macular marrom bem circunscrita, com número aumentado de melanócitos (diferenciando-o das efélides), sem qualquer predileção por regiões expostas ao sol (diferenciando-o do lentigo solar do adulto). Há também diversas síndromes caracterizadas pela lentiginose (Quadro 7-1).

EPIDEMIOLOGIA

IDADE Pode estar presente ao nascimento ou logo após o nascimento, aumenta durante a adolescência e persiste por toda a vida. Também pode ser um marcador para uma síndrome lentiginosa (Quadro 7-1).
GÊNERO M = F.
RAÇA Todas afetadas igualmente.

FISIOPATOLOGIA

Um número aumentado de melanócitos produz mais melanina, resultando em máculas hiperpigmentadas. A causa é desconhecida, porém pode ser uma alteração genética do neuroectoderma.

EXAME FÍSICO

Achados Cutâneos

TIPO Máculas a manchas (Fig. 7-11).
TAMANHO < 5 mm.
COR Bege, marrom-claro, marrom-escuro ou preto.
FORMATO Redondo ou oval.
NÚMERO Solitário ou numeroso.
DISTRIBUIÇÃO Pode ser encontrado em qualquer superfície cutânea, incluindo palmas, plantas e membranas mucosas. Lentigos genitais não são incomuns.

DIAGNÓSTICO DIFERENCIAL

O diagnóstico dos lentigos é feito pelo exame clínico. Pode ser difícil a distinção entre os lentigos simples e as efélides, os nevos juncionais, os lentigos solares ou as ceratoses seborreicas maculares. Os lentigos diferem das efélides (sardas), pois as efélides podem, eventualmente, clarear, enquanto os lentigos persistem por toda a vida.

EXAMES LABORATORIAIS

DERMATOPATOLOGIA Número aumentado de melanócitos ao longo da junção dermoepidérmica e prolongamento das cristas interpapilares.
MICROSCOPIA ELETRÔNICA Macroglóbulos de melanina encontrados nos melanócitos, queratinócitos e melanófagos.
LÂMPADA DE WOOD Pode acentuar e revelar mais lentigos.
DERMATOSCOPIA Padrão reticular ou desestruturado marrom-claro.

EVOLUÇÃO CLÍNICA E PROGNÓSTICO

Os lentigos, como achado isolado, são benignos e assintomáticos. Tipicamente, as máculas pigmentadas estão presentes ao nascimento, ou logo após, aumentam em número na puberdade, persistem por toda a vida, porém podem clarear um pouco na vida adulta. A presença de lentigos pode ser um marcador de uma síndrome lentiginosa sistêmica.

CONTROLE

Os lentigos são benignos e não requerem tratamento.
Cosmeticamente, os lentigos podem ser disfarçados com o uso de maquiagem e, eventualmente, clareiam com o tempo. Para resultados mais rápidos, os lentigos podem ser clareados com α-hidroxiácidos, ácido salicílico, ácido azelaico, hidroquinona, tretinoína, nitrogênio líquido ou *laser*. Alguns cuidados são necessários para não piorar o resultado cosmético com subsequente despigmentação.
Lesões na pele acral ou nas membranas mucosas devem ser monitoradas para atipia clínica, pois, raramente, podem progredir para lentigo maligno. Embora comumente restritos apenas à superfície cutânea, os pacientes com lentigos generalizados devem ser monitorados para doença sistêmica.

SEÇÃO 7 DISTÚRBIOS DOS MELANÓCITOS

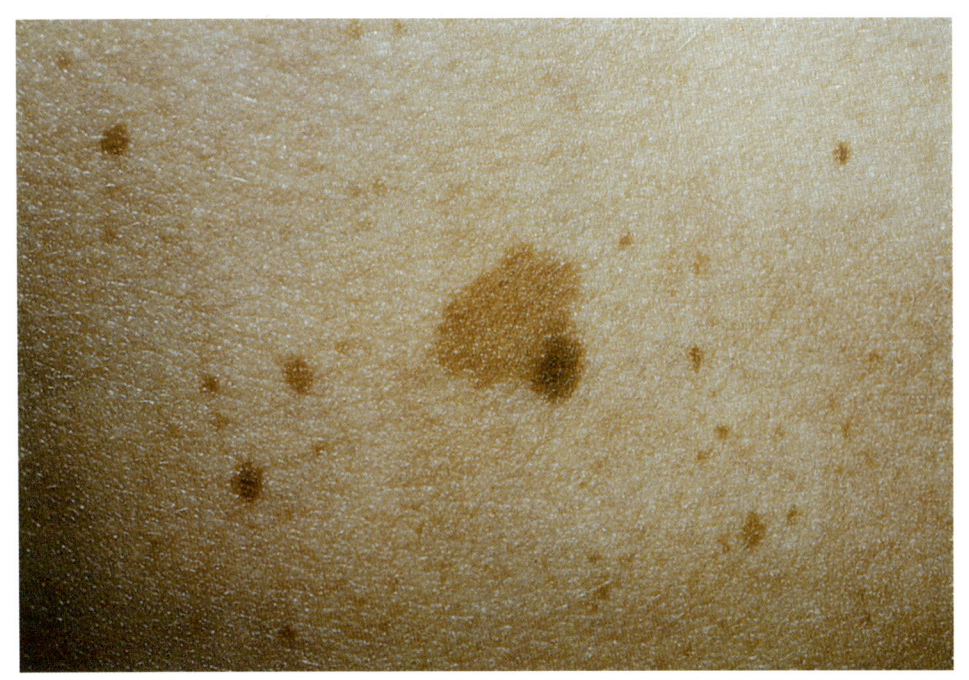

FIGURA 7-11 Lentigos Manchas maculares marrons dispersas no dorso de uma criança com a síndrome lentiginosa múltipla (LEOPARD).

QUADRO 7-1 Síndromes Lentiginosas

Distúrbio	Sinônimos	Idade	Etiologia	Achados Cutâneos	Manifestações Associadas
Lentiginose eruptiva		Adolescentes e adultos jovens		Ocorrência difusa de centenas de lentigos por meses a anos	
Lentiginose segmentar				Lentigos confinados a um lado do corpo	Tipo dermatomal: benigno Tipo não dermatomal: pode estar associado à anomalia do SNC ou neurofibromatose
Nevo *spilus*	Lentigo nevoide; nevo lentigoso salpicado	Infância ou pré-púbere		Fundo macular café com leite com manchas pigmentadas sobrejacentes, 1-3 mm mais intensas	Tipicamente benigno. Há raros relatos de transformação maligna em melanomas
Lentigos após tratamento com PUVA			Tratamentos com PUVA	Máculas hiperpigmentadas disseminadas	Ocorrem em 10-40% dos pacientes tratados com PUVA > 5 anos
Lentiginose de padrão hereditário		Infância ou início da fase pré-puberal	Herança AD	Lentigos na face, lábios, extremidades, nádegas e superfícies palmoplantares	
Síndrome lentiginosa múltipla	Síndrome LEOPARD	Infância e evolui até a vida adulta	Herança AD, mutação no gene *PTPN11*	Múltiplos lentigos, especialmente no tronco superior e pescoço. Superfícies mucosas poupadas. Máculas de "café preto" - semelhante à MCCL, mas com pigmentação mais escura mais próxima dos lentigos	L = **L**entigos E = Anormalidades no **E**CG O = Hipertelorismo **o**cular P = Estenose **p**ulmonar A = **A**normalidade genital R = **R**etardo do crescimento D = **D**éficit auditivo
Síndrome LAMB e NAME	Complexo de Carney, Síndrome mixoma	Pré-púbere	Herança AD, mapeado no gene *PRKAR1A*, 17q24	Múltiplos lentigos; efélides, nevos azuis, mixoma mucocutâneo Também em risco de schwannomas psammomatosos e doenças adrenocorticais e tumores testiculares	L = **L**entigos A = Mixoma **a**trial M = **M**ixoma **m**ucocutâneo B = Nevos azuis (***B****lue nevi*) N = **N**evos A = Mixoma **a**trial M = **M**ixoma **m**ucocutâneo E = **E**félide

Síndrome de Peutz-Jeghers	Lentiginose periorificial	Infância e início da fase pré-puberal	Herança AD, mutação no gene *STK11*, 19p13	Máculas preto-amarronzadas ao redor da boca, lábios, mucosa alveolar, mãos e pés	Polipose jejunal, risco aumentado de malignidades GI e não GI
Síndrome de Cronkhite-Canada		Surge geralmente na idade adulta		Máculas marrons na face e extremidades. Alopecia e alterações distróficas das unhas	Polipose GI, diarreia
Síndrome de Bannayan-Riley-Ruvalcaba	Síndrome de Riley-Smith; síndrome com macrocefalia, lipossomas múltiplos, hemangiomas	Surge na infância	Herança AD, mutação do gene *PTEN*	Lentigos no pênis, malformações vasculares, lipomas cutâneos, MCCL	Macrocefalia, hamartomas intestinais
Síndrome de Soto			Esporádico; Mutações do gene *NSD1* ou *NFIX*	Lentigos na glande e haste peniana	Macrocefalia, acromegalia, face incomum, anomalias esqueléticas
Disrafismo espinal lentiginoso centrofacial	Lentiginose centrofacial	Lesões aparecem entre 1 a 10 anos de idade	Herança AD	Lentigos intimamente agrupados no nariz e região infraorbital; membranas mucosas poupadas	Estado disráfico, distúrbio neuropsiquiátrico, epilepsia, risco aumentado de retardo mental

SÍNDROME DE PEUTZ-JEGHERS

A síndrome de Peutz-Jeghers é um distúrbio raro de herança autossômica dominante, caracterizado por polipose familiar e lentiginose nos lábios e membranas mucosas orais. Podem ocorrer pólipos no trato GI, com sintomas abdominais manifestando-se na fase pré-puberal ou início da idade adulta.

EPIDEMIOLOGIA

IDADE Os lentigos aparecem na infância e no início da fase pré-puberal. Pólipos GI aparecem na idade pré-puberal tardia, antes dos 30 anos de idade.
GÊNERO M = F.
GENÉTICA Autossômica dominante com 100% de penetrância e expressividade variável; > 40% dos casos são decorrentes de mutações espontâneas.
ETIOLOGIA Mutação no gene *STK11*.

HISTÓRIA

Os lentigos podem ser congênitos ou podem-se desenvolver durante a infância e início da fase pré-puberal. As máculas pigmentadas nos lábios podem desaparecer ao longo do tempo, porém a pigmentação da boca não desaparece, sendo, portanto, uma condição essencial para o diagnóstico. Os lentigos ocorrem em alguns pacientes que nunca apresentam sintomas abdominais.
REVISÃO DOS SISTEMAS A dor abdominal pode-se apresentar a qualquer momento entre 10 e 30 anos de idade. Sangramento GI, melena, hematêmese e anemia também podem ocorrer. O intestino delgado é o mais afetado, porém pólipos no intestino grosso, estômago e esôfago também podem ocorrer.

EXAME FÍSICO

Achados Cutâneos

TIPO Mácula.
COR Marrom-escura ou preta.
TAMANHO 2 a 5 mm. Lentigos na face são menores do que aqueles nas palmas, plantas e boca.
FORMATO DA LESÃO INDIVIDUAL Redondo ou oval.
ARRANJO DAS MÚLTIPLAS LESÕES Denso aglomerado das lesões.
DISTRIBUIÇÃO DAS LESÕES Lentigos intraorais são fatores essenciais da síndrome de Peutz-Jeghers; as lesões são marrom-escuras, pretas ou preto-azuladas. Encontram-se irregularmente distribuídas na gengiva, mucosa alveolar e palato duro (Fig. 7-12). Os lentigos também ocorrem nos lábios, ao redor da boca, nariz, palmas, plantas, mãos e unhas.
UNHAS Podem apresentar melanoníquia longitudinal (linhas pigmentadas ou envolvimento difuso do leito ungueal).
TRATO GI Pólipos, podendo resultar em dor abdominal, sangramentos GI, intussuscepção e obstrução.

OUTROS SISTEMAS DE ÓRGÃOS A longo prazo leve aumento do risco de câncer de pâncreas, tumores ováricos/testiculares.

EXAMES LABORATORIAIS

DERMATOPATOLOGIA Na biópsia cutânea, há aumento de melanina nos melanócitos e células basais.
MICROSCOPIA ELETRÔNICA Numerosos melanossomos com melanócitos e queratinócitos.
PATOLOGIA DOS PÓLIPOS GI Hamartomas, com mistura de glândulas e músculo liso.
HEMATOLÓGICO Anemia causada por perda sanguínea pode estar presente.
GASTROENTEROLOGIA Exames de fezes podem revelar sangue oculto.
ESTUDOS RADIOLÓGICOS A coleta de imagens do trato GI é importante em pacientes com a apresentação clínica de múltiplos lentigos.

DIAGNÓSTICO DIFERENCIAL

Na síndrome de Peutz-Jeghers, a pigmentação da mucosa (intraoral) é a característica constante que permanece por toda a vida. O diagnóstico diferencial para hiperpigmentação da mucosa inclui pigmentação normal da mucosa em indivíduos de pele mais escura, tatuagem por amálgama e coloração em decorrência do tratamento com zidovudina. Os lentigos no Peutz-Jeghers podem ser diferenciados das efélides por serem muito mais escuros e por ocorrerem em áreas não expostas à luz solar (p. ex., palmas e plantas). Além disso, os lentigos não são amplamente distribuídos como na síndrome lentiginosa múltipla (síndrome de LEOPARD); não ocorrem no tronco ou extremidades, mas estão localizados nas áreas centrais da face, palmas e plantas, e região dorsal das mãos.

EVOLUÇÃO CLÍNICA E PROGNÓSTICO

Há uma expectativa de vida normal. Pólipos GI sintomáticos são o aspecto mais difícil desta síndrome e podem necessitar de múltiplas polipectomias para aliviar os sintomas. Há também risco aumentado de desenvolver carcinoma gastrointestinal e pancreático.

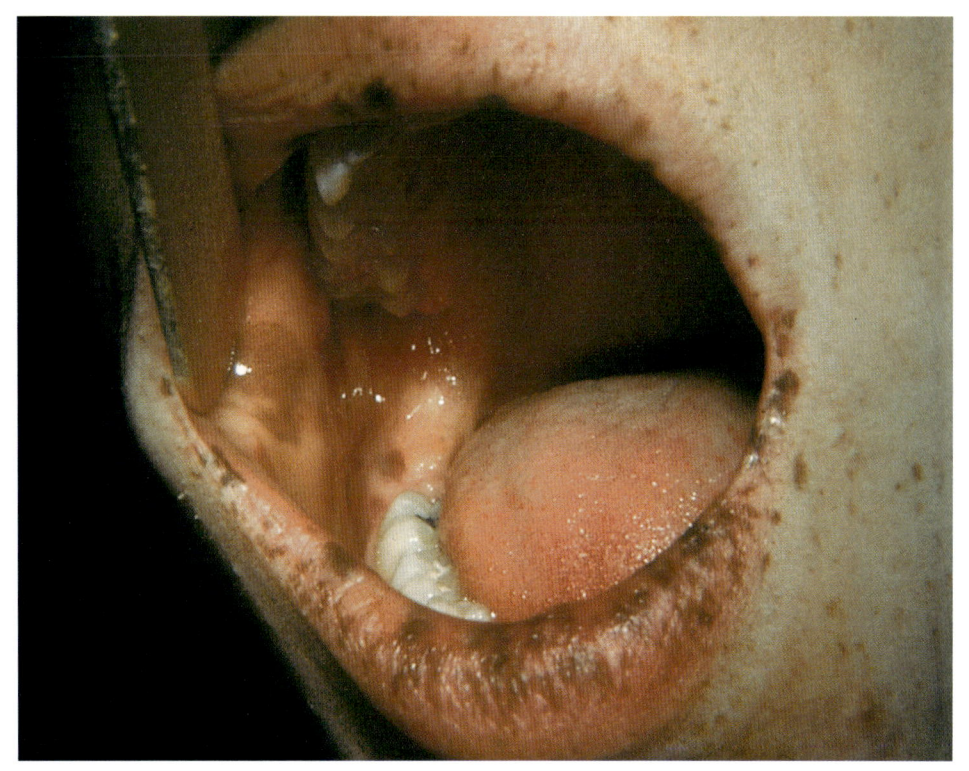

FIGURA 7-12 Síndrome de Peutz-Jeghers Máculas difusas marrom-escuras nos lábios e mucosa oral de criança com a síndrome de Peutz-Jeghers. As máculas pigmentadas nos lábios podem clarear com o tempo, porém a pigmentação intraoral persiste pelo resto da vida.

CONTROLE

PELE Os lentigos são benignos e não requerem tratamento. Cosmeticamente, os lentigos podem ser disfarçados com maquiagem e, eventualmente, clareados com o tempo. Para resultados mais rápidos, os lentigos podem ser clareados com α-hidroxiácidos, ácido salicílico, ácido azelaico, hidroquinona, tretinoína, nitrogênio líquido ou *laser*. Alguns cuidados são necessários para não piorar o resultado cosmético com subsequente despigmentação.

OUTROS Recomenda-se que pacientes com a síndrome de Peutz-Jeghers realizem os seguintes exames:

1. Hematócrito a cada 6 meses para anemia.
2. Exame de fezes anualmente para sangue oculto.
3. Consultas de rotina com um gastroenterologista e estudos GI adequados (para pacientes >10 anos de idade, exames de trânsito do intestino delgado, endoscopias GI superiores e colonoscopias a cada 2 anos).
4. Poliectomias cirúrgicas para pólipos GI sintomáticos ou > 1,5 cm.

SÍNDROME LENTIGINOSA MÚLTIPLA

A síndrome lentiginosa múltipla é uma genodermatose que acomete vários órgãos, conhecida por seu mnemônico: síndrome LEOPARD. A principal manifestação visível desta síndrome é a presença generalizada de lentigos (máculas marrom-escuras).

As sete características no mnemônico são as seguintes:

L (**l**entigos)
E (anormalidades no **E**CG)
O (hipertelorismo **o**cular)
P (estenose **p**ulmonar)
A (**a**normalidade genital)
R (**r**etardo do crescimento)
D (**d**éficit auditivo).

SINÔNIMOS Síndrome lentiginosa múltipla, síndrome cardiocutânea, lentiginose e cardiomiopatia obstrutiva hipertrófica, síndrome da lentiginose profusa, lentiginose cardiomiopática progressiva.

EPIDEMIOLOGIA

IDADE Os lentigos geralmente estão presentes ao nascimento. Aspectos extracutâneos não aparecem até a puberdade. Média de idade ao diagnóstico: 14 anos.
GÊNERO M > F.
INCIDÊNCIA Rara.
GENÉTICA Herança autossômica dominante com expressividade variável.
ETIOLOGIA Mutação no gene *PTPN11* que codifica uma proteína-tirosina fosfatase.

HISTÓRIA

Os lentigos são, geralmente, congênitos e aumentam em número, tamanho e escurecem ao redor da puberdade. Eles, então, começam a clarear lentamente durante a vida adulta. Aspectos extracutâneos, geralmente, não são manifestados até a puberdade e incluem estenose pulmonar, cardiomiopatia obstrutiva, defeitos do septo atrial, hipertensão pulmonar primária, deformidades torácicas, cifoescoliose, hipospádia, criptorquidismo, retardo mental e perda auditiva neurossensorial. Anormalidades cardíacas resultam na maior morbidade associada à síndrome.

EXAME FÍSICO

Achados Cutâneos

TIPO Numerosas (geralmente centenas a milhares) máculas bem delimitadas.
TAMANHO 1 a 5 mm.
COR Bege, marrom ou preta.
FORMATO Redondo ou oval.
DISTRIBUIÇÃO Lentigos estão concentrados na face (Fig. 7-13A), pescoço e tronco superior (Fig. 7-13B), porém também podem envolver os braços, palmas, plantas e genitália. As membranas mucosas são poupadas.

Achados Gerais

ESQUELÉTICO Retardo do crescimento (< percentil 25), hipertelorismo, deformidades torácicas, cifoescoliose e escápulas aladas.
CARDIOPULMONAR Inclui estenose pulmonar e defeitos de condução.
GENITURINÁRIO Hipoplasia gonadal, agenesia renal.
NEUROLÓGICO Surdez neurossensorial, ECG anormal, condução nervosa periférica reduzida.

EXAMES LABORATORIAIS

DERMATOPATOLOGIA Há número aumentado de melanócitos na camada basal.
MICROSCOPIA ELETRÔNICA Aumento no número/tamanho dos melanossomos nos queratinócitos.

DIAGNÓSTICO DIFERENCIAL

Outras síndromes lentiginosas, como Peutz-Jeghers, devem ser consideradas. Tipicamente, a síndrome lentiginosa múltipla apresenta lentigos faciais poupando as membranas mucosas, enquanto a síndrome de Peutz-Jeghers apresenta intenso envolvimento intraoral. Outras síndromes lentiginosas e suas características estão listadas no Quadro 7-1.

EVOLUÇÃO CLÍNICA E PROGNÓSTICO

As anormalidades esqueléticas, cardíacas e endócrinas são as mais problemáticas. Os lentigos são apenas um problema cosmético e podem-se tornar mais escuros, maiores e mais numerosos com a idade.

CONTROLE

Os lentigos são benignos e não requerem tratamento. Cosmeticamente, os lentigos podem ser disfarçados com maquiagem e, eventualmente, clareiam ao longo do tempo. Para resultados mais rápidos, os

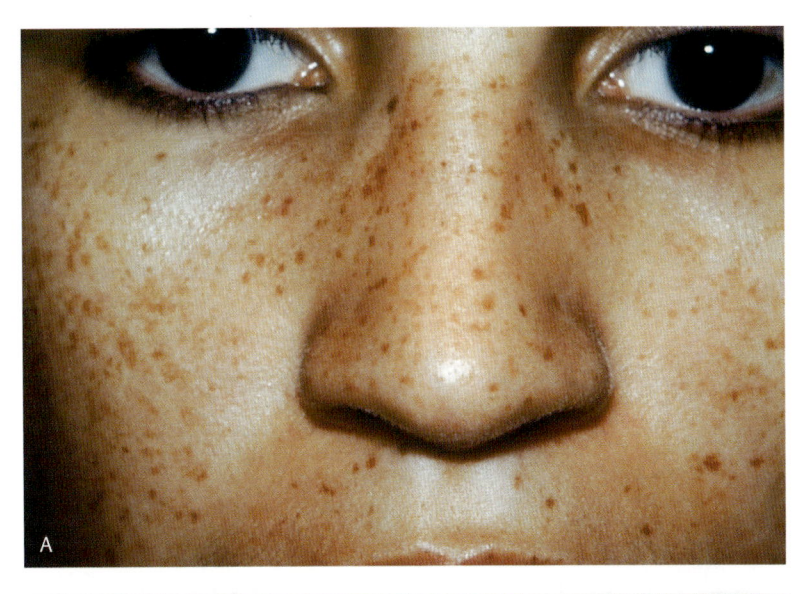

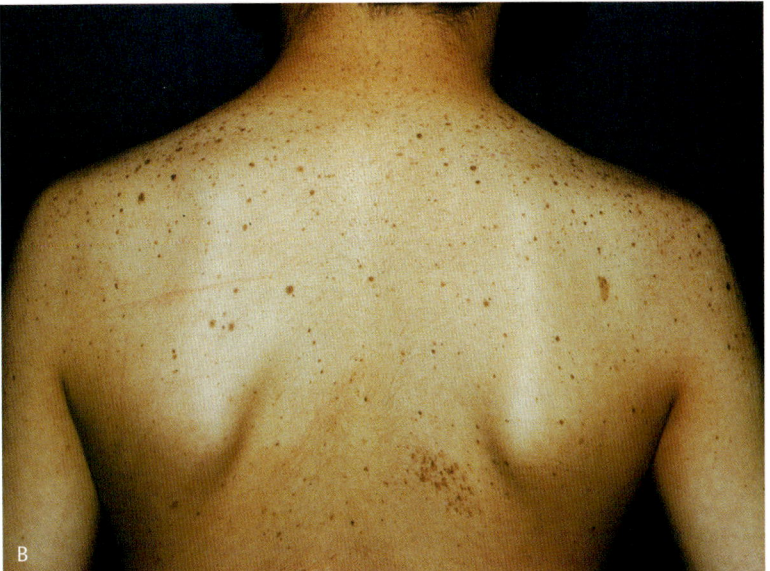

FIGURA 7-13 Síndrome lentiginosa múltipla (**A**) Máculas difusas de cor marrom na face de um indivíduo com síndrome lentiginosa múltipla. (**B**) Máculas marrons difusas no dorso de um indivíduo com síndrome lentiginosa múltipla.

lentigos podem ser clareados com α-hidroxiácidos, ácido salicílico, ácido azelaico, hidroquinona, tretinoína, nitrogênio líquido ou laser. Alguns cuidados são necessários para não piorar o resultado cosmético com subsequente despigmentação.

As anormalidades esqueléticas, cardíacas e endócrinas são as mais problemáticas para os pacientes com a síndrome LEOPARD. Embora os aspectos extracutâneos, geralmente, não sejam manifestados até a puberdade, os pacientes com a síndrome LEOPARD necessitam ser monitorados e tratados para estenose pulmonar, cardiomiopatia obstrutiva, defeitos no septo atrial, hipertensão pulmonar primária, deformidades torácicas, cifoescoliose, hipospádia, criptorquidismo, retardo mental e perda auditiva neurossensorial. Anormalidades cardíacas resultam na maior morbidade associada à síndrome.

MÁCULAS CAFÉ COM LEITE E SÍNDROMES ASSOCIADAS

Máculas café com leite (MCCL) são manchas grandes, redondas, bem circunscritas, de cor marrom-clara que variam de 1 a 5 cm em tamanho. De um a três MCCL são observadas em 10% a 28% dos indivíduos normais, porém, a presença de mais de três MCCL pode ser um marcador para diversas síndromes, como a neurofibromatose (Quadro 7-2).

EPIDEMIOLOGIA

IDADE Presente ao nascimento ou logo após. Pode aumentar de tamanho e número com a idade.
GÊNERO M = F.
PREVALÊNCIA Presente em 10% a 28% da população normal.
RAÇA Negros > brancos.
ETIOLOGIA Incerta.

FISIOPATOLOGIA

O defeito induzindo a formação de MCCL não foi identificado. A hiperpigmentação em MCCL é causada pelo aumento da melanogênese e subsequente aumento no conteúdo de melanina nos queratinócitos.

EXAME FÍSICO

Achados Cutâneos

TIPO Máculas a manchas.
TAMANHO 2 mm a 15-20 cm (Fig. 7-14).
COR Marrom-clara: "café com leite".
FORMATO Redondo ou oval.
DISTRIBUIÇÃO Pode ocorrer em qualquer lugar do corpo, exceto nas membranas mucosas.

EXAMES LABORATORIAIS

DERMATOPATOLOGIA Aumento na pigmentação da camada basal com grânulos de pigmento gigantes nos melanócitos e queratinócitos. Macromelanossomos gigantes (até 5 μm em diâmetro) geralmente estão presentes.
LÂMPADA DE WOOD Pode acentuar e revelar uma MCCL inaparente à luz visível.

DIAGNÓSTICO DIFERENCIAL

Uma MCCL pode ser confundida com um nevo spilus inicial, hiperpigmentação nevoide linear, nevo de Becker, hiperpigmentação pós-inflamatória ou fitofotodermatose.

EVOLUÇÃO CLÍNICA E PROGNÓSTICO

De uma a três MCCL são comuns em indivíduos normais. Elas aparecem ao nascimento ou logo após, crescem proporcionalmente com a criança e são assintomáticas.

Mais do que três MCCL em um indivíduo é raro (0,5% da população) e pode ser um sinal de doença neurocutânea, como neurofibromatose, esclerose tuberosa, síndrome de Albright's (displasia fibrosa poliostótica), ataxia-telangiectasia, síndrome de Silver, síndrome do nevo basocelular, síndrome de Turner ou doença de Cowden.

CONTROLE

MCCL são assintomáticas, benignas e não requerem tratamento. Cosmeticamente, a MCCL pode ser disfarçada com maquiagem ou clareada com *laser*.

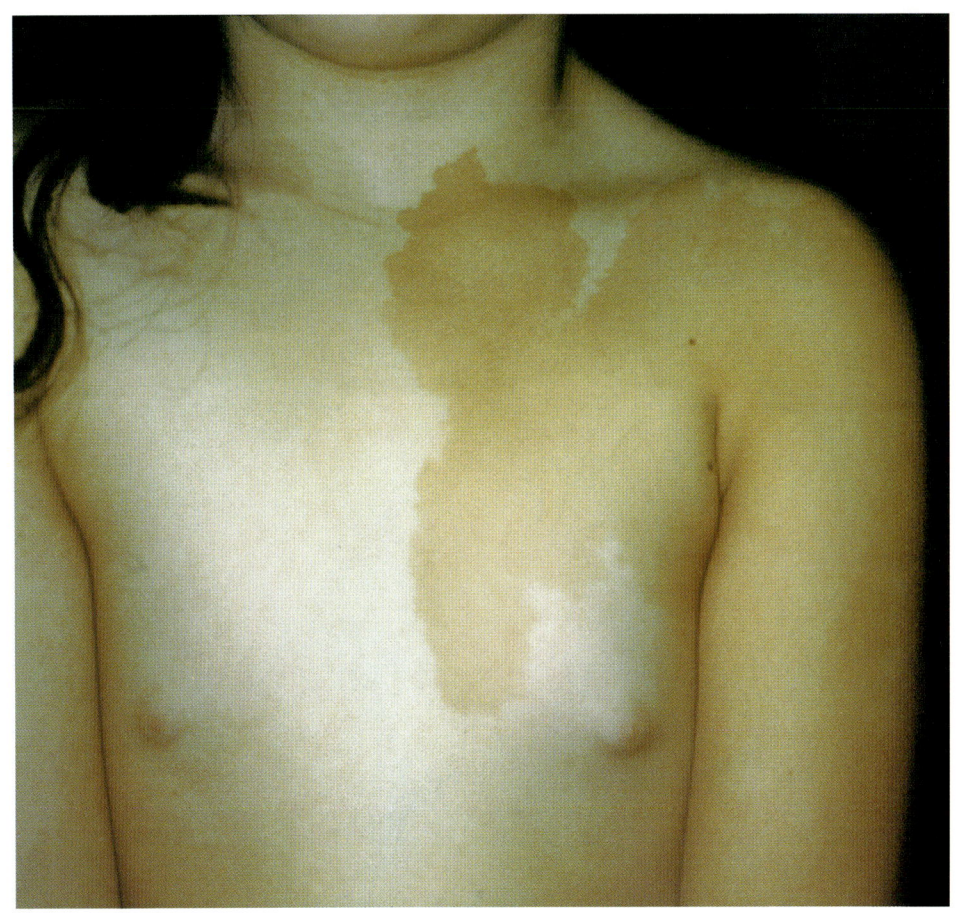

FIGURA 7-14 Mácula café com leite (MCCL) Grande mácula marrom com margens irregulares, denominadas "costa do Maine", em uma menina com síndrome de Albright.

QUADRO 7-2 Máculas Café com Leite e Síndromes Associadas

Distúrbio	Sinônimos	Etiologia	Achados Cutâneos	Manifestações Associadas
Neurofibromatose tipo 1 (NF-1)	Doença de von Recklinghausen's	Mutação do gene NF1; AD	MCCL, sardas axilares/intertriginosas, neurofibromas cutâneos, tumores de bainha neural periféricos, nevos congênitos grandes, xantogranulomas	Nódulos de Lisch, gliomas ópticos, macrocefalia, tumores do SNC, convulsões, cifoescoliose, displasia do osso esfenoide, adelgaçamento das costelas, arqueamento da tíbia e ulna, pseudoartrose
Síndrome de Watson		Mutação do gene NF1; provável AD; Variante da NF-1	MCCL, sardas intertriginosas	Déficit intelectual, baixa estatura, estenose da válvula pulmonar
Neurofibromatose tipo 2 (NF-2)	Neurofibromatose central	Mutação do gene NF2; AD	MCCL pode ocorrer, pequeno número ou ausência de neurofibromas	Neuromas acústicos, tumores intracranianos e intraespinais, opacidade do cristalino
Neurofibromatose tipo 5 (NF-5)	Neurofibromatose segmentar	Mutação do gene NF1; pós-zigótica	MCCL, sardas intertriginosas, neurofibromas em distribuição segmental	Envolvimento profundo no interior do segmento corporal acometido (proliferações ósseas ou de partes moles)
Neurofibromatose tipo 6 (NF-6)	Máculas café com leite familiares		MCCL, sardas intertriginosas	Raramente anormalidades esqueléticas ou de aprendizado, nódulos de Lisch
Síndrome de McCune-Albright	Displasia fibrosa poliostótica, Síndrome de Albright	Mutação de gene mosaico GNAS₁	MCCL com margens irregulares, denominadas Costa do Maine (Fig. 7-14); MCCL geralmente terminam na linha média	Displasia fibrosa poliostótica, disfunção endócrina, precocidade sexual
Síndrome de Jaffe-Campanacci		Mutação do gene NF1; Variante NF1 provável	MCCL com margens irregulares, denominadas Costa do Maine, nevos, máculas similares a efélides periorais	Fibromas não ossificantes, retardo mental, hipogonadismo, puberdade precoce; anormalidades oculares, esqueléticas e cardíacas

Piebaldismo	Mutação do gene *KIT*; AD	MCCL, máculas acrômicas congênitas	Raramente retardo mental, megacólon aganglônico, doença de Hirschsprung
Esclerose tuberosa	Epiloia, doença de Bourneville	Mutações dos genes *TSC1* e *TSC2*; AD	MCCL, máculas hipomelanóticas, adenoma sebáceo, fibromas periungueais, placa Shagreen	Convulsões, retardo mental, rabdomiomas, nódulos cerebrais calcificados
Ataxia-telangiectasia	Síndrome de Louis-Bar	Mutação do gene *ATM*; AR	MCCL, telangiectasias na conjuntiva, pescoço: hiper e hipopigmentação	Ataxia, mioclonia, coreoatetose, imunidade humoral e celular debilitada
Síndrome de Silver-Russell	Síndrome de Russell-Silver		MCCL, placas marrons difusas, máculas acrômicas podem estar presentes	CIUR, macrocefalia, face triangular, genitália ambígua, clinodactilia, hiperidrose, nanismo
Síndrome de Bloom		Mutação do gene *BLM*; AR	MCCL, fotossensibilidade, lesões telangiectásicas	Retardo de crescimento, dolicocefalia, voz aguda, atrofia testicular, deficiências imunes
Neoplasia endócrina múltipla tipo IIb (NEM-IIb)	NEM tipo III	Mutação do gene *RET*; AD	MCCL, neuromas mucosos múltiplos nos lábios, cavidade oral e pálpebras; pigmentação anormal	Estrutura marfanoide, nervos corneais espessados, ganglioneuromatose GI, feocromocitoma, carcinoma medular da tireoide
Síndrome de Turner	Disgenesia gonadal, síndrome XO	45, cariótipo X	MCCL, pregas epicânticas, hipertelorismo, pescoço alado, pele redundante no pescoço, linfedema, *alopecia areata*	Baixa estatura, surdez, disgenesia gonadal (com retardo sexual), válvula aórtica bicúspide, PCA, coarctação da aorta, anomalias renais
Doença de Cowden	Síndrome dos hamartomas múltiplos	Mutação do gene *PETN*; AD	MCCL, triquilemomas múltiplos, papilomatose oral, ceratoses acrais	Cistos/malignidade mamária, malignidades tireoidianas, pólipos GI, cistos ovarianos, adenocarcinomas uterinos, lentigos

DISTÚRBIOS MELANOCÍTICOS DÉRMICOS

MELANOCITOSE DÉRMICA CONGÊNITA (MANCHA MONGÓLICA)

As lesões da melanocitose dérmica congênita são benignas, são lesões maculares grandes negro-azuladas, caracteristicamente localizadas sobre a região lombossacral e mais comumente observadas nas populações asiáticas, africanas e hispânicas. Essas lesões geralmente se resolvem sozinhas durante a infância.

EPIDEMIOLOGIA

IDADE Presente ao nascimento e clareia durante o primeiro a segundo ano de vida.
GÊNERO M = F.
RAÇA Observada em 90% a 100% dos infantes asiáticos, 65% a 95% dos infantes negros, 85% dos infantes de índios sul-americanos, 63% dos infantes indianos e 46% dos infantes hispânicos e menos de 13% dos infantes brancos.
ETIOLOGIA Localização dérmica de melanócitos resulta em pele de aspecto cinza-azulado (fenômeno de Tyndall).

FISIOPATOLOGIA

Os melanócitos migram embriologicamente da crista neural até a epiderme. Acredita-se que estas lesões representem um bloqueio migracional com resultantes melanócitos ectópicos na derme de aparência negro-azulada em virtude do fenômeno de Tyndall (cores com maior comprimento de onda, como vermelho, laranja e amarelo, não são refletidas; e cores com menor comprimento de onda, como azul e violeta, são refletidas dando a estas lesões a cor azulada).

HISTÓRIA

Lesões da melanocitose dérmica desenvolvem-se no útero e são mais perceptíveis ao nascimento. São assintomáticas, benignas e de cor escura até 1 ano de idade, aumentam de tamanho até os 2 anos de idade e, então, desaparecem espontaneamente entre 10 e 12 anos de idade. Menos de 5% destas lesões persistem pelo resto da vida. Não há relatos de ocorrência de melanomas a partir da melanocitose dérmica congênita.

EXAME FÍSICO

Achados Cutâneos

TIPO Mácula a mancha pouco circunscrita.
COR Marrom-escuro, cinza-ardósia a preto-azulado.
TAMANHO Varia de 1 cm a extensas áreas (85% dos casos ocupa menos de 5% do corpo e apenas 5% envolve mais de 15% da superfície corporal).
NÚMERO Tipicamente lesão única, raramente múltipla.
DISTRIBUIÇÃO Em qualquer local, especialmente nas nádegas, dorso e ombros.
SÍTIOS DE PREDILEÇÃO Região lombossacral (Fig. 7-15) > dorso > resto do corpo.

DIAGNÓSTICO DIFERENCIAL

As lesões da melanocitose dérmica são, algumas vezes, confundidas por equimose, porém as áreas não são sensíveis. A melanocitose dérmica congênita também deve ser diferenciada de um nevo de Ota, um nevo de Ito e do nevo azul.

EXAMES LABORATORIAIS

DERMATOPATOLOGIA Melanócitos alongados em forma de fuso estão presentes na derme média a profunda.
MICROSCOPIA ELETRÔNICA Melanócitos dérmicos possuem um predomínio de melanossomos maduros.

CONTROLE

O tratamento é desnecessário, pois estas lesões tendem a clarear em torno dos 10 a 12 anos de idade na maioria dos indivíduos. As lesões da melanocitose dérmica congênita persistem em menos de 5% da população. Cosmeticamente, as lesões podem ser disfarçadas com maquiagem ou clareadas com *laser*. Melanocitose dérmica extensa deve levantar a possibilidade de facomatose pigmentovascular tipos II e IV.

SEÇÃO 7 DISTÚRBIOS DOS MELANÓCITOS   183

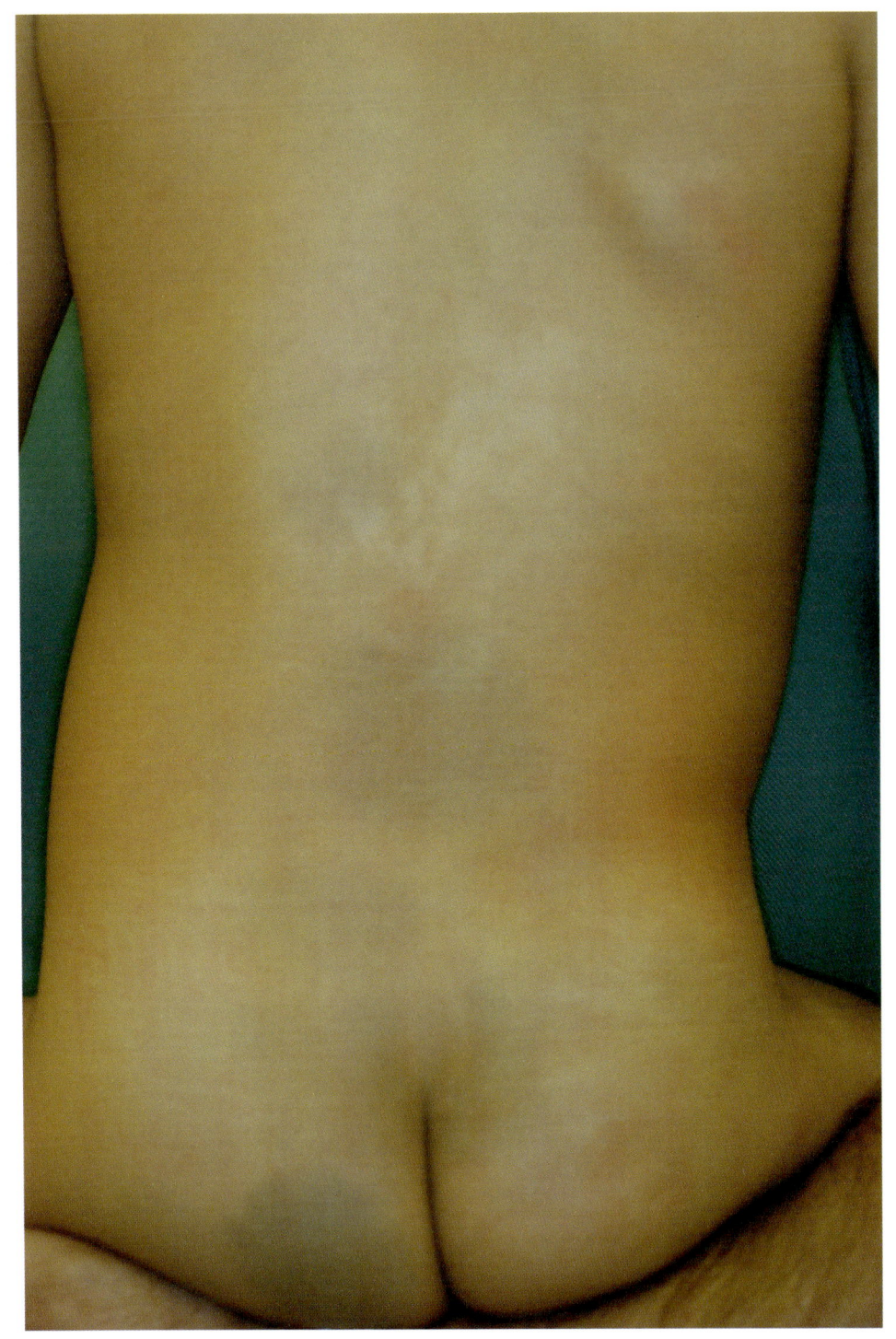

FIGURA 7-15 Melanocitose dérmica congênita Pigmentação macular cinza-azulada assintomática nas costas de um infante.

NEVO DE OTA, NEVO DE ITO

O nevo de Ota é uma pigmentação macular unilateral cinza-azulada na região periorbital (primeiro e segundo ramos do nervo trigêmeo). O nevo de Ito é uma pigmentação cinza-azulada similar localizada no pescoço e no ombro.

SINÔNIMOS Nevo fuscocerúleo oftalmomaxilar (Ota), nevo fuscocerúleo acromiodeltoide (Ito), melanocitose oculodermal, melanose bulbi congênita, melanose bulborum, melanocitose dérmica aberrante, melanose ocular progressiva, melanocitose dérmica aberrante persistente, melanocitose oculomucodermal.

EPIDEMIOLOGIA

IDADE Distribuição bimodal da idade: 50% estão presentes ao nascimento ou no primeiro ano de vida, 36% aparecem entre 11 e 20 anos de idade.
GÊNERO F > M, 5:1.
RAÇA Mais prevalente em asiáticos (75% dos casos); observado com menor frequência em indianos e negros; raramente, são observados em brancos.
PREVALÊNCIA Queixa primária em 0,4% a 0,8% das consultas ambulatoriais no Japão.
ETIOLOGIA Localização dérmica de melanócitos resulta em área de pele de aspecto cinza-azulado (fenômeno de Tyndall).

FISIOPATOLOGIA

Durante o desenvolvimento embrionário, os melanócitos migram da crista neural para a epiderme. Acredita-se que o nevo de Ota e o nevo de Ito representem melanócitos que tenham sofrido bloqueio migracional na derme. Alguns especulam que também ocorra influência hormonal, explicando as lesões que aparecem na puberdade e a predominância feminina. O trauma também foi relatado como mecanismo desencadeador.

Os nevos de Ota e de Ito possuem aparência negro-azulada em decorrência da localização profunda na derme dos melanócitos e o fenômeno óptico de Tyndall (cores com maior comprimento de onda, como vermelho, laranja e amarelo, não são refletidas, porém cores com menor comprimento de onda, como azul e violeta, são refletidas dando a estas lesões uma coloração negro-azulada).

HISTÓRIA

Ocasionalmente, os nevos de Ota/Ito estão presentes ao nascimento ou podem aparecer durante a fase pré-puberal/puberal. Podem aumentar em intensidade e extensão durante o primeiro ano de vida. Eles persistem por toda a vida. A maioria dos nevos de Ota/Ito são benignos. Há raros relatos de surdez sensorioneural e melanoma associados a estas lesões.

EXAME FÍSICO

Achados Cutâneos

TIPO Máculas a placas pouco demarcadas com aparência mosqueada ou salpicada.
COR Manchas cinza-azuladas, preto-azuladas.
TAMANHO 1 a 10 cm.
DISTRIBUIÇÃO *Ota:* Tipicamente unilateral na região periorbital, pode envolver a região ipsolateral da esclera (Fig. 7-16). Cinquenta por cento dos casos envolvem os ramos oftálmico e maxilar do quinto nervo craniano. Raramente, a pigmentação também pode envolver a conjuntiva, córnea, retina, lábios, palato, faringe ou mucosa nasal. *Ito:* Tipicamente unilateral, na região do pescoço/ombro, na distribuição dos nervos cutâneos lateral e supraclavicular posterior. Em menos de 5% dos casos, estes nevos podem ser bilaterais. Os nevos de Ota e Ito também podem coexistir no mesmo paciente.

Achados Gerais

A maioria dos nevos de Ota e Ito são observados como achados cutâneos isolados; 9% do nevo congênito de Ota estão associados a glaucoma de ângulo aberto. Outras raras associações incluem nevos azuis celulares, nevo flâmeo (facomatose pigmentovascular) e melanoma.

DIAGNÓSTICO DIFERENCIAL

Os nevos de Ito e Ota são, ocasionalmente, confundidos com equimose, porém as áreas são insensíveis. Os nevos de Ito e Ota também devem ser diferenciados da melanocitose dérmica congênita, nevos azuis, melasma e malformações vasculares.

EXAMES LABORATORIAIS

DERMATOPATOLOGIA A biópsia cutânea demonstra um número aumentado de melanócitos dendríticos na derme média e profunda.

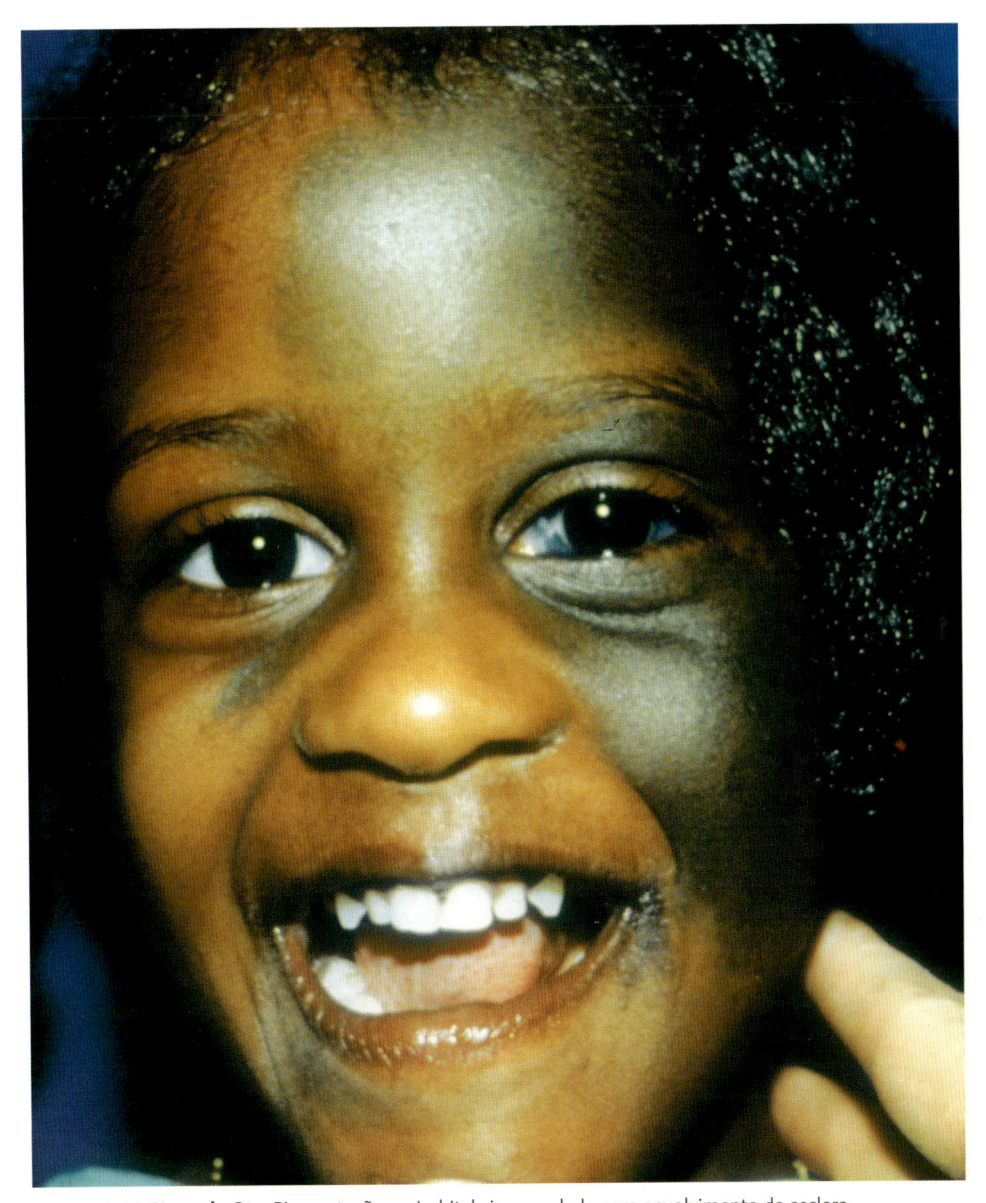

FIGURA 7-16 Nevo de Ota Pigmentação periorbital cinza-azulada com envolvimento da esclera.

CONTROLE

Os nevos de Ota e Ito não requerem tratamento. Cosmeticamente, eles podem ser disfarçados com maquiagem. Eles também podem ser clareados com *laser*. Em razão do risco de malignidade, estes nevos devem ser acompanhados anualmente, e novos nódulos subcutâneos devem ser biopsiados para exame histopatológico. Na presença de pigmentação ocular, um exame oftalmológico de rotina (checar para glaucoma e/ou melanoma ocular) é recomendado.

SEÇÃO 8

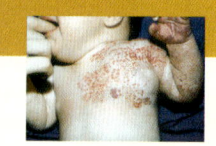

DOENÇAS DOS VASOS SANGUÍNEOS E LINFÁTICO

LESÕES VASCULARES CONGÊNITAS

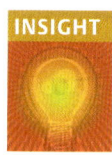

INSIGHT É importante diferenciar entre as três anomalias vasculares mais comuns nos recém-nascidos: manchas capilares autorresolutivas, manchas vinho do porto que se beneficiam do tratamento a laser e hemangiomas, os quais involuem espontaneamente.

MANCHA CAPILAR (MANCHA SALMÃO)

A mancha salmão é a lesão vascular benigna mais comum observada em infantes, geralmente na fronte, glabela ou nuca, sendo mais proeminente durante a infância e com resolução espontânea durante a fase pré-púbere.

SINÔNIMOS Nevo simples, nevo telangiectásico, "bicada da cegonha", nevo nucal, nevo de Unna, mácula evanescente, beijo de anjo ou penacho.

EPIDEMIOLOGIA

IDADE Presente ao nascimento, desaparece com o tempo.
GÊNERO M = F.
INCIDÊNCIA Ocorre em 30% a 40% dos recém-nascidos.
ETIOLOGIA Considerada uma persistência da circulação fetal, tornando-se, gradualmente, menos proeminente.

HISTÓRIA

Presente ao nascimento, essas lesões benignas desaparecem com o tempo. Nas peles mais claras, a mancha pode ser mais persistente ou evidente durante episódios de choro ou esforço físico. Cinquenta por cento das manchas salmão na região da nuca persistem por toda a vida. Essas manchas são assintomáticas e benignas.

EXAME FÍSICO

Achados Cutâneos

TIPO Macular com telangiectasias.
COR Rosa-claro a vermelha.
DISTRIBUIÇÃO Cabeça e pescoço.
SÍTIOS DE PREDILEÇÃO Nuca (22%), glabela (20%) (Fig. 8-1A) e pálpebras (5%).

DIAGNÓSTICO DIFERENCIAL

A mancha salmão é a marca de nascença mais comum. Os locais clássicos desta mancha e sua tendência autorresolutiva permitem diferenciá-la de outras marcas de nascença vasculares, como malformações capilares e hemangiomas.

EXAMES LABORATORIAIS

HISTOPATOLOGIA A biópsia cutânea revela capilares dérmicos dilatados.

EVOLUÇÃO CLÍNICA E PROGNÓSTICO

As manchas salmão faciais desaparecem com o tempo (Fig. 8-1B) e são aparentes somente nas peles mais claras com o choro ou esforço físico. As manchas salmão na nuca podem persistir, porém são assintomáticas e, geralmente, não representam um problema cosmético, pois são cobertas pelo cabelo.

CONTROLE

Ao contrário das malformações capilares, as manchas salmão faciais desaparecem quase que completamente e nem sempre necessitam de tratamento. As lesões persistentes podem ocorrer na região da nuca, porém estas, normalmente, são cobertas pelo cabelo e, portanto, não apresentam um problema cosmético. Raras lesões persistentes podem ser tratadas com ablação a *laser*.

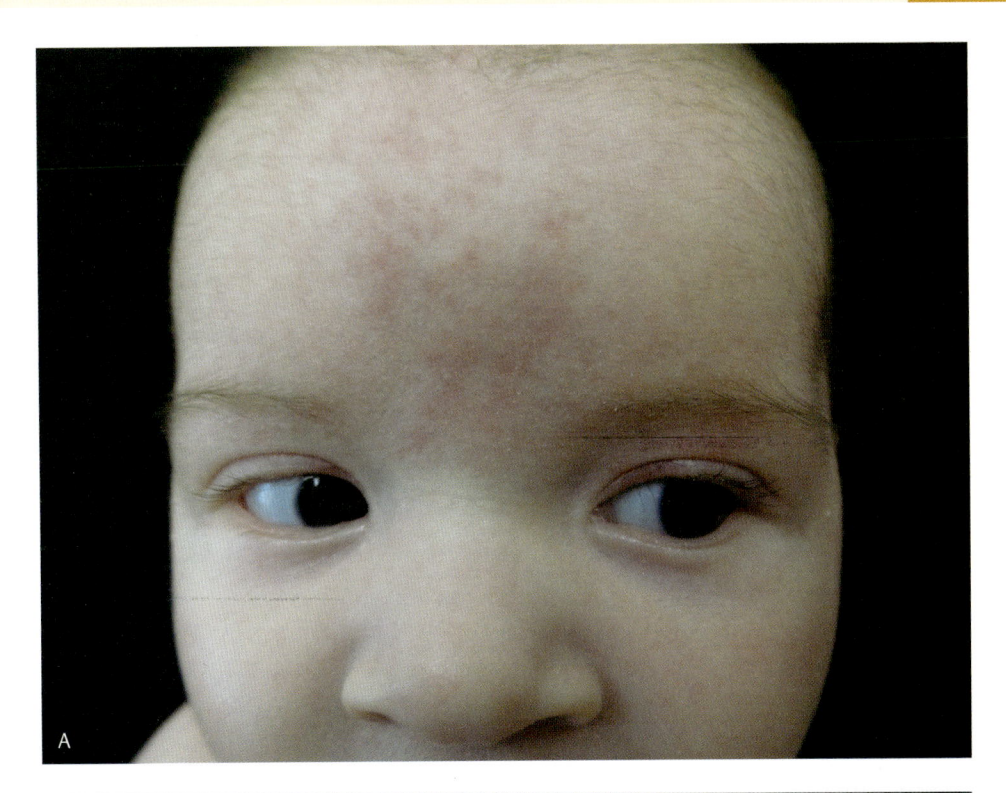

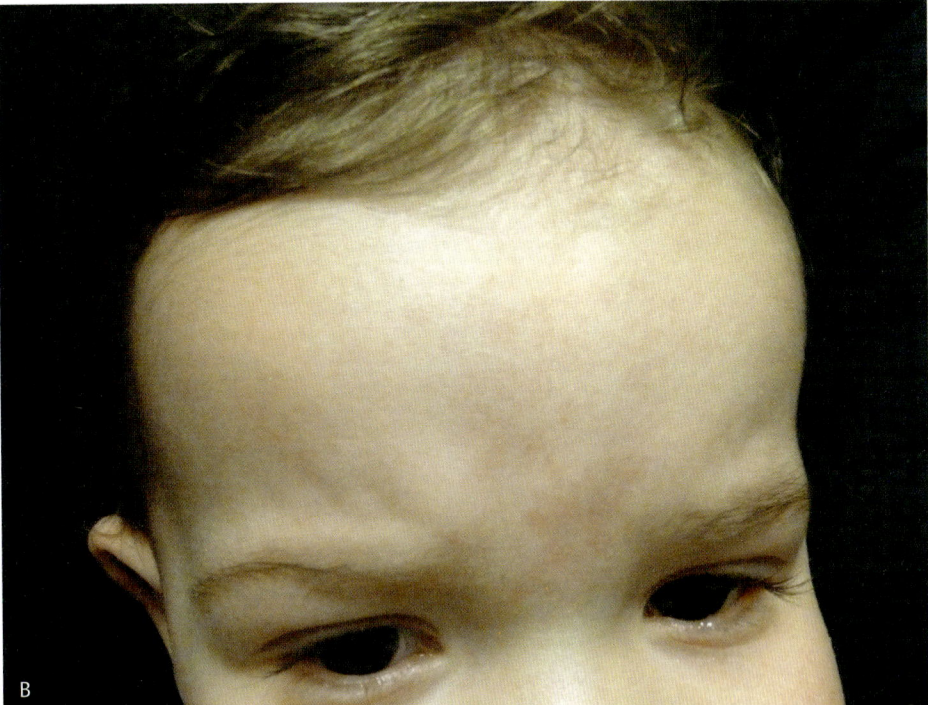

SEÇÃO 8 DOENÇAS DOS VASOS SANGUÍNEOS E LINFÁTICO

FIGURA 8-1 Mancha salmão (**A**) Mancha salmão na glabela de um recém-nascido. (**B**) Mesma criança com 1 ano de idade, quase nenhuma lesão vascular residual.

MALFORMAÇÕES CAPILARES (MANCHA EM VINHO DO PORTO) E SÍNDROMES ASSOCIADAS

A malformação capilar mais comum é uma mancha em vinho do porto (MVP): lesões constituídas de capilares dilatados, sendo inicialmente maculares, mas, conforme os capilares se dilatam, transformam-se em placas. A maioria destas lesões está presente ao nascimento e, oposto às manchas salmão, persistem pelo resto da vida. A MVP é benigna, porém raramente pode estar associada a uma síndrome complexa, como a síndrome de Sturge-Weber (Quadro 8-1).

SINÔNIMOS *Nevus flammeus*, telangiectasia.

EPIDEMIOLOGIA

IDADE Presente ao nascimento, persiste por toda a vida.
GÊNERO M = F.
RAÇA Brancos > asiáticos > negros.
ETIOLOGIA Mutação na morfogênese vascular.

FISIOPATOLOGIA

Dada a associação casual de uma MVP às síndromes de Sturge-Weber e Klippel-Trenaunay (Quadro 8-1), é pressuposto que a MVP seja causada por mutação na crista neural anterior ou mesoderma durante a embriogênese. A ativação de mutações no gene *GNAQ* tem sido associada tanto à MVP quanto à síndrome de Sturge-Weber.

EXAME FÍSICO

Lesões Cutâneas

TIPO Infância: mácula. Idade adulta: nódulo, em placas.
COR Infância: rosa. Idade adulta: vermelha, púrpura.
FORMATO Segmentar. Lesões grandes seguem uma distribuição por dermátomos e, raramente, atravessam a linha média (Fig. 8-2A).
DISTRIBUIÇÃO Localizada ou difusa. Geralmente, acomete a face em distribuição trigeminal (V1, V2 ou V3).

DIAGNÓSTICO DIFERENCIAL

O diagnóstico de uma MVP é feito clinicamente. O diagnóstico diferencial de uma MVP inclui hemangioma, mancha salmão, malformação venosa, malformação linfática ou malformação arteriovenosa. Ultrassonografia Doppler, TC, RM ou outros estudos por imagem podem ser necessários se o diagnóstico for incerto.

EXAMES LABORATORIAIS

HISTOPATOLOGIA Capilares dilatados e ectasias na derme reticular profunda.
IMUNO-HISTOQUÍMICA Negativo para GLUT-1, diferenciando a MVP dos hemangiomas.

QUADRO 8-1 Manchas em Vinho do Porto e Síndromes Associadas

Síndrome	Sinônimos	Achados Cutâneos	Características Associadas
Síndrome de Sturge-Weber	Angiomatose encefalofacial	MVP V1/V2, pode ter hipertrofia telangiectásica oral	Malformação vascular ipsolateral nas meninges e hemisférios cerebrais, calcificações intracranianas, convulsões, hemiplegia, glaucoma, retardo mental Associado a mutações no *GNAQ*
Síndrome de Klippel-Trenaunay	Nevo vascular hipertrófico, hemangioma, varizes	MVP sobre um membro (perna muito mais comum que braço), bem como dilatação venosa ou varizes	Hipertrofia associada do membro Herança esporádica
Síndrome de Parkes Weber		Achados de Klippel-Trenaunay, bem como malformação arteriovenosa adicional ou fístula arteriovenosa	Hipertrofia do membro associado. Associado a mutações em RASA1

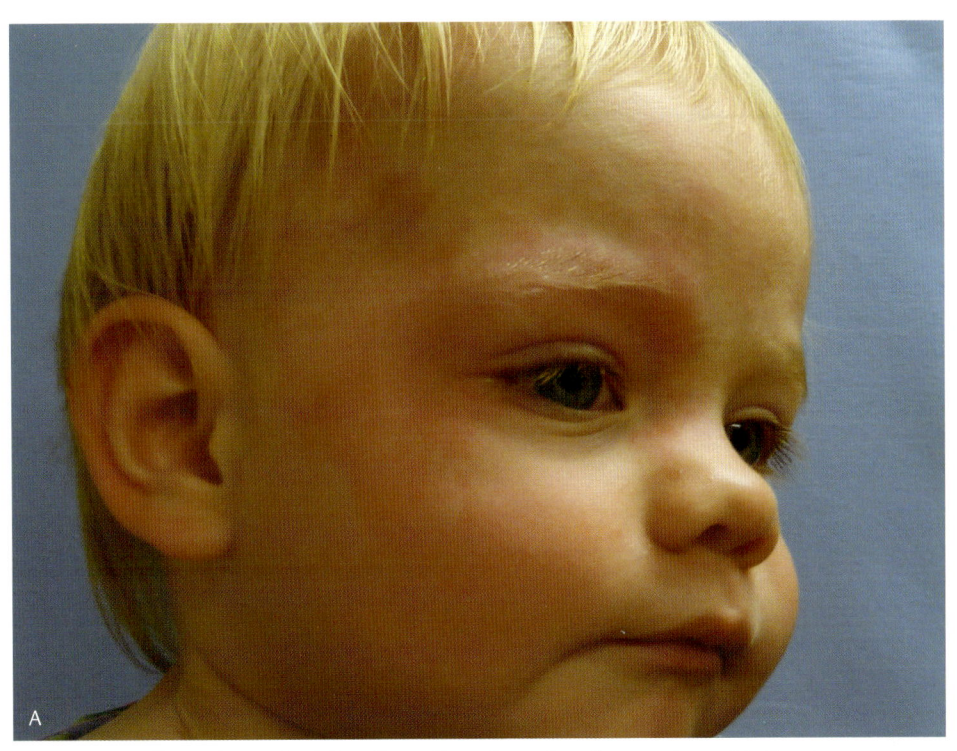

SEÇÃO 8 DOENÇAS DOS VASOS SANGUÍNEOS E LINFÁTICO

FIGURA 8-2 **Malformação capilar** (A) Malformação capilar na face de uma criança. *(Continua.)*

EVOLUÇÃO CLÍNICA E PROGNÓSTICO

A MVP não regride espontaneamente. A área de envolvimento tende a aumentar em proporção ao tamanho da criança. Na vida adulta, a MVP pode-se tornar espessa e de coloração vermelho-púrpura, resultando em desfiguração cosmética mais grave. Em alguns casos, o espessamento está associado a alterações hiperplásicas da pele e crescimento assimétrico exagerado da área subjacente à MVP (face > tronco e membros).

CONTROLE

As lesões isoladas da MVP são benignas, mas podem ser desfigurantes e angustiantes ao paciente. Múltiplos tratamentos com *laser* de corante pulsado são muito eficazes e devem ser considerados na infância, antes que a lesão progrida para uma forma nodular e desfigurante mais grave. Alternativamente, uma MVP pode ser coberta com maquiagem.

A maioria das MVPs não possui anomalias associadas. Raramente, uma MVP na linha média da região lombossacral, dorsal ou nucal pode ser indicativa de disrafismo espinal, especialmente quando observada em conjunto com outros sinais cutâneos (depressão, covinha, fístulas, fibroma, lipoma ou hipertricose). Disrafismo pode ser detectado por ultrassom ou RM.

Raramente, a MVP pode estar associada à síndrome de Sturge-Weber (Fig. 8-2B) ou à síndrome de Klippel-Trenaunay (Quadro 8-1). Estima-se que de 10% a 15% dos infantes com a MVP V1 desenvolverão o glaucoma ocular e as convulsões neurológicas da síndrome de Sturge-Weber. O risco de Sturge-Weber aumenta com o envolvimento de vários dermátomos (p. ex., V1, V2 e V3) ou com MVPs bilaterais. Na suspeita desta síndrome, a realização de radiografia (calcificações), TC (lesões cerebrais e leptomeningeais do cérebro), RM (mielinização), SPECT (fluxo sanguíneo) ou PET (metabolismo da glicose) pode ser útil. A síndrome de Klippel-Trenaunay é a associação de hipertrofia dos membros a uma MVP sobrejacente ou malformação venosa. Novamente, a ultrassonografia Doppler ou a RM podem detectar com maior precisão a extensão do envolvimento tecidual nestes pacientes.

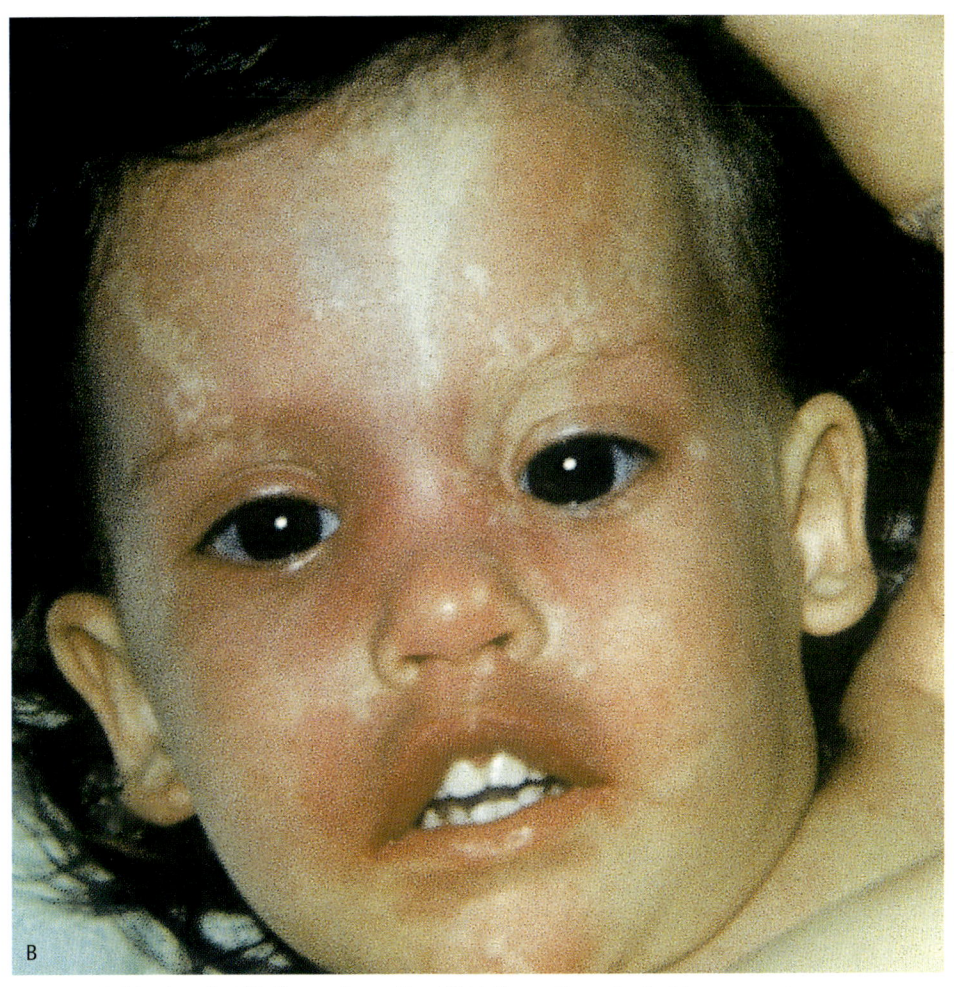

FIGURA 8-2 *(Continuação.)* **Malformação capilar** (**B**) Malformação capilar facial em uma criança com síndrome de Sturge-Weber.

HEMANGIOMAS E SÍNDROMES ASSOCIADAS

Hemangiomas são proliferações vasculares benignas que, rapidamente, crescem durante o primeiro ano de vida e involuem lenta e espontaneamente ao redor dos 5 a 10 anos de idade. Hemangiomas superficiais possuem superfície nodular de cor vermelha viva, e as lesões profundas podem ser de coloração azul-púrpura. Raramente, podem estar associados a malformações sistêmicas (Quadro 8-2).

SINÔNIMOS Hemangioma infantil, hemangioma da infância, hemangioma em morango, angioma cavernoso, hemangioma capilar.

EPIDEMIOLOGIA

IDADE Raramente presente ao nascimento, mas surgem nas primeiras semanas a meses de vida.
GÊNERO F > M, 5:1.
PREVALÊNCIA Observado com maior frequência em infantes prematuros (< 30 semanas de gestação ou peso ao nascimento < 1.500 g), infantes de mães submetidas a uma amostra vilocoriônica, infantes de mães de idade mais avançada e infantes de gestação múltipla.
RAÇA Mais comum em caucasianos.
INCIDÊNCIA Tumor mais comum da infância. Observado em 2,6% de todos os recém-nascidos. Ocorrem em 10% a 12% de bebês caucasianos, com quase todos presentes na idade de 1 ano.
ETIOLOGIA Proliferação vascular anormalmente aumentada. Relatos de casos familiares com herança autossômica dominante.

FISIOPATOLOGIA

Hemangiomas são proliferações localizadas de vasos sanguíneos. Um grande estudo está em progresso para entender os mecanismos de sinalização que causam o crescimento, a estabilização e a involução espontânea deste tumor benigno. Os diversos mecanismos propostos para a formação de hemangioma incluem:

1. Uma mutação nas células endoteliais.
2. Uma mutação em outras células influenciando a proliferação endotelial.
3. Origem placentárias das células proliferativas e/ou.
4. Desregulação das células progenitoras endoteliais imaturas.

Parece que uma combinação destes mecanismos, múltiplos genes e efeitos locais influencia o desenvolvimento, crescimento e involução dos hemangiomas. As células endoteliais de hemangiomas infantis coram positivamente para GLUT1, um transportador específico de glicose, embora o seu papel exato na patogênese dos hemangiomas infantis ainda não tenha sido determinado.

HISTÓRIA

As lesões manifestam-se logo após o nascimento, durante as primeiras semanas de vida (Fig. 8-3A). As lesões proliferam durante 6 a 18 meses (Fig. 8-3B) e, então, espontaneamente involuem em torno dos 9 anos de idade (Fig. 8-3C). Trinta por cento das lesões involuem em torno dos 3 anos de idade; 50% aos 5 anos de idade; 70% aos 7 anos de idade e 90% aos 9 anos de idade. No final da involução, a maioria das lesões é cosmeticamente indetectável, porém, algumas podem deixar marcas atróficas, fibrolipídicas ou telangiectásicas. Raramente, um hemangioma pode proliferar no útero, estando presente ao nascimento e sofrendo resolução rápida e espontânea ("hemangioma congênito rapidamente involutivo" ou "HCRI") no primeiro ano de vida. Ainda mais raro é o hemangioma congênito não involutivo ("HCNI"), que não sofrerá resolução espontânea. Estas duas últimas variantes do hemangioma são a exceção, não a regra.

Hemangiomas solitários são assintomáticos e benignos e raramente sangram. Possíveis complicações incluem:

1. Ulceração (observada em 10% dos hemangiomas, Fig. 8-3B). Mais comum nos lábios, pescoço ou áreas anogenitais.
2. Localizado próximo a estruturas críticas (periorbital, ponta nasal, lábio, pina auricular, mama e área anogenital), causando obstrução.
3. Associado a anomalias internas (SNC, obstrução laríngea e disrafismo espinal).

QUADRO 8-2 Hemangiomas e Síndromes Associadas

Distúrbio	Sinônimos	Achados Cutâneos	Características Associadas
Hemangioma congênito rapidamente involutivo	HCRI	Hemangioma prolifera no útero, involui no primeiro ano de vida	
Hemangioma congênito não involutivo	HCNI	Hemangioma prolifera no útero, nunca involui	
Hemangiomatose neonatal difusa		Múltiplos hemangiomas	Hemangiomas do trato GI, fígado, SNC, pulmões. Risco de insuficiência cardíaca de alto rendimento, sangramento GI, hidrocefalia, hemorragia visceral, anormalidades oculares e hipotireoidismo
Hemangiomatose neonatal benigna		Múltiplos hemangiomas	Nenhum envolvimento visceral
Síndrome PHACES		Grande hemangioma cervicofacial	Anomalias da fossa **p**osterior, **h**emangiomas, anomalias **a**rteriais, defeitos **c**ardíacos, anomalias oculares (**e**ye) e alterações no esterno (**s**ternal)
Síndrome LUMBAR		Hemangioma na porção inferior do corpo	Hemangioma na porção inferior do corpo (**l**ower), anomalias **u**rogenitárias/ulceração, **m**ielopatia, deformidades ósseas (**b**ony), malformações **a**norretais/anomalias arteriais, anomalias **r**enais
Síndrome PELVIS		Hemangioma da região sacral	Hemangioma **p**erineal, malformações genitais **e**xternas, **l**ipomielomeningocele, anormalidades **v**esicorrenais, ânus **i**mperfurado, fibromas moles (**s**kin tags)

EXAME FÍSICO

Achados Cutâneos

TIPO Nódulo, placa, pode ulcerar.
COR Superficial: rosa, vermelha; Profundo: azul-púrpura. Fase de involução: branco/cinza.
FREQUÊNCIA 50% a 60% superficial, 25% a 35% combinado, 15% profundo.
TAMANHO Média de 2 a 5 cm, porém pode crescer até 20 cm.
PADRÃO Focal ou segmentar.
PALPAÇÃO Lesões superficiais são macias/compressíveis; lesões mais profundas são mais firmes.
SÍTIOS DE PREDILEÇÃO Face, tronco, pernas, membrana mucosa oral e genital.

DIAGNÓSTICO DIFERENCIAL

Algumas vezes, os hemangiomas são confundidos com outras anomalias vasculares, como malformações capilares, miofibromatose infantil ou granulomas piogênicos. Lesões mais profundas podem ser semelhantes a massas dérmicas ou subcutâneas, como fibrossarcoma, rabdomiossarcoma, neuroblastoma, dermatofibrossarcoma protuberante, glioma nasal, lipoblastoma e malformações venosas, linfáticas ou AV. A fase proliferativa e involutiva característica pode, clinicamente, diferenciar os hemangiomas de outras lesões vasculares. Estudos radiográficos ou exames histológicos podem ser necessários na maioria dos casos difíceis.

EXAMES LABORATORIAIS

HISTOPATOLOGIA Fase proliferativa: hiperplasia de células endoteliais, formação de lóbulos, mastócitos e membrana basal proeminente. Fase involutiva: tecido fibrolipídico, redução de mastócitos.
IMUNO-HISTOQUÍMICA Positivo para GLUT-1, diferenciando os hemangiomas de todas as outras malformações vasculares.
AVALIAÇÃO DOPPLER Capaz de determinar hemangiomas de fluxo lento *versus* malformações AV de fluxo rápido.
TC Uniformemente, acentua massas de tecido mole com vasos nutridores e de drenagem dilatados.
RM Evidencia massa de tecido mole, a qual é isointensa ou hipointensa em relação ao músculo hipervascularizado.

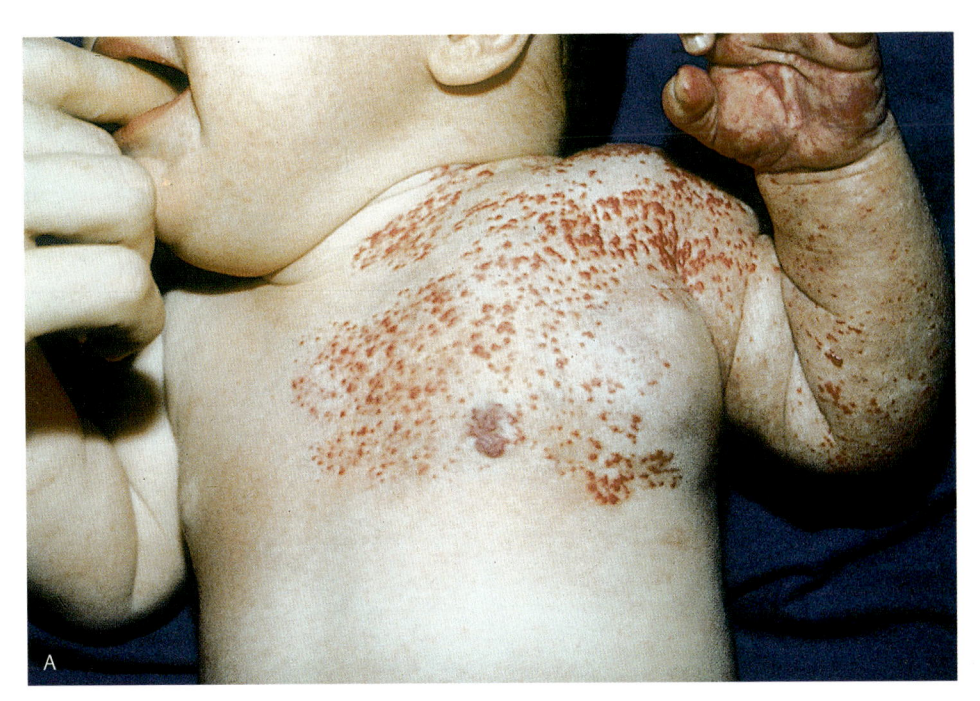

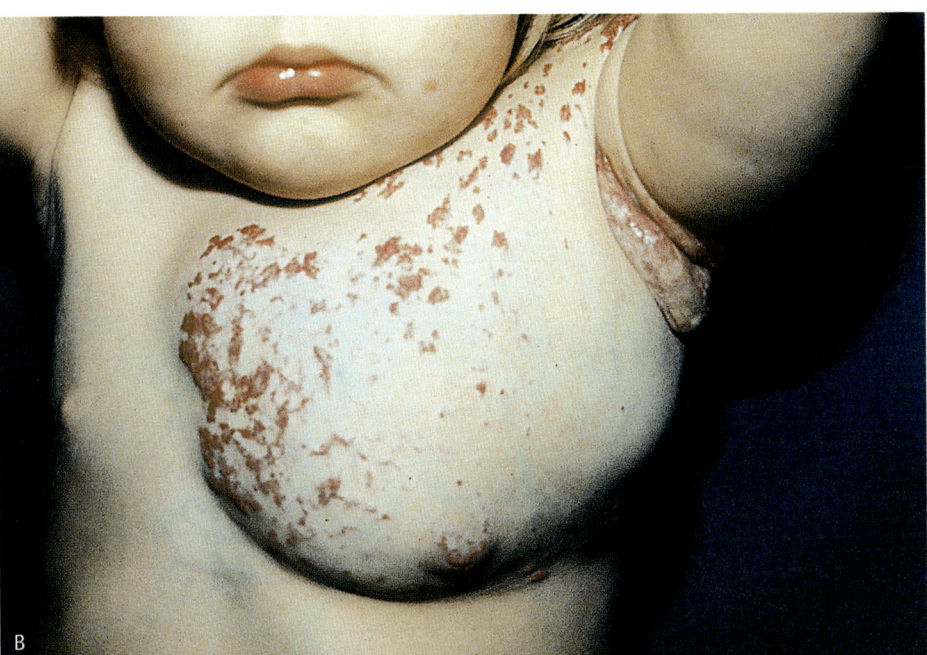

SEÇÃO 8 DOENÇAS DOS VASOS SANGUÍNEOS E LINFÁTICO

FIGURA 8-3 Hemangioma, infância (A) Uma criança com 10 semanas de idade com lesão vascular observada no nascimento. **Hemangioma, idade 1** (B) Mesma criança 1 ano depois, com um hemangioma totalmente proliferado. *(Continua.)*

EVOLUÇÃO CLÍNICA E PROGNÓSTICO

Os hemangiomas espontaneamente involuem entre os 5 e 9 anos de idade. As alterações cutâneas residuais são dificilmente detectáveis, porém podem incluir atrofia cutânea, tecido fibrolipídico, telangiectasias ou despigmentação (Fig. 8-3C). A típica involução espontânea proporciona os melhores resultados cosméticos e, portanto, recomenda-se a não intervenção em lesões simples.

Os hemangiomas focais, geralmente, são pequenos, aparecem em um local e involuem, espontaneamente, sem quaisquer complicações. Grandes hemangiomas segmentares podem estar associados a anomalias sistêmicas, como disrafismo espinal, anomalias GI, GU ou síndrome PHACES (Quadro 8-2).

Um hemangioma na linha média da área lombossacral, dorsal ou da nuca pode ser indicativo de disrafismo espinal, especialmente quando observado em conjunto com outros sinais cutâneos (depressão, covinha, fístulas, fibroma, lipoma ou hipertricose) ou outras malformações (ânus imperfurado, fístulas GI, anomalias esqueléticas e renais). Uma RM é capaz de detectar estes defeitos subjacentes. Hemangiomas, nesta região, também foram associados às síndromes LUMBAR e PELVIS (Quadro 8-2).

De dez a vinte e cinco por cento dos pacientes terão múltiplos hemangiomas e numerosos hemangiomas cutâneos podem ser um indicador de acometimento interno. Uma criança com numerosos hemangiomas cutâneos deve ser avaliada para a possibilidade de hemangiomas dos órgãos viscerais, trato GI, fígado, SNC, pulmões, membranas mucosas ou olhos. As complicações incluem insuficiência cardíaca, sangramento GI, hidrocefalia, hemorragia visceral e anomalias oculares. Uma avaliação radiológica (ultrassonografia, TC ou RM) pode auxiliar na determinação da extensão do comprometimento interno. Os bebês com hemangiomas grandes ou múltiplos também devem ser rastreados para hipotireoidismo em decorrência da superprodução de iodotironina deiodinase do tipo III.

CONTROLE

O tratamento da maioria dos hemangiomas simples é desnecessário, pois os mesmos são assintomáticos e autorresolutivos com um resultado cosmético satisfatório.

Menos de 2% dos hemangiomas requerem intervenção (para ulceração/sangramento, obstrução das estruturas faciais e dos tratos GI/GU). As ulcerações podem ser tratadas com cuidados locais: compressas de salina, antibióticos tópicos (mupirocina ou metronidazol) e curativos oclusivos. A dor resultante das úlceras pode ser aliviada com acetaminofeno oral. Lesões superinfectadas podem necessitar de um curso de antibióticos orais (como uma cefalosporina de primeira geração).

Esteroides intralesionais podem ser utilizados para tratar pequenos hemangiomas, porém, injeções perioculares podem ser complicadas por oclusão da artéria oftálmica, podendo resultar em cegueira. Esteroides tópicos são mais seguros, porém de eficácia desconhecida. Foi relatado que a aplicação tópica de imiquimode creme a 5% ajuda nos hemangiomas proliferativos, porém o creme pode causar erosões.

Ao longo da última década, o uso de betabloqueadores sistêmicos e tópicos para o tratamento de hemangiomas infantis tornou-se cada vez mais prevalente, para hemangiomas de alto risco, grandes ou ulcerados. O propranolol sistêmico demonstrou ser efetivo e bem tolerado no tratamento de hemangiomas infantis. A dosagem de 3 mg/kg/d de propranolol durante 24 semanas demonstrou eficácia na resolução completa de hemangiomas na maioria dos pacientes; alguns podem exigir um segundo ou prolongado curso. Doses de 1 a 3 mg/kg/d em doses divididas mostraram eficácia em séries menores. As reações adversas associadas ao uso de propranolol incluem bradicardia, hipoglicemia e broncospasmo. O uso de betabloqueadores tópicos, incluindo timolol, também foi explorado para o manejo de hemangiomas infantis com resultados promissores. Esteroides sistêmicos, como prednisolona ou prednisona, são usados para tratar hemangiomas obstrutivos potencialmente fatais; recomenda-se uma dose de 2-3 mg/kg/d até a interrupção do crescimento do hemangioma ou até que o encolhimento seja alcançado e, então, a dose deve ser gradualmente reduzida. Reações adversas aos esteroides sistêmicos incluem fácies cushingoide, irritabilidade, sintomas GI e redução na taxa de crescimento.

O inibidor da angiogênese α-IFN sistêmico pode ser utilizado em casos de hemangioma refratário, grave e potencialmente fatal a uma dose de 1-3 milhões $U/m^2/d$, injetado subcutaneamente. Os efeitos adversos incluem diplegia espástica, febre, irritabilidade, diarreia, neutropenia, TFH elevado e necrose cutânea. Vincristina sistêmica é uma abordagem quimioterápica para hemangiomas resistentes potencialmente fatais, mas sua eficácia é desconhecida. Efeitos adversos incluem neuropatia periférica, dor mandibular, anemia e leucopenia.

Laser de corante pulsado é eficaz em clarear a superfície das lesões proliferativas vermelhas; porém não há mudança na remissão, quando comparado às crianças não tratadas com *laser* até 1 ano de idade. Além disso, as crianças tratadas com o LCP foram mais propensas a desenvolver atrofia, hipopigmentação, ulceração e lesões cicatriciais. Os *lasers* de árgon e Nd:YAG são capazes de tratar

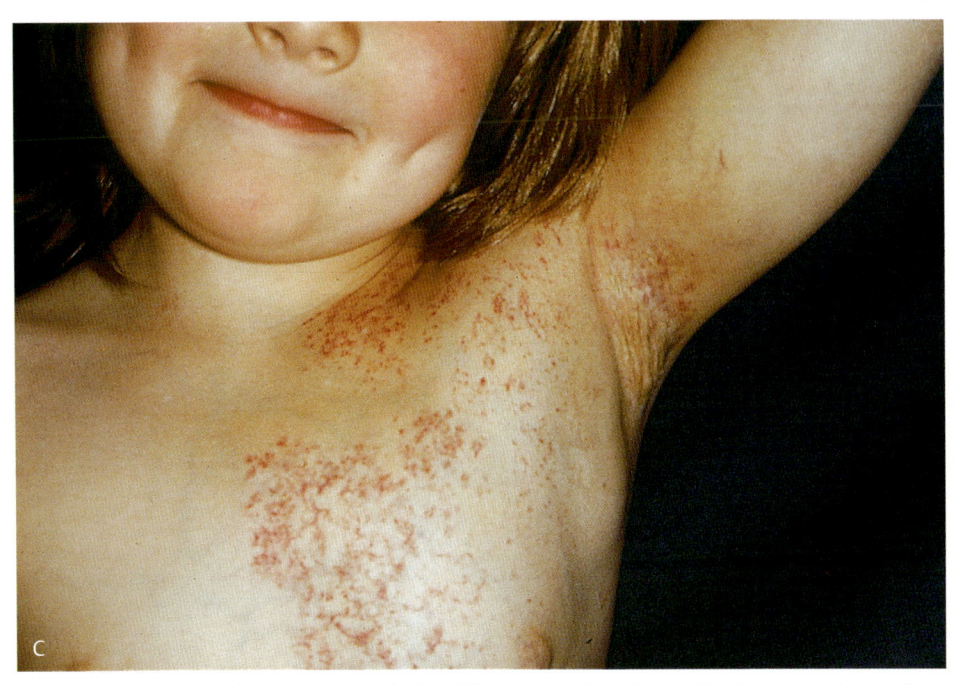

FIGURA 8-3 *(Continuação.)* **Hemangioma, idade 3** (**C**) A mesma criança 3 anos depois, com um hemangioma involuntivo.

hemangiomas mais profundos, porém, o risco de formação de cicatrizes é ainda maior.

O controle cirúrgico (com ou sem embolização) é difícil e deve ser reservado para hemangiomas proliferativos em locais que apresentem risco de vida. Por outro lado, o melhor momento de intervenção cirúrgica pode ser após a involução completa (de qualquer componente fibrolipídico residual), para a obtenção de um melhor resultado cosmético da cicatriz cirúrgica.

PROLIFERAÇÕES VASCULARES BENIGNAS

ANGIOMA ESTELAR

Um angioma estelar ocorre em crianças saudáveis, sendo uma área localizada de capilares dilatados, que irradiam a partir de uma arteríola central.

SINÔNIMOS Nevo arâneo, nevo aranha, aranha arterial, telangiectasia aranhosa, aranha vascular.

EPIDEMIOLOGIA

IDADE Primeira infância e início da vida adulta.
GÊNERO F > M.
INCIDÊNCIA Pode ocorrer em até 15% dos indivíduos normais.
ETIOLOGIA Geralmente, dilatação idiopática dos vasos sanguíneos. Talvez associado a estados hiperestrogênicos, como gravidez ou terapia estrogênica (p. ex., contraceptivo oral) ou doença hepatocelular (como hepatite viral crônica e subaguda e cirrose alcoólica).

EXAME FÍSICO

Achados Cutâneos

TIPO Pápula central no sítio das arteríolas nutridoras com extensão para vasos telangiectásicos.
TAMANHO 2 mm a 1,5 cm de diâmetro. Normalmente solitário (Fig. 8-4).
COR Vermelha.
FORMATO Redondo a oval.
PALPAÇÃO Na diascopia, os vasos telangiectásicos adquirem coloração pálida, e a arteríola central pode pulsar.

SÍTIOS DE PREDILEÇÃO Face, pescoço, tronco superior, braços, mãos, dedos das mãos, membrana mucosa nasal ou labial.

DIAGNÓSTICO DIFERENCIAL

Os angiomas estelares podem ser confundidos com outras lesões vasculares, como angiomas rubi ou telangiectasias.

EVOLUÇÃO CLÍNICA E PROGNÓSTICO

Alguns angiomas estelares podem regredir espontaneamente, porém, haverá persistência da maioria das lesões. As lesões são benignas e assintomáticas, mas, geralmente, ocorrem na face, sendo cosmeticamente angustiantes aos pacientes. Raramente, as lesões podem estar associadas a doenças sistêmicas, como telangiectasia hemorrágica hereditária (THH), ataxia-telangiectasia, esclerose sistêmica progressiva e síndrome CREST.

CONTROLE

Os angiomas estelares são benignos e, portanto, não requerem tratamento. As lesões que constituem um problema cosmético podem ser erradicadas com eletrodissecação, eletrocoagulação ou terapia a *laser*. Os pacientes devem ser avisados da frequente recidiva das lesões.

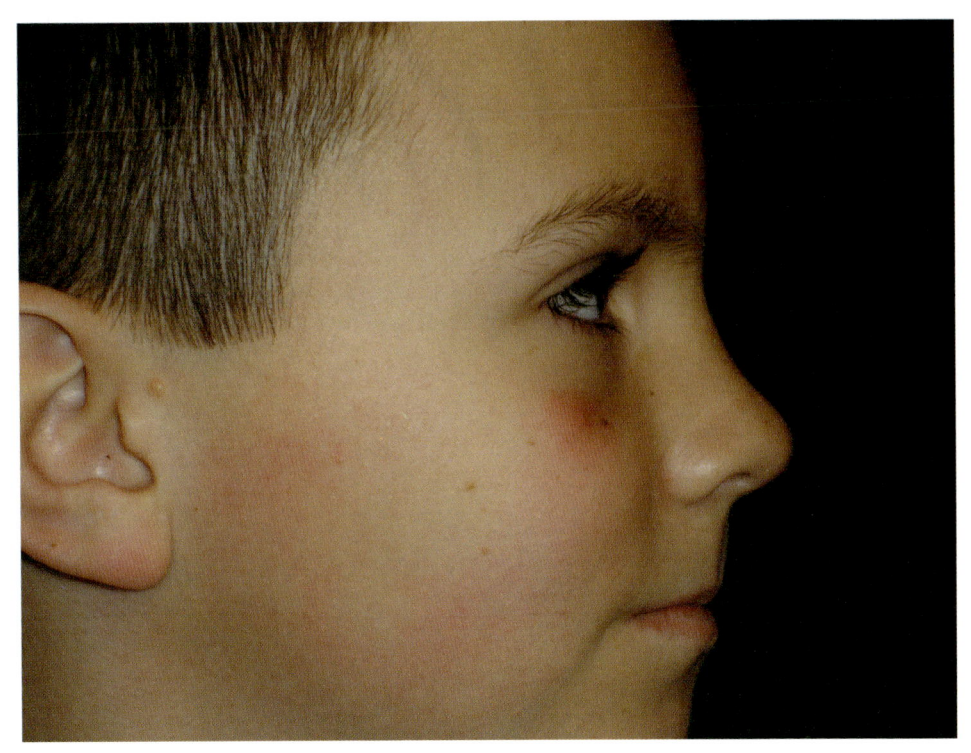

SEÇÃO 8 DOENÇAS DOS VASOS SANGUÍNEOS E LINFÁTICO

FIGURA 8-4 Angioma estelar Pápula vascular com extensão das arteríolas na bochecha de uma criança.

ANGIOMA RUBI

Os angiomas rubi são lesões vasculares benignas, vermelhas e em forma de cúpula, que, geralmente, ocorrem no tronco.

SINÔNIMO Mancha Campbell de Morgan, angioma senil, hemangioma rubi.

EPIDEMIOLOGIA

IDADE Qualquer idade, mais comum em adultos.
GÊNERO M = F.
INCIDÊNCIA Comum, observado na maioria dos adultos ao redor dos 60 anos de idade.
ETIOLOGIA Número aumentado em idosos e durante a gravidez.

EXAME FÍSICO

Achados Cutâneos

TIPO Pequena mácula a uma pápula em forma de cúpula (Fig. 8-5).
COR Vermelha-viva a violácea.
TAMANHO 1 a 8 mm.
NÚMERO Idosos podem ter de 50 a 100.
PALPAÇÃO Macio, compressível. Geralmente, empalidece completamente com a pressão.
SÍTIOS DE PREDILEÇÃO Tronco, extremidades proximais.

DIAGNÓSTICO DIFERENCIAL

O diagnóstico dos angiomas rubi é feito clinicamente. Algumas vezes, podem ser confundidos com petéquias. Lesões maiores podem assemelhar-se a um hemangioma ou granuloma piogênico.

EXAMES LABORATORIAIS

DERMATOPATOLOGIA Numerosos capilares dilatados e congestionados; estroma edematoso com homogeinização de colágeno. Epiderme adelgaçada.

EVOLUÇÃO CLÍNICA E PROGNÓSTICO

Os angiomas rubi começam a aparecer na adolescência, tornando-se mais numerosos com o avanço da idade. São assintomáticos, porém podem sangrar quando traumatizados. Raros casos de angioma rubi eruptivo podem estar associados à doença sistêmica.

CONTROLE

Angiomas rubi em crianças são benignos e, portanto, nenhum tratamento é necessário. Lesões que causam um problema cosmético podem ser tratadas com eletrodissecação, terapia a *laser* ou remoção cirúrgica.

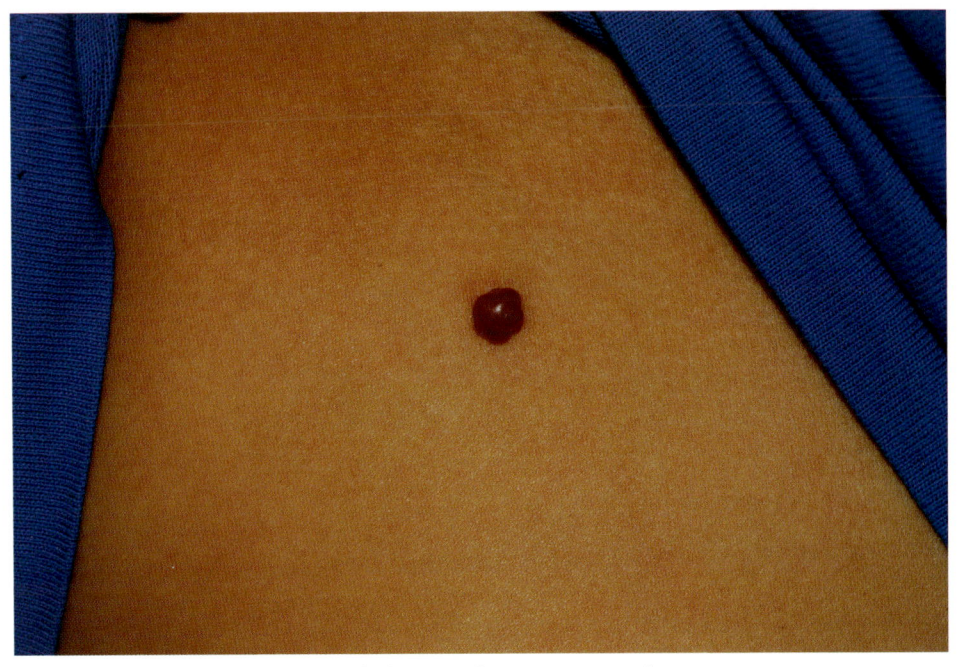

FIGURA 8-5 Angioma rubi Pápula vascular benignas de 4 mm no tronco de uma criança.

ANGIOCERATOMA

Um angioceratoma é uma lesão cutânea benigna, constituída de capilares dérmicos dilatados com hiperceratose epidermolítica sobrejacente. Há cinco variantes:

1. Angioceratomas solitários ou múltiplos: resulta da lesão ou irritação à parede de uma vênula na derme papilar.
2. Angioceratoma escrotal ou vulvar (Fordyce): pode estar associado à tromboflebite, varicoceles, hérnias inguinais, varizes, hemorroidas, COs ou aumento da pressão venosa na gravidez.
3. Angioceratoma corporal difuso: aglomerado de angioceratomas no tronco, geralmente secundário a doenças hereditárias de depósito lisossomal, como doença de Fabry (deficiência da enzima α-galactosidade), deficiência de $α_1$ fucosidase.
4. Angioceratoma de Mibelli: pode ser de herança AD com lesões nos dedos das mãos e pés. Esta variante pode estar associada a perniose ou acrocianose.
5. Angioceratoma circunscrito: malformação vascular linfática que ocorre no tronco ou nas extremidades de crianças.

EPIDEMIOLOGIA

IDADE O angioma circunscrito pode ser observado ao nascimento, na infância e pré-púbere. As outras formas aparecem na vida adulta.
GÊNERO F > M: Angioma circunscrito, angioceratoma de Mibelli.
PREVALÊNCIA O angioceratoma de Fordyce é comum. As outras formas são raras.
ETIOLOGIA Incerta. Angioceratomas solitários são, algumas vezes, associados ao trauma.
GENÉTICA O angioceratoma de Mibelli pode ter herança AD com penetrância variável. Angioceratoma corporal difuso ou doença de Fabry demonstra herança recessiva ligada ao X. O angioceratoma corporal difuso também pode estar associado a doenças autossômicas recessivas, como gangliosidose GM1, galactosialidose, β-manosidose e aspartilglicosaminúria.

EXAME FÍSICO

Achados Cutâneos

TIPO Pápulas verrucosas que coalescem formando placas (Fig. 8-6).
COR Vermelho-escura a preta.
TAMANHO 1 mm a vários centímetros.
FORMATO Redondo a estrelado, pode ser em faixas ou bandas.
PALPAÇÃO Macio.

Sítios de Predileção

1. Angioceratomas solitários ou múltiplos: extremidades inferiores.
2. Angioceratoma escrotal ou vulvar (Fordyce): escroto no sexo masculino, lábios vaginais no sexo feminino.
3. Angioceratoma corporal difuso: angioceratomas agrupados no tronco (distribuição em "roupa de banho").
4. Angioceratoma de Mibelli: dorso das mãos, pés, dedos das mãos, dedos dos pés, cotovelos e joelhos.
5. Angioceratoma circunscrito: tronco, braços e pernas.

DIAGNÓSTICO DIFERENCIAL

Os angioceratomas são diagnosticados e categorizados pela apresentação clínica. A presença de numerosos angioceratomas deve ser considerada um alerta à possibilidade de uma doença sistêmica.

EXAMES LABORATORIAIS

HISTOPATOLOGIA Vasos sanguíneos dermopapilares dilatados com acantose sobrejacente e hiperceratose da epiderme. Angioceratoma circunscrito: malformação linfática e capilar. Doença de Fabry: vacúolos glicolipídicos (coloração positiva para PAS e Sudan Black) em células endoteliais e pericitos.

EVOLUÇÃO CLÍNICA E PROGNÓSTICO

Os angioceratomas são tipicamente assintomáticos, porém, persistem por toda a vida e crescem proporcionalmente com a criança. Ocasionalmente, podem sangrar ou serem retirados por razões estéticas. O angioceratoma corporal difuso apresenta lesões mais difusas e pode estar associado a doenças hereditárias de depósito lisossomal, como a doença de Fabry (deficiência de α-galactosidade) ou outras deficiências enzimáticas.

CONTROLE

Os angioceratomas são benignos e, portanto, não necessitam de tratamento. Contudo, podem sangrar ou serem removidos por razões estéticas. Podem ser tratados com excisão cirúrgica, eletrodissecação ou terapia a *laser*.

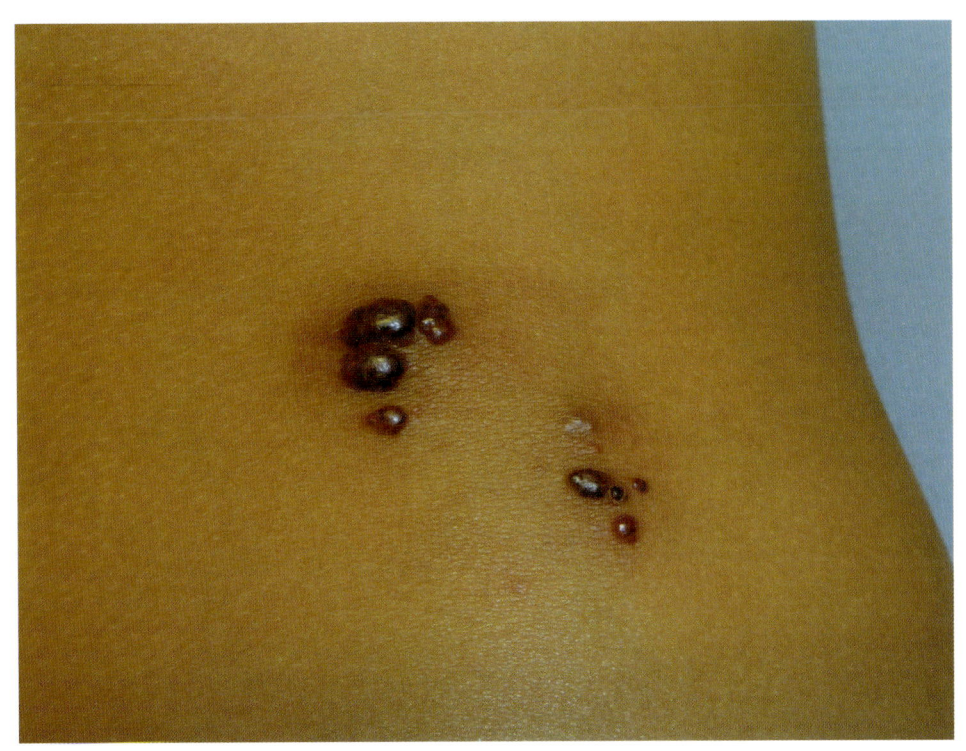

SEÇÃO 8 DOENÇAS DOS VASOS SANGUÍNEOS E LINFÁTICO

FIGURA 8-6 Angioceratoma solitário Pápulas vasculares coalescentes formando uma placa no tronco de uma criança.

GRANULOMA PIOGÊNICO

Um granuloma piogênico é uma pápula ou nódulo de cor vermelho-viva, que se desenvolve rapidamente, quase sempre ocorrendo no sítio de um trauma.

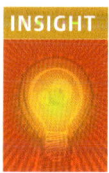

INSIGHT Embora o diagnóstico clínico do granuloma piogênico possa ser feito facilmente, é aconselhável enviar as lesões para confirmação histológica em razão do diagnóstico diferencial preocupante.

SINÔNIMOS Granuloma telangiectásico, granuloma piogênico, hemangioma capilar lobular, tumor da gravidez, hemangioma eruptivo.

EPIDEMIOLOGIA

IDADE Normalmente, crianças ou adultos jovens; mais comum na segunda década de vida.
GÊNERO M = F.
ETIOLOGIA Proliferação vascular reativa. Um terço das lesões observadas após trauma. Pode ser observado com retinoides sistêmicos, indinavir, anticorpos anti-ECFR, MVP e gravidez.

HISTÓRIA

Granulomas piogênicos são nódulos vasculares de rápida proliferação que, tipicamente, surgem no sítio de um pequeno trauma. São nódulos benignos, porém apresentam tendência a ser facilmente traumatizados e sangrarem abundantemente.

EXAME FÍSICO

Lesões Cutâneas

TIPO Nódulo ou pápula vascular solitária com superfície lisa ou verrucosa (Fig. 8-7).
COR Vermelho-viva, vermelho-escura, violácea, e marrom ou preta.
TAMANHO 5 mm a 2 cm. Geralmente < 1 cm.

FORMATO Normalmente, a lesão é pedunculada, com uma base ligeiramente contraída e séssil.
SÍTIOS DE PREDILEÇÃO Área de trauma: dedos das mãos, face, lábios, face, língua. Gengiva em gestantes.

DIAGNÓSTICO DIFERENCIAL

O diagnóstico de um granuloma piogênico é, geralmente, feito pela história e exame clínico. O diagnóstico diferencial inclui hemangioma, melanoma amelanótico, carcinoma metastático, tumor glômico, nevo irritado ou verruga.

DERMATOPATOLOGIA

HISTOPATOLOGIA Proliferação bem circunscrita, geralmente exofítica, de pequenos capilares em uma matriz fibromixoide circundada por um colarete epitelial hiperplásico.

EVOLUÇÃO CLÍNICA E PROGNÓSTICO

Os granulomas piogênicos são benignos, porém tendem a ser facilmente traumatizados com abundante sangramento. São, frequentemente, provocados por pequenos traumas e possuem tendência a recorrer após (traumática) remoção ou a desenvolver novas lesões satélites.

CONTROLE

Recomenda-se excisão cirúrgica com eletrocirurgia da base sob anestesia local. Pacientes devem ser avisados que as lesões podem recorrer. Os espécimes cirúrgicos devem ser enviados para exame histopatológico para confirmar o diagnóstico.

Alguns granulomas piogênicos foram tratados com *laser* de corante pulsado de forma bem-sucedida, provendo outra opção de tratamento.

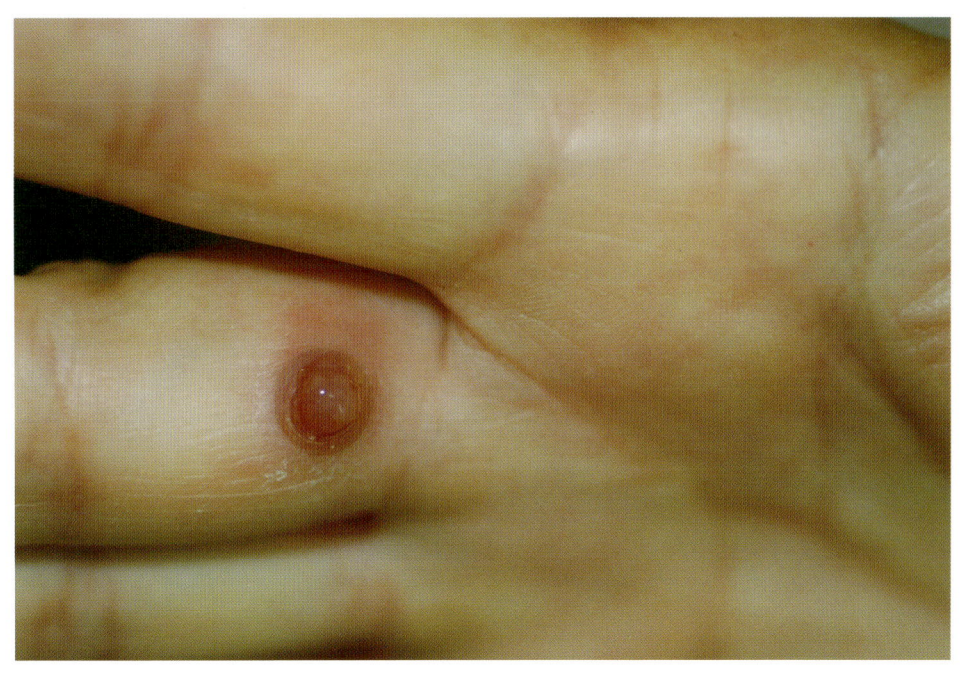

SEÇÃO 8 DOENÇAS DOS VASOS SANGUÍNEOS E LINFÁTICO

FIGURA 8-7 Granuloma piogênico Aparecimento repentino de um nódulo vascular na palma de uma criança.

ALTERAÇÕES VASCULARES ASSOCIADAS À DOENÇA SISTÊMICA

LIVEDO RETICULAR

O livedo reticular (LR) é um achado fisiológico comum de pigmentação azulada (livedo) da pele que ocorre em um padrão de rede.

SINÔNIMOS E CONDIÇÕES ASSOCIADAS Livedo racemoso, livedo anular.

CLASSIFICAÇÃO

1. LR sem doença sistêmica:
   a. *LR fisiológico (cútis marmórea):* resposta normal LR ao frio em neonatos, crianças pequenas, alguns adultos com perniose ou acrocianose.
   b. *LR idiopático benigno:* mosqueamento azulado permanente causado por vasospasmo persistente das arteríolas, no qual nenhuma doença subjacente é encontrada.
2. LR secundário à doença sistêmica:
   a. *Vasospasmo:* ocorre com doença do tecido conectivo e doença de Raynaud.
   b. *Obstrução intravascular:* crioglobulinemia, aglutininas ao frio, paraproteínas, policitemia vera, trombocitose, SAF e deficiência da proteína C, deficiência de proteína S ou antitrombina III, embolia, necrose induzida por heparina ou varfarina. Estase decorrente de paralisia, insuficiência cardíaca. Síndrome de Sneddon. LR extenso, hipertensão, acidentes cerebrovasculares e ataques isquêmicos transitórios.
   c. *Vasculite:* poliarterite nodosa, vasculite crioglobulinêmica, vasculite reumatoide, lúpus eritematoso, dermatomiosite, linfoma, sífilis, tuberculose, pancreatite, calcifilaxia.
   d. *Outros:* drogas [como amantadina (Fig. 8-8), norepinefrina, quinina e quinidina], infecções ou neoplasias.

EPIDEMIOLOGIA

IDADE Adolescência à idade adulta.
GÊNERO M = F.

FISIOPATOLOGIA

O padrão do livedo é causado pelo vasospasmo das arteríolas em resposta ao frio, resultando em hipóxia e dilatação dos capilares e vênulas. Perfusão reduzida da pele e/ou redução da drenagem sanguínea resulta na concentração de sangue desoxigenado no plexo venoso, criando o padrão reticular mosqueado cianótico que persiste após o reaquecimento.

HISTÓRIA

Aparecimento dos LRs ou piora com a exposição ao frio, às vezes com dormência e formigamento associado.

EXAME FÍSICO

Achados Cutâneos

TIPO Cianose macular reticulada, manchada e mosqueada (Fig. 8-8). Pode ocorrer ulceração.
COR Azul-avermelhada.
PALPAÇÃO Pele fria ao toque.

Distribuição

1. LR idiopático benigno/fisiológico: simétrico, braços/pernas; menos frequente em todo o corpo; parte inferior das pernas.
2. LR secundário: desigual, assimétrico nas extremidades.

DIAGNÓSTICO DIFERENCIAL

O diagnóstico diferencial para o LR inclui outros distúrbios cutâneos reticulados, como eritema ab igne, eritema infeccioso ou poiquilodermia. As lesões fixas persistentes desde o nascimento e minimamente variáveis com a temperatura devem suscitar suspeita de *cutis marmorata* telangiectática congênita (CMTC) (ver próxima seção).

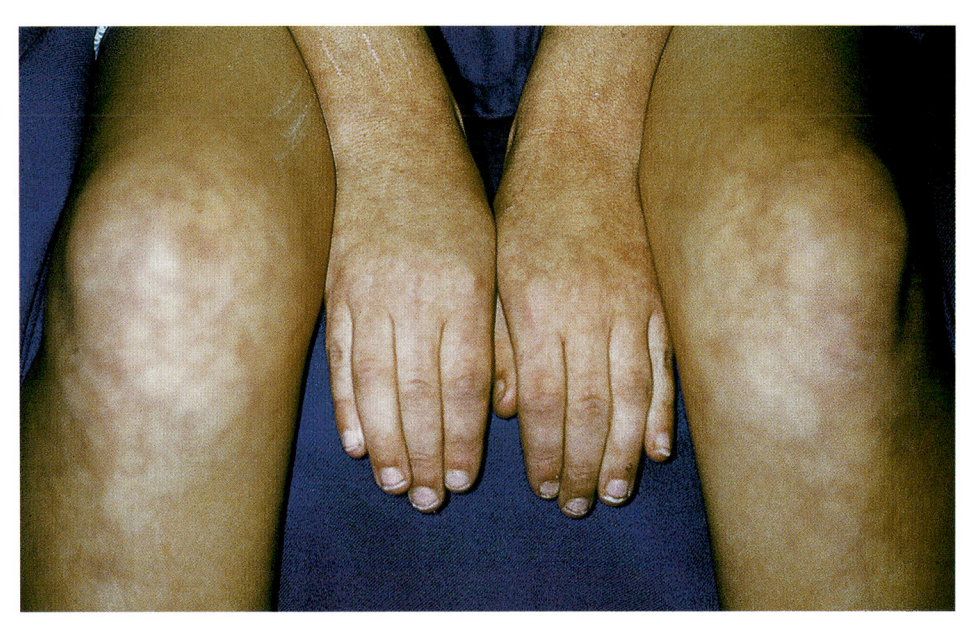

FIGURA 8-8 **Livedo reticular** Pigmentação reticular mosqueada secundária a amantidina em uma criança.

EXAMES LABORATORIAIS

DERMATOPATOLOGIA Varia conforme mudam as causas de LR: proliferação da íntima arterial com dilatação de numerosos capilares, espessamento das paredes das vênulas e infiltração linfocítica perivascular.

EVOLUÇÃO CLÍNICA E PROGNÓSTICO

O LR idiopático benigno ou fisiológico recorre com a exposição ao frio, porém, raramente, é permanente. O LR secundário é um precursor de sequelas sistêmicas mais graves.

CONTROLE

LR idiopático benigno ou fisiológico:

1. Impedir a exposição das extremidades a baixas temperaturas.
2. Baixa dose de aspirina (3-5 mg/kg/d VO, dividida quatro vezes ao dia).
3. Pentoxifilina (Trental) em casos refratários graves.

Em casos de LR secundária, o tratamento deve ser direcionado para o transtorno subjacente.

CUTIS MARMORATA TELANGIECTÁSICA CONGÊNITA

A *cutis marmorata* telangiectásica congênita (CMTC) é um mosqueamento reticulado da pele mais extenso e persistente do que a cútis marmórea. A CMTC pode resultar em ulceração cutânea e cicatrização atrófica.

SINÔNIMO Flebectasia congênita generalizada.

EPIDEMIOLOGIA

IDADE Início ao nascimento.
GÊNERO M = F.
PREVALÊNCIA Rara.
ETIOLOGIA Desconhecida.
GENÉTICA Autossômica dominante com baixa penetrância.

FISIOPATOLOGIA

Ectasia dos capilares e veias pode representar um defeito mesodérmico, que explicaria a associação da CMTC a outras anomalias mesodérmicas congênitas.

EXAME FÍSICO

Achados Cutâneos

TIPO Mosqueamento reticulado macular. Pode ocorrer ulceração sobre o padrão vascular reticulado, e as lesões podem curar com cicatrizes deprimidas (Fig. 8-9).
COR Vermelha a azul.
TAMANHO Canais venosos dilatados de 3 a 4 mm em diâmetro.
DISTRIBUIÇÃO Geralmente generalizada. Formas localizadas foram observadas confinadas ao tronco ou a uma extremidade.

Achados Gerais

CMTC generalizada: pode-se observar anomalias neurológicas, vasculares, oculares e esqueléticas. CMTC localizada: pode-se observar redução na circunferência do braço.

DIAGNÓSTICO DIFERENCIAL

A CMTC necessita ser diferenciada da cútis marmórea, que possui um curso mais curto e transitório e não forma cicatrizes. Ambas as condições são diagnosticadas pela história clínica e pelo exame físico.

EXAMES LABORATORIAIS

HISTOPATOLOGIA A biópsia cutânea pode demonstrar capilares e vênulas dilatadas em todas as camadas da derme e tecido subcutâneo. A histopatologia também pode ser sutil e não diagnóstica.

EVOLUÇÃO CLÍNICA E PROGNÓSTICO

Tipicamente, um padrão mosqueado está presente ao nascimento e melhora, porém persiste com a idade. Na maioria dos casos, as lesões se localizam em uma extremidade, possivelmente com hipoplasia do membro afetado, porém sem alterações sistêmicas. Cinquenta por cento dos casos de CMTC podem possuir outras anomalias congênitas, particularmente a CMTC difusa (defeitos vasculares, esqueléticos, oculares, neurológicos ou dos tecidos moles). Raramente, a CMTC pode ser observada em infantes com lúpus neonatal.

CONTROLE

As lesões cutâneas não necessitam de terapia, e a pigmentação vascular mosqueada geralmente melhora. No entanto, a cicatrização reticulada é permanente. Com a CMTC localizada, pode ocorrer o desenvolvimento de hipoplasia do membro. Na CMTC generalizada, problemas oculares, esqueléticos e neurológicos necessitam ser investigados.

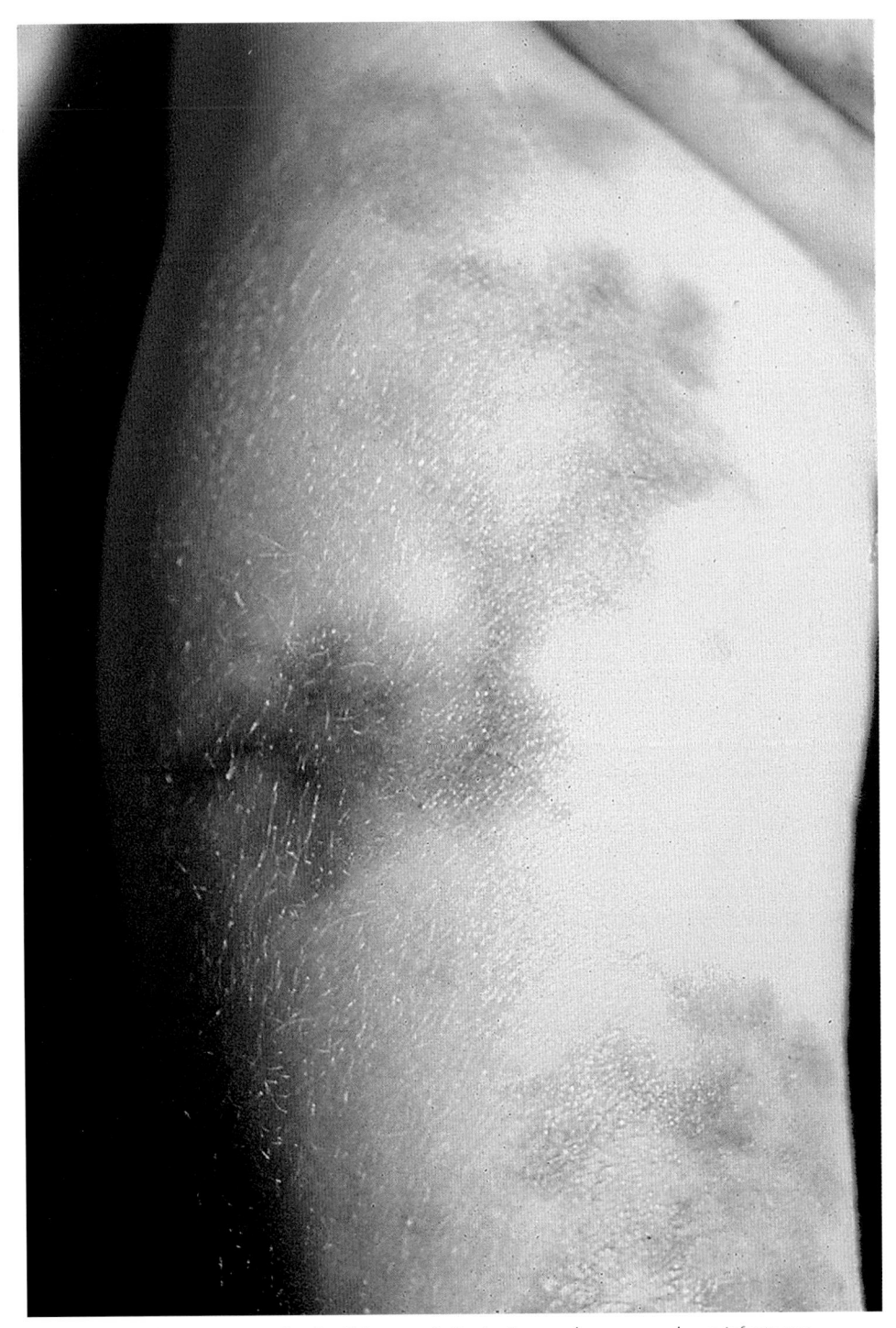

FIGURA 8-9 *Cutis marmorata* **telangiectásica congênita** Lesão vascular na perna de um infante que curou-se, deixando uma cicatriz deprimida.

TELANGIECTASIA HEMORRÁGICA HEREDITÁRIA

A telangiectasia hemorrágica hereditária (THH) é uma condição autossômica dominante que afeta os vasos sanguíneos, especialmente nas membranas mucosas da boca e do trato GI. A doença, com frequência, manifesta-se por epistaxe recorrente que, normalmente, aparece na fase pré-puberal. As telangiectasias da pele e as membranas mucosas aparecem na vida adulta, e o espectro clínico pode variar de lesões cosméticas assintomáticas a graves hemorragias pulmonares, GI, GU e do SNC.

SINÔNIMOS Doença de Osler-Weber-Rendu, doença de Osler.

EPIDEMIOLOGIA

IDADE Epistaxe pode aparecer no período pré-púbere (média de idade de 8 a 10 anos), porém as lesões cutâneas se manifestam após a puberdade, junto com a epistaxe.
PREVALÊNCIA Rara.
GENÉTICA Autossômica dominante. Foram identificadas mutações no *ENG* (gene endoglina) e ACVRL1.

FISIOPATOLOGIA

Na THH, os vasos sanguíneos carecem de um suporte perivascular adequado (pericitos, músculo liso e fibras elásticas). Consequentemente, os capilares telangiectásicos rompem facilmente, causando repetidas hemorragias nasais e GI.

HISTÓRIA

As lesões cutâneas características (máculas e pápulas vermelhas pontilhadas) começam a aparecer após a puberdade, porém chegam ao seu ponto máximo na terceira ou quarta década de vida. Surtos de epistaxe recorrente, geralmente ocorrem no período pré-púbere; sangramentos GI nos pacientes THH na vida adulta. Trinta por cento dos pacientes de THH desenvolvem MAVs hepáticas, 30% desenvolvem MAVs pulmonares e 10% a 20% desenvolvem MAVs cerebrais.

EXAME FÍSICO

Achados Cutâneos

TIPO Máculas ou pápulas.
TAMANHO 1 a 3 mm em diâmetro.
COR Vermelha.
FORMATO Pontilhado (mais frequente; Fig. 8-10A), estrelado ou linear.
ARRANJO DAS MÚLTIPLAS LESÕES Simétrico e difuso, pouco padronizadas.
DISTRIBUIÇÃO Metade superior do corpo; começa nas membranas mucosas do nariz e, posteriormente, desenvolve-se nos lábios (Fig. 8-10B); boca (língua), conjuntiva (Fig. 8-10C), tronco, extremidades superiores, palmas, plantas, mãos, dedos das mãos e pés.
UNHAS Leito ungueal dos dedos das mãos e pés.
MEMBRANAS MUCOSAS As telangiectasias aparecem no septo nasal, na ponta e no dorso nasal, nasofaringe e em todo o trato GI.

Achados Gerais

30% possui MAVs hepáticas, 30% MAVs pulmonares e 10% a 20% possuem MAVs cerebrais.

EXAMES LABORATORIAIS

HEMATOLOGIA Anemia causada por perda sanguínea crônica.
DERMATOPATOLOGIA A biópsia cutânea revela capilares e vênulas dilatadas, localizadas na derme, alinhadas por células endoteliais achatadas.
IMAGEM Raios X, TC ou RM para excluir a presença de fístulas AV pulmonares.

DIAGNÓSTICO DIFERENCIAL

O diagnóstico clínico é feito na presença da tríade: (1) típicas telangiectasias na pele (dedos e palmas) e membranas mucosas (lábios e língua), (2) repetidas hemorragias GI e (3) história familiar.

CONTROLE

Nos casos brandos de THH, o tratamento das telangiectasias não é necessário; no entanto, suplementação com ferro para anemia é recomendado. Telangiectasias incômodas ou cosmeticamente indesejáveis podem ser destruídas com terapia a *laser* ou cauterização.

Nos casos severos de THH, pode haver extenso envolvimento sistêmico. MAVs pulmonares podem resultar em hipoxemia, hemorragias e eventos cerebrais. MVAs hepáticas podem causar fibrose e cirrose hepática, que resulta em defeitos da coagulação, aumentando a gravidade dos episódios hemorrágicos. Pode ser necessária a ressecção cirúrgica ou embolização dos segmentos pulmonares e GI envolvidos.

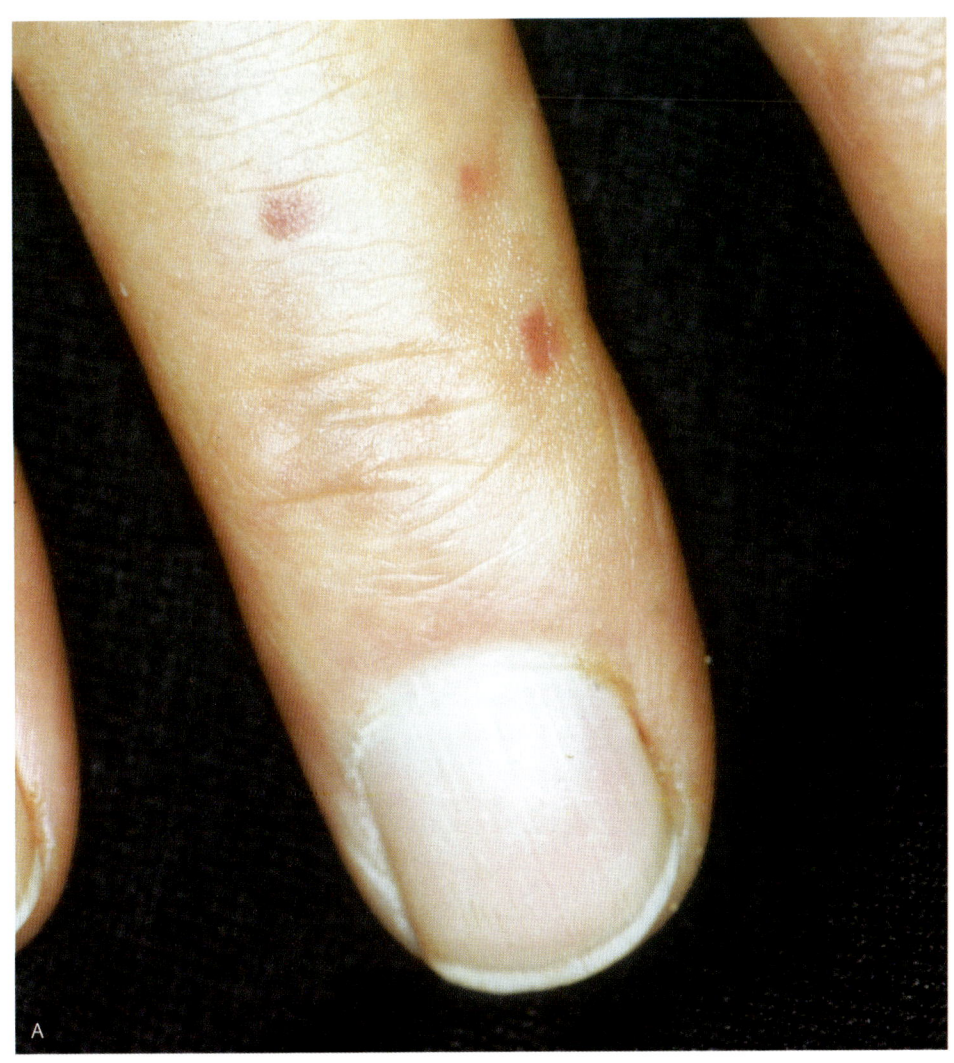

SEÇÃO 8 DOENÇAS DOS VASOS SANGUÍNEOS E LINFÁTICO

FIGURA 8-10 Telangiectasia hemorrágica hereditária (**A**) Máculas hemorrágicas pontilhadas no dedo. *(Continua.)*

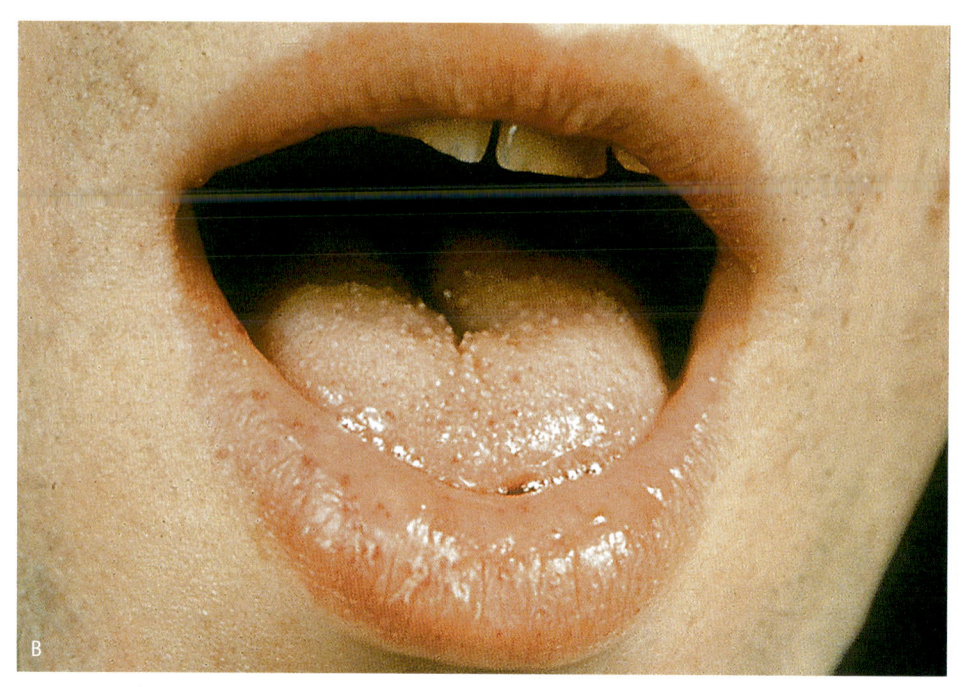

FIGURA 8-10 *(Continuação.)* (**B**) Máculas hemorrágicas pontilhadas nos lábios. (*Continua.*)

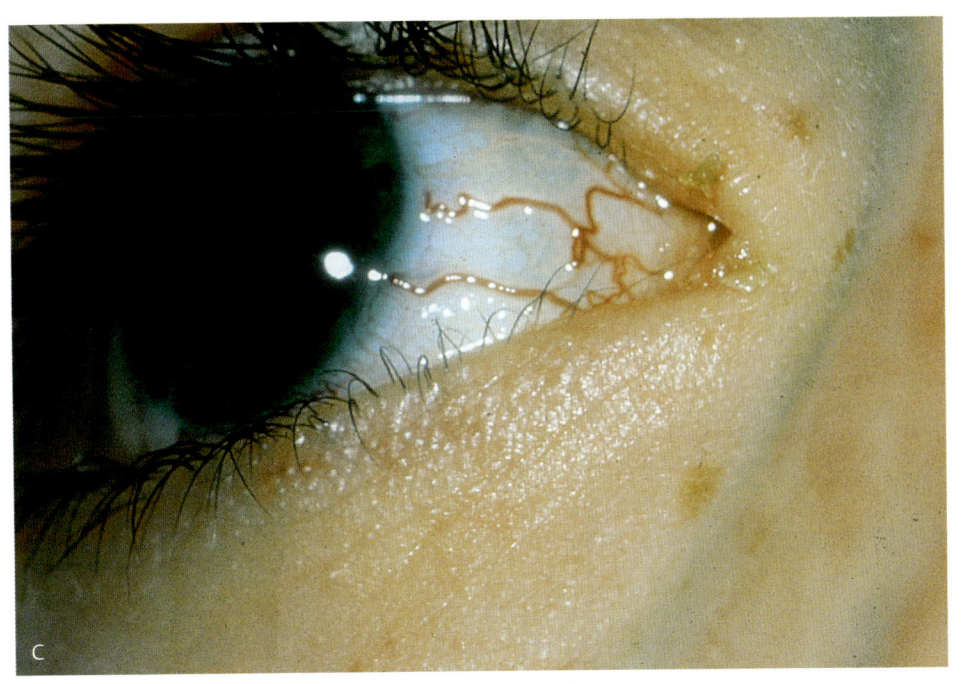

FIGURA 8-10 *(Continuação.)* (**C**) Telangiectasias na conjuntiva bulbar.

DISTÚRBIOS DOS VASOS LINFÁTICOS

MALFORMAÇÃO LINFÁTICA MICROCÍSTICA

A malformação linfática microcística é um tumor benigno do sistema linfático, caracterizado por grupos de vesículas profundas, que têm sido comparadas a um "coral". Geralmente, há um componente hemangiomatoso.

SINÔNIMOS Hemangiolinfoma, linfangioma circunscrito.

EPIDEMIOLOGIA

IDADE Presente ao nascimento ou na infância.
GÊNERO M = F.
PREVALÊNCIA Incomum.
ETIOLOGIA Incerta.

HISTÓRIA

Aparece ao nascimento ou logo após o nascimento; pode permanecer estável ou crescer lentamente com o tempo.

EXAME FÍSICO

Achados Cutâneos

TIPO Grupo de vesículas profundas que coalescem formando placas (Fig. 8-11).
COR Clara ou vermelho púrpura.
TAMANHO Vesículas de 2 a 4 mm.
FORMATO Vesículas agrupadas.
SÍTIOS DE PREDILEÇÃO Extremidades proximais, ombros, pescoço, axilas, boca (bochecha, língua, assoalho).

EXAMES LABORATORIAIS

DERMATOPATOLOGIA A biópsia cutânea revela vasos linfáticos dilatados com vasos sanguíneos dilatados associados na derme superior.

DIAGNÓSTICO DIFERENCIAL

O diagnóstico da malformação linfática microcística pode ser feito clínica, radiologicamente ou por biópsia. O diagnóstico diferencial inclui angioceratoma, hemangioma, lesão herpética recorrente, dermatite de contato e molusco contagioso.

EVOLUÇÃO CLÍNICA E PROGNÓSTICO

Muitas malformações linfáticas microcísticas são assintomáticas e de crescimento tão lento que efeitos sistêmicos não são observados. Lesões mais extensas podem aumentar de tamanho e, na presença de sangramento (de um componente hemangiomatoso), podem necessitar de intervenção.

CONTROLE

Malformações linfáticas microcísticas estáveis e assintomáticas não necessitam de tratamento. As lesões, geralmente, são muito mais extensas do que é clinicamente visível e apresentam tendência a recorrer. Portanto, tentativas de remoção podem, ocasionalmente, piorar o resultado. Lesões sintomáticas (vazamento de linfa, intensificação do estado inflamatório ou infecções) podem ser removidas por excisão cirúrgica, fulguração, coagulação ou ablação a *laser* de CO_2. A remoção de lesões maiores/mais profundas pode ser mais difícil, pois estas podem ser extensas e recorrentes. A realização de múltiplas excisões cirúrgicas pode ser necessária.

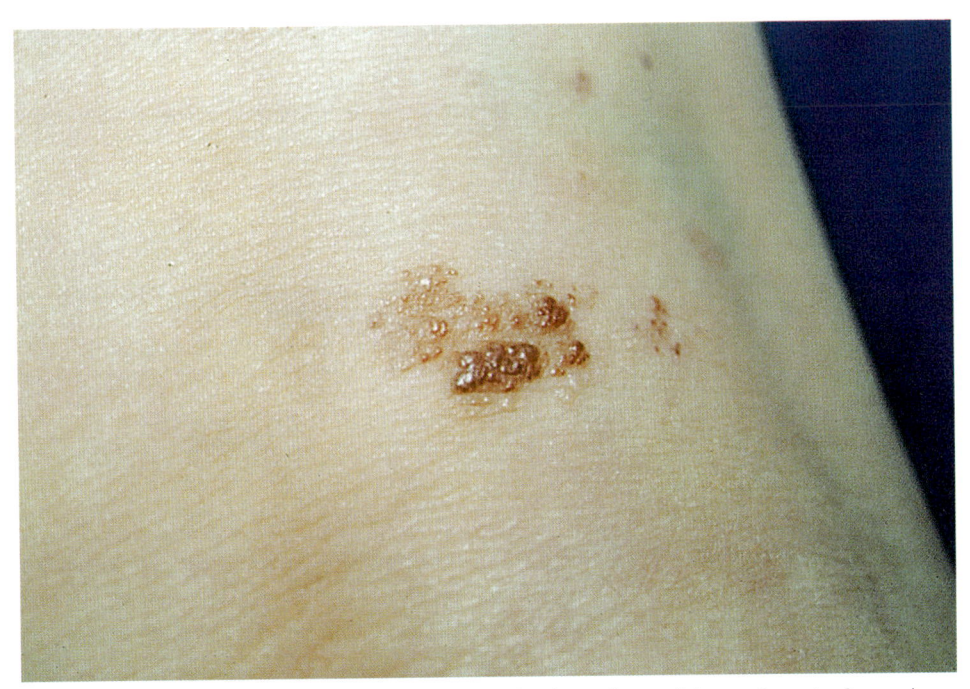

FIGURA 8-11 Malformação linfática microcística Vesículas claras e hemorrágicas coalescentes formando placas bem circunscritas no dorso de uma criança.

MALFORMAÇÃO LINFÁTICA MACROCÍSTICA

Malformações linfáticas macrocísticas são proliferações linfáticas loculadas, conectadas e grandes, geralmente detectáveis *in utero*. São lesões benignas, porém, podem-se tornar sintomáticas com episódios hemorrágicos e tumoração repentina. Também podem estar associadas a síndromes de malformação ou teratogênicos.

SINÔNIMO *Higroma colli*, higroma cístico, linfangioma carvenoso.

EPIDEMIOLOGIA

IDADE Pode estar presente ao nascimento ou infância.
GÊNERO M = F.
PREVALÊNCIA Raro.

HISTÓRIA

As lesões aparecem tardiamente como tumorações subcutâneas que envolvem grandes áreas da superfície corpórea. Podem ser bem profundas e debilitantes (Fig. 8-12).

EXAME FÍSICO

Achados Cutâneos

TIPO Tumorações císticas ou nodulares translucentes.
COR Cor de pele a rosa-avermelhada.
TAMANHO 1 a vários centímetros.
SÍTIOS DE PREDILEÇÃO Pescoço, axilas, região lateral do tórax, virilha ou fossa poplítea.

Achados Gerais

Pode estar associado a anomalias do cariótipo (síndrome de Down, síndrome de Turner e síndrome de Noonan).

EXAMES LABORATORIAIS

DERMATOPATOLOGIA O exame histopatológico demonstra um nódulo uni ou multiloculado de diversos canais linfáticos dilatados, alinhados com células endoteliais achatadas ou cuboides.
RADIOLÓGICO Ultrassom, TC ou RM revelam grandes espaços císticos na derme, hipoderme ou músculos.
TESTES ESPECIAIS As lesões são mais bem visualizadas com a transiluminação.

DIAGNÓSTICO DIFERENCIAL

O diagnóstico de uma malformação linfática macrocística é feito pela história e achados clínicos e pode ser confirmado com estudos por imagem e/ou diagnóstico histológico. O diagnóstico diferencial inclui um hemangioma cavernoso e proliferação dos tecidos moles.

EVOLUÇÃO CLÍNICA E PROGNÓSTICO

As malformações linfáticas macrocísticas podem envolver amplas partes da face, tronco ou extremidades e podem ser muito debilitantes.

CONTROLE

Esclerotrapia percutânea é o tratamento de escolha para a malformação linfática macrocística, e múltiplos tratamentos podem ser necessários para induzir inflamação e favorecer a redução dos cistos. A remoção cirúrgica é a segunda abordagem, podendo ser necessário o uso de enxertos cutâneos de espessura parcial e/ou expansores teciduais para cobrir a lesão. Lesões macrocísticas extensas e graves podem ser intratáveis.

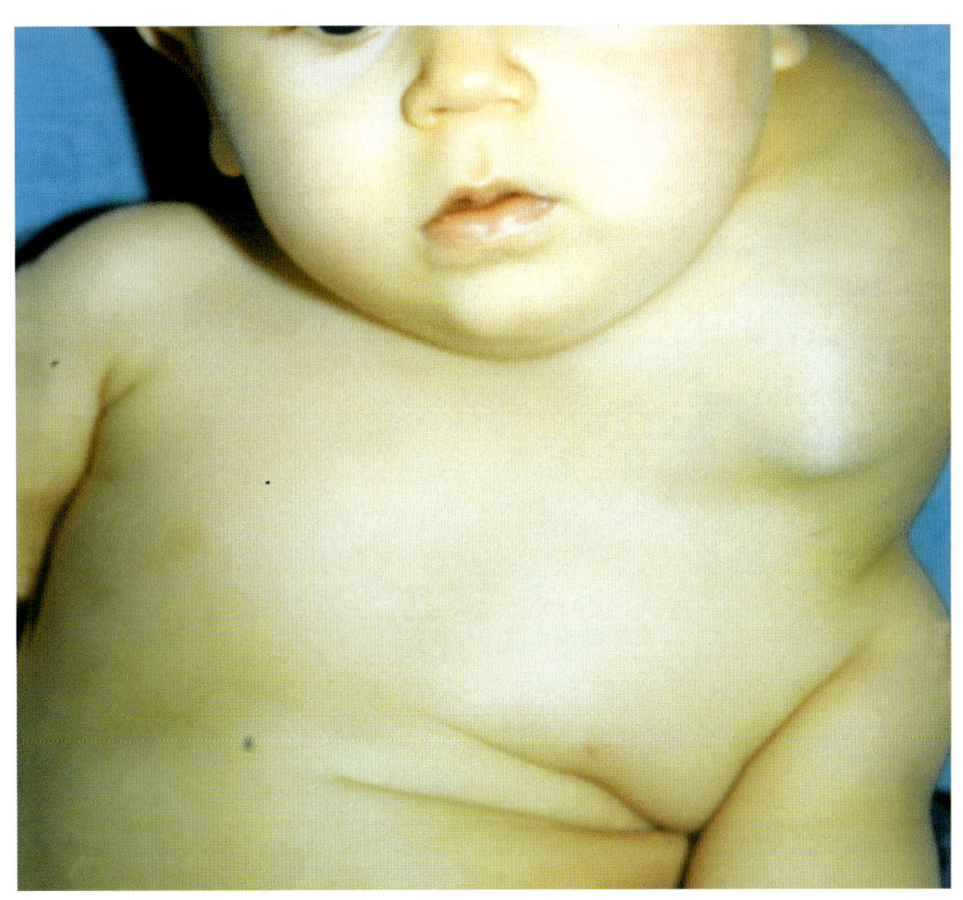

FIGURA 8-12 Malformação linfática macrocística Grande tumoração cística no pescoço de um infante.

LINFEDEMA

O linfedema é um edema difuso do tecido mole causado por uma drenagem linfática deficiente. Pode ser uma doença primária (congênita) ou secundária (p. ex., pós-cirúrgica) à obstrução patológica dos vasos linfáticos. A doença primária manifesta-se ao nascimento ou na infância, e a doença secundária (adquirida), geralmente, apresenta-se tardiamente.

EPIDEMIOLOGIA

IDADE Linfedema primário: 13% congênito, 9 a 25 anos de idade. Linfedema secundário: qualquer idade.
GÊNERO F > M.
ETIOLOGIA
Primário:

1. Doença de Milroy: mutação nos genes que codificam o receptor do fator de crescimento endotelial vascular. Herança autossômica dominante.
2. Linfedema de Meige: mutação nos genes que codificam o fator C2 da família de fatores de transcrição em forquilha. Herança autossômica dominante.

Secundário: pós-cirurgia, pós-infecção, filariose.

FISIOPATOLOGIA

A drenagem linfática para uma extremidade é prejudicada primária (p. ex., linfedema congênito) ou secundariamente (p. ex., pós-cirúrgico), resultando no edema da extremidade afetada.

HISTÓRIA

Linfedema da área envolvida resulta em um edema que varia em gravidade e, gradualmente, piora com a idade. A doença de Milroy é um distúrbio autossômico dominante com uma tendência congênita a linfedema das pernas. A etiologia é incerta.

EXAME FÍSICO

Achados Cutâneos

TIPO Edema difuso (Fig. 8-13).
PALPAÇÃO Firme com depressão sob pressão.
SÍTIOS DE PREDILEÇÃO Extremidades inferiores e superiores.
OUTRAS CARACTERÍSTICAS Sinal de Stemmer – incapacidade de pinçar a pele na base dos dígitos envolvidos em decorrência de linfedema.

DIAGNÓSTICO DIFERENCIAL

O diagnóstico do linfedema é feito pela história e exame clínico. O diagnóstico diferencial inclui celulite e infecção tecidual profunda.

EVOLUÇÃO CLÍNICA E PROGNÓSTICO

O linfedema lentamente progride com a idade, e o edema repetido da área afetada resulta na piora da doença.

CONTROLE

Terapia de manutenção consiste no seguinte:

1. Descanso e elevação do membro.
2. Compressão com meias elásticas, bandagem ou dispositivos de compressão pneumática.
3. Redução na ingestão de sódio.
4. Diuréticos também podem ajudar.
5. Linfangiectasia subcutânea pode ser tentada, porém a cicatrização é demorada e com mal resultado estético.

Medidas de apoio como a terapia física com massagem para o linfedema podem oferecer alívio sintomático.

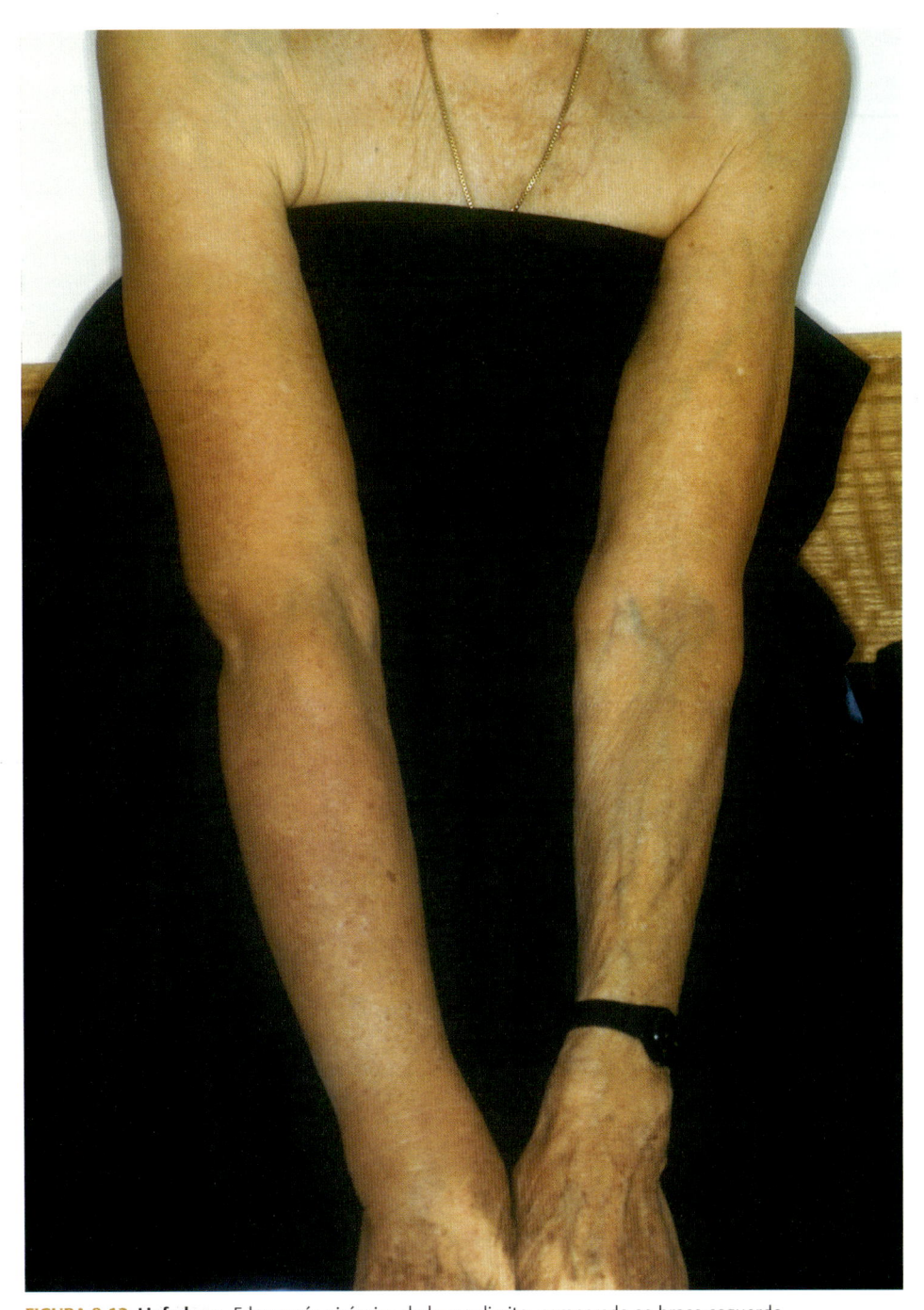

SEÇÃO 8 DOENÇAS DOS VASOS SANGUÍNEOS E LINFÁTICO

FIGURA 8-13 Linfedema Edema pós-cirúrgico do braço direito, comparado ao braço esquerdo.

SEÇÃO 9

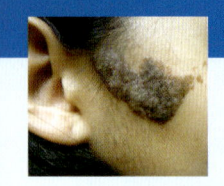

PROLIFERAÇÕES EPIDÉRMICAS BENIGNAS

NEVO EPIDÉRMICO

Nevos epidérmicos são proliferações benignas e bem circunscritas da epiderme e derme papilar, que se manifestam ao longo das linhas de Blaschko.

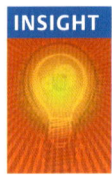

INSIGHT Ao examinar uma lesão de aspecto linear, considerar o padrão espiral ou ondulado das linhas de Blaschko; quando presente, este padrão, imediatamente, enfocará o diagnóstico diferencial.

SINÔNIMOS Nevo verrucoso, *nevus unius lateris*, ictiose *hystrix* e nevo sebáceo linear.

EPIDEMIOLOGIA

IDADE 80% presente no primeiro ano de vida. A maioria das lesões aparece entre o nascimento e os 18 anos de idade. Pode tornar-se mais proeminente durante a puberdade, aumentando a espessura e escurecendo a cor.
GÊNERO M = F.
PREVALÊNCIA 1 em 1.000 infantes.
ETIOLOGIA Esporádico na maioria dos casos; alguns casos hereditários. Identificação de mutações no gene do receptor 3 do fator de crescimento de fibroblastos (FGFR3). Alguns exibem quebra no cromossomo 1q23. Mutações em PIK3CA e HRAS foram também identificadas em nevos epidérmicos queratinocíticos.

FISIOPATOLOGIA

Os nevos epidérmicos originam-se na camada basal por células embrionárias pluripotentes. Provavelmente existem muitas mutações de genes candidatos que resultam em nevos epidérmicos, incluindo os mencionados acima.

HISTÓRIA

Os nevos epidérmicos estão presentes logo após o nascimento. Pequenas lesões solitárias são comuns.

Grandes lesões podem afetar um membro ou lado do corpo inteiro, com hipertrofia ou proliferação dos anexos. O crescimento ou o escurecimento da lesão durante a puberdade podem ocorrer.

EXAME FÍSICO

Achados Cutâneos

TIPO Ao nascimento: macular/aveludada. Tardiamente: placas verrucosas/papilomatosas. (Fig. 9-1).
NÚMERO Solitária ou múltipla.
COR Ao nascimento: branca. Tardiamente: cor da pele, castanho-clara ou escura. Raramente hipopigmentada.
TAMANHO Alguns milímetros a vários centímetros.
DISTRIBUIÇÃO Geralmente unilateral, parando abruptamente na linha média. Raramente pode ser bilateral.
ARRANJO Linear, seguindo as linhas de Blaschko.
SÍTIOS DE PREDILEÇÃO Tronco ou membros > cabeça ou pescoço. Áreas flexurais são mais verrucosas.

DIAGNÓSTICO DIFERENCIAL

O diagnóstico de um nevo epidérmico é feito com base em história e exame físico. O diagnóstico diferencial inclui hipermelanose linear e espiralada, nevo sebáceo, ceratose seborreica, verruga, psoríase, líquen estriado, incontinência pigmentar, hipomelanose de Ito ou nevo epidérmico verrucoso inflamatório linear (NEVIL).

EXAMES LABORATORIAIS

DERMATOPATOLOGIA A biópsia cutânea revela hiperplasia epidérmica, hiperceratose, acantose, papilomatose e paraceratose. Pode haver aumento de melanina na camada basal de algumas regiões. Pode haver balonização das células (hiperceratose epidermolítica) em alguns locais.

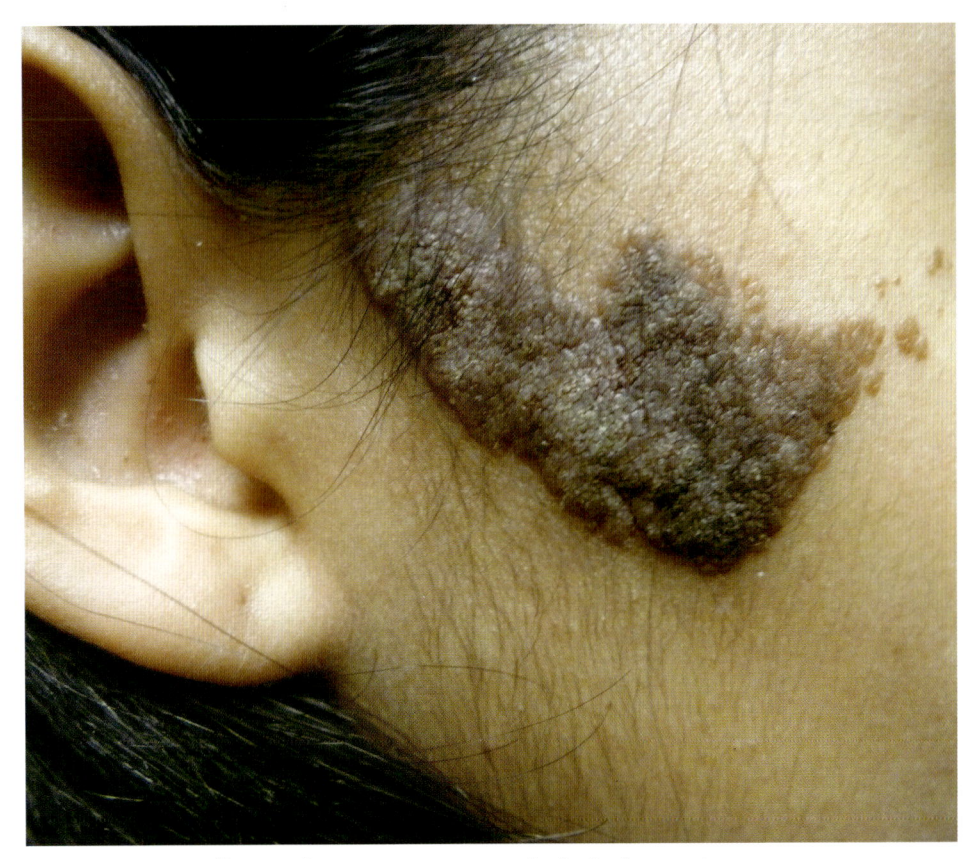

FIGURA 9-1 Nevo epidérmico Placa verrucosa marrom na bochecha de uma criança pequena.

EVOLUÇÃO CLÍNICA E PROGNÓSTICO

Os nevos epidérmicos, geralmente, são assintomáticos e crescem proporcionalmente com a criança. Pode começar com lesões maculosas, tornando-se mais verrucosas com o tempo. Degeneração maligna dos nevos epidérmicos é rara e pode ocorrer após a puberdade. Houve relatos de desenvolvimento de carcinoma basocelular, carcinoma espinocelular, ceratoacantoma e tricoblastoma no interior do nevo epidérmico. Adultos com a variante epidermolítica do nevo epidérmico podem ter uma mutação de queratina na linhagem germinativa (KRT1 ou KRT10), resultando em descendentes com hiperceratose epidermolítica.

CONTROLE

O tratamento das lesões cutâneas não é necessário. Lesões sintomáticas ou cosmeticamente indesejáveis podem ser tratadas com excisão, dermoabrasão, ablação a *laser*, eletrodissecação e crioterapia. Recorrência é comum, principalmente quando apenas a epiderme é removida, porém a remoção da epiderme e derme papilar pode gerar cicatrizes maiores. Recomenda-se testar o método em pequenas áreas. A remoção cirúrgica é curativa, porém resulta na formação de extensas cicatrizes, além de poder ocorrer a formação de queloides.

NEVO EPIDÉRMICO VERRUCOSO INFLAMATÓRIO LINEAR

O nevo epidérmico verrucoso inflamatório linear (NEVIL) é um nevo epidérmico psoriasiforme, pruriginoso e eritematoso de distribuição linear, seguindo as linhas de Blaschko.

SINÔNIMOS *Dermatitis epidermal nevus.*

EPIDEMIOLOGIA

IDADE 75% presente ao redor dos 5 anos de idade, 95% presente aos 7 anos de idade.
GÊNERO F > M.
PREVALÊNCIA Incomum.
ETIOLOGIA Incerta. Pode ser uma desregulação clonal de queratinócitos. Raros casos hereditários.

FISIOPATOLOGIA

Possível fisiopatologia psoriasiforme. Possível desregulação do crescimento de queratinócitos.

HISTÓRIA

A apresentação inicial do NEVIL é uma lesão meramente palpável ou uma confluência de pápulas lisas. Estas lesões progridem para lesões escamosas e eritematosas de aspecto psoriasiforme. As lesões persistem por anos com episódios de inflamação. Outros achados cutâneos compreendem um número aumentado de lesões cutâneas, incluindo manchas café com leite, máculas congênitas hipopigmentadas e nevo nevocelular. Raramente, também pode haver redução do membro ipsilateral, artrite, defeitos esqueléticos, transtornos convulsivos, retardo mental e anomalias oculares. Quando o NEVIL ocorre com defeitos de membros ipsolaterais, pode ser utilizada a sigla PENCIL (psoriasiform epidermal nevus, congenital ipsilateral limb defects - nevo epidérmico psoriasiforme, defeitos congênitos dos membros ipsolaterais).

EXAME FÍSICO

Achados Cutâneos

TIPO Pápulas escamosas que coalescem formando placas.
COR Eritematoso.
TAMANHO 2 a vários centímetros de comprimento.
FORMATO Linear ao longo das linhas de Blaschko.

DISTRIBUIÇÃO Extremidades inferiores > extremidades superiores > tronco (Fig. 9-2).

DIAGNÓSTICO DIFERENCIAL

O diagnóstico do NEVIL é feito com base no aspecto morfológico das lesões, presença de intenso prurido e resistência à terapia. O NEVIL pode ser confundido com verrugas, psoríase, líquen simples crônico, líquen estriado, líquen plano, incontinência pigmentar, hipermelanose linear e espiralada ou hipomelanose de Ito.

EXAMES LABORATORIAIS

DERMATOPATOLOGIA A biópsia cutânea revela hiperceratose, paraceratose focal, acantose com alongamento das cristas interpapilares, espongiose e infiltrado perivascular de histiócitos e linfócitos.

EVOLUÇÃO CLÍNICA E PROGNÓSTICO

A maioria das lesões do NEVIL regride na idade adulta, porém podem persistir por anos, com episódios de intenso prurido, que é refratário ao tratamento.

CONTROLE

O uso de esteroides tópicos pode propiciar bons resultados nos episódios pruriginosos e inflamatórios, porém, os pacientes devem ser avisados sobre o uso excessivo de esteroides, visto que as lesões podem persistir por anos. A aparência verrucosa do NEVIL pode ser melhorada com o uso de emolientes (como petróleo hidratado, vaselina, óleo mineral, hidratantes), ceratolíticos (hidroxiácido, tretinoína, 5-fluorouracil) ou calcipotriol tópico. As lesões retornam à sua forma hiperceratótica com a suspensão ou não adesão ao tratamento. A cura das lesões pode ser obtida com o uso de *laser* de corante pulsado, dermoabrasão, ablação a *laser* e remoção cirúrgica, porém recomenda-se a prévia realização de testes para avaliar o processo cicatricial destes procedimentos.

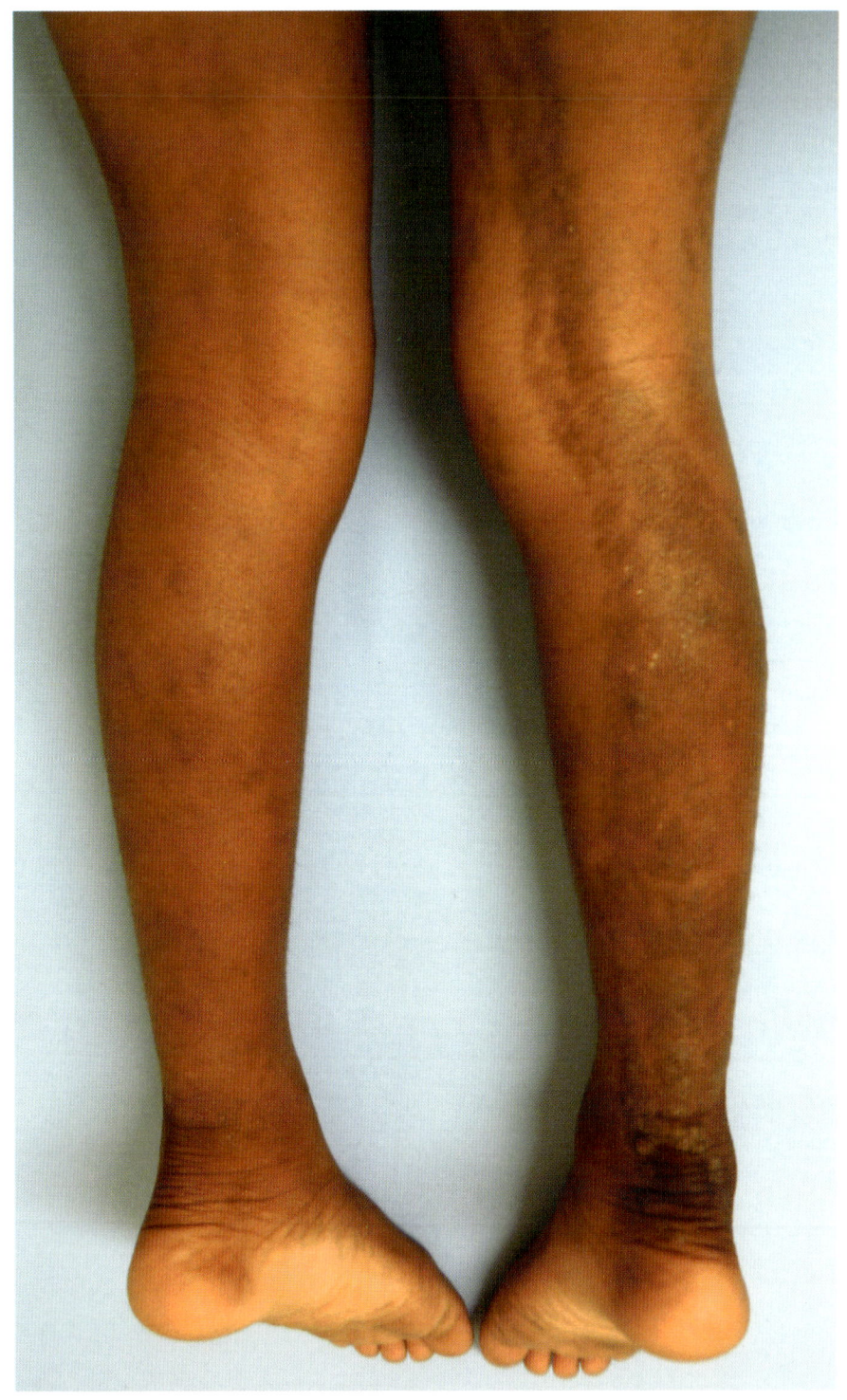

FIGURA 9-2 Nevo epidérmico verrucoso inflamatório linear (NEVIL) Placa pruriginosa inflamatória linear na porção posterior da perna direita de uma criança pequena.

SÍNDROME DO NEVO EPIDÉRMICO

A síndrome do nevo epidérmico, possivelmente, abrange várias entidades clínicas, que possuem em comum a presença de nevo epidérmico (ou nevo sebáceo) com anomalias cutâneas, esqueléticas, cardiovasculares e/ou do SNC.

SINÔNIMOS Síndrome de Schimmelpenning-Feuerstein-Mims, síndrome do nevo sebáceo, síndrome de Solomon, síndrome de Jadassohn, *Phakomatosis pigmentokeratotica*.

EPIDEMIOLOGIA

IDADE Desde o nascimento aos 40 anos de idade.
GÊNERO M = F.
INCIDÊNCIA 33% dos pacientes com nevo epidérmico.
GENÉTICA Ocorrência esporádica. Distúrbio provavelmente fatal resgatado por mosaicismo.

FISIOPATOLOGIA

Os mecanismos propostos para a ampla variedade de fenótipos observados incluem malformações ectodérmicas e mesodérmicas como resultado de indução anormal ou desenvolvimento anormal do neuroectoderma.

HISTÓRIA

Um espectro de nevos epidérmicos pode ser representado nesta síndrome: nevo epidérmico verrucoso, nevo sebáceo, nevo de cabelo lanoso, nevo de Becker, nevo spilus e nevo comedônico. Outras lesões mucocutâneas incluem hipo ou hiperpigmentação, máculas café com leite, hemangiomas, aplasia cútis congênita, alterações pilosas e dentárias e dermatomegalia (aumento da espessura, temperatura e quantidade de pelos da pele).

Alterações sistêmicas associadas podem ser observadas no SNC (hemimegalencefalia, convulsões, hemiparesia, retardo mental), esqueleto (displasia dos membros ou sobrecrescimento, deformidades ósseas, cistos, atrofias e hipertrofias), sistema ocular, cardíaco e/ou sistema GU.

EXAME FÍSICO

Achados Cutâneos

TIPO Pápulas verrucosas hipertróficas que coalescem formando placas.
COR Laranja, marrom ou marrom-escura.
TAMANHO E FORMATO Pápulas de 2 a 4 mm coalescem formando placas de maior diâmetro.
DISTRIBUIÇÃO Pode ser uma única lesão linear ou lesão mais extensa ao longo das linhas de Blaschko, uni (Fig. 9-3) ou bilateral.
SÍTIOS DE PREDILEÇÃO Tronco, extremidades, cabeça, pescoço.

EXAMES LABORATORIAIS

DERMATOPATOLOGIA A biópsia cutânea revela achados consistentes com um nevo epidérmico.

DIAGNÓSTICO DIFERENCIAL

O diagnóstico deve ser suspeito na apresentação de nevos epidérmicos extensos ou nevos epidérmicos associados a anomalias sistêmicas. O diagnóstico diferencial inclui síndrome de Proteus, síndrome CHILD, síndrome de Goltz, incontinência pigmentar e outros distúrbios com achados cutâneos ao longo das linhas de Blaschko.

EVOLUÇÃO CLÍNICA E PROGNÓSTICO

Raramente, pode ocorrer transformação maligna dos nevos epidérmicos (carcinoma basocelular, ceratoacantoma e tricoblastoma). É mais comum a transformação no nevo sebáceo. Esta síndrome também pode estar associada a várias malignidades viscerais: tumor de Wilm, astrocitoma, adenocarcinoma, ameloblastoma, ganglioneuroblastoma, carcinoma esofágico ou de estômago e carcinoma escamoso. Além disso, o raquitismo hipofosfatêmico pode ser visto na síndrome do nevo epidérmico, que se pensa ser decorrente da superprodução do fator de crescimento de fibroblastos 23 (FGF23).

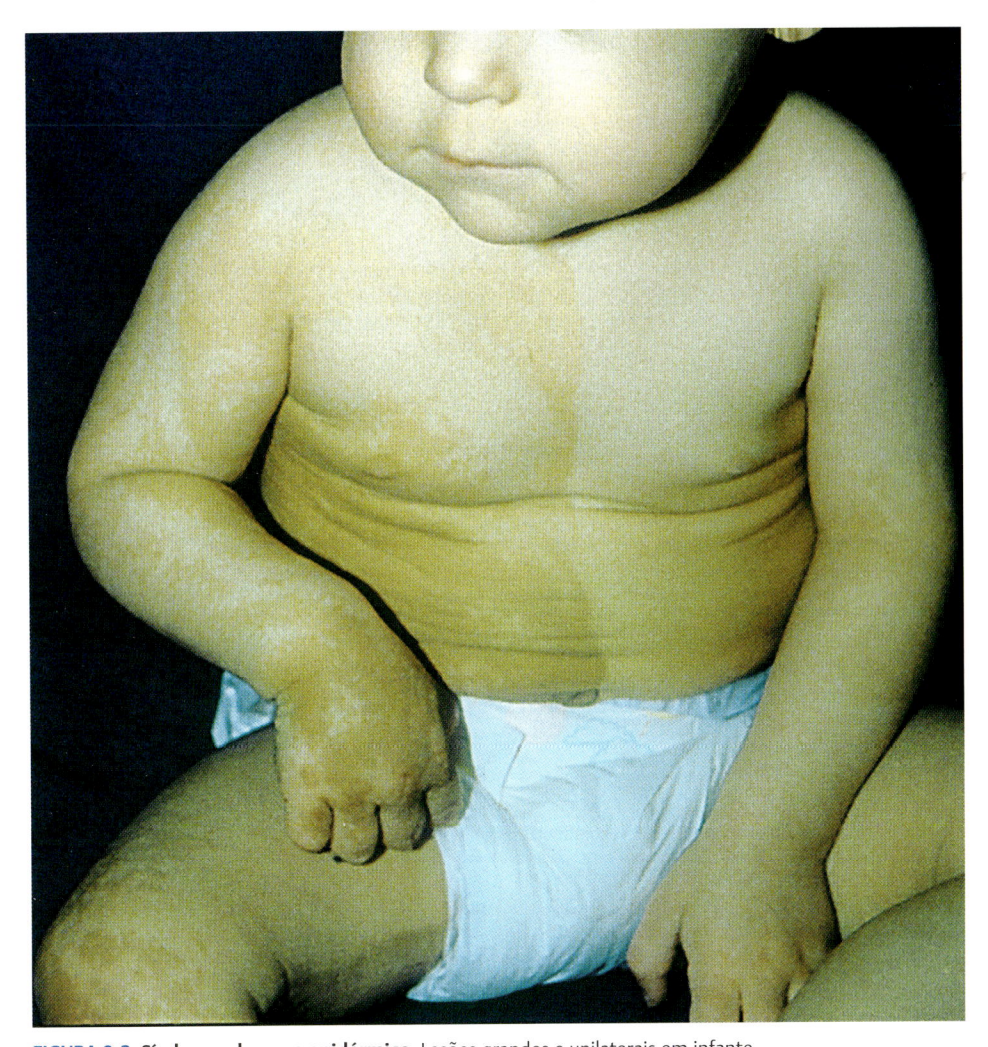

FIGURA 9-3 Síndrome do nevo epidérmico Lesões grandes e unilaterais em infante.

CONTROLE

É difícil o tratamento das lesões cutâneas na síndrome do nevo epidérmico em razão da sua extensa distribuição. Lesões sintomáticas ou esteticamente indesejáveis podem ser tratadas com excisão, dermoabrasão, ablação a *laser*, eletrodissecação e crioterapia. Recorrência é comum, principalmente quando apenas a epiderme é removida, porém a remoção da epiderme e derme papilar pode gerar cicatrizes maiores. Testar em pequenas áreas é recomendado. A remoção cirúrgica é curativa, porém resulta na formação de extensas cicatrizes, além do risco potencial de queloides.

Um histórico médico pertinente inclui o histórico de desenvolvimento, especificamente a obtenção das fases do desenvolvimento, histórico de convulsões e anomalias ósseas, oculares e do trato urinário. O rastreio de raquitismo hipofosfatêmico deve ser considerado. Exames mucocutâneos, neurológicos, oftalmológicos e ortopédicos devem ser realizados. Acompanhamento regular deve ser realizado. Eletroencefalogramas periódicos e análise radiográfica dos ossos podem ser importantes no cuidado a longo prazo do paciente.

SEÇÃO 10

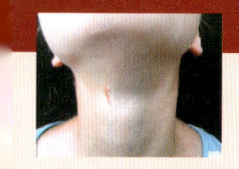

PROLIFERAÇÕES BENIGNAS DE APÊNDICES CUTÂNEOS

NEVO SEBÁCEO

O nevo sebáceo, um hamartoma de origem folicular, sebácea e apócrina, é uma placa solitária, bem circunscrita, sem pelos, de cor laranja-amarelada, localizada na face ou no couro cabeludo.

SINÔNIMOS Nevo sebáceo de Jadassohn, nevo organoide.

EPIDEMIOLOGIA

IDADE Geralmente, presente logo após o nascimento. Pode aparecer na infância ou na idade adulta. Aumento do volume no início da puberdade.
GÊNERO M = F.
PREVALÊNCIA Incomum.
GENÉTICA Geralmente esporádico, raros relatos de formas familiares. Mutações nos genes *HRAS* e *KRAS* foram identificadas em nevos sebáceos.

HISTÓRIA

Um nevo sebáceo, normalmente, está presente logo após o nascimento e possui dois estágios: pré-puberal (fase infantil, Fig. 10-1) e puberal (fase adolescente, Fig. 10-2).

EXAME FÍSICO

Achados Cutâneos

TIPO A superfície da placa sem pelos pode ser de aspecto aveludado, verrucoso ou papilomatoso.
COR Amarela, marrom-amarelada, laranja, rosa.
TAMANHO Poucos milímetros a vários centímetros.
FORMATO Redondo, oval ou linear.
DISTRIBUIÇÃO Cabeça e pescoço
ARRANJO Solitário, raros relatos de múltiplas lesões.

Achados Gerais

Normalmente, não há sintomas sistêmicos. No couro cabeludo, a lesão permanece sem cabelos. Raramente, as lesões extensas podem estar associadas a anomalias oculares, esqueléticas ou nervosas. Esta conjunção de extensos nevos sebáceos e anormalidades associadas é denominada síndrome do nevo sebáceo (também conhecida como síndrome de Schimmelpenning). A associação de nevo **s**ebáceo, malformações do SN**C**, **a**plasia cútis congênita, tumor dermoide do **l**imbo ocular e nevo **p**igmentado foi raramente relatada e denominada síndrome SCALP.

DIAGNÓSTICO DIFERENCIAL

O diagnóstico diferencial inclui outros tumores de anexos cutâneos; lesões menores podem ser semelhantes a verrugas. O xantoagranuloma juvenil é outra proliferação benigna de padrão amarelado também presente na infância.

EXAME LABORATORIAL

DERMATOPATOLOGIA Infância: numerosas glândulas sebáceas imaturas e cordões ou brotos de folículos pilosos indiferenciados. Adulto: hiperplasia papilomatosa da epiderme com hiperceratose e hipergranulose. Também há glândulas apócrinas ectópicas localizadas na derme profunda.

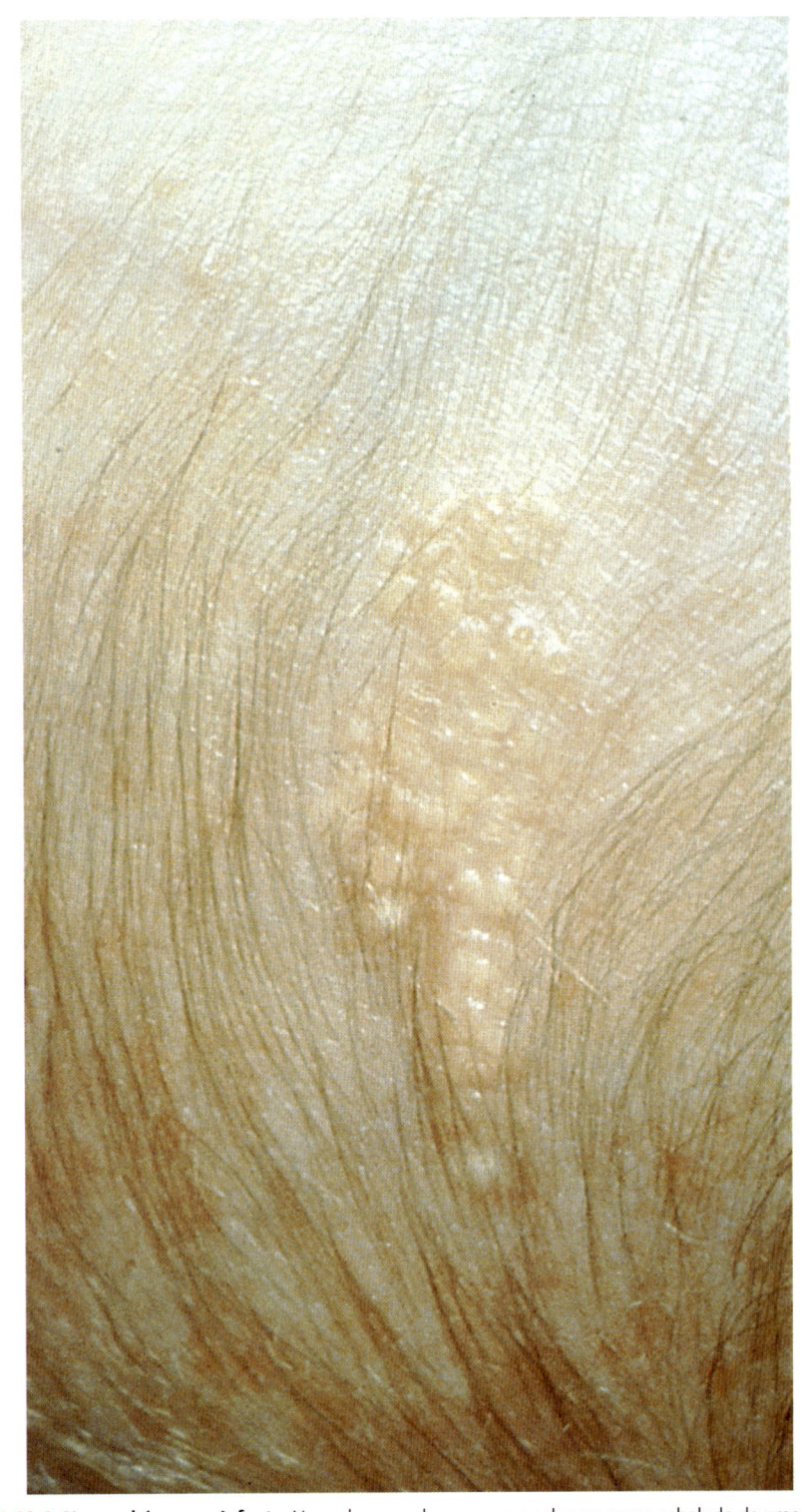

SEÇÃO 10 PROLIFERAÇÕES BENIGNAS DE APÊNDICES CUTÂNEOS

FIGURA 10-1 Nevo sebáceo em infante Uma placa cor de carne sem pelos no couro cabeludo de uma criança.

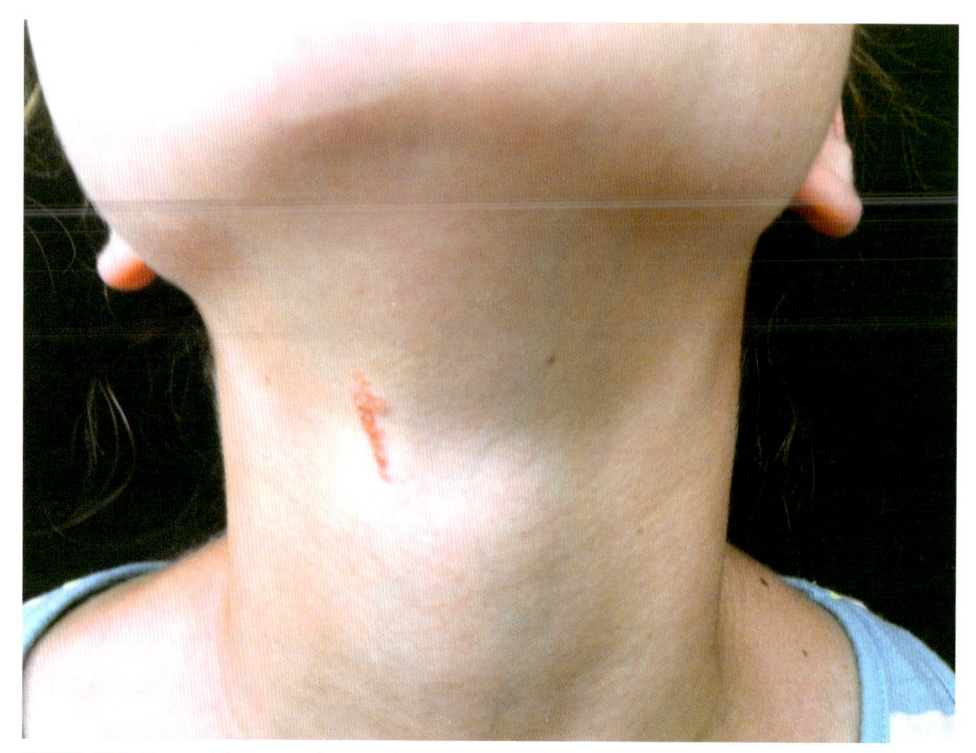

FIGURA 10-2 Nevo sebáceo em criança pré-puberal Superfície verrucosa, elevada, alaranjada e sem pelos em um nevo sebáceo em criança pré-puberal.

EVOLUÇÃO CLÍNICA E PROGNÓSTICO

O nevo sebáceo tende a crescer lentamente, tornando-se mais espesso e papilomatoso com a idade. Aproximadamente 10% podem apresentar alterações benignas ou, raramente, neoplásicas malignas que se manifestam como nódulos ou úlceras na lesão: tricoblastoma, triquelemoma, siringocistadenoma papilífero (Fig. 10-3) são as neoplasias mais comuns. Outros possíveis crescimentos incluem adenoma sebáceo, adenoma apócrino, poroma, carcinoma basocelular e carcinoma espinocelular.

CONTROLE

Antes da puberdade, as lesões do nevo sebáceo podem ser observadas regularmente por qualquer sinal ou sintoma de alteração neoplásica. Embora haja risco aumentado de neoplasias, como a formação de siringocistadenoma ou tricoblastoma, originando-se do nevo sebáceo, as mesmas são benignas. Apenas 1% das lesões névicas sebáceas irão transformar-se em um carcinoma.

O aspecto mais preocupante para o paciente é a aparência progressivamente verrucosa da lesão ou a dificuldade de monitorar as lesões no couro cabeludo. Portanto, uma excisão cirúrgica profunda pode ser justificada. Excisões mais superficiais, dermoabrasão ou ablação a *laser,* geralmente, não são bem-sucedidas com risco de recorrência para lesões incompletamente excisadas.

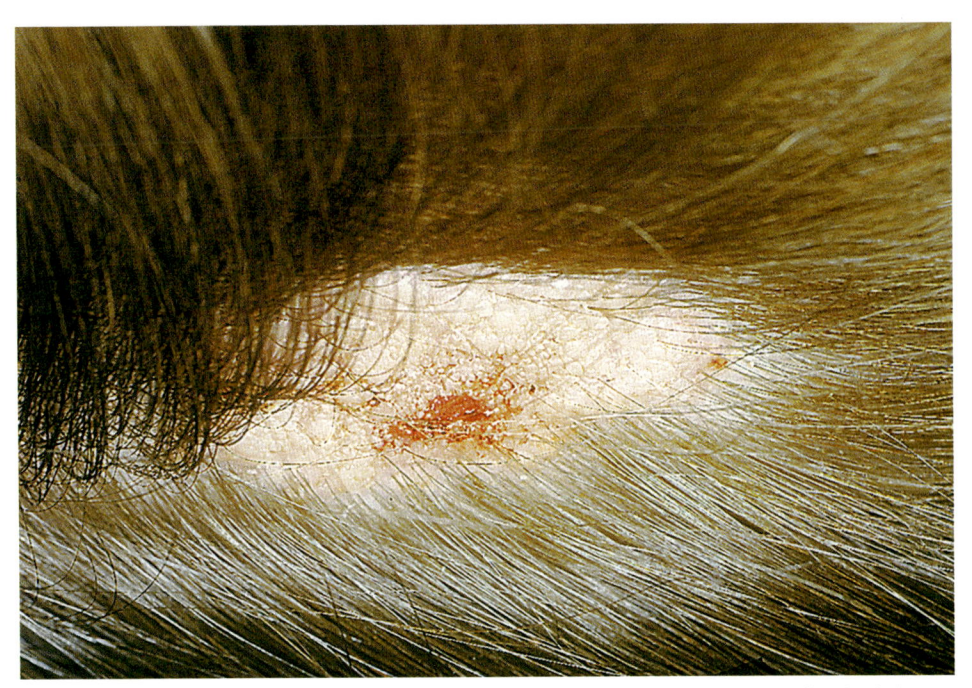

FIGURA 10-3 Nevo sebáceo em adulto Ulceração e crosta central em nevo sebáceo pós-puberal. A biópsia cutânea revela alterações neoplásicas sugestivas de siringocistadenoma papilífero.

NEVO COMEDÔNICO

Um nevo comedônico é uma proliferação rara e localizada da unidade pilossebácea, resultando em uma área bem circunscrita de comedões.

SINÔNIMO Nevo comedo.

EPIDEMIOLOGIA

IDADE Presente ao nascimento em 50% dos casos; outros aparecem antes dos 10 anos de idade.
GÊNERO M = F.
PREVALÊNCIA Rara.
ETIOLOGIA Relato de alguns casos familiares. Identificação de mutações no gene *FGFR2*.

FISIOPATOLOGIA

O nevo comedônico é incapaz de formar pelos terminais maduros, em razão do desenvolvimento defectivo mesodérmico da unidade pilossebácea. Como resultado, as glândulas sebáceas no interior de um nevo comedônico acumulam *debris* cornificados em numerosos óstios foliculares dilatados.

EXAME FÍSICO

Achados Cutâneos

TIPO Pápulas, comedões abertos (pontos pretos) e fechados (pontos brancos) (Fig. 10-4). Raramente pápulas, cistos.
ARRANJO Configuração linear ou em bandas.
TAMANHO Os comedões individuais medem 1 a 2 mm. A extensão de todo o nevo comedônico pode variar de poucos milímetros a vários centímetros.
DISTRIBUIÇÃO Lesão solitária unilateral em qualquer parte do corpo. Raramente, podem ocorrer lesões extensas que podem apresentar associação com anormalidades do SNC, oculares ou musculoesqueléticas (a chamada síndrome do nevo comedônico).
SÍTIOS DE PREDILEÇÃO Face, pescoço > tronco > extremidades.

DIAGNÓSTICO DIFERENCIAL

O nevo comedônico pode ser clinicamente confundido com a acne comedônica, o poro dilatado e a hidradenite supurativa, porém o surgimento congênito e a distribuição localizada são diagnósticos.

EXAMES LABORATORIAIS

DERMATOPATOLOGIA A biópsia cutânea demonstra invaginações dilatadas, preenchidas por *debris* cornificados. Inflamação aguda ou crônica associada pode estar variavelmente presente. As hastes pilosas estão ausentes.

EVOLUÇÃO CLÍNICA E PROGNÓSTICO

Os nevos comedônicos são normalmente assintomáticos, porém podem, ocasionalmente, tornar-se inflamados e dolorosos, geralmente em decorrência dos hormônios na puberdade. Podem ocorrer pústulas, abscessos e formação de cicatrizes. As lesões persistem por toda a vida, porém são benignas. Raramente, podem estar associadas a anomalias sistêmicas (catarata ipsolateral e defeitos esqueléticos).

CONTROLE

Um nevo comedônico é benigno e não requer tratamento. Cosmeticamente, a extração manual do comedão pode melhorar a aparência da lesão. A aplicação tópica de preparações contendo ácido salicílico, hidroxiácidos ou retinoides ajuda a prevenir a obstrução folicular, porém os resultados não são permanentes.

Episódios inflamatórios ativos podem ser controlados com antibióticos tópicos (clindamicina, eritromicina), peróxido de benzoíla ou enxofre. Ou, em casos graves, antibióticos orais podem ajudar.

Resultados mais permanentes podem ser alcançados com excisões cirúrgicas, dermoabrasão ou ablação a *laser*, porém estas técnicas podem resultar na formação de cicatrizes.

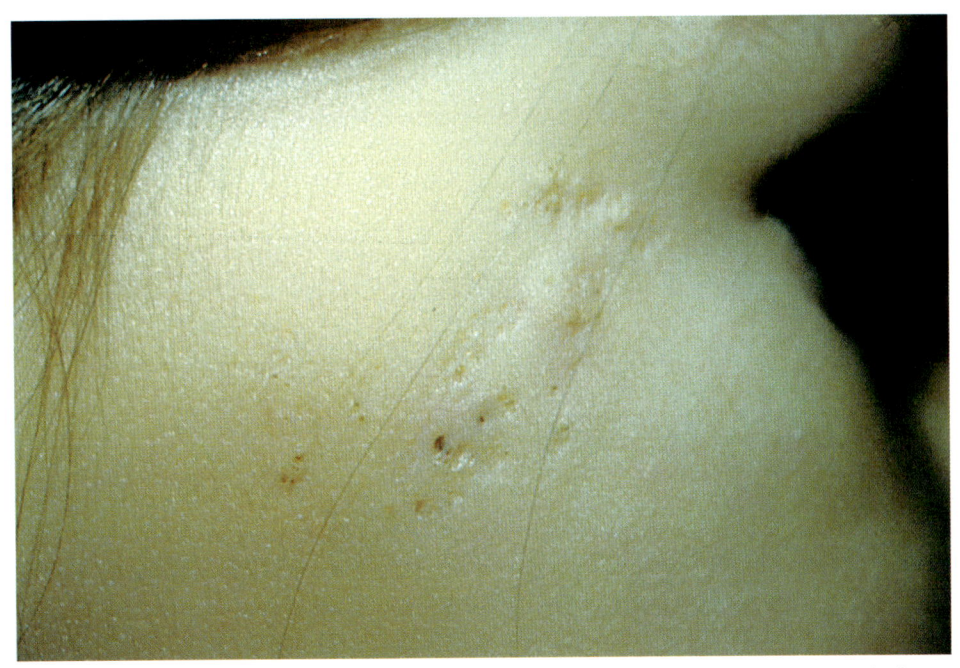

FIGURA 10-4 Nevo comedônico Área localizada de comedões abertos na têmpora de uma criança desde o nascimento.

TRICOEPITELIOMA

Tricoepiteliomas são proliferações benignas de células germinativas foliculares (basaloides) que se originam na infância como numerosas pápulas cor de pele na face e, com menor frequência, no couro cabeludo, no pescoço ou no tronco.

SINÔNIMOS Doença de Brooke (tricoepiteliomas múltiplos familiares), epitelioma adenoide cístico, epitelioma cístico benigno múltiplo.

EPIDEMIOLOGIA

IDADE Infância ou puberdade.
GÊNERO M = F.
PREVALÊNCIA Incomum.
GENÉTICA Herança autossômica dominante. A doença de Brooke é mapeada em múltiplos loci de genes, incluindo *9p21* e *CYLD* gene em *16q12-13*.

HISTÓRIA

Tricoepiteliomas múltiplos aparecem durante a infância ou na puberdade e são assintomáticos, porém permanentes. Os tricoepiteliomas múltiplos são um componente da síndrome de Brooke-Spiegler e da síndrome de Rombo quando ocorrem ao lado de outras neoplasias cutâneas.

EXAME FÍSICO

Achados Cutâneos

TIPO Nódulos e pápulas firmes.
COR Cor de pele, rosa.
TAMANHO Tipicamente de 2 a 5 mm na face. Lesões podem aumentar para 2 a 3 cm em outros locais.
FORMATO Redondo.
NÚMERO Poucos no início a múltiplos após a puberdade (Fig. 10-5).
DISTRIBUIÇÃO Face, orelhas e tronco.

SÍTIOS DE PREDILEÇÃO Sulcos nasolabiais, nariz, fronte, lábio superior e pálpebras.

DIAGNÓSTICO DIFERENCIAL

O diagnóstico dos tricoepiteliomas é fundamentado nos achados clínicos e confirmado por biópsia cutânea. Os tricoepiteliomas são comumente confundidos com carcinomas basocelulares ou outros tumores de anexos cutâneos.

EXAMES LABORATORIAIS

DERMATOPATOLOGIA Tricoepiteliomas clássicos solitários exibem, histopatologicamente, numerosos cistos córneos e tentativas fracassadas de formar papilas e hastes pilosas. As células germinativas foliculares são aglomeradas em grupos ou cordões cribriformes de células basaloides.

EVOLUÇÃO CLÍNICA E PROGNÓSTICO

Tricoepiteliomas são lesões benignas que persistem por toda a vida. Clinicamente, um número maior de lesões pode aparecer na face, porém são lesões assintomáticas.

CONTROLE

Tricoepiteliomas são benignos, e o tratamento não é necessário. Em razão da localização facial em muitos pacientes, os tricoepiteliomas podem ser esteticamente tratados com *laser*, destruição eletrocirúrgica ou, menos comumente, com múltiplas pequenas excisões cirúrgicas.

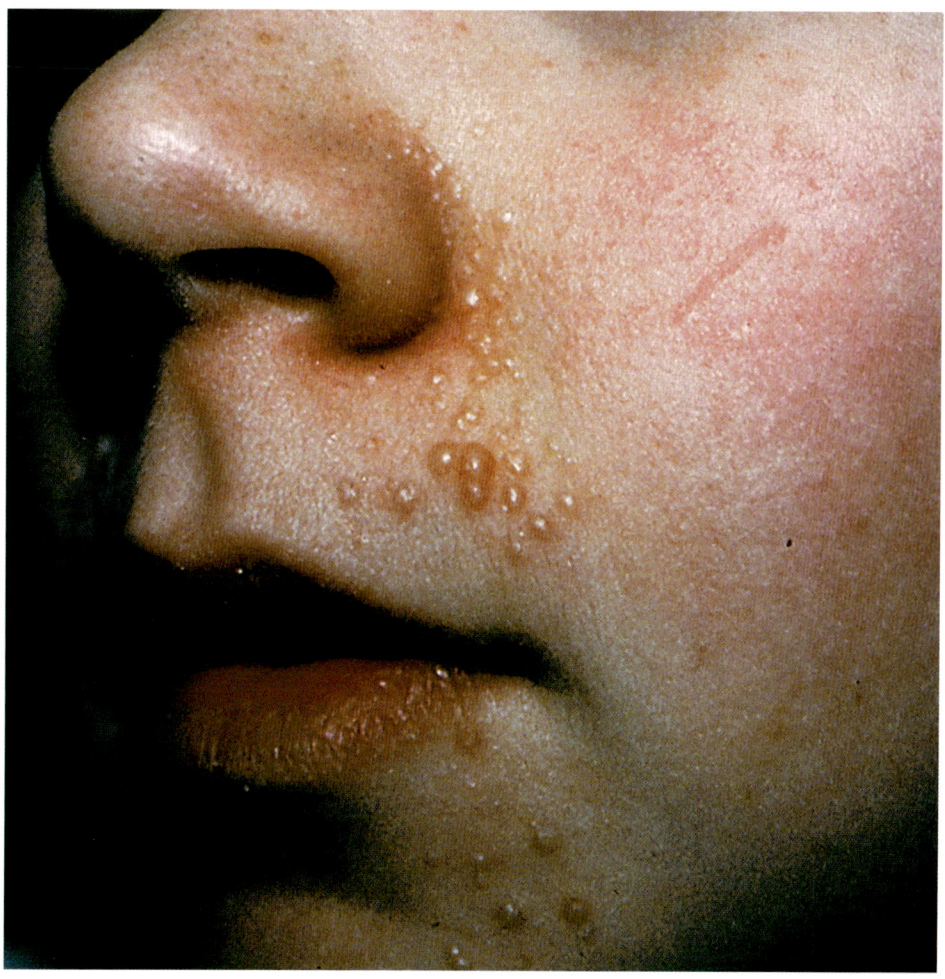

SEÇÃO 10 PROLIFERAÇÕES BENIGNAS DE APÊNDICES CUTÂNEOS

FIGURA 10-5 Tricoepiteliomas múltiplos Várias pápulas de 2 a 5 mm de cor de pele na face de uma criança.

SIRINGOMA

Siringomas são tumores benignos do ducto écrino, que surgem em forma de múltiplas pápulas minúsculas nas pálpebras superiores e inferiores.

EPIDEMIOLOGIA

IDADE Normalmente, aparece na puberdade ou adolescência.
GÊNERO F > M.
INCIDÊNCIA Raro 1% da população.
OUTROS FATORES Incidência maior (até 37%) em pacientes com síndrome de Down.

HISTÓRIA

Os siringomas são lesões cutâneas benignas e assintomáticas que aparecem e se proliferam na puberdade. Estas lesões podem ser influenciadas por hormônios e, geralmente, apresentam-se como lesões múltiplas ou eruptivas.

EXAME FÍSICO

Achados Cutâneos

TIPO Pápulas minúsculas.
COR Cor de pele a amarela.
TAMANHO 1 a 5 mm.
NÚMERO Poucas a numerosas.
DISTRIBUIÇÃO Pálpebras, pescoço, tórax, abdome, dorso, antebraços, coxas, genitália, palmas e plantas.
SÍTIOS DE PREDILEÇÃO Pálpebras inferiores (Fig. 10-6).

DIAGNÓSTICO DIFERENCIAL

Geralmente, o diagnóstico dos siringomas pode ser feito clinicamente. O diagnóstico diferencial inclui outros tumores de anexos cutâneos, mília ou acne.

EXAMES LABORATORIAIS

DERMATOPATOLOGIA A biópsia cutânea revela diversos ductos tubulares pequenos (com o lúmen central revestido por uma cutícula eosinofílica) na derme. Em alguns cortes transversais, os ductos apresentam prolongamentos em forma de vírgula, dando-lhes o aspecto de "girinos".

EVOLUÇÃO CLÍNICA E PROGNÓSTICO

Os siringomas aparecem e se proliferam durante a puberdade, persistindo, assintomaticamente, por toda a vida. Raros casos de regressão espontânea foram relatados.

CONTROLE

Os siringomas são benignos, e o tratamento não é necessário. Métodos terapêuticos de remoção por razões cosméticas incluem destruição eletrocirúrgica, remoção cirúrgica, crioterapia e ablação a *laser*.

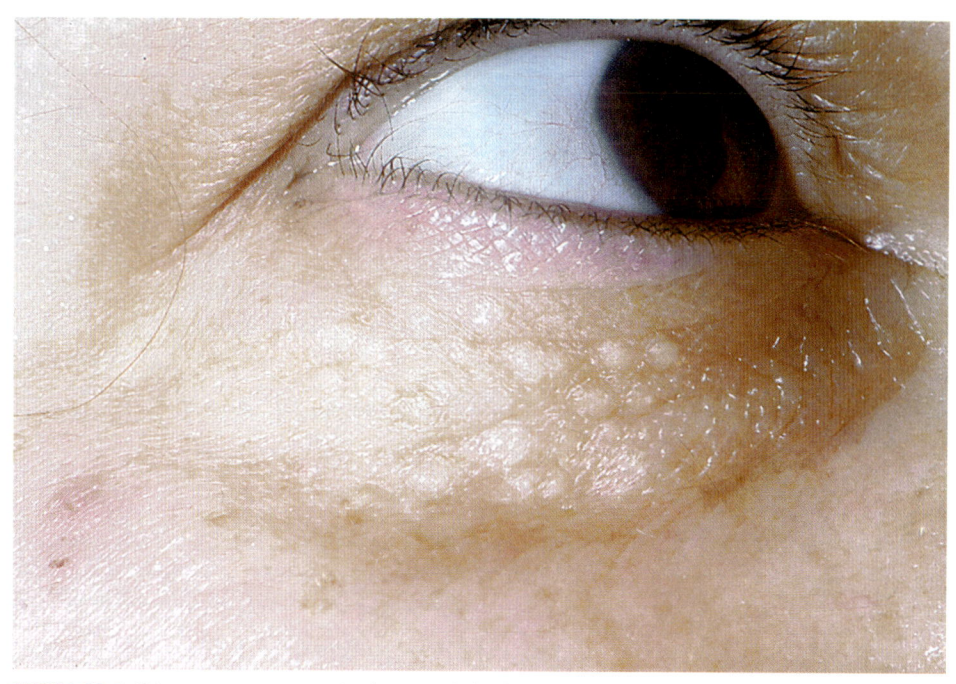

SEÇÃO 10 PROLIFERAÇÕES BENIGNAS DE APÊNDICES CUTÂNEOS

FIGURA 10-6 Siringomas Pequenas pápulas amareladas de 3 a 5 mm na pálpebra inferior de um adulto jovem.

PILOMATRICOMA

Um pilomatricoma é uma neoplasia benigna do folículo piloso, apresentando-se, clinicamente, como um nódulo calcificado solitário na face, no pescoço ou nos braços de crianças ou adultos jovens.

SINÔNIMOS Epitelioma calcificante de Malherbe, pilomatricoma, tricomatrioma.

EPIDEMIOLOGIA

IDADE Infância e adolescência.
GÊNERO F > M.
PREVALÊNCIA Incomum.
GENÉTICA Mutação no gene *CTNNB1* codificando a β-catenina. Geralmente não herdado, embora haja raros relatos de formas familiares.

HISTÓRIA

Os pilomatricomas não estão presentes no nascimento, aparecem repentinamente e persistem pelo resto da vida. São causados por mutação no gene *CTNNB1*, que resulta em β-catenina defeituosa, rompendo a via de sinalização normal para diferenciação celular.

EXAME FÍSICO

Achados Cutâneos

TIPO Nódulo ou pápula solitária (Fig. 10-7).
COR Cor de pele ou azul-avermelhada.
TAMANHO 0,5 a 3 cm.
NÚMERO Geralmente solitária, raros casos de múltiplas lesões.
PALPAÇÃO Firme e lobular. Quando a pele é esticada, a lesão possui um aspecto de "tenda" com múltiplos ângulos.
DISTRIBUIÇÃO Face, pescoço, braços ou região genital.
SÍTIOS DE PREDILEÇÃO Mais que 50% na cabeça e pescoço.

Achados Gerais

Raras formas familiares associadas à distrofia miotônica (doença de Steinert).

DIAGNÓSTICO DIFERENCIAL

O diagnóstico diferencial inclui outros tumores dérmicos e cistos. A resistência à palpação e a cor distinta de um pilomatricoma podem ajudar a diferenciá-lo de outras entidades.

EXAMES LABORATORIAIS

DERMATOPATOLOGIA A biópsia cutânea revela feixes de células basais compactas, alternando com células matriciais "fantasmas" ou "em sombra" cornificadas, anucleadas e eosinofílicas. Calcificação e ossificação também podem estar presentes.

EVOLUÇÃO CLÍNICA E PROGNÓSTICO

Os pilomatricomas normalmente são assintomáticos. Ocasionalmente, as lesões podem-se tornar inflamadas ou inchadas. Além disso, pode ocorrer a regressão espontânea das lesões e perfuração da pele em razão da eliminação de material calcificado.

CONTROLE

Pode ocorrer lenta eliminação de material calcificado nos pilomatricomas, com subsequente perfuração da pele. Alternativamente, pode-se realizar excisão cirúrgica por razões terapêuticas e estéticas. Pacientes devem ser avisados das possíveis recidivas.

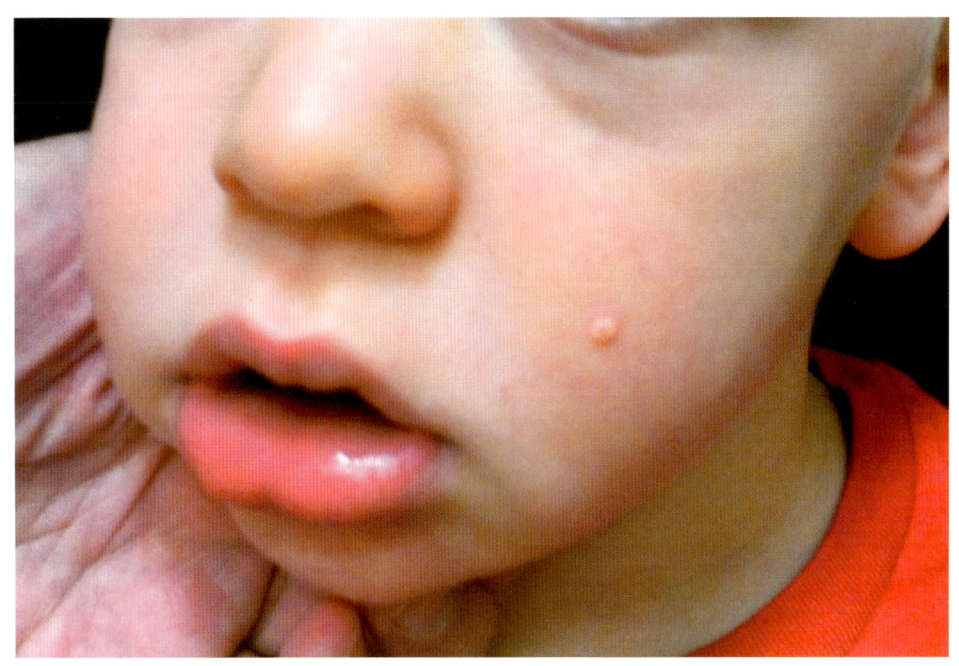

FIGURA 10-7 Pilomatrixoma Pápula firme e avermelhada na face de um menino.

ESTEATOCISTOMA MÚLTIPLO

O esteatocistoma múltiplo é um distúrbio benigno caracterizado por múltiplos nódulos císticos cutâneos com glândulas sebáceas que drenam material oleoso quando puncionadas. Geralmente, são múltiplos e localizados, principalmente, no tórax dos indivíduos afetados.

INSIGHT Uma ferramenta diagnóstica importante para os esteatocistomas é a incisão delicada de uma lesão com uma lâmina nº 11; uma substância oleosa e amarelada será eliminada, confirmando o diagnóstico.

SINÔNIMO Sebocistomatose.

EPIDEMIOLOGIA

IDADE Adolescência.
GÊNERO M = F.
PREVALÊNCIA Incomum.
GENÉTICA Mutação AD no gene da queratina-17.
OUTRAS CARACTERÍSTICAS Pode ocorrer concomitantemente com cistos eruptivos de pelos velus e paquioníquia congênita.

FISIOPATOLOGIA

Os esteatocistomas múltiplos são hamartomas; variantes histológicas dos cistos dermoides ou de pelo velus.

HISTÓRIA

O esteatocistoma múltiplo surge durante ou após a puberdade e persiste. Podem aumentar de tamanho na puberdade, porém, normalmente, são assintomáticos e não possuem um ponto central. Quando puncionados, drenam líquido claro oleoso.

EXAME FÍSICO

Achados Cutâneos

TIPO Pápulas e nódulos (Fig. 10-8).
COR Cor de pele a amarela.
TAMANHO 2 a 4 mm em diâmetro, pode crescer formando nódulos > 1 cm de tamanho.
FORMATO Redondo.
PALPAÇÃO Firme.
DISTRIBUIÇÃO Tórax, face, braços, escroto e coxas.
SÍTIOS DE PREDILEÇÃO Regiões do esterno, axilas, pescoço e escroto.

DIAGNÓSTICO DIFERENCIAL

Os esteatocistomas são diagnosticados pela história e achados clínicos. Os esteatocistomas podem ser confundidos com cistos sebáceos, cistos ceratinosos ou cistos pilares. Ao contrário dos outros cistos, os esteatocistomas possuem em seu interior um fluido oleoso e inodoro.

EXAMES LABORATORIAIS

DERMATOPATOLOGIA Os esteatocistomas possuem espaços císticos compostos por um revestimento epidérmico fino convoluto. Geralmente há incorporação de folículos pilosos abortivos e grupos de estruturas sebáceas, écrinas ou apócrinas na parede cística. Glicogênio e amilofosforilase estão presentes nas invaginações e na parede cística.

EVOLUÇÃO CLÍNICA E PROGNÓSTICO

Os esteatocistomas aparecem na puberdade e persistem para o resto da vida. São assintomáticos, porém podem-se tornar bem numerosos e esteticamente desagradáveis.

CONTROLE

Os esteatocistomas são benignos e, portanto, nenhum tratamento é necessário. Métodos terapêuticos de remoção por razões estéticas incluem destruição eletrocirúrgica, remoção cirúrgica, crioterapia e ablação a *laser*.

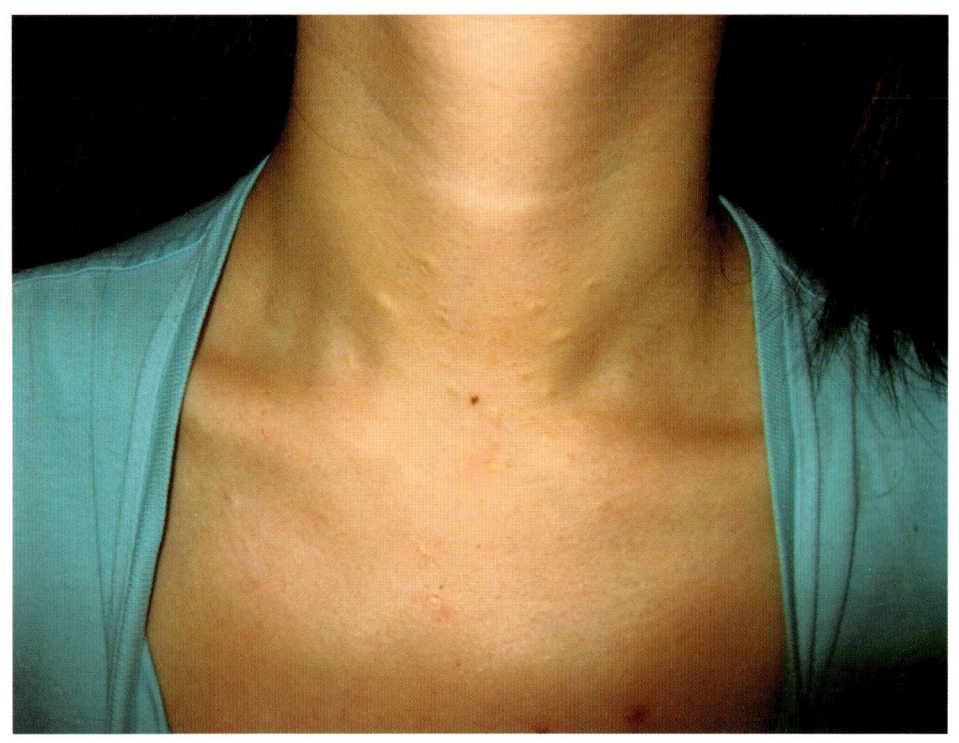

FIGURA 10-8 Esteatocistoma múltiplo Múltiplos cistos assintomáticos cor de pele no tórax e pescoço de uma jovem.

CISTO TRIQUILEMAL

Um cisto triquilemal é o segundo tipo mais comum de cisto cutâneo que ocorre, com maior frequência, no couro cabeludo. Geralmente, é um traço herdado e pode ser único ou múltiplo.

SINÔNIMOS Cisto pilar, cisto istmo-catágeno, quisto.

EPIDEMIOLOGIA

IDADE Qualquer idade.
GÊNERO F > M.
PREVALÊNCIA 4 a 5 vezes menos comum do que os cistos de inclusão epidérmica (CIEs).
GENÉTICA Pode ser herdado como um traço autossômico dominante.

FISIOPATOLOGIA

Os cistos triquilemais são formados ao redor dos cabelos com retenção de queratina na epiderme, resultando na formação e no aumento do cisto.

HISTÓRIA

Os cistos triquilemais aparecem no couro cabeludo e são, geralmente, assintomáticos. Eles carecem do ponto central observado nos CIEs. O cabelo sobrejacente ao cisto é geralmente normal; pode ser mais fino se o cisto for grande. Os cistos crescem, estabilizam-se e persistem pelo resto da vida. Cistos rompidos podem-se tornar inflamados e dolorosos.

EXAME FÍSICO

Achados Cutâneos

TIPO Nódulos a tumores lisos, firmes, em forma de cúpula (Fig. 10-9).
COR Cor de pele.
TAMANHO 0,5 a 5 cm.
NÚMERO Frequentemente múltiplo.
DISTRIBUIÇÃO 90% ocorre no couro cabeludo.

DIAGNÓSTICO DIFERENCIAL

Outros cistos podem-se assemelhar aos cistos triquilemais, porém a localização no couro cabeludo geralmente é diagnóstica.

EXAMES LABORATORIAIS

DERMATOPATOLOGIA Cisto com um revestimento epitelial escamoso estratificado e camada externa em paliçada semelhante à bainha radicular externa de um folículo piloso. A camada interna é convoluta sem camada granulosa, e o conteúdo cístico consiste de queratina densa com colesterol calcificado. A pele circundante pode exibir células gigantes de corpo estranho e inflamação, particularmente nos casos de ruptura do cisto.

EVOLUÇÃO CLÍNICA E PROGNÓSTICO

Os cistos triquilemais surgem no couro cabeludo durante a adolescência e persistem pelo resto da vida. Podem-se tornar inflamados ou dolorosos. Também podem aumentar muito de tamanho.

CONTROLE

Os cistos triquilemais são benignos, e as lesões assintomáticas não necessitam ser tratadas. As lesões sintomáticas podem ser incisadas, e os conteúdos císticos, expressados; porém os cistos geralmente recorrem. Uma excisão cirúrgica com remoção da cápsula cística é necessária para cura permanente. Pelas lesões estarem localizadas em região bem vascularizada como o couro cabeludo, estas remoções cirúrgicas, geralmente, provocam muito sangramento.

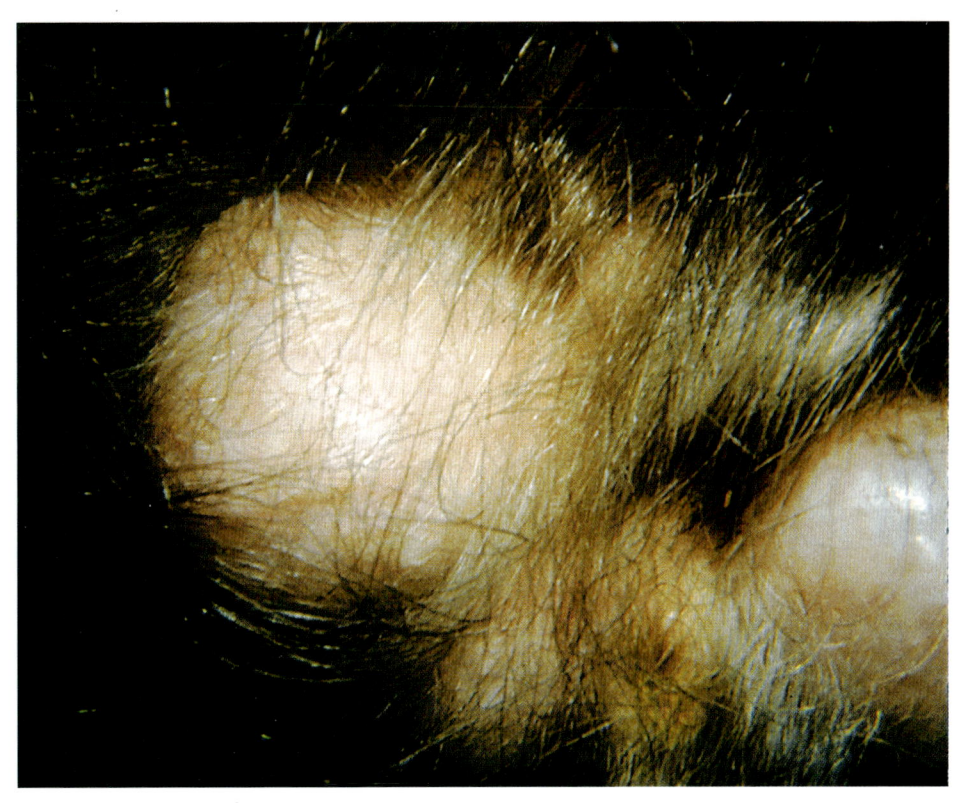

FIGURA 10-9 Cisto triquilemal Crescimento de um cisto liso no couro cabeludo.

CISTO DE INCLUSÃO EPIDÉRMICA

O CIE, o cisto cutâneo mais comum, é causado pela implantação de células epidérmicas na derme. Isto causa a formação de um cisto preenchido por *debris* ceratinosos. Os conteúdos císticos são de cor creme e consistência pastosa, com odor rançoso.

SINÔNIMOS Cisto epidermoide, cisto sebáceo, cisto infundibular, cisto epidérmico.

EPIDEMIOLOGIA

IDADE Qualquer idade.
GÊNERO M > F.
PREVALÊNCIA Comum.

FISIOPATOLOGIA

Os cistos epidérmicos são formados quando a descamação cutânea é bloqueada, e a queratina se acumula em uma pequena bola sob a pele, em vez de descamação normal para a superfície cutânea.

HISTÓRIA

Os cistos aparecem e, ocasionalmente, drenam a partir de um ponto central, porém geralmente recorrem. São benignos, mas podem inflamar, romper ou se tornar infectados.

EXAME FÍSICO

Achados Cutâneos

TIPO Nódulos, geralmente com um ponto central (Fig. 10-10).
COR Cor de pele a branca.
TAMANHO Alguns milímetros a vários centímetros.
ARRANJO Geralmente solitário, pode ser múltiplo.
DISTRIBUIÇÃO Face, pescoço, tronco superior e escroto.

Achados Gerais

Maior frequência em pacientes com acne e síndrome de Gardner.

DIAGNÓSTICO DIFERENCIAL

Os cistos epidérmicos podem ser confundidos com outros cistos, porém o conteúdo cístico branco-amarelado rançoso é diagnóstico.

EXAMES LABORATORIAIS

DERMATOPATOLOGIA Excisões cutâneas revelam um cisto revestido por epitélio escamoso estratificado e com espaço cístico preenchido por queratina. O tecido circundante pode apresentar inflamação granulomatosa aguda ou crônica, particularmente nos casos de ruptura do cisto.

EVOLUÇÃO CLÍNICA E PROGNÓSTICO

Os CIEs são benignos; no entanto, podem alcançar tamanhos desfigurantes ou se tornar periodicamente inflamados. Se o cisto rompe, o conteúdo cístico irritante inicia uma reação inflamatória, e a lesão torna-se dolorosa. Muito raramente, os CIEs podem desenvolver um carcinoma basocelular ou espinocelular em seu interior.

CONTROLE

As lesões assintomáticas não necessitam ser tratadas. Lesões inflamadas podem ser injetadas com triancinolona para reduzir a dor e o edema. Lesões secundariamente infectadas podem necessitar de antibióticos sistêmicos. Lesões recorrentemente sintomáticas podem ser incisadas, com expressão do conteúdo cístico; porém, geralmente há recidiva destas lesões. Para a cura permanente, é necessária a excisão cirúrgica de toda a área com remoção da cápsula cística.

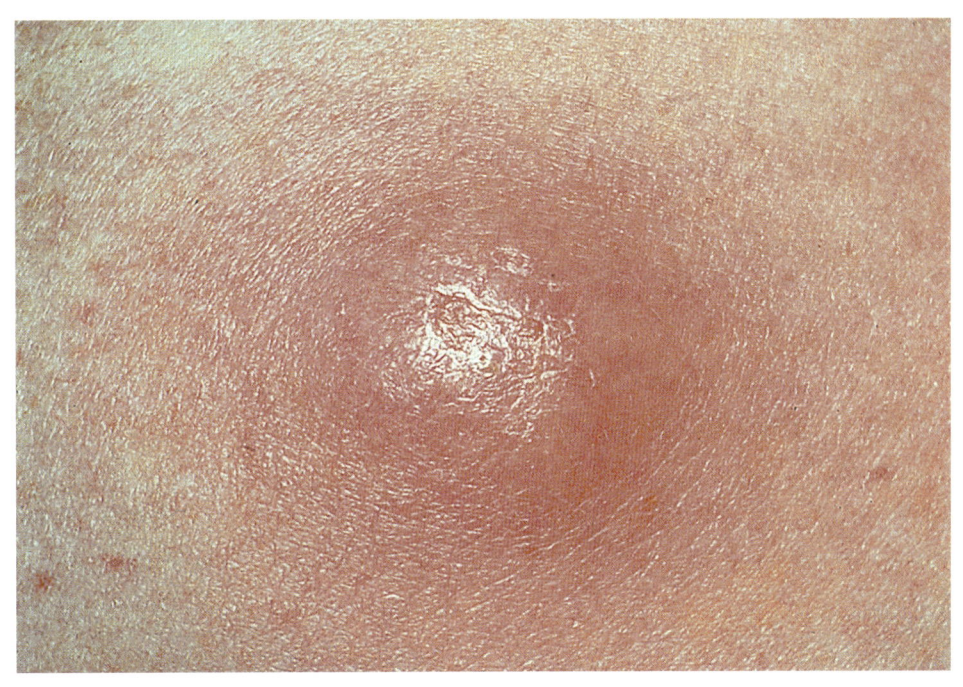

FIGURA 10-10 Cisto de inclusão epidérmica Um cisto rompido, eritematoso e doloroso de 1 cm no braço.

CISTO DERMOIDE

Os cistos dermoides são restos ectópicos de tecido ectodérmico, que ocorrem ao longo dos planos de fusão durante o desenvolvimento embrionário. Estão presentes ao nascimento, porém podem não ser visíveis até que aumentem de tamanho ou se tornem inflamados.

EPIDEMIOLOGIA

IDADE Ao nascimento.
GÊNERO M = F.
PREVALÊNCIA Raro.

FISIOPATOLOGIA

Os cistos dermoides são formados quando o ectoderma é acidentalmente sequestrado ao longo do plano de fusão durante o desenvolvimento embrionário. São benignos, porém, podem intermitentemente, tornar-se inflamados, rompidos ou infectados.

EXAME FÍSICO

Achados Cutâneos

TIPO Nódulos (Fig. 10-11).
COR Cor de pele.
TAMANHO 1 a 4 cm.
DISTRIBUIÇÃO Comum na região periorbital, especialmente na lateral da sobrancelha. Também pode ser observado no nariz, couro cabeludo, pescoço, esterno, sacro e escroto.

Achados Gerais

Maior probabilidade de estarem localizados na linha média nasal ou no couro cabeludo, podendo ocorrer extensão intracraniana.

DIAGNÓSTICO DIFERENCIAL

Os cistos dermoides podem ser confundidos com outros cistos, porém a localização e o plano de fusão embrionário (particularmente a lateral da sobrancelha) podem ajudar no diagnóstico.

EXAMES LABORATORIAIS

DERMATOPATOLOGIA Os cistos dermoides são revestidos por epitélio escamoso queratinizado com estruturas anexiais maduras, incluindo conteúdos foliculares e sebáceos. Hastes de pelos podem ser encontrados no interior do cisto dermoide.

EVOLUÇÃO CLÍNICA E PROGNÓSTICO

Os cistos dermoides são benignos. No entanto, aqueles localizados na linha média nasal ou no couro cabeludo apresentam um maior risco de extensão intracraniana. Um óstio sinusal (caracterizado por pelos salientes e corrimento) aumenta a probabilidade de extensão intracraniana. Cistos dermoides que se comunicam como SNC colocam o paciente em risco de infecções, meningite química ou hidrocefalia, caso o cisto venha a romper. Finalmente, cistos dermoides sobre a coluna vertebral podem estar associados a disrafismo espinal oculto.

CONTROLE

Cistos dermoides são tratados por excisão cirúrgica. Um exame de imagem deve ser realizado antes da cirurgia para excluir a possibilidade de conexão ao SNC.

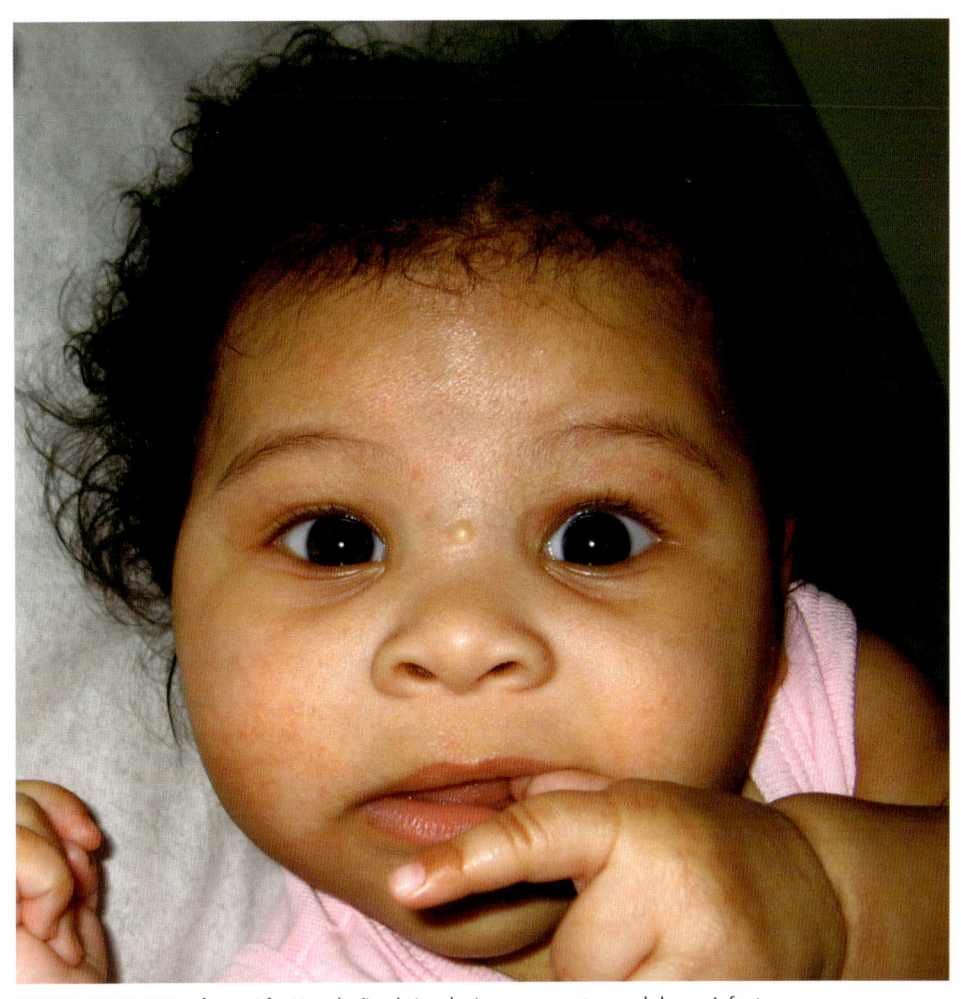

SEÇÃO 10 PROLIFERAÇÕES BENIGNAS DE APÊNDICES CUTÂNEOS

FIGURA 10-11 Cisto dermoide Uma lesão cística de 4 mm na ponte nasal de um infante.

SEÇÃO 11

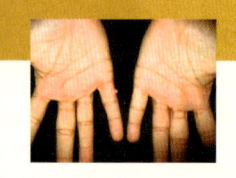

PROLIFERAÇÕES DÉRMICAS BENIGNAS

NEVO DE TECIDO CONECTIVO

Os nevos de tecido conectivo são placas benignas, ligeiramente elevadas, bem circunscritas, que, geralmente, são observadas como um achado cutâneo elevado, mas também podem estar associadas à outra doença sistêmica (Quadro 11-1).

SINÔNIMOS Nevo elástico, elastoma juvenil, colagenoma, hamartoma colagenoso.

EPIDEMIOLOGIA

IDADE Presente ao nascimento ou infância.
GÊNERO M = F.
PREVALÊNCIA Incomum.
GENÉTICA Pode ter uma herança autossômica dominante; veja Quadro 11-1.

FISIOPATOLOGIA

Os nevos de tecido conectivo são malformações localizadas de colágeno dérmico e/ou fibras elásticas.

HISTÓRIA

Os nevos de tecido conectivo aparecem na infância ou na adolescência e são assintomáticos, porém podem ser desfigurantes.

EXAME FÍSICO

Achados Cutâneos

TIPO Placa ligeiramente elevada (Fig. 11-1). Podem ter uma superfície rugosa.
COR Cor de pele a amarela.
TAMANHO Alguns milímetros a vários centímetros.
NÚMERO Solitário ou múltiplo.
DISTRIBUIÇÃO Simetricamente sobre o abdome, dorso, nádegas, braços e coxas. Ocasionalmente com configuração linear

Achados Gerais

Pode estar associado à doença sistêmica (Quadro 11-1).

DIAGNÓSTICO DIFERENCIAL

Os nevos de tecido conectivo podem ser diagnosticados clinicamente e confirmados por biópsia cutânea. Podem ser confundidos com outros processos dérmicos ou subcutâneos, como fibromatose, hamartoma fibroso da infância, miofibromatose infantil, dermatofibroma, lipoma, cicatriz, queloide, pseudoxantoma elástico ou mucopolissacaridose.

EXAMES LABORATORIAIS

DERMATOPATOLOGIA A biópsia cutânea revela fibras de elastina e/ou colágeno desorganizado. Tipicamente, há um aumento no colágeno e uma redução ou quantidade normal de elastina. As biópsias da lesão podem, facilmente, ser confundidas com pele normal. Colorações especiais para colágeno ou fibras elásticas podem auxiliar no diagnóstico.

EVOLUÇÃO CLÍNICA E PROGNÓSTICO

Os nevos de tecido conectivo são benignos. Persistem por toda a vida e podem aumentar em número durante a gravidez. São normalmente assintomáticos, porém podem ser esteticamente desagradáveis. A presença de nevos de tecido conectivo deve servir como um alerta ao clínico para verificar, cuidadosamente, outros sinais de esclerose tuberosa ou outras síndromes associadas (Quadro 11-1).

CONTROLE

O tratamento dos nevos de tecido conectivo não é necessário. Recomenda-se o reconhecimento precoce e a avaliação para possíveis síndromes associadas (Quadro 11-1), como esclerose tuberosa. Cosmeticamente, as lesões tendem a ser muito grandes, porém sutis para justificar um tratamento. Uma tentativa de melhora estética pode ser feita por meio de excisão cirúrgica, dermoabrasão, eletrocirurgia, curetagem e ablação a *laser*.

SEÇÃO 11 PROLIFERAÇÕES DÉRMICAS BENIGNAS

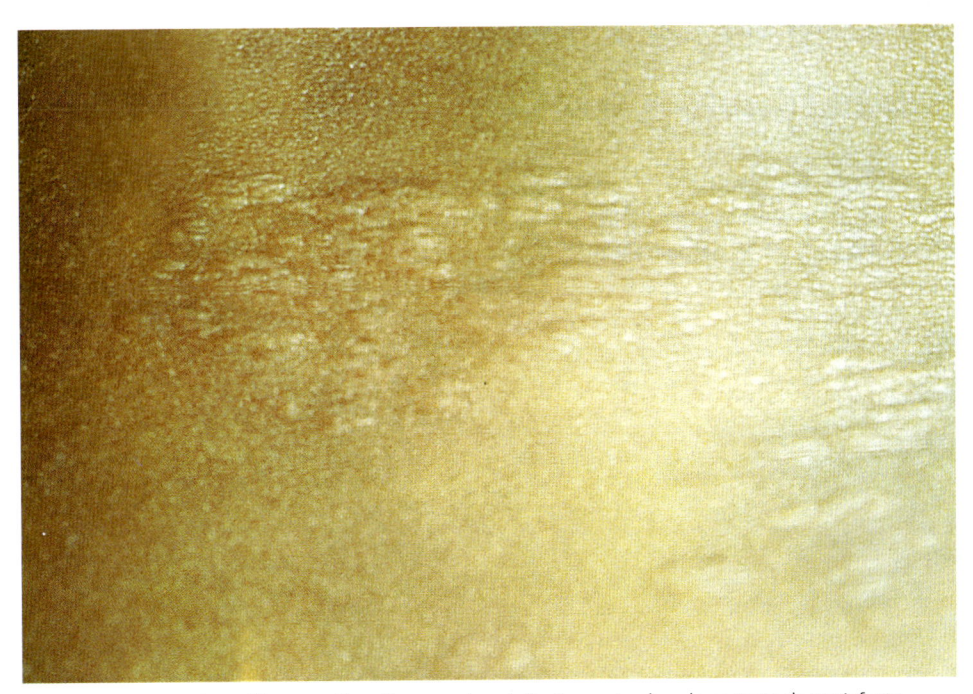

FIGURA 11-1 Nevo de tecido conectivo Placa cor de pele ligeiramente elevada no torso de um infante.

QUADRO 11-1 Nevos de Tecido Conectivo e Síndromes Associadas

Síndrome	Herança	Achados Cutâneos	Características Associadas
Colagenoma cutâneo familiar	Autossômica dominante (possível mutação do gene *LEMD3*)	Colagenomas múltiplos	Pode apresentar cardiomiopatia associada
Colagenoma da esclerose tuberosa	Autossômica dominante (mutação do gene TSC1 ou TSC2)	Placa Shagreen, adenoma sebáceo, máculas despigmentadas em formato de folha, manchas café com leite, fibromas periungueais	Epilepsia, retardo mental, rabdomiomas, nódulos cerebrais calcificados
Síndrome de Buschke-Ollendorff	Autossômica dominante (mutação do gene *LEMD3*)	Dermatofibrose lenticular disseminada	Osteopoiquilose vista ao Raios X, displasia óssea (ossos da perna, pelve, mãos e pés)
Síndrome de Proteus	Mutação mosaica (mutação do gene *AKT*)	Nevo de tecido conectivo cerebriforme, muitas vezes nos pés (colagenoma plantar)	Áreas de crescimento esporádico, progressivo, malformações vasculares, nevos epidérmicos lineares, tecido adiposo desregulado

NEVO DE BECKER

O nevo de Becker é um hamartoma benigno adquirido comum, que ocorre como uma placa pigmentada marrom unilateral, tipicamente no ombro de garotos adolescentes. Com o tempo, a lesão torna-se pilosa, podendo-se tornar ligeiramente elevada.

SINÔNIMOS Melanose de Becker, hamartoma pigmentado de Becker, melanoma nevoide, nevo epidérmico piloso pigmentado.

EPIDEMIOLOGIA

IDADE 50% antes dos 10 anos de idade, 25% entre 10 e 15 anos de idade e 25% após os 15 anos de idade.
GÊNERO M > F, estimado em 6:1.
INCIDÊNCIA 0,5% em garotos adolescentes. Incidência muito menor em pacientes do sexo feminino.
ETIOLOGIA Hamartoma dos tecidos meso e ectodérmicos.
GENÉTICA Pode ser familiar em alguns casos, extrema sensibilidade a andrógenos.

HISTÓRIA

Os nevos de Becker, supostamente, possuem um número aumentado de receptores androgênicos, que seriam a causa pelo seu início na puberdade e pelo aparecimento clínico de músculo liso espessado com hipertricose, glândulas sebáceas hipertróficas e acne.

EXAME FÍSICO

Achados Cutâneos

TIPO Mácula ou placa isolada, superfície lisa ou verrucosa, frequentemente com crescimento piloso aumentado (Fig. 11-2).
COR Cor de pele, de bege a marrom, manchado.
TAMANHO Um a vários centímetros (tamanho médio de aproximadamente 125 cm²).
FORMATO Formato grande, irregular.
NÚMERO Tipicamente solitário, pode ser múltiplo.
DISTRIBUIÇÃO Unilateral no ombro ou dorso; menos comum nas extremidades.
ILUMINAÇÃO LATERAL A iluminação oblíqua das lesões ajudará a detectar elevações sutis.

Achados Gerais

Achados associados são incomuns. Em casos raros, hipoplasia subjacente do tecido pode estar presente (isto é, extremidade encurtada, hipoplasia da mama), denominada síndrome do nevo de Becker.

DIAGNÓSTICO DIFERENCIAL

O diagnóstico de um nevo de Becker é, geralmente, feito pela história e pelo exame clínico. O aumento do crescimento piloso (observado em 56% dos casos e, predominantemente, em pacientes do sexo masculino) é característico dos nevos de Becker. Os nevos de Becker podem ser confundidos com máculas café com leite, nevos congênitos, neurofibromas plexiformes ou hamartomas congênitos de músculo liso.

EXAMES LABORATORIAIS

DERMATOPATOLOGIA Papilomatose epidérmica, hiperceratose e cistos córneos ocasionais. Hipertricose pode ser notada. Não há presença de nevomelanócitos. O número de melanócitos não se encontra aumentado. Os queratinócitos da camada basal são carregados com melanina. Ocasionalmente, um hamartoma de músculo liso pode ser observado.

EVOLUÇÃO CLÍNICA E PROGNÓSTICO

Pigmentação ocorre na adolescência, geralmente seguida pelo aumento do crescimento de pelos grosseiros em cerca de metade dos pacientes afetados do sexo masculino. Pacientes do sexo feminino com nevos de Becker possuem menor tendência a apresentar crescimento piloso na lesão. Após 2 anos, a lesão se estabiliza e pode clarear um pouco, porém persiste pelo resto da vida. As lesões podem estar associadas ao hamartoma de músculo liso. São tipicamente assintomáticas, mas podem ser pruriginosas. Os nevos de Becker são benignos, e a transformação maligna não foi relatada. Raramente, os nevos de Becker podem apresentar uma anomalia subjacente associada: hipoplasia da mama ipsilateral, braço, espinha bífida lombar, escoliose torácica, *pectus carinatum*, anormalidades escrotais ou aumento do pé ipsolateral.

CONTROLE

Os nevos de Becker são benignos, portanto, nenhum tratamento é necessário. As lesões tendem a ser grandes, tornando o tratamento impraticável. Esteticamente, as lesões podem ser clareadas ou os pelos removidos com terapia a *laser*, porém os índices de recidiva são altos, e tratamentos frequentes podem ser necessários. Pacientes com nevos de Becker também devem ser examinados para a prevenção das raras anomalias ósseas, do tecido mole associadas.

SEÇÃO 11 PROLIFERAÇÕES DÉRMICAS BENIGNAS

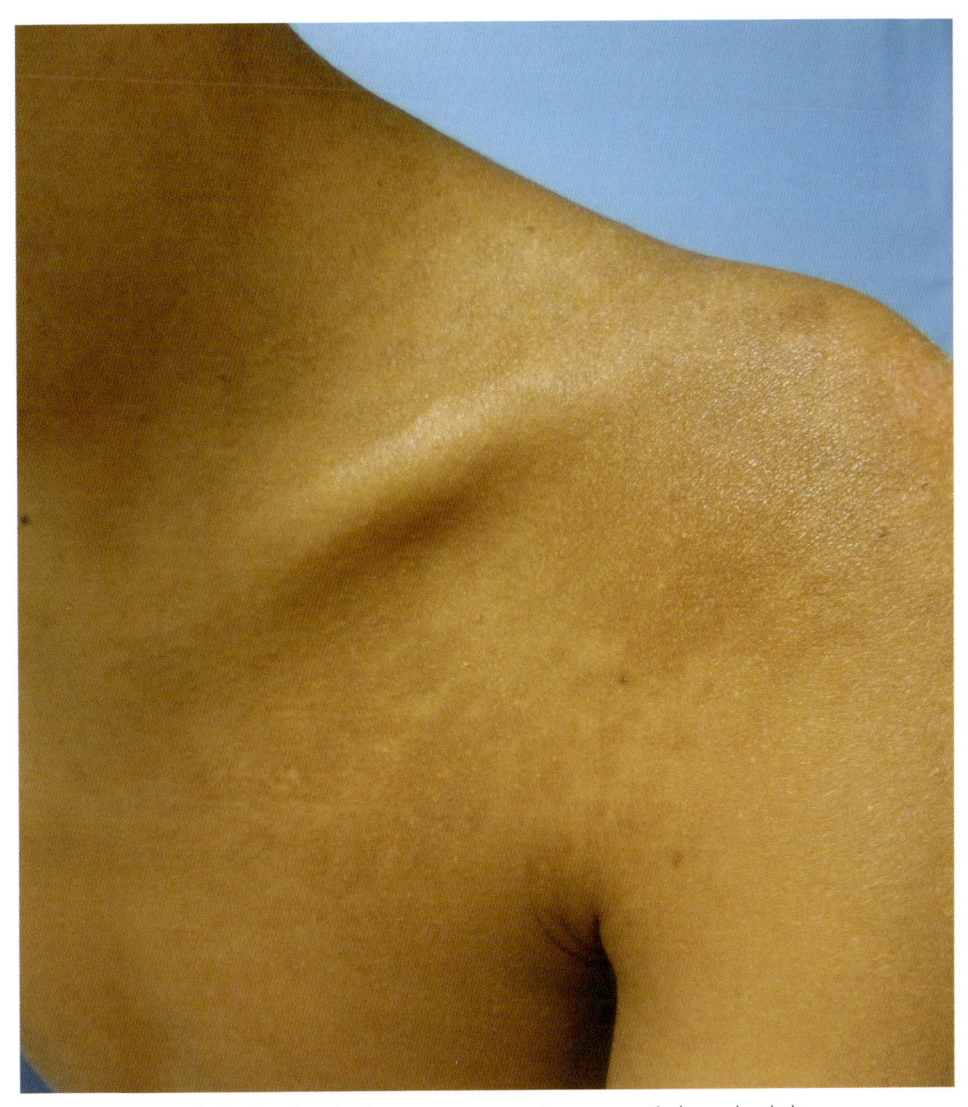

FIGURA 11-2 Nevo de Becker Grande placa marrom que se torna perceptível na puberdade.

FIBROMA DIGITAL INFANTIL RECORRENTE

Os fibromas digitais infantis recorrentes são nódulos fibrosos únicos ou múltiplos, que ocorrem nos dedos das mãos e pés durante a infância e fase pré-puberal.

SINÔNIMOS Fibromatose digital infantil, tumor de Reye, fibromatose com corpúsculo de inclusão.

EPIDEMIOLOGIA

IDADE Ao nascimento ou nos primeiros anos de vida.
GÊNERO M = F.
ETIOLOGIA Desconhecida.

FISIOPATOLOGIA

Estudos imuno-histoquímicos e ultraestruturais demonstraram que os fibroblastos contêm miofilamentos e mostraram atividade mitótica. Inclusões eosinofílicas sugerem uma possível etiologia viral.

EXAME FÍSICO

Achados Cutâneos

TIPO Nódulos (Fig. 11-3).
TAMANHO Alguns milímetros a 3,5 cm.
COR Cor de pele a rosa.
NÚMERO Frequentemente solitário, mas pode ser múltiplo.
PALPAÇÃO Firme.
DISTRIBUIÇÃO Regiao dorsolateral dos dedos das mãos ou pés. Os polegares e hálux, geralmente, são poupados. Raramente em mãos ou pés sem envolvimento digital.

DIAGNÓSTICO DIFERENCIAL

História, exame físico e biópsia cutânea podem diferenciar os fibromas digitais recorrentes das verrugas, fibromas periungueais, dígitos extranumerários, pólipos fibroepiteliais ou outras proliferações dérmicas.

EXAMES LABORATORIAIS

DERMATOPATOLOGIA A biópsia cutânea revela muitas células fusiformes e feixes de colágeno arranjados em fascículos entrelaçados na derme. As células contêm características inclusões eosinofílicas perinucleares de 3 a 10 µm em diâmetro (coleção de microfilamentos de actina por estudos ultraestruturais), que são visíveis nas colorações de rotina de hematoxilina/eosina e destacadas pela coloração com tricromo.

EVOLUÇÃO CLÍNICA E PROGNÓSTICO

As lesões dos fibromas digitais infantis recorrentes aparecem na infância, e involução espontânea pode ocorrer após vários anos.

CONTROLE

Para lesões menores assintomáticas, nenhum tratamento é necessário e há a possibilidade de regressão espontânea. Lesões maiores podem resultar em comprometimento funcional ou deformidade. Por razões estéticas e funcionais, pode-se realizar a remoção destas lesões por excisão cirúrgica. Em 75% dos casos, as recidivas são observadas no período infantil tardio, podendo haver necessidade de excisão cirúrgica ampla.

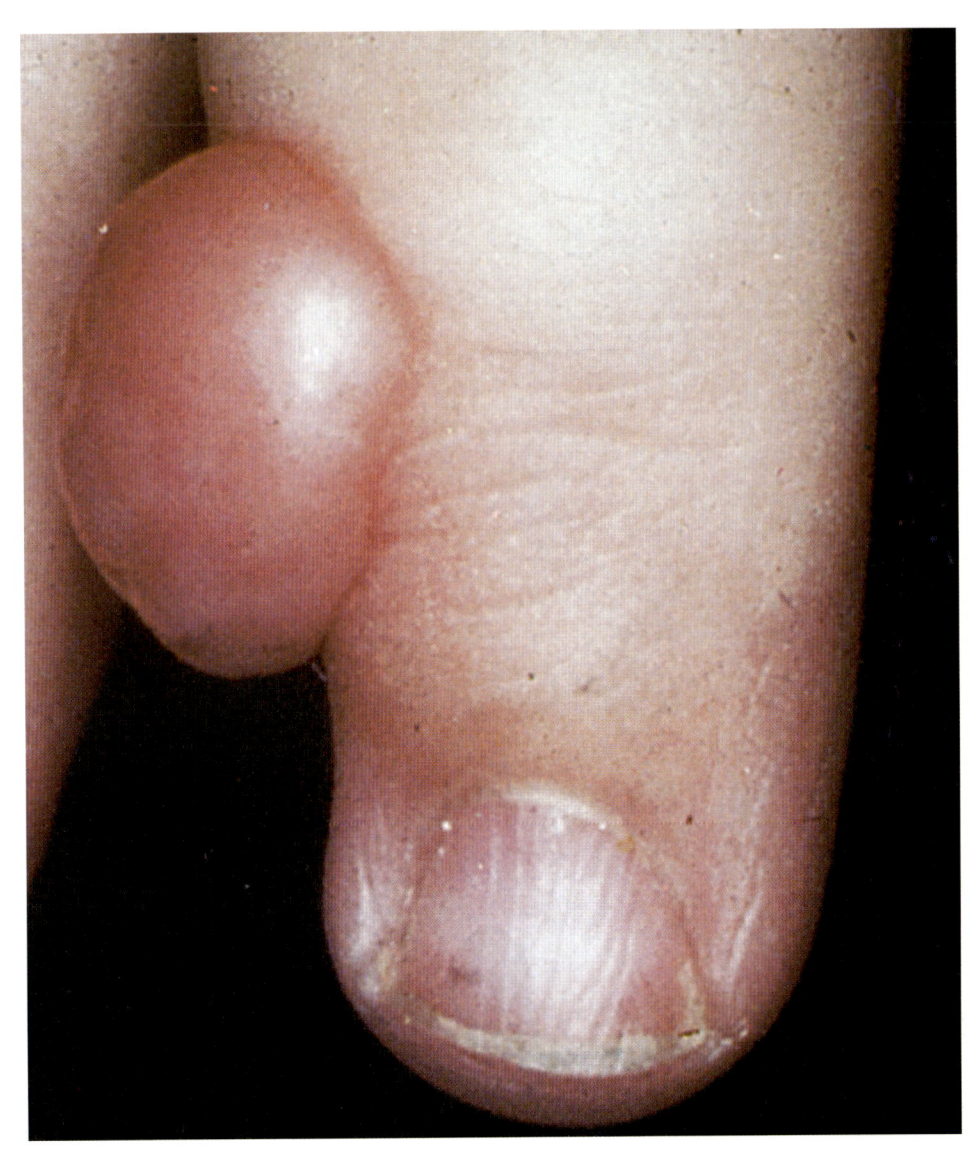

FIGURA 11-3 Fibroma digital infantil recorrente Criança com dois anos de idade com um nódulo recorrente no dedo indicador. (Reproduzida com permissão de IM Freedberg et al., Dermatology in General Medicine. 5th ed. McGraw-Hill; 1999.)

DÍGITOS SUPRANUMERÁRIOS RUDIMENTARES

Dígitos supranumerários rudimentares são duplicatas que, normalmente, ocorrem nas porções laterais dos dígitos normais.

SINÔNIMOS Polidactilia rudimentar.

EPIDEMIOLOGIA

IDADE Ao nascimento.
GÊNERO M = F.
RAÇA Negro >> branco, acima de 10:1.
PREVALÊNCIA 1 por 1.000 em brancos, 10 por 1.000 em negros.
GENÉTICA Herança AD.

FISIOPATOLOGIA

A maioria dos casos de dígitos supranumerários rudimentares ocorre como malformação congênita AD isolada. Raramente, podem ser manifestações de um maior crescimento intrauterino que pode ter sido amputado.

EXAME FÍSICO

Achados Cutâneos

TIPO Pápulas, nódulos.
TAMANHO Alguns milímetros a 2 cm.
COR Cor de pele.
PALPAÇÃO Textura carnuda a firme.
OUTROS Pode conter cartilagem ou unha vestigial.
DISTRIBUIÇÃO Bilateral. Mais comum: face ulnar do quinto dígito (Fig. 11-4).

DIAGNÓSTICO DIFERENCIAL

A história familiar e o aparecimento bilateral e simétrico dos dígitos supranumerários rudimentares podem diferenciá-los do fibroma digital recorrente, verrugas, fibromas periungueais, pólipos fibroepiteliais ou outras proliferações dérmicas.

EXAMES LABORATORIAIS

DERMATOPATOLOGIA A biópsia cutânea revela fascículos de fibras nervosas. Pode conter cartilagem ou unha vestigial.

EVOLUÇÃO CLÍNICA E PROGNÓSTICO

Os dígitos supranumerários rudimentares estão presentes ao nascimento e persistem pelo resto da vida. A maioria é assintomática, porém alguns podem ser dolorosos. São benignos e não associados a quaisquer anormalidades sistêmicas.

CONTROLE

Para lesões assintomáticas menores, nenhum tratamento é necessário. Para lesões maiores e/ou dolorosas, recomenda-se a remoção cirúrgica. Tentativas de remoção devem incluir a base das lesões, visto que pápulas residuais no sítio da lesão podem resultar em neuromas dolorosos mais tardiamente.

SEÇÃO 11 PROLIFERAÇÕES DÉRMICAS BENIGNAS

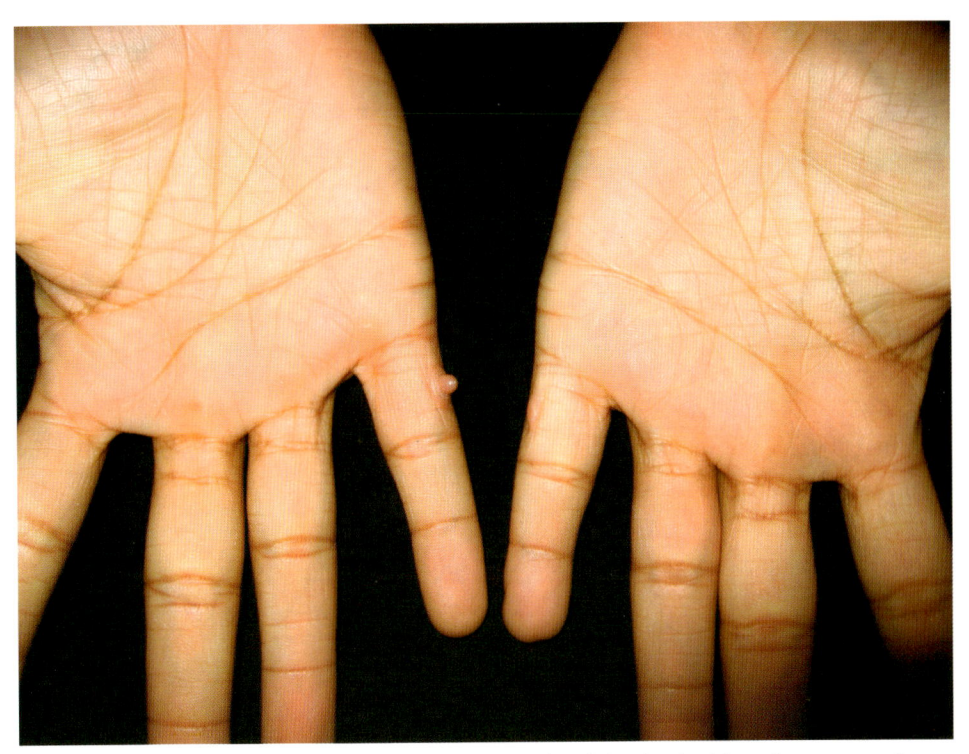

FIGURA 11-4 Dígito supranumerário Pequenas pápulas cor de pele localizadas, bilateralmente, nas mãos e presentes desde o nascimento.

CICATRIZES HIPERTRÓFICAS E QUELOIDES

Cicatrizes hipertróficas e queloides são formados quando há uma resposta exagerada do tecido fibroso à lesão cutânea. Uma cicatriz hipertrófica permanece confinada no local original da lesão; um queloide, no que se estende além deste sítio, com extensões em forma de garras.

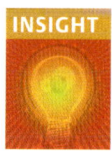

INSIGHT Cicatrizes hipertróficas e queloides podem ser muito refratários ao tratamento, podendo surgir, espontaneamente, em indivíduos predispostos.

EPIDEMIOLOGIA

IDADE Da puberdade aos 30 anos de idade.
GÊNERO M = F.
RAÇA Muito mais comum em indivíduos de pele escura.
ETIOLOGIA Desconhecida. Geralmente, ocorre após lesão da pele (ou seja, cicatriz cirúrgica, laceração, abrasão, criocirurgia, eletrocoagulação, como também vacinação, acne etc.). Também pode surgir espontaneamente sem história de lesão.

HISTÓRIA

Cicatrizes ou queloides são, geralmente, assintomáticos. Podem ser pruriginosos ou dolorosos no início. Os sintomas desaparecem com o tempo.

EXAME FÍSICO

Achados Cutâneos

TIPO Pápulas, nódulos (Fig. 11-5).
COR Cor de pele a rosa.
TAMANHO Pode ser linear. Cicatrizes hipertróficas: em forma de cúpula, confinado. Queloides se estendem em forma de garra além do sítio da lesão.
PALPAÇÃO Firme a duro; superfície lisa.
SÍTIOS DE PREDILEÇÃO Lóbulos auriculares, ombros, região dorsal superior, tórax.

DIAGNÓSTICO DIFERENCIAL

O diagnóstico de uma cicatriz hipertrófica ou queloide é feito clinicamente. Geralmente, não se justifica a realização de uma biópsia, a menos que haja dúvida clínica, pois o procedimento pode induzir o aparecimento de nova cicatrização hipertrófica ou a formação de queloide. O diagnóstico diferencial inclui um dermatofibroma, dermatofibrossarcoma protuberante, tumor desmoide, sarcoidose, granuloma de corpo estranho ou lobomicose.

EXAMES LABORATORIAIS

DERMATOPATOLOGIA Uma cicatriz hipertrófica aparece como espirais de tecido fibroso jovem e fibroblastos em arranjo casual. Um queloide possui uma característica adicional de bandas de colágeno espessas, eosinofílicas e acelulares.

EVOLUÇÃO CLÍNICA E PROGNÓSTICO

Cicatrizes hipertróficas tendem a regredir, tornando-se mais planas e tenras. No entanto, os queloides podem continuar, lentamente, a expandir-se durante anos.

CONTROLE

Uma pessoa com história de cicatrizes hipertróficas e/ou queloides deve evitar o trauma cutâneo e os procedimentos eletivos (p. ex., perfuração das orelhas) a fim de reduzir o risco de formação cicatricial. Uma vez formada, o tratamento para cicatrizes hipertróficas e queloides inclui esteroides tópicos com ou sem oclusão (fita plástica impregnada com fluorandrenolida), esteroides intralesionais (triancinolona, 3-40 mg/mL, intralesional 0,1-1 mL a cada 6 semanas) frequentemente reduz prurido ou sensibilidade da lesão, assim como seu volume. Tratamento combinado de triancinolona intralesional e crioterapia pode ser um pouco mais eficaz. Lesões que são excisadas cirurgicamente, geralmente, recorrem em tamanho maior do que a lesão original. Portanto, na tentativa de excisão, recomenda-se a realização de uma cirurgia plástica meticulosa e curativo oclusivo. Radioterapia também foi útil no tratamento de queloides recalcitrantes.

SEÇÃO 11 PROLIFERAÇÕES DÉRMICAS BENIGNAS

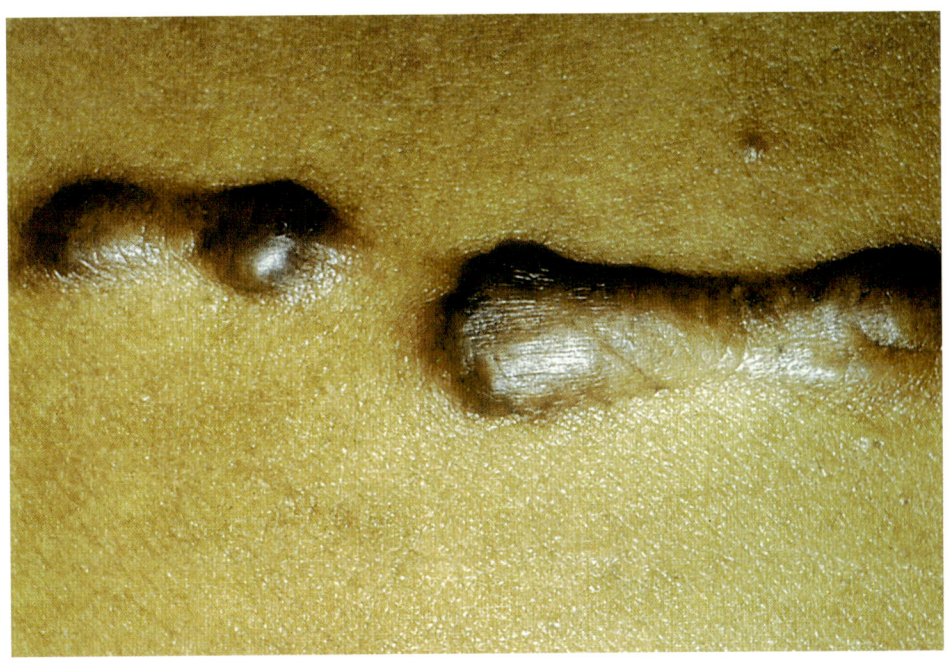

FIGURA 11-5 Queloide Queloide espontâneo no tórax de uma criança.

DERMATOFIBROMA

Dermatofibromas são lesões cutâneas muito comuns, benignas e achatadas, que, geralmente, ocorrem nas extremidades. Sua importância dá-se somente por seu aspecto estético ou pela possibilidade de ser confundido com outras lesões.

SINÔNIMOS Histiocitoma solitário, hemangioma esclerosante, histiocitoma cutâneo, fibroma simples, histiocitoma fibroso benigno, fibrose nodular subepidérmica, dendrocitoma dérmico.

EPIDEMIOLOGIA

IDADE Ocasionalmente observado em crianças, mais comum na adolescência e na idade adulta.
GÊNERO F > M.
ETIOLOGIA Desconhecida, pode ser uma reação fibro-histiocítica crônica a uma picada de inseto, lesão cutânea ou pelo encravado, ou outro pequeno trauma.

EXAME FÍSICO

Achados Cutâneos

TIPO Pápula ou nódulo (Fig. 11-6).
TAMANHO 3 a 10 mm de diâmetro.
COR Cor de pele, rosa, marrom, bege, marrom-escura.
PALPAÇÃO Firme.
NÚMERO Geralmente solitário, pode ser múltiplo.
SINAL DA COVINHA A compressão lateral com o polegar e o dedo indicador produz uma depressão ou cova denominada de "sinal de Fitzpatrick".
DISTRIBUIÇÃO Pernas > braços > tronco. Raramente ocorre na cabeça, palmas e plantas.

DIAGNÓSTICO DIFERENCIAL

Os dermatofibromas são diagnosticados clinicamente, com o sinal da covinha sendo uma ferramenta diagnóstica clínica útil. Os dermatofibromas podem ser confundidos com nevos, cicatrizes, cistos, lipomas e histiocitomas.

EXAMES LABORATORIAIS

DERMATOPATOLOGIA A biópsia cutânea revela a proliferação de fibras colágenas/fibroblastos em forma de fuso e/ou histiócitos. Feixes de colágeno espessos, hialinizados, observados na periferia e na epiderme sobrejacente, geralmente, são hiperplásicos com cristas interpapilares planas confluentes e hiperpigmentação da camada basal.
IMUNO-HISTOQUÍMICA Positiva para vimentina, fator XIIIa, actina musculoespecífica e marcadores histiocíticos, como KP-1 e HAM-56. Negativa para CD-34.

EVOLUÇÃO CLÍNICA E PROGNÓSTICO

As lesões aparecem, gradualmente, no decurso de meses e podem persistir durante décadas; poucas lesões regridem de forma espontânea.

CONTROLE

Os dermatofibromas são benignos e o melhor controle é deixar as lesões sem tratamento. A remoção cirúrgica não é indicada, pois a cicatriz resultante, geralmente, apresenta um aspecto cosmético inferior. Indicações para a excisão incluem trauma repetido, aspecto cosmético inaceitável ou dúvida do diagnóstico clínico. Crioterapia pode ser utilizada para achatar as lesões elevadas.

SEÇÃO 11 PROLIFERAÇÕES DÉRMICAS BENIGNAS

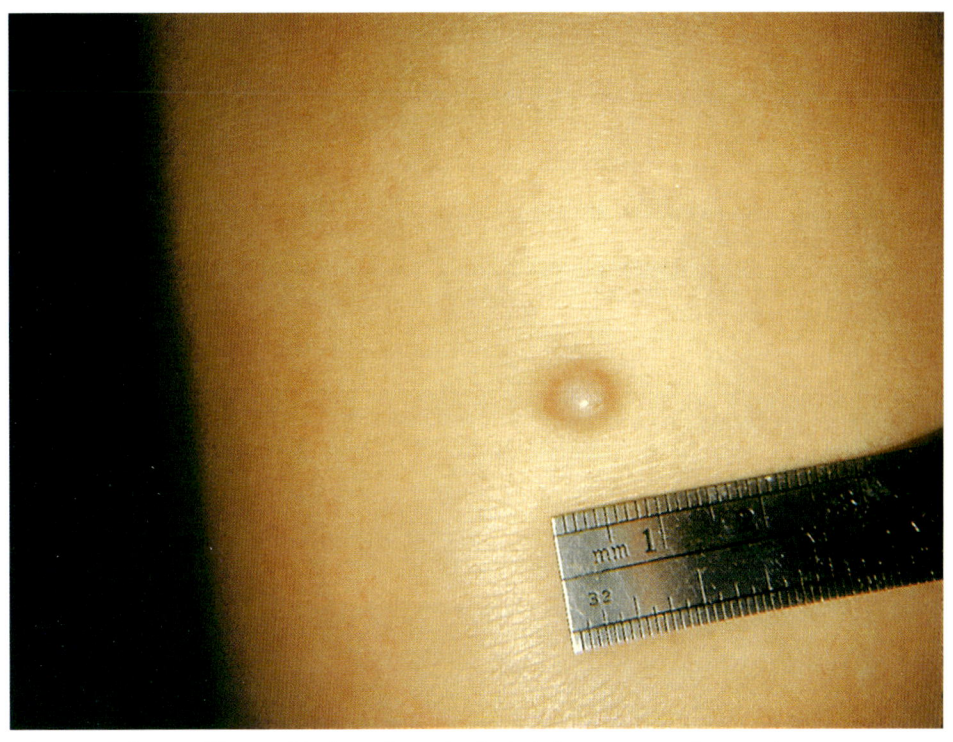

FIGURA 11-6 Dermatofibroma Pápula em forma de cúpula de 5 mm na perna de uma criança.

ACROCÓRDONS

Um acrocórdone é uma lesão benigna, pedunculada, cor da pele ou mais escura, que ocorre em áreas intertriginosas.

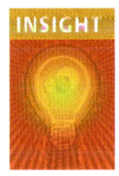

INSIGHT Embora totalmente benignos, os acrocórdons podem estar associados a *acanthosis nigricans* e, neste contexto, pode sugerir um estado de resistência à insulina ou uma malignidade subjacente.

SINÔNIMOS Acrocórdone, papiloma cutâneo, fibroma mole, pólipo fibroepitelial.

EPIDEMIOLOGIA

IDADE Adolescência à idade adulta.
GÊNERO F = M.
INCIDÊNCIA 50% de todos os adultos possuem pelo menos um acrocórdone.
ETIOLOGIA Desconhecida. Geralmente familiar. Mais comum em indivíduos acima do peso e sugerindo resistência à insulina.

HISTÓRIA

Geralmente assintomático, porém os acrocórdons podem-se tornar inflamados ou irritados. Ocasionalmente, podem-se tornar sensíveis ou sangrarem depois do trauma ou torção.

EXAME FÍSICO

Achados Cutâneos

TIPO Pápulas pedunculadas.
TAMANHO Poucos milímetros a 2 cm.
COR Cor da pele ou mais escura.
FORMATO Geralmente redondo a oval.
NÚMERO Um (Fig. 11-7) a vários.
PALPAÇÃO Macio, flexível.
DISTRIBUIÇÃO Áreas intertriginosas.
SÍTIOS DE PREDILEÇÃO Pescoço, axilas, inframamária, virilha, pálpebras.

DIAGNÓSTICO DIFERENCIAL

O diagnóstico dos acrocórdons, geralmente, é feito clinicamente. O diagnóstico diferencial inclui nevo dérmico pedunculado ou nevo melanocítico composto, neurofibroma, ceratose seborreica ou verruga.

EXAMES LABORATORIAIS

DERMATOPATOLOGIA A biópsia cutânea revela uma lesão pedunculada de estroma colagenoso denso com vasos sanguíneos dilatados de parede fina no centro.

EVOLUÇÃO CLÍNICA E PROGNÓSTICO

Acrocórdons tendem a aumentar em tamanho e número ao longo do tempo. São benignos e assintomáticos, porém, ocasionalmente, podem torcer com subsequente infarto e autoamputação.

CONTROLE

Acrocórdons são benignos e, portanto, nenhum tratamento é necessário. Acrocórdons sintomáticos podem ser removidos com tesouras, eletrodissecação ou criocirurgia.

SEÇÃO 11 PROLIFERAÇÕES DÉRMICAS BENIGNAS 259

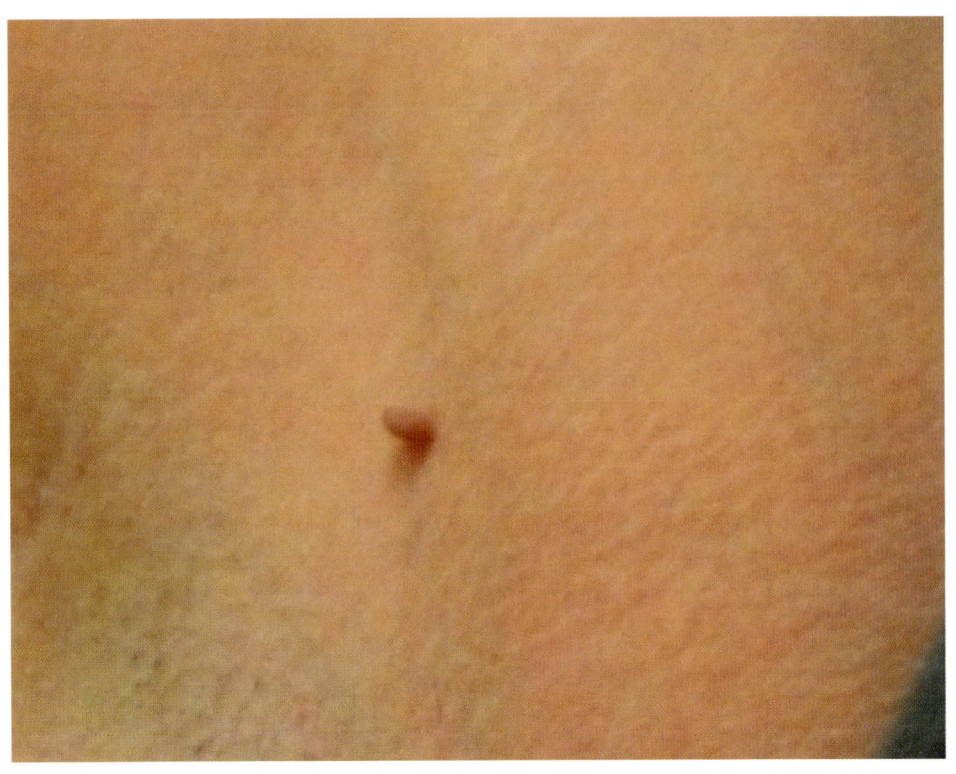

FIGURA 11-7 **Acrocórdons** Proliferação pedunculada cor de pele de 3 mm na axila.

LEIOMIOMA

Leiomiomas são tumores dérmicos benignos, que se originam das células musculares lisas do músculo eretor do pelo, clinicamente caracterizados por nódulos dérmicos eritemato-acastanhados múltiplos ou solitários sujeitos a episódios de dor paroxística.

Há três tipos de leiomiomas:

1. Piloleiomioma: lesão solitária originada nos músculos eretores do pelo ou lesão múltipla com herança AD.
2. Leiomiomas genitais: provenientes dos músculos dartos, vulvar ou mamilar do escroto, lábios vaginais ou mamilos.
3. Angioleiomiomas: originam-se do músculo liso vascular.

SINÔNIMOS Leiomioma cutâneo, tumor benigno músculo liso.

EPIDEMIOLOGIA

IDADE Pode ser observado na infância. Mais comum na adolescência e idade adulta.
GÊNERO M = F.
PREVALÊNCIA Incomum.
ETIOLOGIA Geralmente adquirida, exceto os piloleiomiomas múltiplos.
GENÉTICA Piloleiomiomas múltiplos são herdados como traço autossômico dominante.
SINTOMAS CUTÂNEOS Lesões crônicas podem ser sensíveis ao toque ou frio; espontaneamente dolorosas.

EXAME FÍSICO

Achados Cutâneos

TIPO Pápulas, nódulos (Fig. 11-8).
TAMANHO 1 mm a 2 cm.
COR Cor da pele ou marrom-avermelhada.
PALPAÇÃO Firme, fixado à pele, porém livremente móvel sobre as estruturas subjacentes. Pode ser sensível à palpação.
FORMATO Redondo.
ARRANJO Agrupadas quando múltiplas; tendem a coalescer formando placas com configuração arciforme ou linear.
DISTRIBUIÇÃO Extremidades, tronco mais que a face, pescoço, vulva, pênis, escroto, mamilos e aréola.
GENÉTICA Mutação do gene fumarato hidratase no cromossomo 1q42.3–43, em casos hereditários.

Achados Gerais

Os leiomiomas, geralmente, não apresentam achados sistêmicos associados. Raramente, mulheres com múltiplos piloleiomiomas congênitos podem possuir tumores dolorosos do músculo liso do útero (leiomiomatose *cutis et uteri*). A leiomiomatose hereditária raramente pode ser associada a uma predileção familiar para o câncer de células renais em decorrência de mutações no gene fumarato hidratase (síndrome de Reed).

DIAGNÓSTICO DIFERENCIAL

História, exame físico e biópsia cutânea podem ajudar a diferenciar os leiomiomas dos angiolipomas, dermatofibromas, schwannomas, neurofibromas, tumores glômicos, osteoma cutâneo, espiradenoma écrino, neuromas e neurilemomas. Raramente, pode haver leiomiossarcomas, que são tipicamente maiores que seus correspondentes benignos.

EXAMES LABORATORIAIS

DERMATOPATOLOGIA Os leiomiomas pilares revelam uma proliferação de fibras de músculo liso arranjadas casualmente na derme, separadas da epiderme com uma zona Grenz. Angioleiomiomas revelam um nódulo dérmico bem demarcado, composto por fibras de músculo liso organizadas concentricamente ao redor dos numerosos espaços vasculares em forma de fenda.

EVOLUÇÃO CLÍNICA E PROGNÓSTICO

Leiomiomas são benignos e tipicamente assintomáticos. Algumas lesões são dolorosas. Eles apresentam um alto índice de recidiva (50%) depois da remoção, porém não há relatos de transformação maligna.

CONTROLE

Os leiomiomas são benignos e, portanto, nenhum tratamento é necessário. Para lesões sintomáticas, os possíveis tratamentos incluem excisão cirúrgica, porém o índice de recidiva é alto (50%). Outras opções de tratamento apresentam relatos de sucesso variado e incluem nitroglicerina tópica, nifedipina sistêmica, acetaminofeno, lidocaína ou ablação com CO_2.

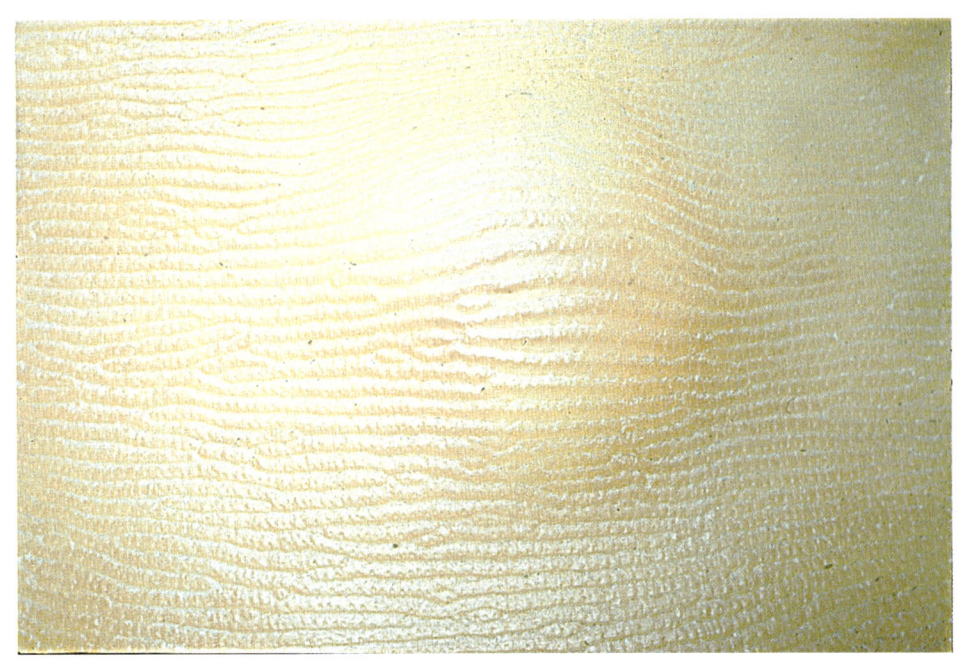

FIGURA 11-8 **Leiomioma** Nódulo mal delimitado e doloroso de 1 cm na superfície plantar.

LIPOMA

Um lipoma é um tumor benigno comum, caracterizado por nódulo macio, assintomático e bem demarcado de adipócitos maduros. Geralmente, são lesões solitárias e benignas, porém podem ser múltiplas e associadas à doença mais difusa (Quadro 11-2).

EPIDEMIOLOGIA

IDADE Qualquer idade, início geralmente na pós-puberdade.
GÊNERO M > F.
INCIDÊNCIA Muito comum.
ETIOLOGIA Lipomatose múltipla familiar: herança AD. Maior taxa em indivíduos com obesidade, diabetes ou hipercolesterolemia. Alguns são pós-traumáticos. Foi proposto que a mutação no gene *HMGIC* com translocações no cromossomo 12q13-15, seria associada a lipomatose familiar.

HISTÓRIA

Os lipomas normalmente são nódulos isolados e assintomáticos, que são estáveis ou crescem lentamente durante anos. As taxas de crescimento parecem aumentar com o ganho de peso, e lesões aumentadas podem comprimir nervos, tornando-se dolorosas. Múltiplos lipomas podem ser observados com doenças associadas (Quadro 11-2).

EXAME FÍSICO

Achados Cutâneos

TIPO Nódulos únicos ou múltiplos.
TAMANHO Alguns milímetros a 10 cm.
COR Cor da pele.
FORMATO Redondo, em forma de disco ou lobulado.
PALPAÇÃO Macio, móvel.

DISTRIBUIÇÃO Qualquer região.
SÍTIOS DE PREDILEÇÃO Pescoço, ombros, tronco (Fig. 11-9) e nádegas.

DIAGNÓSTICO DIFERENCIAL

O diagnóstico de um lipoma é feito pela história e pelo exame clínico. Pode ser confundido com um cisto ou outras massas subcutâneas.

EXAMES LABORATORIAIS

DERMATOPATOLOGIA Tumores encapsulados compostos de adipócitos maduros (grandes células poligonais ou esféricas com vacúolo lipídico e núcleo perifericamente deslocado) cruzados por finos filamentos de tecido fibroso.

EVOLUÇÃO CLÍNICA E PROGNÓSTICO

A maioria dos lipomas permanece estável e assintomático. Podem aumentar de tamanho, pinçar um nervo, tornando-se sensível. Transformação maligna (lipossarcoma) é extremamente rara e, tipicamente, ocorre em grandes lesões (> 10 cm).

CONTROLE

Os lipomas, geralmente, são benignos e assintomáticos, portanto, não necessitam de tratamento. Para as lesões sintomáticas ou grandes, a excisão cirúrgica ou lipossucção pode ser realizada.

QUADRO 11-2 Lipomas e Síndromes Associadas

Síndrome	Sinônimos	Achados Cutâneos	Características Associadas
Lipomatose múltipla familiar		Múltiplos lipomas difusos assintomáticos	Herança potencialmente autossômica dominante
Adipose dolorosa	Doença de Dercum	Lipomas sensíveis nos braços e pernas	Geralmente em mulheres pós-menopáusicas, parestesias, fraqueza, artralgias, obesidade, distúrbios mentais, amenorreia, alcoolismo
Lipomatose simétrica benigna	Doença de Madelung	Lipomas simétricos no pescoço e tronco superior	Geralmente em homens alcoólicos, mutação no gene *tRNA* codificador da lisina
Síndrome CLOVE	Supercrescimento lipomatoso congênito, malformação vascular, nevo epidêmico	Lipomas congênitos, nevos	Gigantismo, hemi-hipertrofia, neoplasias mesenquimais mutação mosaica do gene *PIK3CA*

SEÇÃO 11 PROLIFERAÇÕES DÉRMICAS BENIGNAS

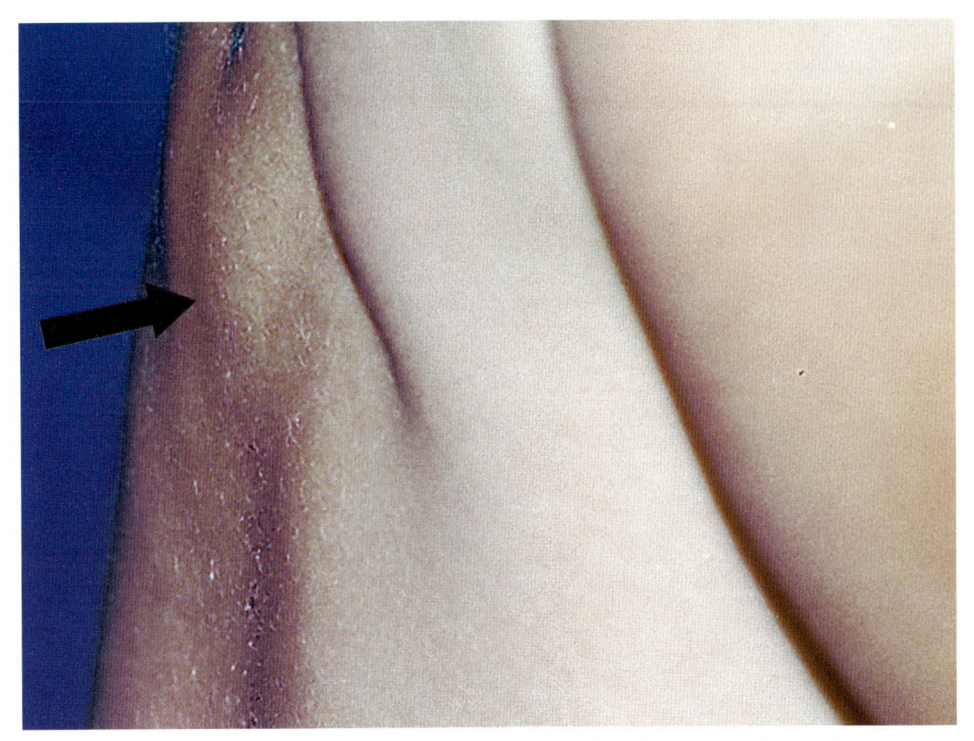

FIGURA 11-9 Lipoma Nódulo macio assintomático na região dorsal média de um infante. Estudos por imagem foram normais.

TUMOR DE CÉLULAS GIGANTES DA BAINHA TENDINOSA

Um tumor de células gigantes da bainha tendinosa é uma lesão benigna, que se apresenta como um nódulo amplo e firme nos dedos.

SINÔNIMOS Tenossinovite nodular localizada, sinovioma de células gigantes, sinovite vilonodular pigmentada.

EPIDEMIOLOGIA

IDADE Qualquer idade, maioria tem início entre 30 e 50 anos de idade.
GÊNERO F > M.
INCIDÊNCIA Comum.

HISTÓRIA

Os tumores de células gigantes normalmente são nódulos isolados e assintomáticos, sendo estáveis ou crescendo lentamente durante anos. O aumento das lesões pode comprimir os nervos, tornando-se dolorosas ou comprometendo a mobilidade.

EXAME FÍSICO

Achados Cutâneos

TIPO Único nódulo (Fig. 11-10).
TAMANHO Alguns milímetros a 1,5 cm.
COR Cor da pele.
FORMATO Redondo.
PALPAÇÃO Firme, imóvel.
DISTRIBUIÇÃO Dedos das mãos > mãos > dedos dos pés.

DIAGNÓSTICO DIFERENCIAL

O diagnóstico de um tumor de células gigantes é feito pela história e pelo exame clínico. Pode ser confundido com um nódulo reumatoide, cisto ou granuloma anular subcutâneo.

EXAMES LABORATORIAIS

DERMATOPATOLOGIA Crescimento lobular fixo à bainha tendinosa, com áreas celulares poligonais misturando-se com áreas hipocelulares de células fusiformes, com características celulares gigantes multinucleadas dispersas por toda a área.

EVOLUÇÃO CLÍNICA E PROGNÓSTICO

Os tumores de células gigantes da bainha tendinosa são benignos e podem ser reativos ou neoplásicos por natureza.

CONTROLE

Os tumores de células gigantes são benignos e assintomáticos, portanto, não requerem tratamento. Para lesões sintomáticas ou aumentadas, a excisão cirúrgica pode ser realizada, porém com índice de recidiva de 30%.

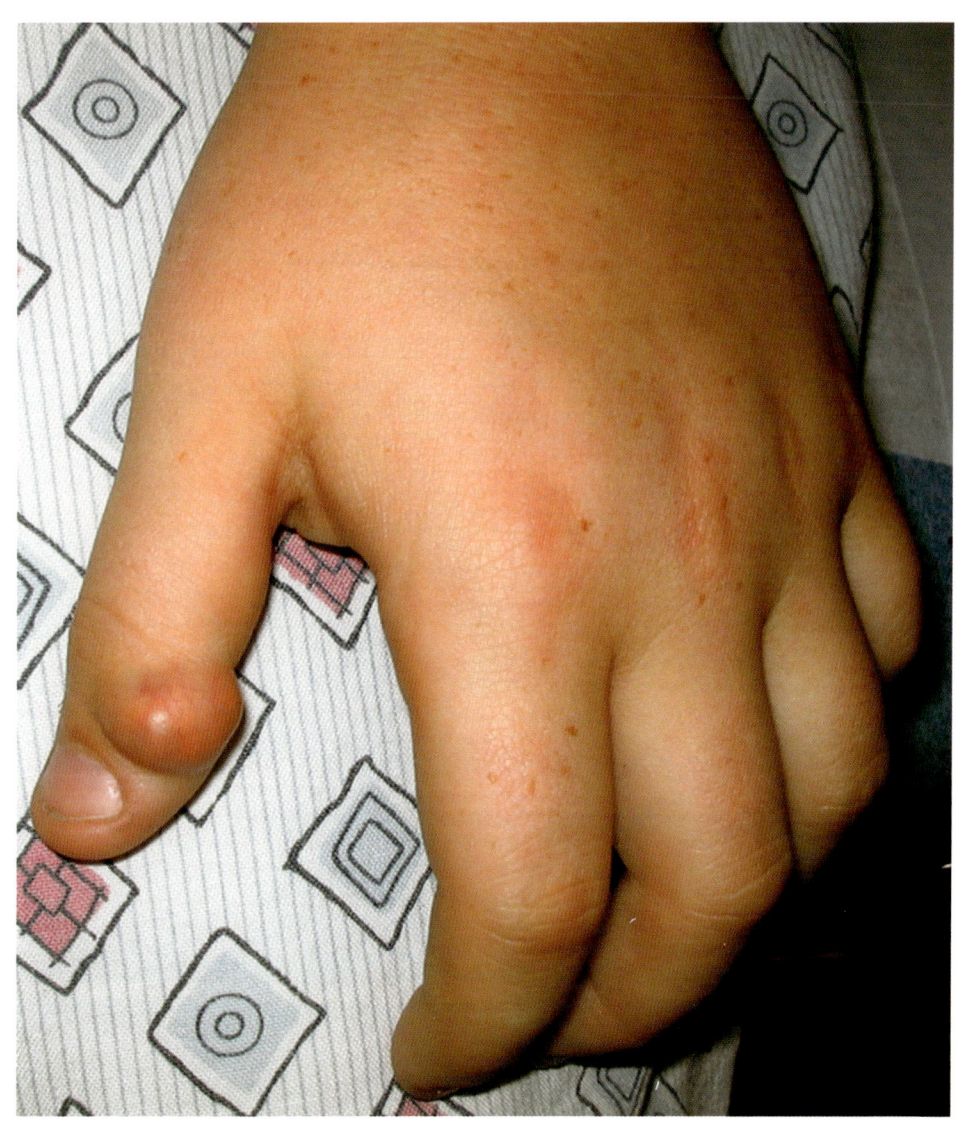

FIGURA 11-10 Tumor de células gigantes da bainha tendinosa Nódulo grande e firme no polegar de uma criança.

SEÇÃO 12

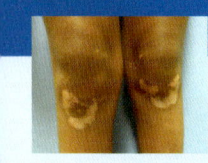

ALTERAÇÕES DA PIGMENTAÇÃO

A cor da pele é determinada geneticamente e produzida pela quantidade total do pigmento melanina na pele. A pigmentação normal da melanina constitutiva determina o tipo de pele, que, atualmente, é classificada pelos fotótipos de Fitzpatrick:

Fotótipos Cutâneos	Habilidade de Bronzear	Susceptibilidade a Queimaduras
SPT I	Nunca bronzeia, pele branca	Queima facilmente
SPT II	Bronzeia com dificuldade	Queima facilmente
SPT III	Pode bronzear com o tempo	Queima ocasionalmente
SPT IV	Bronzeia facilmente	Raramente queima
SPT V	Bronzeia facilmente, pele morena	Raramente queima
SPT VI	Bronzeia facilmente, pele negra	Raramente queima

Distúrbios de hipopigmentação são causados pela diminuição no conteúdo de melanina na pele causada pela redução ou ausência da produção de melanina ou de melanócitos (células especializadas da epiderme que produzem e armazenam melanina). Distúrbios de hiperpigmentação são causados pelo aumento do conteúdo de melanina na pele, em decorrência do aumento de melanócitos ou da produção de melanina.

DISTÚRBIOS DE HIPOPIGMENTAÇÃO

Redução ou ausência de melanina na pele pode resultar em hipomelanose por dois mecanismos principais.
1. Hipomelanose melanocitopênica: ausência ou redução no número de melanócitos (p. ex., vitiligo).
2. Hipomelanose melanopênica: ausência ou redução na produção de melanina, porém número normal de melanócitos (p. ex., albinismo oculocutâneo).

PITIRÍASE ALBA

A pitiríase alba é uma hipopigmentação comum da face, do pescoço e do corpo, assintomática e, algumas vezes, descamativa.

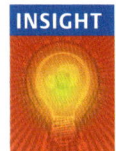

INSIGHT A pitiríase alba consiste em uma dermatite branda e uma alteração pigmentar; em geral, a primeira responde ao tratamento rapidamente, enquanto a última continua a ser um problema por muitos meses ou anos.

EPIDEMIOLOGIA

IDADE Crianças, geralmente entre 3 e 16 anos de idade.
GÊNERO M = F.
RAÇA Todas as raças. Mais perceptível em indivíduos de pele escura.
PREVALÊNCIA Comum.
ETIOLOGIA Provavelmente uma forma de dermatite atópica.

FISIOPATOLOGIA

Acredita-se que seja uma dermatose eczematosa com hipomelanose, resultando de alterações pós-inflamatórias e dos efeitos da exposição aos raios ultravioletas na epiderme hiperceratótica (espessura aumentada) e paraceratótica (de amadurecimento de forma inadequada).

HISTÓRIA

As áreas hipopigmentadas, geralmente, são estáveis e gradualmente desaparecem com a idade. Algumas lesões podem persistir na idade adulta. As áreas, com frequência, são assintomáticas, porém podem, ocasionalmente, apresentar prurido ou ardência.

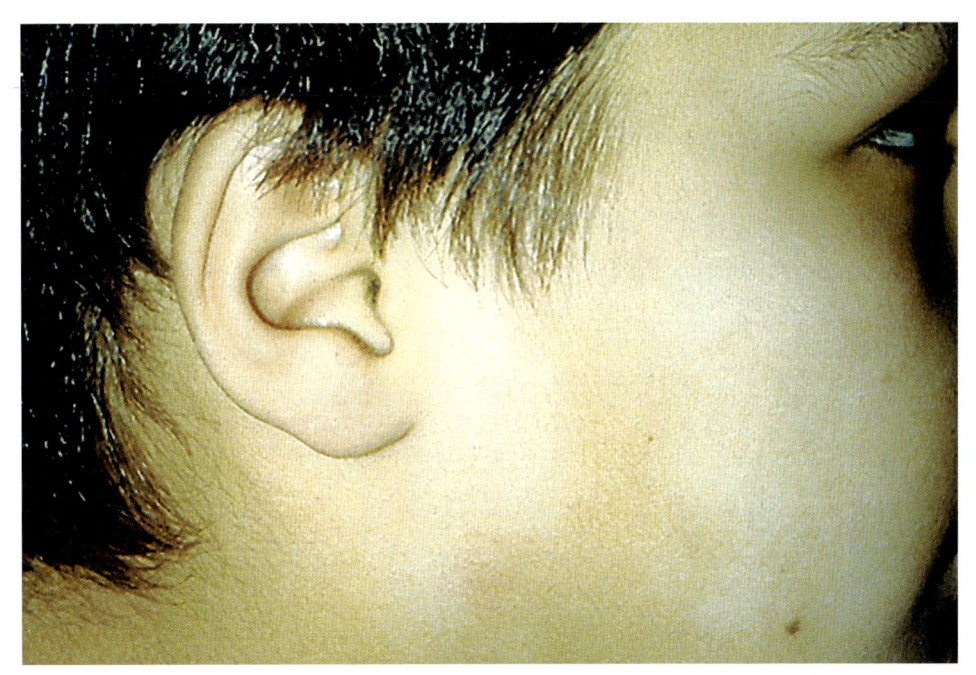

FIGURA 12-1 Pitiríase alba Máculas ligeiramente descamativas, hipopigmentadas e pálidas, localizadas na bochecha e na área pré-auricular de uma criança.

EXAME FÍSICO

Achados Cutâneos

TIPO Máculas. Podem possuir pequenas escamas.
NÚMERO Presença de uma a vinte lesões.
COR Rosa, esbranquiçada, bege-claro. Pode repigmentar com o tempo.
TAMANHO E FORMATO 5 a 30 mm ou maior.
DISTRIBUIÇÃO Face (região malar), pescoço, tronco, extremidades.
SÍTIOS DE PREDILEÇÃO Face, especialmente as bochechas (Fig. 12-1), região média da frente e ao redor dos olhos e boca.

Achados Gerais

Pode estar associada à atopia (eczema, alergias, febre do feno, asma).

DIAGNÓSTICO DIFERENCIAL

A pitiríase alba pode ser confundida com outros distúrbios cutâneos de hipopigmentação, como vitiligo, pitiríase versicolor, *tinea corporis*, pitiríase liquenoide e hipopigmentação pós-inflamatória.

EXAMES LABORATORIAIS

DERMATOPATOLOGIA A histopatologia revela hiperceratose, paraceratose, vasos moderadamente dilatados da derme superficial, infiltrado leve superficial e edema da derme papilar.

Em microscopia eletrônica, o número de melanócitos é reduzido e aqueles presentes contêm menor número de melanossomos de menor tamanho.
LÂMPADA DE WOOD Acentua a hipopigmentação. As lesões NÃO são despigmentadas.

EVOLUÇÃO CLÍNICA E PROGNÓSTICO

A pitiríase alba é uma condição benigna e, geralmente, autolimitada, desaparecendo na puberdade. Normalmente é assintomática, porém pode ser pruriginosa ou apresentar sensação de ardência.

CONTROLE

Tratamento é desnecessário. A condição melhora com a idade. Por razões cosméticas, cremes emolientes (petrolato hidratado, vaselina, óleo mineral, hidratantes) podem ajudar a reduzir as escamas secas e a exposição à luz UV ambiente pode ajudar a repigmentar a área. Em casos graves de pitiríase alba, um esteroide tópico pode ser comedidamente utilizado nas potências adequadas por curtos períodos de tempo (duas vezes ao dia por 2 semanas). Inibidores tópicos da calcineurina e análogos tópicos de vitamina D também podem oferecer algum alívio para indivíduos com pitiríase alba e podem ser usados por períodos mais longos.

HIPOPIGMENTAÇÃO PÓS-INFLAMATÓRIA

Causa comum de hipopigmentação benigna, caracterizada por redução na formação de melanina após inflamação cutânea.

SINÔNIMO Hipomelanose pós-inflamatória.

EPIDEMIOLOGIA

IDADE Qualquer idade.
GÊNERO M = F.
ETIOLOGIA Geralmente segue a involução de qualquer distúrbio cutâneo inflamatório (p. ex., lesões eczematosas ou psoriáticas, pitiríase rósea, queimaduras, distúrbios bolhosos, infecções etc.).

FISIOPATOLOGIA

Condições inflamatórias da epiderme podem resultar em alterações transitórias na biossíntese de melanossomos, produção e transporte de melanina. Pode ocorrer dano aos queratinócitos, tornando-os temporariamente, incapazes de aceitar a melanina proveniente dos dendritos melanocíticos. Inflamação aguda pode até resultar em perda completa de melanócitos ou da função melanocítica.

HISTÓRIA

SINTOMAS CUTÂNEOS Nenhum.

EXAME FÍSICO

Achados Cutâneos

TIPO Máculas, placas.
COR Esbranquiçada.
FORMATO Linear, oval, redondo, pontilhado, dependendo do processo primário (Fig. 12-2).
DISTRIBUIÇÃO Localizada ou difusa, dependendo do processo primário.
LÂMPADA DE WOOD Acentua a hipopigmentação. As lesões NÃO são despigmentadas.

DIAGNÓSTICO DIFERENCIAL

A história clínica de uma dermatose inflamatória antecedente ajuda a diferenciar a hipopigmentação pós-inflamatória da pitiríase versicolor, esclerose tuberosa, vitiligo, albinismo ou doença infecciosa (hanseníase etc.). Um exame clínico cuidadoso também ajuda a distinguir áreas hipopigmentadas de lesões completamente despigmentadas.

EXAMES LABORATORIAIS

DERMATOPATOLOGIA A biópsia cutânea pode demonstrar redução de melanina nos queratinócitos, infiltrado inflamatório pode ou não estar presente, dependendo do processo etiológico primário.
LÂMPADA DE WOOD Acentua a hipopigmentação. As lesões NÃO são despigmentadas.

EVOLUÇÃO CLÍNICA E PROGNÓSTICO

A hipopigmentação gradualmente melhora de forma espontânea no decorrer de alguns meses, desde que as áreas afetadas sejam mantidas livres de doença. Condições inflamatórias comuns que induzem hipopigmentação pós-inflamatória incluem psoríase, dermatite seborreica, dermatite atópica, líquen escleroso, líquen estriado, lúpus e pitiríase liquenoide crônica.

CONTROLE

A hipopigmentação pós-inflamatória é uma condição reativa benigna e, portanto, nenhum tratamento é necessário. A prevenção deve focar na eliminação do processo inflamatório primário, permitindo a recuperação dos melanócitos, depois a hipopigmentação lentamente regredirá. Pacientes devem ser avisados de que a melhora da hipopigmentação pode necessitar de períodos de semanas a meses livres de inflamação. Exposição à luz UV ambiente pode ajudar na repigmentação das áreas afetadas.

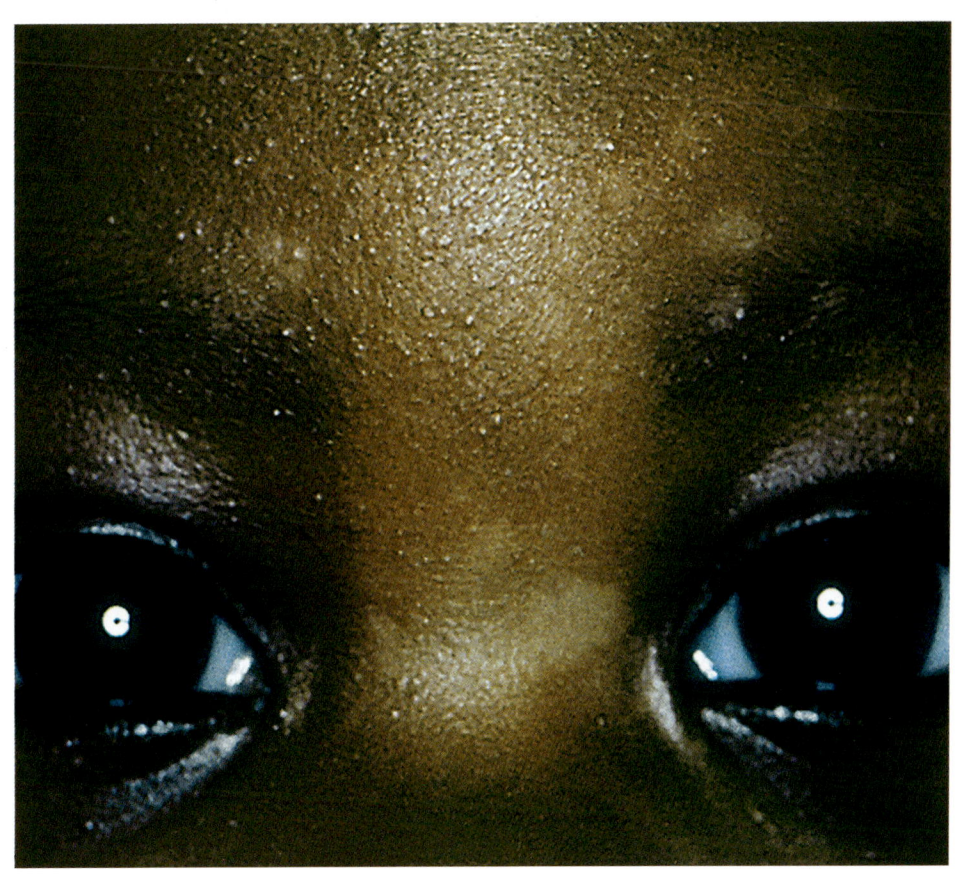

FIGURA 12-2 Hipopigmentação pós-inflamatória Máculas hipopigmentadas residuais após resolução de uma erupção no rosto de uma criança.

VITILIGO

Vitiligo é um distúrbio pigmentar adquirido, caracterizado clinicamente pelo desenvolvimento de máculas completamente despigmentadas, microscopicamente, pela ausência de melanócitos e, medicamente, pelo risco aumentado de doença imunomediada (p. ex., distúrbios tireóideos).

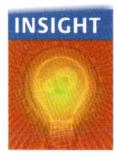

INSIGHT A despigmentação visível carrega um grande estigma cultural e religioso para muitos e, embora não apresente risco de vida, o vitiligo deve ser abordado com este conhecimento.

EPIDEMIOLOGIA

IDADE Qualquer idade, 50% têm seu início entre 10 e 30 anos de idade.
GÊNERO M = F.
RAÇA Todas as raças. Mais visível nos indivíduos de pele escura.
INCIDÊNCIA Comum. Afeta até 2% da população.
GENÉTICA Até 30% dos pacientes possuem um parente de primeiro grau com vitiligo. Famílias com doença da tireoide, diabetes tipo 1 e outros processos autoimunes apresentam maior risco de desenvolver vitiligo. Diversos lócus genéticos foram implicados: AIS1 (FOXD3), PTPN22, VIT1 (FBXO11), CTLA4, MITF, MHC (HLA-DRB1, HLA-DRB4, HLA-DQB1), ESR1, AIS2, AIS3, MLB2, CAT, VDR, MYG1, GCH1, NALP1 (SLEV1), ACE, AIRE, COMT.
ETIOLOGIA Provavelmente imunomediada.

FISIOPATOLOGIA

Nas lesões de vitiligo, há redução ou ausência de melanócitos funcionais na pele. Numerosos mecanismos patológicos para o vitiligo foram propostos: destruição autoimune dos melanócitos, defeito na estrutura e função dos melanócitos, defesa defeituosa contra os radicais livres, redução da sobrevida dos melanócitos, metabólitos autocitotóxicos, proteínas defectivas da membrana lipídica nos melanócitos, fatores de crescimento dos melanócitos defectivos, destruição neuroquímica dos melanócitos, etiologia viral.

HISTÓRIA

Tanto os fatores genéticos como os ambientais exercem um papel no vitiligo. Muitos pacientes atribuem o início do vitiligo ao trauma, como cortes, sítios de suturas etc. (fenômeno isomórfico ou de Koebner). Estresse emocional (p. ex., luto pela perda do parceiro) também é mencionado pelos pacientes como uma causa. As áreas despigmentadas aparecem gradualmente, e 30% ou mais da região podem sofrer repigmentação espontânea.

EXAME FÍSICO

Achados Cutâneos

TIPO Mácula, mancha.
TAMANHO Máculas em confete de 1 a 5 mm, grandes manchas de vários centímetros.
COR Despigmentação branca.
FORMATO Oval, padrões geográficos; linear.
DISTRIBUIÇÃO Face (periorificial), dorso das mãos, mamilos, axilas, umbigo, sacro, região inguinal, áreas anogenitais, extremidades (cotovelos, joelhos, dígitos, punhos, tornozelos, canelas), proeminências ósseas (Fig. 12-3).

Achados Cutâneos Associados

CABELOS Pelos brancos e cabelo grisalho prematuro, alopecia areata.
NEVO Nevo halo pode estar associado a vitiligo.
OLHOS Iritis em 10%, porém pode ser assintomática; alterações retinianas consistentes com coriorretinite curada em até 30% dos pacientes.
REPIGMENTAÇÃO FOLICULAR A repigmentação ocorre ao redor dos folículos pilosos (Fig. 12-4) como pequenas máculas que crescem e, por vezes, confluem em placas confluentes com coloração igual ou próxima à original. Quando áreas de repigmentação parcial são observadas, a pele pode ter uma aparência "tricrômica" (áreas normalmente pigmentadas, despigmentadas e repigmentadas).

Exame Geral

Presença de hiper ou hipotireoidismo em até 30% dos pacientes com vitiligo. Associações incomuns incluem diabetes melito, anemia perniciosa, doença de Addison, insuficiência gonadal, poliendocrinopatia, nevo halo, *alopecia areata* e líquen escleroso.

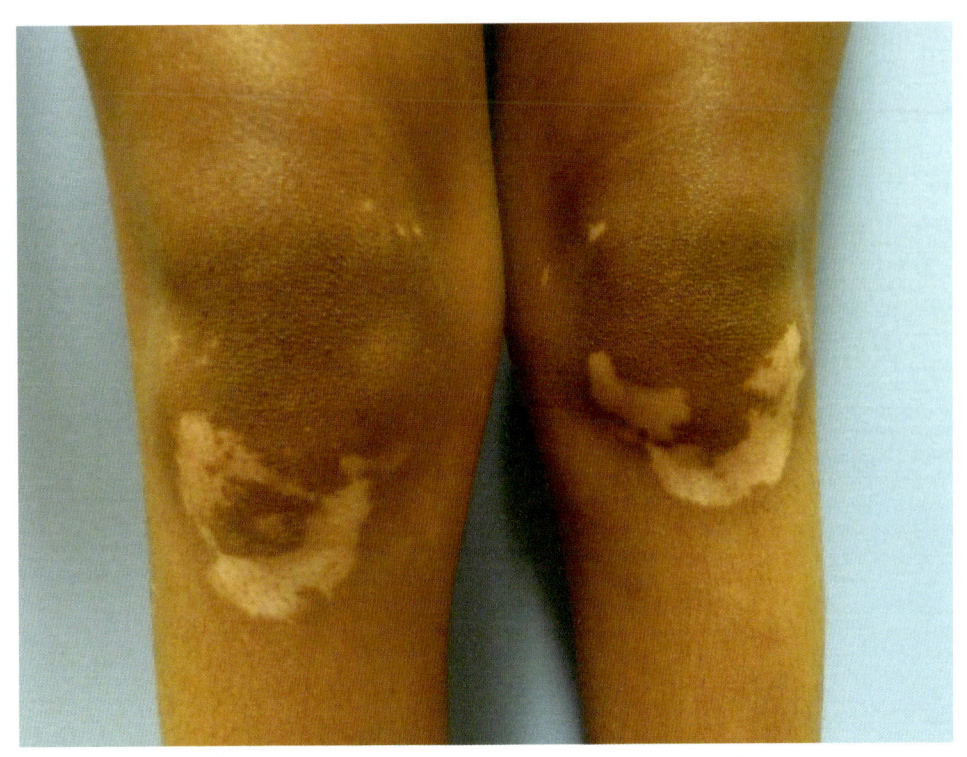

FIGURA 12-3 Vitiligo Áreas de despigmentação nos joelhos de uma criança com vitiligo.

DIAGNÓSTICO DIFERENCIAL

O diagnóstico diferencial das lesões cutâneas completamente despigmentadas incluem lúpus eritematoso, pitiríase alba, pitiríase versicolor, piebaldismo, leucodermia química, escleroderma, hanseníase, nevo acrômico, esclerose tuberosa, leucodermia com melanoma metastático e hipopigmentação pós-inflamatória.

EXAMES LABORATORIAIS

DERMATOPATOLOGIA Na biópsia cutânea, há completa ausência de melanócitos em máculas de vitiligo inteiramente desenvolvidas, porém, na margem das lesões, pode haver presença de melanócitos e uma leve resposta linfocítica.

EXAME LABORATORIAL DO SANGUE A realização de testes sanguíneos para T4, TSH, glicose, HC e cortisol (em pacientes de alto risco) pode ser indicada para exclusão de doenças autoimunes concomitantes. A pesquisa de condições autoimunes adicionais pode ser indicada com base na história patológica progressa e familiar.

LÂMPADA DE WOOD As áreas despigmentadas irão fluorescer com o exame da pele sob a lâmpada de Wood.

EVOLUÇÃO CLÍNICA E PROGNÓSTICO

O curso do vitiligo é imprevisível; lesões podem permanecer estáveis durante anos ou progredir rapidamente. Cerca de 30% dos pacientes apresentam algum grau de repigmentação espontânea ou induzida pelo sol. As crianças tendem a apresentar melhor prognóstico e ter menos endocrinopatias associadas que os adultos.

CONTROLE

Luz solar ambiente com protetor solar pode ajudar na repigmentação, especialmente em áreas esteticamente evidentes, como a face ou as mãos. Em crianças mais velhas, que sejam responsivas e complacentes ao tratamento com luz solar, pode-se realizar a fototerapia (UVB de banda estreita > PUVA). O uso limitado de esteroides tópicos nas áreas afetadas tem sido bem-sucedido, porém deve ser suspenso se não houver melhora clínica após 2 meses. O uso de pomada tópica de tacrolimus a 0,1% tem obtido sucesso sem os efeitos colaterais da luz ou terapia esteroide, podendo ser utilizada isolada ou em conjunto com outras modalidades de tratamento. Em adultos mais velhos e refratários ao tratamento, enxertos autólogos com *punch*, utilizando regiões cutâneas normais, podem ser transplantados para as áreas despigmentadas, porém este procedimento pode resultar em cicatrizes e despigmentação. Os cosméticos de camuflagem também podem ser úteis para áreas cosmeticamente visíveis.

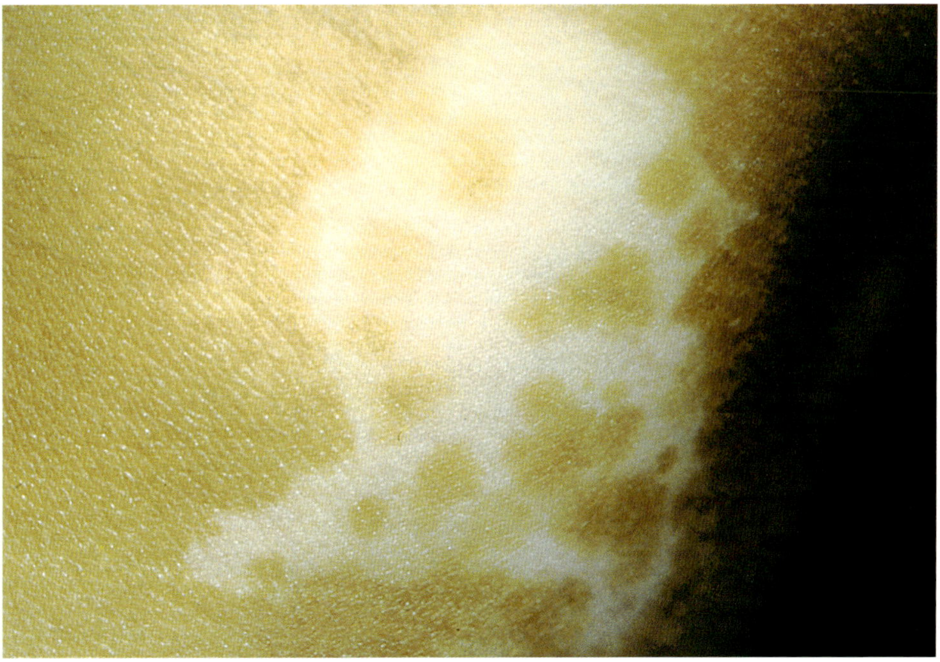

FIGURA 12-4 Vitiligo Área de vitiligo com "ilhas de repigmentação" características, indicativas de repigmentação folicular.

ALBINISMO OCULOCUTÂNEO

O albinismo oculocutâneo (AOC) é um grupo raro de distúrbios herdados, que se apresentam como ausência congênita de pigmento na pele, olhos e cabelos. A deficiência de pigmentos é causada por redução ou ausência de melanina, apesar do número normal de melanócitos na pele.

O AOC é, primariamente, uma herança AR e pode ser classificado de quatro formas:

1. AOC tipo 1: atividade da enzima tirosinase ausente (AOC1A) ou reduzida (AOC1B).
2. AOC tipo 2: mutações no gene P (resultando em transporte molecular defeituoso).
3. AOC tipo 3: mutações no gene que codifica a proteína 1 relacionada com a tirosinase (*TYRP1*).
4. AOC tipo 4: mutações no gene que codifica as proteínas transportadoras da membrana (MATP).

Pacientes com albinismo ocular (AO), primariamente, apresentam despigmentação da retina de herança recessiva ligada ao RLX, causada por mutação do gene do albinismo ocular tipo 1 (AO1).

EPIDEMIOLOGIA

IDADE Presente ao nascimento.
INCIDÊNCIA 1:20.000 em brancos. 1:1.500 em algumas tribos africanas.
GENÉTICA AOC: AR (raros casos de AD). AO: RLX (raros casos de AR).

FISIOPATOLOGIA

O AOC1 e o AOC3 são doenças de retenção no retículo endoplasmático (RE), no qual as proteínas mutadas (tirosinase ou TRP1, respectivamente) não conseguem sair do RE para se integrarem aos melanossomos. O AOC2 resulta em uma proteína P disfuncional, resultando no processamento ou transporte anormal da tirosinase. O AOC4 induz a formação de uma proteína transportadora defectiva. O AO possui uma membrana glicoproteica mutada que, supostamente, influencia o crescimento e a maturação melanossômica.

EXAME FÍSICO

Achados Cutâneos

TIPO Despigmentação macular do corpo inteiro (Fig. 12-5).
COR Branco ou bege-claro (tirosinase-negativo).
CABELOS Branco ou marrom-claro (tirosinase-positivo), vermelho.
OLHOS Translucência da íris, acuidade visual reduzida, fotofobia, estrabismo, nistagmo, ausência de visão binocular.

EXAMES LABORATORIAIS

Dermatopatologia

MICROSCOPIA ÓTICA Melanócitos estão presentes em números normais na pele e bulbo capilar em todos os tipos de albinismo. Dependendo do tipo de albinismo, a reação de oxidação da tirosina em DOPA é intensamente reduzida ou ausente nos melanócitos da pele e cabelos.
MICROSCOPIA ELETRÔNICA Os melanossomos estão presentes nos melanócitos de todos os tipos de albinismo, porém, dependendo do tipo, há redução do conteúdo da melanina nos melanossomos, com a completa ausência de melanina em muitos.
TESTE DO BULBO CAPILAR Os bulbos capilares são incubados em soluções de tirosina por 12 a 24 horas, com formação de novos pigmentos em pacientes normais ou AOC tirosinase-positivos, porém com ausência de formação de pigmentos nos tipos AOC tirosinase-negativos.

DIAGNÓSTICO DIFERENCIAL

O diagnóstico diferencial deve ser o de vitiligo de corpo inteiro, porém a translucência da íris e a presença de outros achados oculares no fundo de olho são sinais confiáveis de albinismo.

SEÇÃO 12 ALTERAÇÕES DA PIGMENTAÇÃO 275

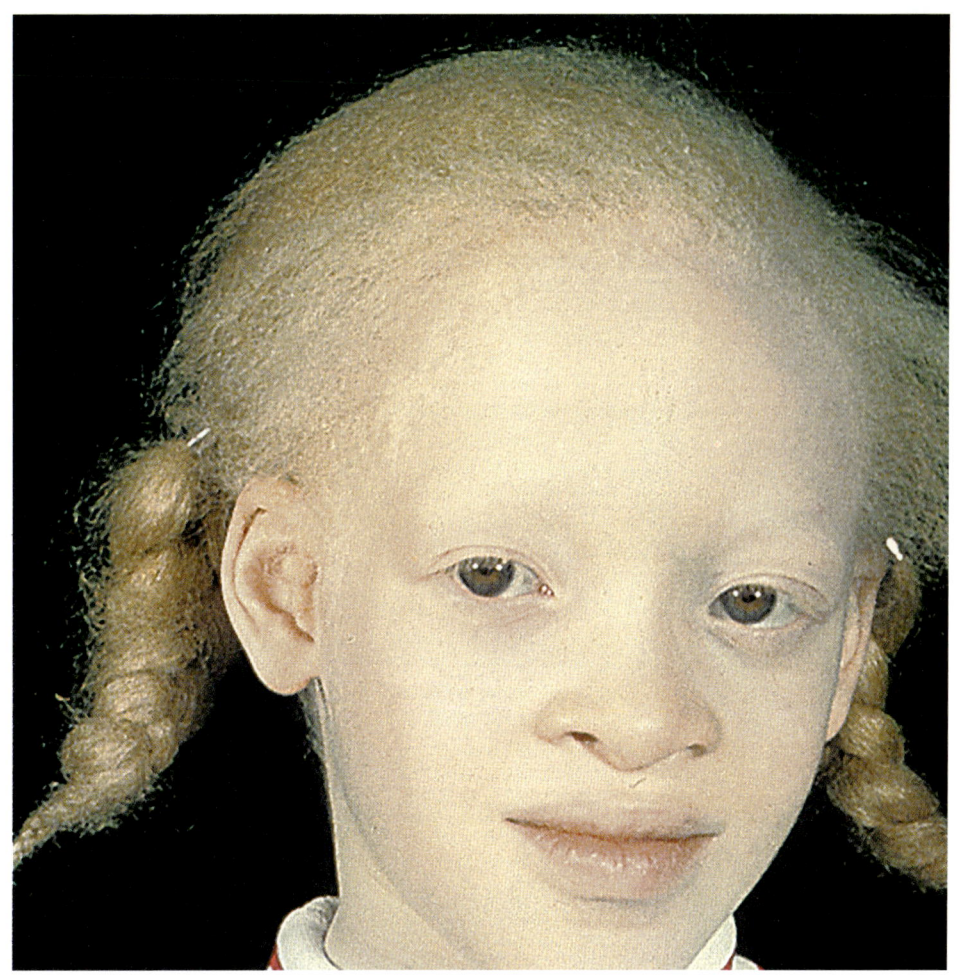

FIGURA 12-5 Albinismo Criança afro-americana com albinismo. Observe a cor clara da pele, cabelos e olhos na criança, enquanto a cor de pele constitucional da família é mais pigmentada.

EVOLUÇÃO CLÍNICA E PROGNÓSTICO

Dependendo do tipo de AOC e do grau de atividade da tirosinase, o albinismo oculocutâneo pode variar em gravidade, desde a completa perda de pigmento até uma diluição pigmentar sutil (Quadro 12-1). Os pacientes com AOC aprendem, desde pequenos, a evitar o sol, em razão das repetidas queimaduras solares, especialmente entre 1 e 3 anos de idade. Eles possuem uma expectativa de vida normal, porém podem ter problemas com a visão, ao ponto de cegueira, e cânceres de pele na vida adulta: carcinoma espinocelular (com metástases), carcinoma basocelular e melanomas (tipicamente amelanótico).

CONTROLE

É importante o reconhecimento do AOC no início da vida, para iniciar a educação precoce do paciente sobre os cuidados rigorosos de proteção da pele. É necessária a aplicação diária de protetores solares tópicos, potentes e de amplo espectro, incluindo proteção labial (FPS maior que 30). Roupas especiais que protegem contra os raios UV e chapéus de bordas amplas para reduzir a exposição solar. Recomenda-se evitar a exposição solar direta entre 10 h e 14 h, especialmente nas épocas do ano, ou em climas muito quentes. Pacientes com AOC devem realizar exames cutâneos periódicos regulares, pois estes ajudam na detecção precoce do câncer de pele. Pacientes também devem possuir óculos com proteção contra os raios UV e cuidados oftalmológicos regulares.

QUADRO 12-1 Classificação do Albinismo

Tipo	Subtipos	*Locus* Gênico	Inclui	Achados Clínicos
AOC1	AOC1A	TYR - 11q14–q21	AOC tirosinase-negativo	Cabelo e pele brancos, olhos (rosa ao nascimento → azul) Cânceres cutâneos são comuns.
	AOC1B	TYR - 11q14–q21	AOC de mínimo pigmento AOC platinado AOC amarelo AOC sensível à temperatura, tirosinase perde a atividade aos 35°C AO autossômico recessivo (alguns)	Pele branca a quase normal e pigmentação capilar Cabelo platinado (feomelanina) Cabelo amarelo (feomelanina), cabelo vermelho-claro ou marrom Pode apresentar pigmentação quase normal, porém não nas axilas
AOC2		P - 15q11–q12	Tirosinase-positiva AOC marrom	Cabelo amarelo, branco "cremoso" (África) Pele bege/marrom-clara (África)
AOC3		TYRP1 - 9p23	AOC autossômico recessivo (alguns) AOC ruivo	Pele vermelha a marrom-clara e olhos castanhos (África/ população afro-americana)
AOC4		MATP/SLC45A2 - 5p13		Hipopigmentação generalizada (Japão/população do leste Asiático)
AO1		OA1/GPR143 - Xp22.3	AO ligado ao X – albinismo ocular Nettleship-Falls	Pigmentação normal da pele, cabelo. Olhos hipopigmentados
AO2		OA2/CACNA1F - Xp11.23	AO ligado ao X – albinismo ocular Forsius - Eriksson	Nistagmo, astigmatismo, alterações na visão das cores, mudanças no pigmento da retina

AO, albinismo ocular; AOC, albinismo oculocutâneo; TRP1, proteína 1 relacionada com a tirosinase.

NEVO ACRÔMICO

O nevo acrômico é uma lesão hipomelanótica congênita, caracterizado por única mancha despigmentada, ausência segmentar de pigmento ou hipopigmentação ao longo das linhas de Blaschko, com um curso crônico persistente.

SINÔNIMO Nevo despigmentado, hipopigmentação linear nevoide.

EPIDEMIOLOGIA

IDADE Presente ao nascimento.
GÊNERO M = F.
PREVALÊNCIA 1 a cada 75 pessoas.

FISIOPATOLOGIA

O mecanismo proposto para o nevo acrômico é o de mosaicismo cromossômico.

HISTÓRIA

Pacientes nascem com a área de pele despigmentada, e a região é assintomática, porém persiste pelo resto da vida.

EXAME FÍSICO

Achados Cutâneos

TIPO Mácula ou manchas.
COR Branca ou bege-clara despigmentada (Fig. 12-6).
TAMANHO Alguns milímetros a vários centímetros.
FORMATO Isolado, segmentar ou linear seguindo as linhas de Blaschko.
DISTRIBUIÇÃO Tronco, abdome inferior, extremidades proximais > face, pescoço.

DIAGNÓSTICO DIFERENCIAL

Um nevo acrômico isolado deve ser diferenciado do vitiligo, nevo anêmico e lesões da esclerose tuberosa. Lesões muito extensas e múltiplas lesões hipomelanóticas lineares, seguindo as linhas de Blaschko, levantam o possível diagnóstico de hipomelanose de Ito, em que a pigmentação está associada a anormalidades dos pelos ou cabelos, SNC, olhos ou sistema musculoesquelético.

EXAMES LABORATORIAIS

DERMATOPATOLOGIA Lesões podem exibir números normais ou reduzidos de melanócitos.
MICROSCOPIA ELETRÔNICA Melanização está reduzida ou normal, com um número normal de melanócitos.
LÂMPADA DE WOOD Acentuação das áreas despigmentadas.

EVOLUÇÃO CLÍNICA E PROGNÓSTICO

As lesões persistem para o resto da vida, porém permanecem assintomáticas.

CONTROLE

Um nevo acrômico é assintomático e, para lesões pequenas, o tratamento não é necessário. Lesões extensas ou aquelas presentes na face, podem ser cosmeticamente irritantes ao paciente. Visto que as lesões do nevo acrômico não bronzeiam tão bem quanto a pele adjacente, elas se tornam mais perceptíveis com a exposição à luz UV. Consequentemente, uma proteção solar rigorosa (FPS 30 ou maior) mantém as lesões menos detectáveis cosmeticamente.

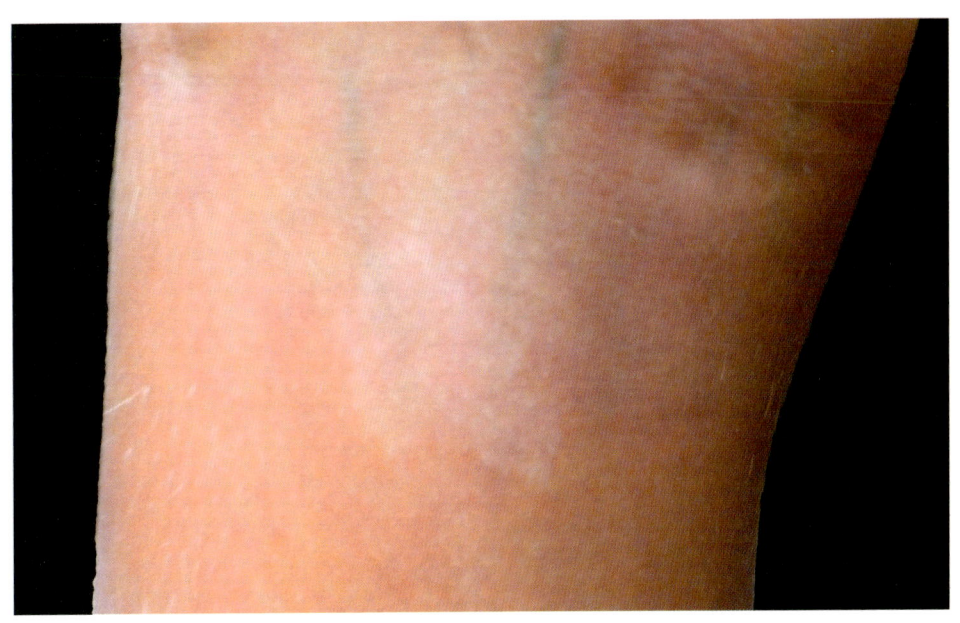

FIGURA 12-6 Nevo acrômico Área despigmentada na porção posterior da perna de uma criança.

NEVO ANÊMICO

Nevo anêmico é uma rara área congênita de pele pálida, representando perfusão reduzida focal.

SINÔNIMO Nevo farmacológico.

EPIDEMIOLOGIA

IDADE Recém-nascidos.
GÊNERO F > M.
PREVALÊNCIA Raro.

FISIOPATOLOGIA

Foi sugerido que o nevo anêmico origina-se a partir da sensibilidade focal aumentada dos vasos sanguíneos às catecolaminas vasculares e, portanto, há vasoconstrição permanentemente.

HISTÓRIA

As lesões estão presentes ao nascimento e persistem, assintomaticamente, para o resto da vida.

EXAME FÍSICO

Achados Cutâneos

TIPO Mácula ou mancha (Fig. 12-7).
TAMANHO Alguns milímetros a vários centímetros, em média de 5 a 10 cm.
COR Hipopigmentado, avascular.
DISTRIBUIÇÃO Tórax > face e extremidades.

DIAGNÓSTICO DIFERENCIAL

O diagnóstico diferencial inclui nevo acrômico, esclerose tuberosa, vitiligo, hipomelanose de Ito, incontinência pigmentar. Três fatores podem ajudar a diferenciar um nevo anêmico de um distúrbio pigmentar: (1) um nevo anêmico não é acentuado pela lâmpada de Wood; (2) pressão sobre a lesão por uma lâmina histológica torna a lesão inaparente da pele normal adjacente; e (3) golpes ou aplicação de calor fracassam em induzir eritema na lesão (Fig. 12-7).

EXAMES LABORATORIAIS

DERMATOPATOLOGIA Uma biópsia cutânea revela número normal de vasos sanguíneos e melanócitos. A biópsia seria, provavelmente, interpretada como pele normal.
LÂMPADA DE WOOD Não intensifica a lesão.

EVOLUÇÃO CLÍNICA E PROGNÓSTICO

O nevo anêmico persiste por toda a vida e, geralmente, é assintomático. Quase sempre são perceptíveis somente quando há vasodilatação adjacente causada por calor ou estresse. Em indivíduos com múltiplas máculas café com leite e um nevo anêmico – particularmente no pescoço ou no tórax –, pode ser considerada a possibilidade de uma associação com neurofibromatose tipo 1.

CONTROLE

Nenhum tratamento é eficaz ou necessário.

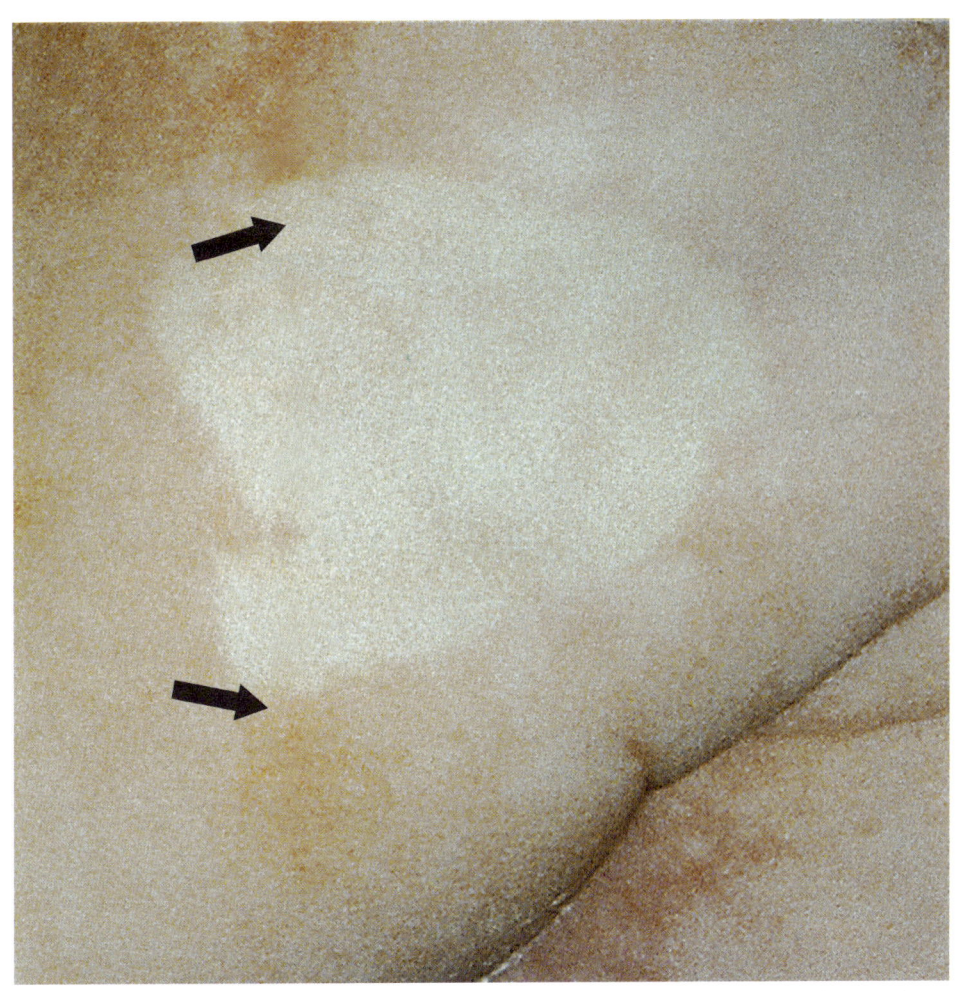

FIGURA 12-7 Nevo anêmico Mácula hipopigmentada, presente desde o nascimento. Atritar a lesão produz resposta eritematosa normal na periferia (*setas*), porém não na lesão, indicando sua avascularidade.

DISTÚRBIOS DE HIPERPIGMENTAÇÃO

O aumento de melanina na pele pode resultar em hipermelanose, podendo ocorrer por dois mecanismos principais:

1. Número aumentado de melanócitos na epiderme, produzindo hipermelanose melanocítica.
2. Número normal de melanócitos na epiderme, porém quantidade aumentada de melanina produzindo hipermelanose melanocítica [p. ex., hiperpigmentação pós-inflamatória (HPI)]

HIPERPIGMENTAÇÃO PÓS-INFLAMATÓRIA

A hiperpigmentação pós-inflamatória (HPI) é uma entidade comum, caracterizada pelo aumento da formação e deposição de melanina após inflamação cutânea.

SINÔNIMO Hipermelanose pós-inflamatória.

EPIDEMIOLOGIA

IDADE Qualquer idade.
GÊNERO M = F.
RAÇA Mais grave e duradouro em indivíduos de pele mais escura.
ETIOLOGIA O aumento adquirido da melanina pode ocorrer após qualquer processo inflamatório (trauma físico, acne, fricção, dermatite por irritante, dermatite eczematosa, líquen simples crônico, psoríase, pitiríase rósea, erupção fixa medicamentosa, líquen plano, pioderma, fotodermatite, dermatite herpetiforme, lúpus eritematoso).

FISIOPATOLOGIA

Condições inflamatórias da pele podem resultar em aumento de melanina na epiderme ou derme. As formas epidérmicas de HPI são causadas por aumento na síntese de melanina e/ou transferência aos queratinócitos. As formas dérmicas da HPI são causadas pela fagocitose de melanossomos pelos melanófagos dérmicos após lesão cutânea.

EXAME FÍSICO

Achados Cutâneos

TIPO Máculas, manchas (Fig. 12-8).
TAMANHO Alguns milímetros a vários centímetros.
COR HPI epidérmica: bege a marrom-clara. HPI dérmica: cinza-azulada a marrom-azulada.
FORMATO Linear, oval, redondo, pontilhado, dependendo do processo primário.

DISTRIBUIÇÃO Localizada ou difusa, dependendo do processo primário.

DIAGNÓSTICO DIFERENCIAL

A história clínica de processo inflamatório anterior ajuda a distinguir a HPI das proliferações melanocíticas (efélides, lentigos, nevos), anormalidades endócrinas (doença de Addison, terapia estrogênica, tumores produtores de ACTH e MSH, hipertireoidismo), distúrbios metabólicos (hemocromatose, porfiria cutânea tardia, ocronose), melasma, melanoma, esclerodermia, gravidez, hiperpigmentação induzida por drogas, dermatose cinzenta e amiloidose macular.

EXAMES LABORATORIAIS

DERMATOPATOLOGIA HPI epidérmica: aumento de melanina nos queratinócitos epidérmicos. HPI dérmica: aumento de melanina nos melanófagos dérmicos.
LÂMPADA DE WOOD Acentuação da pigmentação epidérmica.

EVOLUÇÃO CLÍNICA E PROGNÓSTICO

A hiperpigmentação epidérmica gradualmente desaparece no decurso de meses, desde que a dermatose subjacente seja mantida sob controle. A hiperpigmentação dérmica é mais difícil de eliminar e pode persistir por toda a vida. Indivíduos de pele mais escura apresentam curso mais refratário.

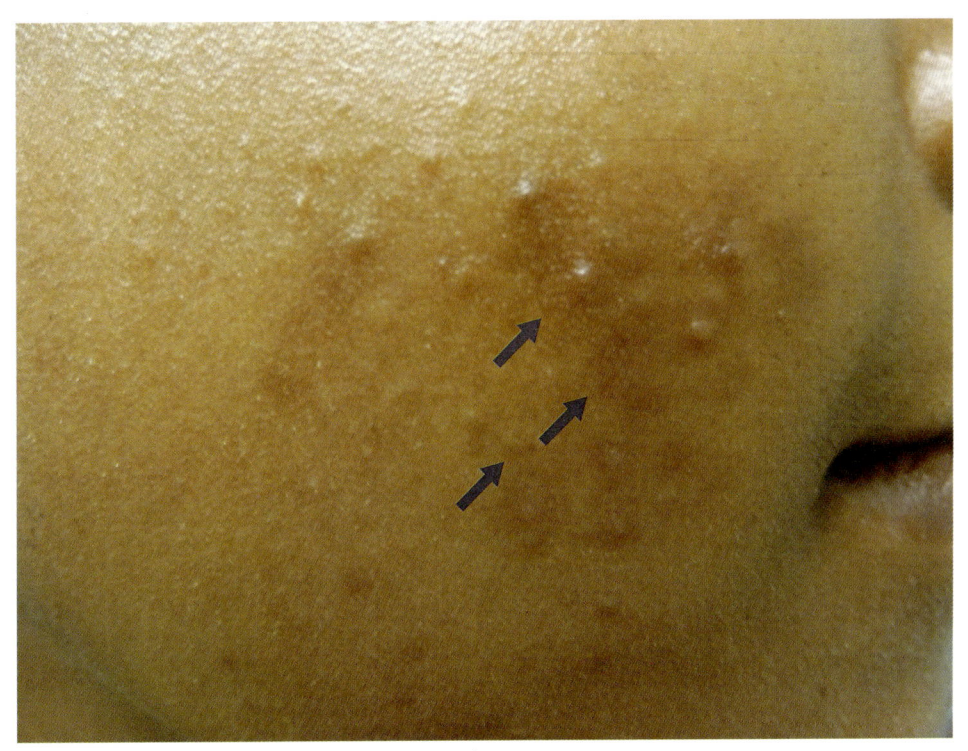

FIGURA 12-8 Hiperpigmentação pós-inflamatória Áreas hiperpigmentadas (*setas*) decorrentes de lesões inflamatórias em um adolescente com acne.

CONTROLE

Tratamento não é necessário e, com um bom controle da dermatose subjacente, a hiperpigmentação (HPI epidérmica > HPI dérmica) desaparecerá com o tempo. Para acelerar a resolução da HPI, diversas abordagens tópicas apresentam sucesso limitado: proteção solar (FPS 30 ou maior), ácido azelaico, hidroxiácidos, hidroquinona (2-4%) ou uma associação de esteroide/hidroquinona/retinoide. Pacientes devem ser avisados de que, com o uso de todas as terapias, é possível a piora da hiperpigmentação. Eles também devem ser informados sobre a proteção solar durante o uso destes produtos, assim como sobre a lenta ação terapêutica dos mesmos (3-4 meses são necessários antes que o efeito terapêutico seja alcançado).

Tratamentos com *laser* são mais bem-sucedidos para a HPI epidérmica do que para a HPI dérmica. Porém, os *lasers* apresentam limitações, especialmente em peles escuras em que a pigmentação constitutiva pode ser perdida.

HIPERMELANOSE NEVOIDE LINEAR E ESPIRALADA

Hipermelanose nevoide linear e espiralada é uma hiperpigmentação benigna, congênita e listrada, que segue as linhas de Blaschko, causada por mosaicismo genético.

SINÔNIMOS Hiperpigmentação nevoide linear, hiperpigmentação em listras e espirais, hiperpigmentação reticulada e hiperpigmentação zosteriforme.

EPIDEMIOLOGIA

IDADE Ao nascimento ou logo após.
GÊNERO M = F.
RAÇA Nenhuma predileção racial.
PREVALÊNCIA Rara.
ETIOLOGIA Mosaicismo cromossômico pode estar presente.

FISIOPATOLOGIA

Acredita-se que a hiperpigmentação nevoide ao longo das linhas de Blaschko resulte do mosaicismo somático durante a embriogênese, provavelmente em decorrência de um grupo heterogêneo de anormalidades genéticas e não apenas em razão de uma entidade específica. As linhas espiraladas de pigmento, possivelmente, representam a migração e proliferação clonal dos precursores embrionários de melanócitos.

HISTÓRIA

Faixas espiraladas, do tipo "bolo mármore", de hiperpigmentação aparecem logo após o nascimento, sem prévio exantema, persistem, assintomaticamente, por toda a vida e podem-se tornar menos proeminentes com o tempo. Há raros relatos de defeitos cardíacos, neurológicos ou musculoesqueléticos associados.

EXAME FÍSICO

Achados Cutâneos

TIPO Hiperpigmentação macular espiralada (Fig. 12-9).

COR Hiperpigmentação. Ocasionalmente, hipopigmentação.
TAMANHO Vários centímetros ao corpo inteiro.
DISTRIBUIÇÃO Área localizada, membro inteiro, quadrante ou todo o corpo. As membranas mucosas, palmas e plantas são poupadas.

DIAGNÓSTICO DIFERENCIAL

História e exame físico sem prévio exantema e nenhuma anomalia associada diferencia a hiperpigmentação nevoide linear e espiralada da incontinência pigmentar (terceiro estágio), hipomelanose de Ito, nevos epidérmicos ou outras síndromes pigmentares reticulares.

EXAMES LABORATORIAIS

DERMATOPATOLOGIA A biópsia cutânea revela hiperpigmentação basal com leve aumento dos melanócitos basais sem incontinência de pigmento.

EVOLUÇÃO CLÍNICA E PROGNÓSTICO

Os achados cutâneos são congênitos, assintomáticos e persistem por toda a vida sem complicações. Em todos os casos, ocorre o clareamento da pigmentação ao longo do tempo.

CONTROLE

A hiperpigmentação linear e espiralada é benigna e assintomática, porém pode ser cosmeticamente angustiante aos pacientes. Tratamentos tópicos não são eficazes. Cosméticos de camuflagem podem ajudar. Tratamentos a *laser* como uma possível modalidade de tratamento estão sendo investigados.

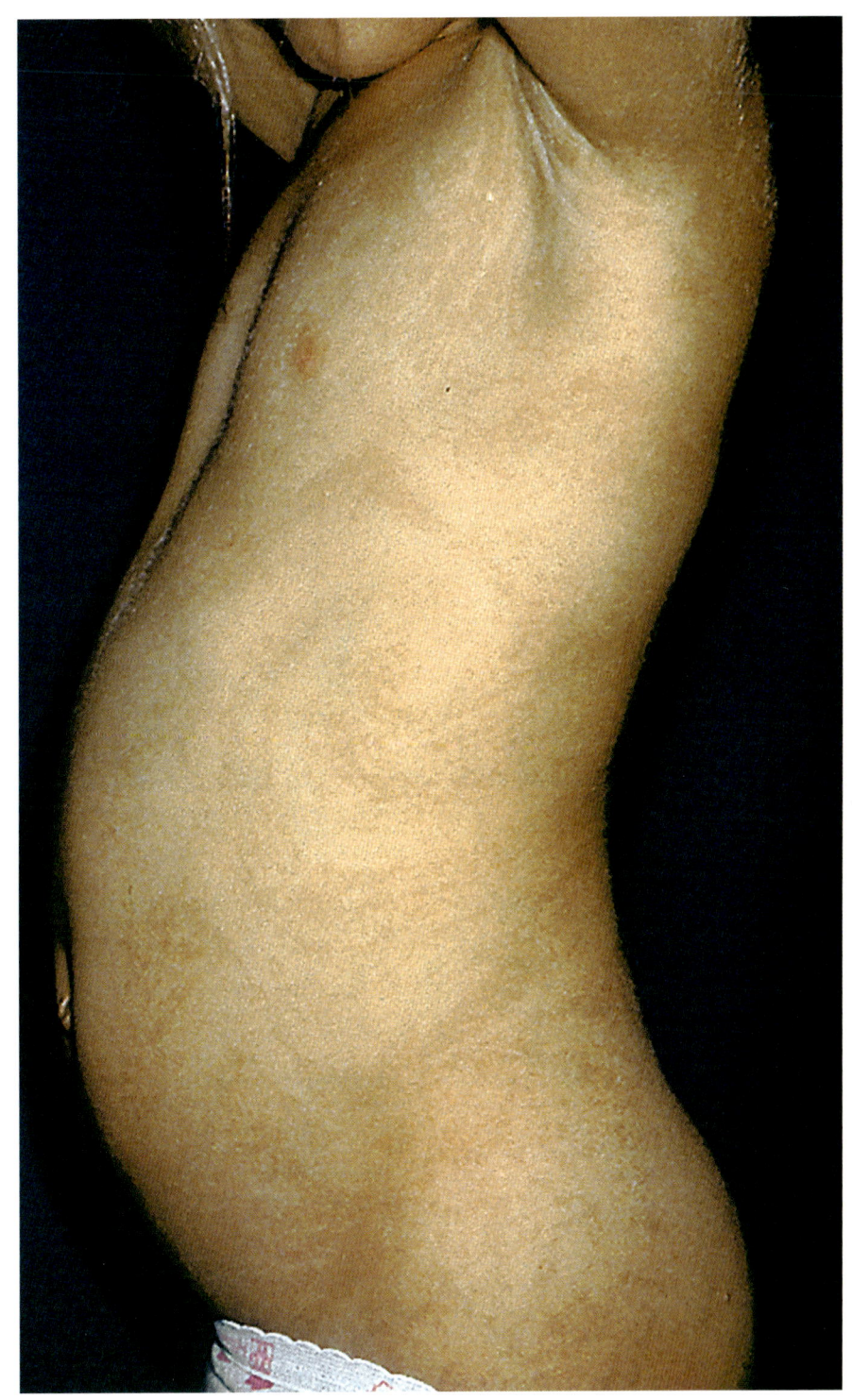

FIGURA 12-9 Hipermelanose linear e espiralada Hiperpigmentação espiralada congênita presente desde o nascimento em uma criança saudável.

SEÇÃO 13

DISTÚRBIOS NEUROCUTÂNEOS

Distúrbios neurocutâneos pertencem a um grupo de condições herdadas, associadas a anomalias cutâneas, do sistema nervoso central (SNC) e periférico, e outras anomalias sistêmicas. Embriologicamente, a pele e o sistema nervoso são derivados da mesma crista neural, por isso, não é inesperado que muitos distúrbios neurológicos possuam anomalias cutâneas associadas.

NEUROFIBROMATOSE

A neurofibromatose (NF) é um distúrbio autossômico dominante, caracterizado por manchas café com leite (MCCL), efélides axilares, neurofibromas cutâneos e tumores do sistema nervoso.
 A NF possui sete subtipos reconhecidos:

1. NF-1: doença de von Recklinghausen, mutação no gene *NF1*, neurofibromina anormal.
2. NF-2: Neuroma acústico, mutação do gene *NF2*, merlin/neurofibromina 2 anormal.
3. NF-3: NF mista com neurofibromas centrais e periféricos.
4. NF-4: NF variante.
5. NF-5: NF segmentar.
6. NF-6: Apenas máculas café com leite (MCCL).
7. NF-7: NF de início tardio.

SINÔNIMO Doença de von Recklinghausen. (NF tipo 1).

EPIDEMIOLOGIA

IDADE Nascimento: neurofibromas plexiformes (25%). Dos 2 aos 3 anos de idade: MCCL (> 90%), efélides axilares ou inguinais (80%).
Puberdade: outros neurofibromas cutâneos (até 90%).
GÊNERO M > F.
RAÇA Todas as raças.
INCIDÊNCIA NF-1, 1:3.000 pessoas; NF-2, 1:40.000 pessoas.
HEREDITARIEDADE AD, com expressividade variável.

FISIOPATOLOGIA

NF-1 é um distúrbio herdado de modo autossômico dominante, causado por uma mutação no cromossomo 17q11.2. O produto genético, "neurofibromina", regula negativamente a família Ras de moléculas sinalizadoras por intermédio de proteínas ativadoras de GTP (proteínas GAP). O NF-2 é um distúrbio herdada autossômico dominante, causado por mutação no cromossomo 22q12.2. O produto genético Merlin (também conhecido como neurofibromina 2) está supostamente envolvido com a sinalização da actina citoesquelética.

HISTÓRIA

As MCCLs, geralmente, estão presentes ao nascimento, mas também podem aparecer durante os primeiros 3 anos de vida; os neurofibromas aparecem durante o final da adolescência e podem ser sensíveis à palpação. As manifestações clínicas podem variar, dependendo do órgão afetado: cefaleia hipertensiva (feocromocitomas), fraturas patológicas (cistos ósseos), retardo mental, tumor cerebral (astrocitoma), baixa estatura, puberdade precoce (menstruação precoce, hipertrofia clitoriana) podem ocorrer.

EXAME FÍSICO

Achados Cutâneos

MCCLs Máculas marrons "café com leite" de 2 mm a > 20 cm (90%). Frequentemente com formato oval (Fig. 13-1).

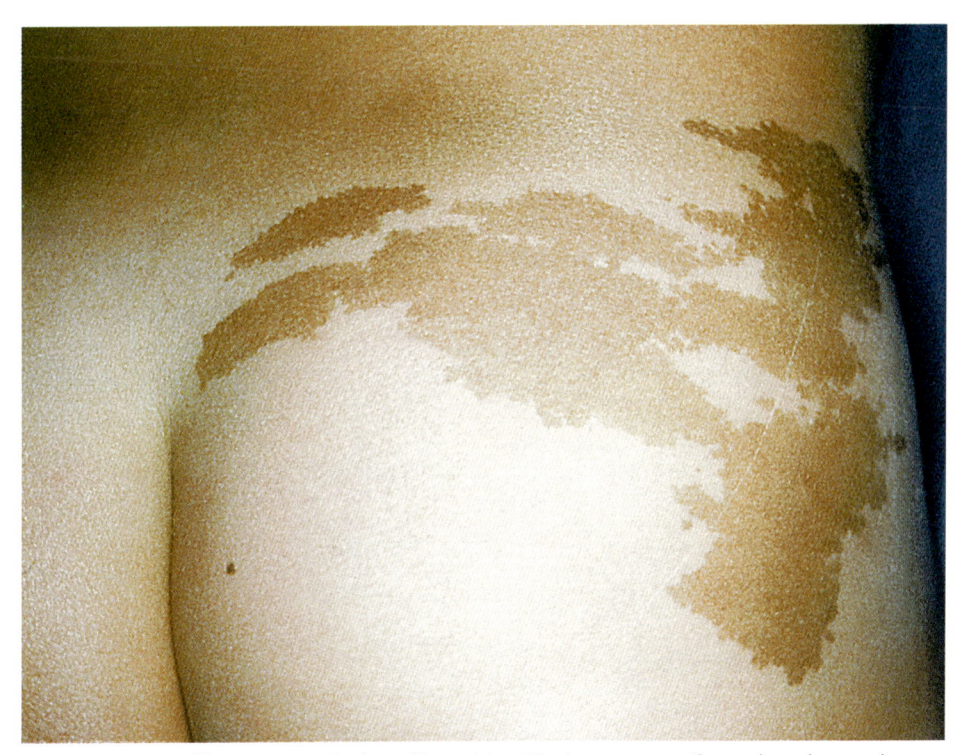

FIGURA 13-1 Neurofibromatose, máculas café com leite Máculas marrons uniformes bem demarcadas, nas nádegas de um paciente com neurofibromatose.

SINAL DE CROWE Efélides nas dobras axilares ou inguinais (80%) (Fig. 13-2).
NEUROFIBROMAS Nódulos hipercrômicos com um sinal conhecido como *button-hole* ("em casa de botão") – invaginação com a ponta do dedo (60-90%) (Fig. 13-3). Ocasionalmente, pode ser subcutâneo, abaixo da superfície da pele.
NEUROMAS PLEXIFORMES Lesões frouxas macias e beges, descritas como "saco de vermes" (25%).
NEVO ANÊMICO Área de pele aparentemente hipopigmentada resultante da vasoconstrição de vasos sanguíneos cutâneos excessivamente sensíveis. Visto no pescoço e na parte superior do tórax de indivíduos com NF (até 50%).
TUMOR GLÔMICO Pápula vascular dolorosa eritemato-azulada nos dedos das mãos ou dos pés, muitas vezes situada no leito ungueal.
XANTOGRANULOMA JUVENIL Pápulas verrucosas amarelo-alaranjadas com aspecto ressecado (15%).
DISTRIBUIÇÃO DAS LESÕES Distribuídas aleatoriamente, porém podem ser localizadas em uma região (NF segmentar).

Achados Gerais

OCULAR Nódulos de Lisch – hamartoma pigmentado da íris (> 90%), hipertelorismo (25%), glaucoma.
MUSCULOESQUELÉTICO Macrocefalia (20%-50%), displasia do osso esfenoide (< 5%), escoliose (10%), espinha bífida, pseudoartrose (2%), adelgaçamento do córtex de ossos longos, crescimento excessivo ósseo local, patela ausente.
TUMORES Glioma óptico (15%), tumores malignos da bainha de nervos periféricos (originam-se de neurofibromas plexiformes) (15%), feocromocitoma (1%), leucemia mielomonocítica juvenil (especialmente em pacientes com XGJ), rabdomiossarcoma, carcinoide duodenal, somatostatinoma, adenoma paratireóideo.
SNC Déficit de aprendizagem (50%), convulsões (5%), retardo mental (5%), hidrocefalia (2%).
CARDIOVASCULAR Hipertensão (30%), estenose pulmonar (1%), estenose da artéria renal (2%).

EXAMES LABORATORIAIS

Dermatopatologia

MCCL Aumento de melanina na epiderme, aumento de melanócitos, melanossomos gigantes.
NEUROFIBROMAS Pequenas fibras nervosas dérmicas com fibroblastos, células de Schwann e células perineurais adjacentes.
NEUROFIBROMAS PLEXIFORMES Grandes nervos hipertrofiados com células de Schwann e fibroblastos em forma de fuso em uma matriz mixoide.
LÂMPADA DE WOOD MCCLs são mais facilmente visualizadas pelo exame com a lâmpada de Wood.

DIAGNÓSTICO DIFERENCIAL

MCCLs também podem estar presentes na síndrome de Albright (displasia fibrosa poliostótica). Na síndrome de Albright, as MCCLs, frequentemente, possuem margem irregular denominada "costa do Maine", quando comparada com as MCCLs na NF-1, que possuem bordas lisas denominadas "costa da Califórnia". Outros critérios listados acima são necessários para estabelecer um diagnóstico da NF.

EVOLUÇÃO CLÍNICA E PROGNÓSTICO

Há envolvimento variável de órgãos afetados no decorrer do tempo, com os pacientes de NF-1 sendo os mais gravemente envolvidos. Alterações cutâneas podem variar desde algumas máculas pigmentadas até intenso desfiguramento com milhares de nódulos, hipertrofia segmentar e neurofibromas plexiformes. A taxa de mortalidade é mais alta que na população normal, principalmente em decorrência do desenvolvimento de tumores sistêmicos e complicações durante a vida adulta.

CONTROLE

É importante estabelecer o diagnóstico para acompanhar os pacientes com uma abordagem multidisciplinar.

NF-1 O diagnóstico da NF-1 pode ser feito quando **dois** dos seguintes critérios do NIH (National Institutes of Health) são satisfeitos:

1. Seis ou mais MCCLs (< 5 anos: MCCL > 5 mm cada; > 5 anos: MCCL > 1,5 cm cada).
2. Múltiplas efélides na região axilar e/ou inguinal (sinal de Crowe).
3. Dois ou mais neurofibromas de qualquer tipo, ou um neurofibroma plexiforme.
4. Lesão óssea (esfenoide com displasia, adelgaçamento do córtex de ossos longos, com ou sem pseudoartrite).
5. Glioma(s) do nervo óptico.
6. Dois ou mais nódulos de Lisch (hamartomas da íris) no exame com lâmpada de fenda.
7. Parentes de primeiro grau (pais, irmãos ou filhos) com NF-1 em razão dos critérios acima.

Noventa e sete por cento dos pacientes com NF-1 satisfazem estes critérios aos 8 anos de idade e 100% aos 20 anos de idade. Na NF-1, grupos de suporte auxiliam o ajuste social em pessoas gravemente afetadas. Um ortopedista deve tratar os dois principais problemas ósseos: cifoescoliose e encurvamento da tíbia. O cirurgião plástico pode fazer a cirurgia reconstrutiva da assimetria facial. Os transtornos de fala e distúrbios de aprendizagem devem ser avaliados por um psicólogo. Rigoroso acompanhamento anual deve ser mandatório para detectar sarcomas e leucemias e para detectar novas lesões dermatológicas, sintomas neurológicos ou início da hipertensão. A avaliação oftalmológica regular também é encorajada.

NF-2 O diagnóstico da NF-2 pode ser feito por:

1. TC ou RM demonstrando neuromas acústicos bilaterais ou
2. Um parente de primeiro grau (pais, irmãos, filhos) com NF-2 e:
   a. Massa unilateral no nervo VIII ou
   b. Dois dos seguintes: neurofibroma, meningioma, glioma, schwannona, opacidade subcapsular lenticular juvenil.

Schwannomas cutâneos são observados na maioria dos pacientes com NF-2 (67%).

NF-5 Na NF-5, a doença apresenta distribuição linear em decorrência da mutação pós-zigótica e mosaicismo. Nestes indivíduos, o envolvimento das gônadas pode resultar no nascimento de filhos com a forma mais grave da NF-1, portanto, recomenda-se o aconselhamento genético.

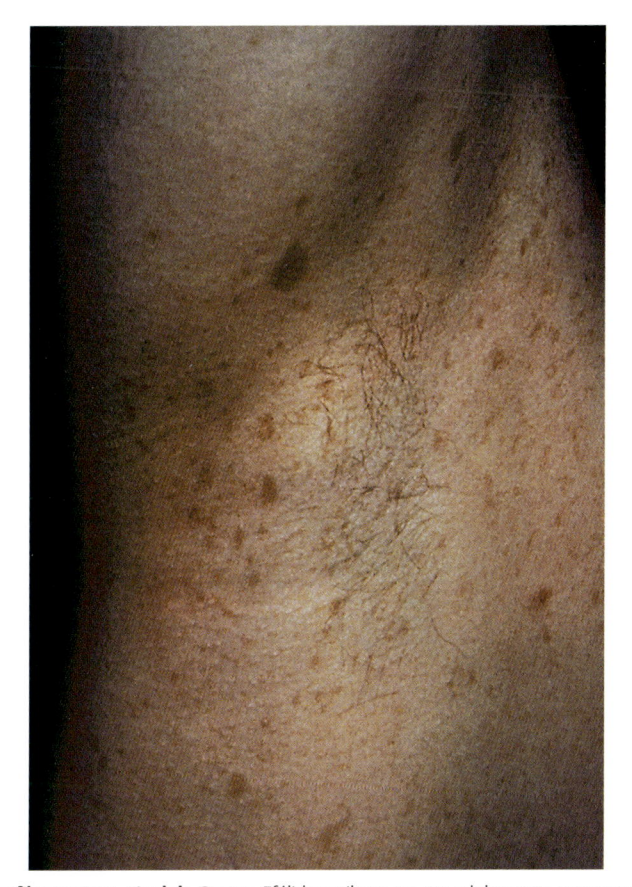

FIGURA 13-2 **Neurofibromatose, sinal de Crowe** Efélides axilares em um adolescente com neurofibromatose.

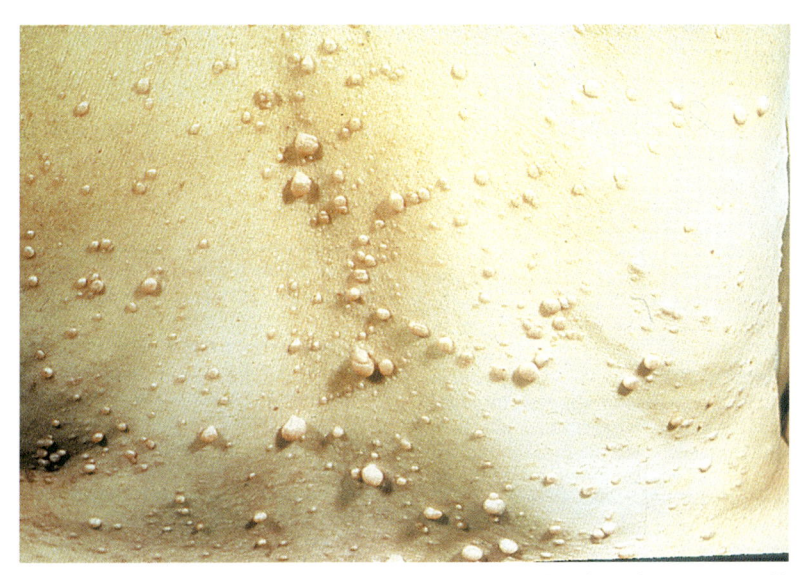

FIGURA 13-3 **Neurofibromatose, neurofibromas** Pápulas macias cor de pele no dorso são neurofibromas que apareceram no final da adolescência em um paciente com neurofibromatose.

ESCLEROSE TUBEROSA

A esclerose tuberosa é uma doença autossômica dominante, caracterizada pela tríade de convulsões, retardo mental e achados cutâneos (manchas brancas congênitas, angiofibroma facial).

SINÔNIMOS Epiloia (epi: epilepsia; loi: baixa inteligência; a: angiofibroma), doença de Bourneville.

EPIDEMIOLOGIA

IDADE Infância.
GÊNERO M = F.
RAÇA Todas as raças.
INCIDÊNCIA 1:10.000.
GENÉTICA AD, mais de 75% dos casos são novas mutações.

FISIOPATOLOGIA

Foram identificados defeitos genéticos no cromossomo 9p34 (denominado TSC1, 33-50% dos pacientes) e cromossomo 16p13 (denominado TSC2, 50-64% dos pacientes). O cromossomo 9q34 afeta o produto gênico hamartina, uma proteína que interage com a tuberina. O cromossomo 16p13 afeta o produto gênico tuberina – uma proteína capaz de regular negativamente as proteínas *Rab5* e *Rheb* pelo domínio da proteína GAP e impacta a sinalização *Ras e MAP quinase*. Ambas as mutações cromossômicas induzem alterações genéticas das células ectodérmicas e mesodérmicas com hiperplasia e um distúrbio da diferenciação celular embrionária.

HISTÓRIA

Máculas brancas aparecem no nascimento ou na infância (90% ocorrem por volta de 1 ano de idade, 100% aparecem aproximadamente aos 2 anos de idade), seguido por uma placa Shagreen (observada em 40% dos pacientes entre 2 e 5 anos de idade) e angiofibromas faciais na puberdade. As alterações cutâneas, geralmente, precedem os sintomas sistêmicos. Convulsões (95%) e espasmos infantis (70%) seguem os sinais cutâneos e convulsões de início precoce resultam em retardo mental mais intenso.

EXAME FÍSICO

Achados Cutâneos (96%)

1. Máculas hipomelanóticas (máculas hipopigmentadas em formato de folha, máculas em confete e máculas em "impressão digital"), 90% por volta de 1 ano de idade (Fig. 13-4A e B).
2. Pápulas/nódulos faciais de cor vermelha (adenoma sebáceo, angiofibroma), < 20% com 1 ano, 80% na idade adulta (Fig. 13-5).
3. Placas tronculares marrom-amareladas (placa Shagreen, nevo de tecido conectivo) em 40%, principalmente, nas nádegas (Fig. 13-6).
4. Pápulas periungueais/subungueais (fibromas, tumores de Koenen) em 30% a 60% (Fig. 13-7).
5. Placa fibrosa na fronte (hamartomas) em 20% (Fig. 13-8).
6. MCCLs em 30%. Veja seção anterior sobre "Neurofibromatose" para descrição das MCCLs.

Achados Gerais

OCULAR Hamartomas retinianos (40%), manchas acrômicas na retina (40%), astrocitoma retiniano.
MUSCULOESQUELÉTICO Refração cística óssea.
DENTÁRIO Esmalte dentário escavado (90%), fibromas gengivais.
PULMONAR Linfangioleiomiomatose (30% das pacientes do sexo feminino).
RENAL Angiolipomas bilaterais (90%), cistos, carcinoma.
ENDÓCRINO Puberdade precoce secundária a hipotireoidismo.
SNC Convulsões (95%), nódulos subependimais (80%), tubérculos corticais (90%), espasmos infantis (70%), retardo mental, calcificação intracraniana, astrocitoma de células gigantes.
CARDÍACO Rabdomioma miocárdico (80%), síndrome de Wolff-Parkinson-White.

EXAMES LABORATORIAIS

DERMATOPATOLOGIA Máculas brancas: número reduzido de melanócitos, tamanho reduzido dos melanossomos, redução de melanina nos melanócitos e queratinócitos. Angiofibroma: fibrose dérmica, dilatação capilar, ausência de tecido elástico.
MCCL: aumento de melanina na epiderme, aumento no número de melanócitos, melanossomos gigantes.
LÂMPADA DE WOOD Acentua as lesões despigmentadas e hiperpigmentadas.
RADIOGRAFIA DE CRÂNIO Múltiplas calcificações são observadas em 50% a 75% dos indivíduos.
RM OU TC Em crianças pequenas, quando as radiografias do crânio não são diagnósticas, a observação de pequenas calcificações e dilatação ventricular ajudam no diagnóstico.

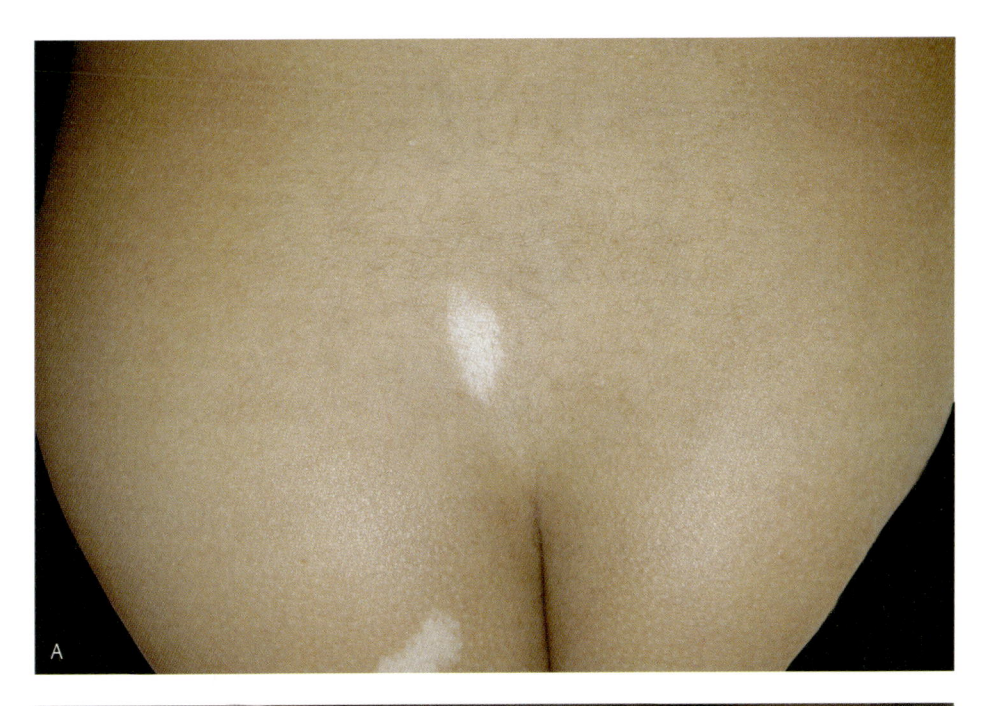

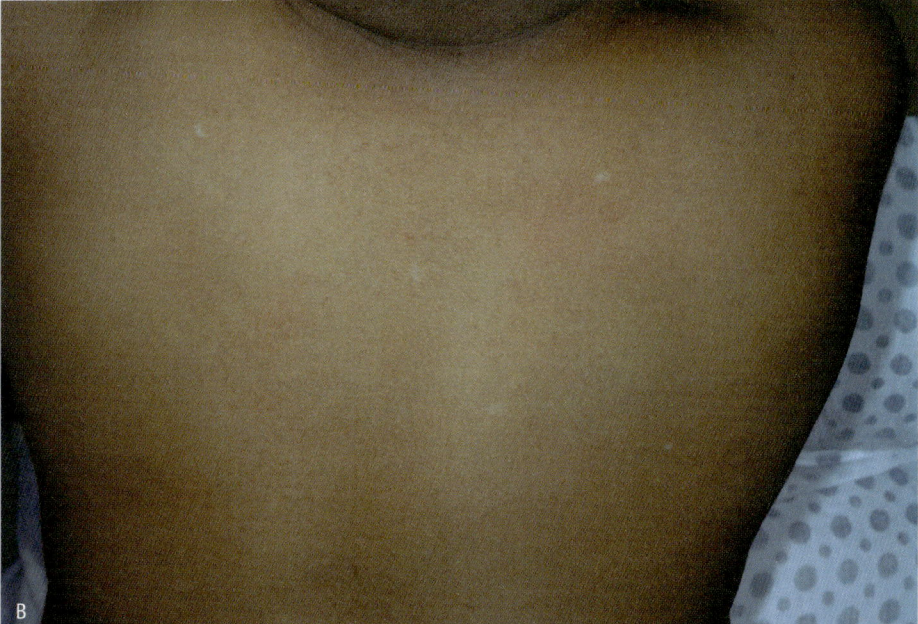

FIGURA 13-4 Esclerose tuberosa, máculas em formato de folha (**A**) Máculas hipomelanóticas em formato de folha (formato oval) na região lombar de uma criança com esclerose tuberosa. (**B**) Máculas hipopigmentadas difusas no dorso de uma criança.

DIAGNÓSTICO DIFERENCIAL

O diagnóstico pode ser difícil ou impossível em um infante quando as máculas são os únicos achados cutâneos. Inicialmente, a ET pode ser confundida com nevo acrômico, vitiligo ou piebaldismo. Os angiofibromas (adenoma sebácco) da face são quase patognômicos, porém não surgem até o final da infância ou mais tarde.

Mesmo quando típicas máculas hipomelanóticas em formato de folha ou máculas em "impressão digital" estão presentes, é necessário confirmar o diagnóstico. Um neurologista pediátrico pode avaliar o paciente com um estudo dos membros da família e pela obtenção de exames de imagem. Deve-se considerar a possível ausência de retardo mental e convulsões.

EVOLUÇÃO CLÍNICA E PROGNÓSTICO

Os critérios diagnósticos para o complexo esclerose tuberosa possuem **dois aspectos principais**, como listados abaixo ou **um aspecto principal** e **dois aspectos menores**.

1. **Aspectos principais** incluem angiofibromas faciais ou placa na fronte, fibromas ungueais ou periungueais, três ou mais máculas hipomelanóticas, placa Shagreen (nevo de tecido conectivo), hamartomas retinianos nodulares, tubérculos corticais, nódulos subependimais, astrocitoma subependimal de células gigantes, angiomiolipoma renal, rabdomioma cardíaco, linfangioleiomiomatose pulmonar.
2. **Aspectos menores** incluem lesões cutâneas em confete, escavações dentárias, fibromas gengivais, mancha acrômica na retina, linhas de migração radial na substância branca cerebral, cistos renais, pólipos retais, cistos ósseos ou hamartomas não renais.

CONTROLE

O tratamento visa aos órgãos afetados. Em casos graves de ET, 30% dos pacientes morrem antes do quinto ano de vida, e 50% a 75% antes de chegarem a idade adulta. A maioria dos pacientes morre em razão de tumores no SNC de estado epiléptico.

Cada paciente com ET recém-diagnosticada deve ser submetido a uma TC ou RM na procura de nódulos subependimais ou tubérculos corticais confirmatórios no cérebro. As convulsões podem ser controladas com terapia anticonvulsivante. Ultrassonografia renal deve ser obtida para monitorar ou doença renal policística ou, raramente, o carcinoma maligno de células renais. ECGs podem ser anormais antes do aparecimento clínico de arritmias. Em mulheres, uma TC pulmonar detectará linfangioleiomiomatose. Além disso, exame oftalmológico, testes de desenvolvimento neural, aconselhamento genético e grupos de suporte são recomendados.

SEÇÃO 13 DISTÚRBIOS NEUROCUTÂNEOS

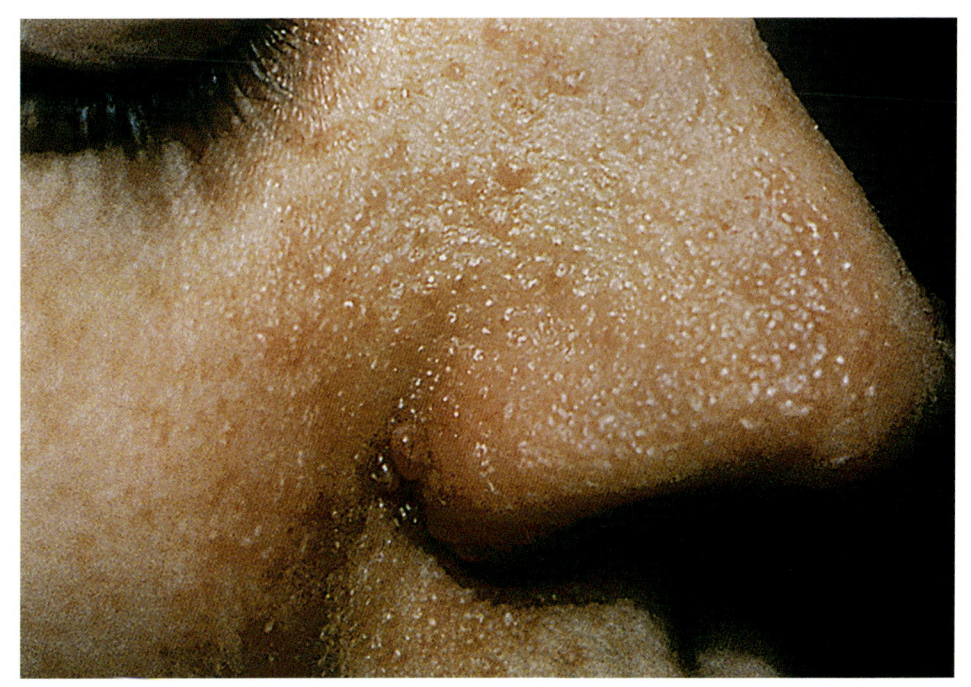

FIGURA 13-5 Esclerose tuberosa, adenoma sebáceo Pequenas pápulas eritematosas no nariz e bochechas de um adolescente, representando angiofibromas.

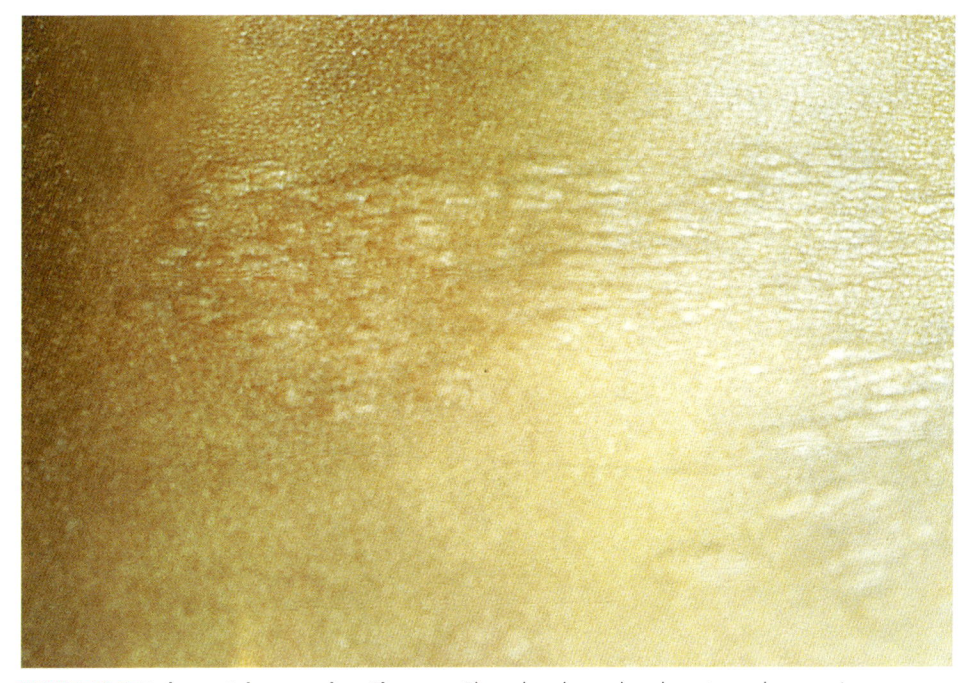

FIGURA 13-6 Esclerose tuberosa, placa Shagreen Placa elevada cor de pele no torso de uma criança, representando um nevo de tecido conectivo.

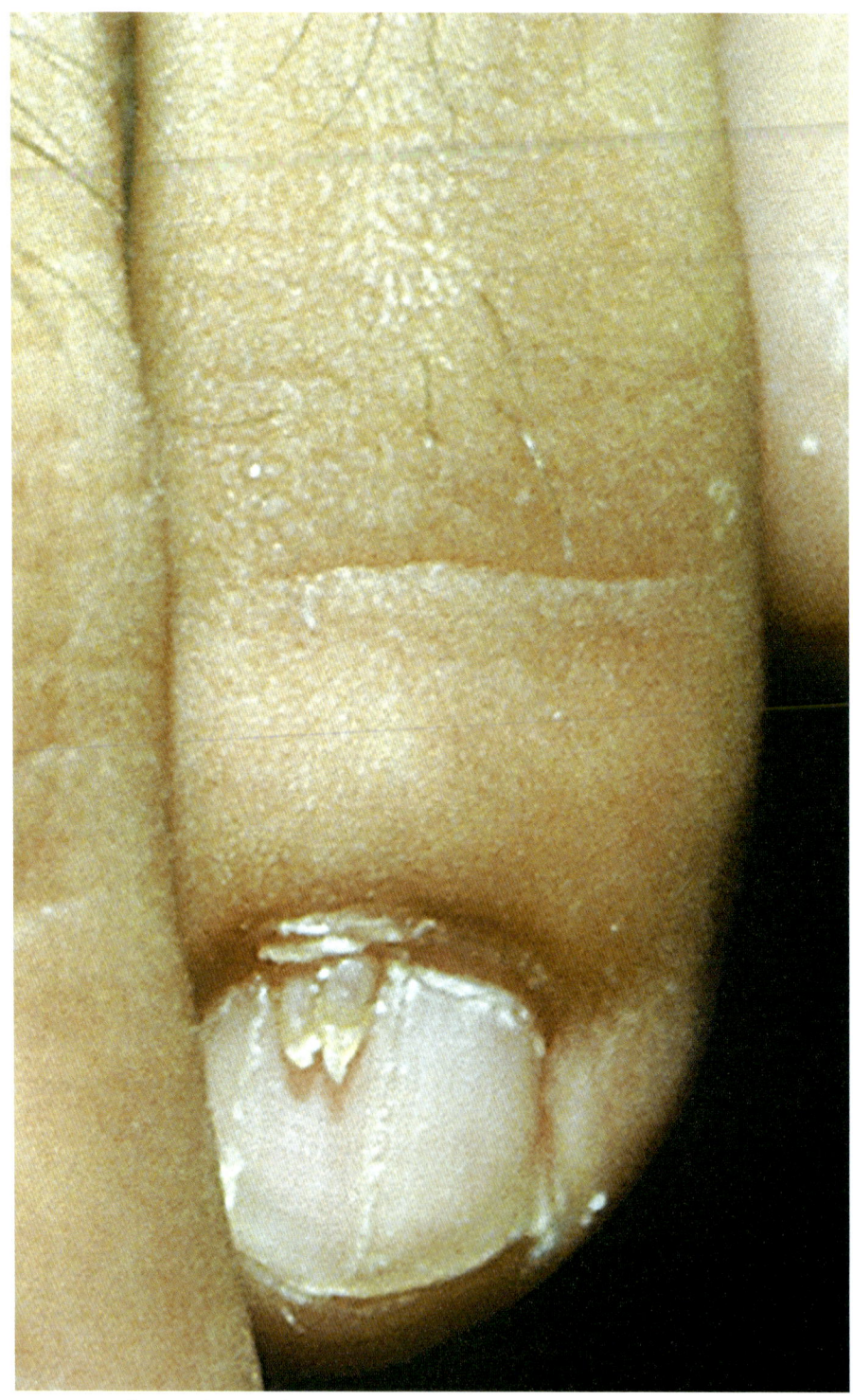

FIGURA 13-7 **Esclerose tuberosa, fibromas periungueais** Pápulas periungueais cor de pele aparecendo na adolescência em indivíduo com esclerose tuberosa.

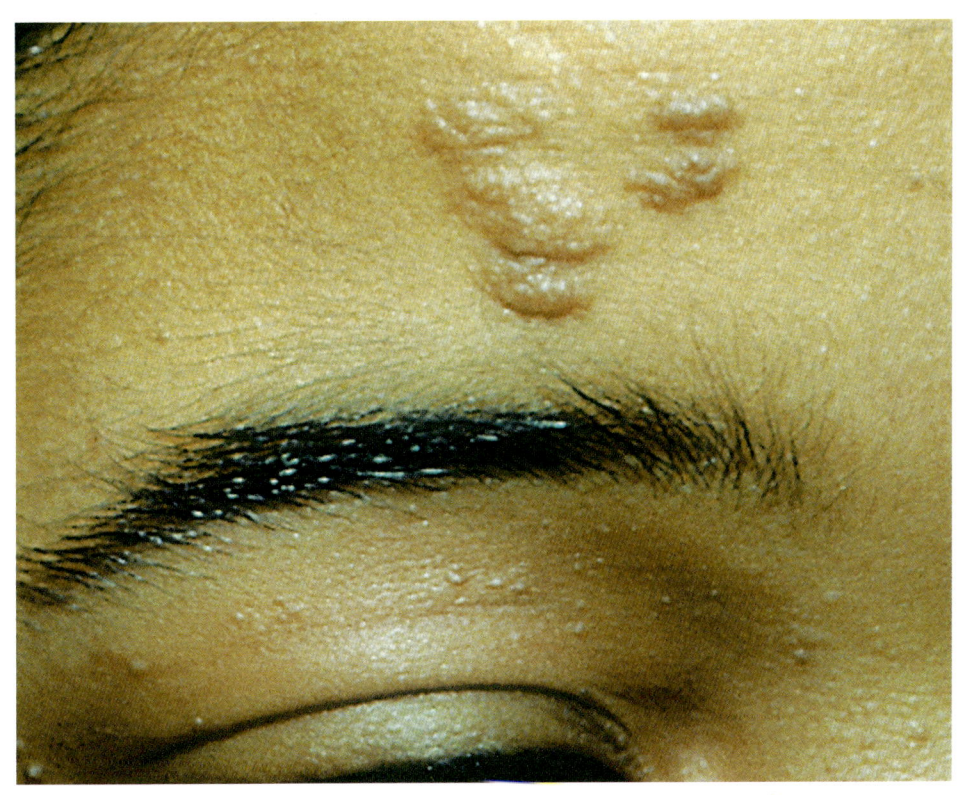

FIGURA 13-8 Esclerose tuberosa, placa fibrosa na fronte Placa elevada cor de pele na fronte de uma criança, representando um nevo de tecido conectivo.

INCONTINÊNCIA PIGMENTAR

A incontinência pigmentar (IP) é uma doença dominante ligada ao cromossomo X (letal para o sexo masculino), que afeta a pele, SNC, olhos e sistema esquelético. A pele das pacientes do sexo feminino afetadas apresenta pigmentação em "bolo mármore" no trajeto das linhas de Blaschko com quatro estágios distintos: inflamatório/vesicular, verrucoso, hiperpigmentado e hipopigmentado/atrófico. Oitenta por cento dos pacientes com IP apresentam manifestações oculares, nervosas ou esqueléticas.

SINÔNIMOS Síndrome de Bloch-Sulzberger, síndrome de Bloch-Siemens.

EPIDEMIOLOGIA

IDADE Estágio vesicobolhoso: primeiros dias a semanas.
GÊNERO Sexo feminino, 97%. A doença é pré-natalmente fatal ao sexo masculino.
PREVALÊNCIA Rara.
GENÉTICA DLX, alguns esporádicos.

FISIOPATOLOGIA

As lesões cutâneas lineares na IP refletem o mosaicismo em decorrência da lionização (inativação do X).

Dois locos gênicos para IP foram identificados:

1. IP1 com Xp11/translocações autossômicas causando anomalias pigmentares sem uma fase inflamatória precedente.
2. IP2 com mutações DLX no gene *NEMO* (Xq28). Suspeita-se que estas mutações produzem uma falha da tolerância imune nos tecidos ectodérmicos, resultando em uma reação do tipo autoimune em meninas heterozigotas e uma enfermidade fatal do tipo doença do enxerto *versus* hospedeiro em meninos homozigotos.

EXAME FÍSICO

Achados Cutâneos

ESTÁGIO INFLAMATÓRIO (recém-nascido a alguns meses) Vesículas/bolhas lineares no tronco e extremidades ao nascimento ou (Fig. 13-9).
ESTÁGIO VERRUCOSO (alguns meses a 1 ano) Lesões verrucosas lineares que regridem após vários meses (Fig. 13-10).
ESTÁGIO HIPERPIGMENTADO (1 ano a adolescência) Faixas reticulares hiperpigmentadas (observadas em 100% dos pacientes, Fig. 13-11).
ESTÁGIO HIPOPIGMENTADO (IDADE ADULTA) Faixas lineares atróficas hipopigmentadas, isentas de pelos e poros sudoríparos.

Achados Gerais

OCULAR Microftalmia, anormalidades vasculares retinianas, pseudoglioma, catarata, atrofia óptica.
MUSCULOESQUELÉTICO Anormalidades cranianas, escoliose.
SNC Retardo mental (16%), convulsões (3%), anormalidades espásticas (13%).
OUTROS Hipertensão pulmonar, desenvolvimento assimétrico das mamas, mamilos supranumerários, dentes cônicos/ausentes (64%), distrofia ungueal (7%), tumores ungueais e eosinofilia periférica durante a fase inflamatória (74%).

DIAGNÓSTICO DIFERENCIAL

O diagnóstico pode variar entre os estágios.
ESTÁGIO INFLAMATÓRIO Pode ser confundido com herpes, epidermólise bolhosa, IgA linear, pênfigo bolhoso da infância.
ESTÁGIO VERRUCOSO Pode ser confundido com um nevo epidérmico.
ESTÁGIO HIPERPIGMENTADO Pode ser confundido com hipermelanose nevoide linear e espiralada, líquen plano, líquen nítido.
ESTÁGIO HIPOPIGMENTADO Pode ser confundido com hipomelanose de Ito.

EXAMES LABORATORIAIS

Dermatopatologia

ESTÁGIO INFLAMATÓRIO Vesículas intraepidérmicas com eosinófilos, disceratose focal.
ESTÁGIO VERRUCOSO Acantose, papilomatose irregular, hiperceratose, vacuolização de células basais.
ESTÁGIO HIPERPIGMENTADO Depósitos extensos de melanina em melanófagos na derme superior.
ESTÁGIO HIPOPIGMENTADO Melanina reduzida, como também anexos na pele afetada.
HEMATOLOGIA Eosinofilia periférica no estágio inflamatório.
RADIOGRAFIA Lesões líticas nas falanges distais.

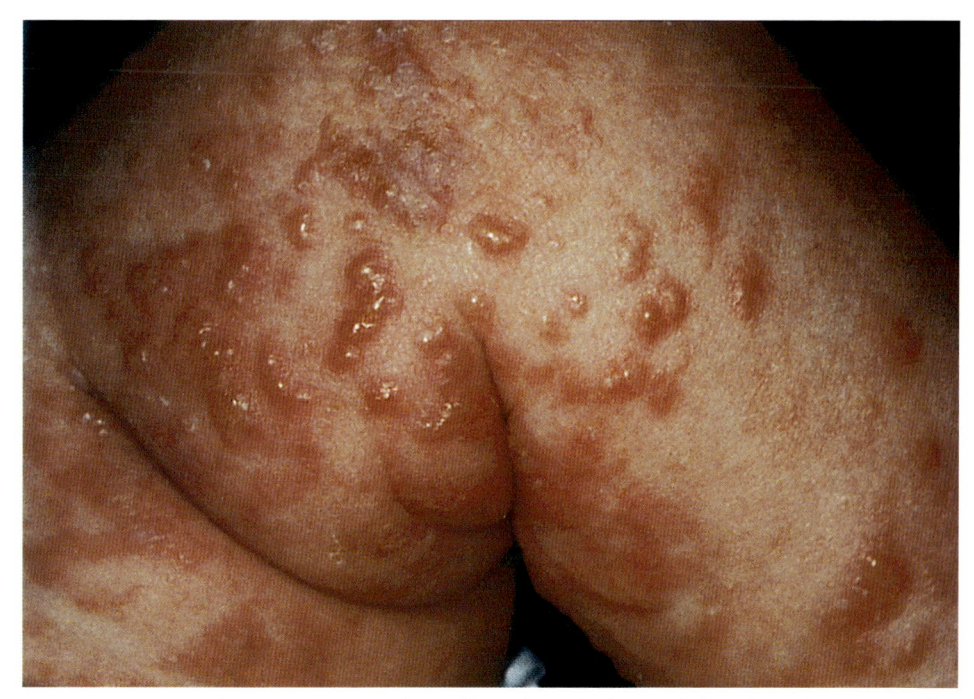

FIGURA 13-9 Incontinência pigmentar, estágio inflamatório Pápulas e vesículas inflamatórias na perna de um recém-nascido.

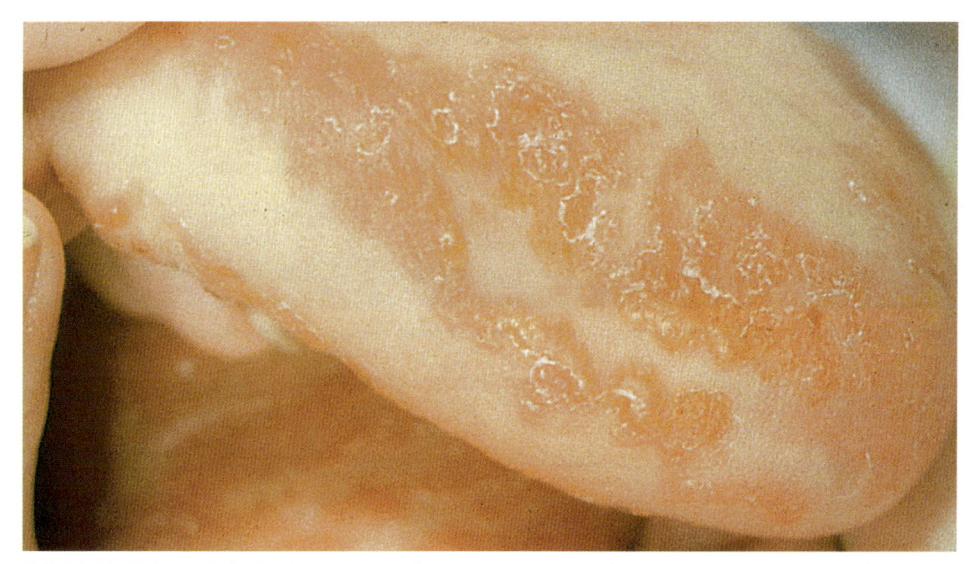

FIGURA 13-10 Incontinência pigmentar, estágio verrucoso Faixas lineares verrucosas no tronco de um infante.

EVOLUÇÃO CLÍNICA E PROGNÓSTICO

Até 80% dos pacientes apresentam doença sistêmica. Há prognóstico ruim e atraso no desenvolvimento em pacientes que apresentam convulsões durante a primeira semana de vida. Ausência de convulsões e fases normais do desenvolvimento, aparentemente, predizem bom prognóstico. As alterações pigmentares podem persistir por muitos anos e, gradualmente, diminuir, desaparecendo completamente na adolescência ou no início da idade adulta.

CONTROLE

Nenhum tratamento é eficaz ou necessário para as lesões cutâneas da IP, além do alívio sintomático. Recomenda-se avaliação neurológica, dentária e oftálmica e aconselhamento genético/grupos de suporte para as portadoras, pois até 80% das crianças afetadas possuem defeitos congênitos associados.

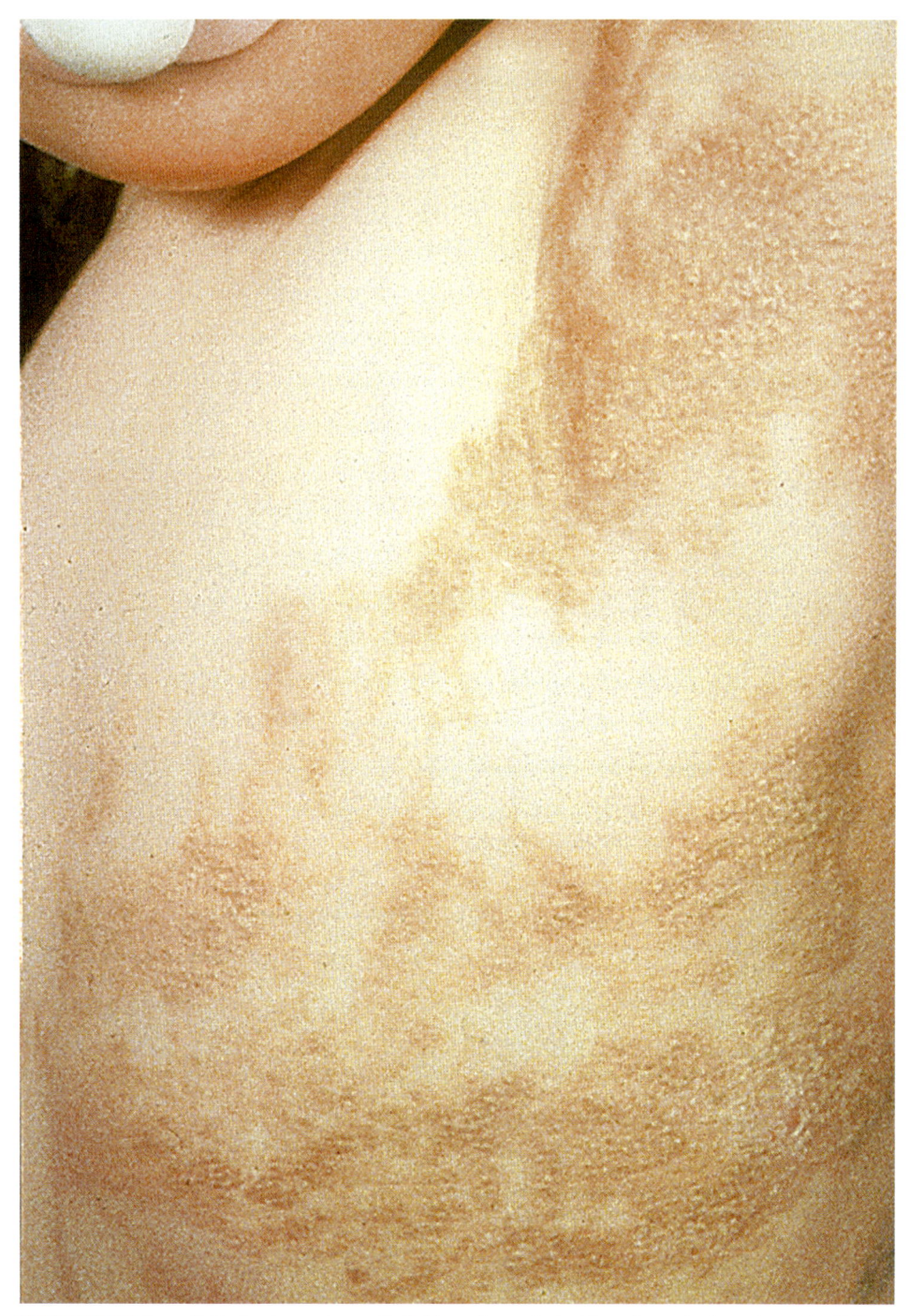

FIGURA 13-11 Incontinência pigmentar, estágio hiperpigmentado Hiperpigmentação ao longo das linhas de Blaschko em criança com incontinência pigmentar.

HIPOMELANOSE DE ITO

Grupo heterogêneo de distúrbios que possuem em comum: estrias hipopigmentadas seguindo as linhas de Blaschko, associadas a anormalidades do SNC, oculares ou musculoesqueléticas.

SINÔNIMOS IP acrômica, mosaicismo pigmentar, hipopigmentação nevoide linear.

EPIDEMIOLOGIA

IDADE Nascimento, início da infância ou idade pré-puberal.
GÊNERO M = F.
PREVALÊNCIA 1:8.000.
RAÇA Igual, mais perceptível em indivíduos de pele escura.
GENÉTICA Geralmente esporádico, relato de casos AD.

FISIOPATOLOGIA

Mosaicismo cromossômico foi detectado em 30% dos pacientes. O cariótipo em mosaico pode estar situado em autossomos ou cromossomos X, podendo apresentar ampla variedade de defeitos cromossômicos, incluindo aneuploidia. As faixas pigmentares podem ser causadas por dois clones celulares com diferentes potenciais pigmentares ou refletir várias mutações genéticas pigmentares.

HISTÓRIA

A hipopigmentação cutânea é em padrão espiralado, seguindo as linhas de Blaschko; presente no nascimento ou na infância. É assintomática, porém persiste pelo resto da vida. Doença sistêmica associada pode incluir convulsões, retardo mental, anomalias esqueléticas e estrabismo.

EXAME FÍSICO

Achados Cutâneos

TIPO Macular.
COR Bege a esbranquiçada.
FORMATO Linear, estriado, espiralada. "Bolo de mármore" seguindo as linhas de Blaschko (Fig. 13-12).

DISTRIBUIÇÃO Tronco ventral, superfícies flexoras dos membros. Couro cabeludo, palmas e plantas são poupadas.

Achados Gerais

As manifestações internas ocorrem em 75% a 94% dos pacientes.
SNC Convulsões, retardo mental, macrocefalia.
OLHOS Estrabismo, heterocromia da íris, microftalmia, nistagmo.
MUSCULOESQUELÉTICO Escoliose, assimetria dos membros, nanismo, baixa estatura, polidactilia, sindactilia, espinha bífida oculta.
CABELOS Alopecia, hirsutismo, hipertricose facial.
DENTES Anodontia, displasia dentária.
OUTROS Hepatomegalia, hérnia diafragmática.

DIAGNÓSTICO DIFERENCIAL

O diagnóstico é feito com base na história e no exame físico. O diagnóstico diferencial inclui IP, síndrome de Goltz, nevo acrômico, líquen estriado hipopigmentado ou vitiligo.

EXAMES LABORATORIAIS

DERMATOPATOLOGIA A aparência da pele pode ser normal ou apresentar áreas de melanina reduzida. Não há incontinência de pigmento, em contraste com a IP.

CONTROLE

Nenhum tratamento é necessário para as lesões cutâneas. Elas podem, lentamente, repigmentar na idade pré-puberal tardia. O tratamento terapêutico é direcionado para o controle dos sintomas neurológicos e correção das malformações esqueléticas.

SEÇÃO 13 DISTÚRBIOS NEUROCUTÂNEOS 301

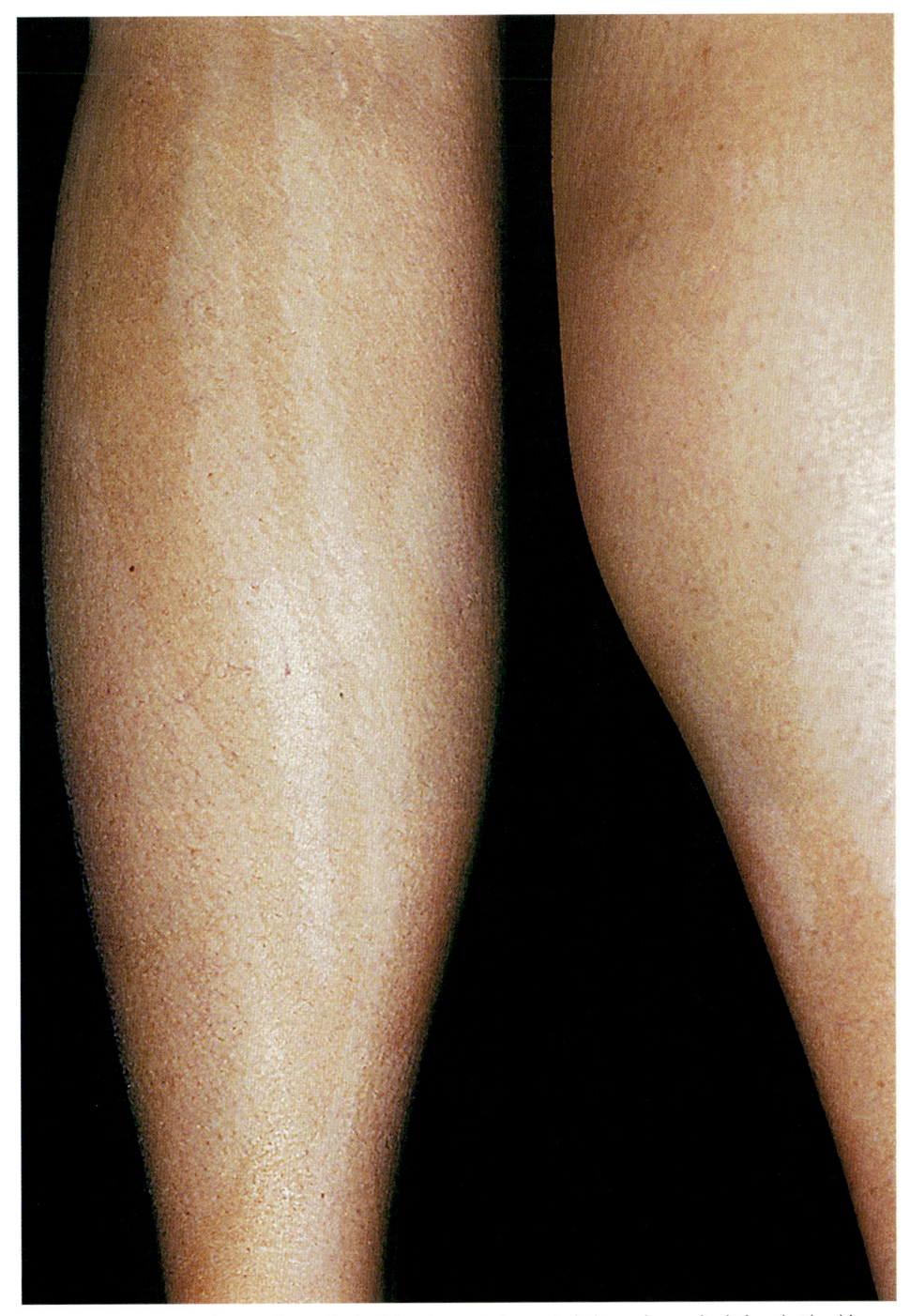

FIGURA 13-12 Hipomelanose de Ito Estrias hipopigmentadas espiraladas ao longo das linhas de Blaschko, uma imagem negativa do estágio hiperpigmentado da IP.

SEÇÃO 14

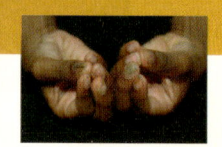

DISTÚRBIOS INFLAMATÓRIOS VARIADOS

ERUPÇÕES PAPULOESCAMOSAS

PITIRÍASE RÓSEA

A pitiríase rósea (PR) é uma erupção cutânea comum, benigna, autolimitada, que afeta todo o corpo, com prevalência sazonal, clinicamente caracterizada pelo aparecimento de uma placa primária em medalhão *"herald patch"* seguida pela presença de exantema em toda a superfície corporal.

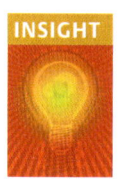

INSIGHT A pitiríase rósea ocorre, principalmente, em pacientes de pele mais escura, podendo ser mais papulosa e exibir lesões em "padrão inverso" (favorecendo as dobras cutâneas, como as axilas).

SINÔNIMOS Pitiríase rósea de Gibert, roséola anulata (termo histórico).

EPIDEMIOLOGIA

IDADE 10 a 35 anos de idade. Raro em crianças < 2 anos.
INCIDÊNCIA 2% de todas as visitas dermatológicas.
GÊNERO F > M, 2:1.
PREVALÊNCIA Comum, especialmente no outono e na primavera.
ETIOLOGIA Foi postulada, porém não provada a participação dos vírus HHV-6 e HHV-7.

HISTÓRIA

A placa "em medalhão" solitária (Fig. 14-1), geralmente, precede a fase exantemática por 1 a 2 semanas. O exantema se desenvolve durante o período de uma semana, com resolução espontânea em 6 a 14 semanas sem intervenção. Um pródromo genérico semelhante à infecção viral – sintomas respiratórios superiores, febre, mialgia – pode estar presente em mais de 60% dos indivíduos.

EXAME FÍSICO

Lesões Cutâneas

PLACA PRIMÁRIA EM MEDALHÃO Placa ovoide com colarete de escamas (80%). Pode ter raramente ≥ 2 placas primárias ou o paciente comparecer para avaliação após a placa desaparecer.

EXANTEMA Pápulas e placas escamosas.
COR Rosa ou vermelha.
TAMANHO Placa primária em medalhão: 1 a 10 cm. Exantema: 5 mm a 3 cm.
FORMATO Redondo a oval.
ARRANJO Lesões seguem as linhas de clivagem em uma distribuição de "árvore de Natal".
DISTRIBUIÇÃO Tronco > região proximal dos braços e pernas. Cabeça e a face (Fig. 14-2), palmas e plantas, geralmente poupados. A placa em medalhão situa-se mais frequentemente no tronco, mas, raramente, pode ocorrer nos membros.
SÍTIOS DE PREDILEÇÃO Axilas, dorso, regiões inguinais.

Achados Gerais

Dor de cabeça, indisposição, faringite ou linfadenite (5%).

DIAGNÓSTICO DIFERENCIAL

O diagnóstico da PR é feito com a história da placa primária em medalhão e os achados clínicos. A PR pode ser confundida com a *tinea corporis*, sífilis secundária, psoríase gutata, parapsoríase, pitiríase liquenoide (PL), eczema numular, dermatite seborreica ou uma erupção induzida por drogas (compostos de ouro, inibidores da ECA, metronidazol, isotretinoína, arsênico, β-bloqueadores, barbitúricos, sulfassalazina, bismuto, clonidina, imatiniba e outros inibidores da tirosina quinase, mercuriais, D-penicilamina, tripelenamina, cetotifeno).

EXAMES LABORATORIAIS

DERMATOPATOLOGIA Pequenos acúmulos de paraceratose, espongiose, infiltrado linfo-histiocítico.

SEÇÃO 14 DISTÚRBIOS INFLAMATÓRIOS VARIADOS

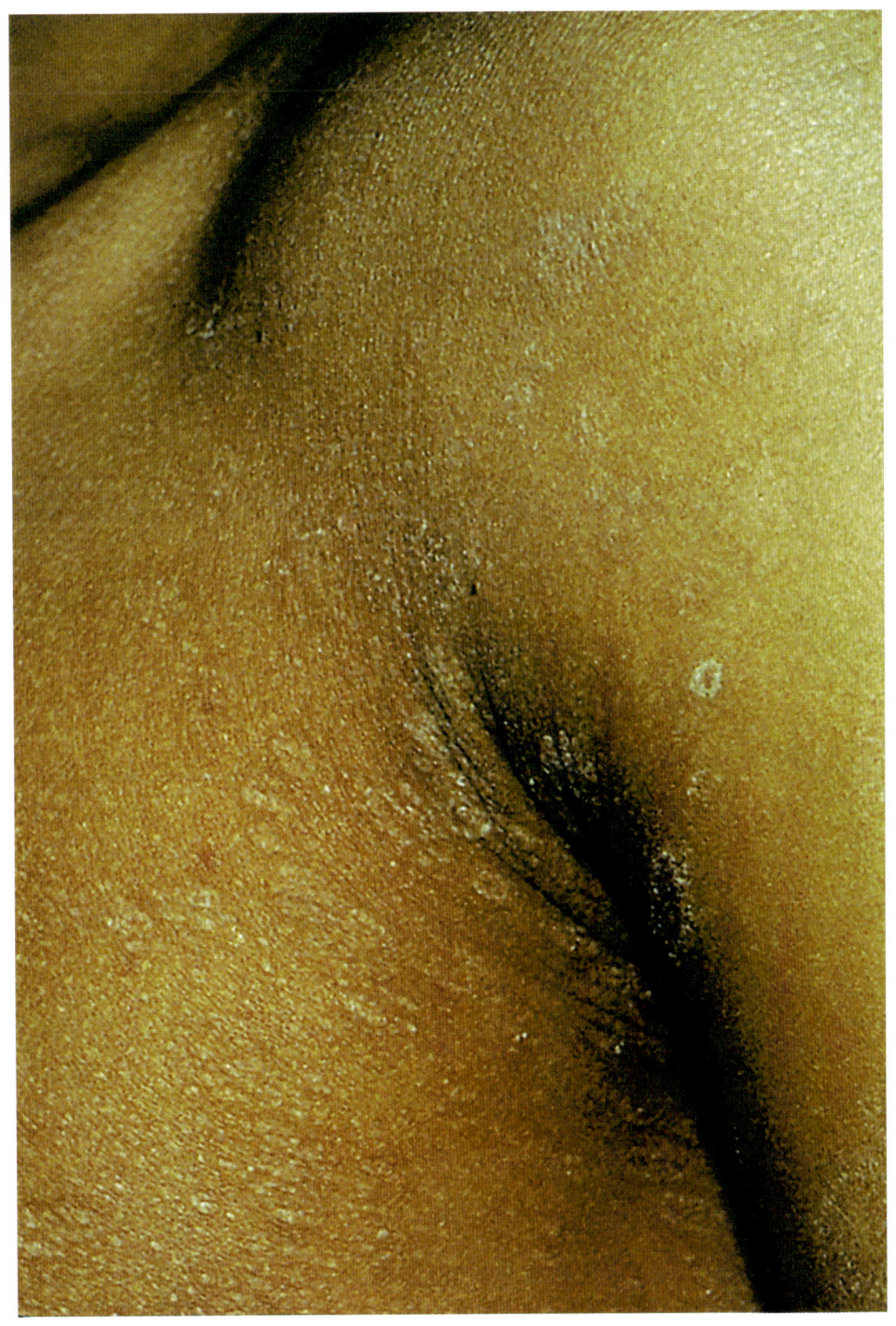

FIGURA 14-1 Pitiríase rósea Placas eritematosas dispersas com um colarete de escamas concentradas na área axilar.

EVOLUÇÃO CLÍNICA E PROGNÓSTICO

A PR é tipicamente assintomática e regride espontaneamente entre 6 e 14 semanas. Casos atípicos podem apresentar intenso prurido, ter apresentação mais vesicular, purpúrica e pustulosa ou pode durar por um período de até 5 meses. Uma vez curada, é incomum a recidiva.

CONTROLE

Por ser benigna e autolimitada, a PR não necessita de tratamento. Na PR atípica ou em indivíduos em risco, o teste RPR deve ser realizado, pois a sífilis secundária pode ter uma apresentação similar. A melhora do prurido pode ser obtida com a aplicação tópica de esteroides, exposição à luz solar, anti-histamínicos orais. Avaliações sistemáticas sobre o uso de eritromicina oral ou aciclovir oral para PR não mostraram nenhum benefício definitivo de nenhum dos agentes. Em casos mais prolongados e extensos, terapia com UVB ou um período curto de tratamento com esteroides orais pode ser indicado, para alívio dos sintomas e regressão da erupção.

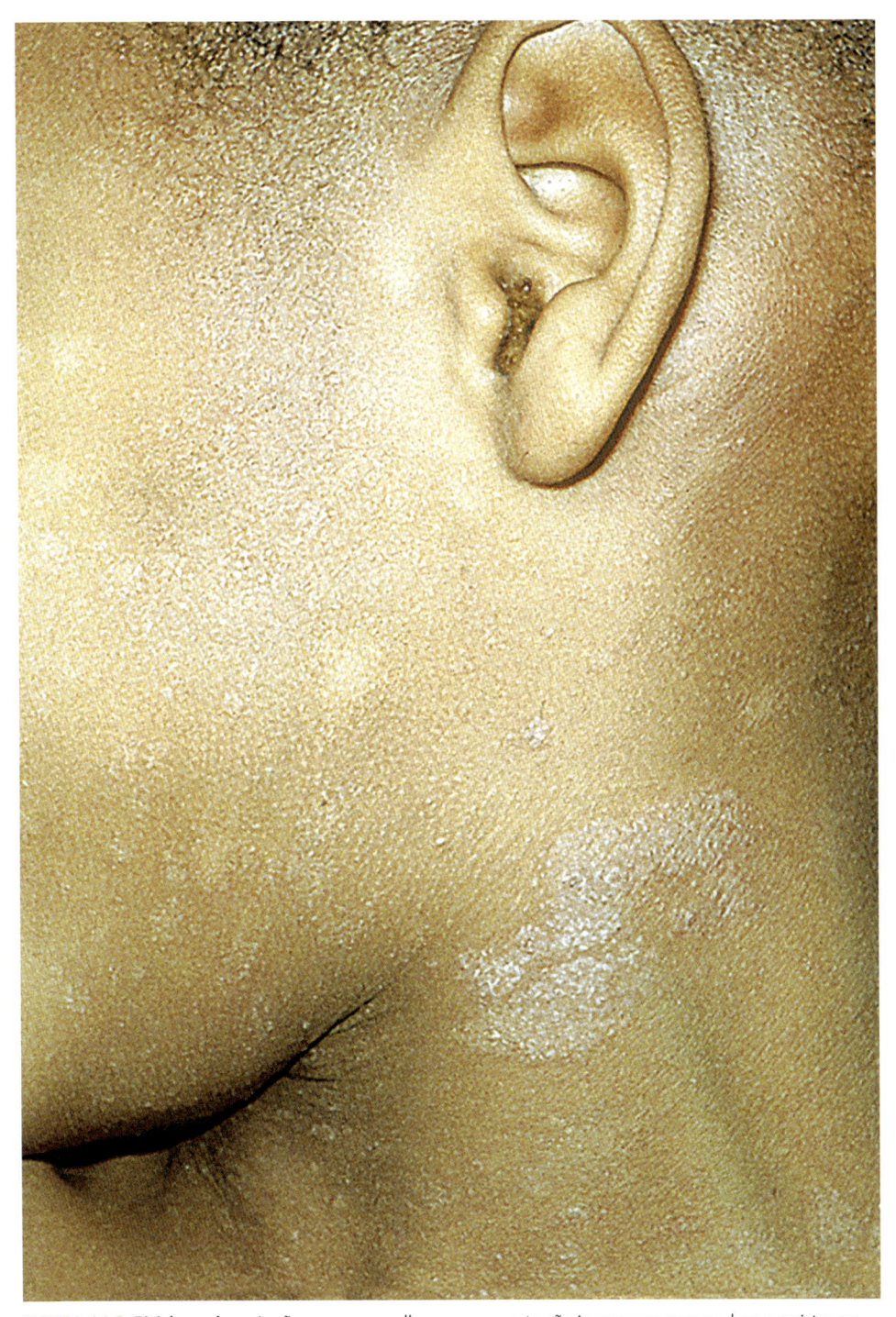

FIGURA 14-2 Pitiríase rósea Lesões que se espalham para o rosto são incomuns, mas podem ser vistas na PR da infância.

PITIRÍASE LIQUENOIDE

A PL é um distúrbio papuloso, induzido por clones de células T, caracterizado por grupos recorrentes de pápulas, que regridem espontaneamente. Clinicamente, o espectro varia desde uma forma aguda, a pitiríase liquenoide varioliforme aguda (PLEVA), até uma forma mais crônica, a pitiríase liquenoide crônica (PLC).

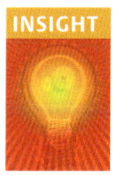

INSIGHT A pitiríase liquenoide crônica pode-se manifestar como manchas predominantemente hipopigmentadas, de forma semelhante à hipopigmentação pós-inflamatória de lesões primárias.

SINÔNIMOS Parapsoríase gutata aguda, parapsoríase varioliforme, doença de Mucha-Habermann, psoríase gutata de Juliusberg.

EPIDEMIOLOGIA

IDADE
1. PLEVA: Qualquer idade.
2. PLC: Adolescentes e adultos.

GÊNERO M > F.

ETIOLOGIA Distúrbio induzido por clones de células T.

FISIOPATOLOGIA

A etiologia da PLEVA e PLC é incerta. Teorias incluem processo infeccioso, mecanismo autoimune ou reação de hipersensibilidade a drogas. A PLEVA exibe predominância de células T $CD8^+$. A PLC exibe predominância de células T $CD4^+$.

HISTÓRIA

Lesões cutâneas autorresolutivas tendem a aparecer em grupos por um período de semanas a meses. As lesões cutâneas são geralmente assintomáticas, porém podem ser pruriginosas ou sensíveis ao toque.

EXAME FÍSICO

Lesões Cutâneas

TIPO PLEVA: Pápulas (Fig. 14-3) vesículas, pústulas, escamas. PLC: Pápulas, crostas, cicatrizes.
COR PLEVA: Rosa, vermelha. PLC: Vermelha, marrom. Cicatrizes brancas.
DISTRIBUIÇÃO Distribuição generalizada (Fig. 14-4), incluindo as palmas, plantas e membranas mucosas.

Achados Gerais

Raramente febre, indisposição e cefaleia.

DIAGNÓSTICO DIFERENCIAL

A PLEVA pode ser confundida com papulose linfomatoide, vasculite, reação a drogas, picadas de insetos, escabiose, varicela, foliculite, impetigo ou prurigo nodular. A PLC pode ser confundida com parapsoríase, líquen plano (LP), psoríase gutata, PR ou sífilis secundária.

SEÇÃO 14 DISTÚRBIOS INFLAMATÓRIOS VARIADOS

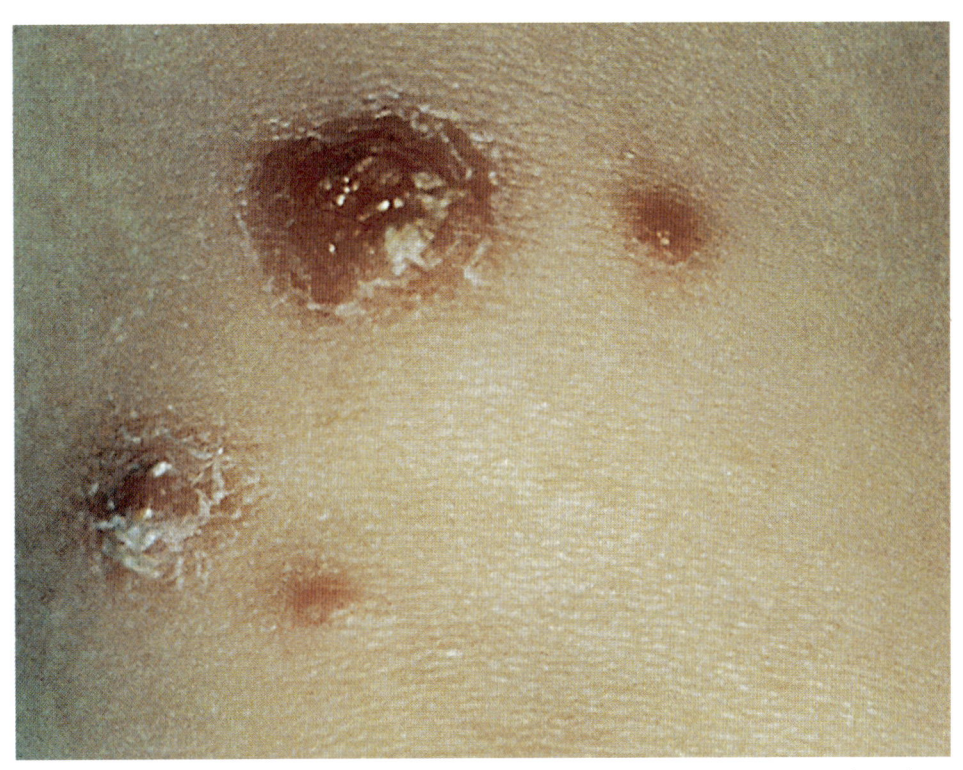

FIGURA 14-3 Pitiríase liquenoide varioliforme aguda Pápulas edematosas inflamatórias no antebraço de uma criança.

EXAMES LABORATORIAIS

DERMATOPATOLOGIA A biópsia cutânea revela espongiose epidérmica, necrose de queratinócitos, vesiculação, ulceração e exocitose. Também há edema dérmico, infiltrado inflamatório celular cuneiforme se estendendo para a derme reticular profunda, hemorragia, vasos congestionados com sangue e células endoteliais edemaciadas.

EVOLUÇÃO CLÍNICA E PROGNÓSTICO

As lesões cutâneas da PL continuam a aparecer em grupos, porém ambos os distúrbios tendem a apresentar um curso de recidivas benignas. A PLEVA pode durar de algumas semanas a meses, e a PLC pode durar anos. Os pacientes devem sempre receber acompanhamento contínuo, pois existem relatos de raros casos que progrediram para linfoma cutâneo de células T (LCCT).

CONTROLE

Os episódios da PL são benignos e autolimitados, e a maioria dos pacientes não necessita de qualquer intervenção terapêutica. Para alívio sintomático, a exposição à luz solar, o uso de esteroides tópicos, coaltar tópico, anti-histamínicos orais, tetraciclina oral ou eritromicina oral têm fornecido bons resultados. Em casos mais prolongados e graves, terapia com UVB ou um curto curso de metotrexato/esteroides orais pode ser indicado. É necessário o acompanhamento destas crianças (agudamente: a cada alguns meses e, então, cronicamente: um exame cutâneo anual) para monitorar o possível desenvolvimento de LCCT.

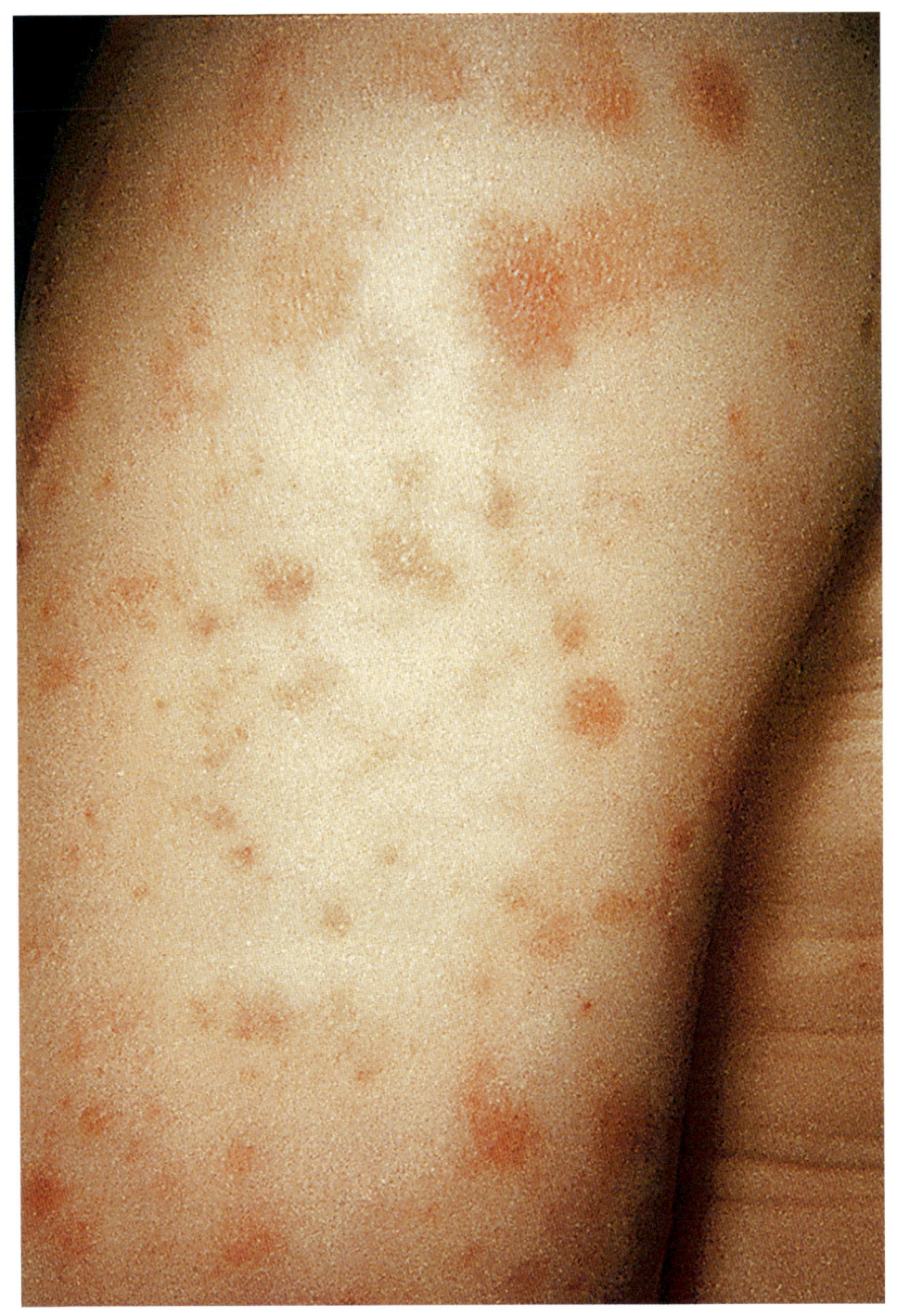

FIGURA 14-4 Pitiríase liquenoide Pápulas inflamatórias espalhadas no braço direito de uma criança. As lesões estão em diferentes estágios de evolução característicos da PLEVA.

ERUPÇÕES LIQUENOIDES

LÍQUEN ESCLEROSO

O líquen escleroso (LE) é um distúrbio mucocutâneo benigno, caracterizado por placas brancas escleróticas com atrofia epidérmica.

SINÔNIMOS Morfeia gutata, scleroderma gutata, doença da mancha branca (*white-spot*) disease, líquen escleroso atrófico, balanite xerótica obliterante (BXO; líquen escleroso do pênis).

EPIDEMIOLOGIA

IDADE 1 a 13 anos. 70% antes dos 7 anos de idade. Também em mulheres de 50 a 60 anos de idade.
GÊNERO F > M, 10:1.
ETIOLOGIA Predisposição genética. Associação ao HLA-DQ7. Possível aumento da incidência em indivíduos com doenças autoimunes.

HISTÓRIA

O LE é uma doença inflamatória dérmica que causa atrofia cicatricial branca. Na pele não genital, pode ser pruriginoso ou cosmeticamente angustiante. Os sintomas da doença genital avançada podem incluir prurido genital, disúria ou dispareunia.

Lesões genitais assintomáticas podem estar presentes durante anos antes da detecção. Frequentemente, os achados cutâneos são confundidos com abuso sexual em crianças e, portanto, recebem grande atenção médica. Pacientes mais velhas são diagnosticadas quando alterações atróficas são observadas por um ginecologista ou especialista durante o exame pélvico. Involução espontânea ocorre mais em crianças do que em adultos.

EXAME FÍSICO

Lesões Cutâneas

TIPO Pápulas, placas. Úlceras ou fissuras podem-se desenvolver.
COR Pápulas: Rosa. Placas: Marfim "peroladas".
DISTRIBUIÇÃO NÃO GENITAL Tronco, região periumbilical, axilas; superfície flexora dos punhos.
DISTRIBUIÇÃO GENITAL Sexo feminino: Lesão em "figura de oito" ou em forma de "ampulheta" na região perivulvar/perianal/períneo (Fig. 14-5) com mais frequente envolvimento dos lábios. Sexo masculino: Prepúcio e glande (Fig. 14-6).
MUCOSA ORAL Boca, palato, língua: placas branco--azuladas, erosões, lesões maceradas.

DIAGNÓSTICO DIFERENCIAL

O LE pode ser confundido com morfeia, líquen simples crônico, lúpus eritematoso discoide, leucoplasia, LP, condiloma acuminado, candidíase intertriginosa, oxiurose ou vulvovaginite bacteriana. Frequentemente, as lesões do LS genital em crianças chamam a atenção dos médicos por serem confundidas com abuso sexual.

EXAMES LABORATORIAIS

DERMATOPATOLOGIA Lesões iniciais: Hipercerato-se, tamponamento folicular, edema com infiltrado linfocitário em faixa na subepiderme. Lesões tardias: Atrofia epidérmica, faixa de colágeno dérmico homogeneizado abaixo da epiderme.

EVOLUÇÃO CLÍNICA E PROGNÓSTICO

O prognóstico é bom para pacientes com início do LP na infância. A maioria das lesões desaparece entre 1 e 10 anos, e 60% a 70% das lesões melhoram substancialmente na puberdade. Um pequeno número persiste na vida adulta. Lesões persistentes podem ser sensíveis, especialmente durante a caminhada; prurido e dor podem ocorrer, especialmente na presença de erosões. Outras complicações incluem disúria; dispareunia e estenose do introito. Em pacientes do sexo masculino, a BXO crônica pode resultar em fimose e balanite recorrente. Raramente, as lesões crônicas cicatrizadas podem exibir degeneração maligna para carcinoma espinocelular.

CONTROLE

1. Estercoides tópicos são eficazes no tratamento do LE genital. Um curto período de tratamento com creme de esteroide de média ou alta potência, uma ou duas vezes ao dia por 12 a 24 semanas, apresenta os melhores resultados clínicos. Esteroides intralesionais também podem ser utilizados.
2. Emolientes e agentes antipruriginosos também podem ser utilizados para alívio sintomático.
3. A administração tópica de inibidores da calcineurina (pomada de tacrolimus a 0,1% ou pimecrolimus creme) tem demonstrado sucesso.
4. A administração tópica de vitamina D (loção de calcipotriene) e vitamina A apresenta sucesso casual.
5. Pode-se realizar a administração de propiona-to de testosterona a 2% em petrolato ou progesterona a 1% (100 mg/30 g de petrolato), porém sem bons resultados.
6. Intervenções cirúrgicas podem ser justificadas nas complicações GU, como estenose do introito em pacientes do sexo feminino e fimose em pacientes do sexo masculino.
7. É rara a involução das lesões em adultos, e o LE necessita ser constantemente monitorado em decorrência do risco de progressão para degeneração maligna (4,4% dos casos em adultos). Em adultos, novos nódulos ou úlceras que persistem por semanas justificam uma biópsia cutânea para excluir leucoplasia ou carcinoma.

SEÇÃO 14 DISTÚRBIOS INFLAMATÓRIOS VARIADOS

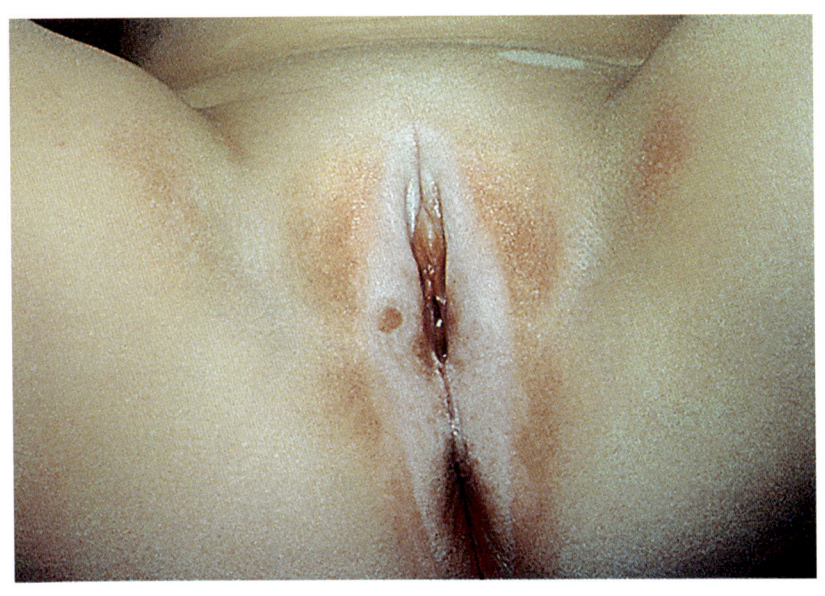

FIGURA 14-5 Líquen escleroso Lesão hipopigmentada em "figura de oito" ou em forma de "ampulheta" ao redor da vulva e da área perianal de uma menina. O líquen escleroso frequentemente é confundido com abuso sexual infantil.

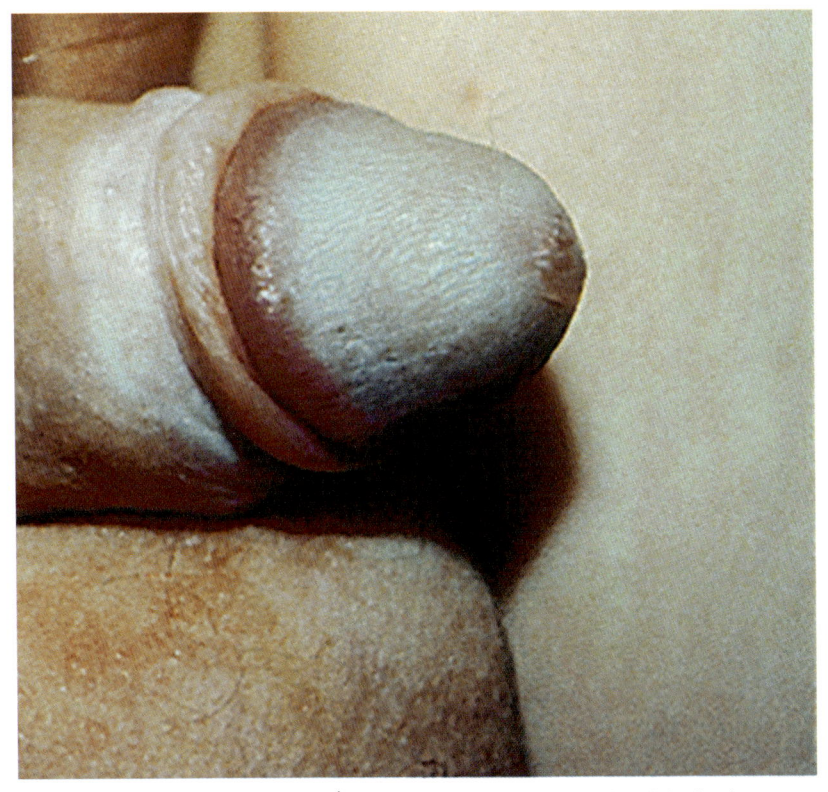

FIGURA 14-6 Balanite xerótica obliterante Área hipopigmentada na região dorsal da glande em um jovem.

LÍQUEN PLANO

O líquen plano (LP) é um distúrbio inflamatório da pele e membranas mucosas com típicas pápulas planas ("plano" vem do latim *planus*) violáceas, brilhantes e pruriginosas e pápulas brancas na boca.

SINÔNIMO Líquen plano rubro.

EPIDEMIOLOGIA

IDADE Raro em crianças. Mais comum em adultos de 30 a 60 anos de idade.
GÊNERO F = M.
PREVALÊNCIA 1% da população.
ETIOLOGIA Desconhecida. Desencadeantes: infecções virais, doenças autoimunes, medicamentos, vacinações e materiais dentários.
GENÉTICA Esporádico. Raros casos hereditários.

FISIOPATOLOGIA

Acredita-se que o LP seja uma doença mediada por células T contra queratinócitos basais antigenicamente alterados por viroses, medicamentos ou outros alérgenos. Os vários antígenos exógenos que, supostamente, desencadeiam o LP incluem viroses (hepatite C, vírus transmitido por transfusão, HHV-6, HHV-7, HSV, VVZ), vacinações (hepatite B), bactérias (*Heliobacter pylori*), materiais dentários (amálgama, mercúrio, cobre, ouro), drogas (captopril, enalapril, labetalol, metildopa, propranolol, cloroquina, hidroclonoquina, quinacrina, clorotiazida, hidroclorotiazida, sais de ouro, penicilamina, quinidina), doenças autoimunes podem também ser associadas a LP (frequência aumentada dos alelos HLA-B27, HLA-B51, HLA-Bw57, HLA--DR1e HLA-DR9).

HISTÓRIA

O LP é uma erupção pruriginosa envolvendo os punhos, antebraços, genitália, região distal das extremidades inferiores e áreas pré-sacrais. Variantes clínicas variam de lesões anulares, bolhosas, hipertróficas e lineares até lesões ulcerativas, que podem sofrer remissão espontânea ou persistir por toda a vida.

EXAME FÍSICO

Lesões Cutâneas

TIPO Pápulas (Fig. 14-7) ou placas.
TAMANHO 1 a 10 mm.
FORMATO Poligonal.
COR Violácea, com linhas brancas (estrias de Wickham).
ARRANJO Em grupo, linear, anular ou disseminado.
DISTRIBUIÇÃO Pulsos, antebraços, genitália, região distal das extremidades inferiores e áreas pré-sacrais.
MEMBRANAS MUCOSAS Pápulas/linhas brancas na mucosa bucal, língua, lábios (60%).
COURO CABELUDO Pele atrófica do couro cabeludo com alopecia cicatricial (líquen plano pilar).
UNHAS Destruição da dobra e matriz ungueal (10%) (Fig. 14-8), incluindo a possibilidade da distrofia das vinte unhas afetando todos os dedos das mãos e dos pés.
FENÔMENO DE KOEBNER As lesões podem apresentar-se em áreas de trauma cutâneo, como traçados lineares consistentes com arranhões.

DIAGNÓSTICO DIFERENCIAL

O LP pode apresentar uma reação a vários antígenos exógenos. Portanto, é importante a identificação dos potenciais desencadeadores, como viroses, medicamentos, vacinações, imunizações e materiais dentários, antes de rotular a condição como LP idiopática. Outras doenças que se assemelham ao LP incluem lúpus eritematoso, líquen nítido, líquen estriado, líquen escleroso, PR e psoríase.

EXAMES LABORATORIAIS

DERMATOPATOLOGIA Hiperceratose, hipergranulose, acantose irregular, degeneração liquefativa da camada basal de células e infiltrado mononuclear em faixa que "abraça" a epiderme.

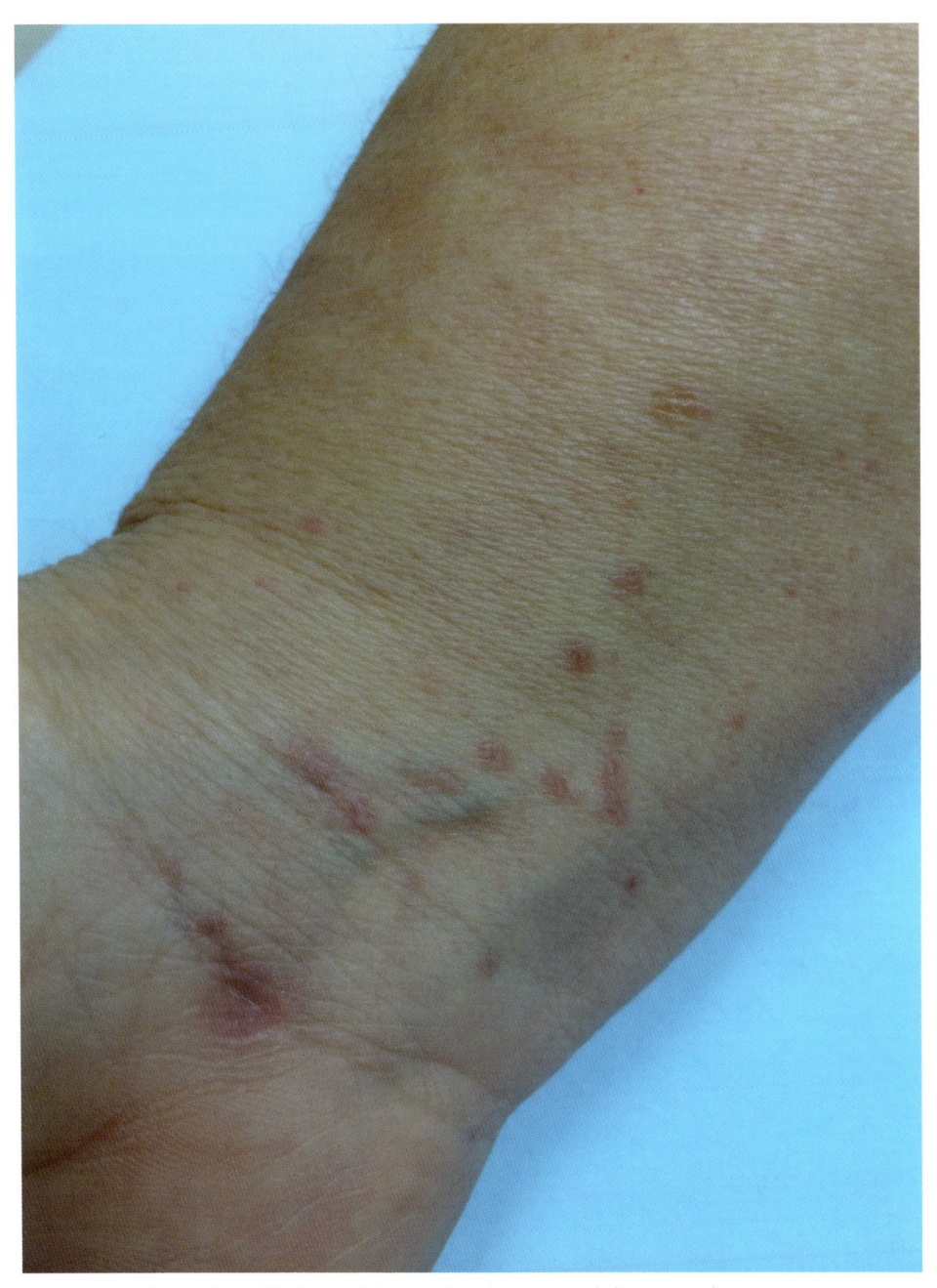

SEÇÃO 14 DISTÚRBIOS INFLAMATÓRIOS VARIADOS 313

FIGURA 14-7 **Líquen plano** Pápulas pruriginosas achatadas em traçado linear no pulso.

EVOLUÇÃO CLÍNICA E PROGNÓSTICO

É possível a resolução espontânea do LP em semanas; há autorresolução das lesões em dois terços dos pacientes após 1 ano. As lesões do LP também podem persistir por anos, especialmente nas canelas e na boca, nas quais a duração média é mais longa (5 anos). Recomenda-se um acompanhamento meticuloso do LP oral e do LP hipertrófico, em virtude do seu potencial para transformação maligna (1-2%).

CONTROLE

As terapias para o LP incluem:

1. Corticosteroides tópicos com ou sem oclusão ou esteroides intralesionais. Os pacientes devem ser avisados de que a oclusão aumenta a potência dos esteroides e prevenidos sobre os efeitos colaterais dos mesmos.
2. A administração tópica de inibidores da calcineurina (pomada de tacrolimus a 0,1% ou pimecrolimus creme) demonstrou sucesso em alguns casos de LP oral refratário.
3. Esteroides sistêmicos (prednisona 1-2 mg/kg/d, dividido em quatro vezes ao dia por 5-14 dias) podem ser utilizados em casos graves, porém apenas por curtos períodos, pelo risco de rebote da doença.
4. Retinoides sistêmicos (acitretina 30 mg/kg/d ou etretinato 50 mg/d em pacientes adultos por 8 semanas) podem ser utilizados em casos difíceis.
5. Fototerapia com UVB de banda estreita ou PUVA (psoraleno com exposição artificial aos raios UVA) podem ser utilizados em crianças mais velhas ou em casos generalizados, graves e resistentes.
6. Administração sistêmica de griseofulvina, metronidazol, sulfassalazina, ciclosporina, micofenolato de mofetila e talidomida demonstrou sucesso casual.

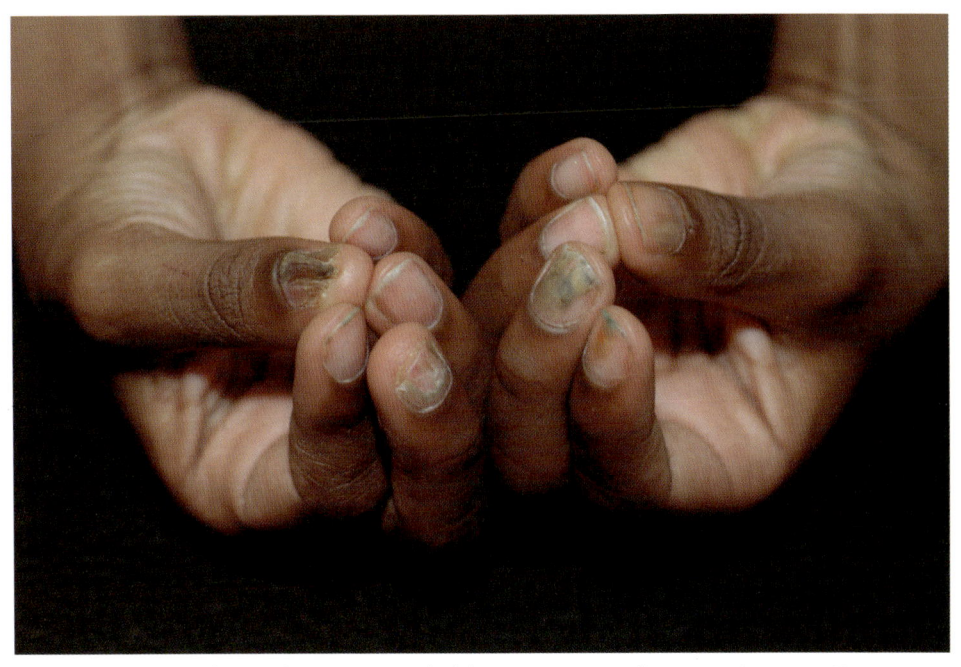

FIGURA 14-8 Líquen plano, unhas Destruição da dobra e matriz ungueal em uma criança com LP.

LÍQUEN NÍTIDO

O líquen nítido é uma dermatose benigna, frequentemente observada na fase pré-puberal e caracterizada por pápulas puntiformes, assintomáticas, pequenas, cor de pele, localizadas na superfície flexora dos braços e punhos, abdome inferior, genitália e região submamária.

EPIDEMIOLOGIA

IDADE Crianças na idade pré-escolar a escolar; frequentemente entre 1 e 6 anos de idade.
GÊNERO Igual predileção.
PREVALÊNCIA Incomum.
ETIOLOGIA Possivelmente uma forma do LP.

FISIOPATOLOGIA

Em decorrência dos estudos ultraestruturais e imunofenotípicos, é pressuposto que o líquen nítido compartilhe uma patogênese similar ao LP: doença mediada por células T contra queratinócitos basais.

HISTÓRIA

Ocorre um repentino aparecimento de lesões cutâneas tipicamente assintomáticas (alguns casos apresentam prurido). As lesões podem regredir espontaneamente depois de semanas ou meses, porém outros casos persistem por anos.

EXAME FÍSICO

Achados Cutâneos

TIPO Numerosas pápulas monomórficas, brilhantes com escamas finas.
COR Cor de pele, rosa.
TAMANHO Puntiforme ao tamanho de cabeça de alfinete (Fig. 14-9).
FORMATO Redondo ou poligonal.
SÍTIOS DE PREDILEÇÃO Superfície flexora dos braços, superfície anterior dos punhos, abdome inferior, haste e glande do pênis e mamas.
DISTRIBUIÇÃO Lesões lineares em áreas de trauma (reação de Koebner). Forma generalizada.
UNHAS Depressões puntiformes, estrias e quebra da lâmina ungueal (10%). Mais comum em indivíduos com comprometimento palmar.

DIAGNÓSTICO DIFERENCIAL

O LN pode ser confundido com o LP, líquen estriado, líquen escleroso, eczema papular, psoríase, verrugas planas, ceratose pilar, líquen espinuloso ou uma reação "ide".

EXAMES LABORATORIAIS

DERMATOPATOLOGIA Ninhos de linfócitos e histiócitos fortemente circunscritos na camada mais superior da derme (geralmente confinado a duas ou três papilas dérmicas) com epiderme delgada e escamosa sobrejacente. A derme e a epiderme estão, geralmente, desconectadas na porção central da lesão. Cristas interpapilares se estendem ao redor do infiltrado em um aspecto denominado "bola e luva de *baseball*".

EVOLUÇÃO CLÍNICA E PROGNÓSTICO

As lesões do líquen nítido, em geral, regridem espontaneamente em 1 a 2 anos. Em outros casos, as lesões podem persistir por anos, apesar do tratamento. Não há relatos de doença sistêmica associada. Após o desaparecimento das pápulas, a pele se apresenta sem alterações atróficas ou pigmentares.

CONTROLE

Em virtude da evolução clínica benigna e autolimitada do líquen nítido, nenhum tratamento é necessário. Em raros casos pruriginosos, o uso de corticosteroides tópicos com ou sem oclusão pode ser benéfico. Pacientes devem ser avisados de que a oclusão aumenta a potência dos esteroides e prevenidos sobre os efeitos colaterais dos mesmos. A aplicação tópica de inibidores da calcineurina também tem demonstrado bons resultados. Há relatos do uso bem-sucedido de UVB de banda estreita, PUVA, etretinato oral e itraconazol oral em formas graves, refratárias e generalizadas de líquen nítido.

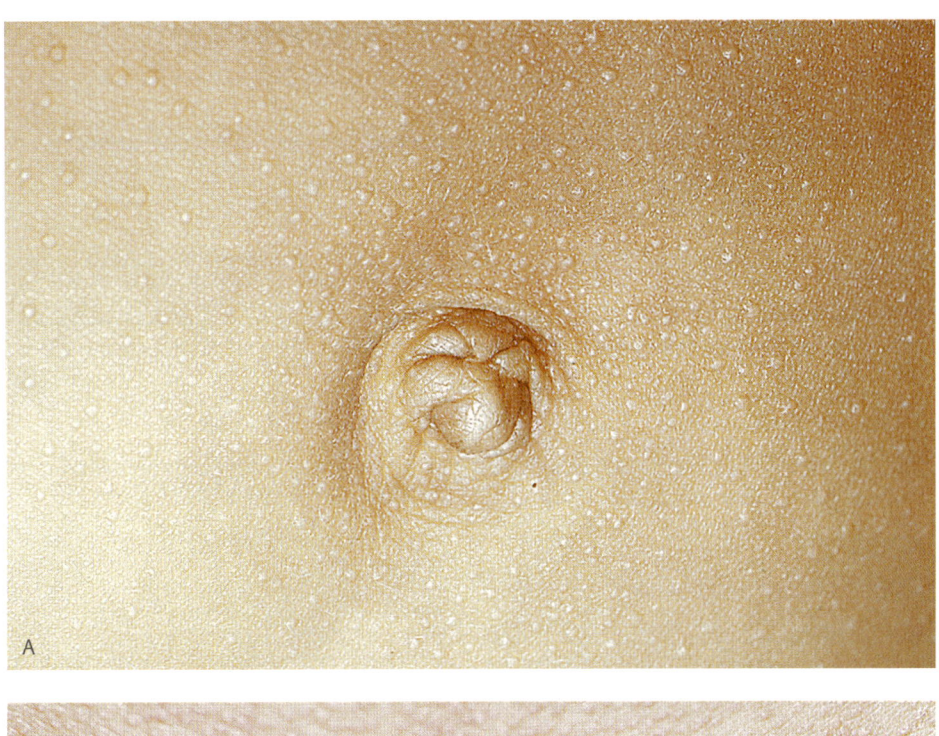

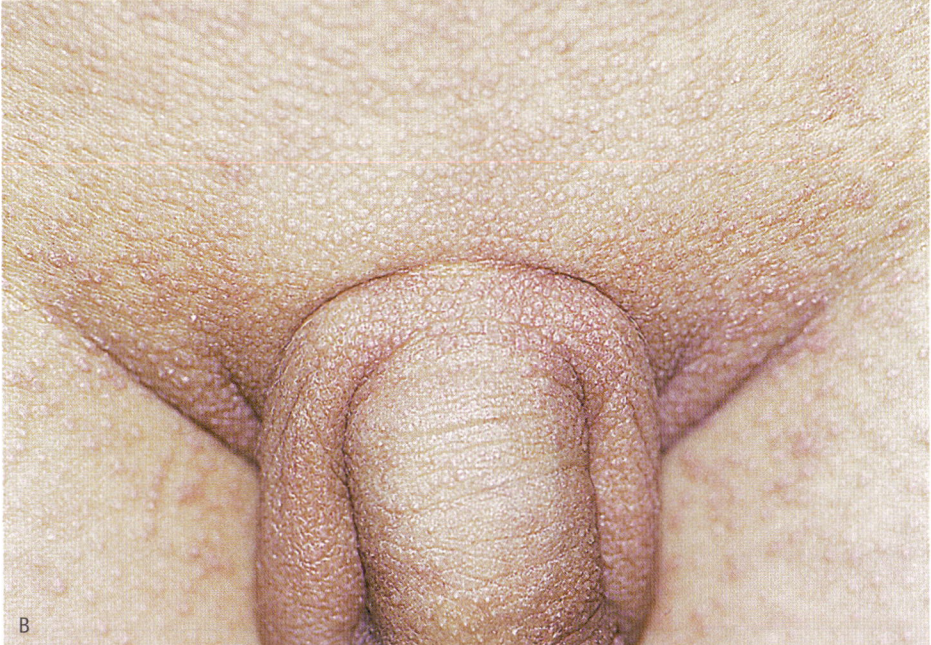

FIGURA 14-9 Líquen nítido (**A**) Pequenas lesões puntiformes difusas no abdome de uma criança. (**B**) Mesma criança com envolvimento extenso na virilha.

LÍQUEN ESTRIADO

Dermatite benigna, autolimitada, caracterizada por uma erupção papulosa unilateral de distribuição linear, seguindo as linhas de Blaschko.

SINÔNIMOS Dermatose linear liquenoide, erupção cutânea inflamatória adquirida seguindo as linhas de Blaschko (BLAISE, Blaschko *linear acquired inflammatory skin eruption*).

EPIDEMIOLOGIA

IDADE Início ocorre dos 4 meses aos 15 anos de idade. Idade média: 2 a 3 anos.
GÊNERO F > M.
INCIDÊNCIA Incomum.
SAZONALIDADE Primavera e verão.
ETIOLOGIA Mosaicismo somático. Fator viral desencadeante. Possível associação com atopia.

HISTÓRIA

O líquen estriado aparece repentinamente, alcança sua máxima extensão de alguns dias a semanas e, depois, regride espontaneamente entre 6 e 12 meses. As lesões são assintomáticas. O envolvimento ungueal pode ser limitado a um único dedo e resultar em onicólise, desgaste da unha e perda ungueal.

EXAME FÍSICO

Achados Cutâneos

TIPO Pápulas, brilhantes com escamas finas.
TAMANHO Pápulas: 1 a 4 mm.
COR Hipopigmentada, rosa ou vermelha.
FORMATO Lesões pequenas e planas.
ARRANJO Linear, seguindo as linhas de Blaschko (Fig. 14-10).
DISTRIBUIÇÃO Extremidades, face, pescoço, tronco e nádegas.
SÍTIOS DE PREDILEÇÃO Geralmente unilateral em uma extremidade.

DIAGNÓSTICO DIFERENCIAL

O aspecto característico das lesões ao longo das linhas de Blaschko, localizadas em uma extremidade ou outro sítio comum, é indicativo de líquen estriado. O líquen estriado necessita ser diferenciado dos outros distúrbios lineares, como o *nevus unius lateris*, psoríase, líquen nítido, um nevo epidérmico ou LP linear.

EXAMES LABORATORIAIS

DERMATOPATOLOGIA Denso infiltrado linfo-histiocítico perivascular ou em banda aparece na derme. A epiderme revela pequena invasão linfocítica, com áreas focais de acantose, paraceratose e espongiose.

EVOLUÇÃO CLÍNICA E PROGNÓSTICO

O líquen estriado é tipicamente um distúrbio assintomático e autolimitado de curta duração (6-12 meses).

CONTROLE

Em virtude da evolução clínica benigna e autolimitada do líquen estriado, nenhum tratamento é necessário. Em raros casos pruriginosos, o uso de corticosteroides tópicos com ou sem oclusão pode ser benéfico. Pacientes devem ser avisados de que a oclusão aumenta a potência dos esteroides e prevenidos sobre os efeitos colaterais dos mesmos.

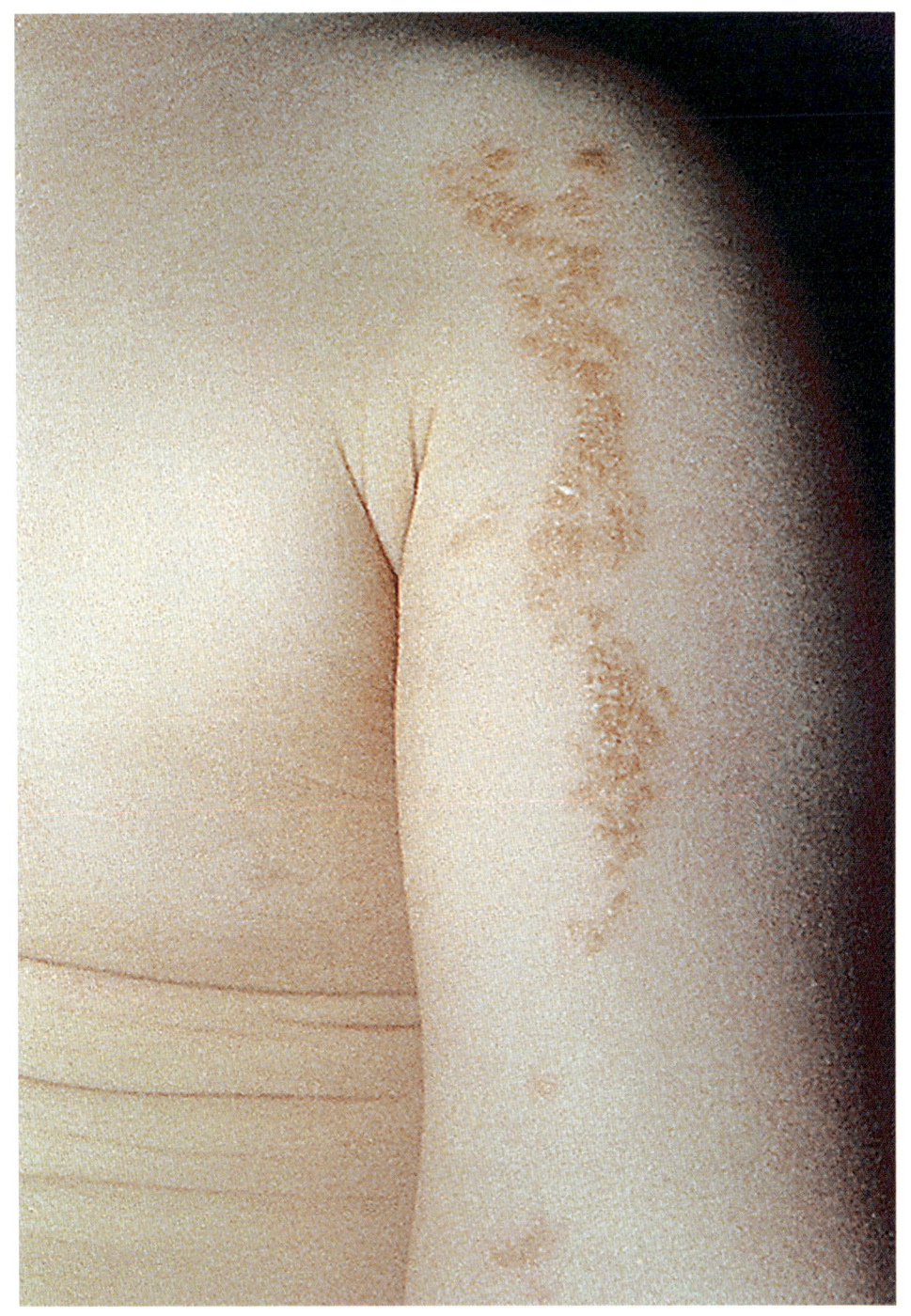

SEÇÃO 14 DISTÚRBIOS INFLAMATÓRIOS VARIADOS   319

FIGURA 14-10 **Líquen estriado** Pápulas hiperpigmentadas coalescentes formando uma grande placa no braço de uma criança.

SEÇÃO 15

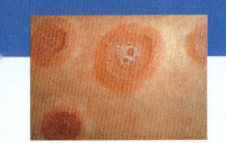

REAÇÕES DE HIPERSENSIBILIDADE

REAÇÕES DE HIPERSENSIBILIDADE A DROGAS

Uma reação de hipersensibilidade a drogas é uma resposta adversa alérgica a uma droga ingerida ou administrada parenteralmente, sendo caracterizada por uma erupção cutânea.

Há diferentes mecanismos imunes que, supostamente, desempenham um papel na reação:

1. **Tipo I: Reações a drogas IgE-dependentes** por caracterizadas urticária, angioedema e anafilaxia.
2. **Tipo II: Reações citotóxicas induzidas por drogas** petéquias provenientes da trombocitopenia induzida por drogas.
3. **Tipo III: Reações a drogas mediadas por imunocomplexo** caracterizadas por vasculite, doença do soro, urticária.
4. **Tipo IV: Reações mediadas por células ou hipersensibilidade tardia** caracterizadas por exantema, eritema pigmentar fixo (EPF), síndrome de Stevens-Johnson (SSJ) e necrólise epidérmica tóxica (NET).

REAÇÃO EXANTEMÁTICA INDUZIDA POR DROGAS

Uma reação exantemática induzida por drogas é uma resposta alérgica e adversa a uma droga ingerida ou administrada parenteralmente, sendo caracterizada por erupção cutânea morbiliforme semelhante a um exantema viral.

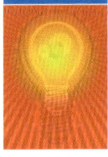

INSIGHT Em um ambiente clínico adequado, uma reação exantemática induzida por drogas, um exantema viral e a doença do enxerto *versus* hospedeiro (DEVH) são clínica e histologicamente indistinguíveis.

SINÔNIMOS Erupção morbiliforme, erupção maculopapular, erupção à droga.

EPIDEMIOLOGIA

IDADE Crianças < adolescentes < adultos.
GÊNERO F > M.
INCIDÊNCIA 1% da população sob medicação sistêmica.
ETIOLOGIA Numerosas drogas foram associadas ao desenvolvimento de reações exantemáticas por drogas – veja o Quadro 15-1 para uma lista parcial. Os antibióticos são a classe mais frequente de medicações associadas a erupções exantemáticas por drogas.

FISIOPATOLOGIA

As reações exantemáticas de hipersensibilidade a drogas são, provavelmente, do tipo IV, ou seja, uma resposta imune mediada por células. Infecções virais podem elevar a incidência desta reação (p. ex., aminopenicilina causa erupção morbiliforme em 100% dos pacientes simultaneamente infectados pelo EBV).

HISTÓRIA

A erupção exantemática, normalmente, aparece de 7 a 14 dias (pico da incidência ao nono dia) após a administração da droga; no entanto, lesões cutâneas podem aparecer 1 a 21 dias após a exposição ao fármaco. A erupção inicia-se no tronco, propagando-se para a face e extremidades. Pode ser bem pruriginosa e angustiante. Febre e mal-estar podem ou não estar presentes.

EXAME FÍSICO

Achados Cutâneos

TIPO Máculas, pápulas, placas (Fig. 15-1A).
TAMANHO Lesões individuais de 1 mm a 1 cm com possível comprometimento difuso da superfície corporal.
COR Rosa/vermelha a violeta/marrom, especialmente em pessoas de pele mais pigmentada.
DISTRIBUIÇÃO DAS LESÕES Tronco, propaga-se para a face (Fig. 15-1B) e extremidades. Confluente nas áreas intertriginosas (axila, virilha, região inframamária). Pode haver o comprometimento das palmas e plantas.

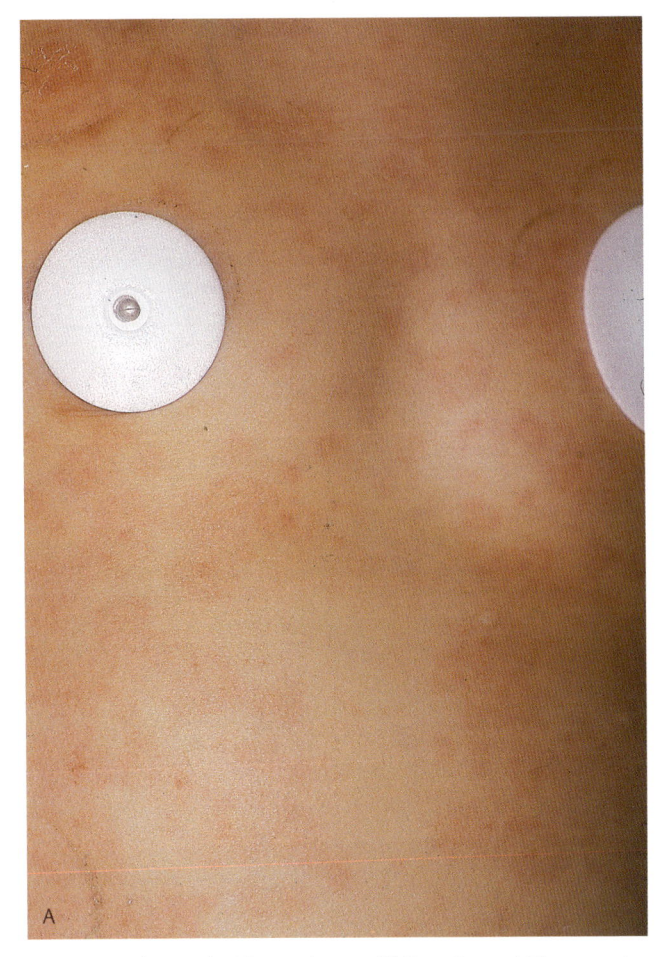

FIGURA 15-1 Reação exantemática induzida por drogas (**A**) Erupção morbiliforme no tronco, ocorrendo uma semana após a administração de um antibiótico sistêmico. *(Continua.)*

QUADRO 5-1 Medicamentos Associados a Erupção Exantemática Induzida por Drogas

Drogas com alta probabilidade de causar reação	Penicilinas, amoxacilina, ampicilina Cefalexinas Carbamazepina Alopurinol Sais de ouro Sulfametoxazol-timetropim
Drogas com média probabilidade de causar reação	Sulfonamidas (bacteriostático, antidiabético, diurético) Nitrofurantoína Derivados da hidantoína Isoniazida Cloranfenicol Eritromicina Estreptomicina
Drogas com baixa probabilidade de causar reação	Barbitúricos Benzodiazepínicos Fenotiazinas Opioides (morfina, codeína)

MEMBRANAS MUCOSAS ± Exantema na mucosa oral.

Achados Gerais
± Febre, mal-estar.

DIAGNÓSTICO DIFERENCIAL

Uma reação exantemática por fármacos pode ser confundida com exantema viral, dermatite alérgica de contato, pitiríase rósea, psoríase, síndrome do choque tóxico, escarlatina, DEVH aguda, eczema ou sífilis secundária.

EXAME LABORATORIAL

DERMATOPATOLOGIA Inflamação perivascular com eosinófilos dispersos.

EVOLUÇÃO CLÍNICA E PROGNÓSTICO

As reações exantemáticas por drogas podem ocorrer de 1 a 21 dias após a exposição ao fármaco. Após a suspensão da droga, a erupção começa a desaparecer (período de latência de 2 a 3 dias após a interrupção da droga). A erupção avermelhada gradualmente desbota para uma cor púrpura clara e, então, descama. A reintrodução do fármaco, geralmente, evoca uma resposta mais rápida e intensa. Em dez por cento dos pacientes sensíveis à penicilina, a administração de cefalosporina causará uma sensibilidade cruzada, com o subsequente desenvolvimento de erupção. Pacientes sensibilizados com um fármaco derivado de sulfa (bacteriostático, antidiabético, antidiurético) podem apresentar reação cruzada com outra categoria daquela droga.

CONTROLE

É necessária a correta identificação e a suspensão da droga ofensora. O alívio sintomático para lesões cutâneas pruriginosas pode ser obtido com anti-histamínicos sistêmicos (difenidramina, hidroxizina HCL, cetirizina HCL), banhos com farinha de aveia, emolientes (petrolato hidratado, Vaselina, hidratantes) e esteroides tópicos. Casos graves podem-se beneficiar de um curso limitado de esteroides sistêmicos (prednisona e metilprednisolona). O uso de esteroides pode não acelerar a resolução final da erupção, mas pode oferecer alívio sintomático do prurido.

PREVENÇÃO

O paciente deve ser avisado dos possíveis alérgenos e reagentes cruzados. O prontuário médico do paciente deve ser rotulado de acordo. Nas erupções morbiliformes, a droga pode ser readministrada. Em raros casos, uma erupção exantemática causada por hipersensibilidade a fármacos pode ser tratada com a droga ofensora, quando a mesma é crítica e não há medicamentos alternativos que sejam adequados e não causem reação cruzada.

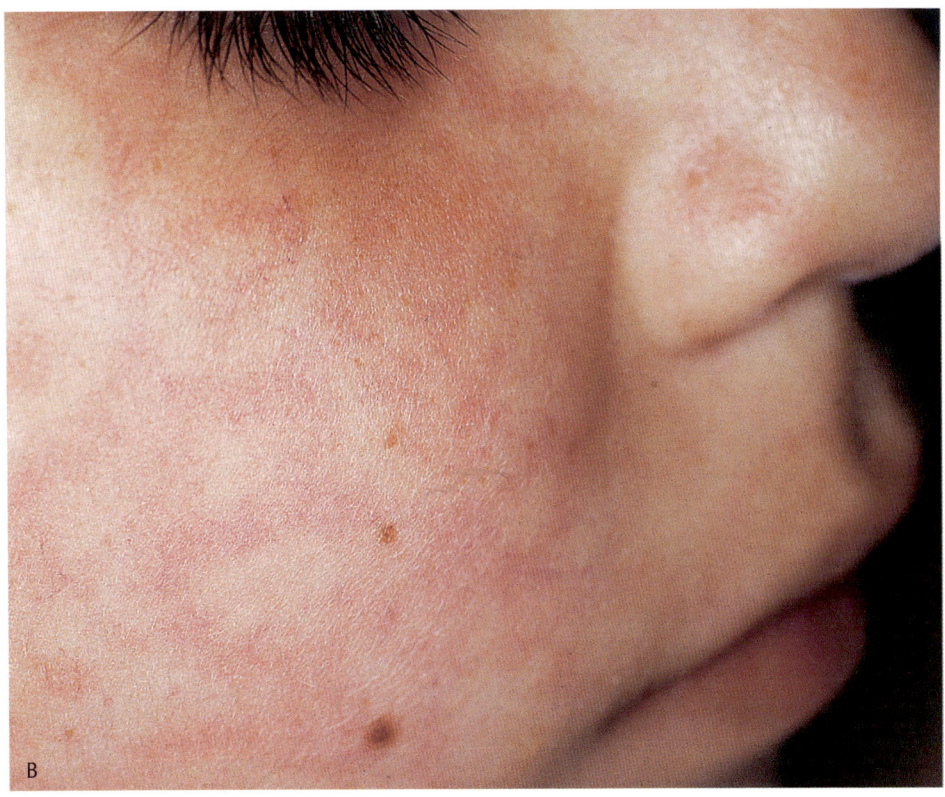

FIGURA 15-1 *(Continuação.)* **Reação exantemática induzida por drogas** (B) Erupção morbiliforme eventualmente se estendendo para a face e extremidades no mesmo menino.

URTICÁRIA: URTICAS E ANGIOEDEMA

A urticária é uma resposta alérgica transiente, caracterizada por placas edematosas (urticas) e/ou edema da derme profunda (angioedema). Em alguns casos, a urticária é acompanhada de sintomas respiratórios, colapso vascular e/ou choque (anafilaxia).

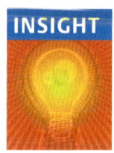

INSIGHT
A característica distinta da urticária é sua transiência. Uma lesão individual não persiste por mais de 24 horas.

SINÔNIMOS Urticas, urtigas.

EPIDEMIOLOGIA

IDADE Qualquer idade.
GÊNERO F > M, 2:1.
INCIDÊNCIA 5% da população.
ETIOLOGIA > 50% dos casos de urticária são idiopáticos. A urticária pode resultar de mecanismos imunes (autoimune, mediado por IgE, imunocomplexos ou dependente do complemento/quinina) ou mecanismos não imunes (degranuladores de mastócitos, estímulos vasoativos, AAS, AINEs, pseudoalérgenos dietéticos, inibidores da ECA).

FISIOPATOLOGIA

Os mastócitos são as células responsáveis pela urticária. IgE, opiáceos, anafilatoxina C5a, fator de células tronco e alguns neuropeptídeos podem formar ligação cruzada ou se ligar a receptores na superfície dos mastócitos, resultando em degranulação de seu conteúdo. Os mastócitos liberam histamina e outros mediadores pró-inflamatórios, que se ligam a receptores nas vênulas pós-capilares. Este processo resulta em vasodilatação e extravasamento plasmático, clinicamente observados como urticas e/ou angioedema.

HISTÓRIA

Na urticária, urticas são lesões cutâneas transientes que aparecem e desaparecem em menos de 24 horas. Os sintomas cutâneos podem incluir prurido, rubor ou ardor. No angioedema, ocorre edema na derme mais profunda, no tecido subcutâneo ou submucoso, podendo persistir por 3 ou 4 dias. Sintomas sistêmicos podem incluir sintomas respiratórios, artralgia, fadiga, dor abdominal, febre e diarreia.

EXAME FÍSICO

Achados Cutâneos

TIPO Urtica: pápula, placa (Fig. 15-2).
TAMANHO 1 mm a 10 cm.
FORMATO Redondo, oval, anular, policíclico.
COR Rosa a vermelha, com palidez adjacente ou central.
DISTRIBUIÇÃO Normalmente generalizado (Fig. 15-3).

Achados Cutâneos do Angioedema

TIPO Edema difuso.
COR Rosa/vermelha.
SÍTIOS DE PREDILEÇÃO Face (pálpebras, lábios, língua).

Achados Gerais

Indisposição, febre, artralgia, sintomas respiratórios, hipotensão e choque.

DIAGNÓSTICO DIFERENCIAL

As placas edematosas transientes são diagnósticas de urticária, embora, geralmente, os pais possam confundir bolhas ou picadas de inseto por urticária. A urticária também precisa ser diferenciada do dermografismo (presente em 5% da população normal), eczema, dermatite de contato, mastocitose, eritema multiforme (EM) e vasculite alérgica.

EXAMES LABORATORIAIS

DERMATOPATOLOGIA Edema dérmico ou subcutâneo, dilatação vascular e leve infiltrado perivascular.
TESTES SANGUÍNEOS Na avaliação de pacientes com urticária ou angioedema, uma contagem sanguínea completa com diferencial, painel de química, testes de função hepática e níveis de complemento deve ser obtida para avaliar causas sistêmicas. Os níveis de complemento, particularmente C4, serão deprimidos em indivíduos com deficiências de inibidores de C1. A triptase sérica – um marcador de ativação de mastócitos – pode ser elevada em episódios de angioedema associados à anafilaxia.

EVOLUÇÃO CLÍNICA E PROGNÓSTICO

Em 50% dos casos, a urticária tem resolução espontânea em 1 ano. Até 20% dos casos pode apresentar um curso recorrente crônico.

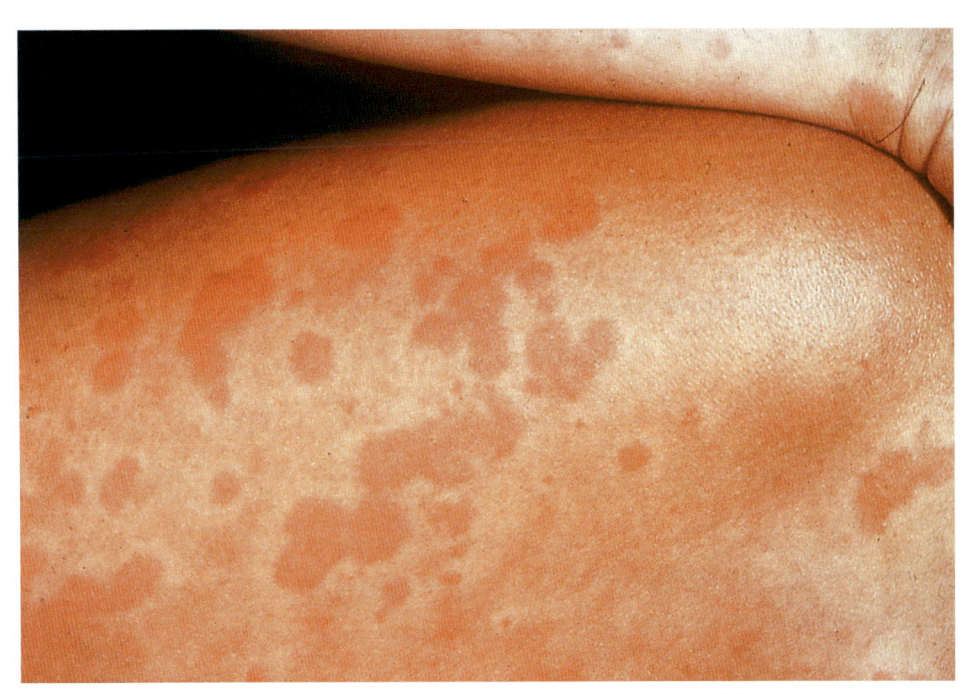

FIGURA 15-2 Urticária Pápulas e placas eritematosas com característicos halos pálidos circundantes em lesões urticárias no joelho de uma criança.

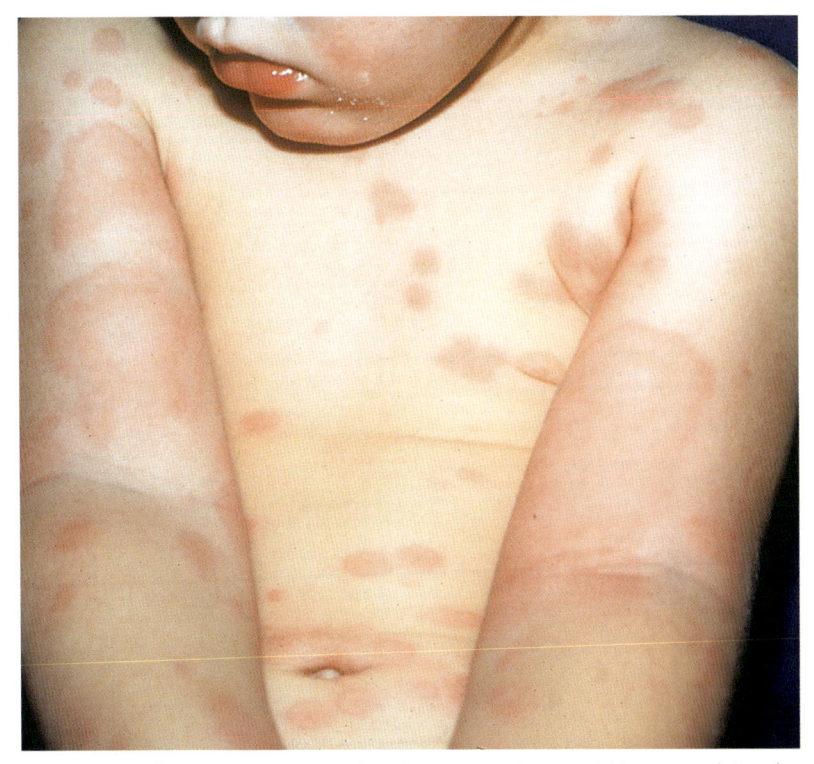

FIGURA 15-3 Urticária Placas eritematosas e anulares bem circunscritas transitórias características de urticária.

CONTROLE

A identificação e a eliminação de qualquer agente causal é o melhor tratamento. As drogas comumente implicadas na urticária são listadas no Quadro 15-2. Alimentos capazes de causar urticária incluem leite, ovos, trigo, marisco e nozes. Outras formas da doença incluem urticária física (dermografismo, frio; Fig. 15-4); solar, colinérgica, de pressão, vibratória e angioedema hereditário (distúrbio herdado como autossômico dominante, decorrente da deficiência quantitativa ou funcional da proteína plasmática inibidor de C1). Em até 50% dos casos, a etiologia é incerta e, ocasionalmente, a urticária pode ser precipitada pelo estresse.

TRATAMENTO O tratamento é primariamente sintomático com a administração de um ou mais anti-histamínicos (clorfeniramina, hidroxizina, difenidramina, doxepina, acrivastina, cetirizina, loratadina, mizolastina, desloratadina, fexofenadina, levocetirizina, cimetidina ou ranitidina). Os regimes tópicos incluem banhos com farinha de aveia, calamina ou pomada de mentol a 1% e/ou esteroides tópicos.

Casos mais refratários podem necessitar de esteroides sistêmicos (prednisona ou metilprednisolona), porém apenas curtos cursos são recomendados, e há a possibilidade de retorno das lesões. A urticária crônica pode exigir o acompanhamento a longo prazo.

O tratamento de escolha para a anafilaxia é a epinefrina, ressuscitação com fluidos intravenosos e proteção das vias aéreas, e pode ser reconfortante para pacientes com urticária carregar uma caneta de epinefrina para a autoadministração durante episódios graves, se necessário.

QUADRO 15-2 Medicamentos Associados a Urticária

Antibióticos	Penicilinas Sulfonamidas
Drogas cardíacas	Amiodarona Procainamida
Imunoterápicos	Produtos derivados do soro
Quimioterápicos	L-asparagina Bleomicina Cisplatina Daunorrubicina 5%-fluoracil Tiotepa
Inibidores da ECA	Captopril, Enalapril, Lisinopril
Bloqueadores do canal de Ca	Nifedipina, Diltiazem, Verapamil
Liberadores de histamina	Morfina Corantes de radiocontraste Relaxantes musculares Salicilatos Simpatomiméticos Vários antimicrobianos

SEÇÃO 15 REAÇÕES DE HIPERSENSIBILIDADE

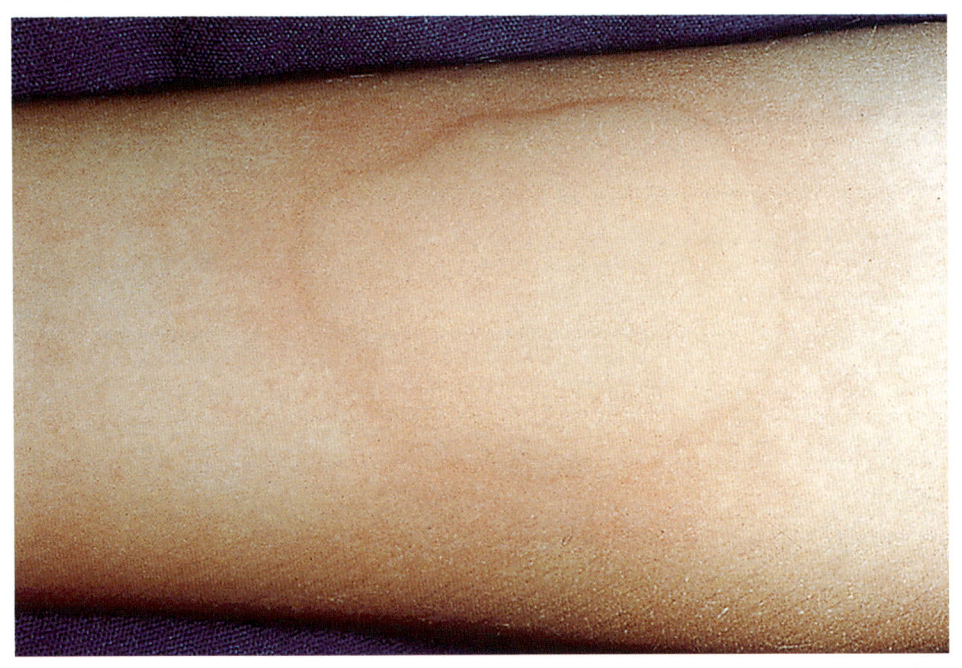

FIGURA 15-4 Urticária, induzida pelo frio A urticária do frio pode ser reproduzida colocando-se uma pedra de gelo no antebraço por 2 a 5 minutos, que resultará em pústula urticariforme.

ERITEMA MULTIFORME, SÍNDROME DE STEVENS-JOHNSON E NECRÓLISE EPIDÉRMICA TÓXICA

Reações bolhosas agudas podem ser classificadas da seguinte maneira:

1. Eritema multiforme (EM) é uma síndrome reativa precipitada por agentes infecciosos, como o vírus herpes simples (HSV).
2. SSJ e NET são síndromes reativas que fazem parte do mesmo espectro clínico frequentemente desencadeados por drogas sistêmicas.

SÍNDROME DO ERITEMA MULTIFORME

O EM é uma síndrome reativa, caracterizada por lesões "em alvo" da pele e membranas mucosas, comumente precipitadas por uma infecção (geralmente HSV).

SINÔNIMOS EM von Hebra.

CLASSIFICAÇÃO

EM MENOR Aparecimento repentino e brando de pápulas, algumas das quais evoluem para lesões em alvo. Ausência de pródromos ou comprometimento das mucosas. Recidivas comuns.
EM MAIOR EM associado a lesões mucosas e sintomas sistêmicos. Historicamente descrito erroneamente como sinônimo de SSJ, embora seja provavelmente uma doença separada com fisiopatologia distinta.

EPIDEMIOLOGIA

IDADE 50% dos pacientes possuem mais que 20 anos de idade. Raro em indivíduos com menos de 2 anos de idade.
GÊNERO M > F.
INCIDÊNCIA Incomum, menos de 1% de indivíduos afetados.
ETIOLOGIA Os precipitantes mais comuns são o HSV (> 50%), há relatos de associação a outras infecções, drogas ou doença sistêmica.
GENÉTICA Pode ver aumento da incidência nas populações HLA-DQw3, HLA-DRw53, HLA-Aw33, particularmente com o EM deflagrado pelo HSV.

FISIOPATOLOGIA

Provavelmente uma resposta imune aberrante a um agente precipitante em determinados indivíduos predispostos. Os possíveis precipitantes incluem: infecções (HSV >>> *Mycoplasma pneumoniae*, *Histoplasma capsulatum*, parapoxvírus, vacínia, VVZ, adenovírus, VEB, CMV, vírus da hepatite, vírus *Coxsackie*, parvovírus B19, HIV, *Chlamydophila psittaci*, *Salmonella*, *Mycobacterium tuberculosis*, dermatófitos), raramente drogas (AINEs, sulfonamidas, antiepilépticos, antibióticos) ou doença sistêmica (DBI, LES, doença de Behçet).

HISTÓRIA

As lesões cutâneas aparecem repentinamente entre 3 e 14 dias após contato com o agente precipitante (HSV induzindo herpes labial em > 50%) e novas lesões podem continuar a surgir por um período de até 10 dias. Febre, indisposição e envolvimento das membranas mucosas também podem estar presentes no EM Maior.

EXAME FÍSICO

Lesões Cutâneas

TIPO Máculas, pápulas, escamas, vesículas, bolhas.
COR Anéis vermelhos concêntricos com centros de cor púrpura-acinzentada (Fig. 15-5).
TAMANHO 5 mm a 3 cm.
FORMATO Lesões em alvo ou em íris são típicas. As lesões alvo clássicas contêm um centro escuro ou violáceo, uma zona inflamatória edematosa e uma periferia eritematosa, embora lesões em alvo atípicas ou lesões "targetoides" possam ser vistas.
DISTRIBUIÇÃO Região superior do corpo, extremidades. Lesões agrupadas nos cotovelos, joelhos.
SÍTIOS DE PREDILEÇÃO Extremidades superiores e face > palmas, pescoço, tronco > pernas. Lesões, muitas vezes, surgem de forma acral e espalham-se centripetamente.
MEMBRANAS MUCOSAS Erupções bolhosas e ulceração nas mucosas oral, ocular e genital podem estar presentes.

DIAGNÓSTICO DIFERENCIAL

O EM pode ser confundido com exantemas virais, doenças bolhosas, urticária, sífilis secundária, psoríase, erupção fixa medicamentosa, LE cutâneo subagudo, vasculite, erupção polimorfa a luz ou pitiríase rósea. As "lesões em alvo" são clássicas do EM, porém podem ser confundidas com eritema anular centrífugo, *tinea corporis* ou outras erupções anulares.

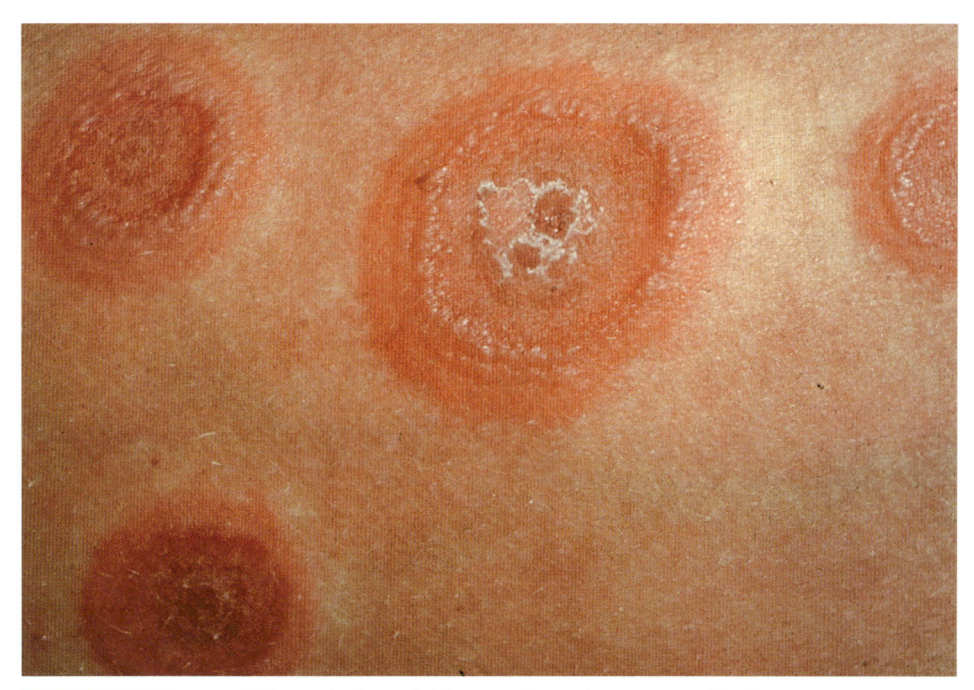

FIGURA 15-5 Eritema multiforme Lesões policíclicas em alvo no braço, com anéis eritematosos e descamação acinzentada.

EXAMES LABORATORIAIS

DERMATOPATOLOGIA Dermatite de interface, espongiose, exocitose, degeneração vacuolar dos queratinócitos basais, edema dérmico, infiltrado mononuclear perivascular.

AVALIAÇÃO DA DOENÇA INFECCIOSA Se estiverem presentes lesões sugestivas de HSV primário, anticorpos de fluorescência direta, cultura viral ou PCR podem ser utilizados para confirmar a etiologia da lesão primária. Sorologia para *M. pneumoniae*, geralmente, é positiva em erupções associadas.

EVOLUÇÃO CLÍNICA E PROGNÓSTICO

O EM aparece repentinamente entre 3 e 14 dias depois do insulto (HSV, infecção, droga etc.); as lesões cutâneas evoluem completamente em 72 horas e persistem por 1 a 2 semanas. As lesões podem ser pruriginosas ou dolorosas. Podem ocorrer sintomas sistêmicos e comprometimento da mucosa. O EM, normalmente, tem resolução em 2 semanas sem deixar sequelas, porém recidivas são comuns.

CONTROLE

Quando um precipitante para o EM pode ser identificado, este deve ser tratado ou removido. Em casos recorrentes de EM secundário ao HSV, o uso diário e profilático de aciclovir, valaciclovir ou fanciclovir pode ser necessário.

Na maioria dos casos de EM, a erupção desaparece espontaneamente em 5 a 15 dias sem tratamento. O alívio sintomático para lesões cutâneas pruriginosas pode ser obtido com o uso de anti-histamínicos sistêmicos (difenidramina, hidroxizina HCL, cetirizina HCL), banhos com farinha de aveia, emolientes (petrolato hidratado, vaselina, hidratantes) e esteroides tópicos.

No EM extenso, esteroides sistêmicos (prednisona, metilprednisolona) podem ser adicionados ao tratamento. Lesões cutâneas abertas podem ser tratadas com antibióticos tópicos e, quando necessário, aplicação tópica de gaze impregnada com petrolato. Soluções anestésicas podem ser úteis nas lesões orais. Lesões oculares devem ser tratadas topicamente por um oftalmologista.

Há relatos do uso bem-sucedido de azatioprina, talidomida, dapsona, ciclosporina, micofenolato de mofetila ou PUVA em casos graves de EM recorrente ou refratário.

SÍNDROME DE STEVEN-JOHNSON E NECRÓLISE EPIDÉRMICA TÓXICA

SSJ e NET são reações cutâneas graves e raras induzidas por drogas, caracterizadas por sensibilidade da pele/mucosa, seguidas por extensa esfoliação potencialmente fatal.

SINÔNIMO Síndrome de Lyell.

CLASSIFICAÇÃO

SSJ e NET são dois termos clínicos que apresentam um espectro de gravidade da reação adversa a drogas com:
SSJ < 10% de área de superfície corporal com descamação cutânea.
SOBREPOSIÇÃO SSJ/NET 10% a 30% de área de superfície corporal com descamação cutânea.
NET > 30% de área de superfície corporal com descamação cutânea.

EPIDEMIOLOGIA

IDADE Crianças mais velhas. Mais comum em adultos com mais de 40 anos de idade.
GÊNERO SSJ: M = F. NET: F > M.
INCIDÊNCIA SSJ: 6 por milhão, NET: 1 por milhão. Nítido aumento de incidência em indivíduos com HIV.
GENÉTICA Susceptibilidade genética em HLA-B12 (particularmente com AINEs), HLA-B*5801(particularmente com alopurinol), HLA-B*1502 (particularmente com anticonvulsivantes).
ETIOLOGIA SSJ: Drogas (≥ 50%); NET: Drogas (> 95%) AINEs, antibióticos, anticonvulsivantes são os principais deflagradores. Agentes antirretrovirais podem suscitar SJS/NET em indivíduos com HIV.

FISIOPATOLOGIA

SJS/NET desenvolvem-se pela capacidade debilitada do hospedeiro em metabolizar os metabólitos ativos da droga. Consequentemente, ocorre uma interação entre o receptor de morte celular Fas e o ligante (FasL), causando extensa morte de queratinócitos (apoptose), perda da coesão e necrose que resulta em necrólise epidérmica de espessura total. As drogas implicadas incluem os AINEs (fenilbutazona, piroxicam), antibióticos (amitiozona, aminopenicilinas), sulfonamidas (sulfadoxina, sulfadiazina, sulfassalazina, trimetropim-sulfametoxazol), alopurinol, antirretrovirais e antiepilépticos (barbitúricos, carbamazepina, fenitoína e lamotrigina).

HISTÓRIA

SSJ/NET manifestam-se por febre, dor causada por edema e dor ocular uma a três semanas após exposição à droga. Disuria pode estar presente. Três dias após o início dos sintomas, as lesões aparecem no tronco, propagando-se para as extremidades e face. A pele torna-se vermelha-acinzentada e, então, ocorre descolamento dermoepidérmico com consequente desprendimento de pedaços de pele, deixando áreas desnudas cruentas e eritematosas. Os sintomas sistêmicos incluem febre, mal-estar, mialgia, artralgias, náusea e vômitos, diarreia e ardência conjuntival.

EXAME FÍSICO

Achados Cutâneos

TIPO Máculas, pápulas, placas, bolhas, descamação (Fig. 15-6).
COR Vermelha/púrpura a cinza.
PALPAÇÃO Sinal de Nikolsky: a pressão mecânica lateral causa descolamento epidérmico que se manifesta como aumento de extensão da bolha.
DISTRIBUIÇÃO Tronco, propagando-se para as extremidades superiores e face. Palmas/plantas podem estar afetadas.
MEMBRANAS MUCOSAS (≥ 90%, especialmente na SJS) Erosões na mucosa oral (Fig. 15-7A), ocular (Fig. 15-7B), genital.

Achados Gerais

Febre, Linfadenopatia (LAD)
OCULAR (85%) Hiperemia conjuntival, ceratite, formação de pseudomembrana, erosões.
RESPIRATÓRIO (25%) Dano epitelial, erosões.
GASTROINTESTINAL Diarreia, esofagite.
RENAL Necrose tubular, insuficiência renal.
OUTROS Hepatite, citopenia.

DIAGNÓSTICO DIFERENCIAL

SSJ/NET podem ser confundidas com EM, síndrome da pele escaldada estafilocócica (SPEE), DEVH aguda grave, doença de Kawasaki (DK), queimaduras térmicas, erupções fototóxicas, eritema pigmentar fixo generalizado, LE ou eritrodermia generalizada (proveniente de psoríase aguda, dermatite atópica, micose fungoide etc.).

EXAMES LABORATORIAIS

DERMATOPATOLOGIA Fase inicial: necrose da camada basal com formação de bolhas subepidérmicas. Fase tardia: necrose epidérmica de espessura total, infiltrado perivascular esparso. A análise de cortes histológicos congelados de amostras cutâneas "enoveladas" demonstrando necrose epidérmica de espessura total pode acelerar o diagnóstico da SSJ/NET para intervenção clínica mais rápida.

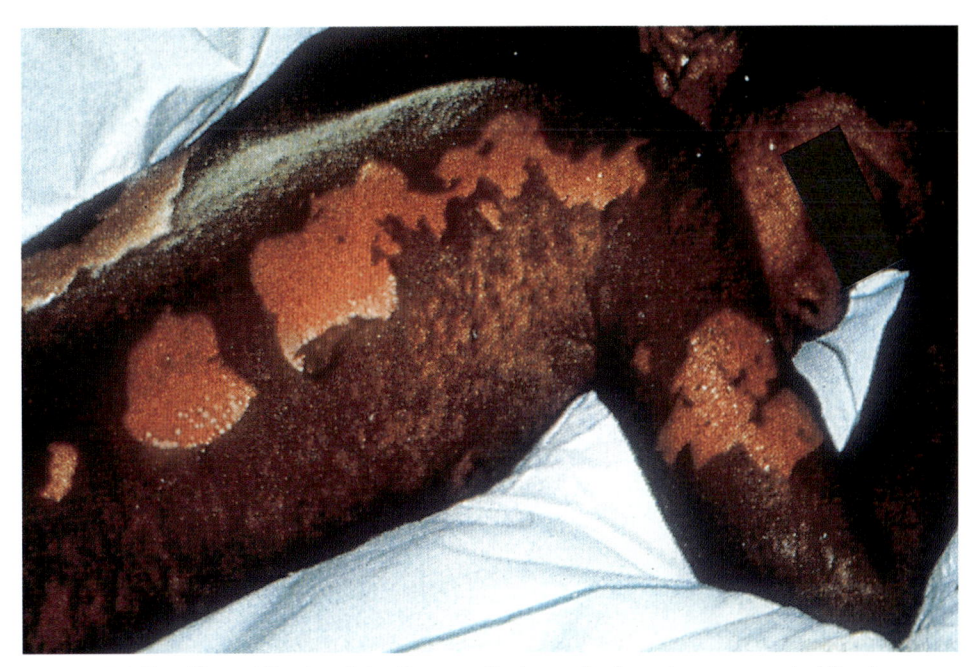

FIGURA 15-6 Necrólise epidérmica tóxica Descamação de grandes áreas do corpo, característica da necrólise epidérmica tóxica.

EVOLUÇÃO CLÍNICA E PROGNÓSTICO

O curso é similar àquele das queimaduras térmicas difusas e graves. O resultado é pior em pacientes mais velhos ou que tenham maior envolvimento cutâneo. A taxa de mortalidade é de 5% para SSJ e de 35% para NET, pois esta, normalmente, é causada por septicemia (*Staphylococcus aureus, Pseudomonas aeruginosa*) ou desequilíbrios hídricos e eletrolíticos.

CONTROLE

O controle da SSJ/NET consiste no rápido diagnóstico e na eliminação do agente causal. O tratamento do paciente é mais bem realizado em uma unidade de cuidados de queimados ou em uma unidade de cuidados intensivos com infusão de fluidos IV e reposição eletrolítica, controle da temperatura e tratamento rigoroso das feridas. O tratamento diário das feridas (lavar com solução isotônica de cloreto de sódio estéril, mupirocina nos orifícios, gaze impregnada de vaselina ou curativos de silicone, colírios antibióticos na córnea), com mínima manipulação, pode resultar no crescimento da epiderme entre 1 e 3 semanas. O processo de cicatrização é mais lento em pontos de pressão e nas regiões periorais.

O uso de esteroides sistêmicos para o controle de SSJ/NET é controverso, e não existem grandes estudos randomizados que demonstrem eficácia. Altas doses de imunoglobulina endovenosa podem auxiliar no tratamento quando administradas precocemente. Ciclosporina, ciclofosfamida, plasmaférese, N-acetilcisteína apresentam sucesso casual.

PREVENÇÃO

Aqueles que se recuperam da NET necessitam ser informados de sua sensibilidade à droga ofensora e aos possíveis reagentes cruzados. A exposição repetida ao agente ofensor pode resultar em um episódio de NET mais intenso e mais rápido. Consequentemente, as drogas não devem ser readministradas, e o paciente deve utilizar uma pulseira de alerta médico.

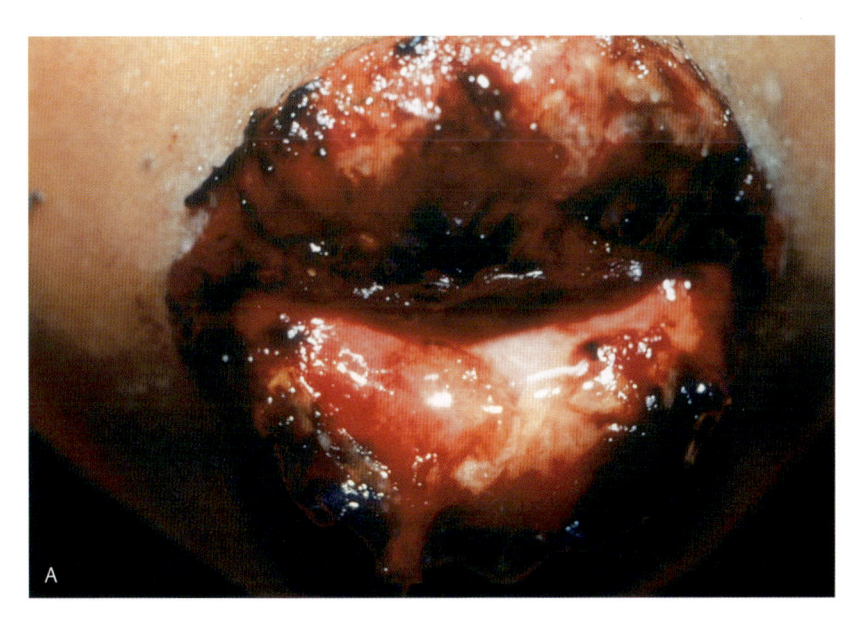

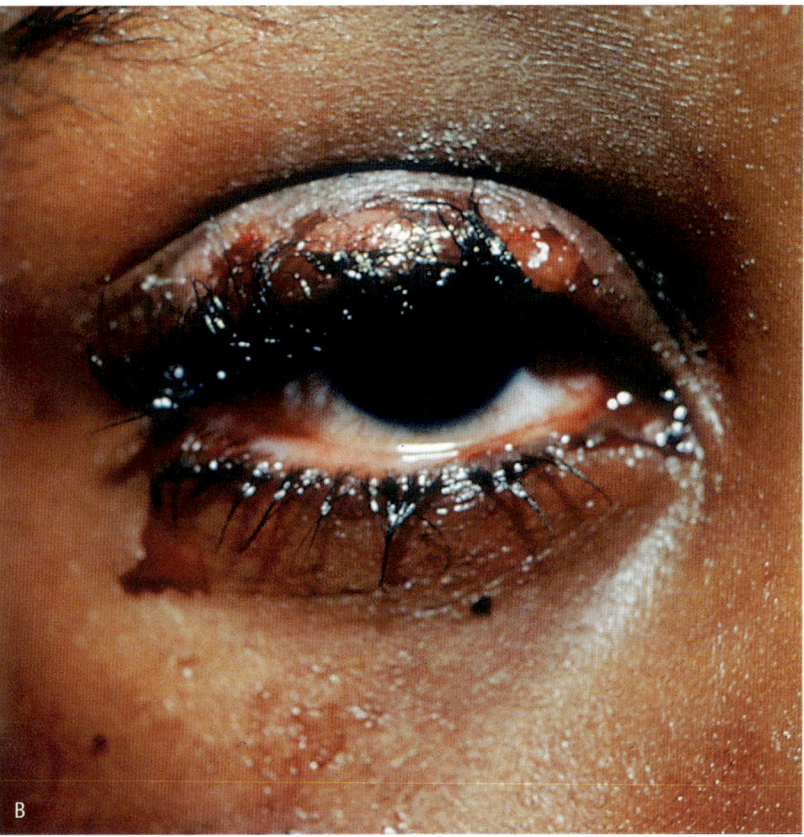

FIGURA 15-7 Síndrome de Steven-Johnson (**A**) Envolvimento debilitante da mucosa com crostas e ulcerações hemorrágicas, necessitando de internação hospitalar para infusão de fluidos IV e tratamento de suporte. (**B**) Comprometimento ocular com erosões e ulcerações na mesma criança.

ERITEMA PIGMENTAR FIXO MEDICAMENTOSO

O EPFM é uma reação cutânea recorrente a uma droga ingerida, caracterizada pela formação de uma placa fixa, bolhas ou erosão no mesmo local, em um período de horas da ingestão da droga ofensora.

EPIDEMIOLOGIA

IDADE Qualquer idade.
GÊNERO M = F.
INCIDÊNCIA Incomum.
ETIOLOGIA As drogas mais comumente implicadas são: fenolftaleína, agentes antimicrobianos (tetraciclina, minocliclina, sulfonamidas, sulfametoxazol-trimetropim, metronidazol), nistatina, agentes anti-inflamatórios (salicilatos, AINEs, naproxeno, acetaminofeno, dipirona, dimenidrato, fenilbutazona, fenacetina), agentes psicoativos (barbitúricos, carbamazepina), quinina e quinidina. Os alimentos mais comumente implicados são ervilha, feijão e lentilha.

HISTÓRIA

Um EPFM manifesta-se, inicialmente, como uma placa eritematosa em um período de 1 a 2 semanas da exposição ao agente ofensor. Com exposições subsequentes, a placa violácea recorre no mesmo local em 24 horas. O paciente, normalmente, relata o aparecimento da lesão em intervalos aparentemente aleatórios. Um histórico minucioso, geralmente, revelará o uso esporádico, ou conforme necessário, de um medicamento de venda livre que está causando a erupção recorrente (ou seja, ibuprofeno, aspirina, colírios, laxativos etc.).

EXAME FÍSICO

Achados Cutâneos

TIPO Mácula, placa, bolha, erosão.
FORMATO Redondo a oval (Fig. 15-8).
COR Vermelha, púrpura, marrom.
TAMANHO 0,5 a 20 cm de diâmetro.
NÚMERO Lesão solitária. Com episódios repetidos, podem existir múltiplas lesões. Ocasionalmente, um EPFM generalizado com múltiplas lesões disseminadas pode ocorrer.
SÍTIOS DE PREDILEÇÃO Lábios, mãos, face, pés, genitália.

DIAGNÓSTICO DIFERENCIAL

O EPFM pode ser confundido com lesões herpéticas recorrentes, picadas por artrópodes, outras reações medicamentosas, dermatite de contato ou outros processos eczematosos.

EXAMES LABORATORIAIS

DERMATOPATOLOGIA Infiltrado linfo-histiocítico dérmico perivascular ou intersticial, às vezes com eosinófilos e/ou vesículas ou bolhas subepidérmicas com necrose epidérmica sobrejacente. Entre os surtos, o local exibe intensa incontinência pigmentar com depósito de melanina nos macrófagos na derme superior.

EVOLUÇÃO CLÍNICA E PROGNÓSTICO

As lesões cutâneas do EPFM melhoram algumas semanas após a retirada do agente ofensor. As lesões, muitas vezes, cicatrizam com hiperpigmentação dada a incontinência pigmentar que ocorre durante a fase inflamatória das lesões. Uma exceção notável é a pseudoefedrina, que, classicamente, causa um EPFM não pigmentado. A erupção recorre em horas após a ingestão de uma única dose da droga.

CONTROLE

O controle do EPFM é realizado com a identificação e interrupção da droga ofensora. As alterações hiperpigmentares pós-inflamatórias irão, lentamente, desaparecer com o tempo.

SEÇÃO 15 REAÇÕES DE HIPERSENSIBILIDADE

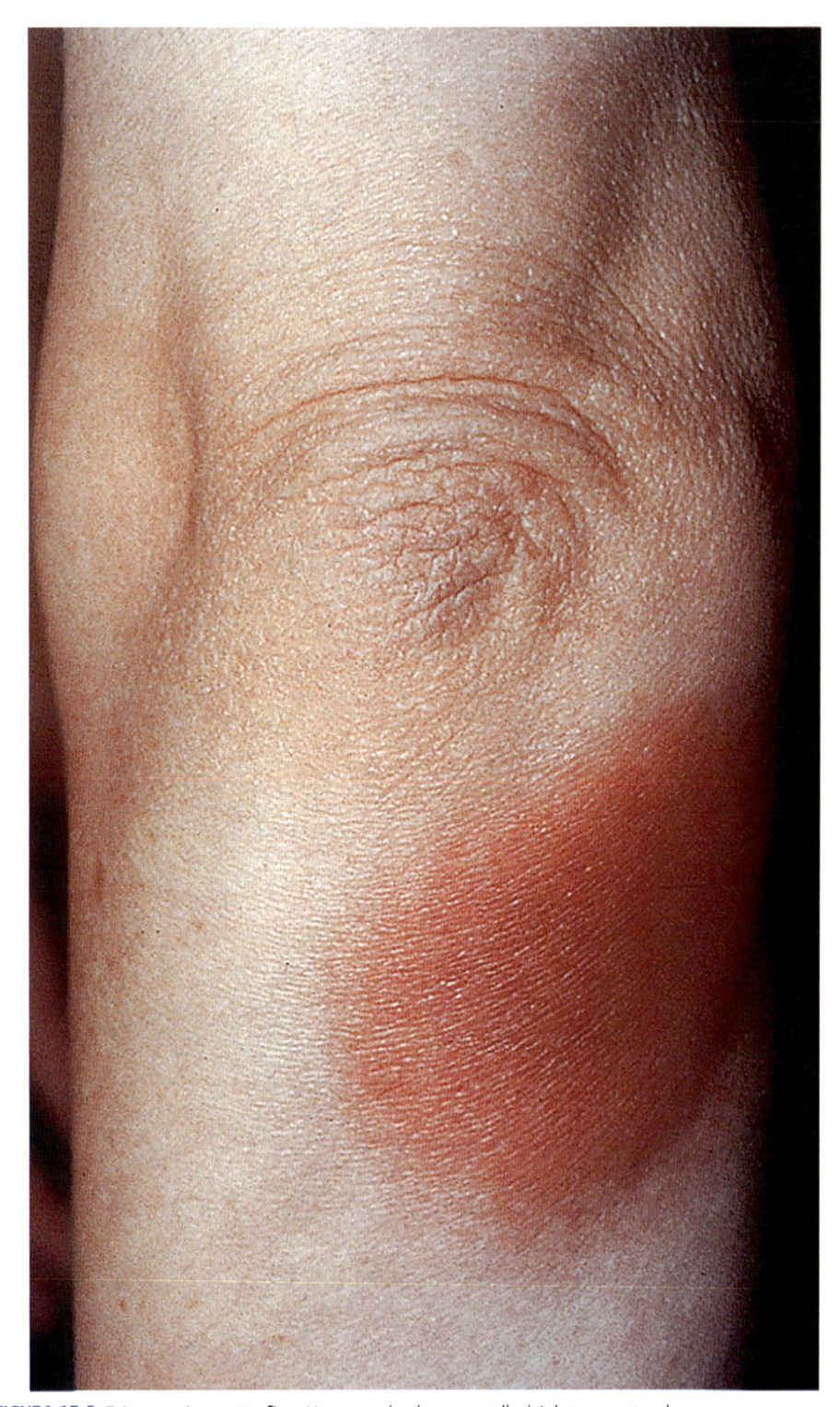

FIGURA 15-8 Eritema pigmentar fixo Uma grande placa vermelha/violeta no cotovelo.

DOENÇA DO SORO

A doença do soro é uma reação alérgica, caracterizada por urticária, mal-estar, febre, linfadenopatia, esplenomegalia e artralgia. Foi, originalmente, observada no tratamento com antissoros de cavalos e coelhos; atualmente, é observada com fármacos ou vacinações.

EPIDEMIOLOGIA

IDADE Qualquer idade.
GÊNERO M – F.
INCIDÊNCIA Incomum.
ETIOLOGIA Reação de hipersensibilidade (mediada por imunocomplexos) tipo III.

FISIOPATOLOGIA

A doença do soro é mediada por imunocomplexos antígeno-anticorpo circulantes (reação de Arthus tipo III), onde a IgG é a imunoglobulina predominante.

HISTÓRIA

Erupção urticariforme e febrícula, geralmente 7 a 21 dias após a administração do agente ofensor ou mais cedo em indivíduos previamente sensibilizados pelo agente. Os agentes derivados de animais não humanos (como globulina de antitimócitos de cavalo ou de coelho ou anticorpos monoclonais de origem murina) são fármacos desencadeantes comuns.

EXAME FÍSICO

Achados Cutâneos

TIPO Urticas, edema (Fig. 15-9).
COR Rosa, vermelha.
FORMATO Redondo, oval e policíclico.
ARRANJO Lesões discretas, difusas ou áreas densas, confluentes.
DISTRIBUIÇÃO Tronco, extremidades, face. Membranas mucosas podem estar envolvidas. Predileção pelas regiões laterais das mãos e dos pés pode ser observada.

Achados Gerais

LINFADENOPATIA (LAD) (geralmente na região epitroclear).
MUSCULOESQUELÉTICO (50%) Artralgia, poliartrite.
NEUROLÓGICO Neurite periférica, radiculite, neurite óptica, edema cerebral.
RENAL Glomerulonefrite.

DIAGNÓSTICO DIFERENCIAL

A doença do soro pode ser confundida com urticária, angioedema, vasculite urticariforme, exantema viral, necrólise epidérmica tóxica ou endocardite bacteriana subaguda.

EXAMES LABORATORIAIS

DERMATOPATOLOGIA Vasos sanguíneos ingurgitados com edema e inflamação perivascular.
HEMATOLOGIA ± Eosinofilia, TSE elevada, hipocomplementemia.

EVOLUÇÃO CLÍNICA E PROGNÓSTICO

A doença do soro apresenta curso autolimitado, progredindo por um período de vários dias e, então, desaparecendo em 2 a 3 semanas. A maioria dos casos cura sem sequelas permanentes. Em raros casos, vasculite coronariana ou neuropatia podem persistir.

CONTROLE

O agente desencadeador deve ser imediatamente suspenso. O tratamento sintomático da doença do soro inclui o uso de analgésicos e um ou mais anti-histamínicos (clorfeniramina, hidroxizina, difenidramina, doxepina, acrivastina, cetirizina, loratadina, mizolastina, desloratadina, fexofenadina, levocetirizina, cimetidina ou ranitidina). Os anti-histamínicos devem continuar a serem usados de 1 a 2 semanas após a remissão clínica, a fim de evitar recorrências ou recidivas. Além disso, pode ser necessária a redução gradual da dose ao longo de meses.

Embora sua eficácia não tenha sido comprovada, os esteroides sistêmicos (prednisona, prednisolona) são utilizados quando medidas comuns fracassam em aliviar os sintomas do paciente. O uso de esteroides sistêmicos (prednisona ou metilprednisolona) pode ser necessário nos casos mais refratários, porém recomenda-se curto prazo de uso, com possível retorno das lesões. Nas situações anafiláticas ou potencialmente fatais (indivíduos com edema facial ou sintomas respiratórios), a administração subcutânea de epinefrina é eficaz. O agente desencadeante de uma reação deve ser cuidadosamente documentado no registro médico do paciente, e a reexposição deve ser evitada.

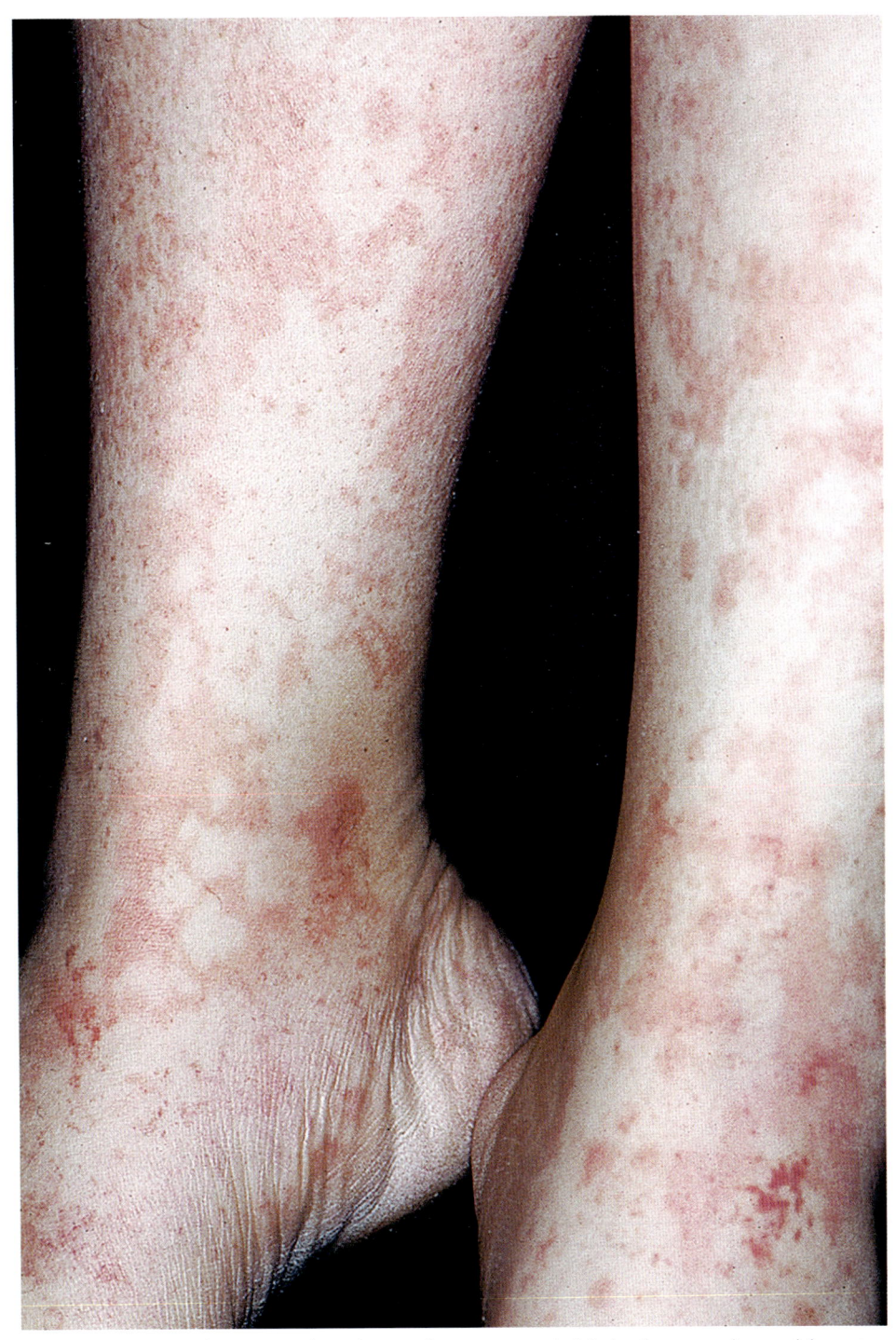

FIGURA 15-9 Doença do soro Urticária, placas coalescentes na parte inferior das pernas de um adolescente com doença do soro.

ERITEMA ANULAR CENTRÍFUGO

O eritema anular centrífugo (EAC) é uma erupção cutânea, caracterizada por lesões anulares eritematosas migratórias com bordas elevadas e regressão central. A etiologia do EAC é desconhecida, porém foi especulado que ocorra como reação de hipersensibilidade a uma infecção, inflamação ou processo neoplásico subjacente.

SINÔNIMOS Eritema persistente, eritema *gyratum perstans*, eritema girato, eritema migratório palpável.

EPIDEMIOLOGIA

IDADE Qualquer idade.
GÊNERO M = F.
GENÉTICA Raros relatos de herança AD.
ETIOLOGIA Provável reação de hipersensibilidade a drogas (diuréticos, AINEs, antimaláricos, compostos de ouro), alimentos, infecções (dermatófitos, *Candida albicans, Penicillium*, poxvírus, VEB, molusco contagioso, parasitas, *P. púbis*), discrasias sanguíneas, distúrbios imunológicos (lúpus neonatal, síndrome de Sjögren, endocrinopatias autoimunes, síndrome hipereosinofílica), doença hepática, hipertireoidismo ou neoplasias (linfomas, leucemias).

HISTÓRIA

A erupção aparece e se propaga, centrifugamente, ao longo de um período de 1 a 2 semanas. É tipicamente assintomática ou levemente pruriginosa e pode recorrer durante meses a anos, dependendo de seu processo etiológico.

EXAME FÍSICO

Achados Cutâneos

TIPO Pápulas, placas, com fina descamação formando uma circunferência.
TAMANHO 1 a 10 cm.
COR Rosa, vermelha, púrpura.
NÚMERO Solitário ou múltiplo.
FORMATO Oval, em espiral, semianular, em alvo, policíclico (Fig. 15-10).
DISTRIBUIÇÃO Tronco, nádegas, coxas e parte inferior das pernas. Raramente palmas, plantas e membranas mucosas.

DIAGNÓSTICO DIFERENCIAL

O diagnóstico diferencial do EAC é de outras erupções anulares, incluindo pitiríase rósea, eritema marginado, eritema crônico migratório, infecções por dermatófitos, urticária, vasculite urticariforme, granuloma anular, sarcoidose, psoríase e LE anular.

EXAMES LABORATORIAIS

DERMATOPATOLOGIA A biópsia cutânea revela paraceratose e infiltração focal de linfócitos ao redor das estruturas anexiais e vasos sanguíneos dérmicos em um padrão de "manga de casaco". Há mínimo edema papilar e leve espongiose.

EVOLUÇÃO CLÍNICA E PROGNÓSTICO

A duração do EAC é extremamente variável; a formação de novas lesões pode continuar por meses ou até anos, aparecendo em formas sucessivas.

CONTROLE

O tratamento do EAC depende da etiologia do agente causal e se a erradicação do mesmo é curativa. Mesmo na ausência de uma causa identificável, o tratamento empírico com antibióticos ou antifúngicos pode ajudar. Os sintomas pruriginosos do EAC podem ser tratados com anti-histamínicos (clorfeniramina, hidroxizina, difenidramina, doxepina, acrivastina, loratadina). Tratamentos tópicos incluem antipruriginosos (calamina ou pomada de mentol a 1%) e/ou esteroides tópicos. Foi relatada melhora das lesões como uso de *tacrolimus* e calcipotriol tópico.]

Esteroides sistêmicos (prednisona, prednisolona) podem suprimir o EAC, porém o distúrbio, frequentemente, recorre após a interrupção da terapia. Casualmente, o metronidazol sistêmico e α–interferon subcutâneo apresentam algum sucesso.

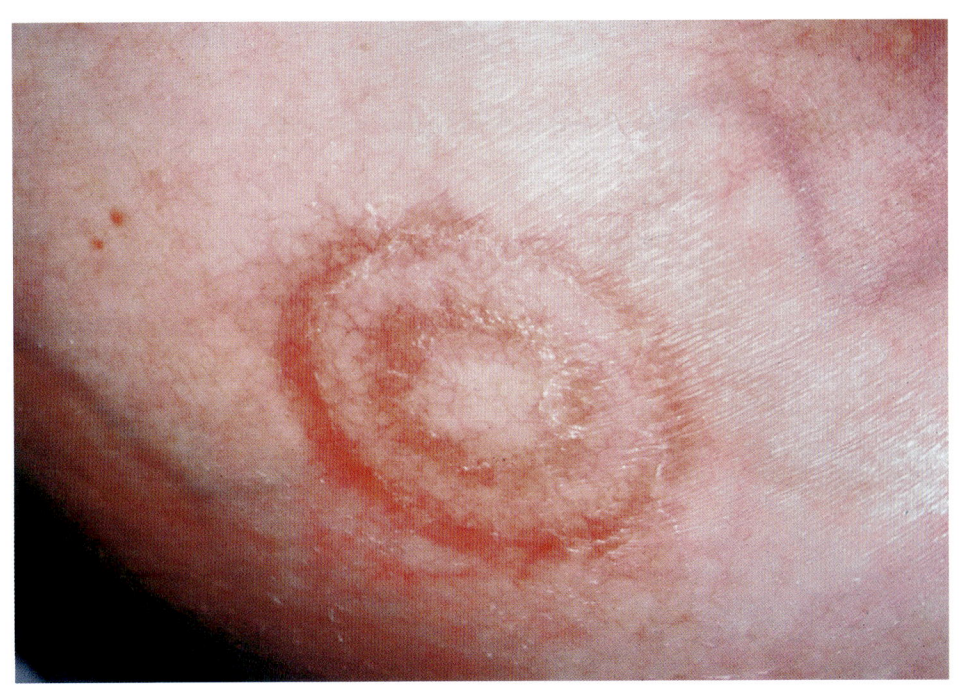

FIGURA 15-10 Eritema anular centrífugo Lesões policíclicas na coxa de uma criança.

DOENÇA DO ENXERTO *VERSUS* HOSPEDEIRO

A DEVH é um distúrbio imune causado pela resposta de histoincompatibilidade das células doadoras imunocompetentes contra os tecidos de um hospedeiro imunoincompetente.

CLASSIFICAÇÃO

DEVH aguda

1. Estágio 1: Erupção maculopapular afetando < 25% da superfície corpórea.
2. Estágio 2: Erupção maculopapular afetando 25% a 50% da superfície corpórea.
3. Estágio 3: Eritrodermia afetando mais de 50% da superfície corpórea.
4. Estágio 4: Eritrodermia com formação de bolhas.

A DEVH aguda é frequentemente acompanhada do acometimento intestinal e hepático, marcado por diarreia e hiperbilirrubinemia respectivamente.

DEVH crônica

1. Liquenoide ou tipo líquen plano-símile.
2. Esclerodermoide ou tipo esclerótico.
3. Tipo poiquilodérmico

EPIDEMIOLOGIA

IDADE Qualquer idade, risco elevado com doadores ou recipientes de idade mais avançada.
GÊNERO Maior risco com doador F/recipiente M.
INCIDÊNCIA Aguda: 25% a 50%. Crônica: 50% no transplante alógeno de células-tronco hematopoiéticas (TCTH) alógeno ou recipientes de transplante alógeno de medula óssea (TMO).
ETIOLOGIA Reação imunomediada no recipiente de transplante derivada das células doadoras imunocompetentes.

FISIOPATOLOGIA

A DEVH é uma reação imunológica, induzida por transplante de células linfoides alogênicas em que o hospedeiro expressa antígenos ausentes no doador. É uma das principais complicações do TMO ou do TCTH, com manifestações clínicas na pele, fígado (hepatite colestática) e/ou trato GI (diarreia). A gravidade da DEVH está relacionada com a histocompatibilidade entre o doador e o hospedeiro, e no regime preparatório utilizado.

HISTÓRIA

DEVH AGUDA erupção e prurido ocorre 14 a 21 dias (< 3 meses) após TMO ou TCTH.
DEVH CRÔNICA a erupção surge após 40 dias (média: 4 meses) do TMO ou TCTH, podendo ser uma evolução da DEVH aguda ou uma nova ocorrência.
Tanto a DEVH aguda e crônica podem ser desencadeadas por infusões de linfócitos doadores após o transplante inicial.

EXAME FÍSICO

Achados Cutâneos (DEVH Aguda)

TIPO Maculopapular, pápulas, bolhas.
COR Eritematosa
DISTRIBUIÇÃO Acral: palmas, plantas, pina auricular (Fig. 15-11), bochechas, pescoço, região dorsal superior ou generalizado (Fig. 15-12). Pode ocorrer acentuação perifolicular.

Achados Gerais (DEVH Aguda)

Febre alta, hepatite, icterícia, diarreia, serosite, insuficiência pulmonar.

Achados Cutâneos (DEVH Crônica)

TIPO Pápulas, placas (Fig. 15-13), úlceras.
COR Púrpura, hipopigmentada.
PALPAÇÃO Esclerótico.
DISTRIBUIÇÃO Região dorsal das mãos, antebraços. Esclerose no tronco, nádegas, quadris e coxas.

Achados Gerais (DEVH Crônica)

Alopecia; anidrose; lesões semelhantes às do LP oral; estomatite erosiva, erupção semelhante a síndrome sicca oral e ocular; esofagite, serosite, fascite, bronquiolite obliterante, doença hepática crônica; extremo emagrecimento.

DIAGNÓSTICO DIFERENCIAL

A DEVH aguda pode ser confundida com reação exantemática a drogas, exantema viral ou NET. A DEVH crônica pode ser confundida com líquen plano, reação liquenoide a drogas, PLC, esclerodermia ou poiquilodermia.

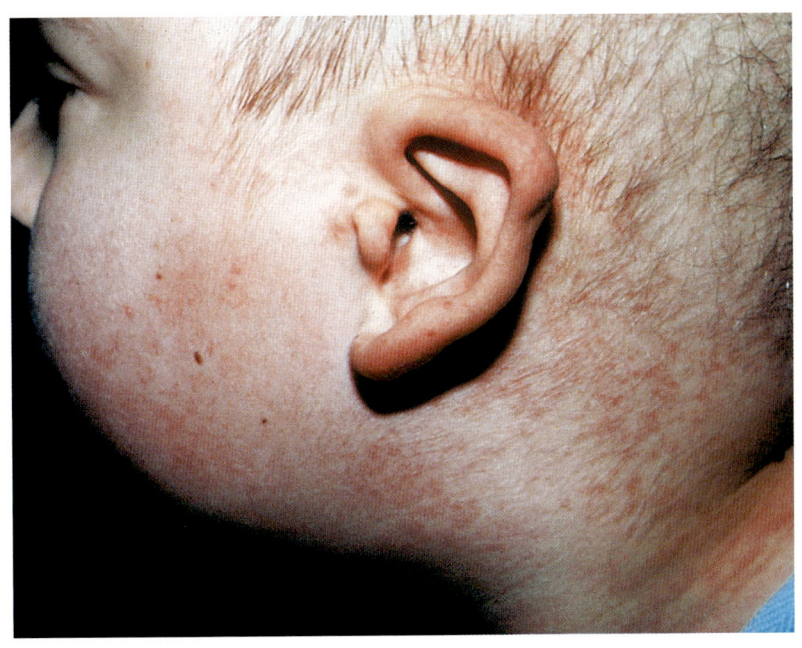

FIGURA 15-11 Doença do enxerto *versus* hospedeiro aguda Coloração eritemato-violácea na pina auricular de uma criança com DEVH aguda.

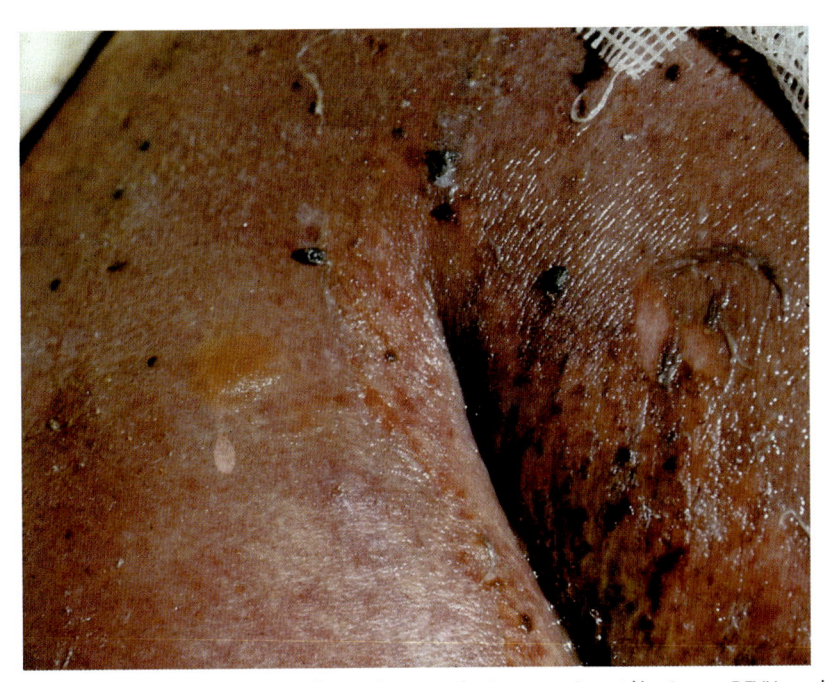

FIGURA 15-12 Doença do enxerto *versus* hospedeiro aguda Descamação epidérmica em DEVH aguda, assemelhando-se às alterações apresentadas na NET. (Reproduzida, com permissão, de Fitzpatrick TB et al. Color Atlas and Synopsis of Clinical Dermatology. 2th ed. New York, NY:McGraw-Hill; 1992.)

EXAMES LABORATORIAIS

Dermatopatologia

DEVH AGUDA vacuolização das células basais e necrose de queratinócitos individuais com leve infiltrado perivenular de células mononucleares. A posição dos linfócitos em relação aos queratinócitos necróticos pode ser observada, e os vacúolos coalescem formando fendas subepidérmicas e/ou separação dermoepidérmica completa.

DEVH CRÔNICA hiperceratose, leve hipergranulose, leve acantose, moderada vacuolização basal, infiltrado linfocítico disposto em "faixa" próximo da epiderme, incontinência pigmentar, perda de folículos pilosos, aprisionamento das glândulas sudoríparas e densa esclerose dérmica.

EVOLUÇÃO CLÍNICA E PROGNÓSTICO

DEVH AGUDA reduz profundamente a sobrevida após TCTH e TMO. Uma DEVH aguda leve a moderada responde bem ao tratamento. Pacientes com DEVH grave são susceptíveis a infecções (bacterianas, fúngicas ou virais) e aqueles com alterações cutâneas semelhantes às da NET apresentam um prognóstico ruim. DEVH aguda possui uma taxa de mortalidade de 45% em pacientes TMO e TCTH.

DEVH CRÔNICA alterações esclerodermoides, pele enrijecida e contraturas articulares podem resultar em mobilidade prejudicada e ulcerações. Também há alopecia associada, xerostomia e xeroftalmia, resultando em úlceras de córnea e cegueira. Doença GI resulta em má absorção. DEVH cutânea crônica leve regride espontaneamente. Severas alterações são, geralmente, permanentes e debilitantes. A DEVH crônica apresenta taxa de sobrevida geral em 10 anos de aproximadamente 40%, em decorrência de infecções e imunossupressão.

CONTROLE

DEVH AGUDA a atual estratégia é tratar o hospedeiro do TMO ou TCTH com medicamentos imunossupressores incluindo metrotrexato, ciclosporina, micofenato de mofetila ou outros agentes por 180 dias pós-transplante, seguido por redução gradual imunossupressora para prevenir DEVH aguda. Se a DEVH aguda se desenvolve durante este regime terapêutico, esteroides sistêmicos são adicionados. Outras possibilidades de tratamento incluem talidomida, hidroxicloroquina, clofazimina ou azatioprina. Esteroides tópicos podem oferecer alívio sintomático para as lesões cutâneas.

DEVH CRÔNICA o tratamento para a DEVH crônica é difícil e consiste do uso isolado de esteroides sistêmicos ou em combinação com ciclosporina ou *tracolimus*. Agentes tópicos podem ter valor limitado na doença esclerótica. Outras possibilidades de tratamento incluem PUVA, fotoférese, etretinato, acitretina, infliximabe, daclizumab e outros agentes sistêmicos que estão ainda em fase de estudo.

SEÇÃO 15 REAÇÕES DE HIPERSENSIBILIDADE

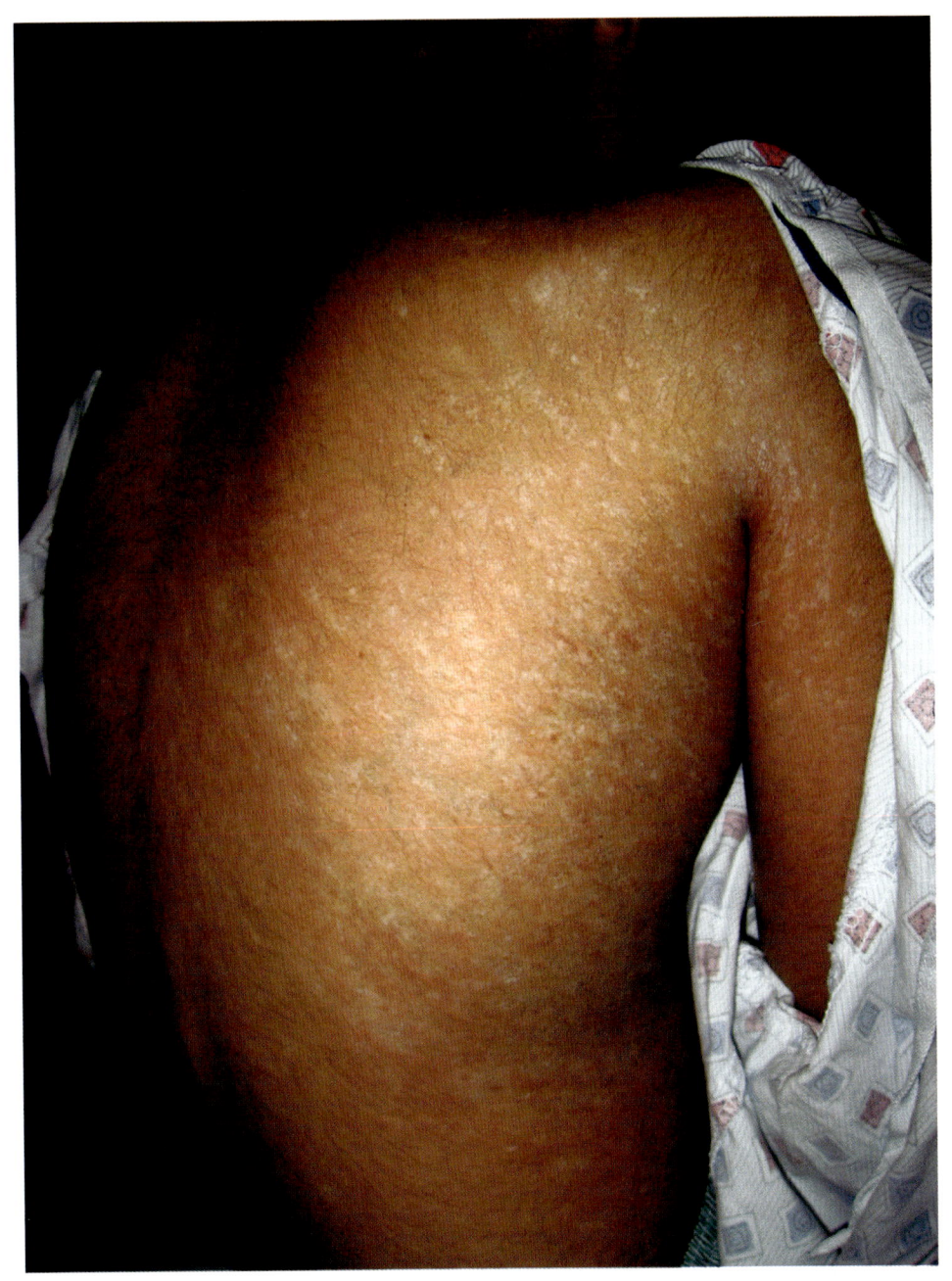

FIGURA 15-13 Doença do enxerto *versus* hospedeiro crônica Pápulas liquenoides coalescendo, formando placas com significante hipopigmentação 4 meses após TMO alógeno.

ERITEMA NODOSO

Eritema nodoso (EN) é uma reação de hipersensibilidade mediada por células, caracterizada por nódulos eritematosos dolorosos na região pré-tibial.

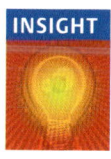

INSIGHT
O EN pode ser, algumas vezes, confundido com celulite multifocal.

SINÔNIMOS Eritema contusiforme, EN migratório.

EPIDEMIOLOGIA

IDADE Qualquer idade. Observado com maior frequência em pacientes entre 15 e 30 anos de idade.
GÊNERO F > M, 3:1.
INCIDÊNCIA Incomum.
SAZONALIDADE Prevalência na primavera e no outono.
ETIOLOGIA 40% ou mais dos casos são idiopáticos. Outros possíveis desencadeantes incluem infecções (estreptococos, micoplasma, tuberculose, coccidiomicose, histoplasmose, hanseníase, leishmaniose, doença da arranhadura do gato, *Mycobacterium marinum*, yersinia, linfogranuloma venéreo, hepatite B, brucelose, meningococos, gonococos, *pertussis*, sífilis, *Chlamydia*, blastomicose, HIV), drogas (estrógenos, pílulas anticoncepcionais, sulfonamidas, penicilina, brometos, iodetos, fenitoína), gravidez, doenças sistêmicas subjacentes (sarcoidose, doença de Crohn, colite ulcerativa, doença de Behçet, síndrome de Sweet, ileíte regional) ou malignidade interna.

FISIOPATOLOGIA

O EN representa uma reação de hipersensibilidade tardia a uma variedade de estímulos diferentes.

HISTÓRIA

As lesões cutâneas aparecem por alguns dias como nódulos eritematosos dolorosos e quentes na região pré-tibial. As lesões cutâneas lentamente desaparecem no decorrer de 3 a 6 semanas, porém recorrem, especialmente, na presença de infecção recorrente. Artralgias associadas (50%), febre e mal-estar também podem estar presentes.

EXAME FÍSICO

Achados Cutâneos

TIPO Nódulos (Fig. 15-14).
COR Vermelha brilhante a vermelho-escuro, seguido por uma coloração púrpura a marrom.
TAMANHO 1 a 5 cm.
FORMATO Redondo, oval.

DISTRIBUIÇÃO Região pré-tibial > coxas/antebraços > tronco, pescoço, face.

Achados Gerais

FEBRE
MUSCULOESQUELÉTICO Artrite, mialgias.

DIAGNÓSTICO DIFERENCIAL

O diagnóstico diferencial inclui equimoses, celulite, erisipela, micoses profundas, picadas de insetos, tromboflebite, eritema endurado e outras paniculites.

EXAMES LABORATORIAIS

DERMATOPATOLOGIA Paniculite septal inflamatória afetando a derme e gordura subcutânea, propagando-se como inflamação perivascular para os lóbulos adiposos adjacentes.

EVOLUÇÃO CLÍNICA E PROGNÓSTICO

A maioria dos casos de EN regride espontaneamente em 3 a 6 semanas, especialmente com repouso e elevação das pernas. Basicamente, o curso da doença depende da etiologia subjacente e, quando possível, eliminação do precipitante (ou seja, suspensão da droga, tratamento da infecção etc.). Recidivas também dependem da etiologia e recidivas do EN recorrente em crianças são primariamente observadas com infecção estreptocócica recorrente.

CONTROLE

Identificação e eliminação do agente etiológico é o melhor tratamento. Os exames recomendados para a descoberta do agente etiológico incluem um histórico minucioso de medicamentos, cultura de secreção da garganta para excluir estreptococos, radiografia torácica para excluir sarcoidose, teste da tuberculina para excluir tuberculose primária ou outros testes considerados necessários pelo histórico.

O tratamento sintomático das lesões cutâneas inclui repouso, elevação das pernas e bandagens compressivas, salicilatos e outros AINEs (indometacina, naproxeno). Esteroides intralesionais ou sistêmicos podem ser utilizados somente quando o agente etiológico é conhecido (e agentes infecciosos tenham sido excluídos). Outros possíveis tratamentos incluem iodeto de potássio, colchicina, hidroxicloroquina, ciclosporina A e talidomida. AINEs devem ser evitados em pacientes com doença inflamatória intestinal (DII), visto que estes medicamentos podem intensificar os sintomas intestinais.

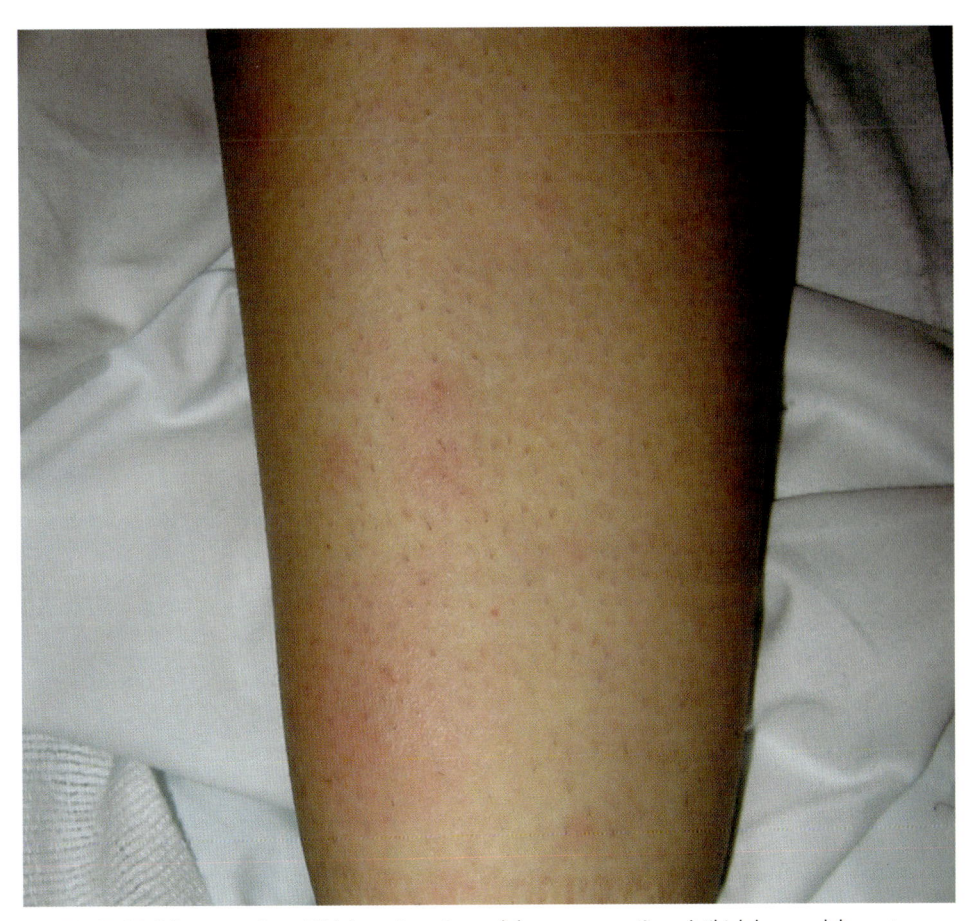

FIGURA 15-14 Eritema nodoso Nódulos eritematosos dolorosos na região pré-tibial de um adolescente.

PANICULITE AO FRIO

A paniculite ao frio é caracterizada pelo aparecimento de nódulos ou placas eritematosas após exposição ao frio.

SINÔNIMO *Popsicle panniculitis.*

EPIDEMIOLOGIA

IDADE Infantes, crianças pequenas.
GÊNERO M = F.
ETIOLOGIA Frio (clima, gelo, picolé) causa a solidificação da gordura com resultante formação de placa ou nódulo. Também observado nas laterais das coxas das equitadoras.

FISIOPATOLOGIA

A paniculite ao frio ocorre quando a gordura corporal solidifica e, então, liquefaz ao reaquecimento, resultando em alterações inflamatórias. A maior prevalência em infantes e crianças está supostamente relacionada com o fato de que o tecido adiposo subcutâneo em crianças novas solidifica mais facilmente do que em adultos.

HISTÓRIA

Placas ou nódulos eritematosos se desenvolvem horas após a exposição ao frio. As áreas podem ser dolorosas ou assintomáticas.

EXAME FÍSICO

Achados Cutâneos

TIPO Placas, nódulos.
COR Rosa a vermelha.
FORMATO Redondo a oval.
DISTRIBUIÇÃO Bilateralmente nas bochechas (Fig. 15-15), queixo, coxas laterais.

DIAGNÓSTICO DIFERENCIAL

O diagnóstico diferencial para a paniculite ao frio inclui outras formas de paniculite, celulite, erisipela, picadas de insetos ou equimoses.

EXAMES LABORATORIAIS

DERMATOPATOLOGIA Inflamação inespecífica dos septos e lóbulos da derme profunda e gordura subcutânea.

EVOLUÇÃO CLÍNICA E PROGNÓSTICO

As lesões da paniculite ao frio podem aparecer entre 5 minutos e 3 dias após a exposição ao frio e regredirem semanas a meses, com alterações pigmentares pós-inflamatórias que persistem por até 1 ano.

CONTROLE

A paniculite ao frio regride espontaneamente evitando-se o frio. Não é necessário tratamento.

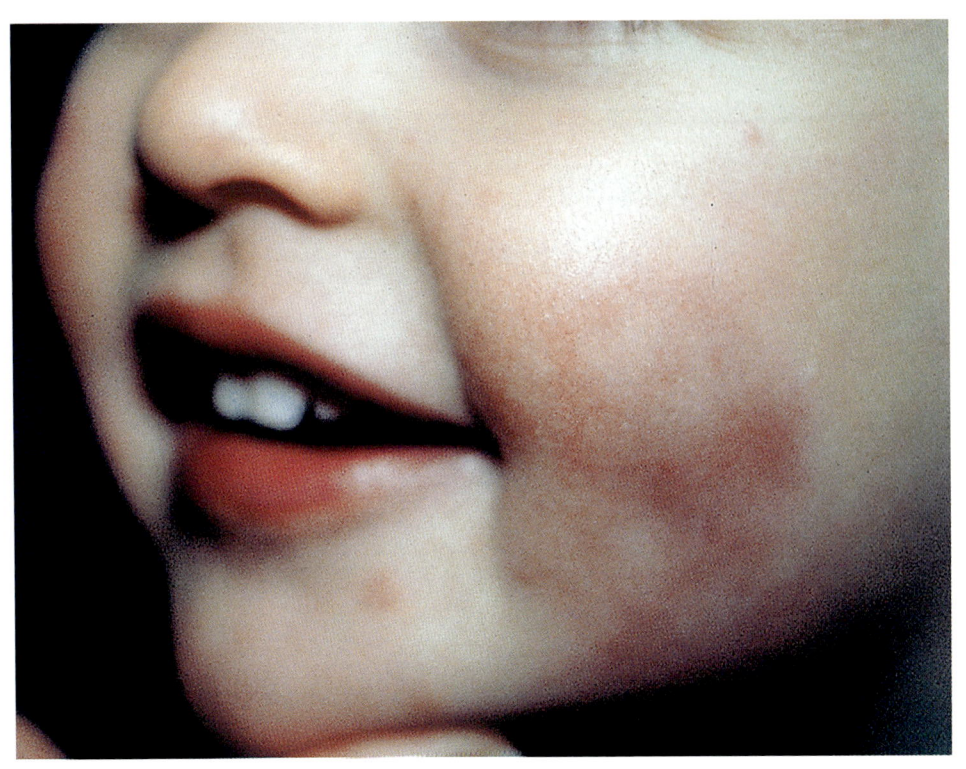

FIGURA 15-15 Paniculite ao frio Nódulos eritematosos nas bochechas de uma criança alguns dias após a exposição ao frio.

DERMATOSES NEUTROFÍLICAS

SÍNDROME DE SWEET

A síndrome de *Sweet* (SS) é uma doença cutânea rara e recorrente, caracterizada por pápulas, placas e nódulos dolorosos nos membros, na face e no tronco, acompanhados de febre e leucocitose.

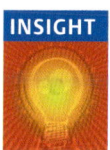

INSIGHT No estágio inicial, a SS pode-se manifestar na forma de pápulas com vesículas; a varicela deve ser excluída neste estágio.

SINÔNIMO Dermatose aguda, febril, neutrofílica.

EPIDEMIOLOGIA

IDADE Infantes, crianças, adultos entre 30 a 60 anos de idade.
GÊNERO F > M, 4:1.
INCIDÊNCIA Rara.
ETIOLOGIA 50% idiopática. Possível reação de hipersensibilidade à infecção. Em adultos, a SS pode ser observada como uma resposta imunológica à DII, drogas, distúrbios autoimunes, gravidez ou malignidade (particularmente LMA).

FISIOPATOLOGIA

Acredita-se que a SS represente uma reação de hipersensibilidade à infecção (*Streptococcus, Yersinia*, micobactéria atípica, CMV, hepatite, HIV, vacinação BCG), malignidade (leucemia mieloide aguda, proliferação mieloide transiente, carcinoma GU, carcinoma mamário, carcinoma do cólon), doença autoimune (doença de Behçet, tireoidite autoimune, sarcoidose, dermatomiosite, LES, artrite reumatoide, policondrite recidivante, síndrome de Sjögren), DII (colite ulcerativa) ou drogas (FECG, furosemida, hidralazina, minociclina e sulfametoxazol-trimetoprim).

HISTÓRIA

Em casos de SS, sintomas de infecção do trato respiratório superior ou de gripe com febre alta precedem as lesões cutâneas em 1 a 3 semanas. A seguir, há o aparecimento repentino de pápulas sensíveis e dolorosas na face, pescoço e membros (geralmente, o dorso é poupado), associadas à leucocitose e poliartrite. A SS raramente pode ocorrer em um contexto de leucopenia profunda ou neutropenia em resposta a um fármaco ou agente infeccioso.

EXAME FÍSICO

Achados Cutâneos

TIPO Pápulas, nódulos, bolhas (Fig. 15-16). Pápulas podem ter uma aparência pseudovesiculosa em decorrência de edema associado.
COR Vermelha, vermelha-azulado.
TAMANHO 1 a 2 cm.
PALPAÇÃO As lesões são sensíveis.
FORMATO Anular ou arqueado.
ARRANJO Lesão única ou múltiplas lesões, assimetricamente distribuídas.
DISTRIBUIÇÃO Face, pescoço e extremidades. O tronco é poupado.

Achados Gerais

FEBRE (80%).
MUSCULOESQUELÉTICO (30%) Artralgias, artrite, mialgias.
OCULAR (50%) Conjuntivite, episclerite, nódulos límbicos, iridociclite.
OUTROS Alveolite neutrofílica, osteomielite multifocal estéril (síndrome SAPHO), glomerulonefrite, hepatite, miosite, meningite, encefalite, pancreatite, gastrite.

DIAGNÓSTICO DIFERENCIAL

O diagnóstico diferencial da SS inclui eritema multiforme, eritema nodoso, fase pré-vesicular da infecção pelo herpes simples, fase pré-ulcerativa do pioderma gangrenoso, dermatose relacionada com derivação intestinal, urticária, doença do sono, outras vasculites, LES e paniculite.

EXAMES LABORATORIAIS

DERMATOPATOLOGIA Edema e uma infiltração densa perivascular com leucócitos polimorfonucleares na derme média e superior sem vasculite.
HEMATOLOGIA Leucocitose (> 10.000/mm^3), aumento da VSG, proteína C reativa. A ausência destes elementos não elimina a possibilidade de SS.

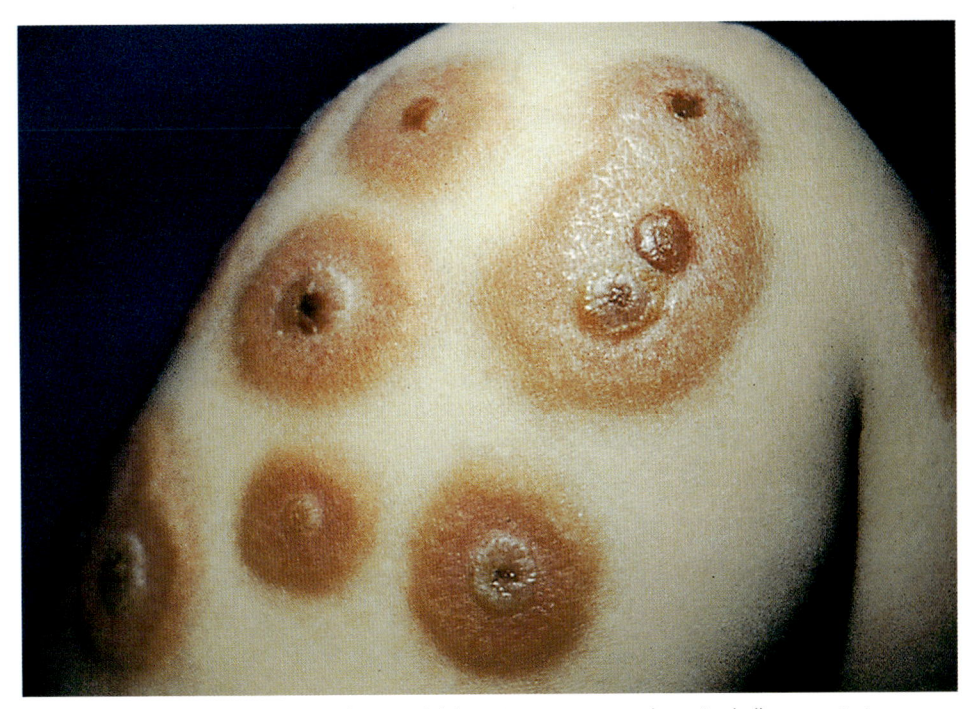

FIGURA 15-16 Síndrome de Sweet Placas e nódulos eritematosos com alterações bolhosas centrais no joelho de um infante.

EVOLUÇÃO CLÍNICA E PROGNÓSTICO

Quando não tratadas, as lesões da SS aumentam durante um período de dias ou semanas e, eventualmente, desaparecem sem a formação de cicatrizes após 1 a 12 meses. As lesões cutâneas exibem resposta excelente aos esteroides sistêmicos, geralmente desaparecendo em dias. Recidivas são observadas em 50% dos pacientes, frequentemente em sítios previamente envolvidos, especialmente em pacientes com distúrbios hematológicos associados.

CONTROLE

Quando uma infecção é identificada, é necessária a instituição de terapia antimicrobiana adequada.

Tanto as lesões cutâneas como os sintomas sistêmicos da SS são responsivos aos esteroides (prednisona, prednisolona). Lesões solitárias podem ser tratadas com esteroides tópicos e/ou inibidores da calcineurina tópicos. Outros tratamentos eficazes para a SS incluem iodeto de potássio, clofazimina, colchicina, indometacina, naproxeno, sulindac, ciclosporina, talidomida, α-interferon e dapsona.

PIODERMA GANGRENOSO

O pioderma gangrenoso (PG) é uma doença cutânea gravemente debilitante, de rápida evolução, curso crônico, caracterizada por úlceras dolorosas com bordas descoladas e uma base necrótica purulenta. Ocorre, frequentemente, em associação a doença sistêmica, especialmente doença inflamatória intestinal ou distúrbios mieloproliferativos.

SINÔNIMOS Fagedenismo geométrico.

CLASSIFICAÇÃO

1. Ulcerativo: PG clássico, associado à DII ou artrite.
2. Bolhoso: PG atípico ou bolhoso, associado à LMA, mielodisplasia e distúrbios mieloproliferativos (LMC).
3. Pustuloso: erupção pustulosa estéril ± PG associado à DII.
4. Granulomatoso superficial: lesão vegetante localizada após trauma (cirurgia).

EPIDEMIOLOGIA

IDADE Infantes, crianças, adultos entre 20 e 50 anos de idade.
GÊNERO F > M.
INCIDÊNCIA Rara.
ETIOLOGIA Idiopática (25%-50%), suspeita de anomalia imunológica.

HISTÓRIA

Início agudo com nódulos ou pústulas hemorrágicas dolorosas, tanto como primeira ocorrência ou após trauma mínimo (patergia), normalmente na parte inferior das pernas.

FISIOPATOLOGIA

Uma anomalia imunológica subjacente é suspeitada, visto que o PG, geralmente, está associado a enfermidades como doenças do intestino grosso, doenças do intestino delgado, artrite, paraproteinemia, mieloma múltiplo, leucemia, hepatite crônica ativa e síndrome de Behçet.

EXAME FÍSICO

Achados Cutâneos

TIPO Pápulas, pústulas, nódulos, úlceras com margens descoladas (Fig. 15-17).
TAMANHO 1 a 10 cm.
COR Vermelha ou púrpura, bordas com aspecto clássico cinzento em "pátina de arma"
FORMATO Irregular ou serpiginoso.
ARRANJO Lesão geralmente solitária. Pode formar aglomerados que coalescem.
DISTRIBUIÇÃO Extremidades inferiores > genitais/nádegas > abdome > face.

MEMBRANAS MUCOSAS Raramente aftas; úlceras da mucosa oral e conjuntivas.

Achados Gerais

FEBRE
GASTROINTESTINAL (30%) Colite ulcerativa ou síndrome de Crohn.
MUSCULOESQUELÉTICO (20%) Artrite.
HEMATOLÓGICO (25%) LMA, LMC, leucemia de células pilosas, mielodisplasia, gamopatia monoclonal.

DIAGNÓSTICO DIFERENCIAL

O diagnóstico diferencial do PG inclui furúnculo, carbúnculo, celulite, paniculite, gangrena, ectima gangrenoso, infecção micobacteriana atípica, infecção por *clostridium*, micose profunda, amebíase, bromoderma, pênfigo vegetante, úlcera de estase e granulomatose de Wegener.

EXAMES LABORATORIAIS

DERMATOPATOLOGIA Inespecífica, não diagnóstica. Inflamação neutrofílica, ingurgitamento e trombose de vasos pequenos e médios. Necrose e hemorragia podem estar presentes. A presença de organismos infecciosos deve ser excluída pela histopatologia e cultura de tecido.

EVOLUÇÃO CLÍNICA E PROGNÓSTICO

Quando não tratado, o PG pode durar por meses ou anos. As lesões sofrem necrose, e a ulceração pode expor os tendões e músculos subjacentes. Pode ocorrer rápida extensão da ulceração em apenas alguns dias ou lentamente e, conforme ocorre resolução das lesões antigas, novas úlceras podem aparecer. A repitelização começa nas margens da lesão, e as lesões curam com cicatrizes atróficas.

CONTROLE

O melhor controle para o PG é a identificação e o tratamento de qualquer doença associada. Para as lesões cutâneas, o controle consiste em reduzir a inflamação, reduzir a dor e promover a resolução das lesões.

Regimes tópicos para a doença devem incluir limpeza (compressas embebidas em solução de ácido acético a 0,25%), curativos umedecidos em solução de permanganato de potássio, pomada com-

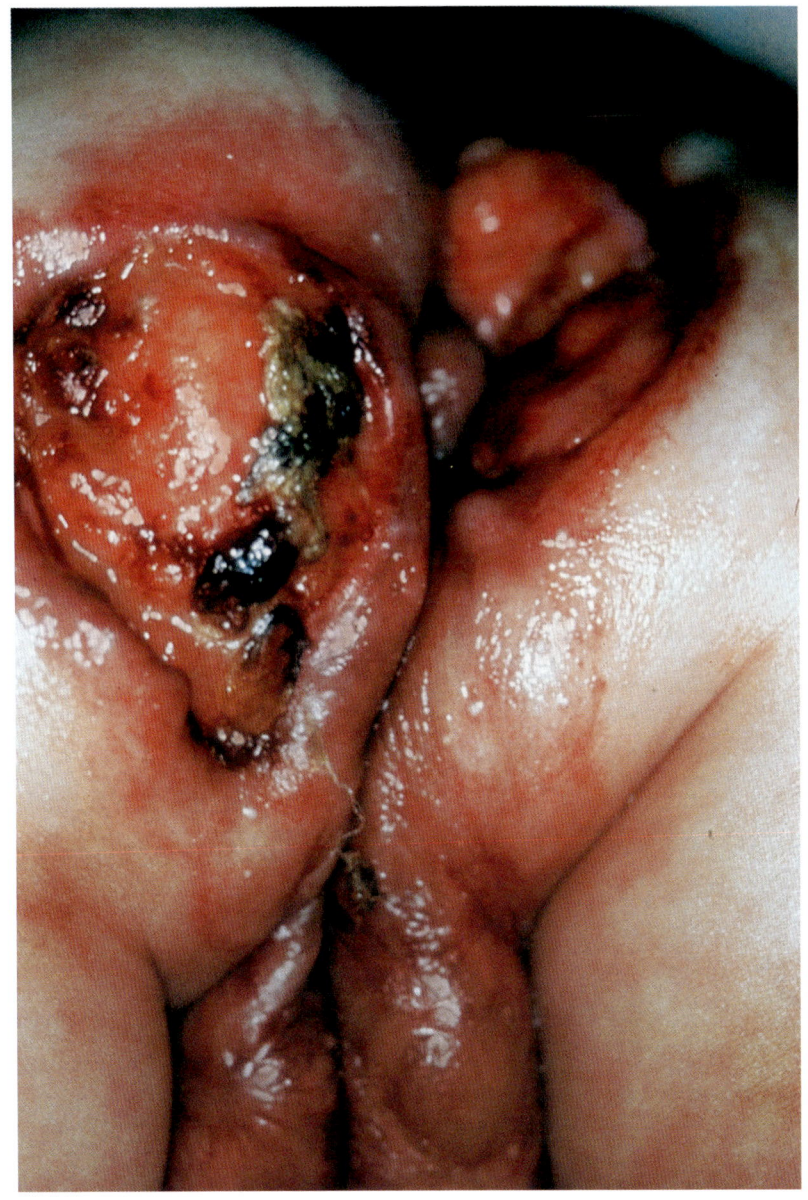

FIGURA 15-17 Pioderma gangrenoso Úlceras necróticas com margens descoladas nas nádegas de um infante.

posta por sulfadiazina de prata, solução de cromoglicato de sódio, adesivo de nicotina, esteroides tópicos ou intralesionais ou tacrolimus tópico.

Para a doença moderada ou grave, esteroides orais (prednisona, prednisolona) são os mais eficazes. Ciclosporina ou *tacrolimus* sistêmico podem ser utilizados para PG refratário a esteroides. Outras modalidades de tratamento incluem antibióticos orais, colchicina, infliximab, dapsona, clofazimina, iodeto de potássio, talidomida, metotrexato, azatioprina, micofenolato de mofetila, ciclofosfamida, clorambucil, imunoglobulina intravenosa (IgIV) e plasmaférese.

Excisão e desbridamento cirúrgico das úlceras devem ser evitados, pois o PG está sujeito à patergia em 20% dos casos.

SARCOIDOSE

Sarcoidose é um processo infamatório granulomatoso crônico de etiologia desconhecida, que afeta os sistemas cutâneo, ocular, pulmonar e reticuloendotelial.

SINÔNIMOS Síndrome de Lofgren – eritema nodoso, adenopatia hilar, febre, artrite; síndrome de Heerfordt – aumento da glândula parótida, uveíte, febre, paralisia do nervo frênico; doença de Darier–Roussy – sarcoidose subcutânea.

Tipos Especiais
1. Lúpus pérnio: placas macias e violáceas no nariz, bochechas, lobos auriculares; associado à sarcoidose pulmonar (75%).
2. Sarcoidose em cicatriz: nódulos de coloração púrpura em uma cicatriz antiga.

EPIDEMIOLOGIA

IDADE Incomum em crianças. Adultos: entre 25 e 35 anos de idade e 45 e 65 anos de idade.
GÊNERO 2:1 Mulheres:Homens.
INCIDÊNCIA Mulheres afro-americanas: 107 por 100.000. Suíça: 64 por 100.000. Reino Unido: 20 por 100.000.
RAÇA Afro-americanos > caucasianos.
GEOGRAFIA Estados Unidos: Estados do sudeste, Norte da Europa.
SAZONALIDADE Aumento no inverno e na primavera.
GENÉTICA Relatos de casos familiares. Associação a HLA-1, HLA-B8, HLA-DR3. Polimorfismo no gene que codifica a enzima conversora de angiotensina (ECA).
ETIOLOGIA Multifatorial com resposta do hospedeiro/hipersensibilidade tardia e imunorregulação anormal podem ter importância.

FISIOPATOLOGIA

Um desencadeante autoimune ou infeccioso induz a formação de granuloma em hospedeiros susceptíveis, com hiperatividade de seu sistema imune celular.

HISTÓRIA

Crianças com sarcoidose desenvolvem pústulas ou placas infiltradas ou eczematosas assintomáticas. Estas crianças tendem a ter poliartrite, uveíte e, não muitos, sintomas pulmonares. Os sintomas em crianças mais velhas e adolescentes assemelham-se à forma adulta de sarcoidose com febre, tosse, perda de peso, dor abdominal, adenopatia, doença pulmonar, hipergamaglobulinemia e hipercalcemia.

EXAME FÍSICO

Lesões Cutâneas
TIPO Maculopápulas, placas. Ulceração pode ocorrer em lesões crônicas.
TAMANHO 0,5 a 1 cm.
COR Marrom/vermelha a púrpura.
PALPAÇÃO A compressão pela lâmina de vidro (diascopia) revela coloração marrom-amarelada tipo "geleia de maçã".
FORMATO Anular, policíclico, serpiginoso.
DISTRIBUIÇÃO Face (Fig. 15-18), lábios, pescoço, extremidades superiores do tronco.

Achados Gerais

FEBRE LAD (90%) Adenopatia hilar bilateral na radiografia torácica.
MUSCULOESQUELÉTICO Artralgias.
GASTROINTESTINAL Dor abdominal.
PULMONAR (90%) Alveolite, infiltração granulomatosa, bronquiectasia.
OCULAR Uveíte e irite.
OUTROS Aumento da glândula parótida, paralisia do nervo facial e raro envolvimento do SNC.

DIAGNÓSTICO DIFERENCIAL

O diagnóstico diferencial da sarcoidose inclui infecções com inflamação granulomatosa (hanseníase, tuberculose), lúpus eritematoso, reações a corpo estranho, micose fungoide granulomatosa, rosácea granulomatosa, granuloma anular, necrobiose lipoídica, nódulo reumatoide e dermatite intersticial granulomatosa.

EXAMES LABORATORIAIS

DERMATOPATOLOGIA Granulomas epitelioides não caseosos superficiais e profundos sem inflamação linfocítica circundante (tubérculos "nus"). Células gigantes multinucleadas com núcleos periféricos e presença de "corpúsculos asteroides" eosinofílicos ou "corpúsculos de Schaumman" basofílicos.
BIOQUÍMICA SÉRICA Aumento sérico da ECA (60%), hipergamaglobulinemia, hipercalcemia.

EVOLUÇÃO CLÍNICA E PROGNÓSTICO

A sarcoidose em crianças tende a regredir completamente no decorrer de alguns anos. A taxa de mortalidade é menor que 5%.

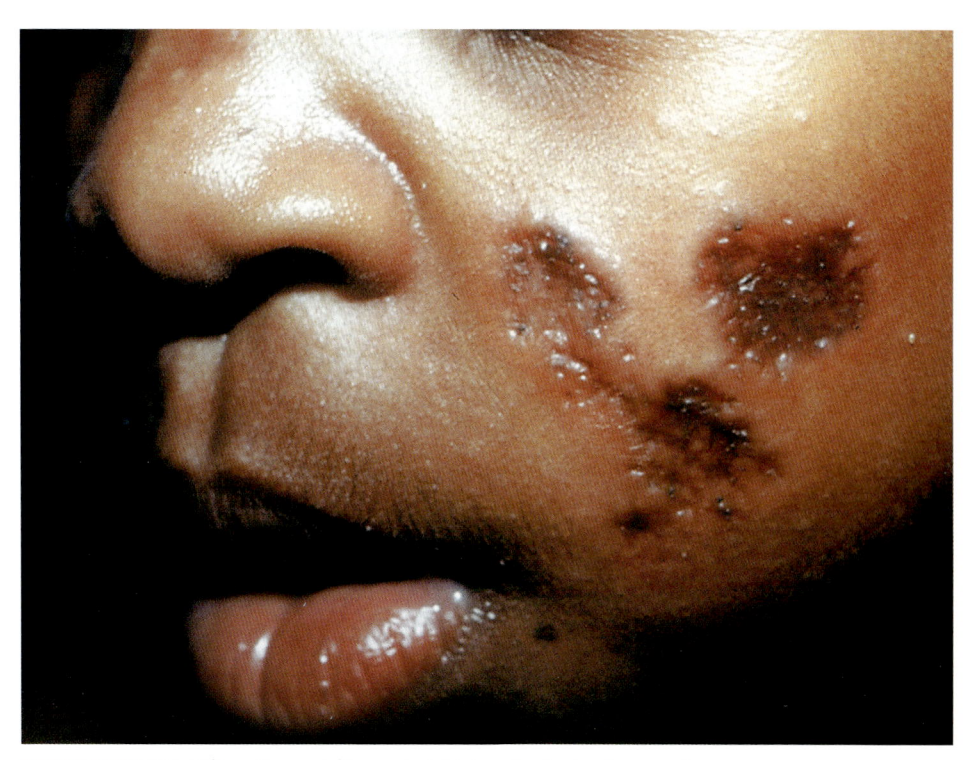

FIGURA 15-18 **Sarcoidose** Placas violáceas cicatriciais na bochecha de uma criança.

CONTROLE

DOENÇA LEVE Tópicos sob curativos plásticos, esteroides intralesionais ou corticosteroides sistêmicos (prednisona, metilprednisolona) ajudam as lesões cutâneas.
DOENÇA MODERADA A GRAVE Corticosteroides sistêmicos (prednisona, metilprednisolona) ajudam nas lesões cutâneas, na doença ocular, doença pulmonar ativa, arritmia cardíaca, envolvimento do SNC, paralisia facial e hipercalcemia. Outras drogas incluem: hidroxicloroquina, oxifenbutazona, cloroquina, para-aminobenzoato de potássio, azatioprina, clorambucil, metotrexato, talidomida, isotretinoína, minocliclina, alopurinol, infliximab, adalimumab e etanercept.

VASCULITE CUTÂNEA

A vasculite cutânea representa um padrão específico de infamação que pode afetar pequenos, médios ou grandes vasos do sistema arterial ou venoso. A doença dos pequenos vasos ocorre em capilares, arteríolas, vênulas pós-capilares, observada na púrpura de Henoch-Schönlein (PHS) e vasculite urticariforme. A doença dos vasos médios afeta as artérias das veias dentro da derme ou subcutaneo como observado na poliarterite nodosa (PAN). A doença dos grandes vasos ocorre nas artérias nomeadas e na aorta como visto na DK.

PÚRPURA DE HENOCH-SCHÖNLEIN

A PHS é uma vasculite cutânea de pequenos vasos, caracterizada pela ocorrência de uma vasculite difusa da pele, articulações, trato GI e rins após infecção do trato respiratório superior..

SINÔNIMOS Púrpura anafilactoide, púrpura reumática, vasculite cutânea de pequenos vasos secundária a imunocomplexos de IgA circulante.

EPIDEMIOLOGIA

IDADE Até 90% dos casos ocorrem no grupo pediátrico; pico de idade de 3 a 10 anos de idade.
GÊNERO M = F. Intussuscepção em M > F.
INCIDÊNCIA 180 casos por milhão.
SAZONALIDADE Outono e inverno.
ETIOLOGIA Reação de hipersensibilidade mediada por IgA a uma infecção do trato respiratório superior (algumas vezes estreptococos β-hemolítico).

FISIOPATOLOGIA

A vasculite PHS é causada pela deposição de imunocomplexos de IgA nos capilares, vênulas pré- e pós-capilares da derme superior, trato GI, glomérulos e membrana sinovial, pulmões e SNC. O depósito de imunocomplexos resulta em ativação do sistema complemento e lesão vascular.

HISTÓRIA

A PHS é uma doença caracterizada pela manifestação aguda de púrpura, artralgia e sintomas abdominais, 1 a 2 semanas após uma infecção do trato respiratório superior. O comprometimento renal pode ou não ocorrer.

EXAME FÍSICO

Achados Cutâneos

TIPO Máculas (petéquias), manchas (equimoses), pápulas dolorosas (púrpura palpável) (Fig. 15-19).
TAMANHO 2 a 10 mm.
COR Vermelha, púrpura, marrom.
FORMATO Anular, oval, arciforme.
ARRANJO Discreto ou confluente.
DISTRIBUIÇÃO Extremidades inferiores, nádegas.

Achados Gerais

FEBRE (40%).
GASTROINTESTINAL Dor abdominal (85%), vômito, sangramento GI, intussuscepção (2%).
MUSCULOESQUELÉTICO Edema dos tornozelos e joelhos.
RENAL Hematúria macroscópica ou microscópica, proteinúria.

DIAGNÓSTICO DIFERENCIAL

O diagnóstico diferencial da PHS inclui febre reumática aguda, coagulação intravascular disseminada (CID), septicemia meningocócica, febre maculosa das montanhas rochosas, dermatoses purpúricas pigmentadas e outras reações de pequenos vasos vasculares a drogas, neoplasias, distúrbios inflamatórios, distúrbios autoimunes e infecções.

EXAMES LABORATORIAIS

DERMATOPATOLOGIA Vasculite leucocitoclástica com degeneração fibrinoide das paredes de pequenos vasos dérmicos, infiltrado perivascular e intramural de neutrófilos e/ou linfócitos, poeira nuclear e extravasamento de hemácias com depósitos de hemossiderina.
IMUNOFLUORESCÊNCIA Deposição de IgA, C3 e fibrina.
URINÁLISE Hematúria, proteinúria, cilindros hemáticos.
HEMATOLOGIA Leucocitose, anemia, trombocitose, taxa de sedimentação elevada.
OUTROS Antiestreptolisina O (ASLO) pode ser positivo, cultura de secreção da garganta pode ser positiva, fezes podem ser Guaiaco positivo, complemento pode estar reduzido ou normal.

EVOLUÇÃO CLÍNICA E PROGNÓSTICO

A PHS é autolimitada e, normalmente, desaparece após semanas a meses. Podem ocorrer episódios recorrentes (5%-10%). Crianças mais novas tendem a apresentar doença mais branda, de período mais curto, com menor comprometimento GI e renal, e índice de recidiva reduzido. Até 5% dos pacientes com nefrite associada a PHS progredirão para DREF. A taxa de mortalidade é estimada ser menor que 1 a 3%, geralmente em decorrência de complicações renais e GI.

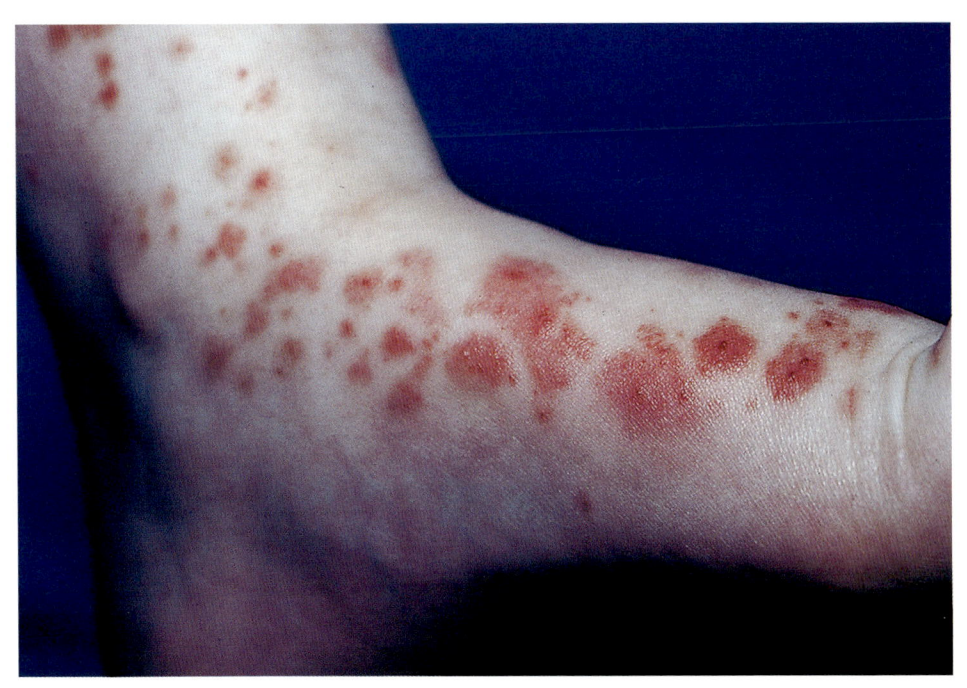

FIGURA 15-19 Púrpura de Henoch-Schönlein Máculas hemorrágicas, pápulas e lesões urticariformes nas pernas de uma criança.

CONTROLE

Os sintomas cutâneos e sistêmicos da PHS são, geralmente, autolimitados e, portanto, o tratamento consiste de repouso e tratamento de suporte. Antibióticos podem ser administrados quando houver suspeita de uma infecção do trato respiratório superior. Esteroides sistêmicos podem ser benéficos nos casos complicados e não infecciosos de PHS com manifestações GI, renais, nervosas ou pulmonares. Concentrado de fator XIII pode beneficiar alguns pacientes com dor intensa abdominal e baixo nível de fator XIII. A vasculite renal é o único problema crônico possível de ocorrer em um paciente com PHS. Corticosteroides, ciclofosfamida ou azatioprina podem ser utilizados para tratar comprometimento renal grave. IgIV, plasmaférese e ácido aminocaproico apresentam eficácia anedótica.

VASCULITE URTICARIFORME

A vasculite urticariforme é uma doença multissistêmica, caracterizada por lesões cutâneas semelhantes à urticária e achados de biópsia de vasculite leucocitoclástica, acompanhada por vários graus de artrite, artralgia, angioedema, uveíte, miosite, dor abdominal e torácica.

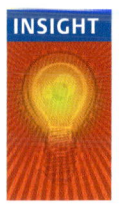

INSIGHT Enquanto a púrpura é a clássica *sine qua non* da vasculite, na vasculite urticariforme, especialmente nas lesões iniciais, pode haver regiões escuras que, clinicamente, não são de fato purpúricas.

SINÔNIMO Vasculite hipocomplementêmica, geralmente síndrome lúpus-símile, urticária crônica como uma manifestação da venulite.

EPIDEMIOLOGIA

IDADE 30 a 50 anos de idade. Raro em crianças.
GÊNERO F > M.
INCIDÊNCIA 10% dos pacientes com urticária.
ETIOLOGIA Distúrbio por imunocomplexo ou reação não específica a diferentes agentes etiológicos.

FISIOPATOLOGIA

Supostamente uma doença provocada pela formação de imunocomplexos, similar à vasculite cutânea, com deposição de complexos antígeno-anticorpo nas paredes dos vasos sanguíneos cutâneos, resultando em ativação do sistema complemento e quimiotaxia neutrofílica. Colagenases e elastases liberadas dos neutrófilos causam destruição das células e da parede vascular. Pode estar associada a doenças autoimunes do tecido conectivo (síndrome de Sjögren, LES), infecções (HBV, HCV, VEB), medicamentos (iodeto de potássio, fluoxetina), distúrbios hematológicos (gamopatia IgM ou monoclonal IgM) e malignidades (mieloma múltiplo, carcinoma do cólon e carcinoma de células renais).

HISTÓRIA

Pápulas, placas ou urticas recorrentes com duração de 24 horas ou mais, com prurido, ardor ou picadas na pele ± artrite, ou outros sintomas constitucionais.

EXAME FÍSICO

Achados Cutâneos

TIPO Máculas, placas, urticas.
COR Lesões iniciais: rosa, vermelha; lesões tardias: púrpura, amarelo-verde, marrom.
DISTRIBUIÇÃO Tronco, extremidades proximais (Fig. 15-20).
PALPAÇÃO Lesão empalidece quando comprimida, porém com permanência da púrpura.

Exame Geral

FEBRE (15%) LAD: (5%).
MUSCULOESQUELÉTICO Artralgias ± artrite (70%).
GASTROINTESTINAL Náusea, dor abdominal (30%).
PULMONAR Tosse, dispneia, hemoptise.
SNC Pseudotumor cerebral (10%).
RENAL Glomerulonefrite difusa (20%).
OCULAR Conjuntivite, episclerite, irite, uveíte (10%).

DIAGNÓSTICO DIFERENCIAL

A vasculite urticariforme pode ser confundida com urticária, doença do soro, eritema multiforme, angioedema, LES e outras vasculites.

EXAMES LABORATORIAIS

DERMATOPATOLOGIA Lesões iniciais: vasculite leucocitoclástica, com infiltrado perivascular consistindo, primariamente, em neutrófilos; leucocitoclase; deposição fibrinoide ao redor ou nas paredes vasculares; edema das células endoteliais; e extravasamento de hemácias. Incontinência pigmentar pode ser observada.
OUTROS Hipocomplementemia (70%) com C1q, C3 e C4 baixos; imunocomplexos circulantes, taxa de sedimentação elevada, micro-hematúria/proteinúria (10%), AAN positivo.

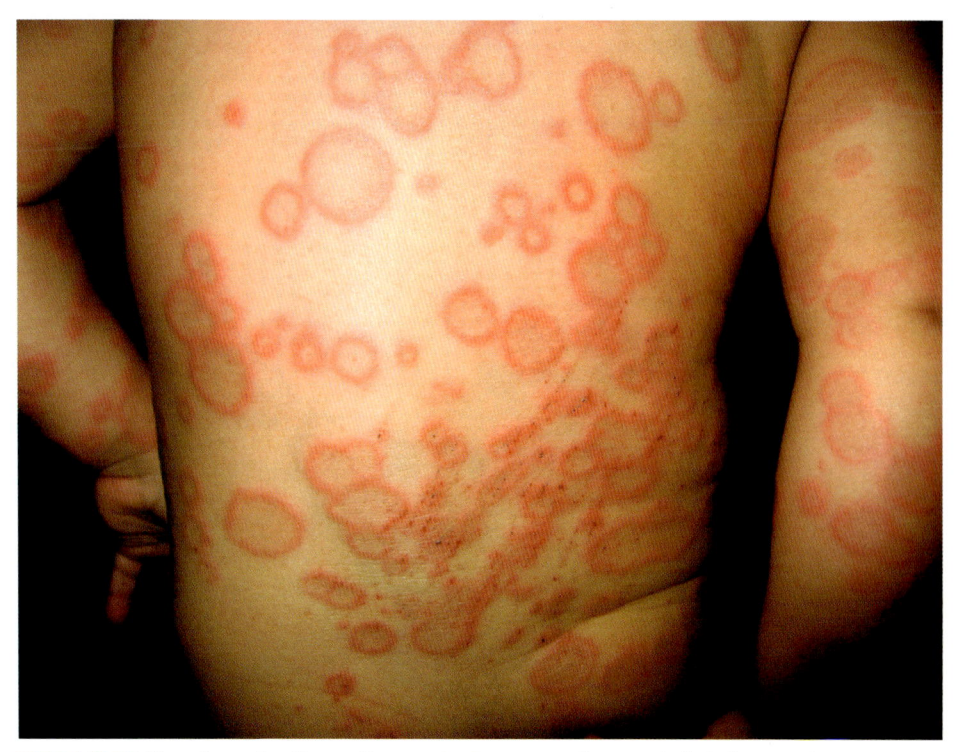

FIGURA 15-20 Vasculite urticariforme Placas urticariformes que duram mais de 24 horas e não empalidecem com a diascopia (leve pressão com uma lâmina de vidro).

EVOLUÇÃO CLÍNICA E PROGNÓSTICO

A vasculite urticariforme apresenta um curso crônico (meses a anos), porém benigno. Episódios recorrem em meses a anos. Doença sistêmica ocorre em 50% dos pacientes hipocomplementêmicos que é denominada síndrome vasculite urticariforme hipocomplementêmica (SUVH).

CONTROLE

A primeira linha de tratamento inclui bloqueadores H_1 (difenidramina, hidroxizina HCL, cetirizina HCL), bloqueadores H_2 (cimetidina, cloridrato de ranitidina) e AINEs (ibuprofeno, indometacina, naproxeno). A segunda linha de tratamento seria o uso de esteroides sistêmicos (prednisona, prednisolona). Há relatos de sucesso da administração sistêmica de colchicina, dapsona, hidrocloroquina, micofenolato mofetil e pentoxifilina. Rituximab pode ser útil na vasculite urticariforme hipocomplementêmica. Anakinra e canakinumab são agentes biológicos mais novos que bloqueiam a atividade da interleucina-1 e parecem eficazes em pacientes selecionados com vasculite urticariforme.

POLIARTERITE NODOSA

A poliarterite nodosa (PAN) é uma vasculite necrosante multissistêmica de artérias predominantemente de tamanho médio, com variantes sistêmicas e cutâneas. Casos pediátricos, normalmente, são mais graves e fatais do que os casos em adultos. A PAN cutânea restrita à pele também pode ser observada em crianças mais velhas.

SINÔNIMO Periarterite nodosa, panarterite nodosa.

EPIDEMIOLOGIA

IDADE PAN pediátrica: Em crianças com menos de 2 anos de idade. PAN do adulto: Ocorre entre 40 e 60 anos de idade.
GÊNERO PAN pediátrica: M < F. PAN do adulto: M > F.
INCIDÊNCIA 16 casos por milhão.
GENÉTICA As mutações no gene CECR1 que codificam o fator de crescimento adenosina desaminase 2 (ADA2) foram associadas ao PAN hereditário.
ETIOLOGIA Reação de hipersensibilidade proveniente de infecção ou doença inflamatória, resultando em deposição de IgM e C3 nas paredes dos vasos afetados.

FISIOPATOLOGIA

Inflamação necrosante de artérias musculares de tamanho médio, associada a infecções (HBV, estreptococos, parvovírus B19, HIV), condições inflamatórias (doença inflamatória intestinal, LES, febre familiar do Mediterrâneo) e malignidades (leucemia de células pilosas).

HISTÓRIA

PAN INFANTIL Enfermidade febril, arterite cardíaca resultando em doença coronária fatal. Também ocorre lesão das artérias renais e do SNC, com graves sequelas. Pode ser uma forma grave de DK.
PAN PEDIÁTRICA Nódulos dolorosos subcutâneos, livedo reticular, precedendo doença febril ou respiratória superior.
PAN DO ADULTO Nódulos dolorosos, febre, artrite, dor abdominal, hipertensão, neuropatia periférica e infarto do miocárdio.

EXAME FÍSICO

Achados Cutâneos (15%)
TIPO Máculas, nódulos, úlceras.
PADRÃO Livedo reticular (Fig. 15-21).
TAMANHO 0,5 a 2 cm.
COR Vermelha, púrpura.
DISTRIBUIÇÃO Parte inferior das pernas > coxas > braços > tronco > cabeça e pescoço > nádegas.

Exame Geral
FEBRE PERDA DE PESO
MUSCULOESQUELÉTICO Artralgias, mialgias.
SNC Acidentes cerebrovasculares.
NEUROLÓGICO Envolvimento motor/sensorial, mononeurite múltipla, neuropatia periférica.
OCULAR Hipertensão, vasculite ocular, aneurisma na artéria retiniana, edema do disco óptico, atrofia.
RENAL Hipertensão renovascular, insuficiência renal.
OUTROS Dor abdominal, insuficiência cardíaca congestiva, orquite em indivíduos do sexo masculino.

DIAGNÓSTICO DIFERENCIAL

O diagnóstico da PAN é feito pelos achados de biópsias (biópsia de pele, músculo, nervo, tecido) ou pela detecção de microaneurismas (no rim ou trato GI) por meio de estudos por imagem, como angiografia por ressonância magnética. O diagnóstico diferencial inclui vasculite da crioglobulinemia, poliangeíte microscópica, granulomatose de Wegener e síndrome de Churg-Strauss.

EXAMES LABORATORIAIS

DERMATOPATOLOGIA Vasculite necrosante segmentar de vasos de médio calibre com neutrófilos polimorfonucleares infiltrando todas as camadas da parede vascular e áreas perivasculares. Ocorre necrose fibrinoide da parede vascular com a oclusão do lúmen, trombose e infarto dos tecidos supridos pelos vasos envolvidos.
IMUNOFLUORESCÊNCIA Depósitos de C3, IgM e fibrina nas paredes vasculares.
ARTERIOGRAFIA Aneurismas no rim, fígado e vasculatura visceral.
OUTROS Leucocitose, eosinofilia, anemia, TSE elevada, Ureia/creatinina elevadas. Os testes de anticorpos citoplasmáticos antineutrófilos (ANCA) podem ser positivos em uma pequena porcentagem de pacientes com PAN.

EVOLUÇÃO CLÍNICA E PROGNÓSTICO

A PAN pediátrica apresenta curso recorrente crônico com um prognóstico ruim e morte relacionada com insuficiência cardíaca. Quando não trata-

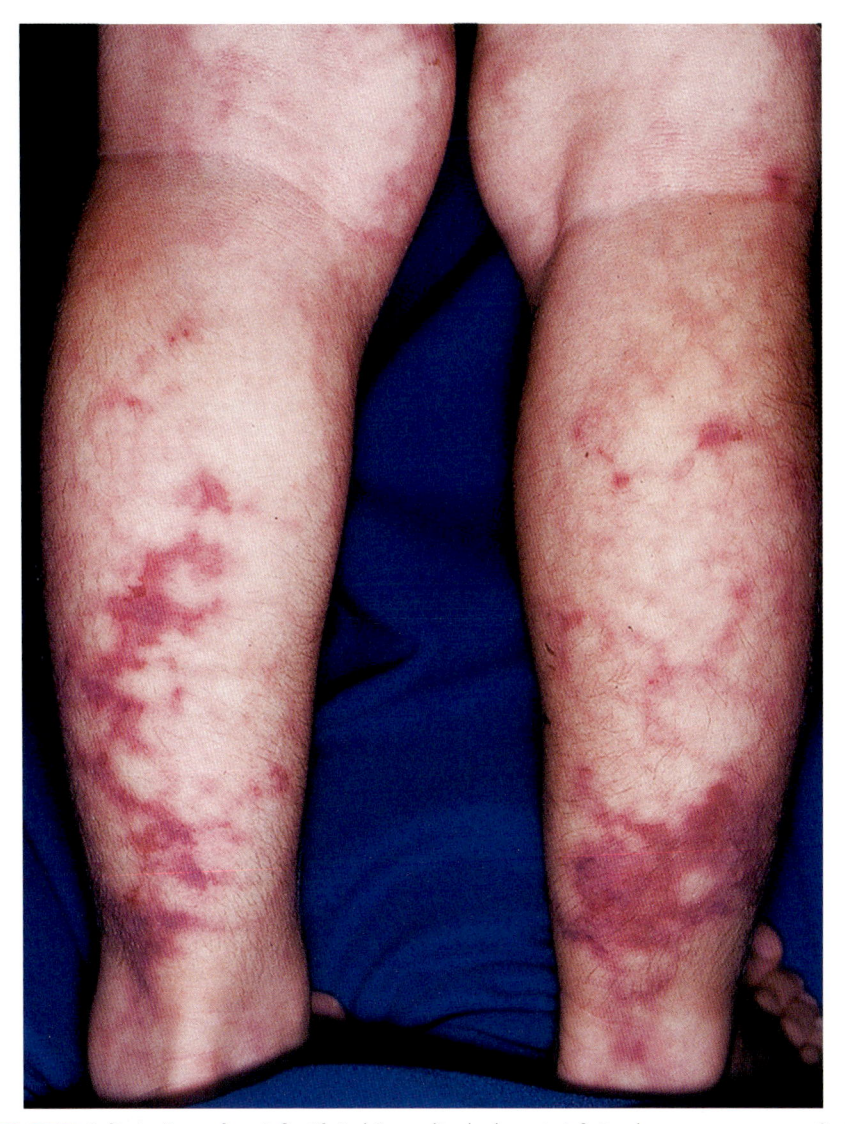

FIGURA 15-21 Poliarterite nodosa infantil Padrão em livedo da parte inferior das pernas, com ocorrência bilateral de púrpura e nódulos subcutâneos.

da, a PAN do adulto também apresenta uma alta morbidade e mortalidade, caracterizada por deteriorização fulminante ou pela contínua progressão associada às exacerbações agudas intermitentes. A mortalidade resulta da insuficiência renal, perfuração intestinal, insuficiência cardiovascular ou hipertensão intratável. Um tratamento eficaz reduz a taxa de mortalidade para 50%.

CONTROLE

Na PAN pediátrica, o controle consiste no uso de aspirina ou AINEs (indometacina ou naproxeno) e IgIV. Na PAN do adulto, os corticosteroides sistêmicos induzem a remissão em metade dos pacientes. Casos refratários podem ser tratados com ciclofosfamida, sulfapiridina, metotrexato, troca plasmática ou pentoxifilina.

PÚRPURA TROMBOCITOPÊNICA IDIOPÁTICA

A púrpura trombocitopênica idiopática (PTI) é um transtorno autoimune comum da infância, com consequente aumento da destruição plaquetária.

SINÔNIMOS Púrpura trombocitopênica imune, púrpura trombocitopênica autoimune.

CLASSIFICAÇÃO

PTI AGUDA Em crianças, ocorre após infecção e desaparece em 2 a 3 meses.
PTI CRÔNICA Em adultos, frequentemente, persiste por mais de 6 meses sem uma causa.

EPIDEMIOLOGIA

IDADE Aguda: 2 a 4 anos de idade. Crônica: 20 a 50 anos de idade.
GÊNERO Aguda: M = F. Crônica F > M, 2:1.
INCIDÊNCIA Aguda: 50 por 1 milhão anualmente. Crônica: 66 por 1 milhão anualmente.
SAZONALIDADE Um pouco mais comum na primavera e no começo do verão.
ETIOLOGIA A causa do aumento da destruição plaquetária é supostamente autoimune e quase sempre ocorre após infecção (varicela, rubéola ou ITRS) ou imunizações.

FISIOPATOLOGIA

Destruição autoimune de plaquetas causada por anticorpos antiplaquetários.

HISTÓRIA

Apresentação aguda de sangramento cutâneo (desde petéquias até equimose), geralmente após uma doença febril. Pode ser acompanhada do sangramento de mucosas de origem oral ou nasal.

EXAME FÍSICO

Achados Cutâneos

TIPO Petéquias (Fig. 15-22), equimoses.
TAMANHO 1 mm a vários centímetros.
COR Vermelha, púrpura, marrom-escura.
PALPAÇÃO Não palpável. Lesões não empalidecem com pressão.
DISTRIBUIÇÃO DAS LESÕES Pontos de pressão (face e pescoço em razão de choro, regiões sob o elástico da meia).

MEMBRANAS MUCOSAS Petéquias, sangramento gengival.

Achados Gerais

SNC Hemorragia intracraniana (mortalidade: 5% em adultos, 1% em crianças).
OUTROS Menometrorragia, menorragia, sangramento GI, hemorragias retinianas, baço palpável.

DIAGNÓSTICO DIFERENCIAL

O diagnóstico diferencial da PTI inclui telangiectasia, púrpura palpável (vasculite), púrpura do escorbuto, púrpura pigmentosa progressiva (doença de Schamberg), púrpura após intensa manobra de Valsalva (relativo à tosse, vômito e ânsia), púrpura traumática, púrpura iatrogênica ou factícia e síndrome de Gardner-Diamond (síndrome de sensibilização autoeritrocitária).

EXAMES LABORATORIAIS

DERMATOPATOLOGIA Pode ser contraindicado em virude de hemorragia pós-cirúrgica. Durante a trombocitopenia.
HEMATOLOGIA Trombocitopenia (nível plaquetário abaixo de 50.000/mm³), estudos de coagulação são normais (TP, TTP, produto de degradação da fibrina), excluindo um processo destrutivo.

EVOLUÇÃO CLÍNICA E PROGNÓSTICO

A PTI aguda da infância é um distúrbio autolimitado. Até 80% dos casos regridem em 4 semanas; 90% em 6 meses. Raramente, a trombocitopenia pode durar meses, com risco prolongado de hemorragia. Apenas 10% das crianças apresentam um processo mais crônico (> 6 meses), porém, geralmente, estes casos também regridem espontaneamente. Em casos graves de PTI infantil, a taxa de mortalidade em 5 anos é de apenas 2% decorrente de sangramento.

Idade mais avançada e prévio histórico de hemorragia eleva o risco de sangramento intenso no adulto e de PTI crônica. Nos casos graves de PTI em adultos, a taxa de mortalidade é mais alta, em virtude de sangramento, particularmente hemorragia intracraniana.

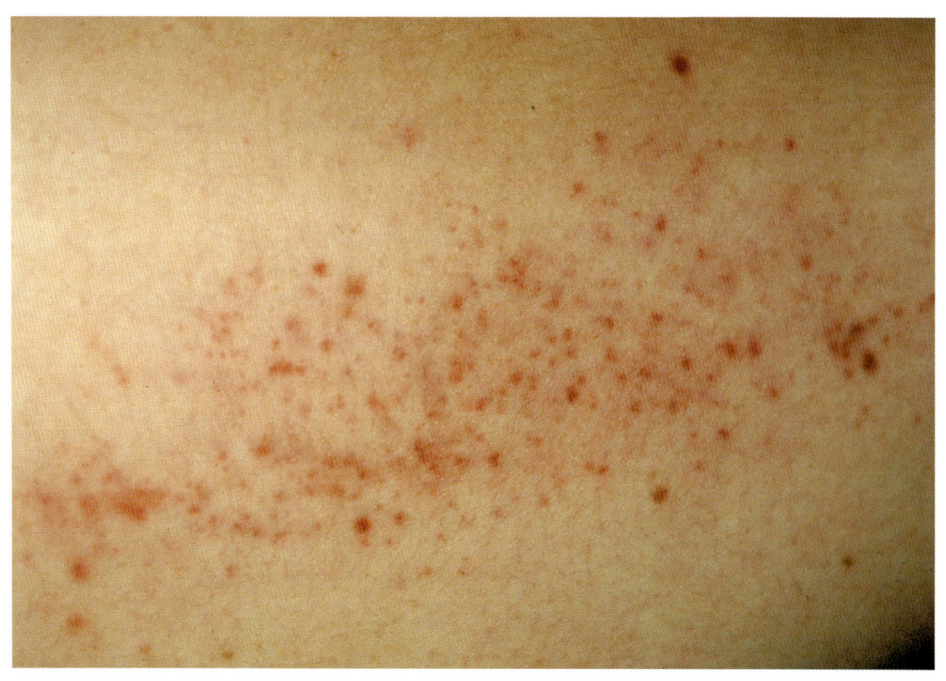

FIGURA 15-22 Púrpura trombocitopênica idiopática Numerosas lesões petequiais na perna de uma criança.

CONTROLE

Geralmente, o tratamento não é necessário, em decorrência da alta taxa de recuperação espontânea na PTI aguda infantil. O controle conservativo inclui: evitar inibidores plaquetários (ou seja, aspirina) e limitar atividades físicas vigorosas (lesão pode resultar em intensa hemorragia).

Trombocitopenia severa persistente (plaquetas < 20.000/mm³) pode justificar o tratamento com IVIg, esteroides sistêmicos (prednisona, metilprednisolona), transfusão plaquetária (para níveis plaquetários < 10.000/mm³) ou esplenectomia em casos crônicos.

COAGULAÇÃO INTRAVASCULAR DISSEMINADA

Coagulação intravascular disseminada (CID) é uma síndrome potencialmente fatal, secundária à deposição intravascular de fibrina e consumo de pró-coagulantes e plaquetas. Está associada a um amplo espectro de circunstâncias clínicas (sepse bacteriana, trauma massivo) e é caracterizada por coagulação intravascular (infartos cutâneos e/ou gangrena acral) e hemorragia.

SINÔNIMOS Púrpura fulminante, coagulopatia de consumo, síndrome de defibrinação, síndrome da coagulação e fibrinólise.

EPIDEMIOLOGIA

IDADE Todas as idades. A púrpura fulminante é mais comum em crianças.
GÊNERO M = F.
INCIDÊNCIA Rara; < 1% de todos os pacientes hospitalizados.
ETIOLOGIA Condições associadas a CID incluem sepse/infecção grave, destruição tecidual maciça (neurotrauma, destruição de órgãos, rejeição de transplante), malignidade (tumor sólido ou mieloproliferativo), reação transfusional, doença reumatológica (lúpus), complicações obstétricas (embolia de líquido amniótico, deslocamento de placenta, síndrome HELLP, retenção de produtos fetais), anomalias vasculares (síndrome de Kasabach–Merritt, aneurismas).

FISIOPATOLOGIA

A CID é causada pela ativação da coagulação, resultando em deposição intravascular de fibrina, que obstrui o suprimento sanguíneo aos órgãos-alvo. Há quatro mecanismos: aumento na produção de trombina, supressão das vias anticoagulantes, inibição da fibrinólise e ativação inflamatória.

HISTÓRIA

Normalmente, o início da CID ocorre de 3 a 30 dias após a resolução de uma infecção. Lesões hemorrágicas aparecem rapidamente e sintomas sistêmicos incluem febre, taquicardia, anemia e prostração. O prognóstico é grave, porém pode ser melhorado com terapia.

EXAME FÍSICO

Achados Cutâneos

TIPO Equimoses (Fig. 15-23). Pode ser acompanhada por necrose e ulceração cutânea.
COR Vermelha, púrpura profunda a negra.
DISTRIBUIÇÃO Extremidades distais; áreas de pressão; lábios, nariz, orelhas, tronco.

Achados Gerais

FEBRE ± Choque (14%).
SANGRAMENTO (64%) Epistaxe, sangramento mucoso/gengival.
SNC (2%) Confusão/desorientação.
CARDÍACO Hipotensão, taquicardia, colapso circulatório.
PULMONAR (16%) Dispneia/tosse, SDRA.
RENAL (25%) Azotemia, insuficiência renal.
HEPÁTICO (19%).

DIAGNÓSTICO DIFERENCIAL

O diagnóstico diferencial da CID inclui outras entidades hemorrágicas difusas, como necrose induzida por heparina ou cumarina, síndrome púrpura trombocitopênica e hemolítica urêmica, ou PTI.

EXAMES LABORATORIAIS

DERMATOPATOLOGIA Oclusão das arteríolas com trombos de fibrina e denso infiltrado polimorfonuclear ao redor da área infartada com hemorragia massiva.
ESTUDOS HEMATOLÓGICOS HC: observação de esquistócitos (hemácias fragmentadas) no esfregaço sanguíneo, nos quais se originam do aprisionamento e lesão eritrocítica no interior do trombo de fibrina; trombocitopenia. Estudos de coagulação: redução da concentração plasmática de fibrinogênio; níveis elevados de produtos de degradação da fibrina (dímeros D e PDFs); TTP, TP e tempo de trombina prolongados.

EVOLUÇÃO CLÍNICA E PROGNÓSTICO

A taxa de mortalidade da CID é alta. Sobreviventes necessitam de enxertos cutâneos ou remoção do tecido gangrenoso. As complicações comuns incluem intenso sangramento, trombose, isquemia e necrose de tecido, hemólise, falência de órgãos. A taxa de mortalidade sem terapia é de 90% e ocorre em 48 a 72 horas. Terapia imediata pode melhorar o prognóstico e reduzir a taxa de mortalidade em até 18%.

CONTROLE

O tratamento da CID requer reconhecimento imediato e administração de antibióticos adequados, fatores de coagulação, reposição plaquetária, reposição de vitamina K e/ou tratamento de suporte. A mortalidade oscila de 40 a 80%.

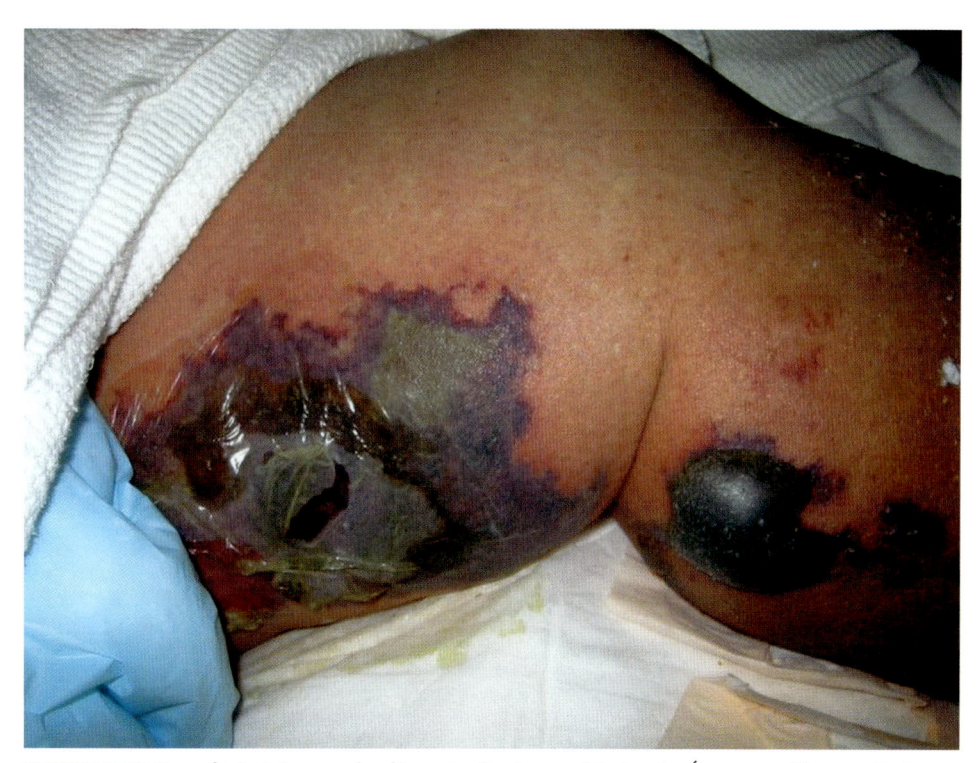

FIGURA 15-23 Coagulação intravascular disseminada púrpura fulminante Áreas geográficas e reticulares de infarto na coxa e perna de um paciente com septicemia por *Pseudomonas aeruginosa*.

DOENÇA DE KAWASAKI

A DK é uma enfermidade febril aguda de infantes e crianças, caracterizada por eritema e edema cutâneo e mucoso, com subsequente descamação e linfadenite cervical. Com um tratamento adequado, pode-se evitar o subsequente desenvolvimento de aneurismas das artérias coronárias.

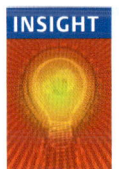

INSIGHT
As manifestações cutâneas da DK podem ser multiformes; esta entidade merece consideração em qualquer criança apresentando febre com duração de 5 dias ou mais.

SINÔNIMOS Síndrome do linfonodo mucocutâneo, periarterite nodosa juvenil.

EPIDEMIOLOGIA

IDADE Crianças maiores que 5 anos de idade (80%), pico de incidência entre 1 e 4 anos.
GÊNERO M > F, 1,5:1.
RAÇA Crianças japonesas > outra etnia asiática > afro-americanas > hispânicas > brancas.
INCIDÊNCIA 22 por 100.000 até a idade de 5 anos nos EUA a 215 por 100.000 no Japão.
ETIOLOGIA Desconhecida. Provavelmente infecciosa com epidemias no inverno e na primavera.
GENÉTICA Possível susceptibilidade genética, visto que é muito mais prevalente na população japonesa.

FISIOPATOLOGIA

A DK é, supostamente, um distúrbio imunológico, desencadeado por um agente infeccioso ou tóxico, podendo resultar em vasculite generalizada.

HISTÓRIA

Crianças apresentam febre > 38,5°C por 5 dias sem infecção, além de preencher quatro dos seguintes critérios:

1. Injeção conjuntival bilateral sem exsudato.
2. Alterações nos lábios e boca (língua "em morango", eritema faríngeo, queilite).
3. Exantema polimorfo difuso corpóreo.
4. Edema na mão/pé, seguido por descamação, particularmente periungueal.
5. Linfadenopatia cervical.

Os sintomas constitucionais incluem diarreia, artralgia, artrite, timpanite e fotofobia.

EXAME FÍSICO

Achados Cutâneos

TIPO Máculas, pápulas, vesículas, descamação (Fig. 15-24).
COR Rosa, vermelha.
DISTRIBUIÇÃO Abdome inferior, virilha, períneo, nádegas, extremidades, palmas e plantas (Fig. 15-25A).
MEMBRANAS MUCOSAS Conjuntiva hiperêmica, lábios fissurados secos e vermelhos, faringe injetada, língua com aspecto de "morango" (Fig. 15-25B).

Achados Gerais

FEBRE LAD (80%) linfonodo cervical com mais de 1,5 cm.
MUSCULOESQUELÉTICO Artrite e artralgia (joelhos, quadris, cotovelos).
CARDÍACO Tamponamento pericárdico, disritmias, fricção pericardial, insuficiência cardíaca congestiva, disfunção ventricular esquerda.
GI Diarreia, vômitos, dor abdominal, icterícia, edema da vesícula biliar, íleo paralítico.
NEUROLÓGICO Irritação meníngea, convulsões, paralisia facial, paralisia das extremidades.
OUTROS Tosse, rinorreia, má ingestão oral, irritabilidade/letargia, piúria.

DIAGNÓSTICO DIFERENCIAL

O diagnóstico diferencial da DK inclui escarlatina, SJS, sarampo, artrite reumatoide juvenil, mononucleose infecciosa, exantema viral, leptospirose, febre maculosa das montanhas rochosas, síndrome do choque tóxico, síndrome da pele escaldada estafilocócica, eritema multiforme, doença do soro, LES e síndrome de Reiter.

EXAMES LABORATORIAIS

HISTOLOGIA Inespecífica, infiltrados perivasculares, edema, dilatação de pequenos vasos.
HEMATOLOGIA Leucocitose com desvio à esquerda, anemia, trombocitose, VSG elevada, TFH elevados.
URINÁLISE Proteinúria, leucócitos.
ECOCARDIOGRAFIA Efusões pericárdicas, aneurismas coronários.

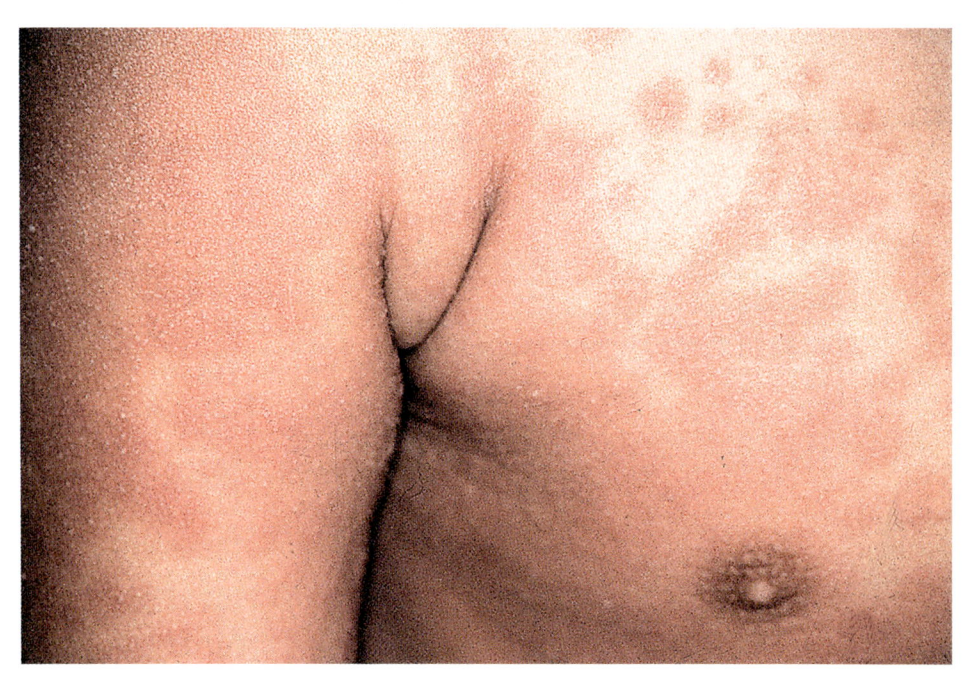

FIGURA 15-24 Doença de Kawasaki Eritema mal-definido no tronco de uma criança com doença de Kawasaki. (Reproduzida, com permissão, de Fitzpatrick TB et al., Color Atlas and Synopsis of Clinical Dermatology. 4th ed. New York, NY: McGraw-Hill; 2001.)

EVOLUÇÃO CLÍNICA E PROGNÓSTICO

Na maioria das crianças, o episódio agudo da DK é autorresolutivo e sem sequelas. Na ausência de tratamento, 20% dos pacientes desenvolverão complicações cardiovasculares; aneurismas das artérias coronárias podem ocorrer entre 2 e 8 semanas após o episódio febril. Isto pode resultar em miocardite, isquemia e infarto do miocárdio, pericardite, oclusão vascular periférica, obstrução do intestino delgado e derrame. A taxa de mortalidade é de 1%.

CONTROLE

O tratamento é direcionado à prevenção de complicações cardiovasculares e inclui alta dose de aspirina durante o período febril e alta dose de IgIV. A associação desses agentes foi demonstrada em ensaios clínicos randomizados para diminuir o risco de complicações das artérias coronárias. Os esteroides sistêmicos podem ter um papel naqueles refratários ao gerenciamento inicial com IgIV. Em decorrência dos casos raros de recorrência da doença, os indivíduos devem ser acompanhados de perto pelos clínicos ou pediatras por episódios de febre ou outros sintomas após a resolução do KD.

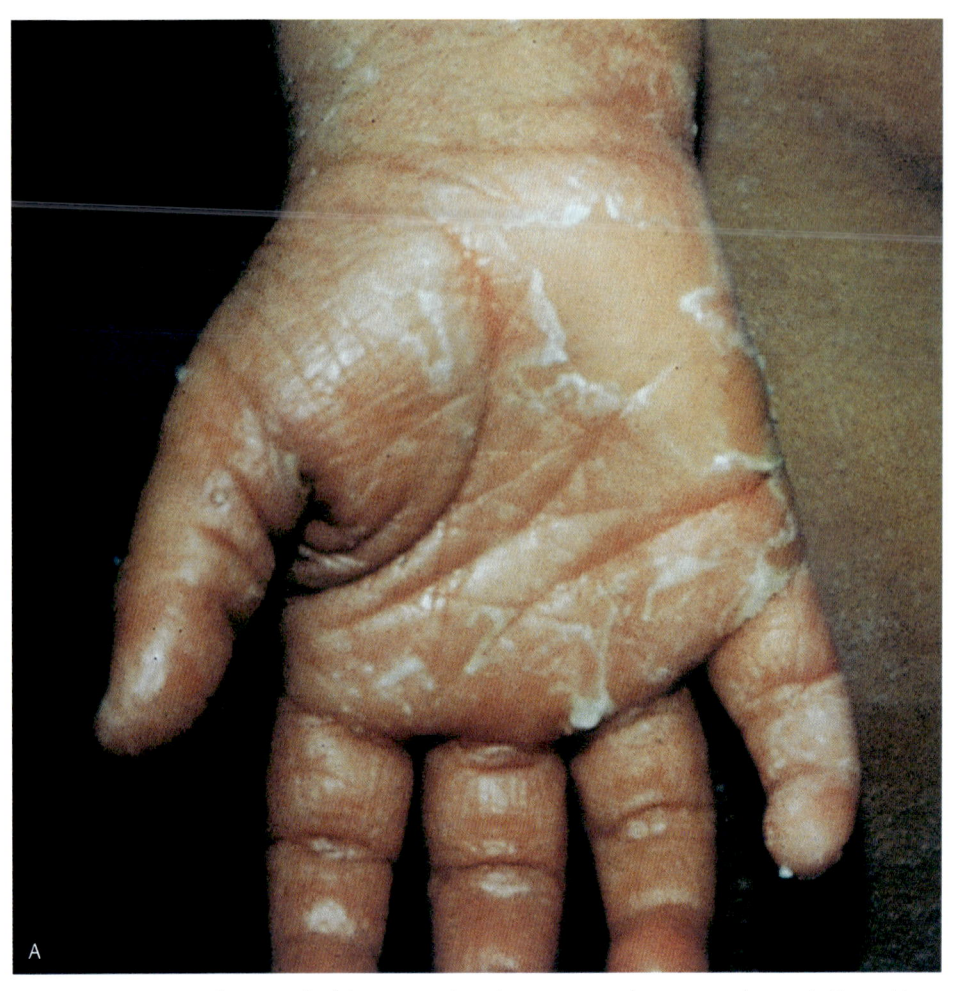

FIGURA 15-25 Doença de Kawasaki (**A**) Descamação palmar em uma criança com a doença de Kawasaki. *(Continua.)*

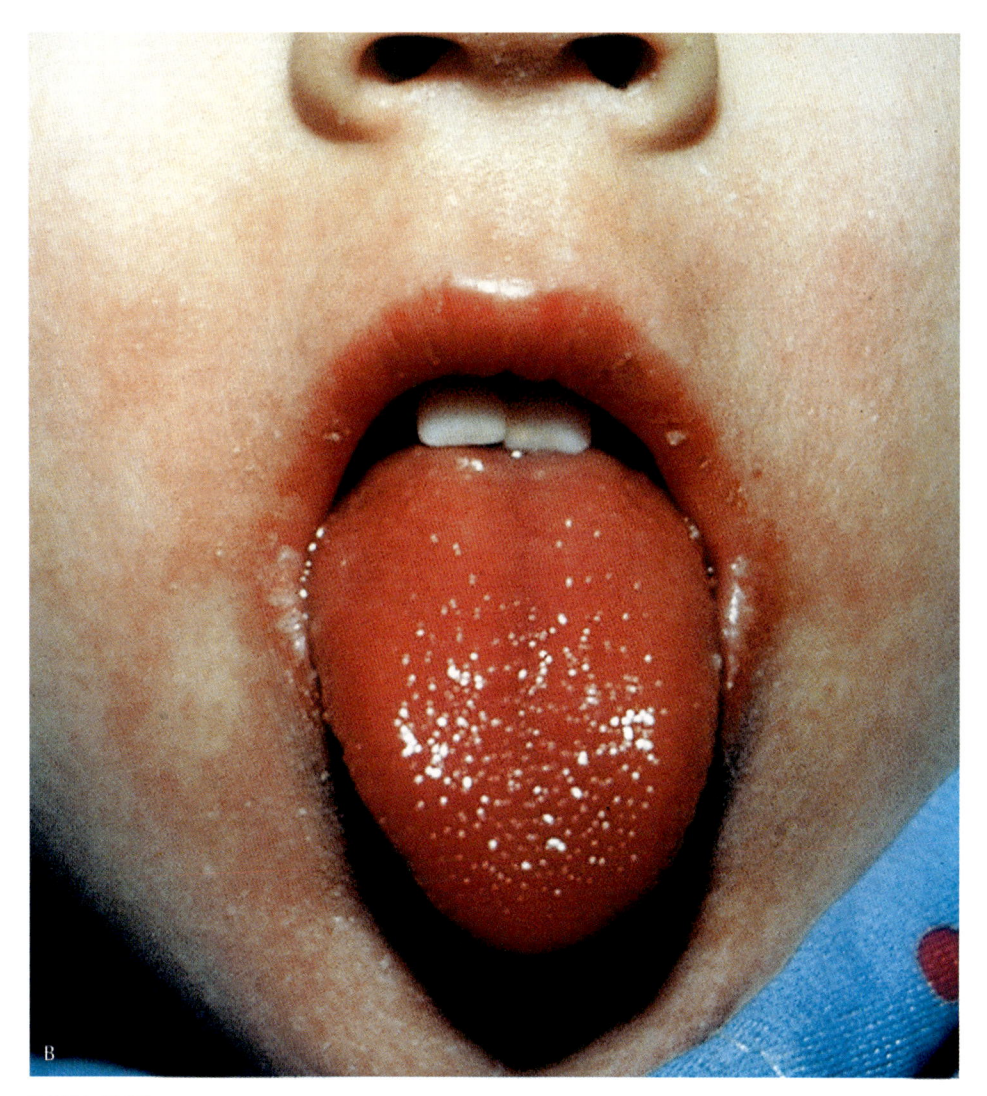

FIGURA 15-25 *(Continuação.)* **(B)** Eritema perioral e língua "em morango" em uma criança.

SEÇÃO 16

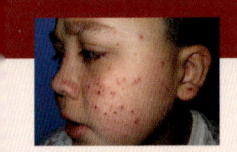

FOTOSSENSIBILIDADE E FOTORREAÇÕES

IMPORTANTES REAÇÕES DE FOTOSSENSIBILIDADE CAUSADAS PELA LUZ

O termo fotossensibilidade descreve uma resposta anormal à luz, geralmente aos raios ultravioletas (UV). Há dois tipos de fotossensibilidade aguda:

1. Uma resposta semelhante à queimadura solar, com o desenvolvimento de alterações cutâneas morfológicas semelhante à queimadura solar comum – eritema, edema, vesículas e bolhas – por exemplo, porfiria cutânea tardia e fitofotodermatite.
2. Uma erupção cutânea causada por exposição à luz, com desenvolvimento de expressões morfológicas variadas – máculas, pápulas, placas, dermatite eczematosa, urticária – por exemplo, erupção polimorfa à luz (EPL), urticária solar e reação eczematosa às sulfonamidas.

A resposta cutânea à exposição à luz é estritamente limitada a áreas expostas, observando-se, geralmente, bordas pronunciadas.

A presença de fotossensibilidade pode ser indicada pela ausência de lesões em determinadas áreas cutâneas – as pálpebras superiores (nas quais estão geralmente fechadas), a pele do lábio superior e sob o queixo (área submentual), um triângulo atrás das orelhas, pele sob a pulseira do relógio, área coberta por uma roupa de banho, ou pele das pregas corporais na nuca e laterais do pescoço ou no abdome.

DANO SOLAR AGUDO (QUEIMADURA SOLAR)

Uma queimadura solar é um eritema agudo, tardio e transiente da pele, secundário à exposição à radiação ultravioleta (UV) emitida a partir da luz solar ou fontes artificiais. A queimadura solar é caracterizada por eritema e, quando grave, por vesículas e bolhas, edema, sensibilidade e dor.

CLASSIFICAÇÃO

Queimaduras solares por exposição aos raios UV podem ser divididas em eritema pós-UVB (290-320 nm), que se desenvolve em 12 a 24 horas e regride em 72 a 120 horas, e eritema pós-UVA (320-400 nm), como pico entre 4 e 16 horas e regredindo em 48 a 120 horas.

EPIDEMIOLOGIA

IDADE Todas as idades. Infantes apresentam susceptibilidade aumentada.
GÊNERO M = F.
FOTOTIPOS Mais frequentemente observado em fototipos de pele (FTP) I, II e III (Quadro 16-1).
RAÇA Caucasianos > asiáticos, índios americanos > negros. Indivíduos com pele clara, olhos azuis e cabelos loiros/vermelhos apresentam maior risco de queimaduras solares.
ETIOLOGIA Superexposição ao UVB (290-320 nm) resulta em eritema e edema. A reação cutânea pode ser aumentada por fotossensibilização a drogas ou químicos (psoralenos, sulfonamidas, tetraciclinas, doxiciclina etc.). A intensidade dos raios UV é aumentada por superfícies refletoras (neve, areia, água), altitudes e latitudes próximas ao equador. UVB é mais intenso durante as horas do meio-dia das 10h às 16h.
GENÉTICA FTPs são geneticamente determinados.

FISIOPATOLOGIA

Eritema e edema induzido pela queimadura solar são mediados por prostaglandinas, óxido nítrico, histamina e ácido aracdônico. Os sintomas sistêmicos são mediados primariamente por interleucinas e outras citocinas pró-inflamatórias.

HISTÓRIA

Reações brandas à luz solar iniciam-se de 6 a 12 horas depois da exposição, atingindo seu ponto máximo às 24 horas, regredindo em 3 a 5 dias. As queimaduras solares possuem duração similar, com formação de bolhas no segundo dia e descamação na resolução. A pele, em geral, é pruriginosa, dolorosa e quente ao toque. Queimadura solar grave em grandes superfícies produz febre, calafrios, mal-estar e prostração.

QUADRO 16-1 Fototipos de Pele Segundo a Classificação de Fitzpatrick

Fototipo de Pele	Reatividade aos raios UV	Exemplos Fenotípicos
I	Quase sempre queimaduras solares, nunca bronzeia	Pele branca, cabelo loiro, olhos castanhos ou azuis, sardas
II	Geralmente queimaduras solares, bronzeia com dificuldade	Pele branca; cabelo ruivo, loiro ou castanho, olhos azuis, cor de mel ou castanhos
III	Algumas vezes queimaduras solares, pode bronzear gradualmente	Pele branca, qualquer cor de cabelo, qualquer cor de olhos
IV	Ocasionalmente queimaduras solares, bronzeia facilmente	Pele branca ou morena, cabelo escuro, olhos escuros
V	Raramente queimaduras solares, bronzeia bem	Pele morena, cabelo escuro, olhos escuros
VI	Quase nunca queimaduras solares, bronzeia bem	Pele morena escura ou negra, cabelo escuro, olhos escuros

EXAME FÍSICO

Achados Cutâneos

TIPO Máculas, placas, vesículas e bolhas (Fig. 16-1).
COR Vermelha-brilhante.
PALPAÇÃO Áreas edematosas estão elevadas e sensíveis.
DISTRIBUIÇÃO Confinado a áreas expostas (raramente em áreas cobertas, dependendo do grau de exposição e do FTP da pessoa).

Achados Gerais

CASOS GRAVES Aparência "tóxica": febre, fraqueza, taquicardia pode estar presente.

EXAMES LABORATORIAIS

DERMATOPATOLOGIA Queratinócitos necróticos ("células da queimadura solar") na epiderme, com exocitose de linfócitos e vacuolização de melanócitos e células de Langerhans. Na derme, há dilatação vascular, edema perivascular e inflamação perivascular.

DIAGNÓSTICO DIFERENCIAL

As queimaduras solares são uma reação normal à superexposição aos raios UV, porém a dermatite de contato por partículas em suspensão, outras fotorreações, lúpus eritematoso (LE) e fotossensibilidade induzida por medicamentos também devem ser consideradas. Precocemente, as apresentações iniciais de distúrbios de fotosensibilidade, como porfiria cutânea tardia ou xeroderma pigmentoso, podem apresentar aparência de queimadura solar.

EVOLUÇÃO CLÍNICA E PROGNÓSTICO

As queimaduras solares regridem espontaneamente em um período de 2 a 4 semanas, raramente resultando em formação cicatricial. Raramente, pode ocorrer hipomelanose permanente causada por destruição de melanócitos.

CONTROLE

Fotoproteção contra UVA e UVB é útil. O tratamento sintomático inclui compressas frias, banhos com aveia coloidal, loções com calamina, hidratantes com aloe vera, emolientes (petrolato hidratado, Vaselina), esteroides tópicos, AINEs e anti-histamínicos. Casos graves podem necessitar de esteroides sistêmicos (prednisona ou metilprednisolona).

SEÇÃO 16 FOTOSSENSIBILIDADE E FOTORREAÇÕES

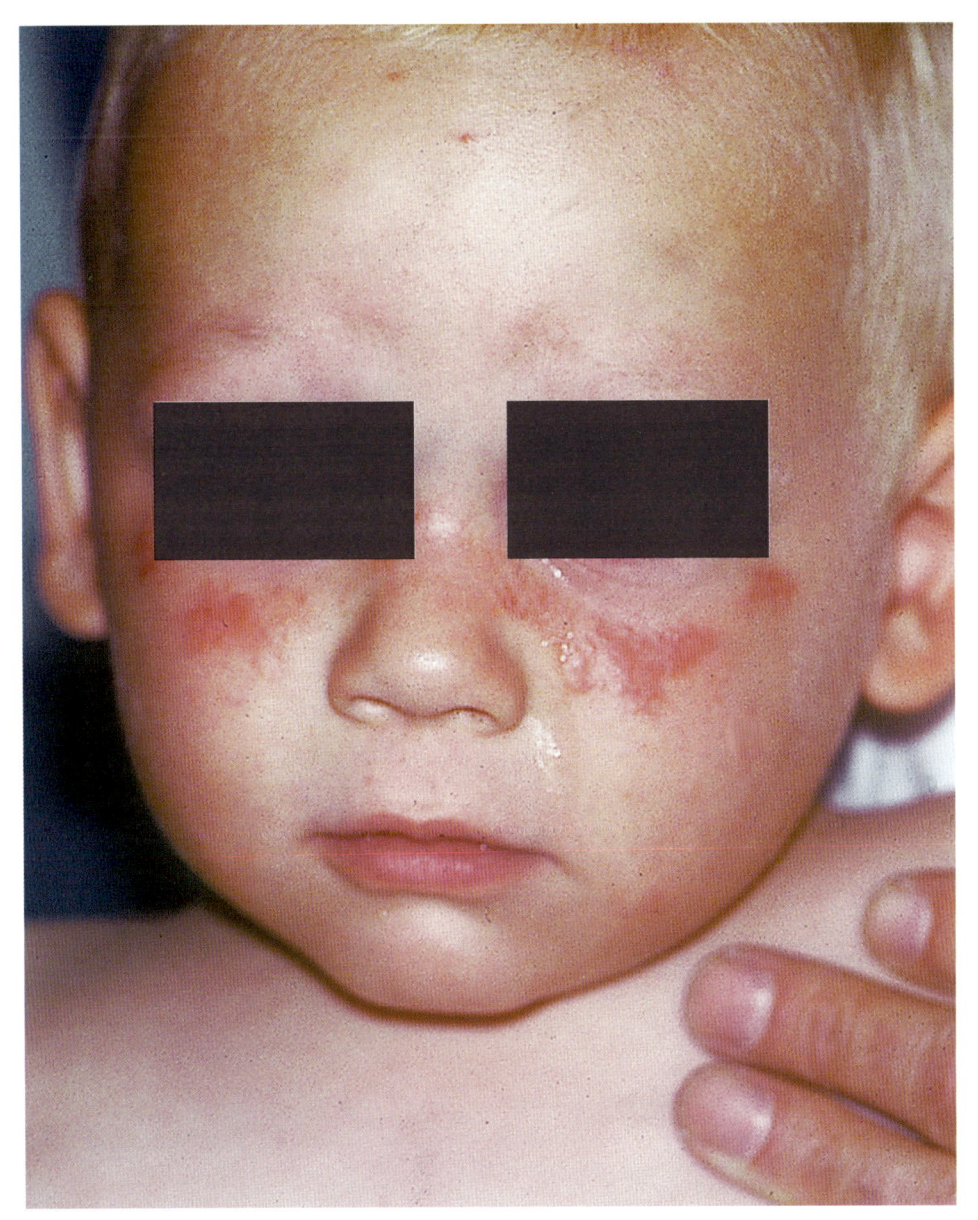

FIGURA 16-1 Dano solar agudo Eritema confluente nas bochechas de uma criança após exposição solar prolongada.

URTICÁRIA SOLAR

Urticária solar é uma reação distinta, caracterizada pelo desenvolvimento de urticas após minutos da exposição ao UV solar ou artificial, que desaparecem em 24 horas.

EPIDEMIOLOGIA

IDADE Qualquer idade. Mais comum entre 30 e 50 anos de idade.
GÊNERO F > M, 3:1.
INCIDÊNCIA 3/100.000.
ETIOLOGIA Possivelmente uma reação de hipersensibilidade mediada pela IgE (tipo I), dirigida contra um fotoalérgeno específico em indivíduos suscetíveis.

FISIOPATOLOGIA

A urticária solar pode ser induzida por diferentes mecanismos. Alguns pacientes com urticária solar possuem um erro inato do metabolismo da protoporfirina. Outros demonstram testes de transferência de imunidade passiva e transferência passiva inversa que sugerem um mecanismo alérgico. Para muitos, o mecanismo ainda é desconhecido.

HISTÓRIA

Na urticária solar, o paciente sente coceira e ardor após alguns minutos da exposição solar. Logo após, eritema e urticas aparecem apenas nos locais de exposição. As urticas desaparecem em algumas horas. Episódios intensos podem estar associados a uma reação do tipo anafilática, com náusea, dor de cabeça, broncospasmo e síncope.

EXAME FÍSICO

Achados Cutâneos

TIPO Urticas (Fig. 16-2).
COR Rosa, vermelha.
DISTRIBUIÇÃO Áreas cobertas (braços, pernas e tronco) > áreas expostas (face e dorso das mãos), em virtude do "espessamento" da pele em áreas de exposição crônica.

EXAMES LABORATORIAIS

DERMATOPATOLOGIA Leves alterações inespecíficas: dilatação vascular, edema dérmico e inflamação perivascular.
FOTOTESTE Fototeste é útil para descobrir os comprimentos de ondas envolvidos, podendo auxiliar no controle do distúrbio. A urticária solar foi classificada em vários tipos, dependendo do espectro de ação que induz a erupção: UVB, UVA, luz visível ou uma combinação destes.

DIAGNÓSTICO DIFERENCIAL

A urticária solar pode ser confundida com a EPL, reações fotoalérgicas a luz ou outras urticárias.

EVOLUÇÃO CLÍNICA E PROGNÓSTICO

Tipicamente, a urticária solar sofre remissão espontânea. Quinze por cento dos pacientes não apresentam sintomas após 5 anos, e 25% dos pacientes não possuem sintomas após 10 anos. A maioria dos indivíduos relatam alguma melhora nos sintomas ao longo do tempo, mesmo que a resolução completa não ocorra.

CONTROLE

O controle é obtido por meio da fotoproteção, evitando-se a exposição solar e utilizando bloqueadores solares. O tratamento sintomático inclui o uso de anti-histamínicos (difenidramina, hidroxizina, cetirizina). Em casos graves ou refratários, esteroides sistêmicos, antimaláricos, Ig intravenosa (IgIV), ciclosporina, omalizumabe, fotoférese extracorpórea ou plasmaférese podem ser necessários. A dessensibilização pode ser realizada por meio de tratamentos com comprimentos de onda específicos, com ou sem psoralenos, para aumentar, gradualmente, a tolerância aos raios UV (*hardening*).

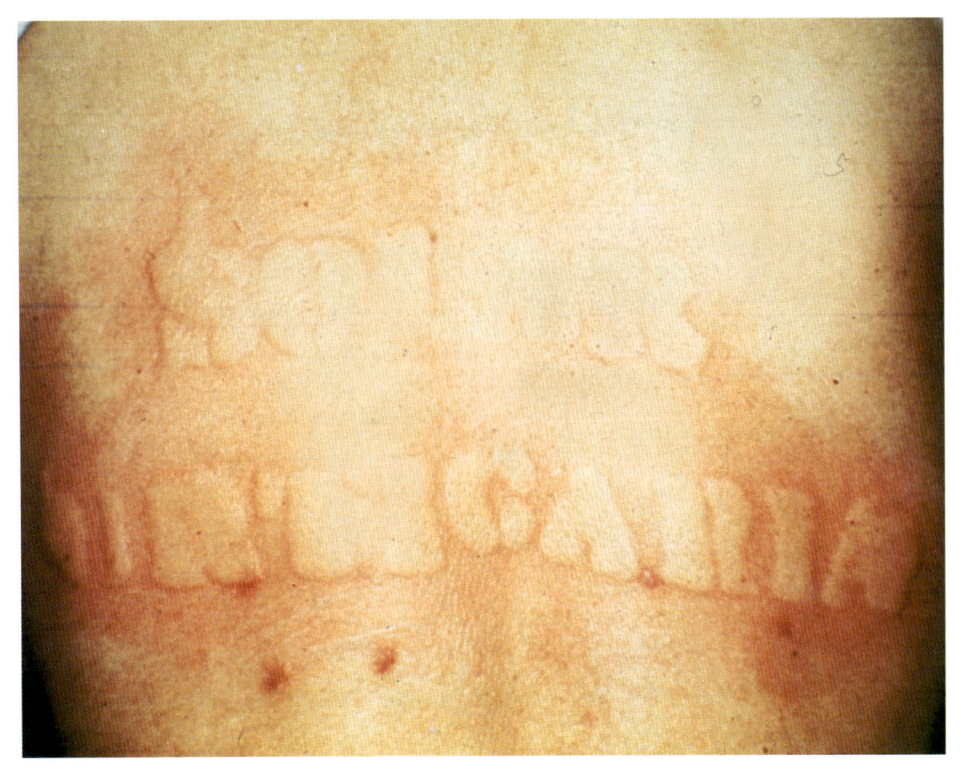

FIGURA 16-2 Urticária solar Lesões urticariformes no dorso induzidas pela exposição 15 minutos antes à irradiação solar. (Reproduzida, com permissão, de IM Freedberg et al., Dermatology in General Medicine. 5th ed. New York, NY: McGraw-Hill; 1999.)

ERUPÇÃO POLIMORFA À LUZ

A erupção polimorfa à luz (EPL) é o tipo mais comum de fotodermatose, caracterizada pelo aparecimento de placas, pápulas, máculas polimorfas ou vesículas, algumas horas após a exposição solar (UVB, UVA e, raramente, luz visível).

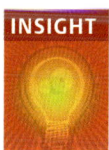

INSIGHT Enquanto a EPL pode-se manifestar de forma diferente entre os pacientes, cada paciente, geralmente, manifesta a mesma morfologia após cada exposição.

SINÔNIMOS Alergia ao sol, envenenamento pelo sol, erupção benigna solar do verão, erupção juvenil da primavera.

EPIDEMIOLOGIA

IDADE Qualquer idade. Média de idade ao início: 20 a 30 anos.
GÊNERO F > M.
INCIDÊNCIA 22% na Escandinávia, 15% nos Estados Unidos, 5% na Austrália.
RAÇA Todas as raças.
GENÉTICA 70% da população possui tendência a desenvolver EPL, porém com penetrância variável. O aumento da incidência de EPL em gêmeos e em indivíduos com história familiar sugere uma susceptibilidade genética específica até então indeterminada.

FISIOPATOLOGIA

A relação entre a erupção e a exposição à radiação ultravioleta é desconhecida. Uma reação de hipersensibilidade tardia a um antígeno induzida pelos raios UV é possível. UVA, UVB e luz visível foram descritos como desencadeantes de episódios de EPL.

HISTÓRIA

O aparecimento da EPL é repentino, após minutos a dias da exposição solar. A erupção cutânea, geralmente, aparece em pessoas de férias após intensa exposição aguda à luz solar. A erupção aparece em 18 a 24 horas da exposição e, uma vez estabelecida, persiste por 7 a 10 dias, limitando, desse modo, o tempo subsequente em que o indivíduo passa ao ar livre. A EPL aparece na primavera ou início do verão, porém regride até o outono, sugerindo a tolerância aos raios UV.

EXAME FÍSICO

Achados Cutâneos

TIPO Pápulas, máculas, vesículas, placas (Fig. 16-3). Em alguns indivíduos, uma morfologia tende a ser dominante.

COR Rosa a vermelha.
TAMANHO 2 a 3 mm a mais de 1 cm.
DISTRIBUIÇÃO Face (hélices das orelhas), V do pescoço, parte externa dos braços, face dorsal das mãos > áreas cobertas (tronco).

Achados Gerais

Febre, mal-estar, dor de cabeça, náusea são raros. Prurido pode também estar presente.

EXAMES LABORATORIAIS

DERMATOPATOLOGIA A biópsia cutânea demonstra edema da epiderme, espongiose, formação de vesículas e leve degeneração liquefativa da camada basal, porém ausência de atrofia ou espessamento da membrana basal. Um denso infiltrado linfocítico está presente na derme, com edema e tumefação endotelial.

DIAGNÓSTICO DIFERENCIAL

A EPL pode ser difícil de diferenciar do LE, urticária solar, porfirias, dermatose seborreica ou atópica exacerbada pela luz, ou do eritema multiforme.

EVOLUÇÃO CLÍNICA E PROGNÓSTICO

O curso clínico é crônico e recorrente, podendo piorar a cada estação. Embora alguns pacientes possam desenvolver "tolerância" no final do verão, a erupção, geralmente, recorre na primavera seguinte e/ou quando o paciente viaja para regiões tropicais no inverno. No entanto, a melhora espontânea ou até o desaparecimento das erupções pode ocorrer em 75% dos pacientes após os 30 anos de idade.

CONTROLE

Para prevenir a EPL, recomenda-se evitar a exposição solar e o uso de protetores solares. Produtos tópicos de autobronzeamento podem ajudar a bronzear e prevenir a EPL. Nos casos, fototerapia (UVB de banda estreita ou PUVA), β-caroteno sistêmico, antimaláricos (hidroxicloroquina, cloroquina), azatioprina ou ciclosporina podem ajudar.

Após a ocorrência da EPL, o alívio sintomático pode ser obtido com esteroides tópicos. Nos casos graves da EPL, esteroides orais (prednisona ou metilprednisolona) podem ser necessários.

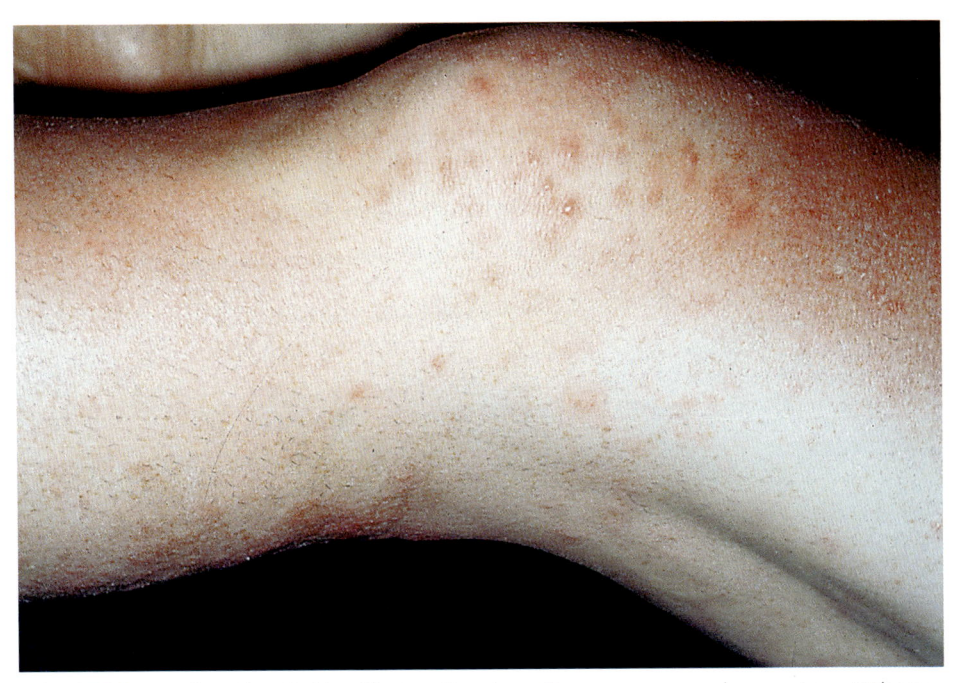

FIGURA 16-3 Erupção polimorfa à luz Pápulas eritematosas dispersas nas pernas de uma criança, 24 horas após exposição solar.

HIDROA VACINIFORME

A hidroa vaciniforme (HV) é uma doença crônica da infância, de etiologia desconhecida, caracterizada por vesículas recorrentes na pele exposta ao sol, que se curam com cicatrizes de padrão "vaciniforme".

SINÔNIMOS HV de Bazin.

EPIDEMIOLOGIA

IDADE 3 a 15 anos de idade.
GÊNERO M > F.
INCIDÊNCIA 0,3/100.000.
RAÇA Caucasianos, asiáticos > peles mais escuras.
GENÉTICA Raros relatos de casos familiares.
ETIOLOGIA Desconhecida.

FISIOPATOLOGIA

O mecanismo patogênico da HV é desconhecido e pode apresentar uma forma cicatricial mais grave da EPL. O vírus Epstein-Barr foi detectado em alguns pacientes. Exposição a UVA no verão é causal.

HISTÓRIA

Ardor, prurido, picadas na pele, máculas e pápulas ocorrem em áreas expostas 30 minutos a 2 horas após a exposição solar. As pápulas evoluem para vesículas, as quais tornam-se umbilicadas e formam crostas hemorrágicas. Uma a duas semanas depois, as crostas desprendem-se com formação de cicatrizes vaciniformes. Febre baixa e mal-estar podem acompanhar a erupção cutânea.

EXAME FÍSICO

Achados Cutâneos

TIPO Pápulas, vesículas, crostas hemorrágicas, cicatrizes (Fig. 16-4).
COR Rosa, vermelha, hiper e hipopigmentação.
DISTRIBUIÇÃO Face, dorso das mãos.
UNHAS Foto-onicólise.

Achados Gerais

OCULAR Ceratoconjuntivite, opacidade das córneas, ceratite.
ESQUELÉTICO Destruição óssea/cartilaginosa na HV intensa.

DIAGNÓSTICO DIFERENCIAL

O diagnóstico diferencial da HV inclui varicela, porfiria, EPL e LE. Raramente, lesões semelhantes a HV foram relatadas como manifestação de distúrbios linfoproliferativos associados a EBV em indivíduos com linfadenopatia e sintomas sistêmicos associados.

EXAMES LABORATORIAIS

DERMATOPATOLOGIA Vesículas epidérmicas e necrose epidérmica confluente com denso infiltrado linfocítico perivascular.

EVOLUÇÃO CLÍNICA E PROGNÓSTICO

A HV apresenta prognóstico favorável e tipicamente regride, espontaneamente, durante a adolescência. Pacientes são mais afetados pelas cicatrizes.

CONTROLE

Não há um tratamento específico para a HV, e a doença regride espontaneamente com a idade. O controle inclui evitar exposição solar, o uso regular de protetores solares e de roupas com proteção solar. Na HV grave, o uso de fototerapia (BB-UVB, NB-UVB ou PUVA), antimaláricos sistêmicos, β-caroteno, talidomina, azatioprina, ciclosporina ou suplementação com óleo de peixe pode ajudar.

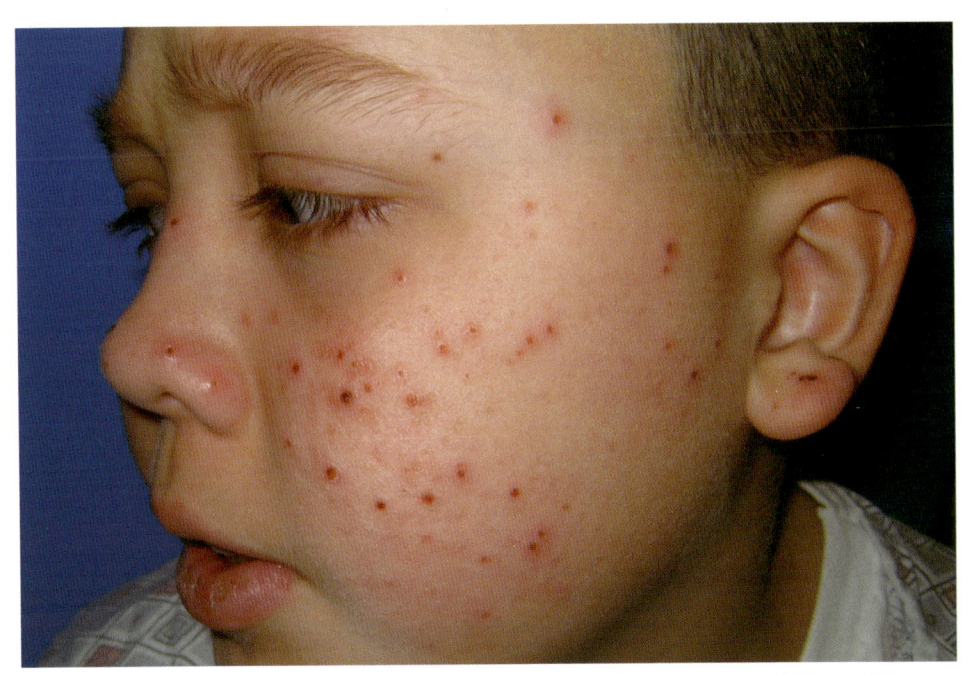

FIGURA 16-4 Hidroa vaciniforme Lesões cicatriciais nas bochechas de uma criança com hidroa vaciniforme.

FITOFOTODERMATITE

Fitofotodermatite é uma hiperpigmentação em faixas na pele, causada pelo contato com certas plantas (contendo furocoumarina) e exposição simultânea à luz solar.

SINÔNIMOS Fotossensibilidade induzida por plantas, dermatite berloque.

EPIDEMIOLOGIA

IDADE Qualquer idade.
GÊNERO M = F.
INCIDÊNCIA Comum.
ETIOLOGIA Compostos da furocoumarina (salsinha, aipo, chirivia, limão, lima, figo, manga, cenoura, aneto, prado) presentes na pele por contato tópico ou ingestão. Subsequente exposição à luz solar resulta em dermatite por fotossensibilidade.

HISTÓRIA

A criança, geralmente, fornece uma história de ter brincado em campos com grama ou na grama de praia, fazer limonada e, no dia seguinte, há o aparecimento de um padrão eritematoso em listras (algumas vezes erupções bolhosas), deixando hiperpigmentação residual.

EXAME FÍSICO
Achados Cutâneos

TIPO Máculas, vesículas, bolhas.
COR Listras bizarras, padrões artificiais que indicam uma causa exógena (Fig. 16-5).
DISTRIBUIÇÃO Áreas de contato: braços, pernas e face.

DIAGNÓSTICO DIFERENCIAL

A fitofotodermatite pode, algumas vezes, ser confundida com abuso sexual, com as faixas hiperpigmentares lineares de pigmento sendo confundidas por hematomas.

EVOLUÇÃO CLÍNICA E PROGNÓSTICO

A maioria dos episódios de fitofotodermatite clareia espontaneamente, porém a pigmentação pode persistir por semanas.

CONTROLE

A fitofotodermatite é mais bem controlada pela identificação e precaução do contato ao sol com ofensores contendo furocoumarina. Para alívio sintomático das lesões agudas, um curto ciclo de esteroides tópico ou hidratantes refrescantes, com calamina ou aloe vera podem ser úteis. A hiperpigmentação pós-inflamatória irá clarear, gradualmente, em um período de semanas a meses.

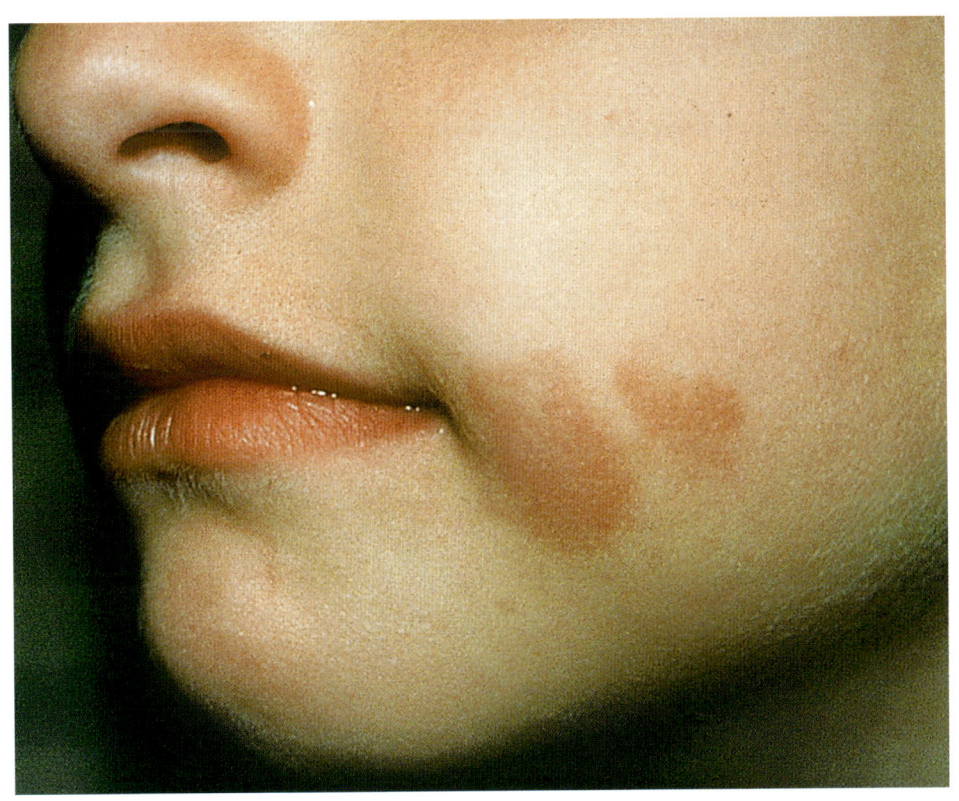

SEÇÃO 16 FOTOSSENSIBILIDADE E FOTORREAÇÕES 379

FIGURA 16-5 Fitofotodermatite Uma área hiperpigmentada próxima a boca após exposição ao limão e à luz solar.

FOTOSSENSIBILIDADE INDUZIDA POR DROGAS

Fotossensibilidade induzida por drogas descreve uma reação adversa da pele, secundária à exposição simultânea a determinadas drogas (via ingestão, injeção ou aplicação tópica; ver Quadros 16-2 e 16-3) e raios UV ou luz visível. As substâncias químicas podem ser terapêuticas, cosméticas, industriais ou agrícolas.

Há dois tipos de reação: (1) fototóxica, que pode ocorrer em todos os indivíduos e é, essencialmente, uma resposta exagerada à queimadura solar (eritema, edema, vesículas etc.) e (2) fotoalérgica, que envolve uma resposta imunológica em um indivíduo susceptível, resultando em uma erupção cutânea.

QUADRO 16-2 Drogas Que Causam Fototoxicidade e Fotoalergia

Drogas Fototóxicas	Drogas Fotoalérgicas (Tópicas)	Drogas Fotoalérgicas (Sistêmicas)
Antiarrítmicos	Protetores Solares	Antiarrítmicos
Amiodarona	Avobenzona	Quinidina
Quinidina	Benzofenonas	Antimicrobianos
Antimicrobianos	PABA	Quinolonas
Voriconazol	Fragrâncias	Sulfonamidas
Doxiciclina	Ambreta de almíscar	Griseofulvina
Demeclociclina	Óleo de bergamota	Quinina
Ciprofloxacina	Óleo de cidra, lavanda, limão	AINEs
Lomefloxacina	Óleo de sândalo	Cetoprofeno
Ácido nalidíxico	Antimicrobianos	Piroxicam
Esparfloxacina	Bitionol	
Diuréticos	Clorexidina	
Furosemida	Fenticlor	
Tiazidas	Hexaclorofeno	
Drogas antipsicóticas		
Clorpromazina		
Proclorperazina		
Psoralenos		
5-metoxipsoraleno		
8-metoxipsoraleno		
4,5',8-trimetilpsoraleno		
AINEs		
Nabumetona		
Naproxeno		
Piroxicam		
Outros		
Erva-de-São-João		
Alcatrão		

QUADRO 16-3 Defeitos Moleculares no Xeroderma Pigmentoso		
Grupo XP	**Cromossomo**	**Gene**
XPA	9q22	*XPA* Reparo por excisão de nucleotídeos
XPB	2q21	*ERCC3* Desenovelamento das hélices de DNA na direção 3'-5'
XPC	3p25.1	*XPC* Reconhecimento do dano no DNA
XPD	19q13.2	*ERCC2* Desenovelamento das hélices de DNA na direção 5'-3'
XPE	11p12	*DDB2* Reparo por excisão de nucleotídeos
XPF	16p13.3	*ERCC4* Endonuclease que participa no reparo no lado 5'
XPG	13q32–33	*ERCC5* Endonuclease que participa no reparo no lado 3'
Variante XP	6p21	*Pol-η* DNA polimerase-η

REAÇÃO FOTOTÓXICA A DROGAS

Reação fototóxica a drogas é uma resposta exagerada à queimadura solar, que pode ocorrer em todos os indivíduos expostos a agentes fototóxicos induzidos pelos raios UV presentes em certos medicamentos (Quadro 16-2).

EPIDEMIOLOGIA

IDADE Qualquer idade, mais comum em crianças mais velhas e adultos.
GÊNERO M = F.
INCIDÊNCIA Até 15% dos encaminhamentos fotodermatológicos.

FISIOPATOLOGIA

As reações fototóxicas são causadas pela formação de fotoprodutos tóxicos (radicais livres, ânion superóxido, radicais hidroxila, oxigênio singlete), os quais são citotóxicos para o DNA nuclear ou para as membranas celulares da célula hospedeira (plasmática, lisossômica, mitocondrial, microssomal). O espectro de ação, normalmente, encontra-se na faixa de UVA. Não se sabe por que alguns indivíduos exibem reações fototóxicas a uma droga em particular e a outras não.

HISTÓRIA

As reações fototóxicas a drogas são uma resposta exagerada à queimadura solar (eritema, edema, queimadura, bolhas) que se desenvolvem horas após a exposição simultânea a um agente fototóxico e raios UV. Com a retirada da droga e/ou raios UV, a reação regride com descamação e hiperpigmentação.

EXAME FÍSICO

Achados Cutâneos

TIPO Eritema macular (Fig. 16-6), edema, vesículas, bolhas.
DISTRIBUIÇÃO Exclusivamente confinada a áreas expostas à luz.
UNHAS Pode ocorrer foto-onicólise com o uso de determinadas drogas (p. ex., psoralenos, tetraciclinas, fluoroquinolonas e alguns AINEs).

EXAMES LABORATORIAIS

DERMATOPATOLOGIA Inflamação, queratinócitos necróticos (denominados "células da queimadura solar") na epiderme, necrobiose epidérmica e vesiculação intra e subepidérmica.

DIAGNÓSTICO DIFERENCIAL

O diagnóstico diferencial das reações fototóxicas inclui queimadura solar, outras fotorreações, dermatite de contato por partículas em suspensão, LE e porfiria.

EVOLUÇÃO CLÍNICA E PROGNÓSTICO

As reações fototóxicas a drogas desaparecem após a suspensão da droga e/ou UV. Para implicar uma droga específica, pode-se realizar um fototeste, que exibirá uma DEM (dose eritematosa mínima) ao UVA. Este teste é especificamente útil se o paciente estiver sob terapia com múltiplas drogas potencialmente fototóxicas.

CONTROLE

É necessária a identificação e a eliminação do agente causal. O tratamento sintomático inclui compressas frias, banhos com aveia coloidal, emolientes (petrolato hidratado, vaselina, óleo mineral, hidratantes), esteroides tópicos, analgésicos (aspirina, ibuprofeno) e anti-histamínicos. Casos graves podem necessitar de esteroides sistêmicos (prednisona ou metilprednisolona). Fotoproteção contra UVA e UVB também é útil.

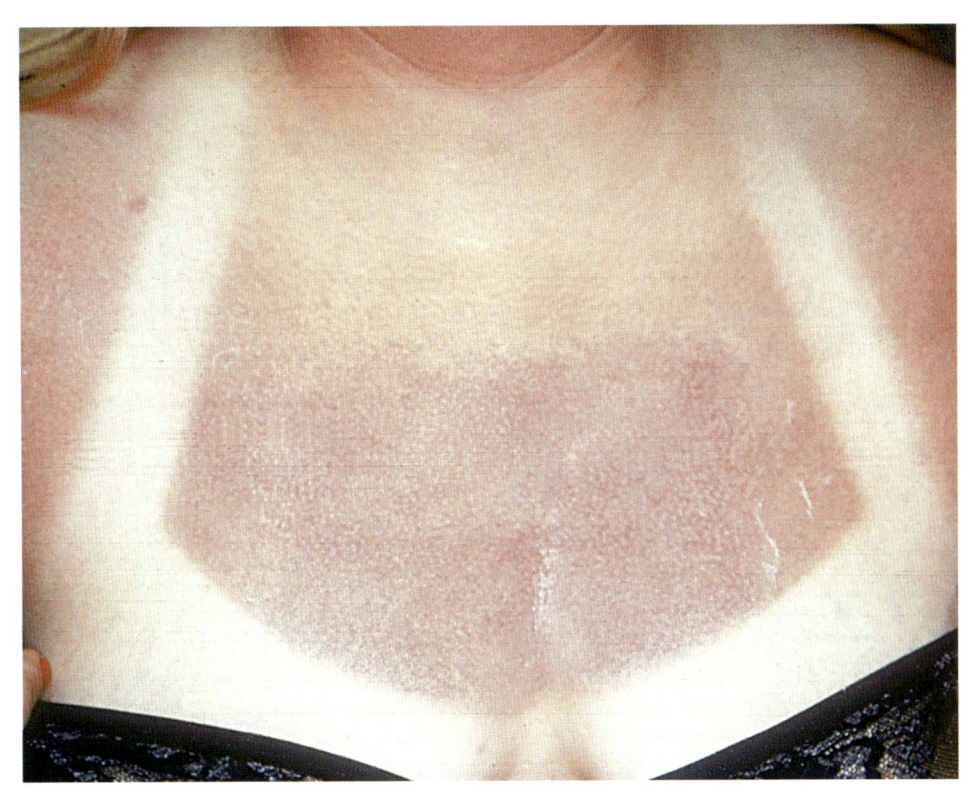

FIGURA 16-6 Reação fototóxica a drogas Intensa sensibilidade solar induzida pela tetraciclina em uma jovem subsequente à ingestão da droga que, apesar das orientações, foi para uma cabine de bronzeamento artificial. (Foto cortesia da Dra. Lisa Cohen.)

REAÇÃO FOTOALÉRGICA A DROGAS

Reações fotoalérgicas a drogas são uma resposta de hipersensibilidade tardia após sensibilização, incubação (7-10 dias) e subsequente reexposição a drogas e raios UV nos indivíduos reativos. É necessária prévia sensibilização à droga, e a fotoalergia desenvolve-se em apenas uma pequena porcentagem de pessoas expostas a estas drogas.

EPIDEMIOLOGIA

IDADE Qualquer idade, mais comum em adultos.
GÊNERO M = F.
INCIDÊNCIA Até 8% dos encaminhamentos fotodermatológicos.

FISIOPATOLOGIA

As partículas da droga depositadas na pele induzem a formação de um fotoproduto, que se associa à proteína produzindo um fotoalérgeno. O espectro de ação envolvido, tipicamente, encontra-se na faixa do UVA.

HISTÓRIA

Fotossensibilizadores topicamente aplicados são a causa mais frequente de erupções fotoalérgicas. Protetores solares, produtos antibacterianos e fragrâncias são responsáveis pela maioria dos fotoalérgenos (Quadro 16-2). O agente causal pode ser mais difícil de identificar, visto que a sensibilização inicial induz uma reação de hipersensibilidade tardia, e a erupção ocorre após subsequentes exposições à droga.

EXAME FÍSICO
Achados Cutâneos

TIPO Placas, pápulas planas.
COR Rosa, vermelho, púrpura.
DISTRIBUIÇÃO Áreas expostas à luz (Fig. 16-7) e pele adjacente não exposta também pode estar envolvida.

EXAMES LABORATORIAIS

DERMATOPATOLOGIA A biópsia cutânea exibe espongiose epidérmica com infiltração linfocítica.

DIAGNÓSTICO DIFERENCIAL

O diagnóstico diferencial para uma erupção fotoalérgica à droga inclui queimadura solar, outras fotorreações, dermatite de contato por partículas em suspensão, LE e porfirias.

EVOLUÇÃO CLÍNICA E PROGNÓSTICO

As reações fotoalérgicas podem persistir mesmo com a suspensão das drogas e/ou UV. Para implicar um químico específico, um fototeste de contato pode ser realizado onde o fotoalérgeno exibirá uma DEM reduzida ao UVA.

CONTROLE

São necessárias a identificação e a eliminação do agente causal. O tratamento sintomático inclui compressas frias, banhos com aveia coloidal, emolientes (petrolato hidratado, vaselina, óleo mineral, hidratantes), esteroides tópicos, analgésicos (aspirina, ibuprofeno) e anti-histamínicos. Casos graves podem necessitar de esteroides sistêmicos (prednisona ou metilprednisolona). Fotoproteção contra UVA e UVB também é útil.

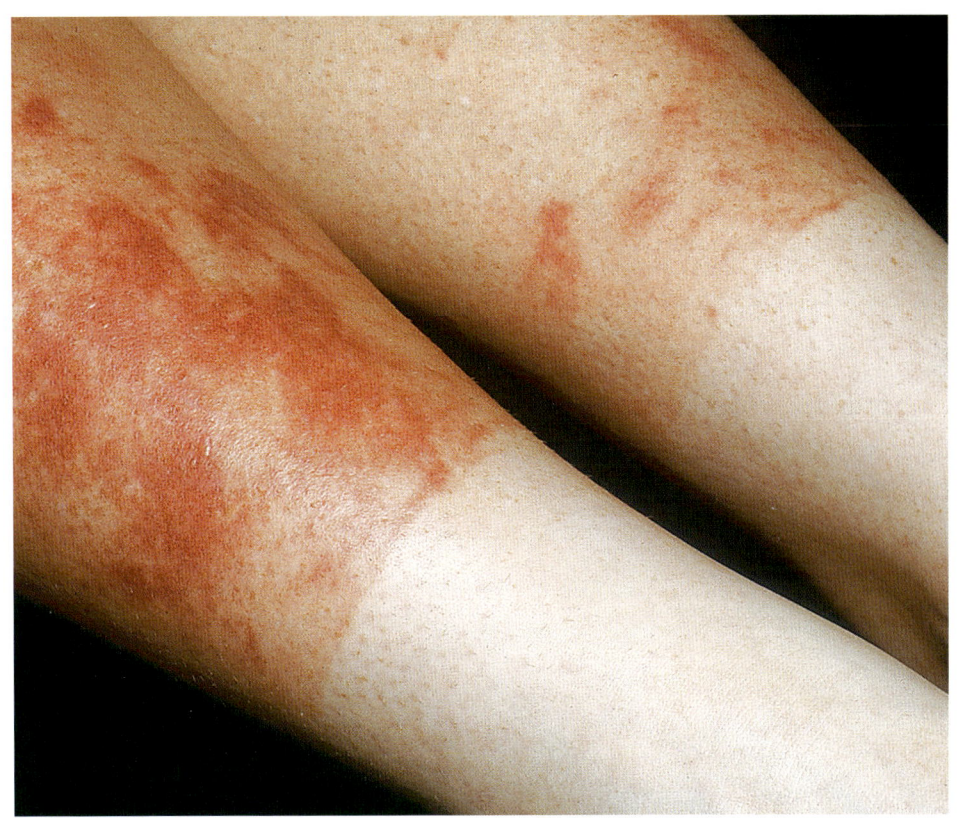

FIGURA 16-7 Reação fotoalérgica a drogas Eritema e edema com a exposição à luz solar em um paciente sensibilizado por sulfonamidas orais. Note a distinção marcada entre pele fotoexposta e não fotoexposta.

DISTÚRBIOS GENÉTICOS COM FOTOSSENSIBILIDADE

Existem vários distúrbios hereditários com sensibilidade associada ou resposta acelerada à exposição solar. A maioria das doenças são raras, porém necessitam ser reconhecidas bem cedo na vida para que medidas preventivas possam ser realizadas. Estes distúrbios podem ser divididos em dois grupos:

1. Distúrbios genéticos com malignidades cutâneas proeminentes:
   a. Xeroderma pigmentoso.
   b. Síndrome do nevo basocelular.
2. Distúrbios genéticos com achados cutâneos proeminentes não malignos:
   a. Porfirias (PPE sendo a forma pediátrica mais comum).
   b. Ataxia-telangiectasia.
   c. Síndrome de Bloom.
   d. Síndrome de Rothmund-Thomson.

XERODERMA PIGMENTOSO

O XP é uma rara genodermatose autossômica recessiva (AR), caracterizada pelo aumento da fotossensibilidade celular aos raios UV e início precoce de malignidades cutâneas.

SINÔNIMO Síndrome DeSanctis–Cacchione.

CLASSIFICAÇÃO
Foram descritos sete grupos complementares e uma variante do XP (Quadro 16-3).

EPIDEMIOLOGIA
IDADE Infância, final da infância.
GÊNERO M = F.
INCIDÊNCIA 1:1.000.000 nos Estados Unidos/Europa; 1:40.000 no Japão.
ETIOLOGIA Defeito na endonuclease – a enzima que reconhece as regiões do DNA danificadas pelo UV.
GENÉTICA AR; os pais (heterozigotos obrigatórios) são clinicamente normais.

FISIOPATOLOGIA
No XP, há oito formas hereditárias (sete grupos complementares, A até G, e uma forma variante; Quadro 16-3), cada um associado a um sítio diferente de comprometimento do reparo genômico por excisão dos nucleotídeos. A forma variante possui reparo por excisão normal, porém apresenta replicação pós-reparo defectiva.

HISTÓRIA
Em aproximadamente 50% dos casos de XP, há uma história de reação aguda à queimadura solar com eritema que pode persistir por vários dias (em contraste com a queimadura solar normal, que desaparece em poucos dias). Os outros pacientes parecem ter reatividade normal à queimadura solar. Máculas do tipo sardas (lentigos) aparecem em quase todos os pacientes ao redor dos 2 anos de idade (Fig. 16-8). As ceratoses solares desenvolvem-se em idade precoce, e as neoplasias cutâneas epiteliais (basocelulares ou espinocelulares) aparecem ao redor dos 8 anos de idade. No final da infância, a pele se torna seca e endurecida, similar à "pele de um lavrador". Mais importantes são as séries de malignidades que se desenvolvem, incluindo melanoma, neoplasias epiteliais, fibrossarcoma e angiossarcoma. Há, aproximadamente, um aumento de 2.000 vezes na frequência de carcinoma basocelular, carcinoma espinocelular e melanoma cutâneo nos indivíduos com XP.

EXAME FÍSICO
Achados Cutâneos
TIPO Máculas, telangiectasias, nódulos (CCBs, CCEs, Fig. 16-9).
COR Vermelha, marrom, marrom-escura, hipomelanótica.
DISTRIBUIÇÃO Áreas expostas ao sol (face, pescoço, antebraços e dorso dos braços, pernas) > áreas com uma camada única de roupas (ou seja, camisa) > áreas com camada dupla de roupas (ou seja, áreas do calção de banho).
MEMBRANAS MUCOSAS Telangiectasia nos lábios/membrana mucosa: CCEs na ponta da língua.

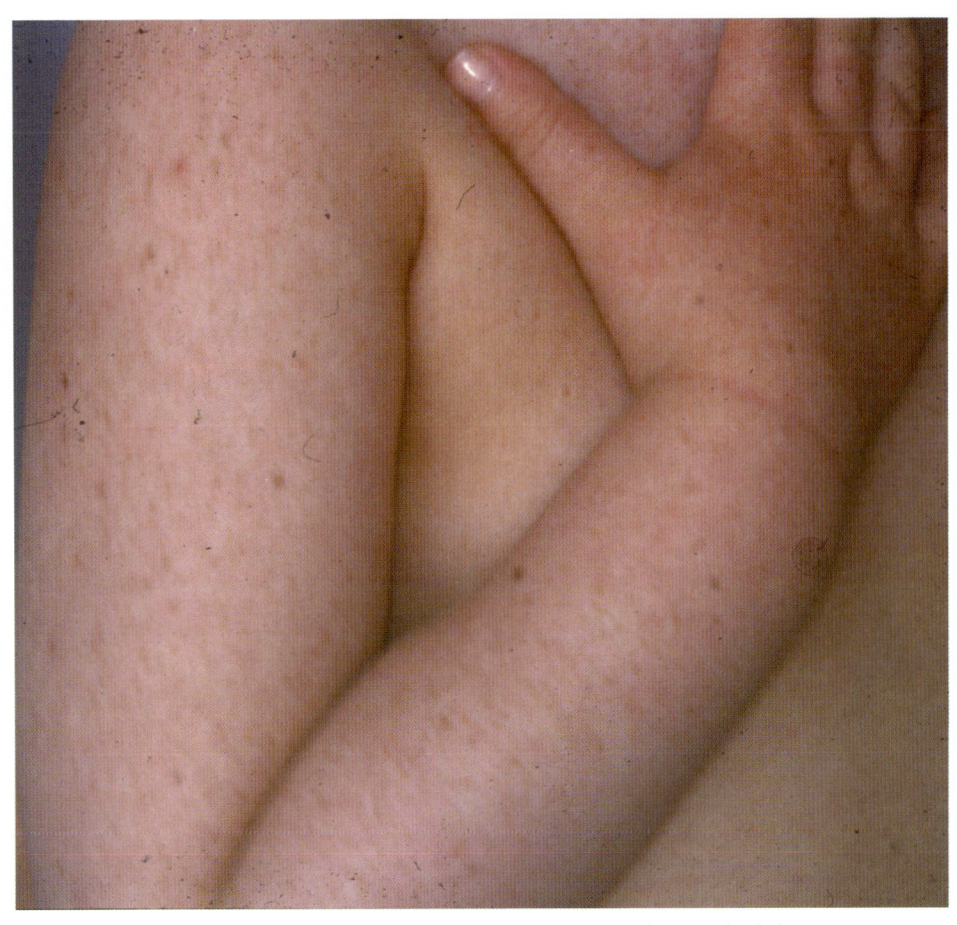

FIGURA 16-8 Xeroderma pigmentoso Lentigos difusos em uma criança de 1 ano de idade com XP.

Achados Gerais

OCULAR (40%) Fotofobia, injeção conjuntival, ceratite, opacidade da córnea, perda dos cílios, ectrópio, melanomas/neoplasias epiteliais da pálpebra, cegueira.
NEUROLÓGICO (30%) Degeneração, retardo mental, espasticidade, convulsões, surdez sensorineural, redução ou ausência dos reflexos tendinosos profundos.
OUTROS Um aumento de 20 vezes na incidência de sarcomas cerebrais, leucemia e carcinomas pulmonares e gástricos.

EXAMES LABORATORIAIS

DERMATOPATOLOGIA Achados consistentes com lentigos, dano solar, ceratoses actínicas e carcinomas basocelulares e espinocelulares.
MICROSCOPIA ELETRÔNICA Melanócitos anormais com alterações nos melanossomos, macroglóbulos de melanina.

EXAMES ESPECIAIS

As células cultivadas de pacientes com XP exibem uma notável inibição do crescimento após exposição aos raios UV, e a recuperação celular é consideravelmente atrasada. Os estudos de fusão celular permitem uma separação dos tipos deficientes de reparo por excisão de nucleotídeos em oito grupos: XPA até XPG e uma forma variante.

DIAGNÓSTICO DIFERENCIAL

Pacientes com menos de 10 anos de idade com graves efélides ou síndrome lentiginosa múltipla (síndrome LEOPARD) podem ser equivocadamente diagnosticados como tendo XP, porém, nesta idade, estes pacientes não possuem histórico de fotossensibilidade aguda, que está sempre presente no XP, mesmo na infância.

EVOLUÇÃO CLÍNICA E PROGNÓSTICO

O XP apresenta um prognóstico desfavorável. Melanoma metastático ou carcinoma espinocelular são as causas mais frequentes de morte, e mais de 60% dos pacientes morrem ao redor dos 20 anos de idade. Contudo, alguns pacientes com envolvimento leve podem morrer após a meia-idade. Diagnóstico precoce e proteção cuidadora contra a exposição solar podem prolongar a vida substancialmente.

CONTROLE

O XP é uma doença muito séria necessitando de constante atenção desde o seu diagnóstico, não só para prevenir exposição aos raios UV como também para monitorar atentamente o paciente para a detecção de malignidades cutâneas, especialmente o melanoma. Uma proteção solar rigorosa envolve o uso diário de potentes bloqueadores solares contra UVA/UVB, chapéus protetores, roupas e óculos escuros com proteção lateral e ausência de exposição solar entre 10 da manhã e 4 da tarde. Pacientes com XP necessitam de suplementação oral de cálcio e vitamina D.

A destruição das ceratoses actínicas, dos carcinomas basocelulares e espinocelulares pode ser alcançada com crioterapia, eletrodessecação/curetagem, excisão cirúrgica, 5-FU tópico, imiquimode tópico ou ácido 13-cis-retinoico oral. O uso tópico de produto contendo enzima reparadora de DNA bacteriana, enzima endonuclease T4 (T4N5) em um veículo lipofílico tem sido estudado como um tratamento em pesquisas clínicas. Tratamento oftálmico com colírio de metilcelulose e lentes de contato é necessário para proteger os olhos contra o trauma mecânico em pacientes com pálpebras deformadas. A visão pode ser restabelecida com implantes de córnea. Aconselhamento genético e diagnóstico pré-natal por amniocentese, avaliando o dano induzido por UV em células cultivadas a partir do líquido amniótico e grupos de suporte estão disponíveis para pacientes com XP.

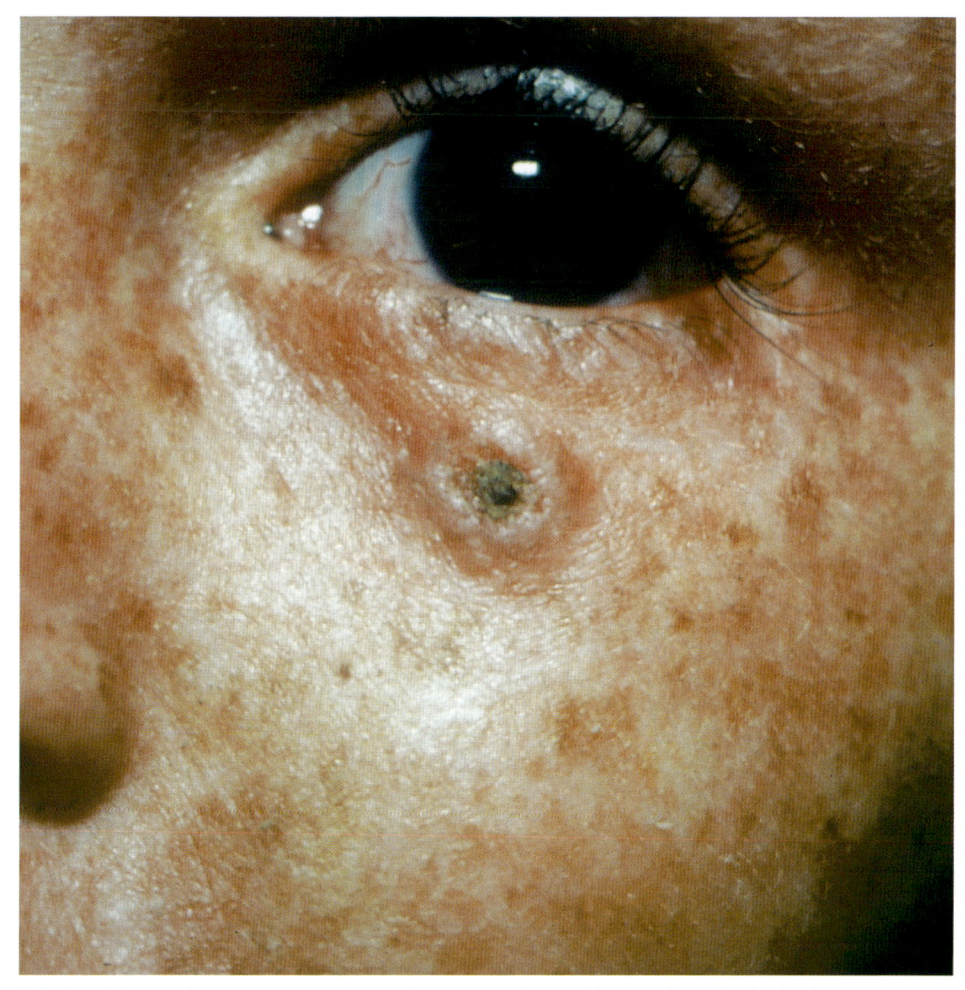

FIGURA 16-9 Xeroderma pigmentoso Grande carcinoma basocelular nodular na bochecha de uma criança com XP.

SÍNDROME DO NEVO BASOCELULAR

A síndrome do nevo basocelular é um distúrbio autossômico dominante (AD), caracterizado por múltiplos carcinomas basocelulares na infância e associado a anomalias nos ossos, tecidos moles, olhos, SNC e órgãos endócrinos. Os critérios diagnósticos para síndrome do nevo basocelular são apresentados no **Quadro 16-4**.

SINÔNIMOS Síndrome do carcinoma nevoide basocelular, síndrome do carcinoma nevoide basocelular múltiplo, síndrome de Gorlin, síndrome de Gorlin-Goltz.

EPIDEMIOLOGIA

IDADE Dos 2 aos 35 anos de idade, anomalias ósseas são congênitas.
GÊNERO M = F.
RAÇA Principalmente em caucasianos, porém também ocorre em negros e asiáticos.
INCIDÊNCIA Rara.
GENÉTICA AD, gene no cromossomo 9q22.3-31.

FISIOPATOLOGIA

A síndrome do nevo basocelular é causada por uma mutação no gene supressor tumoral PTCH. O gene PTCH codifica uma proteína que se liga e inibe uma proteína transmembrana, a SMO. A inibição da sinalização da proteína SMO é crítica para a supressão tumoral. Portanto, perda do PTCH resulta em formação de câncer.

HISTÓRIA

Pacientes com a síndrome do nevo basocelular apresenta uma expressão facial característica, com fronte ampla, raiz nasal larga e hipertelorismo. Os epiteliomas basocelulares se manifestam, inicialmente, durante a infância ou início da adolescência nas áreas expostas e continuam a aparecer durante toda a vida; pode haver milhares de neoplasias cutâneas. A síndrome do nevo basocelular, geralmente, é diagnosticada por dentistas ou cirurgiões orais, em virtude dos cistos ósseos na mandíbula (ceratocistos odontogênicos da mandíbula).

EXAME FÍSICO

Achados Cutâneos

TIPO Pápulas, nódulos (CCBs, Fig. 16-10A).
COR Cor de pele, marrom.
TAMANHO 1 a 10 cm.
DISTRIBUIÇÃO Face, pescoço, tronco, axilas, quase sempre poupando o couro cabeludo e extremidades.
PALMOPLANTAR Depressões palmares (50%).

Achados Gerais

ESQUELÉTICO Cistos mandibulares, dentição defectiva, costelas bífidas ou alargadas, *pectus excavatum*, quartos metacarpos curtos, escoliose e cifose.

QUADRO 16-4 Critérios Diagnósticos para Síndrome do Nevo Basocelular

Principais critérios diagnósticos	> 2 carcinomas basocelulares, ou 1 CBC antes dos 20 anos
	Queratocistos odontogênicos da mandíbula
	≥ 3 *pitings* palmar ou plantares
	Calcificação da foice do cérebro
	Costelas bífidas, fundidas ou alargadas
	Parente de primeiro grau com síndrome do nevo basocelular
Critérios diagnósticos menores	Macrocefalia
	Fenda labial ou palatina, bossa frontal, fácies grosseiras ou hipertelorismo
	Deformidades esqueléticas (deformidades tóracicas ou sindactilia)
	Anomalias vertebrais ou anomalias da ponte da sela túrcica
	Fibroma ovariano
	Meduloblastoma

O diagnóstico clínico é feito pela presença de dois critérios principais ou um critério principal e dois menores.

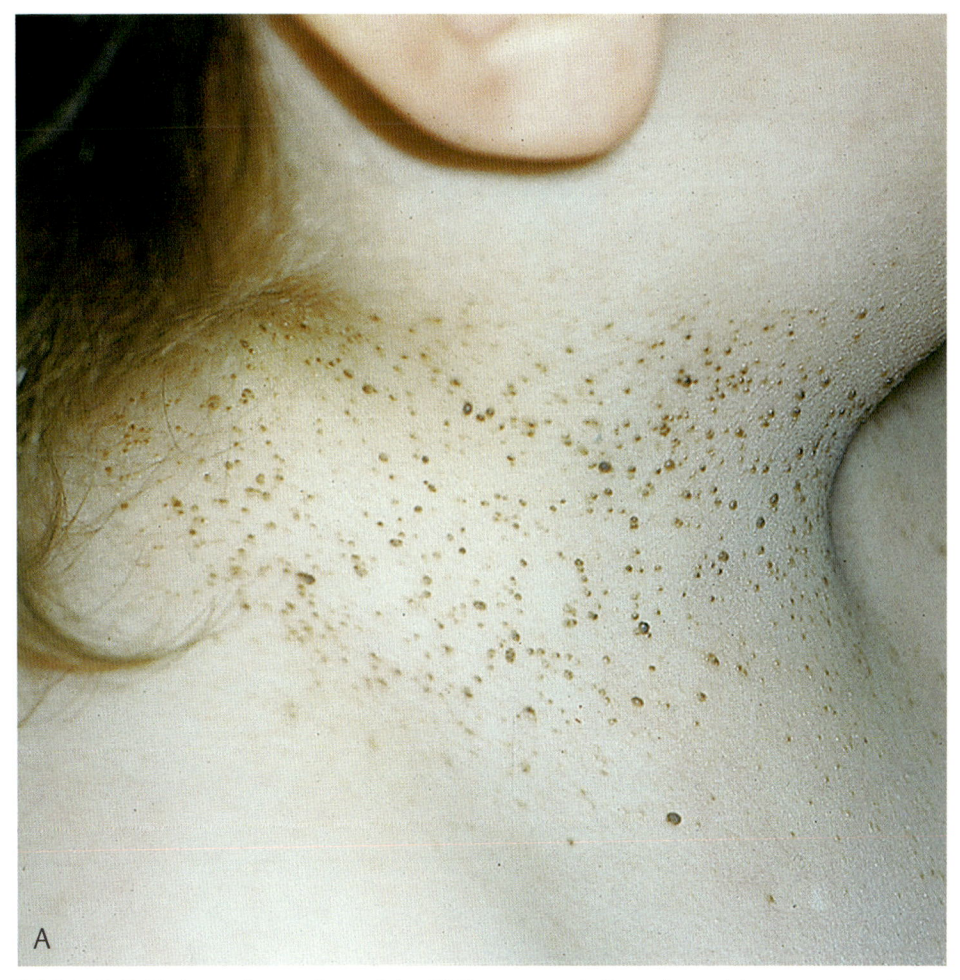

FIGURA 16-10 Síndrome do nevo basocelular (A) Numerosos epiteliomas basocelulares no pescoço de uma criança. *(Continua.)*

OCULAR Estrabismo, hipertelorismo, descolamento lateral do canto interno do olho e cegueira congênita.

SISTEMA NERVOSO CENTRAL Agenesia do corpo caloso, meduloblastoma (Fig. 16-10B) e retardo mental são raros. Calcificação da foice do cérebro é frequentemente vista.

NEOPLASIAS INTERNAS Fibrossarcoma da mandíbula, fibromas ovarianos, teratomas e cistoadenomas.

EXAMES LABORATORIAIS

DERMATOPATOLOGIA Carcinomas basocelulares: tipos sólido, adenoide, cístico, ceratótico, superficial e fibrosante.

DIAGNÓSTICO POR IMAGEM Observa-se calcificação lamelar da foice cerebral.

DIAGNÓSTICO DIFERENCIAL

Dermatologicamente, os carcinomas basocelulares múltiplos podem levar a confusão com XP.

EVOLUÇÃO CLÍNICA E PROGNÓSTICO

O prognóstico para indivíduos com a síndrome do nevo basocelular é favorável. Apenas aqueles pacientes que desenvolvem meduloblastomas ou epiteliomas profundos agressivos são gravemente afetados. O grande número de neoplasias cutâneas cria um problema, a longo prazo, de vigilância por parte do paciente e do médico. As múltiplas excisões podem causar consideráveis cicatrizes.

CONTROLE

Pacientes com a síndrome do nevo basocelular devem ser acompanhados de perto com exames cutâneos regulares e aconselhados sobre o uso de protetor solar e da importância de evitar a exposição solar. Em virtude de sua propensão para crescimento os epiteliomas basocelulares devem ser tratados com 5-FU tópico, terapia fotodinâmica com ácido 5-aminolevulínico, eletrodessecação/curetagem, excisão cirúrgica, crioterapia ou imiquimode tópico. Radiação deve ser evitada em decorrência da sensibilidade do paciente à radiação ionizante. Vismodegib, novo inibidor do receptor SMO, pode ser usado para o manejo de grandes carcinomas basocelulares refratários e pode ter um papel na manutenção a longo prazo em indivíduos com síndrome do nevo basocelular.

Para infantes e crianças, RMs podem ser realizados para excluir meduloblastoma e radiografias para detectar anomalias esqueléticas e mandibulares. Quando detectados, os cistos odontogênicos devem ser removidos, pois são capazes de deteriorar agressivamente os ossos da mandíbula.

Aconselhamento genético e grupos de suporte também podem ajudar.

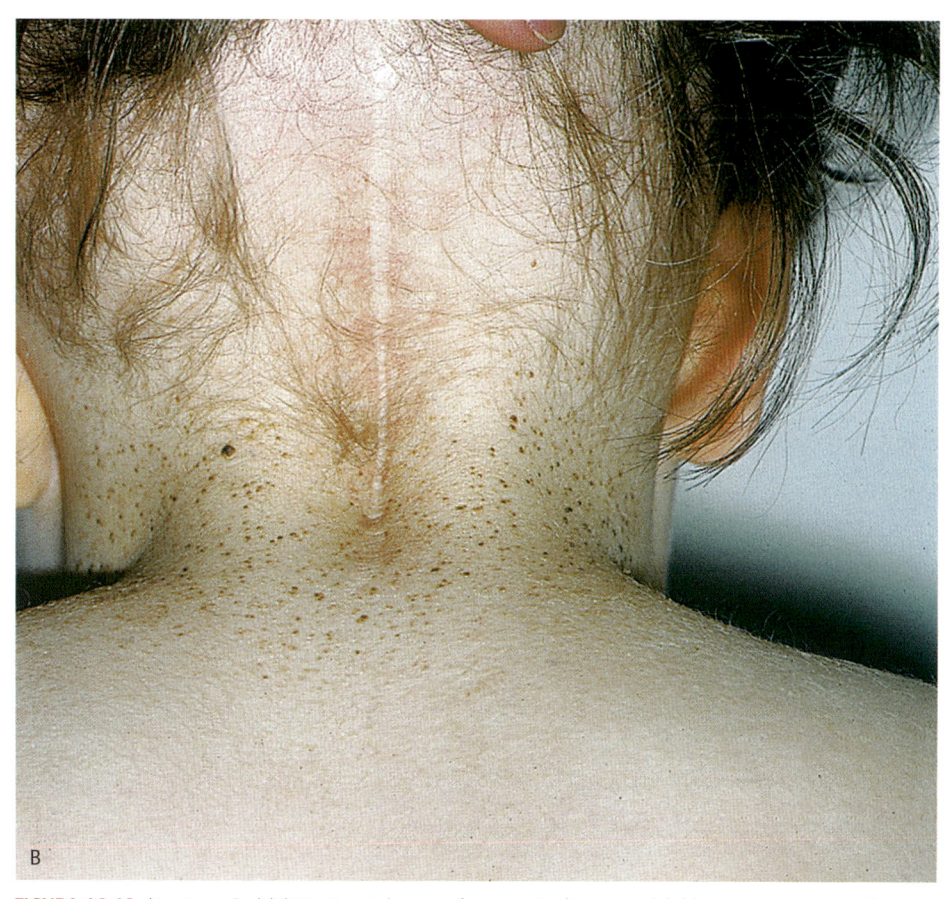

FIGURA 16-10 *(Continuação.)* (**B**) Cicatriz cirúrgica pela remoção de um meduloblastoma na mesma criança.

PROTOPORFIRIA ERITROPOIÉTICA

A PPE é o distúrbio metabólico hereditário mais comum da biossíntese do heme. É caracterizada por fotossensibilidade aguda, semelhante a queimadura solar, manifestada, inicialmente, na infância.

SINÔNIMOS Protoporfiria eritro-hepática.

EPIDEMIOLOGIA

IDADE 2 a 5 anos de idade.
GÊNERO M = F.
INCIDÊNCIA 10/100.000 indivíduos.
GENÉTICA Indivíduos afetados são, geralmente, heterozigotos compostos, com um defeito no cromossoma 18q21.3 e uma cópia nula do gene; também foram relatados casos ligados a AD e X.
ETIOLOGIA Geralmente, uma mutação genética hereditária da ferroquelatase em um alelo parental, com polimorfismo intrônico específico (IVS-3-48T/C) do outro alelo parental, resulta em uma redução de 25% na atividade da ferroquelatase. Casos ligados ao X são decorrentes de mutações no gene da sintase tipo 2 do ácido delta-aminolevulínico (ALAS2).

FISIOPATOLOGIA

O defeito enzimático específico ocorre durante o metabolismo da porfirina, no qual a protoporfirina é convertida no heme pela enzima ferroquelatase. Isto resulta em um acúmulo de protoporfirina, que absorve intensamente 400 a 410 nm de luz. A porfirina excitada cria moléculas de oxigênio reativas, causando peroxidação lipídica, a qual é clinicamente manifestada como edema e queimadura.

HISTÓRIA

A sensação de picadas na pele e prurido podem ocorrer alguns minutos após exposição à luz solar; eritema e edema aparecem após 1 a 8 horas. Após alguns episódios dolorosos, as crianças podem decidir não sair sob a luz solar direta. Sintomas também podem ocorrer quando estes indivíduos são expostos à luz solar por uma janela de vidro.

EXAME FÍSICO

Achados Cutâneos

TIPO Máculas, placas, edema, urticária, vesículas, bolhas, cicatrizes (Fig. 16-11).
DISTRIBUIÇÃO Nariz, dorso das mãos, pontas das orelhas.

Achados Gerais

HEMATOLÓGICO Anemia com hiperesplenismo (raro).
GASTROINTESTINAL Colelitíase (cálculos contendo protoporfirinas), cólica biliar, colestase, cirrose hepática (10%-15%), falência hepática.

EXAMES LABORATORIAIS

ESTUDOS COM PORFIRINA Aumento de protoporfirina nos eritrócitos, plasma e fezes, porém a mesma não é excretada na urina. Atividade reduzida da enzima ferroquelatase na medula óssea, fígado e fibroblastos cutâneos.
FUNÇÃO HEPÁTICA TFHs anormais. A biópsia hepática demonstrou fibrose portal e periportal e depósitos de pigmento acastanhado nos hepatócitos e células de Kupffer; com a microscopia eletrônica, observa-se cristais em forma de agulha. Insuficiência hepática causada por cirrose e hipertensão portal.
ERITRÓCITOS FLUORESCENTES Eritrócitos em um esfregaço sanguíneo exibem fluorescência transiente característica quando examinados em microscópio fluorescente com radiação a 400 nm.

DERMATOPATOLOGIA

BIÓPSIA CUTÂNEA Intensa homogeneização eosinofílica e espessamento dos vasos sanguíneos na derme papilar e acúmulo de substância amorfa, basofílica e hialina no interior e ao redor dos vasos sanguíneos.
RADIOGRAFIA Cálculos biliares podem estar presentes.

DIAGNÓSTICO DIFERENCIAL

A PPE deve ser diferenciada de outras porfirias que apresentam deficiências de outras enzimas na via de biossíntese do heme. Na PPE, ocorre fotossensibilidade, porém, nenhuma erupção cutânea, apenas resposta exagerada à queimadura solar que aparece muito antes do que o habitual eritema da queimadura solar. Além disso, as alterações cutâneas podem ocorrer pela exposição aos raios UV que penetram pela janela de vidro. Finalmente, não existem distúrbios de fotossensibilidade em que os sintomas aparecem tão rapidamente (minutos) após a exposição à luz solar. Exame da porfirina estabelece o diagnóstico com elevados níveis de protoporfirina livre nos eritrócitos e nas fezes (porém, não na urina, distinguindo-o de outras porfirias mais incomuns). A protoporfirina fecal está consistentemente elevada.

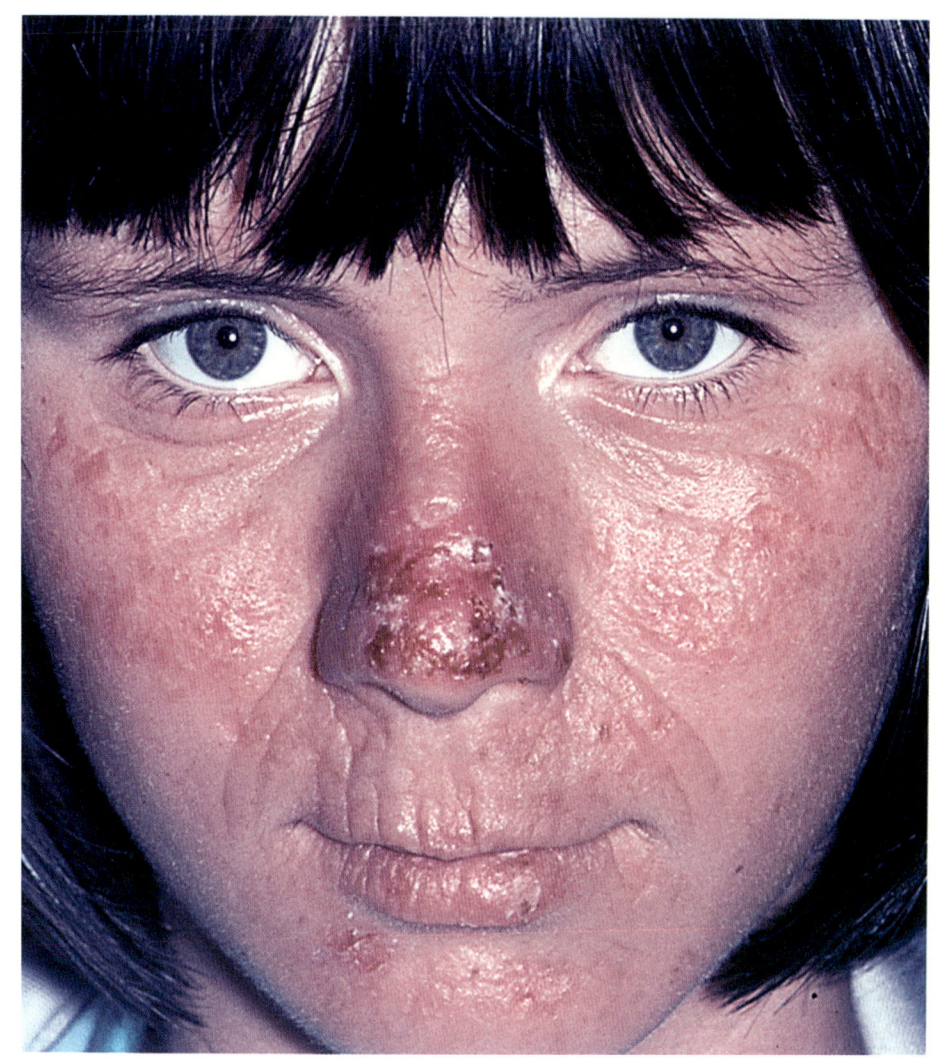

FIGURA 16-11 Protoporfiria eritropoiética Quinze anos de idade, com rugas profundas e espessamento ceroso do lábio superior e das bochechas. (Reproduzida, com permissão, de TB Fitzpatrick et al., Color Atlas and Synopsis of Clinical Dermatology. 4th ed. New York, NY: McGraw-Hill, 2001.)

EVOLUÇÃO CLÍNICA E PROGNÓSTICO

A PPE manifesta-se na infância, persiste por toda a vida, porém a fotossensibilidade pode-se tornar menos aparente na vida adulta.

CONTROLE

Atualmente, o tratamento pode ser realizado com reposição enzimática ou terapia gênica para a anormalidade metabólica básica na PPE. O controle consiste do reconhecimento precoce, diagnóstico, tratamento com protetor solar (dióxido de titânio e óxido de zinco bloqueiam radiações de 400 nm com maior eficácia), evitando a exposição ao sol e uso de roupas com fator de proteção solar. A administração sistêmica de β-caroteno pode melhorar a fotossensibilidade, porém não elimina completamente o problema. Entretanto, muitos pacientes podem participar de esportes ao ar livre.

ATAXIA-TELANGIECTASIA

Ataxia-telangiectasia é uma síndrome AR rara, caracterizada por ataxia cerebelar progressiva, telangiectasia oculocutânea, infecções recorrentes do trato respiratório e aumento na susceptibilidade a malignidades linforreticulares.

SINÔNIMOS Síndrome de Louis-Bar.

EPIDEMIOLOGIA

IDADE Telangiectasias: 3 a 5 anos, ataxia pode preceder os achados cutâneos.
GÊNERO M = F.
INCIDÊNCIA Homozigotos > 1:40.000 nascimentos, frequência gênica 1:100 (1% da população é portador heterozigoto).
GENÉTICA AR, mapeado no cromossomo 11q22-23.

FISIOPATOLOGIA

A ataxia-telangiectasia é causada por mutação no gene *ATM* localizado no cromossomo 11q22. O *ATM* atua sobre a quebra cromossômica pela fosforilação na proteína p53, um gene supressor tumoral; portanto, instabilidade cromossômica é observada nas células de pacientes com ataxia-telangiectasia, pela perda da função apropriada deste supressor tumoral.

HISTÓRIA

Os pacientes com ataxia-telangiectasia, inicialmente, apresentam ataxia logo depois que aprendem a andar. Os achados cutâneos manifestam-se entre 3 e 5 anos de idade, com telangiectasias finas e simétricas na conjuntiva bulbar, com envolvimento subsequente da face, tronco e extremidades. Como envelhecimento e contínua exposição solar, a pele se torna esclerótica e adquire um padrão mosqueado de hipo e hiperpigmentação.

EXAME FÍSICO

Achados Cutâneos

TIPO Telangiectasias, esclerose, hiperceratose folicular.
COR Vermelha, marrom, hipo e hiperpigmentação mosqueada.
DISTRIBUIÇÃO Telangiectasias na conjuntiva bulbar (Fig. 16-12A), pálpebras, orelhas (Fig. 16-12B), áreas malares, pescoço, V do tórax, fossa antecubital/poplítea, porções dorsais das mãos e pés. Alterações esclerodérmicas na face (expressão facial tipo máscara triste), braços e mãos.
CABELOS Agrisalhamento capilar difuso, hirsutismo dos braços/pernas (Fig. 16-13).
OUTROS Pele seca difusa, dermatite eczematosa e seborreica.

Achados Gerais

NEUROLÓGICO Ataxia, falta de coordenação, déficit intelectual (30%), coreoatetose, ptialismo, movimentos oculares peculiares, expressão facial de máscara triste, postura curvada, ombros curvados para frente, inclinação/desvio da cabeça, neuropatia periférica, atrofia muscular espinal.
PULMONAR Infecção pulmonar, rinite, bronquite, pneumonia e bronquiectasia (75%-80%).
IMUNOLÓGICO Redução da resposta humoral (deficiência de IgA, IgE) e da imunidade mediada por células (linfopenia, transformação linfocitária prejudicada). Anomalias estruturais do timo e linfonodos.
NEOPLASIAS Malignidade linforreticular (linfoma de Hodgkin, linfossarcoma, sarcoma de células reticulares, leucemia), outros distúrbios neoplásicos (disgerminoma ovariano, meduloblastoma, carcinoma GI) (15%).

SEÇÃO 16 FOTOSSENSIBILIDADE E FOTORREAÇÕES

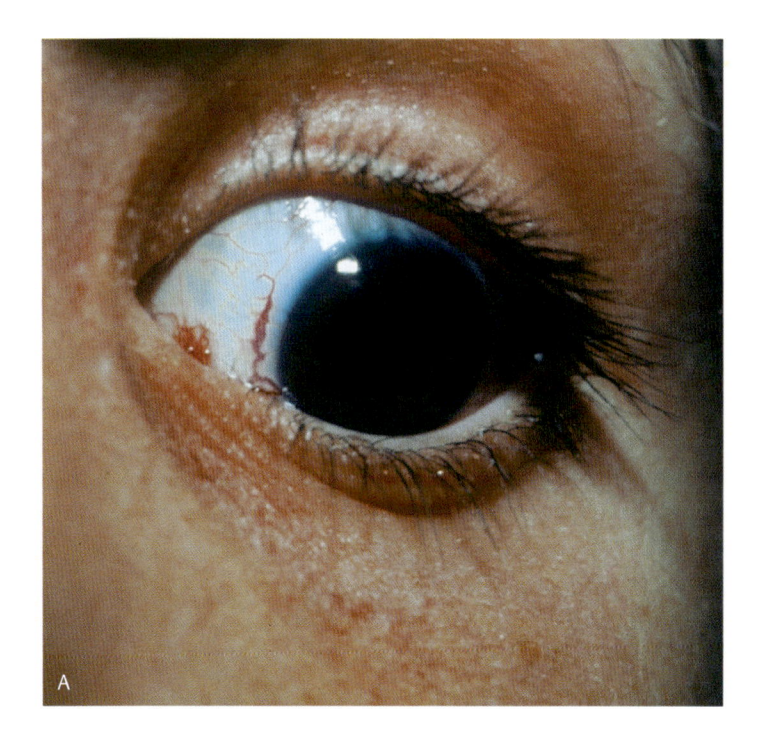

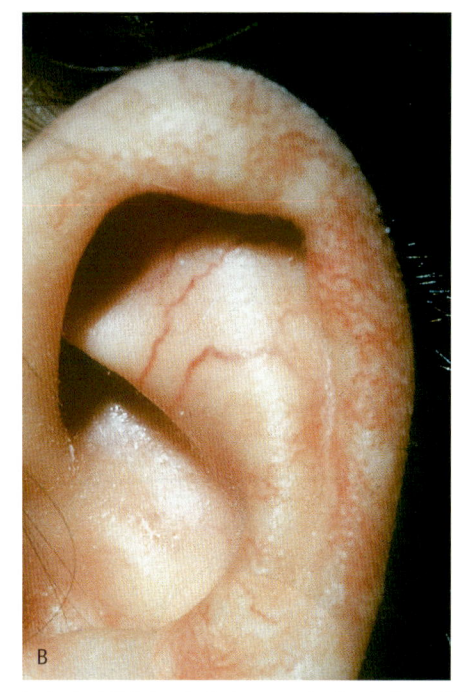

FIGURA 16-12 Ataxia-telangiectasia (**A**) Telangiectasia na conjuntiva bulbar. (**B**) Telangiectasia na orelha da mesma criança.

DIAGNÓSTICO DIFERENCIAL

A ataxia-telangiectasia pode ser confundida com angioma estelar, angioma serpiginoso, telangiectasia hemorragia hereditária (doença de Osler-Rendu-Weber), telangiectasia essencial generalizada e telangiectasia macular eruptiva persistente. Outras condições atáxicas que podem ser confundidas incluem ataxia de Friedrich e variante atáxica de paralisia cerebral.

EXAMES LABORATORIAIS

DERMATOPATOLOGIA Dilatação dos vasos sanguíneos do plexo subpapilar nas áreas telangiectásicas.
SOROLOGIA Níveis elevados de α-fetoproteína sérica; níveis muito baixos de IgA sérica.
BIOQUÍMICA Intolerância à glicose, níveis elevados de enzimas hepáticas.

EVOLUÇÃO CLÍNICA E PROGNÓSTICO

Pacientes com ataxia-telangiectasia apresentam prognóstico desfavorável. Morte, geralmente, ocorre no final da infância ou início da adolescência em decorrência de bronquiectasia e insuficiência respiratória secundária a infecções sinopulmonares recorrentes. Malignidades linforreticulares ocorrem em 15% dos pacientes. Indivíduos que sobrevivem além da adolescência desenvolvem grave morbidade neurológica, são confinados a uma cadeira de rodas e incapazes de andar sem assistência.

CONTROLE

O tratamento para ataxia-telangiectasia é de suporte. Antibióticos são utilizados para infecção, terapia respiratória é utilizada para bronquiectasia, fisioterapia é utilizada para contraturas e protetor solar/não exposição ao sol minimiza a lesão actínica. Aconselhamento genético é necessário, e o diagnóstico pré-natal está disponível (pela dosagem de α-fetoproteína no líquido amniótico e pelo aumento de quebras cromossômicas espontâneas dos amniócitos).

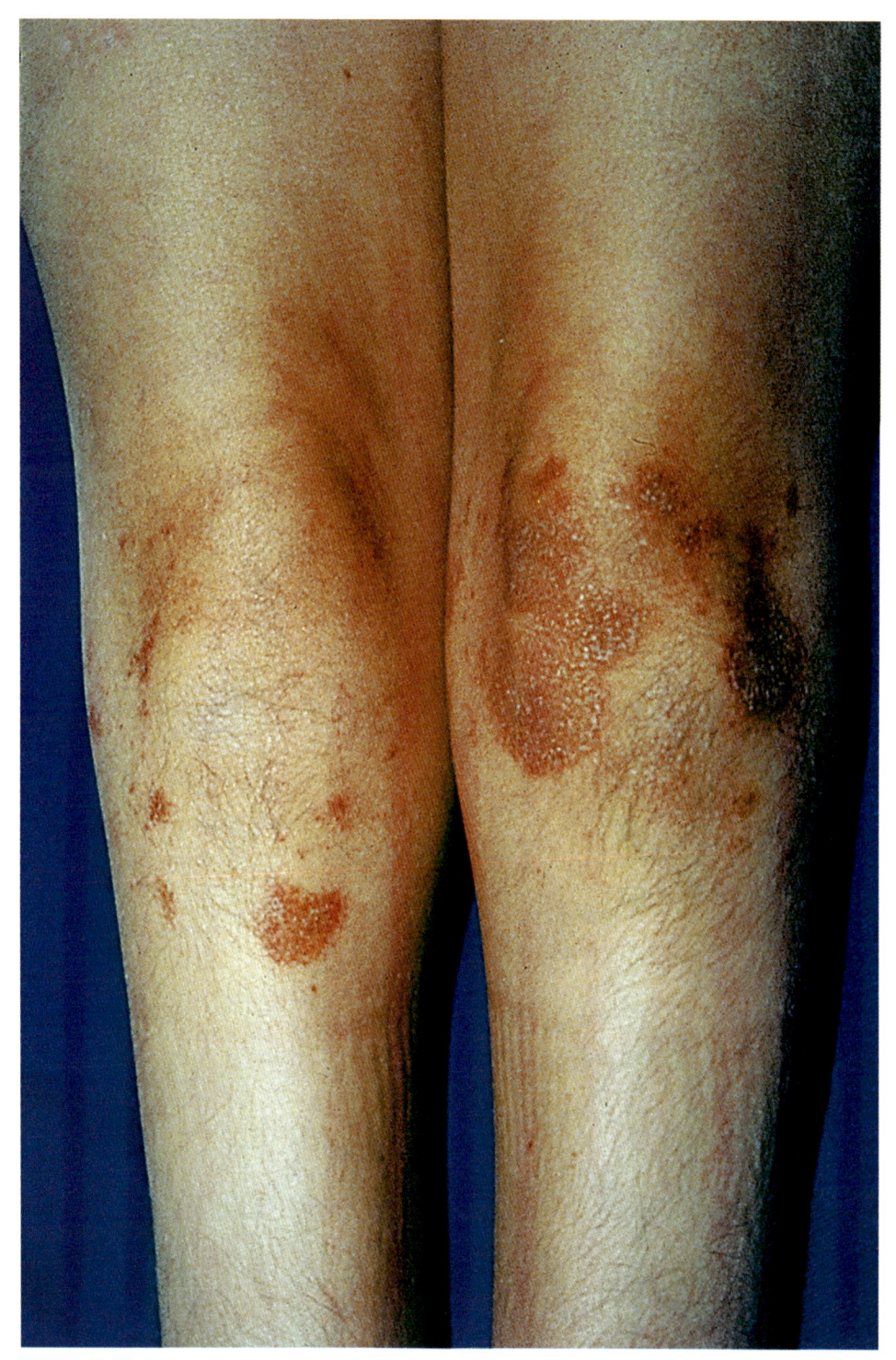

FIGURA 16-13 Ataxia-telangiectasia Hirsutismo na parte inferior das pernas e equimoses secundárias à ataxia e a numerosas quedas.

SÍNDROME DE BLOOM

A síndrome de Bloom é uma doença AR rara, caracterizada por fotossensibilidade, telangiectasias e grave retardo do crescimento intrauterino e pós-natal.

SINÔNIMOS Eritema telangiectásico congênito; síndrome de Bloom-Torre-Machacek.

EPIDEMIOLOGIA

IDADE 2 a 3 semanas de vida.
GÊNERO M (80% das crianças afetadas) > F.
INCIDÊNCIA Raro na população geral, mutação gênica em 1% dos judeus Ashkenazi, com incidência de 1/50.000 nesta população.
GENÉTICA Mutação AR no gene *BLM*.

FISIOPATOLOGIA

A síndrome de Bloom foi mapeada no cromossomo 15q26.1 e a mutação no gene *BLM* prejudica a função da enzima DNA helicase, resultando em uma frequência elevada de alterações cromossômicas e taxa aumentada de trocas de cromátides irmãs, quebra cromossômica e rearranjos.

HISTÓRIA

Infantes afetados nascem a termo com peso corporal e tamanho reduzidos. Na infância, uma erupção facial torna-se proeminente após exposição à luz. A fotossensibilidade gradualmente regride, porém o eritema, as telangiectasias, pigmentação mosqueada e cicatrizes persistem. Os sintomas sistêmicos incluem expressão facial anormal, retardo do crescimento, infecções do trato respiratório e gastrointestinal (GI) e esterilidade.

EXAME FÍSICO

Achados Cutâneos

TIPO Eritema macular (Fig. 16-14), telangiectasia, bolhas, cicatrização, máculas café com leite (50%).
COR Vermelha, vermelha a marrom, hiper e hipopigmentação.
DISTRIBUIÇÃO Malar (nariz, orelhas) dorso das mãos. Poupa o tronco, nádegas e extremidades inferiores.

Achados Gerais

EXPRESSÃO FACIAL ANORMAL Nariz estreito e proeminente, área malar hipoplásica, queixo retraído.
ESQUELÉTICO Dolicocefalia, polidactilia, pés unidos.
OUTROS Infecções do trato respiratório/GI, diabetes, doença neoplásica (leucemia, linfoma e adenocarcinoma GI). Desenvolvimento intelectual e sexual normal, porém infertilidade é comum.

DIAGNÓSTICO DIFERENCIAL

O diagnóstico diferencial da síndrome de Bloom inclui LE, síndrome de Rothmund-Thomson, disceratose congênita, poiquilodermia acroceratótica hereditária, síndrome de Kindler, anemia de Fanconi e XP.

EXAMES LABORATORIAIS

DERMATOPATOLOGIA A biópsia cutânea revela achatamento da epiderme, degeneração hidrópica da camada basal e capilares dilatados na derme superior.
CARIÓTIPO Aumento no número de troca de cromátides, quebra cromossômica e rearranjos.
IMUNOLOGIA Redução de IgA, IgM, IgG.

EVOLUÇÃO CLÍNICA E PROGNÓSTICO

Pacientes com a síndrome de Bloom possuem expectativa de vida reduzida em virtude das infecções fatais do trato respiratório e GI e doença neoplásica. Aproximadamente, 20% dos pacientes desenvolverão neoplasias, metade deles antes dos 20 anos de idade. Como aumento na idade, a fotossensibilidade regride, e a resistência às infecções aproxima-se do normal.

CONTROLE

Não há um tratamento específico para a síndrome de Bloom. O controle inclui evitar a exposição solar, o uso regular de protetores solares e antibióticos para o controle de pacientes com infecções respiratórias ou GI. Pacientes com a síndrome de Bloom também devem receber terapia sintomática, acompanhamento de rotina e aconselhamento genético.

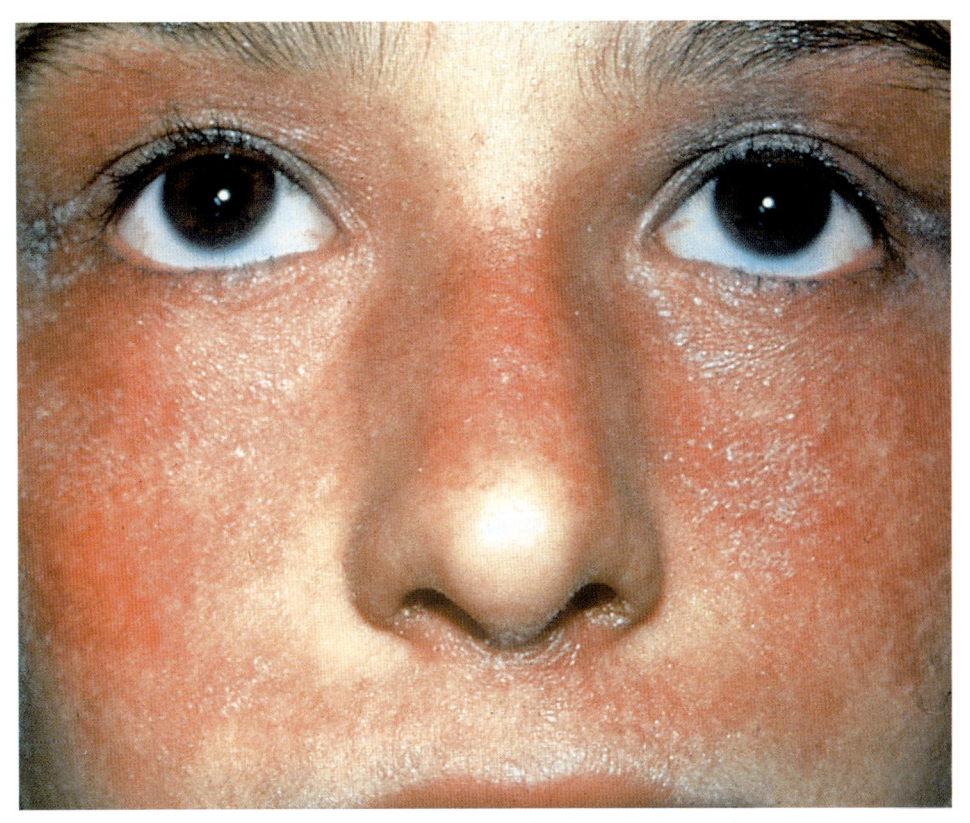

FIGURA 16-14 Síndrome de Bloom Eritema e descamação facial após exposição solar em um paciente com a síndrome de Bloom.

SÍNDROME DE ROTHMUND-THOMSON

A síndrome de Rothmund-Thomson é um distúrbio AR raro, caracterizado por fotossensibilidade, atrofia cutânea, pigmentação mosqueada e telangiectasias, além de catarata juvenil, baixa estatura, alterações ectodérmicas e hipogonadismo.

SINÔNIMOS Poiquilodermia hereditária congênita, poiquilodermia atrófica.

EPIDEMIOLOGIA

IDADE Nascimento aos 6 meses de idade.
GÊNERO M > F, 2:1.
INCIDÊNCIA Rara, 300 casos até agora.
GENÉTICA Herança AR.

FISIOPATOLOGIA

A síndrome de Rothmund-Thomson foi mapeada no cromossomo 8q24.3, referente ao gene *RECQL4*. Este gene codifica a proteína RECQL4 helicase, e mutações no gene resultam em um reparo defeituoso do DNA.

HISTÓRIA

Alterações cutâneas estão presentes antes ou até os 6 meses de idade. Um terço dos pacientes possui fotossensibilidade, exibindo formação de bolhas após exposição aos raios UV. No entanto, alterações poiquilodérmicas da pele são difusas tanto na pele exposta quanto na não exposta ao sol. Sistemicamente, os pacientes caracteristicamente apresentam baixa estatura, expressão facial anormal, amenorreia nos indivíduos do sexo feminino, criptorquidia em indivíduos do sexo masculino e cegueira.

EXAME FÍSICO

Achados Cutâneos

TIPO Eritema macular, telangiectasias (Fig. 16-15), bolhas, vesículas, cicatrizes.
COR Rosa-avermelhada, hiper e hipopigmentação, poiquilodermia.
DISTRIBUIÇÃO Bochechas (Fig. 16-16), queixo, orelhas, fronte, braços, pernas e nádegas. Hiperceratose verrucosa nas mãos, pés, joelhos e cotovelos. Carcinomas espinocelulares cutâneos (5%).
CABELOS Alopecia total/parcial do couro cabeludo/sobrancelhas (50%). Pelos axilares/púbicos escassos. Agrisalhamento prematuro do cabelo.
UNHAS Ásperas, enrugadas, empilhadas, pequenas ou atróficas.

Achados Gerais

FACE Face triangular, com nariz em sela, fronte proeminente, testa ampla, queixo estreito.
OLHOS Catarata (75% dos pacientes com menos de 7 anos de idade).
ESQUELÉTICO Baixa estatura, ausência/hipoplasia/displasia dos ossos longos, ausência/encurtamento dos dígitos, mão/pé em fenda, pés assimétricos, osteoporose, osteossarcoma (30%).
DENTES Microdontia, falha de erupção dos dentes.

DIAGNÓSTICO DIFERENCIAL

A síndrome de Rothmund-Thomson deve ser diferenciada de outras dermatoses com fotossensibilidade, como a síndrome de Bloom, disceratose congênita, poiquilodermia acroceratótica hereditária, síndrome de Kindler, anemia de Fanconi e XP.

EXAMES LABORATORIAIS

DERMATOPATOLOGIA Achatamento e adelgaçamento da epiderme com vacuolização da camada basal, incontinência pigmentar com melanófagos e colágeno esclerótico na derme papilar com perda de papilas.
RADIOLOGIA Radiografias dos ossos longos e pélvicos demonstram espaços císticos, osteoporose e áreas escleróticas.

EVOLUÇÃO CLÍNICA E PROGNÓSTICO

Pacientes com a síndrome de Rothmund-Thomson apresentam expectativa de vida normal, com redução da fotossensibilidade com a idade. Lesões hiperceratóticas das extremidades podem-se transformar em CECs. Também houve relatos clínicos de osteossarcoma nos pacientes com a síndrome de Rothmund-Thomson.

CONTROLE

Não há um tratamento específico para a síndrome de Rothmund-Thomson. Medidas preventivas incluem o uso de protetor solar, evitar a exposição solar, exames dermatológicos de rotina para neoplasias cutâneas/ceratoses pré-cancerígenas e aconselhamento genético.

SEÇÃO 16 FOTOSSENSIBILIDADE E FOTORREAÇÕES

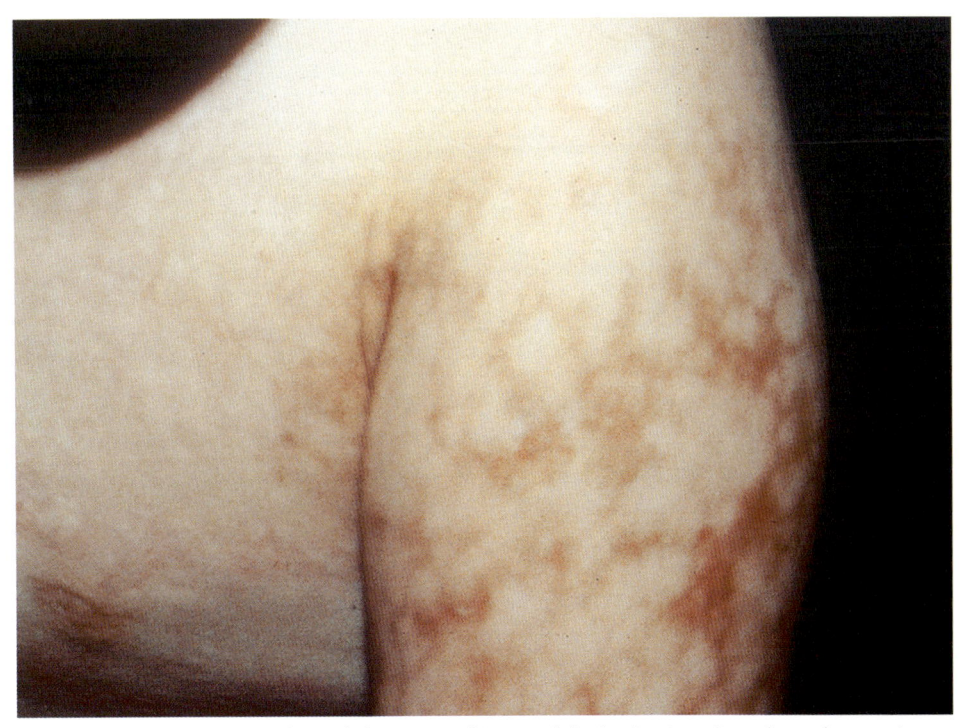

FIGURA 16-15 Síndrome de Rothmund-Thomson Padrão reticulado de telangiectasias no braço de uma criança.

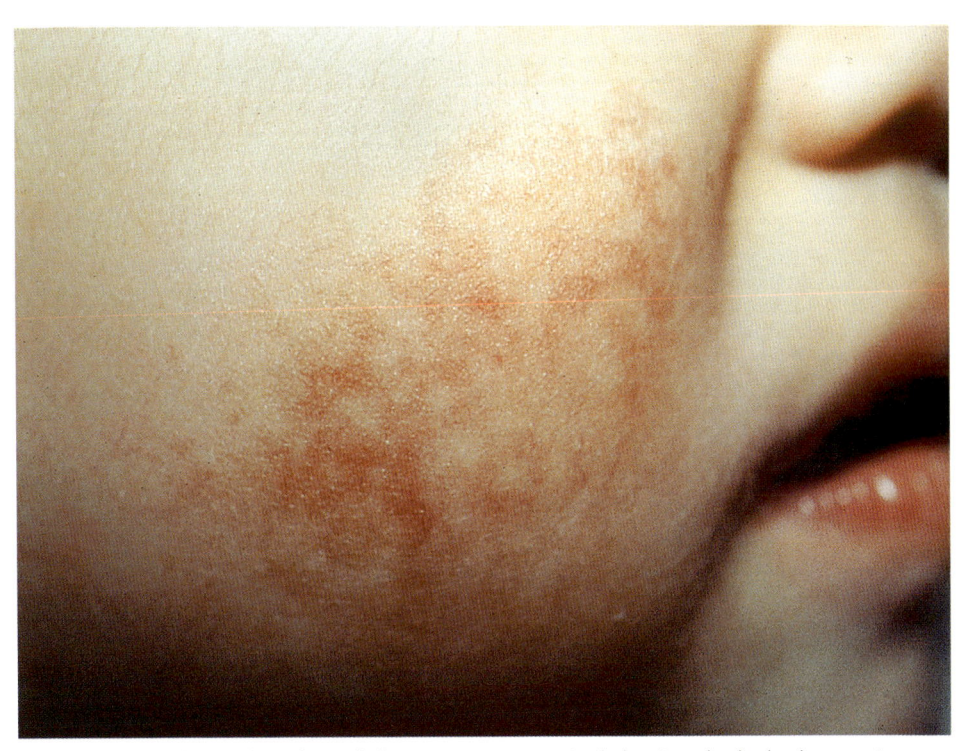

FIGURA 16-16 Síndrome de Rothmund-Thomson Eritema e poiquilodermia na bochecha de uma criança.

SEÇÃO 17

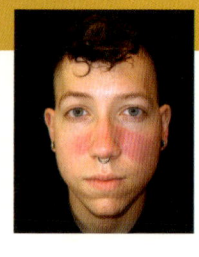

DOENÇAS AUTOIMUNES DO TECIDO CONECTIVO

ARTRITE REUMATOIDE JUVENIL

A artrite reumatoide juvenil (ARJ) é uma doença sistêmica generalizada de etiologia desconhecida, caracterizada por erupção urticariforme transiente, papular ou macular, com subsequente febre, linfadenopatia, hepatoesplenomegalia (HSM), anemia e artralgia.

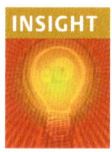

INSIGHT Há quatro erupções evanescentes clássicas: (1) urticária, (2) eritema marginado (da febre reumatoide aguda), (3) erupção da doença de Still e (4) doença do soro.

CLASSIFICAÇÃO

A ARJ é constituída por três tipos principais:

1. Início sistêmico (15%): Doença de Still, febre, erupção, linfadenopatia (LAD), HSM, serosite, poliartrite.
2. Poliarticular (35%): Cinco ou mais articulações, mãos, pés > joelhos/pulsos/tornozelos.
3. Oligo/pauciarticular (50%): Quatro ou menos articulações: joelhos > tornozelos.

SINÔNIMOS Doença de Still, artrite idiopática juvenil, artrite crônica juvenil.

EPIDEMIOLOGIA

IDADE Pico: 1 a 4 anos de idade; adolescência.
GÊNERO ARJ Sistêmica: M = F. Outras: F > M, 2:1.
PREVALÊNCIA 1/1.000.
GENÉTICA Polimorfismos em genes que codificam o fator de necrose tumoral-α (TNF-α), o fator inibidor da migração, a interleucina-6 (IL-6) e a interleucina-10 (IL-10) e os genes *TPA* (transportador de peptídeos antigênicos) foram detectados nesta população de pacientes. Vários alelos HLA também foram associados aos subtipos de ARJ, com as associações genéticas mais fortes observadas na ARJ pauciarticular de início precoce.
ETIOLOGIA Desconhecida.

FISIOPATOLOGIA

O aparecimento das citocinas TNF-α, fator inibidor da migração e IL-6 corresponde aos períodos de pico febril, porém a patogênese da ARJ ainda não é compreendida. A ARJ tende a ser precipitada pelo estresse emocional, infeccioso ou cirúrgico.

HISTÓRIA

O início da ARJ pode ser repentino ou insidioso, dependendo da idade do paciente (quanto mais jovem, mais graves as manifestações sistêmicas). As erupções cutâneas ocorrem em 90% dos enfermos e podem ser a apresentação inicial. A erupção da ARJ é evanescente e pode ser macular ou urticariforme. Sistemicamente, pode haver febre, adenopatia, esplenomegalia, anemia e artralgias associadas.

EXAME FÍSICO

Achados Cutâneos

TIPO Máculas, pápulas, placas urticariformes (Fig. 17-1).
TAMANHO 2-6 mm a 8-9 cm.
COR Rosa salmão a vermelha, com uma zona de palidez (Fig. 17-2).
DISTRIBUIÇÃO Áreas de trauma/aquecimento: axila, cintura, processo do olécrano/ulnar do antebraço, dorso das mãos, joelhos, orelhas, escápula, sacro, nádegas e calcanhares.
OUTROS Palmas e plantas: as eminências tênar e hipotênar podem estar eritematosas. Telangiectasias periungueais (5% dos pacientes). Dedos fusiformes (50%, da deformidade em forma de fuso dos dedos em decorrência do envolvimento das articulações interfalângicas proximais > envolvimento das articulações interfalângicas distais).

Achados Gerais

FEBRE > 38,98 °C, LAD, HSM.
MUSCULOESQUELÉTICO Artralgias/artrites: única articulação (joelhos > quadris/tornozelos > mãos), poliartrite simétrica das articulações, limitação dos movimentos (joelhos: 90%, dedos: 75%, punhos/tornozelos: 66%): dactilite (dígitos edemaciados em formato de salsicha).
SEROSITE Pericardite, pleurite ou peritonite.
OUTROS Miocardite, uveíte, envolvimento do SNC.

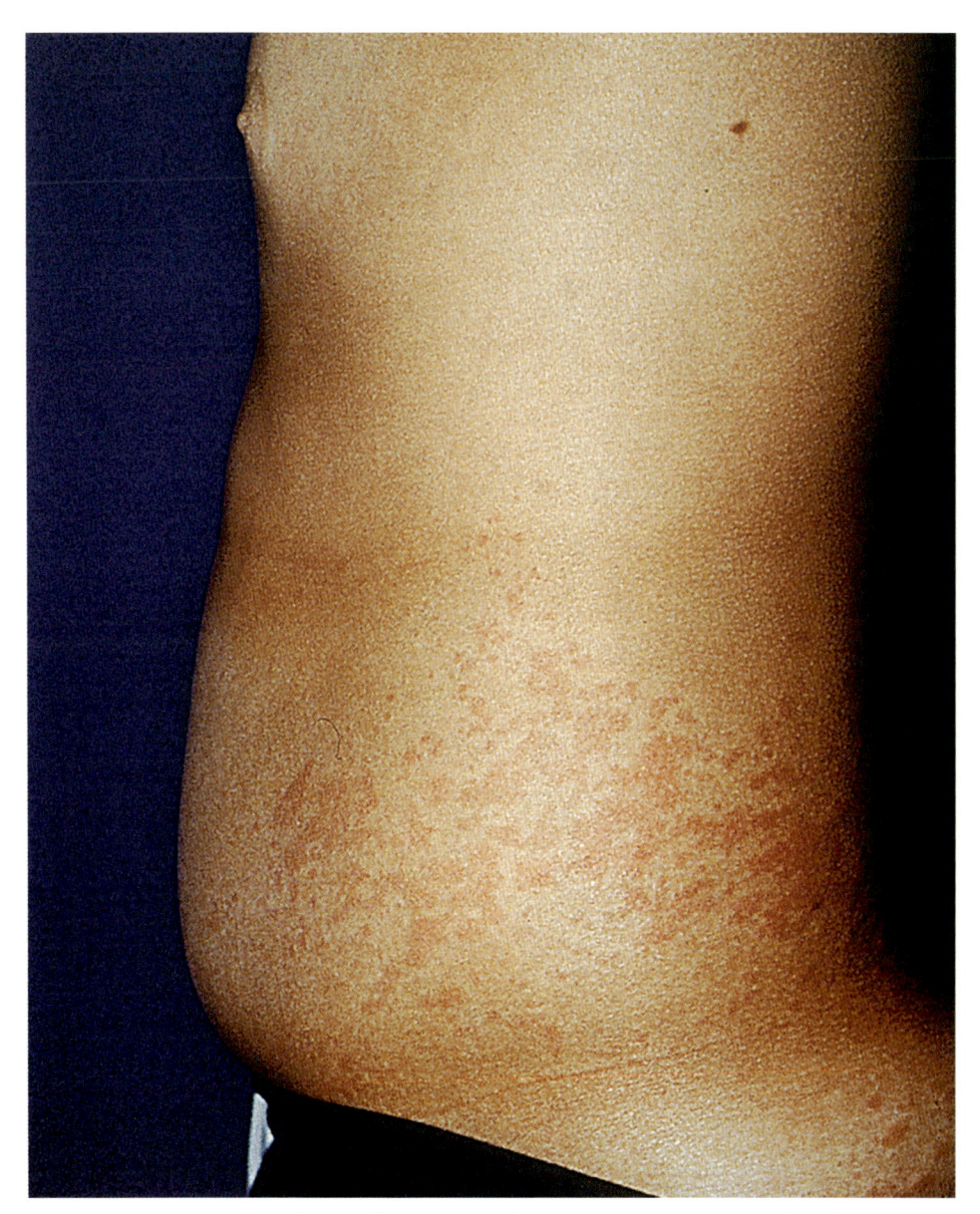

SEÇÃO 17 DOENÇAS AUTOIMUNES DO TECIDO CONECTIVO

FIGURA 17-1 Artrite reumatoide juvenil Erupção macular transiente no corpo, característica da artrite reumatoide juvenil.

DIAGNÓSTICO DIFERENCIAL

O diagnóstico da ARJ é feito com base nas características clínicas, em um histórico de artrite com duração de mais de 6 semanas, e com exames apropriados para excluir outras causas como: doenças autoimunes, outras causas de febre periódica, urticária, febre reumatoide, reações de hipersensibilidade, lúpus eritematoso sistêmico (LES), granuloma anular, sarcoidose e outras doenças granulomatosas.

EXAMES LABORATORIAIS

DERMATOPATOLOGIA Fibras colágenas edematosas, infiltrado perivascular com neutrófilos, plasmócitos e histiócitos.
HEMATOLOGIA Leucocitose, anemia, fator reumatoide positivo (80%), taxa de sedimentação de eritrócitos (TSE) elevada, hipoalbuminemia, hiperglobulinemia.
RADIOLOGIA Destruição articular na fase tardia da doença.

EVOLUÇÃO CLÍNICA E PROGNÓSTICO

O curso e prognóstico da ARJ são variáveis. Quanto mais jovem o indivíduo no início da doença, mais proeminentes são as manifestações sistêmicas. A erupção, tipicamente, precede em até 3 anos os sintomas sistêmicos. O término da doença pode ocorrer após meses ou anos da remissão. Normalmente, ocorre melhora da doença na puberdade, e 85% dos pacientes alcançam remissão: O tratamento precoce pode acelerar a resolução e minimizar as sequelas de longo prazo. Apenas 10% dos pacientes apresentam séria artrite incapacitante residual que pode estar associada a um fator reumatoide positivo.

CONTROLE

Na doença ativa, os sintomas podem ser aliviados com aspirina, anti-inflamatórios não esteroidais (AINEs como indometacina, Naproxen), hidrocloroquina e esteroides sistêmicos. Drogas anti-TNF (infliximab, etanercept) têm sido utilizadas, porém são menos eficazes na forma sistêmica da ARJ. Em casos graves resistentes a outras terapias, deformidades paralisantes, iridociclite ou vasculite. Têm sido utilizados corticosteroides sistêmicos, metotrexato, azatioprina, leflunomida, micofenolato de mofetila, clorambucil, talidomida, imunoglobulina intravenosa, ciclofosfamida e antagonistas dos receptores IL-1/IL-6 (anakinra, tocilizumab) foram utilizados. Para correção estrutural de deformidades graves, a cirurgia é um último recurso.

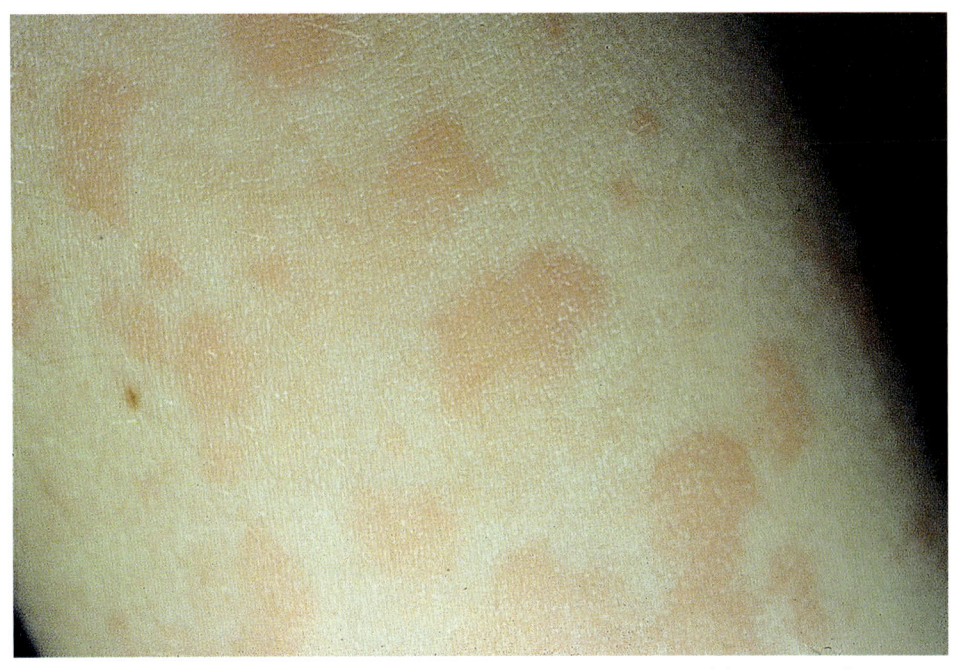

FIGURA 17-2 Artrite reumatoide juvenil Placas urticariformes e eritematosas pálidas no tronco de uma criança.

LÚPUS ERITEMATOSO CUTÂNEO AGUDO

O lúpus eritematoso cutâneo agudo (LECA) é a apresentação cutânea mais comum associada ao lúpus eritematoso sistêmico (LES) (Quadro 17-1). O LES é uma doença multissistêmica grave, envolvendo o tecido conectivo e os vasos sanguíneos; as manifestações clínicas incluem febre (90%); lesões cutâneas (85%); artrite; e doença renal, pulmonar e cardíaca.

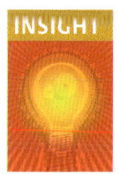

INSIGHT Embora qualquer sistema de órgãos possa ser afetado por lúpus sistêmico, a presença de lúpus eritematoso cutâneo não indica, automaticamente, o comprometimento dos órgãos internos.

EPIDEMIOLOGIA

IDADE 25% em pacientes com menos de 20 anos de idade, pico: 11 a 13 anos de idade, 30 a 40 anos de idade.
GÊNERO Pré-puberal: F > M, para todas as idades
INCIDÊNCIA Pré-puberal: raro; adultos: 4 em 1.000.
RAÇA Afro-americanos, asiáticos, latino-americanos >> caucasianos.
GENÉTICA História familiar (< 5%) sugere um componente hereditário, embora se acredite que os fatores ambientais desempenham um papel importante.

FISIOPATOLOGIA

O LES é um processo mediado por anticorpos, e o fator desencadeante para a produção de autoanticorpos pode ser multifatorial (genética, infecção viral ou bacteriana, susceptibilidade/resposta do tecido hospedeiro). A produção de autoanticorpos acarreta a formação de imunocomplexos contra tecidos corporais, resultando em lesão do tecido hospedeiro, que não é órgão-específica e pode variar de pessoa para pessoa.

HISTÓRIA

Até 80% dos pacientes com LES possuem LECA (erupção malar, lesões discoides, fotossensibilidade ou atrofia), e, em 25% dos pacientes, uma lesão cutânea é o primeiro sintoma apresentado.

EXAME FÍSICO

Achados Cutâneos

TIPO Máculas, escamas, erosões, placas atróficas.
COR Rosa, vermelha, hipo ou hiperpigmentação.
FORMATO Redondo ou oval.
DISTRIBUIÇÃO Erupção "em vespertílio" localizada na face, em áreas expostas à luz (Fig. 17-3), antebraços, dorso das mãos.
CABELOS Alopecia focal ou difusa.
MEMBRANAS MUCOSAS Úlceras, lesões purpúricas necróticas no palato (80%), mucosa oral ou gengivas (Fig. 17-4).
OUTROS Telangiectasias periungueais e eritema palmar também são observados.

Achados Gerais

LINFADENOPATIA (LAD) 50%.
MUSCULOESQUELÉTICO Artralgia ou artrite (15%).
RENAL Proteinúria, cilindros celulares (até 50%).
CARDÍACO Pericardite (até 20%).
PULMONAR Pleurite, pneumonite (até 20%).

QUADRO 17-1 Tipo de Lúpus Cutâneo
Lúpus eritematoso cutâneo agudo (LECA) altamente associado ao LES
Lúpus eritematoso cutâneo subagudo (LECS), algumas vezes associado ao LES
Lúpus eritematoso cutâneo crônico (LECC) raramente associado ao LES
Lúpus eritematoso discoide (LED) incomumente associado ao LES
Lúpus eritematoso túmido
Paniculite lúpica
Lúpus pérnio
Outras variantes (Lúpus bolhoso, tipo NET, superposição lúpus/líquen plano etc.)

LSE, lúpus eritematoso sistêmico.

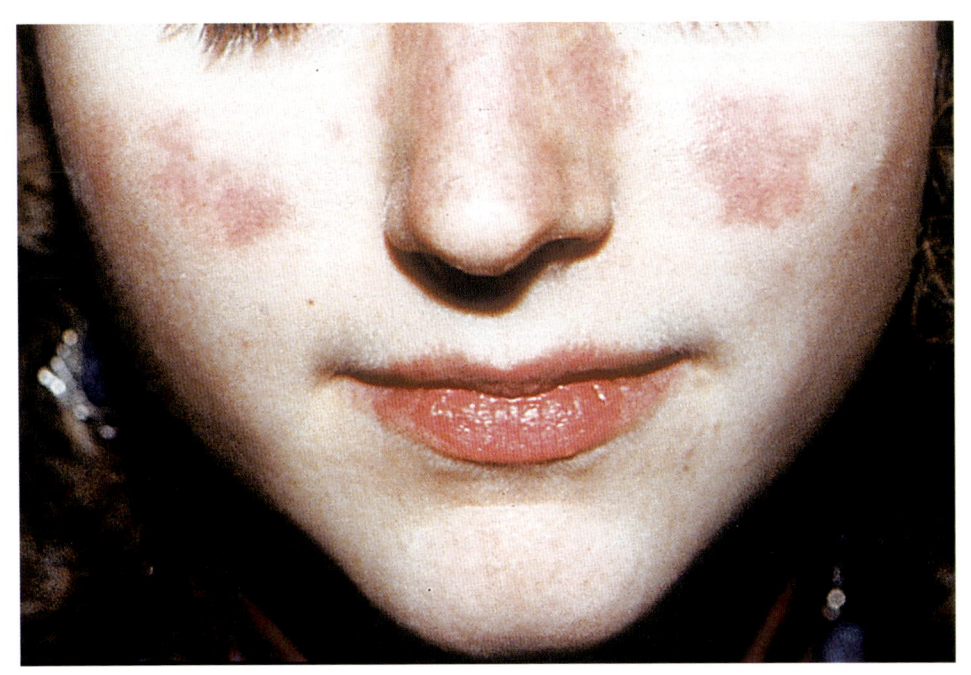

FIGURA 17-3 Lúpus eritematoso sistêmico Placas eritematosas e edematosas em "distribuição em vespertílio" na face.

GASTROINTESTINAL Arterite, peritonite, hepatomegalia (30%), esplenomegalia (20%).
NEUROLÓGICO Neuropatia periférica (14%), doença do SNC (10%), convulsões ou psicose (14%).
HEMATOLÓGICO Anemia, leucopenia, linfopenia, trombocitopenia, TSE elevada.

EXAMES LABORATORIAIS

DERMATOPATOLOGIA Atrofia epidérmica, degeneração liquefativa da junção dermoepidérmica, edema da derme, infiltrado inflamatório dérmico (linfócitos) e degeneração fibrinoide do tecido conectivo e das paredes dos vasos sanguíneos.
OUTROS ÓRGÃOS Degeneração fibrinoide do tecido conectivo e das paredes dos vasos sanguíneos associada a infiltrado inflamatório de plasmócitos e linfócitos.
IMUNOFLUORESCÊNCIA O teste da banda lúpica (imunofluorescência direta) demonstra depósitos de IgG, IgM e C1q granular/globular em faixa na junção dermoepidérmica. Este exame é positivo em pele lesionada (90%), áreas expostas ao sol (80%) e áreas não expostas ao sol (50%).
SOROLOGIA Teste positivo para anticorpos antinucleares (AAN) (> 95%), padrão periférico de fluorescência nuclear e anticorpos anti-DNA de dupla-hélice estão altamente correlacionados com o LECA.

DIAGNÓSTICO DIFERENCIAL

O LECA pode ser confundido com queimadura solar, rosácea, fotossensibilidade induzida por drogas, eczema ou dermatite seborreica. O diagnóstico do LES pode ser feito quando quatro dos seguintes critérios estão presentes:

1. Erupção malar (em vespertílio).
2. Erupção discoide.
3. Fotossensibilidade.
4. Úlceras orais.
5. Artrite.
6. Serosite (pleurite ou pericardite).
7. Complicações renais (proteinúria ou cilindros celulares).
8. Distúrbio neurológico (convulsões ou psicose).
9. Distúrbio hematológico (anemia, leucopenia, trombocitopenia).
10. Distúrbio imunológico [Lúpus eritematoso + (LE) prep, anti-DNA, anti-Sm, falso + TFP].
11. AAN (90% dos pacientes apresentam título ≥1:32).

Um sistema de classificação adicional proposto por *Systemic Lúpus International Collaborating Clinics* em 2012 amplia o algoritmo de diagnóstico para lúpus para incluir 17 possíveis critérios clínicos e imunológicos para fazer o diagnóstico.

EVOLUÇÃO CLÍNICA E PROGNÓSTICO

O LES é uma doença controlável, mas que perdura por toda a vida, com uma taxa de sobrevida > 90%. Mortalidade é secundária à insuficiência renal, lúpus do SNC, insuficiência cardíaca ou infecção.

CONTROLE

O paciente com LECA responde melhor ao tratamento evitando a exposição aos raios solares e utilizando protetor solar. O controle tópico inclui um curto ciclo terapêutico com esteroides intralesionais ou tópicos de alta potência, inibidores da calcineurina (tacrolimus ou pimecrolimus) e retinoides. O LES responde aos AINEs e salicilatos na doença leve (artrite). A doença mais grave responde à terapia com antimaláricos (hidrocloroquina, cloroquina, quinacrina). As indicações para o uso de esteroides sistêmicos (prednisona, metilprednisolona) incluem o acometimento do SNC, envolvimento renal, pacientes gravemente enfermos sem comprometimento do SNC e anemia hemolítica. A doença resistente aos antimaláricos requer a administração de azatioprina, ciclofosfamida, retinoides, talidomida, dapsona, clofazimina, sulfasalazina ou de modificadores da resposta imune (rituximab).

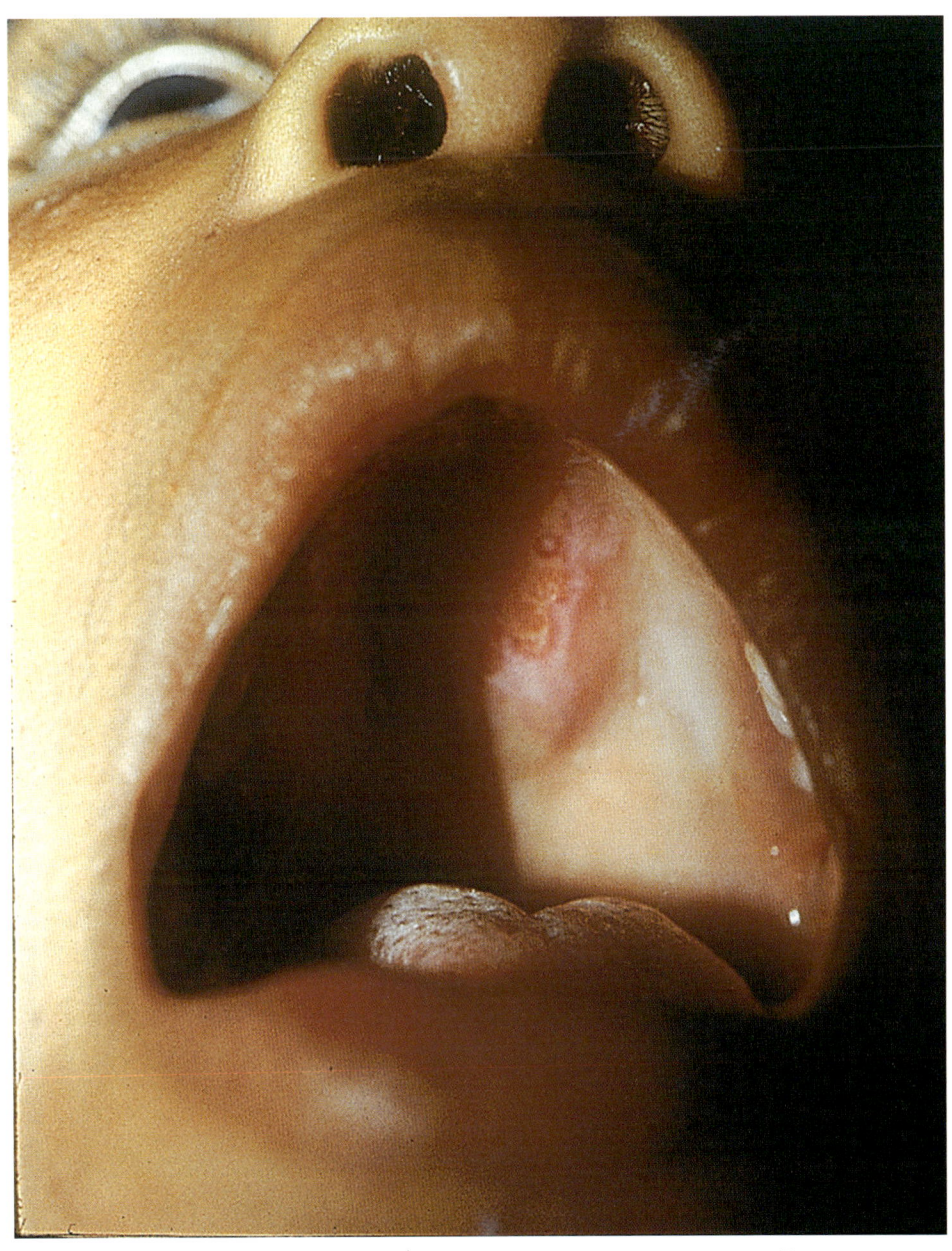

FIGURA 17-4 Lúpus eritematoso sistêmico Úlceras no palato duro em uma criança com lúpus eritematoso sistêmico.

LÚPUS ERITEMATOSO DISCOIDE

O lúpus eritematoso discoide (LED) é uma forma do lúpus eritematoso (LE) cutâneo crônico mais comumente observado por dermatologistas, porém, raramente, associado ao LES (Quadro 17-1).

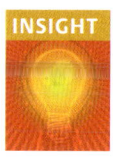

INSIGHT O lúpus discoide, frequentemente, envolve a concha auricular; as lesões presentes, nesta localização, são altamente sugestivas de lúpus discoide.

EPIDEMIOLOGIA

IDADE Todas as idades, pico: 20 a 40 anos de idade.
GÊNERO F > M, 3:1.
PREVALÊNCIA 85% do LE crônico.
RAÇA Afro-americanos > asiáticos, latino-americanos, caucasianos.

FISIOPATOLOGIA

O LED é uma doença mediada por anticorpos, e o desencadeante para a produção de autoanticorpos pode ser multifatorial (genética, infecção, radiação UV, tabagismo).

HISTÓRIA

As lesões discoides são crônicas e recorrentes, geralmente fotodistribuídas, porém podem estar presentes em todo o corpo. As lesões evoluem centrifugamente e podem fundir-se. A resolução da lesão ativa resulta em atrofia e cicatrização, com subsequente desfiguramento permanente.

EXAME FÍSICO

Achados Cutâneos

TIPO Pápulas, placas, escama, crosta, cicatrizes (Fig. 17-5).
COR Rosa, vermelha, hipo ou hiperpigmentada.
FORMATO Redondo ou oval.
PALPAÇÃO Endurecida, atrófica.
DISTRIBUIÇÃO Face, couro cabeludo, orelhas, área em V no tórax > generalizada, antebraços.
CABELO Tamponamento folicular, alopecia cicatricial focal ou difusa (Fig. 17-6).
MEMBRANA MUCOSA Lesões discoides nos lábios, mucosa nasal, conjuntivas e genitália.

Achados Gerais

MUSCULOESQUELÉTICO Artralgia ou artrite.

EXAMES LABORATORIAIS

DERMATOPATOLOGIA Hiperceratose, atrofia da epiderme, alterações vacuolares na camada basal, espessamento da membrana basal, tamponamento folicular, incontinência pigmentar, infiltrado perivascular linfocítico e aumento de mucina na derme.
IMUNOFLUORESCÊNCIA O teste da banda lúpica (imunofluorescência direta) é positivo em 90% dos pacientes com LED.
SOROLOGIA AAN-positivo (20%), autoanticorpos SS-A (anti-RO) (até 5%), anticorpos anti-dsDNA ou nDNA ou anti-Sm (< 5%) geralmente indicam LES. Até 15% dos indivíduos com LED, eventualmente, desenvolvem LES.
OUTROS Citopenia, TSE elevada, fator reumatoide positivo, níveis de complemento reduzidos, proteinúria.

DIAGNÓSTICO DIFERENCIAL

O LED pode ser confundido com prurigo nodular, psoríase, fotossensibilidade induzida por drogas, líquen plano, granuloma anular, rosácea, sarcoidose, eczema ou dermatite seborreica.

EVOLUÇÃO CLÍNICA E PROGNÓSTICO

Tipicamente, o LED é limitado à pele, e não há envolvimento sistêmico. No entanto, uma erupção discoide é um dos 11 critérios principais do American College of Rheumatology para LES, e até 15% dos pacientes com LED generalizado apresentarão LES. Raramente, carcinomas espinocelulares podem-se desenvolver em lesões crônicas do LED.

CONTROLE

O controle do LED almeja o tratamento das lesões e a redução na formação de cicatrizes. O melhor tratamento para o LED é evitar a exposição aos raios solares, o uso de protetor solar e a interrupção do tabagismo. O controle tópico inclui um curto ciclo terapêutico com esteroides intralesionais ou tópicos de alta potência, inibidores da calcineurina (tacrolimus ou pimecrolimus) e retinoides. A doença mais grave responde a antimaláricos (hidrocloroquina, cloroquina, quinacrina). Doença resistente aos antimaláricos requer a administração de metotrexato, micofenolato de mofetila, azatioprina ou talidomida. Para fins estéticos, as cicatrizes podem ser cobertas com maquiagem ou perucas.

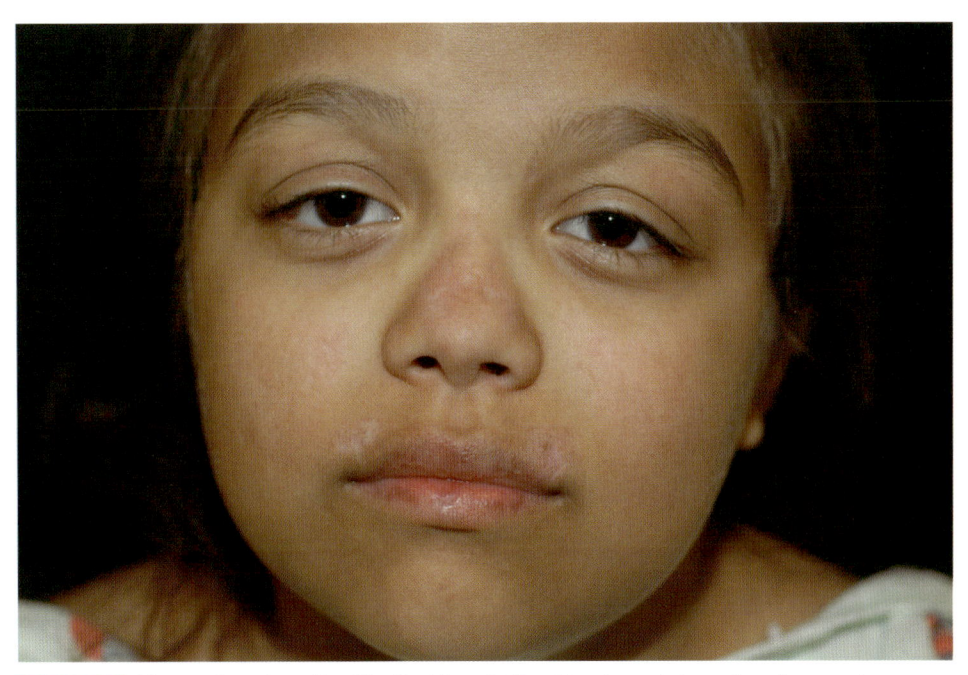

FIGURA 17-5 **Lúpus eritematoso discoide** Cicatrizes atróficas hipopigmentadas na face de uma criança com lúpus eritematoso discoide.

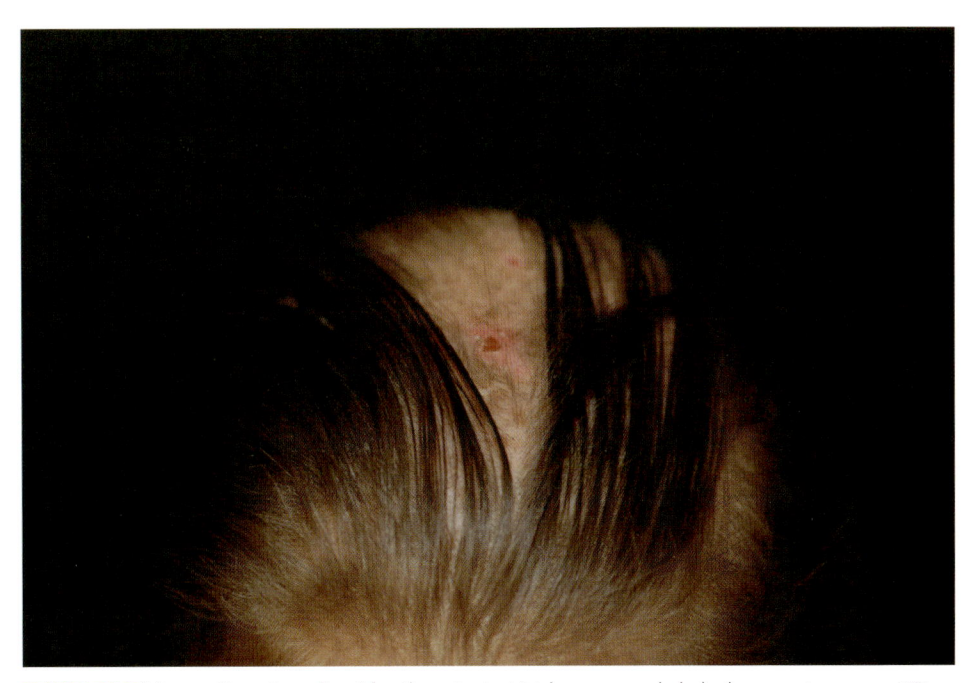

FIGURA 17-6 **Lúpus eritematoso discoide** Alopecia cicatricial no couro cabeludo de uma criança com LED.

DERMATOMIOSITE

Dermatomiosite (DM) é uma doença sistêmica, caracterizada por alterações violáceas (heliotrópio) e inflamatórias das pálpebras e área periorbital; eritema da face, pescoço e tronco superior; e pápulas violáceas planas sobre as articulações metacarpofalângicas e interfalângicas (pápulas de Gottron) associadas sistemicamente à polimiosite.

ESPECTRO CLÍNICO Varia desde uma DM unicamente com inflamação cutânea (DM sem miosite ou DM amiopática) até uma polimiosite com inflamação muscular (miosite hipomiopática).
SINÔNIMOS Dermatomiopatia inflamatória idiopática.

EPIDEMIOLOGIA

IDADE 25% dos pacientes são crianças, com o pico da doença ocorrendo entre 10 e 15 anos de idade; Adultos: pico entre 40 e 45 anos de idade, 20% apresentam uma malignidade associada.
GÊNERO Crianças: F > M, 2:1. Adultos: F > M, 5:1.
INCIDÊNCIA 2 a 4 casos/milhão de crianças.
ETIOLOGIA Imunomediada com fatores desencadeantes, como infecção, drogas ou malignidade (em adultos).
GENÉTICA O aumento na frequência de HLA-B8/HLA-DQA1 em crianças e de HLA-B14 em adultos sugere a existência de uma predisposição genética. A DM juvenil também pode estar associada a polimorfismos no gene ou no antagonista do receptor TNF-α e interleucina-1.

FISIOPATOLOGIA

ADM é um processo imunomediado provocado por fatores externos (infecção, droga, malignidade) em indivíduos geneticamente predispostos. Muitas vezes, há uma predileção sazonal de casos na primavera e no verão, sugerindo que um gatilho infeccioso pode estar presente. Sistemicamente, a inflamação aguda e crônica do músculo estriado, acompanhada por necrose segmentar das miofibras, resulta em fraqueza muscular progressiva.

HISTÓRIA

Na DM juvenil, frequentemente, há histórico de uma enfermidade viral precedente, seguida de febre, fraqueza muscular, fatiga e erupção. Ao contrário da DM em adultos, a DM juvenil apresenta a taxa reduzida de malignidades, com baixa taxa de mortalidade. No entanto, o risco de calcinose cutânea – deposição anormal de cálcio na pele – é maior na DM juvenil.

EXAME FÍSICO

Achados Cutâneos

TIPO Máculas, escamas, pápulas (de Gottron), atrofia, úlceras, cicatrizes.
COR Heliotrópio púrpuro-avermelhado. Poiquilodermia (hipo e hiperpigmentação, telangiectasia e atrofia). Pápulas de cor rosa-a-roxo sobre o dorso das articulações das mãos (pápulas de Gottron), cotovelos e joelhos (sinal de Gottron).
DISTRIBUIÇÃO Fotodistribuído: olhos, área malar (Fig. 17-7), superfícies extensoras, pescoço, tórax superior e nuca.
MÃOS Pápulas de Gottron – face dorsal das articulações interfalângicas e metacarpofalângicas (poupando as áreas interarticulares, Fig. 17-8).
DOBRA UNGUEAL Telangiectasia periungueal, cutículas "irregulares".
MEMBRANAS MUCOSAS Coloração vermelho-viva na linha gengival, ulceração, placas brancas na língua e mucosa.
OUTROS Calcinose cutânea.

Achados Gerais

MUSCULOESQUELÉTICO Fraqueza muscular na cintura dos membros/proximal > fraqueza do músculo facial/bulbar, faríngeo, esofágico. Sensibilidade muscular e atrofia.
PULMONAR (30%) Fibrose intersticial, síndrome respiratória aguda.
CARDÍACO Distúrbios rítmicos, defeitos de condução.

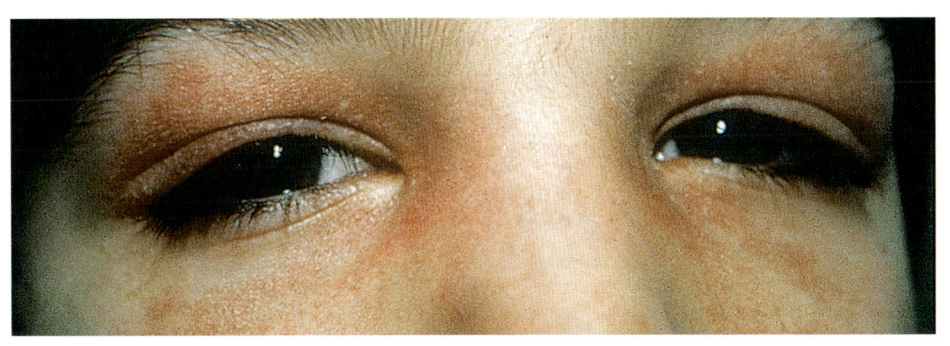

SEÇÃO 17 DOENÇAS AUTOIMUNES DO TECIDO CONECTIVO   415

FIGURA 17-7 Dermatomiosite Erupção violácea periorbital, característica da dermatomiosite.

DIAGNÓSTICO DIFERENCIAL

O diagnóstico diferencial da DM inclui LE, doença mista do tecido conectivo (DMTC), psoríase, dermatite de contato alérgica, erupção fototóxica medicamentosa, eczema, miopatia por esteroide, triquinose e toxoplasmose.

O diagnóstico de DM pode ser feito por achados clínicos em indivíduos que apresentam exames físicos clássicos, lesões cutâneas e fraqueza muscular proximal, bem como história clínica consistente. Achados laboratoriais adicionais que podem ser úteis para indivíduos com lesões cutâneas, mas apresentações atípicas ou parcialmente consistentes que incluem o seguinte:

1. Fraqueza muscular proximal.
2. Níveis séricos elevados de "enzimas musculares": Creatina quinase e/ou aldolase.
3. Biópsia muscular diagnóstica.
4. Alterações eletromiográficas características.

EXAMES LABORATORIAIS

DERMATOPATOLOGIA Achatamento da epiderme, degeneração hidrópica da camada basal, edema da derme superior, infiltrado inflamatório difuso, depósitos fibrinoides PAS-positivos na junção dermoepidérmica e ao redor dos capilares dérmicos superiores e acúmulo de ácido mucopolissacarídeo na derme.

BIÓPSIA MUSCULAR A biópsia do músculo deltoide, supraespinal, glúteo e quadríceps exibirá necrose segmentar nas fibras musculares com perda de estriamento; coloração eosinofílica do tipo coagulativo/ceráceo; ± fibras em regeneração; células inflamatórias, histiócitos, plasmócitos. Vasculite também pode ser observada.

RM A ressonância magnética pode demonstrar áreas de miosite em miopatias inflamatórias ativas. Essas mudanças não são específicas para DM ou poliomiosite e podem ser vistas em outros processos primários da doença muscular.

BIOQUÍMICA SÉRICA Aumento dos níveis de creatinina fosfoquinase mais específica para doença muscular; também ocorre aumento dos níveis de aldolase, transaminase glutâmico oxaloacética, desidrogenase láctica. Autoanticorpos incluindo AAN são detectados em até 80% dos indivíduos com DM.

URINA Excreção de creatinina urinária de 24 horas elevada (> 200 mg/24 horas).

ELETROMIOGRAFIA Aumento da irritabilidade muscular na inserção dos eletrodos, fibrilações espontâneas, descargas pseudomiotônicas, ondas agudas positivas; exclui neuromiopatia. Na evidência de denervação, suspeita de tumor coexistente.

ELETROCARDIOGRAMA Miocardite; irritabilidade atrial, ventricular, bloqueio atrioventricular.

RAIOS X DO TÓRAX ± Fibrose intersticial, confirmada por testes de função pulmonar.

EVOLUÇÃO CLÍNICA E PROGNÓSTICO

A dermatite e a polimiosite, geralmente, são detectadas ao mesmo tempo; no entanto, pode ocorrer, inicialmente, o envolvimento cutâneo ou muscular, seguido pelo envolvimento do outro. A DM juvenil, ao contrário da DM do adulto, está raramente associada ao fenômeno de Raynaud, malignidades ou mortalidade. Em crianças, 33% dos pacientes terão remissão espontânea em 1 a 2 anos, 33% dos pacientes com doença policíclica terão de 1 a 2 recaídas, e 33% dos pacientes apresentarão sintomas persistentes por mais de 2 anos, após o diagnóstico, apesar do tratamento.

CONTROLE

O controle da DM baseia-se em evitar a exposição aos raios solares e uso de protetor solar. As lesões cutâneas podem ser tratadas com esteroides tópicos ou inibidores da calcineurina. A doença sistêmica responde ao tratamento com AINEs, salicilatos, corticosteroides sistêmicos (prednisona ou metilprednisolona). Na maioria dos casos de DM com envolvimento cutâneo e muscular, medicamentos imunossupressores (azatioprina, metotrexato e ciclosporina) são necessários no início do tratamento. Em casos graves, pode ser necessário o uso de drogas imunossupressoras (azatioprina, metotrexato, ciclosporina). Para a doença refratária, as possíveis terapias incluem plasmaférese, hidroxicloroquina, retinoides sistêmicos, micofenolato de mofetila, dapsona, talidomida, imunoglobulina intravenosa, clorambucil, tacrolimus sistêmico, sirolimus, infliximab ou rituximab.

Nos estágios agudos da doença, as crianças podem necessitar de hospitalização para monitorar o envolvimento do músculo palatofaríngeo na miosite. Em tais casos, é necessário providenciar uma ventilação adequada e prevenir a aspiração.

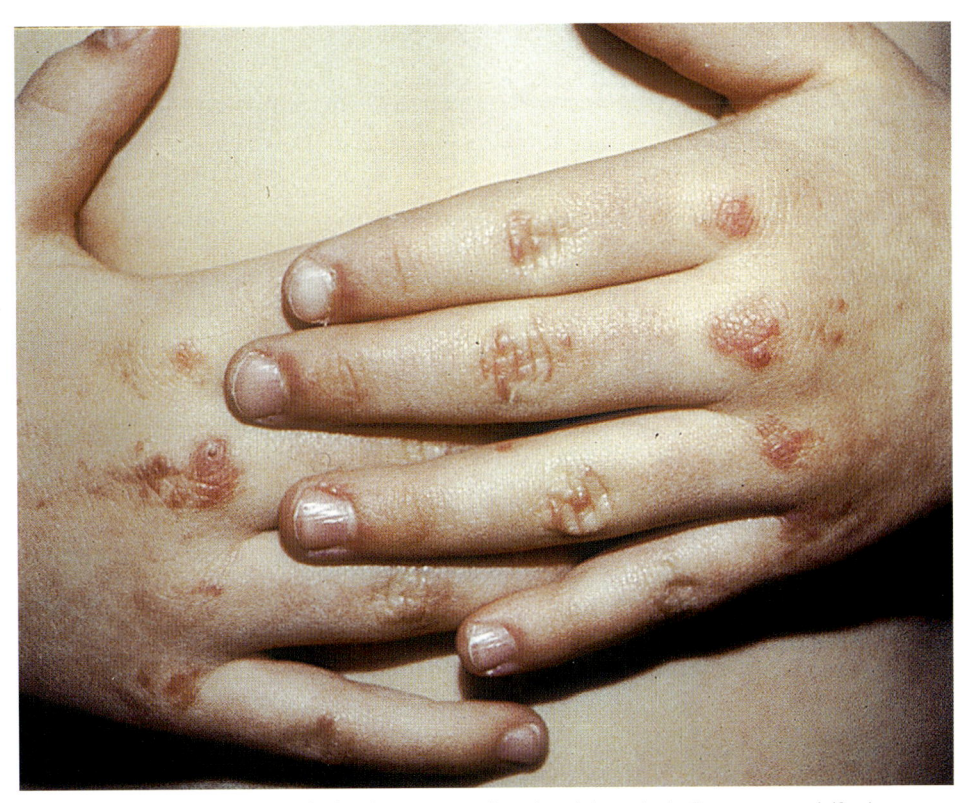

FIGURA 17-8 Dermatomiosite Pápulas de Gottron na face dorsal das articulações metacarpofalângicas.

MORFEIA (ESCLERODERMIA LOCALIZADA)

Morfeia é uma esclerose cutânea localizada, caracterizada pelo aparecimento inicial de placas violáceas, que evoluem para áreas escleróticas, de coloração marfim, solitárias, lineares ou generalizadas.

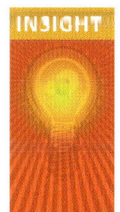

INSIGHT Uma importante, embora menos frequente, apresentação da morfeia são manchas roxas; os pacientes são, frequentemente, avaliados para distúrbios de sangramento antes de serem encaminhados a um dermatologista.

SINÔNIMOS Esclerodermia circunscrita, esclerodermia linear, esclerodermia em golpe de sabre.

EPIDEMIOLOGIA

IDADE 20% dos casos com início antes dos 18 anos de idade. Média de idade ao início: 7 anos.
INCIDÊNCIA 2 a 3/100.000.
GÊNERO F > M, 2:1.
ETIOLOGIA Desconhecida. O líquen escleroso pode estar de alguma forma relacionado.

FISIOPATOLOGIA

A patogênese da morfeia é desconhecida. O evento primário pode ser um fator desencadeante local ocorrendo na pele, resultando em inflamação focal e assimétrica e esclerose cutânea. A ruptura vascular também é postulada como desempenhando um papel no desenvolvimento da morfeia. Um possível gatilho imaginado seria a infecção por *Borrelia* como um fator desencadeante na Europa Ocidental.

HISTÓRIA

O início da morfeia é insidioso, com placas eritemovioláceas que, lentamente, evoluem para áreas firmes, brilhantes, de coloração marfim ou áreas escleróticas de hiperpigmentação pós-inflamatória.

EXAME FÍSICO

Achados Cutâneos

TIPOS Placas, cicatriz.
TAMANHO 2 a 15 cm.
COR Vermelha, arroxeada, marfim; hiperpigmentado (Fig. 17-9).
FORMATO Redondo ou oval.
PALPAÇÃO Endurecida, firme. Pode ser pouco estético.
ARRANJO Geralmente múltiplo, bilateral, assimétrico.
DISTRIBUIÇÃO Tronco, coxa, abdome, membros, face, genitália > axilas, períneo, aréola.
CABELOS Folículos obliterados, alopecia cicatricial.
UNHAS Distrofia ungueal.

Achados Gerais

MUSCULOESQUELÉTICO (11%) Contraturas em flexão, músculo subjacente, fáscia, envolvimento ósseo.
OUTROS Golpe de sabre: morfeia linear na fronte. Síndrome de Parry-Romberg: hemiatrofia facial (Fig. 17-10). Ambos podem apresentar complicações neurológicas (4%) e/ou oculares (2%).

DIAGNÓSTICO DIFERENCIAL

O diagnóstico diferencial para a morfeia inclui: esclerose sistêmica progressiva, líquen escleroatrófico, fascite eosinofílica, síndrome de eosinofilia-mialgia associada à ingestão de L-triptofano e acrodermatite crônica atrófica.

EXAMES LABORATORIAIS

DERMATOPATOLOGIA Edema e degeneração das fibras colágenas eosinofílicas homogêneas, leve infiltrado perivascular e dermossubcutâneo, progressivo desaparecimento dos anexos dérmicos.
SOROLOGIA AAN-positivo, aumento de anticorpos contra ssDNA, topoisomerase IIa, fosfolipídios, fibrilina 1 e histonas.

EVOLUÇÃO CLÍNICA E PROGNÓSTICO

As lesões de morfeia em crianças tendem a progredir por um período de 3 a 5 anos, com subsequente interrupção. Em menos de 10% dos pacientes, a cicatrização pode resultar em contraturas, deficiência física ou retardo do crescimento.

CONTROLE

Na morfeia, a fisioterapia é justificada quando há presença de lesões afetando as articulações, que podem impedir a mobilidade. Esteroides tópicos e intralesionais são de uso limitado. Foi testado o uso de calcipotriol tópico, com resultados mistos. O uso precoce de medicamentos anti-inflamatórios sistêmicos, como esteroides sistêmicos e metotrexato, pode interromper a progressão precoce. Casos graves podem responder à terapia com psoraleno associado a radiação ultravioleta A (PUVA), fototerapia com UVA 1, antimaláricos, fenitoína, penicilamina, sulfasalazina, ciclosporina, colchicina ou calcipotriol sistêmico.

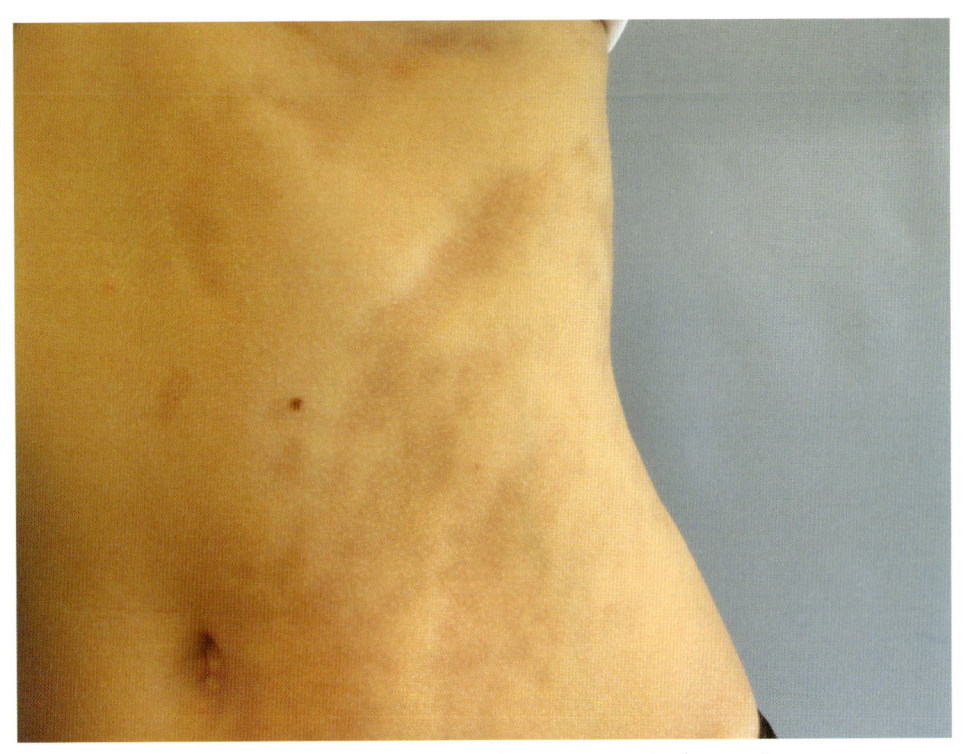

FIGURA 17-9 **Morfeia** Placa esclerótica hiperpigmentada no tronco anterior de uma criança.

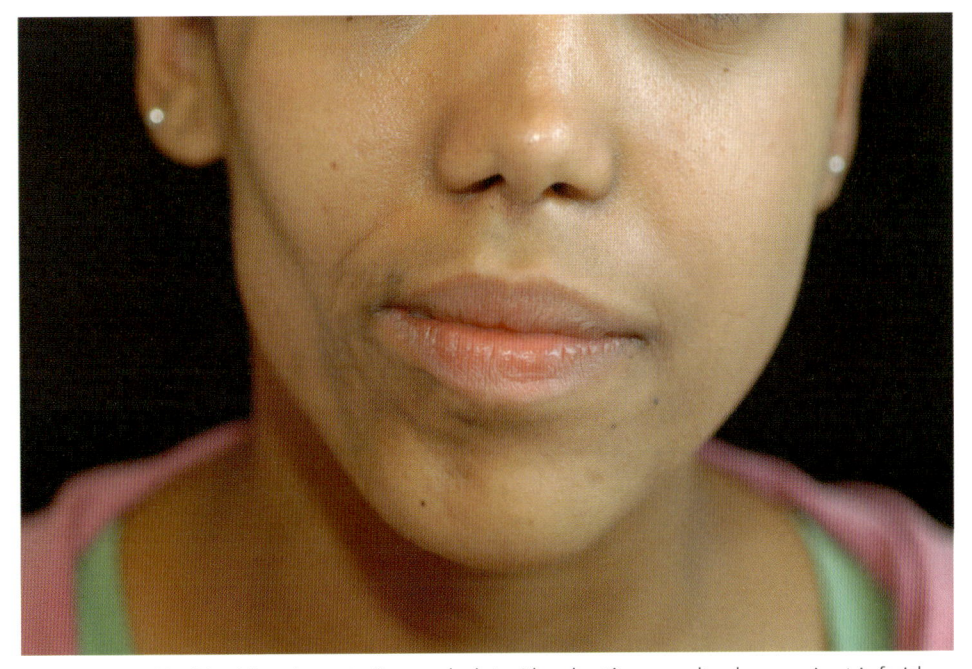

FIGURA 17-10 **Morfeia** Hiperpigmentação e perda de tecido subcutâneo, resultando em assimetria facial.

ESCLEROSE SISTÊMICA

A esclerose sistêmica (ES) é um distúrbio autoimune raro, caracterizado por alterações escleróticas da pele e órgãos internos.

CLASSIFICAÇÃO

1. ES limitada é caracterizada por alterações fibróticas das mãos, dedos das mãos e face. Inclui a síndrome de CREST (**C**alcinose cutânea, fenômeno de **R**aynaud, disfunção **E**sofágica, e**s**clerodactilia e **T**elangiectasias).
2. ES difusa: é caracterizada por alterações fibróticas das mãos, dedos das mãos, braços, tronco, face e extremidades inferiores.

SINÔNIMOS Esclerose sistêmica progressiva, esclerodermia sistêmica.

EPIDEMIOLOGIA

IDADE Todas as idades. Pico: 30 a 50 anos de idade.
GÊNERO F > M, 4:1.
INCIDÊNCIA 20/milhão.
RAÇA Negros > brancos.
GENÉTICA Risco 15 vezes maior em parentes de primeiro grau.

FISIOPATOLOGIA

A patogênese da ES é desconhecida. O primeiro evento pode ser uma lesão celular endotelial autoimune nos vasos sanguíneos. Na fase inicial da doença, ocorre edema do órgão-alvo seguido por fibrose; há redução no número de capilares cutâneos, com dilatação de proliferação dos vasos restantes, produzindo telangiectasias visíveis. Fibrose também está presente em decorrência de produção exagerada de colágeno pelos fibroblastos.

HISTÓRIA

O fenômeno de Raynaud com dor/formigamento das pontas dos dedos das mãos/dedos dos pés, geralmente, é o primeiro sinal da ES. Pacientes com ES apresentam um enrijecimento característico dos aspectos faciais, produzindo uma aparência de afilamento do nariz com lábios comprimidos (freno labial) (Fig. 17-11). O envolvimento sistêmico resulta em poliartrite migratória, azia, disfagia, constipação, diarreia, distensão abdominal, má absorção, perda de peso, dispneia induzida pelo exercício e tosse seca.

EXAME FÍSICO

Achados Cutâneos

TIPO Máculas, placas edematosas, ulcerações.
COR Trifásica: palidez, cianose, rubor. Hipo e hiperpigmentação, algumas vezes com aspecto de "sal e pimenta".
DEDOS DAS MÃOS Esclerodactilia, contraturas em flexão (Fig. 17-12), reabsorção óssea, telangiectasia periungueal, calcificações cutâneas (Fig. 17-13) e ulceração digital. No início da doença, pode-se observar edema nos dígitos.
FACE Face em máscara, afilamento dos lábios, boca pequena, sulcos radiais perorais, nariz pequeno e afilado.
PALPAÇÃO Lesão endurecida, lisa, firme. Crepitação sobre as articulações.
DISTRIBUIÇÃO Dedos das mãos, mãos, extremidades superiores, tronco, face, extremidades inferiores.
CABELOS Adelgaçamento/perda total nas extremidades distais. Perda de glândulas sudoríparas em razão de anidrose.
UNHAS Unhas crescem em forma de garras sobre as falanges distais encurtadas.
OUTROS Telangiectasias maculosas na face, pescoço, tronco superior, mãos, lábios, membranas mucosas orais, trato gastrointestinal (GI).
MEMBRANAS MUCOSAS Esclerose do ligamento sublingual, endurecimento da gengiva e língua.

Achados Gerais

PULMÃO Doença pulmonar intersticial, fibrose pulmonar, hipertensão arterial pulmonar.
CARDÍACO Insuficiência cardíaca congestiva.
RENAL Doença renal hipertensiva.
GASTROINTESTINAL Refluxo esofágico, disfagia, constipação, diarreia, má absorção.
MUSCULOESQUELÉTICO Síndrome do túnel do carpo. Fraqueza muscular.

DIAGNÓSTICO DIFERENCIAL

Outras entidades escleróticas que necessitam ser consideradas no diagnóstico diferencial da ES incluem escleredema, escleromixedema, DMTC, fascite eosinofílica, LE, DM, morfeia, doença do enxerto *versus* hospedeiro crônica, líquen escleroatrófico, exposição ao cloreto de polivinil e reação adversa a drogas (pentazocina, bleomicina, taxanos).

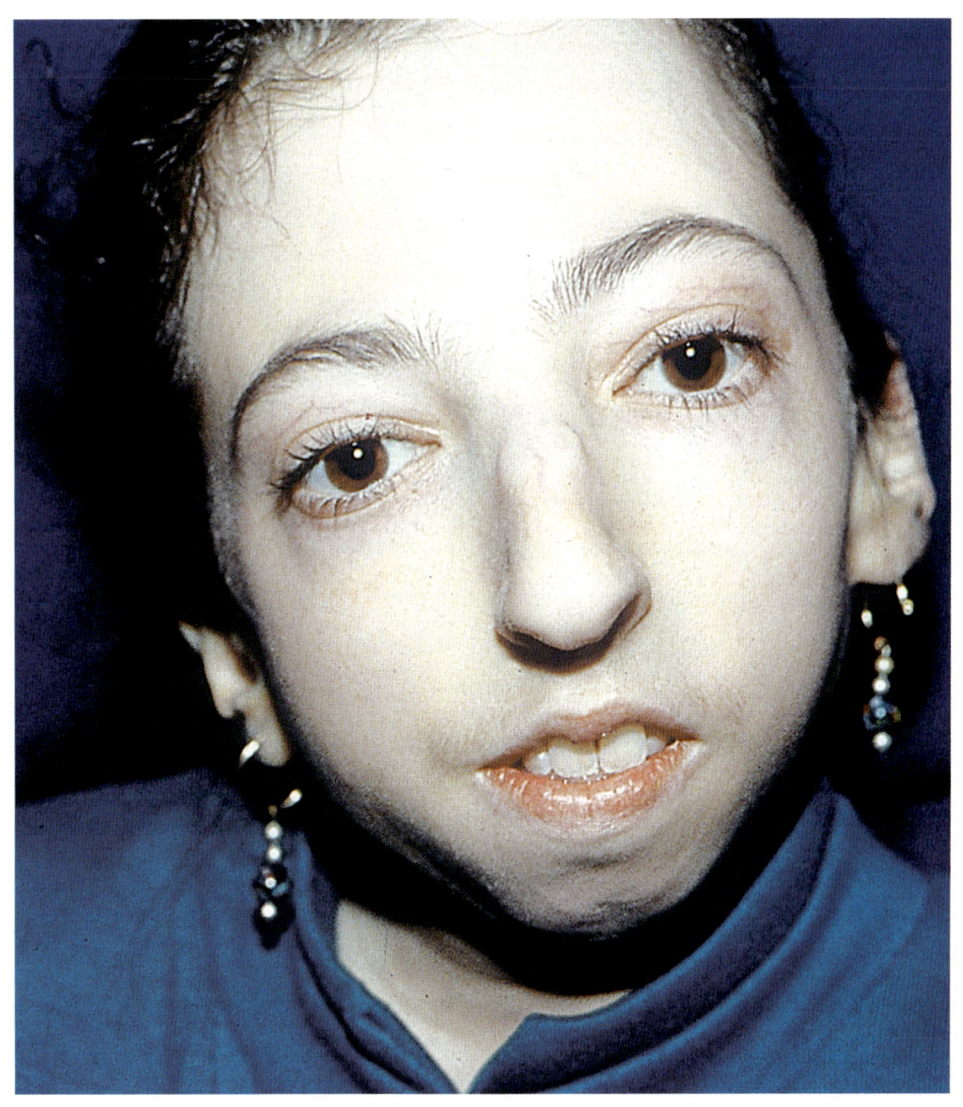

FIGURA 17-11 Esclerodermia Face semelhante à máscara em uma paciente com esclerodermia.

EXAMES LABORATORIAIS

DERMATOPATOLOGIA Um leve infiltrado celular ao redor dos vasos sanguíneos dérmicos, espiral secretória das glândulas écrinas, tecido subcutâneo, perda das cristas interpapilares; insuficiência de vasos sanguíneos, espessamento e hialinização das paredes vasculares, estreitamento do lúmen; apêndices dérmicos atrofiados; depósitos de cálcio; e colágeno compacto e homogeneizado.

SOROLOGIA AAN-positivo, padrão nuclear discreto e pontilhado. ES difusa: anticorpos antitopoisomerase I (Scl 70), anti-RNA-polimerase I e III. ES limitada > anticorpos anticentrômero.

EVOLUÇÃO CLÍNICA E PROGNÓSTICO

O curso clínico da ES difusa é caracterizado por uma progressão contínua e lenta da esclerose cutânea e/ou visceral; 80% dos pacientes morrem em até 10 anos após o início dos sintomas. Como uso de inibidores da enzima conversora de angiotensina para o controle da crise renal, a principal causa de morte na ES é uma disfunção cardíaca e pulmonar. Remissões espontâneas ocorrem. A síndrome CREST progride lentamente e apresenta um prognóstico mais favorável.

CONTROLE

O tratamento da ES concentra-se, primariamente, na doença de órgãos internos. Na poliartrite, salicilatos e AINEs são úteis. No fenômeno de Raynaud, bloqueador do canal de cálcio (nifedipina), bloqueador dos receptores de angiotensina II (losartana) e prostaglandina E1 endovenosa (alprostadil) podem melhorar a circulação. Na doença renal, o uso de inibidores da enzima conversora de angiotensina tem salvado vidas. No envolvimento GI, refeições pequenas e frequentes, elevação da cabeça na cama, antiácidos e agentes procinéticos podem ajudar. Na doença pulmonar, ciclofosfamida, micofenolato de mofetila, azatioprina, clorambucil, 5-fluorouracil, ciclosporina, esteroides sistêmicos, análogos da prostaciclina (epoprostenol, teprostinil) e antagonistas dos receptores da endotelina (sildenafil, sitaxsentan) têm sido utilizados.

A ES cutânea pode ser controlada evitando-se agentes vasoespásticos (frio, estresse, fadiga, cigarro) e minimizando o trauma. Luvas quentes, meias e roupas são críticas para indivíduos com ES que apresentam fenômeno de Raynaud. Nas úlceras cutâneas, curativos úmidos oclusivos, agentes enzimáticos desbridantes (colagenase) e fatores de crescimento tópicos (PDGF) podem ser úteis. Em casos graves, modalidades terapêuticas sistêmicas, como minociclina, metotrexato, corticosteroides, fotoferese extracorpórea, imunoglobulina intravenosa, calcipotriol, D-penicilamina, colchicina e P-aminobenzoato de potássio, psoraleno com radiação ultravioleta A e UVA1 foram utilizadas com resultados variados.

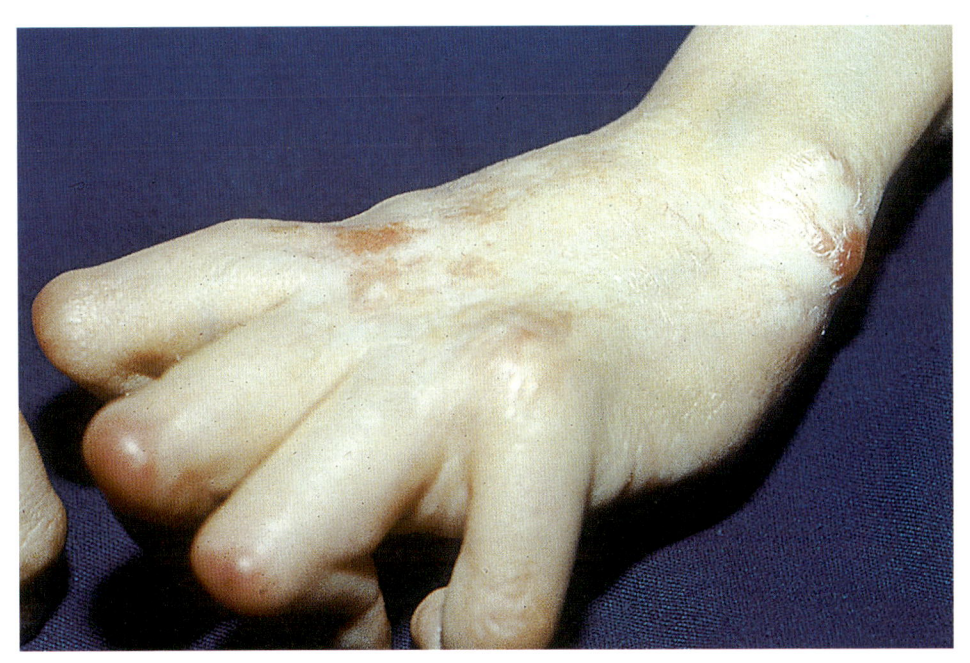

SEÇÃO 17 DOENÇAS AUTOIMUNES DO TECIDO CONECTIVO

FIGURA 17-12 **Esclerodermia** Contraturas articulares debilitantes das mãos.

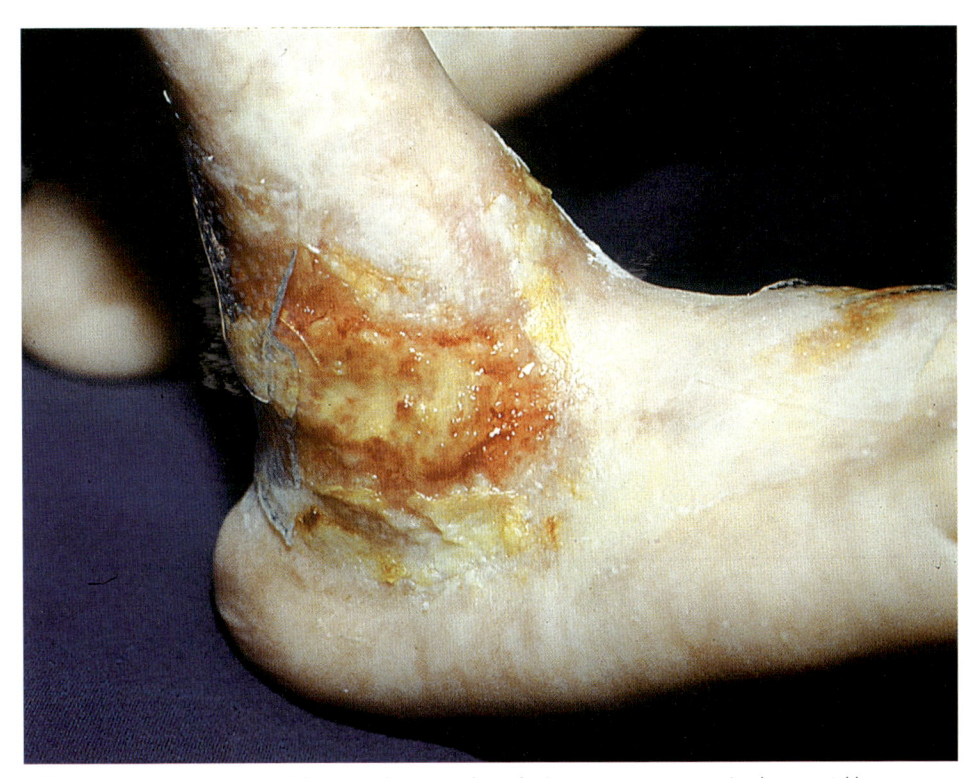

FIGURA 17-13 **Esclerodermia** Ulceração do tornozelo esclerótico com exteriorização de material branco calcificado.

DOENÇA MISTA DO TECIDO CONECTIVO

A DMTC é uma doença autoimune rara, caracterizada pela presença de anticorpos anti-U1RNP, fenômeno de Raynaud, dactilite, febre de baixo grau e artrite.

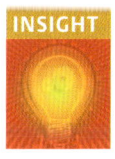

INSIGHT O espectro clínico da doença representa a sobreposição de características de lúpus eritematoso sistêmico, esclerose sistêmica e polimiosite.

SINÔNIMOS Doença indiferenciada do tecido conectivo, síndrome de Sharp.

EPIDEMIOLOGIA

IDADE Todas as idades. Pico: 20 a 30 anos de idade.
GÊNERO F > M, acima de 16:1.
INCIDÊNCIA Doença autoimune de tecido conectivo menos comum.
GENÉTICA *HLA-DR4* e *HLA-DR2*.

FISIOPATOLOGIA

A exata patogênese da DMTC é desconhecida, porém envolve uma produção de autoanticorpos contra a ribonucleoproteína U1RNP mais do que em pacientes com lúpus, esclerodermia ou MD.

HISTÓRIA

Fenômeno de Raynaud com dor/formigamento das pontas dos dedos e dactilite (dígitos em "salsicha") são, geralmente, os primeiros sinais clínicos da DMTC. As mãos e os dedos enrijecem e podem ulcerar com ou sem calcinose cutânea. As lesões podem progredir para uma forma esclerodermoide ou áreas poiquilodérmicas do tronco superior e extremidades proximais.

EXAME FÍSICO

Achados Cutâneos

TIPO Máculas, placas, ulcerações.
COR Vermelha, púrpura; hipo ou hiperpigmentado.
DISTRIBUIÇÃO Dedos das mãos (dactilite, reabsorção óssea, telangiectasia ungueal, calcificações cutâneas; Fig. 17-14), mãos > extremidades superiores, tronco superior. Pioras agudas: face malar (Fig. 17-15).

Achados Gerais

MUSCULOESQUELÉTICO (85%) Poliartrite.
GASTROINTESTINAL (75%) Dismotilidade esofágica, esofagite e refluxo, disfagia.
PULMONAR Hipertensão pulmonar.

DIAGNÓSTICO DIFERENCIAL

Outras entidades escleróticas que necessitam ser consideradas no diagnóstico diferencial da DMTC incluem: esclerodermia, LE, MD, síndromes de superposição, morfeia, doença do enxerto *versus* hospedeiro crônica e líquen escleroatrófico.

EXAMES LABORATORIAIS

DERMATOPATOLOGIA Vasculopatia ou vasos sanguíneos pequenos e médios, dermatite de interface, fibrose dérmica.
SOROLOGIA AAN-positivo, altos títulos de anticorpos U1RNP.

EVOLUÇÃO CLÍNICA E PROGNÓSTICO

O curso da DMTC é caracterizado por uma progressão lenta e contínua de doença cutânea e pulmonar. Ao longo do tempo, alguns pacientes da DMTC podem desenvolver LE sistêmico clássico ou esclerodermia. Uma complicação comum da artrite na DMTC é a artropatia de Jaccoud secundária à doença periarticular e à frouxidão ligamentar. A principal causa de morte em pacientes com DMTC resulta da hipertensão pulmonar.

CONTROLE

O tratamento da DMTC concentra-se, primariamente, no envolvimento de órgãos-alvo. Na poliartrite, salicilatos e AINEs são úteis. No fenômeno de Raynaud, bloqueadores do canal de cálcio (nifedipina) podem melhorar a circulação. No envolvimento GI, refeições pequenas e frequentes, elevação da cabeça na cama, antiácidos e agentes procinéticos podem ajudar. Na doença pulmonar, ciclofosfamida, micofenolato de mofetila, azatioprina, metotrexato, ciclosporina, plasmaférese e transplante autólogo de células-tronco hematopoiéticas têm sido utilizados.

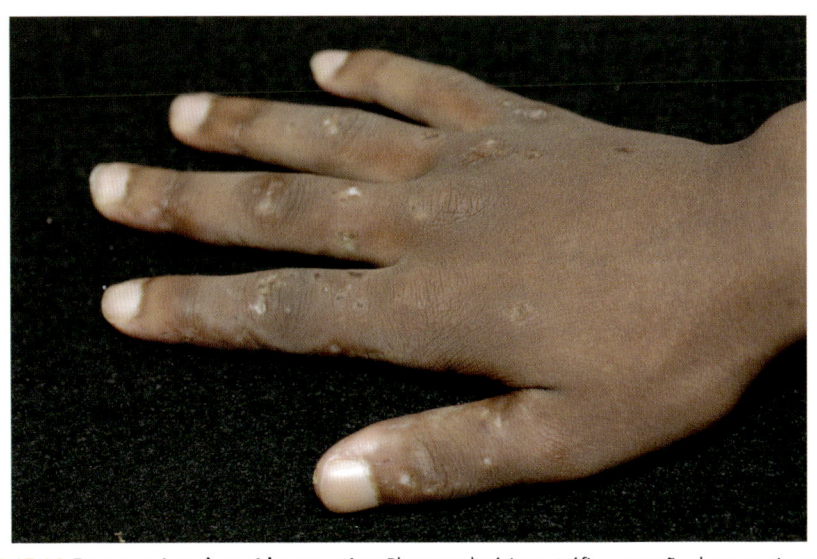

SEÇÃO 17 DOENÇAS AUTOIMUNES DO TECIDO CONECTIVO 425

FIGURA 17-14 **Doença mista do tecido conectivo** Placas escleróticas atróficas na mão de uma criança com doença mista de tecido conectivo.

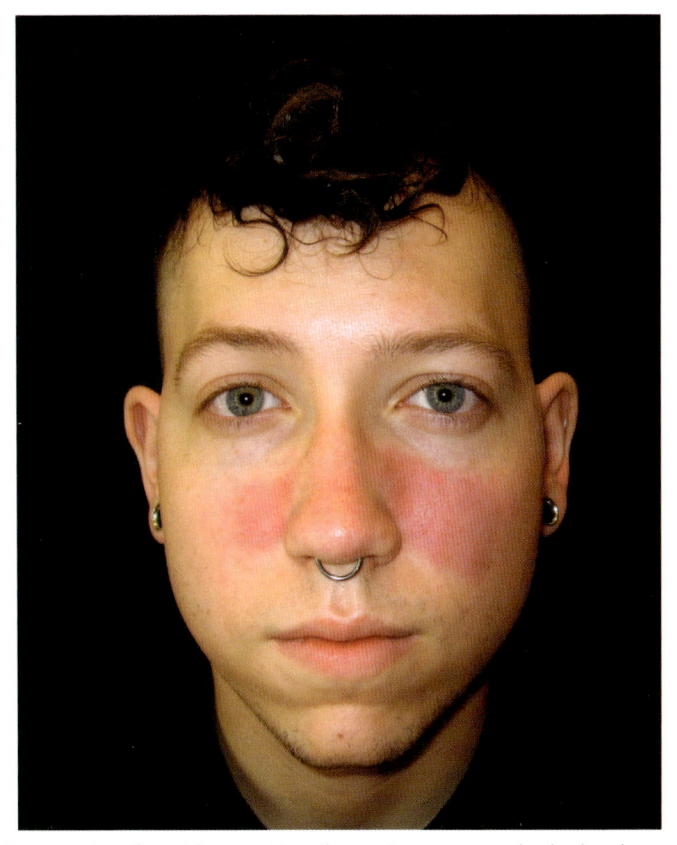

FIGURA 17-15 **Doença mista de tecido conectivo** Placas eritematosas nas bochechas de um adolescente com DMTC.

SEÇÃO 18

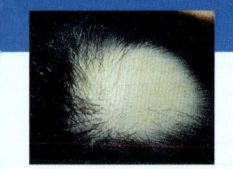

DISTÚRBIOS ENDÓCRINOS E A PELE

ACANTHOSIS NIGRICANS

Acanthosis nigricans (AN) é um distúrbio que causa hiperpigmentação e espessamento aveludado e difuso da pele, principalmente nas axilas e outras dobras corporais. A etiologia desta doença pode estar relacionada com fatores de hereditariedade, distúrbios endócrinos associados, obesidade, administração de drogas e, em casos raros, malignidade.

CLASSIFICAÇÃO

Tipo 1 – AN benigna hereditária: Nenhum distúrbio endócrino associado.
Tipo 2 – AN benigna: Associada a insulinorresistência (IR), tolerância à glicose diminuída, IR no diabetes melito (DM), hiperandrogenismo, acromegalia, gigantismo, doença de Cushing, hormônio de crescimento, hipogonadismo, doença de Addison, hipotireoidismo, síndrome do ovário policístico ou lipodistrofia total.
Tipo 3 – Pseudo-AN: IR associada à obesidade, peles mais escuras.
Tipo 4 – AN droga-induzida: Ácido nicotínico, contraceptivos orais, insulina e outros tratamentos com hormônios exógenos.
Tipo 5 – AN maligna paraneoplásica: Geralmente, adenocarcinoma; menos frequente, linfoma.

EPIDEMIOLOGIA

IDADE Qualquer idade. Pico: puberdade a idade adulta.
GÊNERO M = F.
INCIDÊNCIA Até 19% da população. Incidência parece estar aumentando com o crescimento da obesidade e diabetes em populações pediátricas e adultas.
RAÇA Afro-americanos > hispânicos, nativo americanos > caucasianos, asiáticos.

FISIOPATOLOGIA

As alterações epidérmicas da AN são, provavelmente, causadas por fatores desencadeantes que estimulam a proliferação de queratinócitos e fibroblastos. Na AN benigna, o provável fator desencadeante é a insulina ou um fator de crescimento semelhante à insulina. Na AN maligna, o provável desencadeante é o tumor ou secreções tumorais. Os receptores de crescimento que foram implicados no desenvolvimento de AN incluem o receptor do fator de crescimento de fibroblastos (FGFR), o receptor do fator de crescimento insulínico-1 (IGFR1) e o receptor do fator de crescimento epidérmico (EGFR).

HISTÓRIA

A AN apresenta início assintomático e insidioso. A primeira alteração visível é o escurecimento da pigmentação, que progride, gradualmente, para placas aveludadas, podendo ser pruriginosas.

EXAME FÍSICO

Achados Cutâneos

TIPO Placa.
COR Marrom-escura a negra, hiperpigmentada, pele com aparência de sujeira. Lesões de longa data podem mostrar hiperlinearidade dos sulcos da pele.
PALPAÇÃO Aveludada, rugosa, mamilosa.
DISTRIBUIÇÃO Nuca (Fig. 18-1) > axilas, virilha > fossa antecubital, articulações interfalângicas e metacarpofalângicas > região submamária, umbigo, aréola. Geralmente simétricas.
MEMBRANAS MUCOSAS Oral, nasal, laríngea e esofágica: textura aveludada com delicados sulcos.
UNHAS Leuconíquia, hiperceratose.
OUTROS Acrocórdons nas mesmas regiões, provavelmente em virtude de estímulo semelhante pelo fator de crescimento.

Achados Gerais

OCULAR Lesões papilomatosas nas pálpebras e conjuntiva.
AN BENIGNA Obesidade ou distúrbio endócrino subjacente.
AN MALIGNA Malignidade subjacente, adenocarcinoma gástrico (70%).

DIAGNÓSTICO DIFERENCIAL

A AN pode ser confundida com a papilomatose reticulada e confluente (PRC) de Gougerot e Carteaud, dermatose terra firme, hipertricose, nevo de Becker, nevo epidérmico, hemocromatose, doença de Addison e pelagra.

EXAMES LABORATORIAIS

DERMATOPATOLOGIA Papilomatose, hiperceratose, pregas epidérmicas irregulares, demonstrando graus variados de acantose.

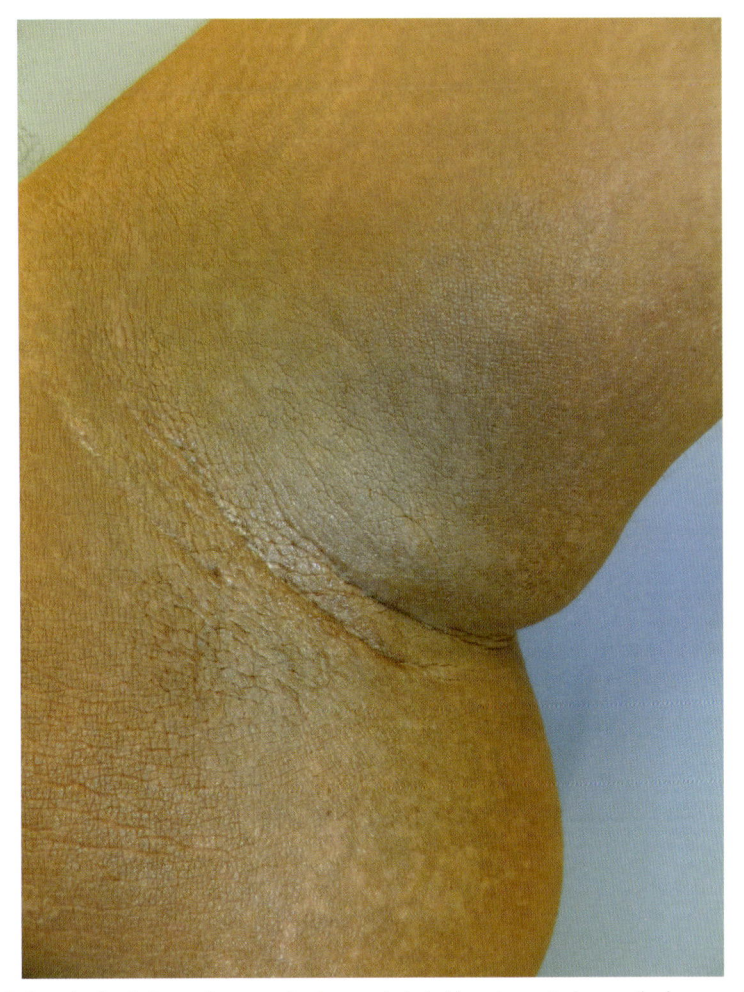

FIGURA 18-1 *Acanthosis nigricans* Presença de placa aveludada hiperpigmentada na axila de uma adolescente.

EVOLUÇÃO CLÍNICA E PROGNÓSTICO

Tipo 1: Acentuada na puberdade; ocasionalmente, regride quando mais velho.
Tipo 2: Prognóstico relacionado com intensidade da IR. A AN pode regredir subsequente ao tratamento do estado de IR.
Tipo 3: AN pode regredir subsequente a uma perda de peso significante.
Tipo 4: Regride depois da suspensão do fármaco associado a lesão.
Tipo 5: Prognóstico ruim, visto que a malignidade subjacente, frequentemente, é agressiva. Adultos com manifestação recente da AN apresentam tempo médio de sobrevida de 2 anos.

CONTROLE

O tratamento da AN deve incluir uma série de exames laboratoriais para excluir qualquer distúrbio endócrino subjacente. Em crianças, a AN raramente sinaliza a presença de malignidade. O tratamento de qualquer distúrbio subjacente (obesidade, doença endócrina) melhora a condição da pele. Esteticamente, a AN é difícil de tratar, porém, alguma melhora pode ser obtida com o uso de ceratolíticos tópicos (ácido retinoico, ácido salicílico, ou ureia) ou análogos tópicos de vitamina D (calcipotrieno). Houve relatos do uso bem-sucedido de retinoides sistêmicos (etretinato, isotretinoína), metformina, suplementação dietética com óleo de peixe, dermoabrasão, e terapia a *laser* em casos graves. Em adultos, a AN maligna pode responder ao tratamento com cipro-heptadina, pois a mesma é capaz de inibir a liberação de produtos tumorais.

NECROBIOSE LIPOÍDICA

A necrobiose lipoídica (NL) é um distúrbio cutâneo, caracterizado pelo aparecimento de placas vermelho-a-castanhadas nitidamente circunscritas, com margens palpáveis e centros atróficos marrom-amarelados na parte inferior das pernas. Ocasionalmente, associada ao DM.

SINÔNIMOS Necrobiose lipoídica diabeticorum (NLD).

EPIDEMIOLOGIA

IDADE Qualquer idade, pico: 25 a 30 anos. Observado mais cedo em pacientes diabéticos juvenis.
GÊNERO F > M, 3:1.
INCIDÊNCIA < 1% dos pacientes com diabetes.
ETIOLOGIA 65% dos pacientes possuem diabetes. Predileção por áreas que sofreram traumatismos.

FISIOPATOLOGIA

A NL é uma reação inflamatória granulomatosa causada por alterações no colágeno. A causa exata é desconhecida, porém, no DM, a NL é supostamente secundária à microangiopatia diabética. Casos em que o paciente não possui DM, o desencadeante pode ser pós-traumático, pós-inflamatório, metabólico ou uma vasculite mediada por anticorpos. Uma possível associação com doença inflamatória da tireoide subjacente também foi sugerida.

HISTÓRIA

As lesões cutâneas da NL progridem lentamente de meses a anos. As lesões cutâneas são tipicamente assintomáticas, porém lesões ulceradas são dolorosas. Diabetes pode ou não estar presente no período de instalação das lesões e está presente em até 65% dos pacientes com NL.

EXAME FÍSICO

Achados Cutâneos

TIPO Pápulas, placas, úlceras.
TAMANHO Desde 1 a 3 mm até vários centímetros.
COR Borda vermelho-acastanhada; centro atrófico amarelo (Fig. 18-2).
FORMATO Serpiginoso, anular, irregular.
ARRANJO Geralmente simétrico.
DISTRIBUIÇÃO Pernas e pés (80%) > braços, tronco, face e couro cabeludo.
OUTROS Sensibilidade diminuída, hipoidrose e alopecia.

EXAMES LABORATORIAIS

DERMATOPATOLOGIA Granulomas intersticiais e em paliçada com redução dos nervos intradérmicos, vasos sanguíneos com paredes espessadas e edema de células endoteliais na derme. Os granulomas consistem em histiócitos, linfócitos multinucleados, plasmócitos e eosinófilos.
IMUNOFLUORESCÊNCIA IgM, IgA, C3 e fibrinogênio nas paredes dos pequenos vasos sanguíneos.

DIAGNÓSTICO DIFERENCIAL

ANL pode ser confundida com xantomas, xantogranuloma, sarcoidose, nódulos reumatoides, dermatite de estase, granulomas em sítios de injeção e granuloma anular (GA).

EVOLUÇÃO CLÍNICA E PROGNÓSTICO

As lesões são indolentes e podem envolver grandes áreas da superfície cutânea, exceto se tratadas. Até 65% dos pacientes com NL possuem DM clínica, porém a gravidade da NL não está relacionada com a gravidade ou o controle diabético. A NL é uma doença crônica com cicatrizes variáveis. Raros casos de carcinoma espinocelular foram descritos no interior das lesões.

CONTROLE

A maioria dos pacientes fica mais incomodada pela aparência clínica da lesão do que pelos sintomas. O uso de meias elásticas de suporte para as pernas pode ajudar no tratamento, pois o trauma localizado pode precipitar a NL. As lesões podem ser tratadas com esteroides tópicos ou intralesionais. Houve relatos do uso bem-sucedido de terapia antiplaquetária (aspirina, dipiridamol, pentoxifilina, estanozolol, nicotinato de inositol, nicofuranose), agentes anti-TNF (etanercepte, infliximabe), talidomida, colágeno bovino tópico, GM-CSF tópico, ciclosporina, PUVA ou UVA, micofenolato de mofetila, ticlopidina, nicotinamida, clofazimina, injeções locais de heparina, transplante cirúrgico e terapia a *laser*. Triagem para DM é justificada na presença de sintomas sistêmicos. O cuidado das feridas diligente é especialmente importante nos sítios de ulceração na NL, pois podem ser desafiadores para cicatrizar e servir como reservatório de infecção cutânea crônica.

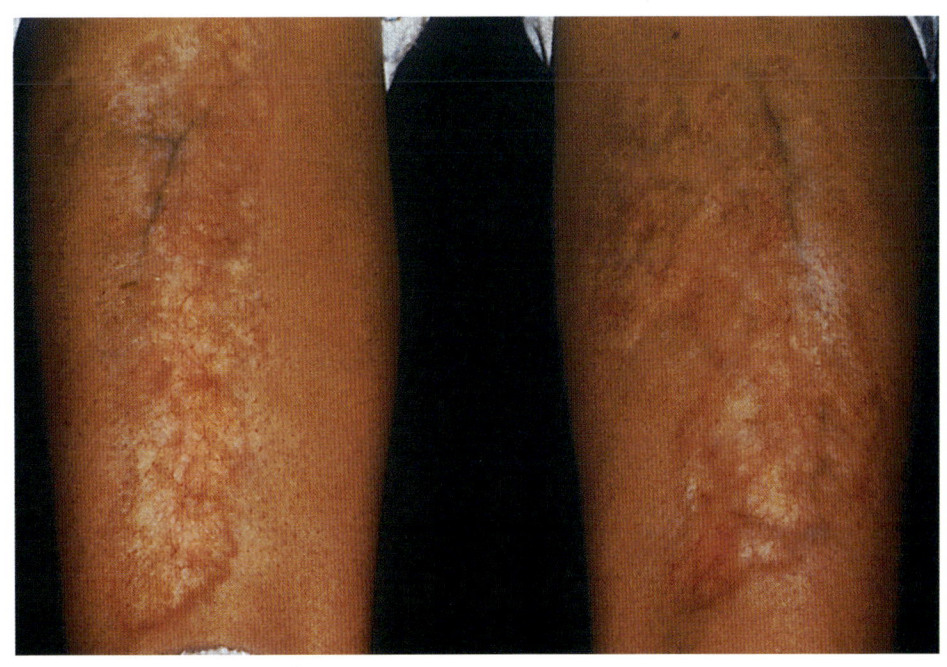

FIGURA 18-2 Necrobiose lipoídica *diabeticorum* Placa bem demarcada laranja-ameralada na canela de uma jovem paciente diabética.

GRANULOMA ANULAR

O GA é uma dermatose autolimitada de etiologia incerta, clinicamente caracterizada por pápulas dérmicas em configuração anular, geralmente na face dorsal das mãos, pés, cotovelos e joelhos.

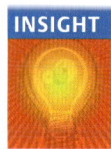

INSIGHT As lesões anulares são, frequentemente, confundidas com "tinha" e tratadas como tal. Diante de uma lesão anular que não descama, o GA deve ser considerado.

CLASSIFICAÇÃO

O GA apresenta diversas formas clínicas:

1. GA localizado (mais comum): Placas anulares solitárias nas extremidades de indivíduos jovens.
2. GA generalizado (15%): Numerosas pápulas no tronco/extremidades de pacientes com menos de 10 anos ou entre 30 e 60 anos de idade.
3. GA Subcutâneo: Ocorre em crianças com menos de 6 anos de idade. Nódulos na região pré-tibial (75%), mãos, nádegas, couro cabeludo.
4. GA Perfurante (5%): Ocorre em crianças. Pápulas com crosta/ulceração na face dorsal das mãos/dedos das mãos.

SINÔNIMOS Nódulo pseudorreumatoide.

EPIDEMIOLOGIA

IDADE Crianças, adultos jovens, 67% em indivíduos com menos de 30 anos de idade. O GA localizado é mais comum na população pediátrica.
GÊNERO Relação entre indivíduos do sexo feminino e masculino de 2:1.
GENÉTICA Casos familiares relatados. HLA-Bw35, HLA-A29, HLA-B8 associados em pequenas séries.

FISIOPATOLOGIA

Foi relatado que o GA ocorre após picadas de insetos, trauma, infecções virais (EBV, VVZ, HIV), exposição solar, terapia com PUVA, teste cutâneo de tuberculina e malignidade. O GA generalizado pode estar associado ao DM. Acredita-se que o GA possa ser uma inflamação necrobiótica imunomediada de fibras de elastina e colágeno, degeneração da matriz induzida pela resposta $T_H 1$ ou alteração dos monócitos teciduais.

HISTÓRIA

As lesões cutâneas solitárias aparecem esporadicamente, são assintomáticas, e a maioria regride de forma espontânea depois de alguns meses ou anos. O GA mais generalizado pode persistir por anos e apresentar um curso clínico mais recalcitrante, melhorando no inverno e piorando no verão.

EXAME FÍSICO

Lesões Cutâneas

TIPO Pápulas, placas, nódulos.
TAMANHO 1 a 5 cm.
COR Cor de pele, rosa a violácea.
ARRANJO Anular (Fig. 18-3) ou arciforme.
DISTRIBUIÇÃO Face dorsal das extremidades superiores > extremidades inferiores > tronco.

DIAGNÓSTICO DIFERENCIAL

O diagnóstico diferencial do GA é amplo em razão da presença de diferentes manifestações clínicas. A lista inclui líquen plano, *tinea corporis*, psoríase, sarcoidose papular, eritema anular, lúpus eritematoso subagudo (LESA), eritema multiforme, eritema crônico migratório, necrobiose lipoídica, nódulo reumatoide, xantomas, histiocitomas eruptivos, pitiríase liquenoide varioliforme aguda (PLEVA), linfoma cutâneo de células T (LCCT), elastose perfurante serpiginosa e colagenose perfurante.

EXAMES LABORATORIAIS

DERMATOPATOLOGIA GA Recente: padrão intersticial com histiócitos dispersos entre as fibras colágenas. GA Tardio: granulomas em paliçada da derme reticular superior/média com uma zona central de colágeno necrobiótico circundado por histiócitos, linfócitos e algumas células gigantes. Raros casos de GA sarcoide também são descritos.

EVOLUÇÃO CLÍNICA E PROGNÓSTICO

O paciente necessita ser tranquilizado, visto que as lesões solitárias do GA são assintomáticas e 50% regridem espontaneamente por volta de 2 anos. Pode haver recidivas. O GA disseminado apresenta curso clínico mais recalcitrante, porém, raramente, é observado em crianças. 21% dos pacientes com GA generalizado possuem DM, embora os dados que permitem esta associação estejam evoluindo. Da mesma forma, uma associação entre GA e dislipidemia pode existir, mas merece maior estudo.

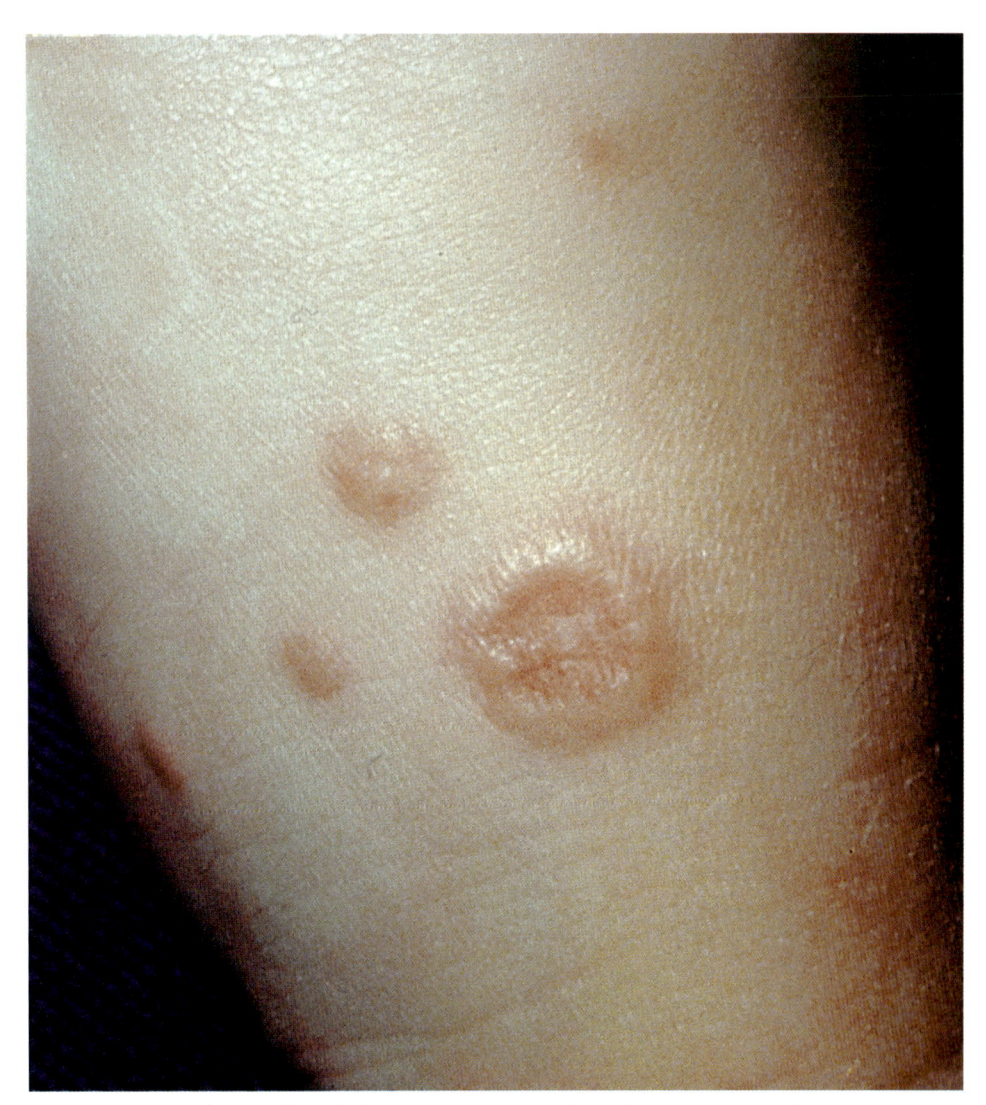

FIGURA 18-3 Granuloma anular Pápulas eritematosas em configuração anular na perna de uma criança.

CONTROLE

O tratamento é desnecessário, pois as lesões cutâneas são, tipicamente, assintomáticas e, eventualmente, sofrem involução espontânea. Lesões extensas e sintomáticas podem ser tratadas com esteroides tópicos/intralesionais, tacrolimus, pimecrolimus ou crioterapia. O GA generalizado pode necessitar de um tratamento mais agressivo com PUVA, UVA1, isotretinoína, dapsona, esteroides sistêmicos, pentoxifilina, hidroxicloroquina, ciclosporina, ésteres do ácido fumárico, IFN-γ, iodeto de potássio, nicotinamida ou terapia a *laser*.

ALOPECIA *AREATA*

Alopecia *areata* (AA) é uma doença imunomediada, caracterizada pela perda não cicatricial de cabelos do couro cabeludo em placas alopécicas redondas ou ovais e ausência de inflamação visível. Alopecia total é a perda de todo o cabelo, e alopecia universal é a perda do cabelo e de todos os pelos corporais.

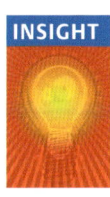

INSIGHT Embora seja um achado relativamente raro, o diagnóstico quase sempre será de AA quando os cabelos adjacentes a uma área alopécica forem grisalhos ou brancos, sugerindo perda de pigmentação.

EPIDEMIOLOGIA

IDADE Crianças são frequentemente afetadas; 60% dos pacientes manifestam a doença antes dos 20 anos de idade.
GÊNERO M = F.
INCIDÊNCIA 1 por 1.000, risco ao longo da vida até 2% da população.
GENÉTICA Um em cinco pacientes com AA possui histórico familiar de AA.
ETIOLOGIA Fatores genéticos e ambientais. *HLA-DQB1, HLA-DRB1* observados em pequenas séries.

FISIOPATOLOGIA

Acredita-se que a AA seja uma reação autoimune de células T contra antígenos foliculares. Pode estar associada a outros distúrbios autoimunes, como vitiligo, DII, atopia, poliendocrinopatia do tipo 1 e doença da tireoide (doença de Hashimoto). O estresse (p. ex., crises pessoais) supostamente precipita alguns casos de AA. Estudos genéticos sugeriram desregulação em genes relacionados com a função celular. CTLA4, IL-2RA e IL-2 também podem apresentar papel etiológico na AA.

HISTÓRIA

Os pacientes geralmente relatam perda abrupta dos cabelos e apresentam, clinicamente, uma área alopécica no couro cabeludo. Pode haver o aparecimento de mais áreas alopécicas, podendo resultar, em casos graves, na perda de todo o cabelo e/ou pelos corporais. Na maioria dos casos de áreas localizadas no couro cabeludo, ocorre lento crescimento capilar que pode durar de semanas a meses.

EXAME FÍSICO

Lesões Cutâneas

TIPO Placas, máculas não cicatriciais (Fig. 18-4).
FORMATO Redondo a oval.
TAMANHO 1 cm a vários centímetros.

DISTRIBUIÇÃO Localizado (AA), regional (alopecia total), generalizada (alopecia universal).
SÍTIOS DE PREDILEÇÃO Couro cabeludo, sobrancelhas, cílios, pelos pubianos, barba.
CABELOS Mais curtos proximalmente, conferindo o aspecto de "cabelos em ponto de exclamação" (Fig. 18-5).
UNHAS Depressão ungueal do tipo "metal martelado" (Fig. 18-6), traquioníquia, unhas frágeis, onicólise, coiloníquia.

DIAGNÓSTICO DIFERENCIAL

O diagnóstico diferencial da AA inclui eflúvio telógeno, tricotilomania, alopecia por tração, alopecia androgenética, sífilis secundária (aparência de "roído por traça" na barba ou couro cabeludo) ou *tinea capitis*.

EXAMES LABORATORIAIS

DERMATOPATOLOGIA Infiltrado linfocítico peribulbar, folículos miniaturizados com tratos fibrosos e incontinência pigmentar. Também há redução na relação anágeno-telógeno.

EVOLUÇÃO CLÍNICA E PROGNÓSTICO

Na maioria dos pacientes, o cabelo crescerá novamente em menos de 1 ano, sem a necessidade de tratamento. Alopecia total é rara. No entanto, as recorrências de alopecia são frequentes e 7% a 10% dos casos podem apresentar uma forma crônica da condição. Eventos repetidos, alterações ungueais e alopecia total antes da puberdade sinalizam um prognóstico ruim.

CONTROLE

Nenhum tratamento é capaz de alterar o curso clínico da AA, porém algumas das opções paliativas incluem esteroides tópicos, intralesionais ou sistêmicos; irritantes tópicos (antralina, tazaroteno, ácido azelaico); minoxidil tópico; imunoterapia tópica (difenilciclopropenona ou ácido esquárico); PUVA; *laser*, terapia fotodinâmica; ou ciclosporina ou metotrexato sistêmicos. Regimes prolongados de vários agentes imunossupressores sistêmicos podem mostrar algum benefício para o crescimento do cabelo em alguns pacientes. O sucesso relatado usando a classe de medicamentos inibidores da *janus kinase* (JAK) para o tratamento da AA levou a ensaios clínicos para examinar sua eficácia.

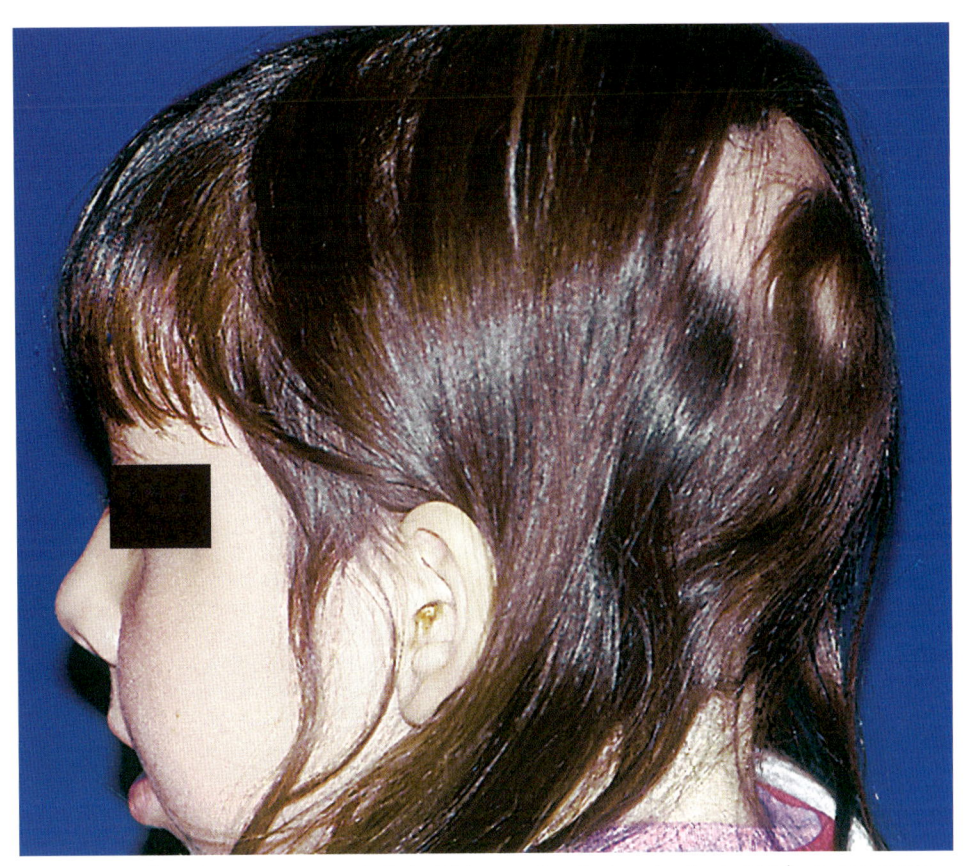

FIGURA 18-4 Alopecia areata, couro cabeludo Início repentino de alopecia não cicatricial em uma criança saudável.

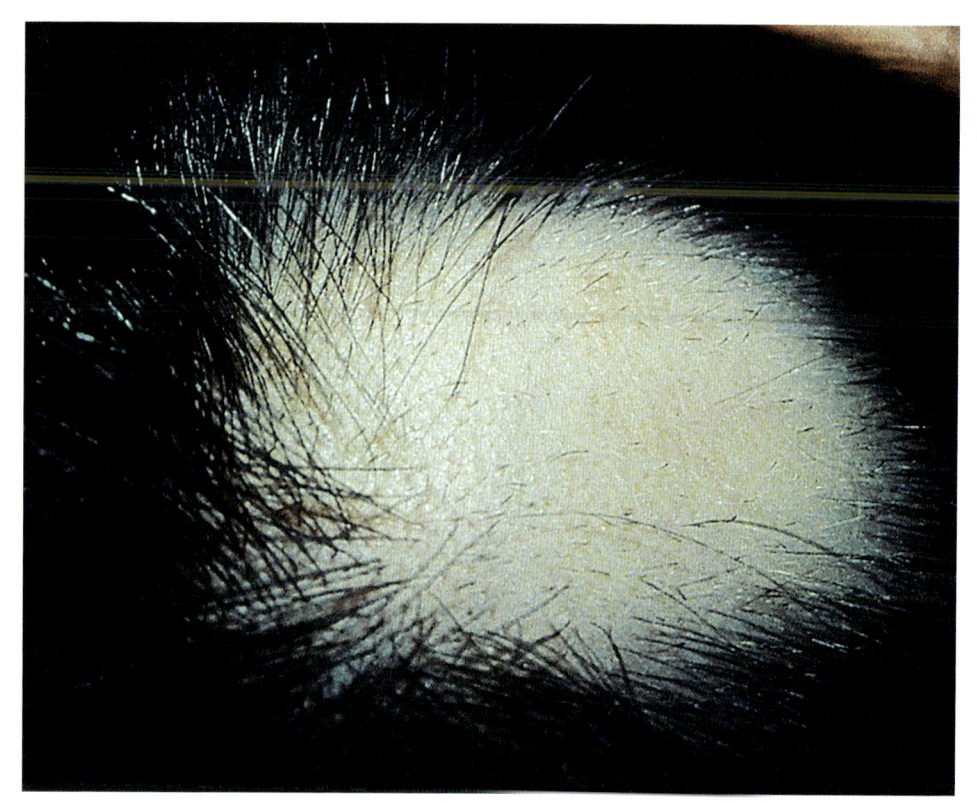

FIGURA 18-5 Alopecia areata, couro cabeludo Área oval de alopecia não cicatricial no couro cabeludo, com evidência de "cabelos em ponto de exclamação" (cabelos mais curtos proximalmente).

SEÇÃO 18 DISTÚRBIOS ENDÓCRINOS E A PELE 435

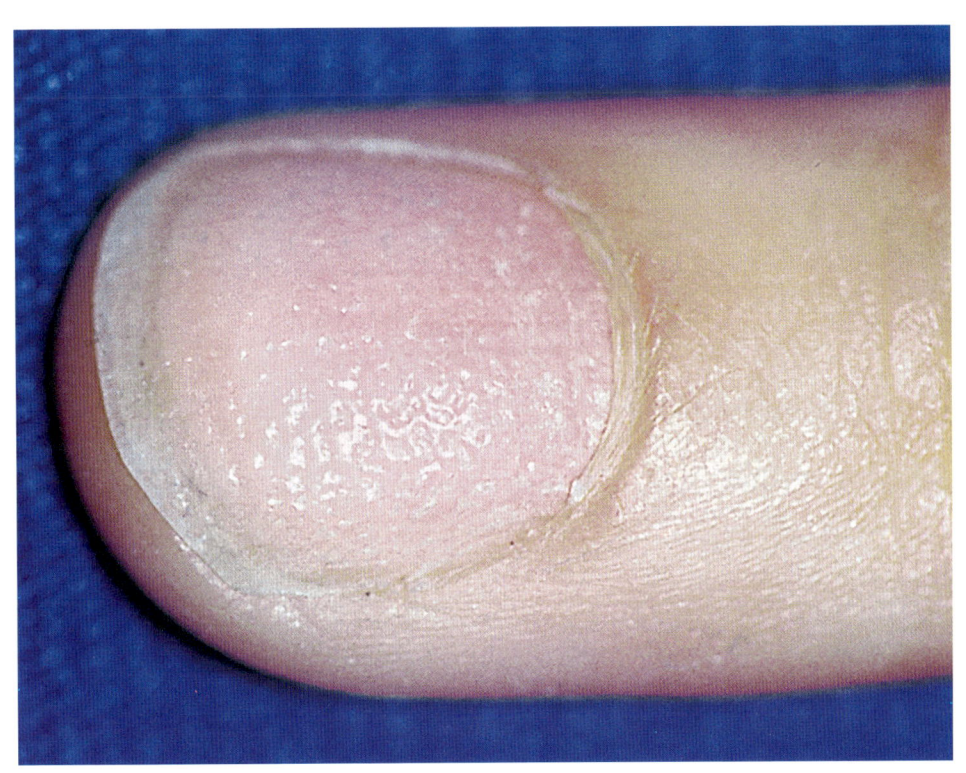

FIGURA 18-6 Alopecia areata, unhas Depressões em linhas transversas, conferindo um aspecto de "metal martelado" à unha.

PAPILOMATOSE RETICULADA E CONFLUENTE DE GOUGEROT E CARTEAUD

A papilomatose reticulada e confluente (PRC) de Gougerot e Carteaud é uma erupção cutânea benigna, crônica e recorrente, caracterizada pelo aparecimento inicial de placas escamosas elevadas e hiperpigmentadas no tronco superior, que coalescem e propagam-se lentamente com um padrão reticulado sobre o corpo.

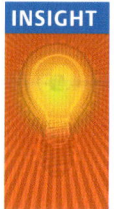

INSIGHT Uma maneira útil de conceituar esta entidade de nome longo é colocá-la entre a *acanthosis nigricans* e a pitiríase versicolor; clinicamente, a PRC possui características semelhantes, porém não exatas, a ambas as doenças.

SINÔNIMOS Atrofia brilhante, eritroceratodermia papilar e reticular, paraceratose brilhante, dermatose reticular pigmentar das flexuras.

EPIDEMIOLOGIA

IDADE Adolescência, média de idade de aparecimento: 18 a 20 anos.
GÊNERO F > M, 2:1, exceto no Japão M > F.
INCIDÊNCIA Rara.
RAÇA Peles mais escuras > peles mais claras.
FAMÍLIA Vários casos afetando múltiplos membros familiares.
ETIOLOGIA Maturação e diferenciação queratinocítica anormal.

FISIOPATOLOGIA

A PRC pode representar uma anormalidade endócrina, resposta atípica a uma infecção, distúrbio de ceratinização ou um distúrbio hereditário. As lesões da PRC exibem produção elevada de ceratina e aumento da renovação cutânea. Os hormônios parecem desempenhar um papel na patogênese, visto que a erupção está associada a puberdade e, ocasionalmente, com a tolerância à glicose alterada, doença tireoidiana, irregularidade menstrual, doença de Cushing, obesidade ou hirsutismo. Em alguns casos, leveduras (*Malassezia, Pityrosporum ovale, Pityrosporum orbiculare*) ou bactérias (actinomiceto *Dietzia*) foram isoladas e, supostamente, exercem uma função patogênica.

HISTÓRIA

Pacientes com PRC, geralmente, relatam uma erupção cutânea assintomática ou pruriginosa branda que, lentamente, propaga-se do tronco superior para o resto do corpo. A PRC é tipicamente crônica com recidivas, porém responde aos tratamentos.

EXAME FÍSICO

Lesões Cutâneas
TIPO Pápulas, placas, escamas.
COR Cinza, marrom, azul.
FORMATO Redondo a oval, aglutinada, reticulada (Fig. 18-7).
TAMANHO 1 mm a 1 cm.
PALPAÇÃO Elevada, verrucosa.
DISTRIBUIÇÃO Pescoço, tronco superior > seios, axilas, abdome > ombros, região pubiana, fenda glútea, face.

DIAGNÓSTICO DIFERENCIAL

O diagnóstico diferencial da PRC inclui *pitiríase versicolor*, *acanthosis nigricans*, verrugas, doença de Darier, ceratose seborreica, síndrome do nevo epidérmico, pitiríase rubra pilar ou eritroceratodermia variável.

EXAMES LABORATORIAIS

DERMATOPATOLOGIA Hiperceratose compacta (± formas levedurais), redução da camada de células granulosas, papilomatose, leve infiltrado perivascular.
LÂMPADA DE WOOD Fluorescência amarela na presença de leveduras.

EVOLUÇÃO CLÍNICA E PROGNÓSTICO

A PRC é um distúrbio cutâneo benigno que resulta em pigmentação evidente, pouco cosmética, que pode ser estressante para o paciente. A condição é crônica, com exacerbações e remissões. Em alguns casos, após a lenta propagação por alguns anos, as lesões permanecem inalteradas sem causar sintomas.

CONTROLE

Diversas terapias foram utilizadas na tentativa de curar a PRC e prevenir sua recorrência. A PRC responde melhor aos antibióticos sistêmicos (minociclina, tetraciclinas, macrolídeos ou cefalosporinas). Agentes antifúngicos tópicos (cetoconazol xampu, cremes antifúngicos), calcipotriol tópico, retinoides tópicos ou sistêmicos são, algumas vezes, eficazes. Redução do peso também pode ajudar.

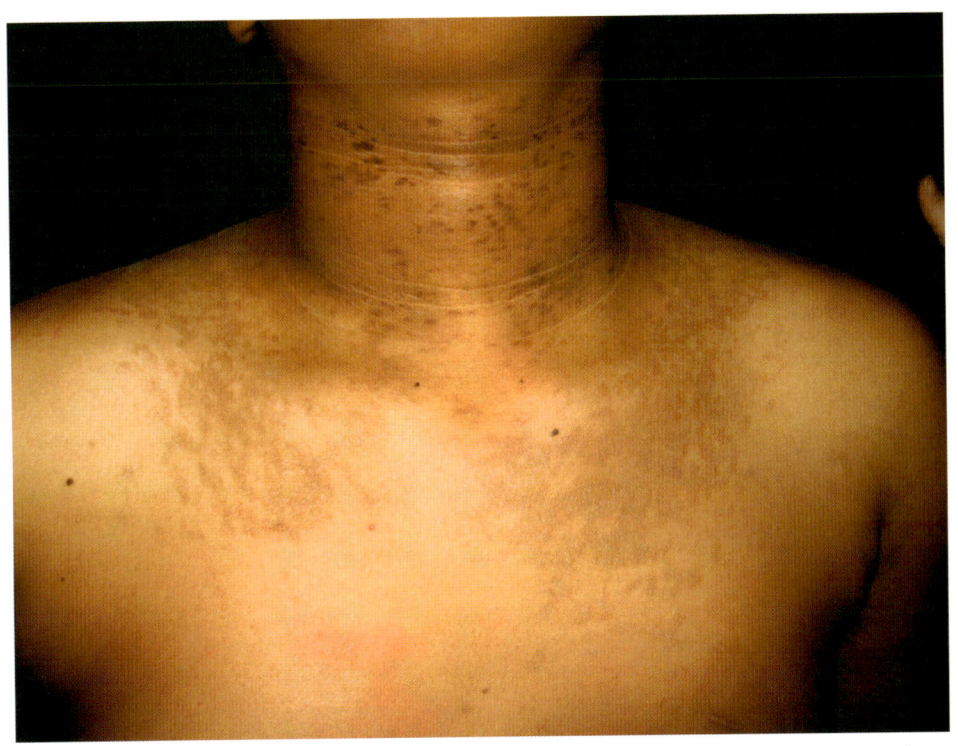

FIGURA 18-7 Papilomatose confluente e reticulada de Gougerot e Carteaud Escamas hiperpigmentadas coalescentes formando placas no tórax anterior.

SEÇÃO 19

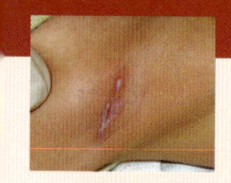

SINAIS CUTÂNEOS DA DOENÇA RETICULOENDOTELIAL

HISTIOCITOSE

Os distúrbios proliferativos de histiócitos xantomatosos, envolvendo histiócitos, células espumosas e células inflamatórias mistas, são divididos em histiocitose de células de Langerhans (HCL) e histiocitose de células não Langerhans (HCNL).

HISTIOCITOSE DE CÉLULAS DE LANGERHANS

A HCL é um espectro idiopático de distúrbios, caracterizado por proliferação clonal de células anormais, fenotipicamente semelhantes às células de Langerhans da pele. Clinicamente, a HCL é caracterizada por lesões ósseas líticas e achados cutâneos, que variam desde edema de partes moles até alterações cutâneas, como eczema-símile e dermatite seborreica-símile, e ulcerações.

INSIGHT A histiocitose pode ser extremamente difícil de diagnosticar. A histiocitose deve ser considerada em infantes com assaduras que não melhoram com o tratamento, particularmente na presença de erosões nas dobras ou de petéquias/púrpura.

SINÔNIMOS Histiocitose classe I, reticuloendoteliose não lipídica, granulomatose eosinofílica. Previamente denominada histiocitose X.

CLASSIFICAÇÃO

Nos últimos anos, um esforço concentrado foi feito para agregar subtipos da doença sob o termo de doença única HCL, dada a sobreposição em características clínicas e fisiopatológicas. Propostas de classificação prévias distinguiam entre os seguintes subtipos sobrepostos, que apresentamos para referência histórica:

1. Doença de Letterer-Siwe: HCL agressiva com infiltração difusa da pele e órgãos e trombocitopenia.
2. Doença de Hand-Schüller-Christian: HCL com lesões líticas no crânio, exoftalmia e diabetes insípido.
3. Granuloma eosinofílico: Lesão osteolítica única ± lesões de partes moles/pele.
4. Doença de Hashimoto-Pritzker: Retículo-histiocitose congênita autorresolutiva.

Em virtude da raridade da doença, encorajamos o emprego do termo único HCL, englobando todo o espectro da doença.

EPIDEMIOLOGIA

IDADE Qualquer idade, comum entre 1 a 3 anos.
GÊNERO M > F, 2:1.
INCIDÊNCIA Rara, 3 a 5/milhão de crianças.
GENÉTICA Relatos de casos familiares. Mutações no oncogene BRAF foram observadas em uma grande porcentagem de lesões de HCL.

FISIOPATOLOGIA

A proliferação de células semelhantes às células de Langerhans parece ser primariamente responsável pela manifestação clínica da HCL. O estímulo para a proliferação pode ser um distúrbio do metabolismo lipídico intracelular, uma resposta reativa à infecção (possivelmente viral), um transtorno imunológico primário do hospedeiro ou um transtorno neoplásico herdado. Os estudos de expressão de genes demonstraram a elevação dos fatores associados ao recrutamento e estimulação de células T na HCL, bem como fatores de crescimento incluindo TGF-β.

HISTÓRIA

A HCL possui um amplo espectro clínico, porém, na forma mais agressiva (doença de Letterer-Siwe), o infante mostra-se comprometido sistemicamente com a erupção cutânea generalizada (seborreia, petéquias e púrpura), seguida por febre, anemia, trombocitopenia, adenopatia, hepatoesplenomegalia e/ou lesões esqueléticas, demonstrando envolvimento multissistêmico. Por outro lado, nos casos de HCL de sistema único, o indivíduo afetado pode estar assintomático.

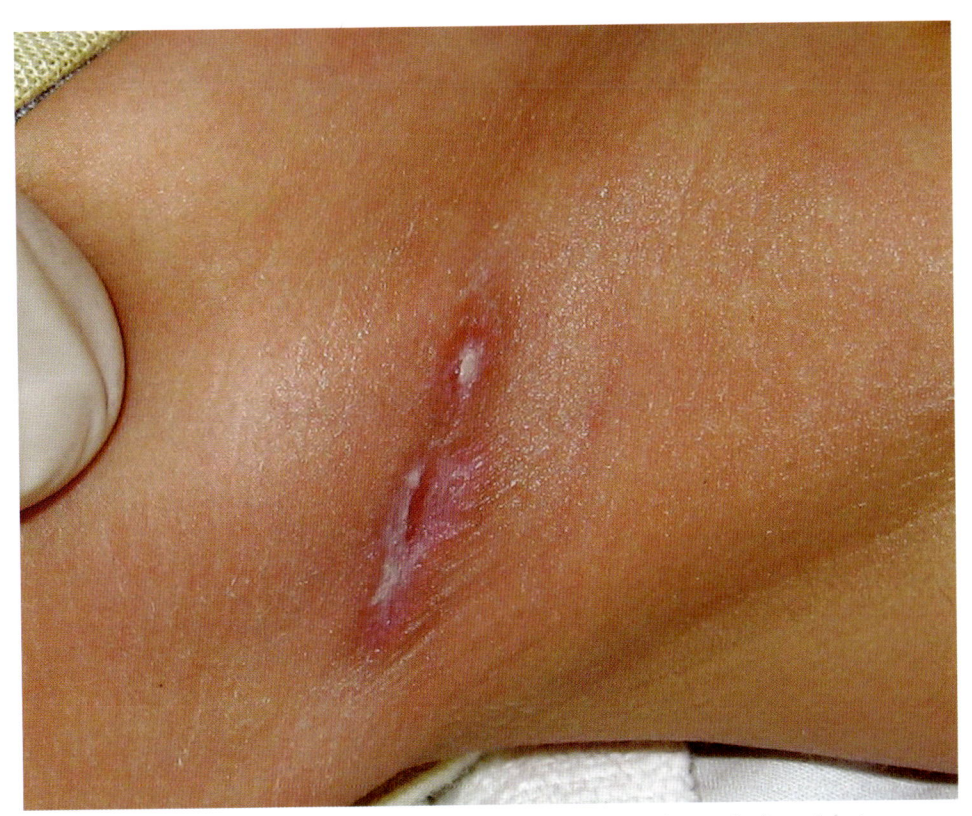

SEÇÃO 19 SINAIS CUTÂNEOS DA DOENÇA RETICULOENDOTELIAL

FIGURA 19-1 Histiocitose X Placas eritematosas com ulceração e maceração na axila de um infante.

EXAME FÍSICO

Achados Cutâneos

TIPO Pápulas, placas, vesículas, escamas, petéquias, púrpura, ulceração, necrose.
COR Rosa, cor de pele.
TAMANHO 1 a 2 mm até 1 cm de tamanho.
DISTRIBUIÇÃO Áreas flexurais: pescoço, axilas (Fig. 19-1) e períneo > tronco (Fig. 19-2).

Achados Gerais

FEBRE Linfoadenopatia (LAD). III alteração do estado geral.
PULMONAR 10% dos pacientes. Doença infiltrativa da zona média e bases pulmonares, pneumotórax. Tosse persistente.
HEPÁTICO Hepatoesplenomegalia, transaminite, anormalidades do fator de coagulação.
ÓSSEO 75% dos pacientes. Lesões osteolíticas: calvário, osso esfenoide, sela túrcica, mandíbula, ossos longos das extremidades superiores (ESs), vértebras.
OUTROS Otite média, diabetes/exoftalmia/lesões ósseas na variante Hand-Schüller-Christian.

DIAGNÓSTICO DIFERENCIAL

O diagnóstico diferencial da HCL com base nas manifestações da pele é amplo, em decorrência das múltiplas morfologias cutâneas. O diagnóstico diferencial inclui seborreia, candidíase, doença de Darier, leucemia, linfoma, mieloma múltiplo, urticária pigmentosa (UP), micose fungoide (MF) e HCNL.

EXAMES LABORATORIAIS

HISTOPATOLOGIA Proliferação de células de Langerhans com distintas características morfológicas (citoplasma eosinofílico pálido, núcleo em forma de rim), ultraestruturais (grânulos de Birbeck) e marcadores imuno-histoquímicos [CD1a+, langerina (CD207)+, ATPase+, S-100+, α-D-manosidase+, aglutinina de amendoim+].

ACHADOS RADIOGRÁFICOS Lesão osteolítica no calvário, fêmur, costelas, esfenoide, sela túrcica, mandíbula, ossos longos das ESs. Tórax: fibrose intersticial difusa nas bases e zonas médias do pulmão, pneumotórax; TC de tórax de alta resolução demonstra cistos e nódulos parenquimatosos predominantemente nas áreas de pulmão médio e superior.

EVOLUÇÃO CLÍNICA E PROGNÓSTICO

O prognóstico da HCL varia de acordo com a extensão do envolvimento sistêmico. Pacientes com doença unicêntrica, afetando um sistema único, possuem curso clínico relativamente benigno, com prognóstico excelente. Pacientes com mais de 2 anos de idade no momento do diagnóstico, sem envolvimento do sistema hematopoiético, hepático, pulmonar ou esplênico, apresentam taxa de sobrevida de 100%. No entanto, dada a possibilidade de reativação da doença, recomenda-se um acompanhamento próximo (ver Controle a seguir).

Pacientes com envolvimento sistêmico apresentam taxa de mortalidade mais alta, especialmente crianças diagnosticadas antes dos 2 anos de idade com envolvimento hepático, pulmonar, esplênico e hematopoiético. Mesmo com tratamento agressivo, a mortalidade alcança até 66% nesta população se não houver resposta precoce ao tratamento. Destaque-se que pacientes com leucemia (leucemia linfoblástica aguda ou leucemia não linfoblástica aguda) ou tumores sólidos apresentam maior incidência de HCL e vice-versa.

CONTROLE

O controle e o tratamento da HCL depende da gravidade e da extensão do acometimento. HCL somente com lesões cutâneas brandas pode ser tratada com esteroides tópicos, agentes antibacterianos, psoraleno e ultravioleta A (PUVA) e mostarda nitrogenada tópica. Doença cutânea difusa pode ser tratada com metrotrexato oral ou talidomida oral. Lesões ósseas localizadas podem ser tratadas com anti-inflamatórios não esteroidais (AINEs), esteroides intralesionais, curetagem com ou sem remoção dos fragmentos ósseos ou baixa dose de irradiação (300-600 rads). A quimioterapia sistêmica pode ser realizada dependendo do local de lesões ósseas isoladas.

HCL multissistêmica pode ser tratada sistemicamente com corticosteroides, vimblastina, metotrexato ou epipodofilotoxina (etoposide). A ausência de resposta ao tratamento após 6 semanas de uso destas drogas é indicativo de mau prognóstico. Há alta taxa (58%) de reatividade da HCL mesmo em pacientes responsivos. A doença reativa pode ser tratada com etanercepte, ciclosporina, 2-clorodesoxiadenosina ou mesilato de imatinibe. Finalmente, em casos recalcitrantes, pode ser necessária a realização de transplante de medula óssea, ou de transplante de células hepáticas ou pulmonares derivadas de células-tronco embrionárias. Dada a raridade da doença, a inscrição em um ensaio clínico pode proporcionar aos pacientes acesso às mais recentes abordagens terapêuticas e descobertas sobre a doença.

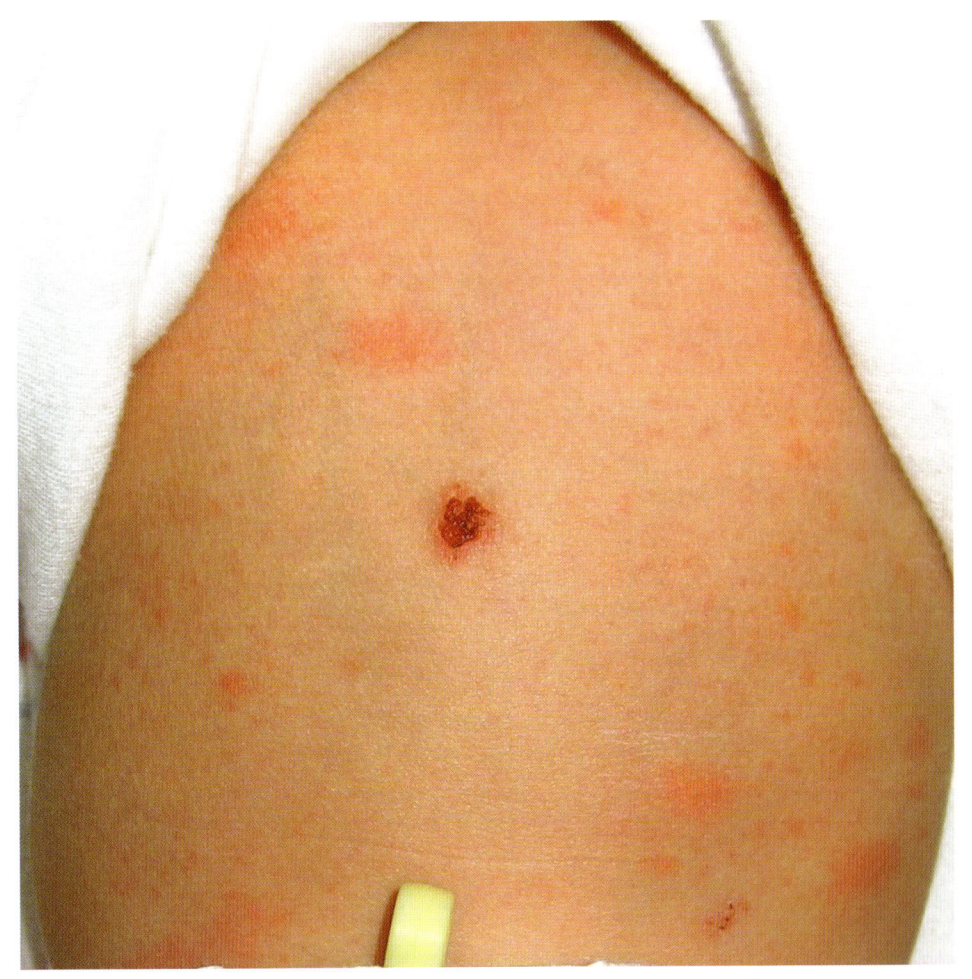

FIGURA 19-2 Histiocitose das células de Langerhans Pápulas eritematosas e uma placa crostosa e purpúrica no abdome de um infante.

HISTIOCITOSE DE CÉLULAS NÃO LANGERHANS

A HCNL inclui um espectro de distúrbios com uma proliferação cutânea benigna e autorresolutiva de fagócitos mononucleares diferentes das células de Langerhans. As formas clínicas incluem xantogranulomas juvenis (XGJs), histiocitose cefálica benigna, histiocitose eruptiva generalizada e histiocitose de células indeterminadas, processos que podem representar diferentes expressões do mesmo processo patológico. Raras apresentações na população adulta incluem doença de Erdheim Chester, doença de Rosai Dorfman e retículo-histiocitose multicêntrica.

SINÔNIMO Histiocitose não X.

XANTOGRANULOMA JUVENIL

Os XGJs são lesões comuns, benignas e autorresolutivas da infância, caracterizadas pela presença de uma ou mais pápulas e nódulos de coloração vermelha a amarela na pele e, raramente, em outros órgãos.

SINÔNIMOS Nevoxantoendotelioma (um termo errôneo).

EPIDEMIOLOGIA

IDADE Desde o nascimento (15%) até antes de 1 ano de idade (75%).
GÊNERO M > F, 1,5:1.
INCIDÊNCIA Forma mais comum de histiocitose.
ETIOLOGIA Incerta. Possivelmente, um granuloma reativo a uma causa desconhecida.

FISIOPATOLOGIA

A exata fisiopatologia é incerta. Mecanismos postulados incluem a proliferação de histiócitos reativos em resposta a estímulo traumático ou infeccioso desconhecido.

HISTÓRIA

XGJs cutâneos e assintomáticos manifestam-se no nascimento, ou logo após, podem aumentar em número e tamanho por 1 a 2 anos, e, então, ocorre involução espontânea das lesões cutâneas e raras lesões viscerais após 3 a 6 anos.

EXAME FÍSICO

Achados Cutâneos

TIPO Pápulas a nódulos.
COR Vermelho-acastanhada (Fig. 19-3), com rápida transição para amarelo.
TAMANHO 2 a 20 mm em diâmetro.
NÚMERO Lesões solitárias ou múltiplas (pode haver centenas; Fig. 19-4).
PALPAÇÃO Firme ou elástica.
DISTRIBUIÇÃO Face, couro cabeludo, pescoço > tronco superior > ESs > extremidades inferiores > membranas mucosas.

Achados Gerais

OCULAR XGJ ocular (0,5%).
OUTROS Raramente associado a lesões sistêmicas (pulmões, ossos, rins, pericárdio, cólon, ovários, testículos), manchas café com leite, Neurofibromatose 1, leucemia mieloide juvenil.

DIAGNÓSTICO DIFERENCIAL

O diagnóstico diferencial do XGJ inclui UP, histiocitose cefálica benigna, histiocitose eruptiva generalizada, retículo-histiocitose autorresolutiva, xantomas, histiocitose X e nevos.

EXAMES LABORATORIAIS

DERMATOPATOLOGIA Infiltrado histiocítico monomorfo de conteúdo não lipídico, pode conter células espumosas, células gigantes de corpo estranho e células gigantes de Touton na derme superficial e periferia do infiltrado. Coloração para lipídios positiva. A microscopia eletrônica exibe histiócitos em formato de vírgula, vacúolos lipídicos, fendas de colesterol e corpos mieloides. A imuno-histoquímica é positiva para $CD34^+$, $CD163^+$, $HAM56^+$, $CD68^+$ e fator $XIIIa^+$. S100 e CD1a – marcadores de células de Langerhans – são negativos.

EVOLUÇÃO CLÍNICA E PROGNÓSTICO

As lesões cutâneas do XGJ, frequentemente, estão presentes no nascimento ou aparecem durante os primeiros 9 meses de vida, apresentam curso clínico benigno e, geralmente, aumentam em número até 1 ou 1,5 ano de idade e, então, involuem espontaneamente. Raramente, ocorrem lesões sistêmicas envolvendo os olhos, pulmão, pericárdio, meninges, fígado, baço e testículos. O estado geral de saúde do paciente não é afetado, e o desenvolvimento progride normalmente.

Os XGJs oculares são os mais preocupantes, em virtude das complicações, como glaucoma, hemorragia e cegueira. Em raros casos, o XGJ pode estar associado a neurofibromatose 1, aumentando o risco destes pacientes de leucemia mielomonocítica juvenil.

CONTROLE

Nenhum tratamento é necessário para as lesões cutâneas, pois regredirão sem tratamento. As lesões oculares podem necessitar de radiação e/ou esteroides tópicos ou sistêmicos para evitar com-

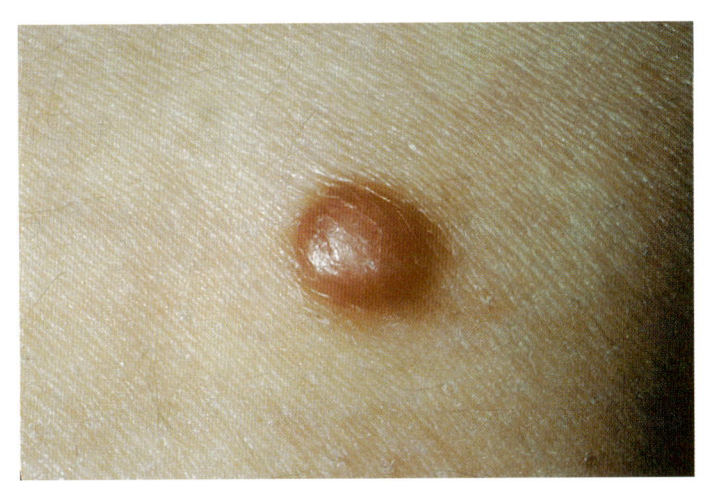

SEÇÃO 19 SINAIS CUTÂNEOS DA DOENÇA RETICULOENDOTELIAL 443

FIGURA 19-3 Xantogranuloma juvenil Nódulo vermelho-acastanhado solitário no braço de uma criança pequena.

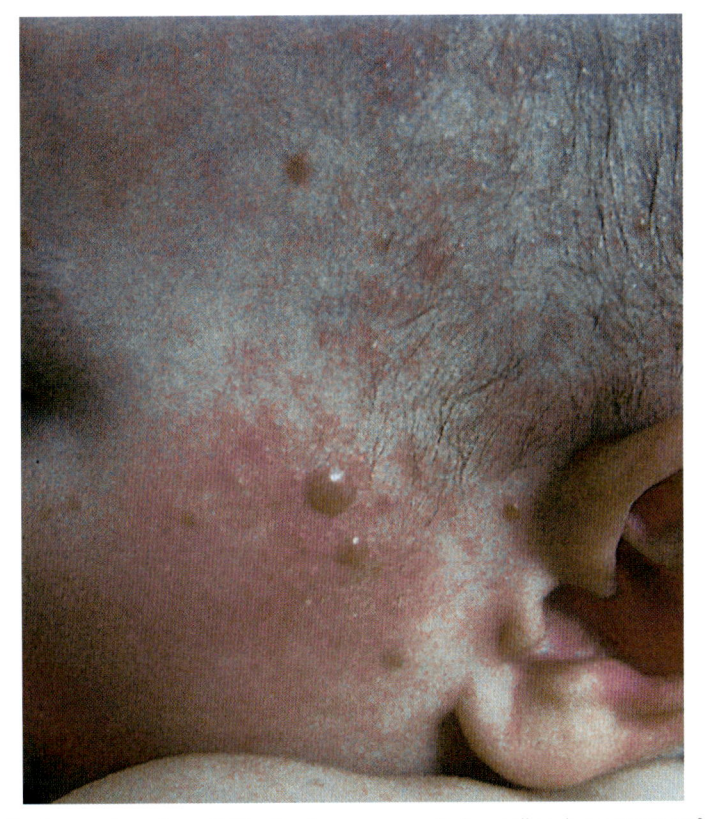

FIGURA 19-4 Xantogranuloma juvenil Pápulas dispersas amarelas/vermelhas de 3 a 7 mm na face de uma criança com lesões generalizadas.

plicações de glaucoma, hemorragia ou cegueira. Raros casos de XGJ sistêmico também irão regredir espontaneamente, porém casos sintomáticos graves podem ser tratados com quimioterapia sistêmica, radioterapia, corticosteroides ou ciclosporina.

SÍNDROMES DE MASTOCITOSE

As síndromes de mastocitose são um espectro de distúrbios clínicos associados a uma proliferação de mastócitos na pele e, raramente, em outros órgãos (fígado, baço e linfonodos).

CLASSIFICAÇÃO

A mastocitose em pacientes pediátricos é diferente da mastocitose em pacientes adultos e possui três formas clínicas:

1. Mastocitoma solitário (20%): Lesão individual tipicamente nas extremidades distais.
2. UP: Lesões generalizadas no tronco.
3. Mastocitose cutânea difusa: Infante com pele edemaciada e eritrodérmica.

Uma forma adicional de mastocitose cutânea (telangiectasia macular eruptiva *perstans*) também é descrita (geralmente, em adultos e, muito raramente, em crianças).
SINÔNIMOS Mastocitoma bolhoso, UP bolhosa, mastocitose bolhosa.

EPIDEMIOLOGIA

IDADE Ao redor de 2 anos de idade (55%), 2 a 15 anos (10%).
GÊNERO M = F.
INCIDÊNCIA 1 em 8.000 crianças.
PREVALÊNCIA Estimada em 1/10.000.
GENÉTICA Relato de casos familiares, porém a maioria dos casos é esporádica.

FISIOPATOLOGIA

As alterações na estrutura e atividade do receptor tirosina quinase KIT (CD117) têm sido relacionadas com a mastocitose em adultos e com alguns casos de mastocitose cutânea/sistêmica extensa em pacientes pediátricos, com ganho de mutações de função frequentemente presentes. Outro mecanismo de promoção do crescimento de mastócitos (como aumento dos fatores solúveis de células-tronco) é o provável responsável pela maioria das síndromes de mastocitose na infância. As concentrações de mastócitos são 150 vezes maiores nos mastocitomas da infância e 40 vezes maiores na UP infantil do que na pele normal. Mastócitos degranulados liberam substâncias vasoativas, como histamina (resultando em urticária e sintomas gastrointestinais [GI]), prostaglandina D_2 (resultando em rubor e sintomas cardíacos e GI), heparina e protease neutra/hidrolases ácidas.

HISTÓRIA

Em crianças, a mastocitose geralmente se manifesta antes dos 2 anos de idade com uma ou mais lesões cutâneas dispersas. As lesões podem ser planas ou ligeiramente elevadas, porém tendem a se tornar vermelhas e formar urticas ou bolhas como resultado de leve fricção, exercício, banhos quentes ou drogas liberadoras de histamina (AINEs, álcool, dextrano, polimixina B, morfina, codeína). Crianças raramente apresentam sintomas sistêmicos, mas com um envolvimento cutâneo extenso, os episódios de rubor podem vir acompanhados de dor de cabeça, diarreia, sibilância ou síncope. A mastocitose cutânea difusa manifesta-se clinicamente no infante como edema e eritrodermia difusa.

EXAME FÍSICO

Achados Cutâneos

TIPO Mácula/Pápula, urticas/placas ou bolhas quando a lesão é atritada gentilmente (sinal de Darier, Fig. 19-5).
COR Vermelho-acastanhada, hiperpigmentada.
TAMANHO 1 mm a vários centímetros.
NÚMERO Lesões solitárias ou múltiplas (centenas; Fig. 19-6).
DISTRIBUIÇÃO Tronco, extremidades, pescoço > couro cabeludo, face, palmas, plantas, membranas mucosas (Fig. 19-7).

DIAGNÓSTICO DIFERENCIAL

O diagnóstico diferencial para a mastocitose inclui urticária, picadas de insetos, impetigo bolhoso, infecção viral, lentigos, máculas café com leite, XGJ, nevos, doença por IgA linear, outras dermatoses bolhosas autoimunes.

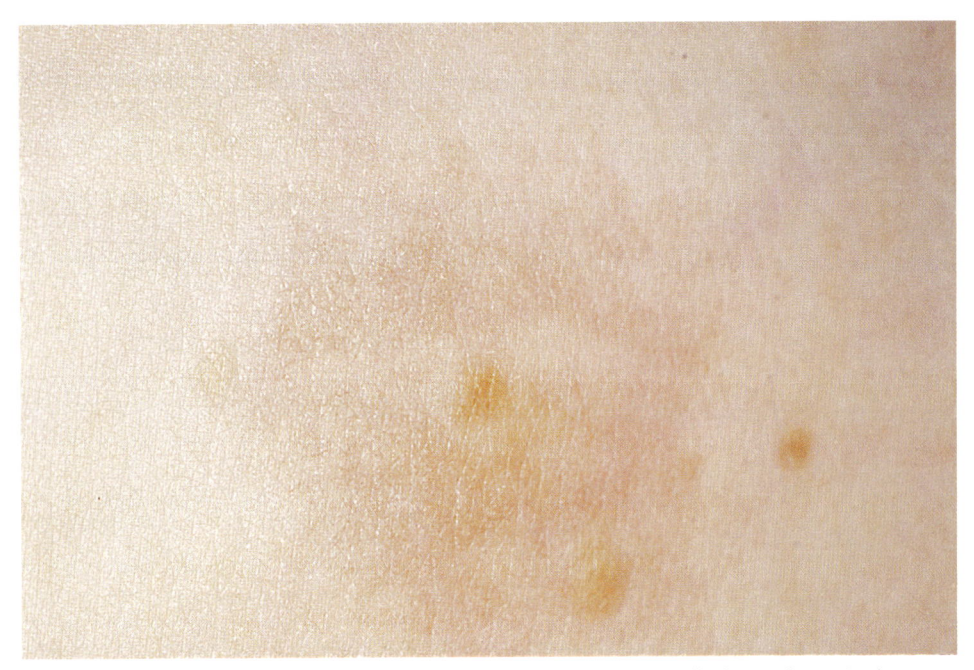

FIGURA 19-5 Mastocitoma solitário, sinal de Darier Mácula marrom-avermelhada com formação de urtica, secundária a um trauma leve, indicativo de mastocitose.

EXAMES LABORATORIAIS

DERMATOPATOLOGIA Acúmulo de mastócitos na derme. Infiltrados de mastócitos podem ser esparsos (mastócitos em forma de fuso) ou densos (mastócitos em forma de cubo), intersticial ou nodular. Coloração com azul de toluidina, Giemsa e coloração de Leder, ou colorações imuno-histoquímicas para triptase, quimase, carboxipeptidase A3 e CD117 (KIT) podem ajudar a identificar os mastócitos teciduais.

SORO Os níveis de α-triptase encontram-se elevados em pacientes sintomáticos ou assintomáticos com mastocitose sistêmica. Os níveis de β-triptase estão elevados em pacientes com anafilaxia relacionada ou não com a mastocitose. Os níveis totais de triptase sérica (α- e β-) podem estar correlacionados com a extensão da doença. Uma concentração maior que 75 ng/mL de triptase sérica indica envolvimento sistêmico, enquanto apenas 50% dos pacientes com níveis entre 20 e 75 ng/mL apresentam doença sistêmica. Se o nível sérico total de triptase for superior a 20 ng/mL em pelo menos duas ocasiões, deve-se suspeitar de uma mastocitose sistêmica.

URINA Pacientes com mastocitose sistêmica ou extenso envolvimento cutâneo podem apresentar histamina urinária (24 horas) ou excreção de metabólitos de histamina aumentados. Alimentos com alto teor de histamina (espinafre, berinjela, queijo, vinho tinto) irão, artificialmente, elevar a histamina urinária.

BIÓPSIA DE MEDULA ÓSSEA Nas biópsias de medula óssea de crianças com UP, 18% podem apresentar infiltração de mastócitos.

EVOLUÇÃO CLÍNICA E PROGNÓSTICO

Quando observado em crianças com menos de 10 anos de idade, todas as formas de mastocitose apresentam prognóstico favorável. Geralmente, a doença em pacientes pediátricos apresenta envolvimento cutâneo limitado; 50% dos casos regridem espontaneamente na adolescência, e outros 25% dos casos, na vida adulta. O acometimento sistêmico parece afetar menos de 5% das crianças com mastocitose. Esta porcentagem é muito maior em adultos com mastocitose, e seu prognóstico é muito pior. Quando ocorre o envolvimento sistêmico, há infiltração de mastócitos nos ossos, fígado, baço e linfonodos. A presença de mastócitos no sangue periférico de pacientes com mastocitose é indicativa de prognóstico ruim.

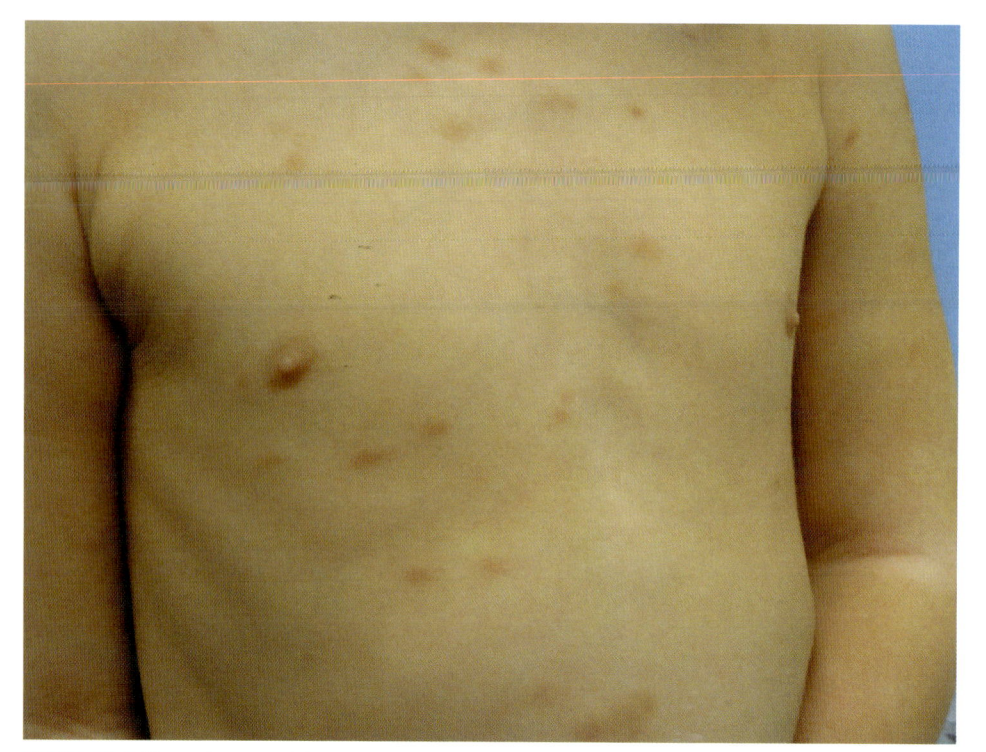

FIGURA 19-6 Mastocitose, urticária pigmentosa Numerosas máculas dispersas vermelho-acastanhadas no corpo de uma criança.

CONTROLE

Mastocitose solitária e lesões cutâneas da UP regridem espontaneamente e não precisam de tratamento. Exposição moderada à luz solar pode ajudar na resolução das lesões cutâneas difusas. Pacientes com numerosas lesões ou mastocitose cutânea difusa devem receber aconselhamento, a fim de evitar o uso de potenciais agentes degranuladores de mastócitos: aspirina, AINEs, codeína, opiáceos, procaína, álcool, sulfato de polimixina B, contrastre radiográfico, cetorolac, escopolamina, lidocaína sistêmica, D-tubocurarina, metocurina, etomidato, tiopental, succinilcolina, hidrocloreto, enflurano, isoflurano, galamina, decametônio, pancurônio. Banhos quentes, esfregaços vigorosos após o banho, roupas apertadas e extremos de temperatura podem potencializar a degranulação dos mastócitos.

Anti-histamínicos podem ajudar na mastocitose. Bloqueadores H_1 de segunda geração (cetirizina, loratadina e fexofenadina) podem ser mais eficazes do que os bloqueadores H_1 de primeira geração (difenidramina, HCL hidroxizina). Fumarato de cetotifeno ou doxepina podem ser potentes bloqueadores H_1 quando utilizados em conjunto com os bloqueadores H_2. Os bloqueadores H_2 (cimetidina, ranitidina, famotidina ou nizatidina) podem ser utilizados em combinação com bloqueadores H_1, particularmente para controlar sintomas abdominais em casos de mastocitose sistêmica.

Outros medicamentos eficazes contra a mastocitose incluem cromolina sódica oral, montelukast, zafirlukast, zileuton, PUVA, esteroides tópicos intralesionais ou sistêmicos, ciclosporina ou interferon-α-2b.

Em decorrência da possibilidade de graves reações alérgicas com anafilaxia e hipotensão, os pacientes sintomáticos com mastocitose devem carregar uma caneta de epinefrina. Avaliação diagnóstica adicional deve ser realizada em pacientes com evidência de envolvimento de outros órgãos, como sangramento GI, dor abdominal, aumento hepático ou esplênico, dor óssea ou alterações sanguíneas.

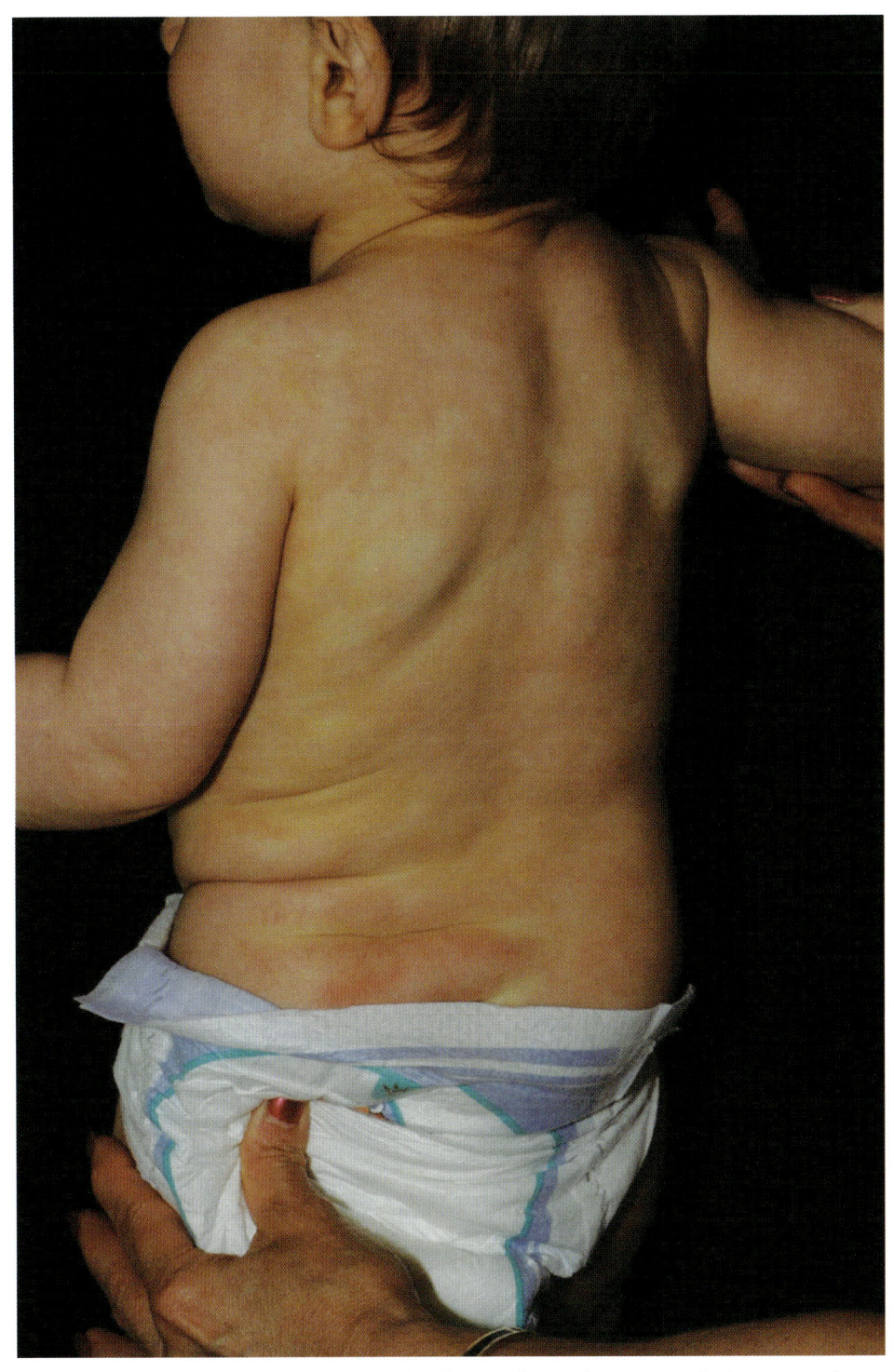

SEÇÃO 19 SINAIS CUTÂNEOS DA DOENÇA RETICULOENDOTELIAL 447

FIGURA 19-7 Mastocitose cutânea difusa Grandes placas confluentes laranja-acastanhadas no corpo de uma criança.

PAPULOSE LINFOMATOIDE

Papulose linfomatoide (PL) é uma dermatose papulovesicular recorrente e autolimitada do tronco e extremidades com aspectos histológicos de atipia linfocítica, porém com baixo risco de transformação maligna.

CLASSIFICAÇÃO

A LP faz parte de um espectro de doenças cutâneas linfoproliferativas CD30 (ki-1) positivas (distúrbios linfoproliferativos CD30$^+$), incluindo PL, linfoma cutâneo primário de grandes células anaplásicas (LCPGCA) e lesões borderline CD30$^+$.

SINÔNIMOS Doença de Macaulay, distúrbio linfoproliferativo.

EPIDEMIOLOGIA

IDADE Qualquer idade. Pico: 50 anos de idade.
GÊNERO M > F entre os casos na infância.
INCIDÊNCIA 1 a 2/milhão.
RAÇA Negros afetados com menor frequência.
ETIOLOGIA Incerta. Possivelmente, células T ativadas respondendo a estímulos externos ou internos ou neoplasia cutânea indolente de células T contida pelo sistema imune do hospedeiro.

FISIOPATOLOGIA

A fisiopatologia da PL é desconhecida. O antígeno CD30 é importante para o crescimento e a sobrevivência das células linfoides; portanto, defeitos genéticos acumulados podem desempenhar um papel no desenvolvimento da PL. A expressão celular de Bcl-2, um fator antiapoptótico, também pode estimular o desenvolvimento das células CD30.$^+$ Clinicamente, a PL, espontaneamente, regride, e a Bax (proteína pró-apoptótica) ou a FADD (proteína associada ao domínio de morte) pode mediar a apoptose das células tumorais.

HISTÓRIA

A PL manifesta-se como máculas e pápulas assintomáticas ou levemente pruriginosas que surgem em grupos em 1 a 4 semanas. Ulceração pode ocorrer. As lesões podem regredir em 2 a 8 semanas, ou recorrer e persistir por décadas. Raramente, ocorrem sintomas constitucionais (febre de baixo grau, mal-estar, suores noturnos).

EXAME FÍSICO

Achados Cutâneos

TIPO Pápulas, vesicopápulas, escamas, crostas, úlceras, cicatrizes.
COR Vermelho-acastanhada, hemorrágico, hipo ou hiperpigmentada (Fig. 19-8).
TAMANHO 2 a 30 mm de diâmetro.
DISTRIBUIÇÃO Tronco, extremidades proximais > mãos, pés, couro cabeludo.
MEMBRANAS MUCOSAS Oral, mucosa genital raramente afetada.

Achados Gerais

LINFADENOPATIA (LAD) Linfoadenopatia regional ou generalizada pode estar presente.

DIAGNÓSTICO DIFERENCIAL

O diagnóstico diferencial para a PL inclui foliculite, picadas de insetos, HCL, mília, miliária, escabiose, pitiríase liquenoide varioliforme aguda, linfoma de Hodgkin cutâneo ou linfoma cutâneo de células T (LCCT).

EXAMES LABORATORIAIS

DERMATOPATOLOGIA Denso infiltrado de células mistas com distribuição cuneiforme ou em faixa na derme superior. O infiltrado é composto de histiócitos, eosinófilos, plasmócitos e linfócitos atípicos com núcleos convolutos. A PL é classificada de acordo com o principal tipo morfológico: tipo A, consistindo de linfócitos grandes e atípicos com variantes multinucleadas e células semelhantes às células de Sternberg-Reed; tipo B, composto por linfócitos cerebriformes similares às células nos LCCT e tipo C, com feixes de grandes células anaplásicas indistinguíveis do LGCA.

IMUNO-HISTOQUÍMICA Células dominantes na PL expressam o antígeno CD30 (Ki-1). As células tumorais podem expressar CD56, TIA-1, granzima B ou CXCR3. A clonalidade na PL é controversa.

EVOLUÇÃO CLÍNICA E PROGNÓSTICO

Em 90% dos casos de PL em crianças, as lesões, geralmente, regridem após 3 a 8 semanas ou podem apresentar curso clínico ligeiramente prolongado. Grupos de lesões podem reaparecer. Em 10% a 20% dos pacientes adultos, a PL pode progredir para linfoma maligno (LGCA, doença de Hodgkin ou MF), porém nenhum paciente com PL morreu da doença. Desenvolvimento de nódulos ou tumores pode ser um sinal clínico de transformação maligna da doença, e pacientes com tais lesões devem realizar exames sistêmicos.

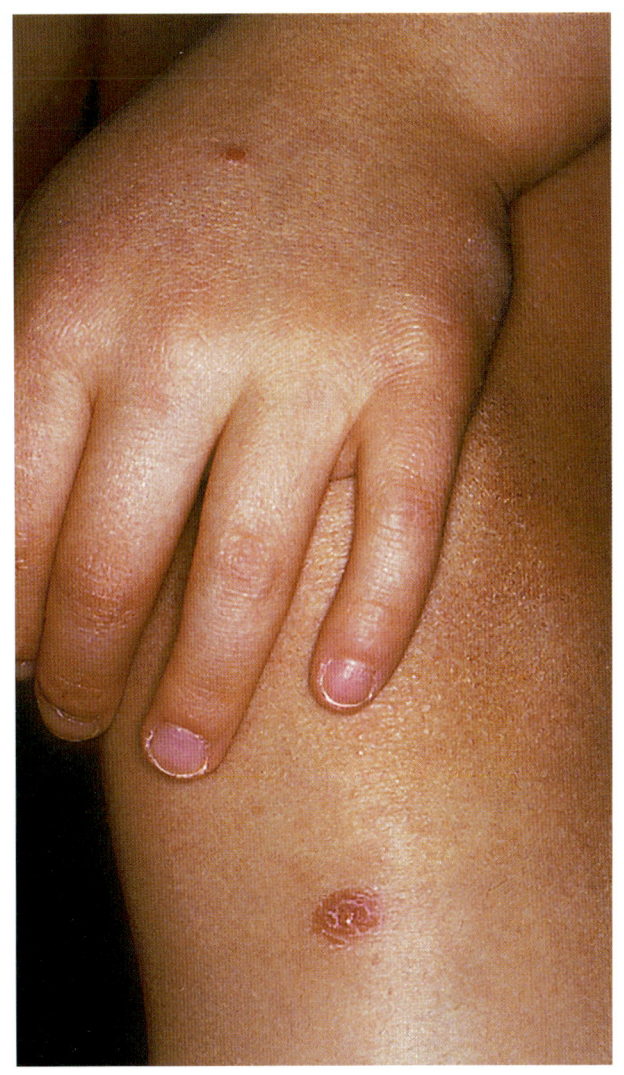

FIGURA 19-8 Papulose linfomatoide Algumas pápulas e nódulos dispersos vermelho-acastanhados nas extremidades de uma criança saudável.

CONTROLE

Nenhum tratamento provou ser consistentemente eficaz. Muitos casos infantis regridem espontaneamente ou com exposição ao sol. Lesões sintomáticas e pruriginosas podem ser tratadas com esteroides tópicos ou fototerapia. Em razão do risco de transformação maligna, especialmente em adultos, o acompanhamento prolongado é recomendado.

Para doença mais grave ou refratária e extensa em adultos, foi relatada eficácia de tratamentos tópicos, como carmustina, mostarda nitrogenada, imiquimode, interferon intralesional, e de tratamentos sistêmicos, como esteroides, antibióticos (tetraciclina, eritromicina), sulfonas, PUVA, UVA-1, banho de elétrons, *excimer laser*, baixa dose de metotrexato, aciclovir, retinoides, clorambucil, ciclofosfamida, ciclosporina ou dapsona.

LINFOMA CUTÂNEO DE CÉLULAS T

LCCT refere-se a um linfoma de células T, que se manifesta, primeiramente, na pele e, lentamente, progride para os linfonodos e órgãos internos.

SINÔNIMOS MF (tecnicamente um subtipo de LCCT), parapsoríase de grandes placas.

EPIDEMIOLOGIA

IDADE Todas as idades. Pico: 50 a 70 anos de idade.
GÊNERO M > F, 2:1.
RAÇA Afro-americanos > caucasianos.
INCIDÊNCIA 5/milhão de incidência. Causa 1% das mortes por linfomas (cerca de 200 mortes/ano nos Estados Unidos). Responde por 4% dos linfomas não Hodgkin nos Estados Unidos.
ETIOLOGIA Incerta. Irritantes químicos, físicos e microbianos podem induzir um acúmulo de mutações nos oncogenes, genes supressores e genes que codificam proteínas envolvidas na transdução de sinais.

FISIOPATOLOGIA

A fisiopatologia do LCCT é desconhecida. Instabilidade genética, seguida por proliferação de células T pode produzir numerosas aberrações cromossômicas clonais. A alteração na expressão de citoquinas sistêmicas pode conduzir a patogênese de LCCT, ou pode refletir uma resposta em direção à malignidade.

HISTÓRIA

Os sintomas apresentados no LCCT são cutâneos, persistindo por meses a anos com um diagnóstico inespecífico, como psoríase, dermatite numular ou eczema. As lesões cutâneas aumentam e diminuem de modo imprevisível e são assintomáticas ou ligeiramente pruriginosas. Sistemicamente o paciente se sente bem até que a pele seja afetada de forma difusa (LCCT eritrodérmica), populações significativas de células de linfoma circulante desenvolvam-se (síndrome de Sézary) ou ocorra o acometimento de órgãos viscerais, quando febre e sintomas de B são prováveis.

EXAME FÍSICO

Achados Cutâneos

TIPO Placas, escamas, "infiltração" (Fig. 19-9), nódulos, tumores, úlceras.
COR Vermelha, rosa, púrpura.
FORMATO Redondo, oval, arciforme, anular, concêntrico ou configurações bizarras.
TAMANHO > 3 cm.
ARRANJO Placas, nódulos e tumores discretos ou eritrodermia difusa (síndrome de Sézary) e ceratodermia palmoplantar.
DISTRIBUIÇÃO Nádegas, áreas protegidas do sol > áreas expostas ao sol.

Achados Gerais

LINFADENOPATIA/HEPATOESPLENOMEGALIA Na doença tardia, linfadenopatia e/ou esplenomegalia podem estar presentes.
SÍNDROME DE SÉZARY Forma leucêmica do LCCT, consistindo em (1) eritroderma, (2) linfadenopatia, (3) leucócitos elevados (> 20.000) com alta proporção de células de Sézary, (4) alopecia e (5) intenso prurido.

DIAGNÓSTICO DIFERENCIAL

Nos estágios iniciais, o reconhecimento do LCCT é difícil e pode ser confundido por psoríase refratária, eczema, dermatite de contato, dermatite irritante, tinea corporis ou poiquilodermia vascular atrófica.

EXAMES LABORATORIAIS

Repetidas e múltiplas (três) biópsias, geralmente, são necessárias.
DERMATOPATOLOGIA Infiltrado dérmico em faixa e focal de linfócitos atípicos propagando-se para os anexos cutâneos. Células T epidérmicas com núcleos hipercromáticos e de formato irregular e mitoses podem estar presentes. Coleções intraepidérmicas de células atípicas (microabscessos de Pautrier) são, altamente, características. Técnicas utilizando anticorpos monoclonais identificam a maioria das células atípicas como células T auxiliares/indutoras. Um clone dominante de células T pode ser demonstrado por citometria de fluxo ou reação em cadeia da polimerase.

EVOLUÇÃO CLÍNICA E PROGNÓSTICO

Crianças em geral vivem por 10 a 15 anos antes que o LCCT progrida para um grau preocupante.

CONTROLE

Crianças com LCCT necessitam de tratamento conservativo sintomático com exposição ao sol, cremes antipruriginosos ou esteroides tópicos e acompanhamento de rotina prolongado. Para o estágio em placa do LCCT demonstrado histologi-

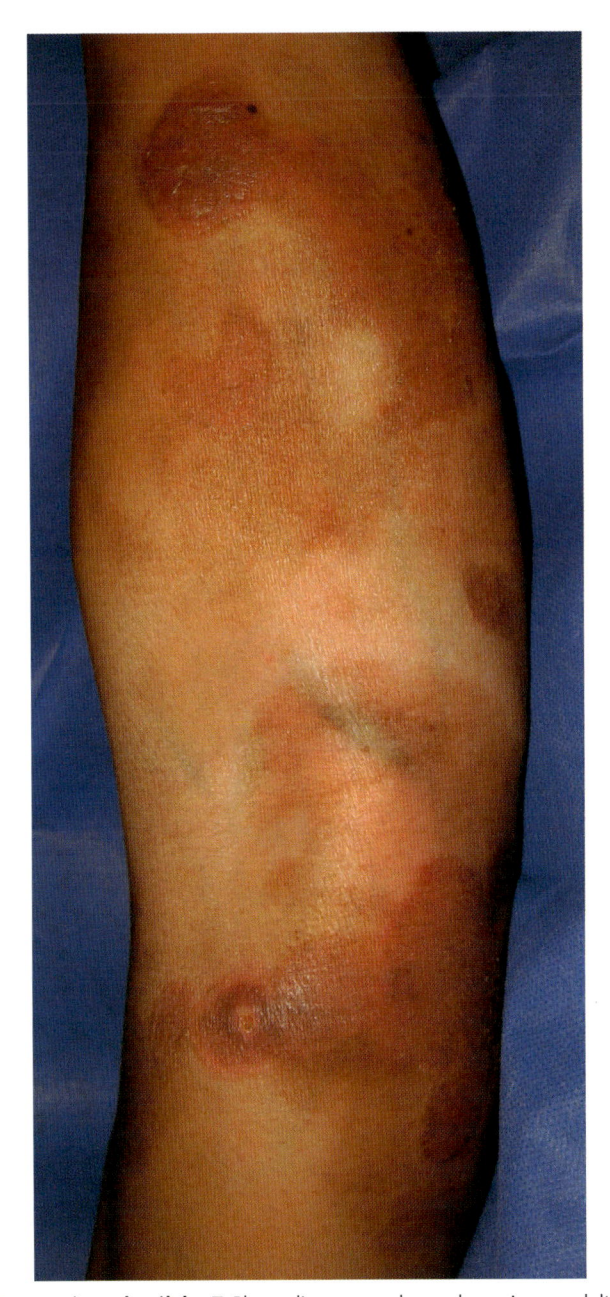

SEÇÃO 19 SINAIS CUTÂNEOS DA DOENÇA RETICULOENDOTELIAL

FIGURA 19-9 Linfoma cutâneo de células T Placas dispersas no braço de um jovem adulto.

camente, os possíveis tratamentos incluem PUVA, mostarda nitrogenada tópica, carmustina tópica, gel de bexaroteno, gel de tazaroteno, terapia com banho de elétrons de toda a pele, radioterapia, interferon, bexaroteno, metotrexato, etoposide, interferon-α, interleucina-2, proteínas de fusão citotóxicas receptor-alvo, alentuzumab ou fotoforese extracorpórea. Outros agentes experimentais continuam a ser estudados em múltiplos ensaios clínicos.

SEÇÃO 20

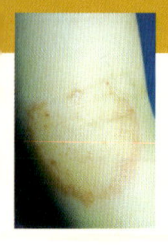

INFECÇÕES CUTÂNEAS BACTERIANAS

IMPETIGO

Impetigo é uma infecção cutânea superficial comum, caracterizada por bolhas e crostas melicéricas (cor de mel), tipicamente causadas pelo *Staphylococcus aureus* e, ocasionalmente, causadas pelo *Streptococcus pyogenes* ou ambos.

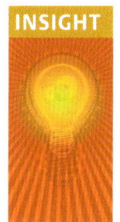

INSIGHT A resistência bacteriana, como o *Staphylococcus aureus* resistente à meticilina (MRSA) adquirida na comunidade, está se tornando mais prevalente; portanto, o tratamento das infecções deve levar em consideração os padrões de evolução da resistência bacteriana.

SINÔNIMOS Impetigo bolhoso, dactilite distal bolhosa, impetigo contagioso.

EPIDEMIOLOGIA

IDADE Pré-escolares, adultos jovens.
GÊNERO M = F.
INCIDÊNCIA Comum; 10% das consultas dermatológicas.
ESTAÇÃO DO ANO Pico no verão e outono.
ETIOLOGIA O impetigo bolhoso é mais frequentemente causado pela bactéria *Staphylococcus aureus*, fagogrupo II, cepa que produz toxina esfoliativa A ou B. O impetigo vesiculopustuloso é, geralmente, causado pelo *Staphylococcus aureus* ou pelo *Streptococcus* sp. β-hemolítico do grupo A.
FATORES PREDISPONENTES Colonização da pele e/ou narinas do paciente ou de seus familiares, temperaturas quentes, alta umidade, higiene deficiente, diátese atópica, trauma cutâneo.

FISIOPATOLOGIA

O impetigo crostoso é causado pelo *S. aureus* ou, ocasionalmente, pelo *Streptococcus pyogenes* em sítios de trauma cutâneo. O impetigo bolhoso é causado por uma toxina esfoliativa produzida pelo *S. aureus*, que se liga à desmogleína I, clivando seu domínio extracelular, resultando em uma vesícula intraepidérmica.

HISTÓRIA

As lesões cutâneas manifestam-se como áreas eritematosas, que podem progredir para vesículas e bolhas superficiais que rompem e formam crostas em cor de mel. As lesões cutâneas são contagiosas e se propagam pelo contato direto ou fomites. Os sintomas sistêmicos são raros, mas podem incluir febre e linfadenopatia.

EXAME FÍSICO

Achados Cutâneos

TIPO Máculas, vesículas, bolhas, crostas e erosões (Fig. 20-1).
COR Rosa, crostas amarelas "aderidas". Pústulas podem ser amarelo-esbranquiçadas.
TAMANHO 1 a 3 cm.
FORMATO Redondo ou oval.
ARRANJO Lesões discretas, confluentes ou satélites secundárias à autoinoculação.
DISTRIBUIÇÃO Face, braços, pernas, nádegas, região distal dos dedos das mãos (Fig. 20-2) e dos dedos dos pés.

DIAGNÓSTICO DIFERENCIAL

No estágio vesicular inicial, o impetigo pode simular uma infecção por varicela, herpes simples ou candidíase. O estágio bolhoso pode ser confundido com picadas de inseto, dermatoses bolhosas autoimunes ou queimaduras. O estágio crostoso pode assemelhar-se a dermatoses eczematosas ou infecções por tinea.

SEÇÃO 20 INFECÇÕES CUTÂNEAS BACTERIANAS

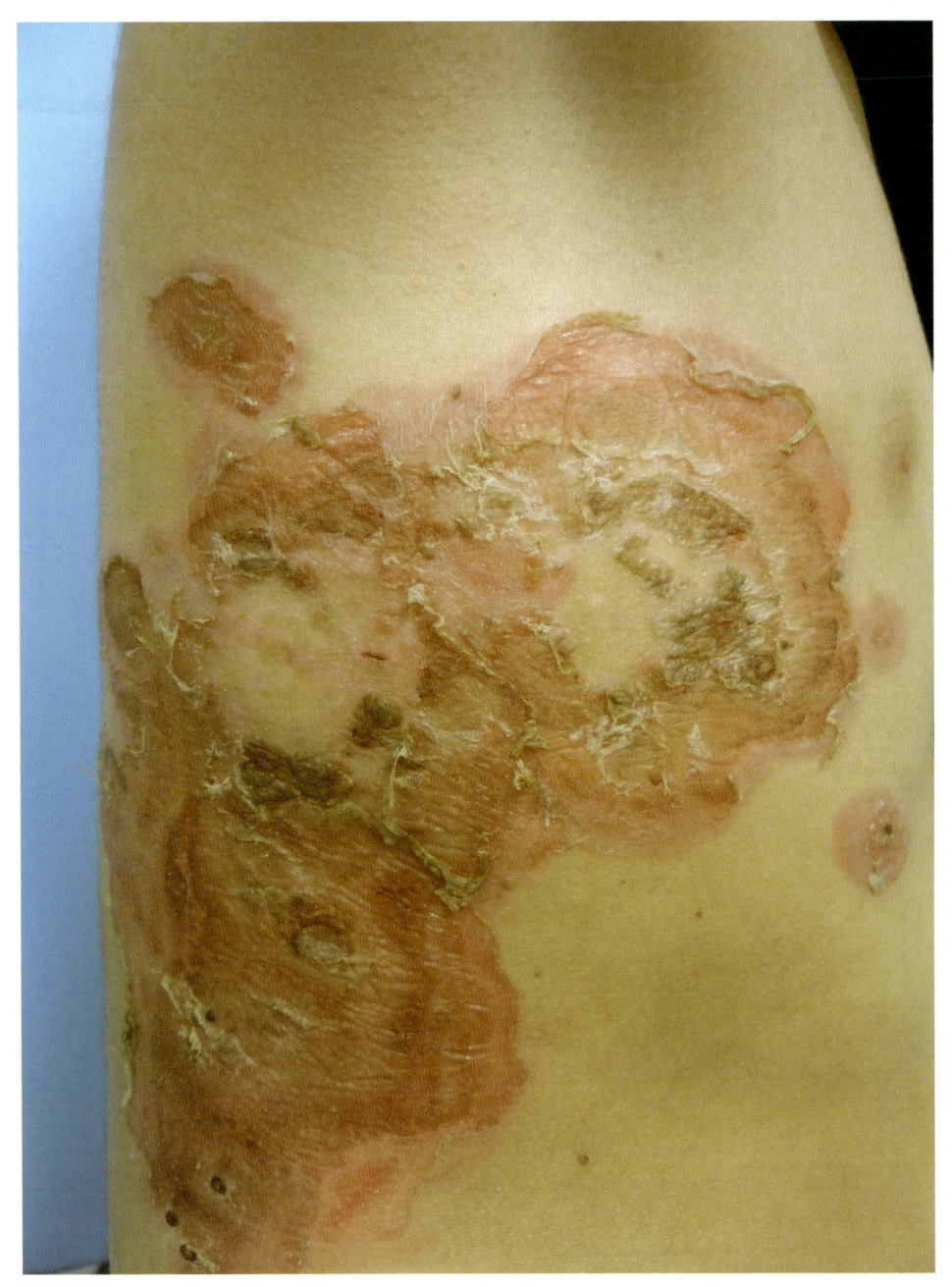

FIGURA 20-1 **Impetigo bolhoso** Bolhas e crostas cor de mel no tronco em uma criança pequena.

EXAMES LABORATORIAIS

DERMATOPATOLOGIA Fenda acantolítica no estrato granuloso com leucócitos, podendo exibir cocos Gram-positivos dispersos. As bactérias não estão presentes no interior da cavidade da vesícula das lesões bolhosas.

CULTURA BACTERIANA Estreptococos do grupo A e, ocasionalmente, uma cultura mista de estreptococos e *S. aureus* pode ser obtida das lesões ou nasofaringe. O uso de um *swab* úmido para dissolver as crostas pode ser necessário para isolar os patógenos.

EVOLUÇÃO CLÍNICA E PROGNÓSTICO

O impetigo é uma condição benigna, porém recorrente e contagiosa. Quando não tratado, pode persistir por 3 a 6 semanas, com disseminação contínua. Uma vez iniciado o tratamento, a resposta clínica é rápida e eficaz. Cinco por cento dos casos de impetigo por *S. pyogenes* β-hemolítico (sorotipos 1, 4, 12, 25 e 49) pode resultar em glomerulonefrite aguda.

CONTROLE

Medidas preventivas incluem o uso de loções e sabonetes antibacterianos e a manutenção de uma boa higiene.

Para casos não complicados de impetigo, o tratamento tópico é eficaz. Mupirocina, retapamulina ou ácido fusídico tópicos são altamente eficazes na eliminação de *S. aureus* ou *Streptococcus*. Na suspeita ou identificação de colonização bacteriana nasal, o terço interno inferior das narinas deve ser tratado para erradicar um estado de colonização crônica. Todas as pessoas e/ou familiares próximos do paciente devem ser tratados ao mesmo tempo, em razão da possível colonização nasal assintomática da bactéria patogênica.

Antibioticoterapia sistêmica pode ser considerada para casos moderados ou refratários. A taxa de MRSA está aumentando nas últimas décadas; portanto, a penicilina tradicional parece não ser tão eficaz quanto as penicilinas resistentes a β-lactamase (dicloxacilina), macrolídeos (eritromicina, claritromicina) ou cefalosporinas. O risco de glomerulonefrite pós-estreptocócica não é diminuído pela administração de antibióticos sistêmicos.

SEÇÃO 20 INFECÇÕES CUTÂNEAS BACTERIANAS 455

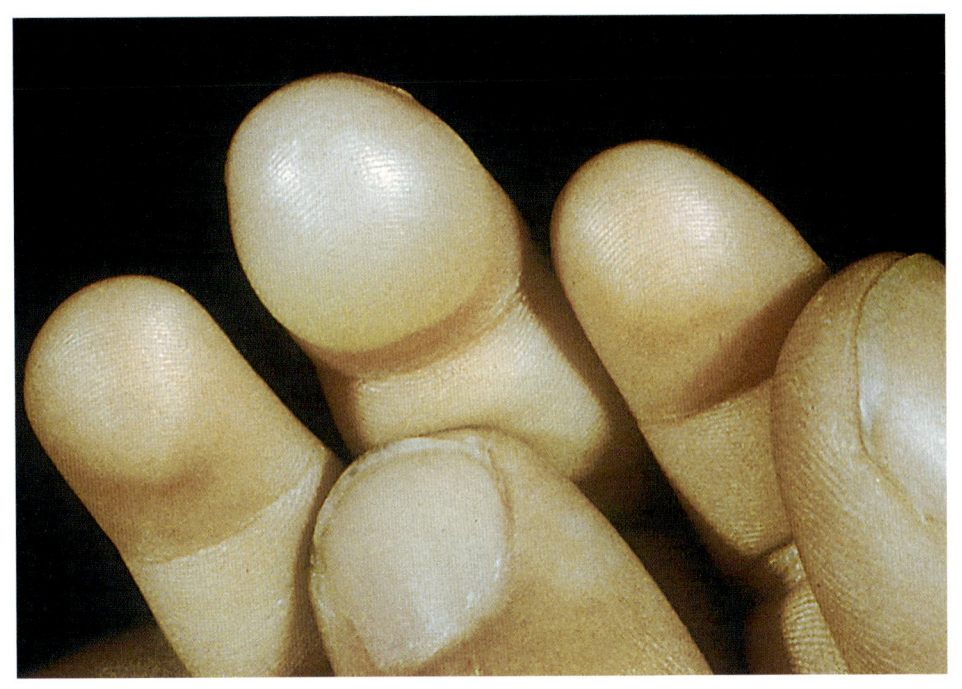

FIGURA 20-2 Dactilite distal bolhosa Bolha tensa com conteúdo líquido na ponta do dedo de um garoto com colonização nasal pelo *S. aureus*. (Imagem usada com autorização de Lisa M. Cohen.)

ECTIMA

Ectima é uma infecção bacteriana profunda ou ulcerativa da pele, caracterizada por úlceras, geralmente, nas nádegas ou pernas de crianças.

SINÔNIMOS Ectima menor, ectima maior.

EPIDEMIOLOGIA

IDADE Crianças, adolescentes, idosos.
GÊNERO M = F.
INCIDÊNCIA Comum.
ETIOLOGIA Estreptococos do grupo A, *S. aure*us, ou ambos.

FISIOPATOLOGIA

Bactérias cutâneas crescem em escoriações e locais de trauma, particularmente em indivíduos susceptíveis como crianças, pessoas com membros linfedematosos, pouca higiene ou imunossupressão. A extensão de bactérias para a derme resulta em lesões mais profundas do ectima, em contraste com as lesões superficiais do impetigo.

HISTÓRIA

As lesões iniciam-se como escoriações ou picadas de insetos com superinfecção, causando úlceras em forma de pires com margem elevada. As lesões são pruriginosas e dolorosas, com lenta resolução e, geralmente, com formação de cicatrizes. Sintomas sistêmicos e bacteremia são raramente observados.

EXAME FÍSICO

Achados Cutâneos

TIPO Vesículas, pústulas, úlcera, cicatriz (Fig. 20-3).
COR Púrpura, crosta cinza-amarelada.
TAMANHO 0,5 a 3,0 cm.
FORMATO Redondo ou oval.
PALPAÇÃO Endurecida, sensível.
DISTRIBUIÇÃO Tornozelos; dorso dos pés, coxas, nádegas.

DIAGNÓSTICO DIFERENCIAL

O ectima pode ser confundido com ectima gangrenoso e outras úlceras.

EXAMES LABORATORIAIS

Cultura da Pele

Estreptococos do grupo A, estafilococos.

EVOLUÇÃO CLÍNICA E PROGNÓSTICO

As lesões persistem por semanas com resolução lenta. Geralmente, regridem com cicatriz. Bacteriemia raramente é observada e, portanto, celulite e osteomielite são incomuns.

CONTROLE

O ectima deve ser tratado com compressas mornas para remover as crostas. Antibioticoterapia sistêmica pode ser considerada em casos moderados ou refratários. A taxa de MRSA está aumentando, portanto, a penicilina tradicional parece não ser tão eficaz quanto as penicilinas resistentes à β-lactamase (dicloxacilina), macrolídeos (eritromicina, claritromicina) ou cefalosporinas podem ser considerados agentes de primeira linha para infecções por estreptococos, com trimetoprim-sulfametoxazol, clindamicina ou tetraciclinas (em grupos etários apropriados) indicados para MRSA.

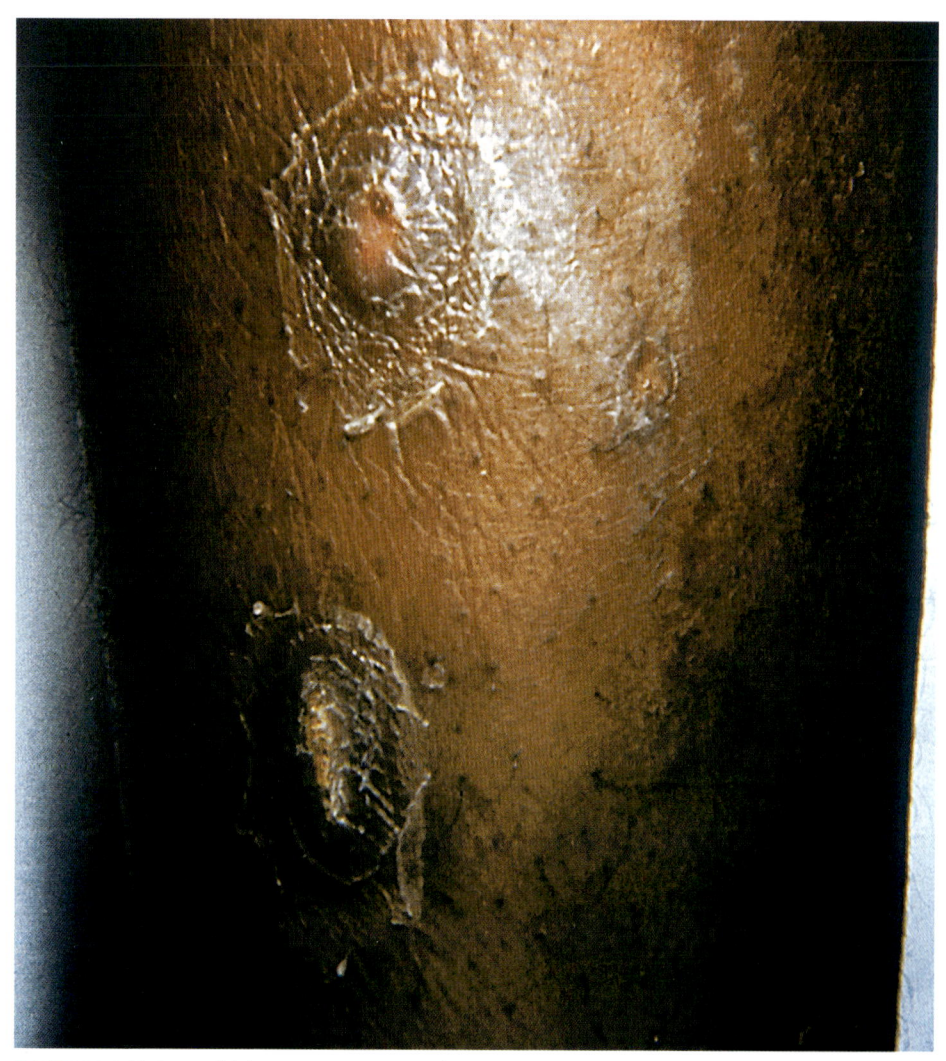

FIGURA 20-3 **Ectima** Nódulos crostosos na perna de uma criança.

FOLICULITE

A foliculite é uma inflamação superficial ou profunda (geralmente de causa bacteriana) dos folículos pilosos. Ocorrem diferentes tipos em diferentes regiões do corpo (Quadro 20-1).

SINÔNIMOS Impetigo de Bockart; sicose da barba

EPIDEMIOLOGIA

IDADE Todas as idades.
INCIDÊNCIA Comum.
ETIOLOGIA Bacteriana: mais comum infecção pelo *S. aureus*.

FISIOPATOLOGIA

A foliculite ocorre quando há inflamação ou infecção do folículo piloso. A causa é, geralmente, bacteriana (*S. aureus*, *Pseudomonas*), especialmente em pele que se encontra ocluída, macerada ou úmida. A foliculite pode ser exacerbada ao raspar e arrancar os pelos, na depilação, em clima quente/úmido e com o uso de esteroides tópicos, alcatrão ou óleos minerais.

HISTÓRIA

A foliculite inicia-se com inflamação do óstio folicular, no qual pode ser sintomática ou pruriginosa. A inflamação profunda do folículo piloso pode ser mais sensível (ver Furúnculo). Geralmente, os sintomas sistêmicos não estão presentes.

EXAME FÍSICO

Achados Cutâneos

TIPO Pápulas, pústulas.
COR Rosa, vermelho, amarelo, cinza.
TAMANHO 1 a 5 mm.
ARRANJO Confinado ao óstio dos folículos pilosos (Fig. 20-4).
DISTRIBUIÇÃO Couro cabeludo, face, tórax, dorso, nádegas, extremidades.

EXAMES LABORATORIAIS

COLORAÇÃO DE GRAM Cocos Gram-positivos.
CULTURA *S. aureus* >> *Candida albicans*, *Pseudomonas aeruginosa* > *Streptococcus*, *Proteus* ou *Staphylococcus epidermidis*.

DIAGNÓSTICO DIFERENCIAL

O diagnóstico diferencial para a foliculite inclui: acne, rosácea, ceratose pilar, verrugas planas, molusco contagioso, *tinea barbae*, *tinea corporis* e miliária pustulosa.

CONTROLE

No tratamento da foliculite, os agentes oclusivos ou precipitantes (roupas, óleos tópicos etc.) devem ser removidos.

Em casos não complicados, a foliculite pode ser controlada com loções e sabonetes antibacterianos (peróxido de benzoíla, clorexidina ou triclosano). Para a doença localizada, antibióticos tópicos (mupirocina, bacitracina, eritromicina ou clindamicina) são altamente eficazes. Na suspeita ou identificação de colonização bacteriana nasal, o terço interno inferior das narinas deve ser tratado para erradicar um estado de colonização crônica. Todas as pessoas e/ou familiares próximos ao paciente devem ser simultaneamente tratados em decorrência da possível colonização nasal assintomática da bactéria patogênica. Banhos com água sanitária diluída também podem ser úteis para descolonização bacteriana e prevenção de foliculite recorrente.

Antibioticoterapia sistêmica pode ser considerada em casos moderados a graves, refratários, disseminados ou recorrentes. Apesar do aumento das taxas de resistência bacteriana, a foliculite continua a ser responsiva aos antibióticos β-lactâmicos (penicilinas, cefalosporinas), macrolídeos (eritromicina, claritromicina) e lincosamidas (clindamicina).

QUADRO 20-1 Tipos de Foliculite

Local	Sinônimo	Etiologia
Pescoço	Acne queloideano, foliculite queloideana da nuca	*Staphylococcus aureus*, pelo encaracolado e pelo encravado
Dorso	Periporite supurativa	*Candida albicans*
Nádegas, corpo	Foliculite do turbilhão, foliculite por Pseudomonas	*Pseudomonas aeruginosa* em banheiras
Face (região da barba em adolescentes)	Foliculite da barba, sicose, pseudofoliculite da barba	*S. aureus*, pelo encravado

SEÇÃO 20 INFECÇÕES CUTÂNEAS BACTERIANAS 459

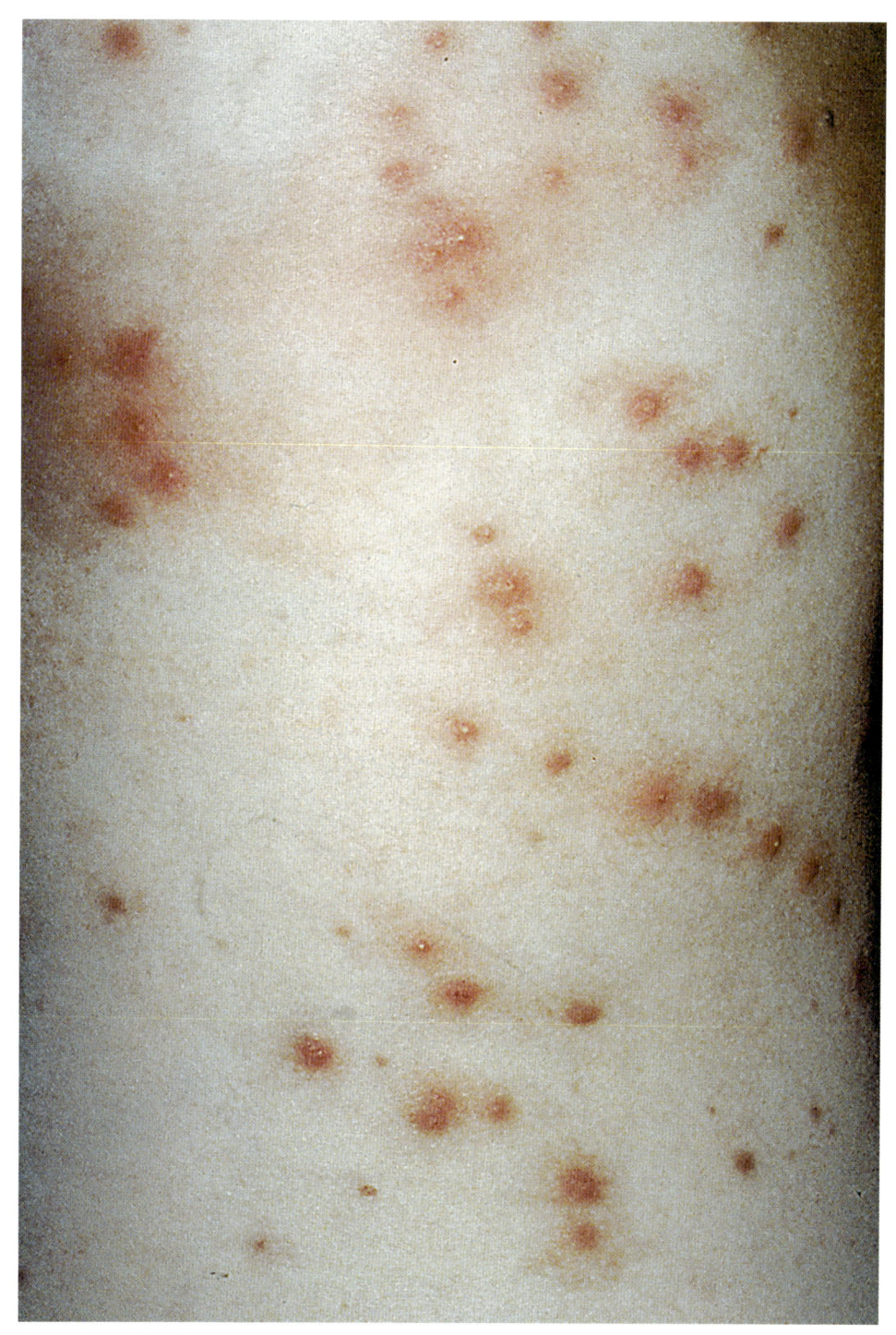

FIGURA 20-4 **Foliculite** Pápulas e pústulas foliculares eritematosas dispersas.

FURÚNCULOS E CARBÚNCULOS

O furúnculo consiste em um nódulo inflamatório agudo, profundo, vermelho, quente e sensível que evolui a partir de uma foliculite. Um carbúnculo é uma grande lesão proveniente de vários furúnculos coalescentes.

SINÔNIMOS Furúnculo, abscessos.

EPIDEMIOLOGIA

IDADE Adolescentes e adultos jovens.
GÊNERO M > F.
INCIDÊNCIA Comum.
ETIOLOGIA Comumente causado pelo *S. aureus*. Bactérias anaeróbicas na região anogenital.

FISIOPATOLOGIA

Furúnculos são áreas inflamatórias de pus envolvendo todo o folículo piloso e tecido adjacente. Um carbúnculo é formado por uma coleção adjacente de furúnculos. O fator predisponente para ambos inclui um estado de colonização estafilocócica crônica nas narinas, axilas ou períneo, fricção dos colarinhos ou cintos, obesidade, pouca higiene, defeitos na atividade bactericida (p. ex., na doença granulomatosa crônica), defeitos na quimiotaxia, síndrome da hiperimunoglobulina E (IgE) e diabetes melito.

HISTÓRIA

Os furúnculos resultam de uma foliculite que se torna mais profunda e maior em decorrência da fricção ou maceração. Eles se iniciam como nódulos grandes, sensíveis e vermelhos que tornam-se dolorosos, flutuantes e se rompem. A coalescência de numerosos furúnculos pode resultar na formação de carbúnculos. Os sintomas sistêmicos são raros, porém podem incluir febre baixa e mal-estar. Ocasionalmente, linfadenopatia ou leucocitose periférica também podem ocorrer com lesões generalizadas.

EXAME FÍSICO

Achados Cutâneos

TIPO Nódulos, pústulas, úlceras, cicatrizes.
COR Vermelha brilhante (Fig. 20-5).
PALPAÇÃO Endurecido, firme, sensível.
ARRANJO Disperso, discreto.
DISTRIBUIÇÃO Folículos pilosos e em áreas sujeitas à fricção e suor: pescoço, couro cabeludo, face, axilas, nádegas, coxas e períneo.

EXAMES LABORATORIAIS

DERMATOPATOLOGIA Denso infiltrado neutrofílico no tecido subcutâneo com reação supurativa ao redor do folículo piloso abaixo do infundíbulo, necrose perifolicular e debris fibrinoides.
CULTURA DE PELE Incisão e drenagem das lesões para coloração pelo Gram, cultura, teste de sensibilidade aos antibióticos com identificação da bactéria (*S. aureus* >> bactérias anaeróbicas).
HEMOCULTURA Nos raros casos de febre e/ou sintomas constitucionais; se a hemocultura for positiva, pode ser necessária a administração de antibióticos sistêmicos.

DIAGNÓSTICO DIFERENCIAL

Furúnculos e carbúnculos, ocasionalmente, podem ser confundidos com cisto rompido, hidradenite supurativa ou acne.

EVOLUÇÃO CLÍNICA E PROGNÓSTICO

Os furúnculos e carbúnculos regridem espontaneamente, porém alguns necessitam de incisão, drenagem e tratamento com antibióticos sistêmicos. Alguns pacientes estão sujeitos à furunculose recorrente. Estes pacientes e seus familiares necessitam ser tratados simultânea e agressivamente para erradicar recorrências. Ocasionalmente, a furunculose é complicada pela bacteremia e possível disseminação hematogênica com acometimento das válvulas cardíacas, articulações, coluna, ossos longos e vísceras (especialmente os rins).

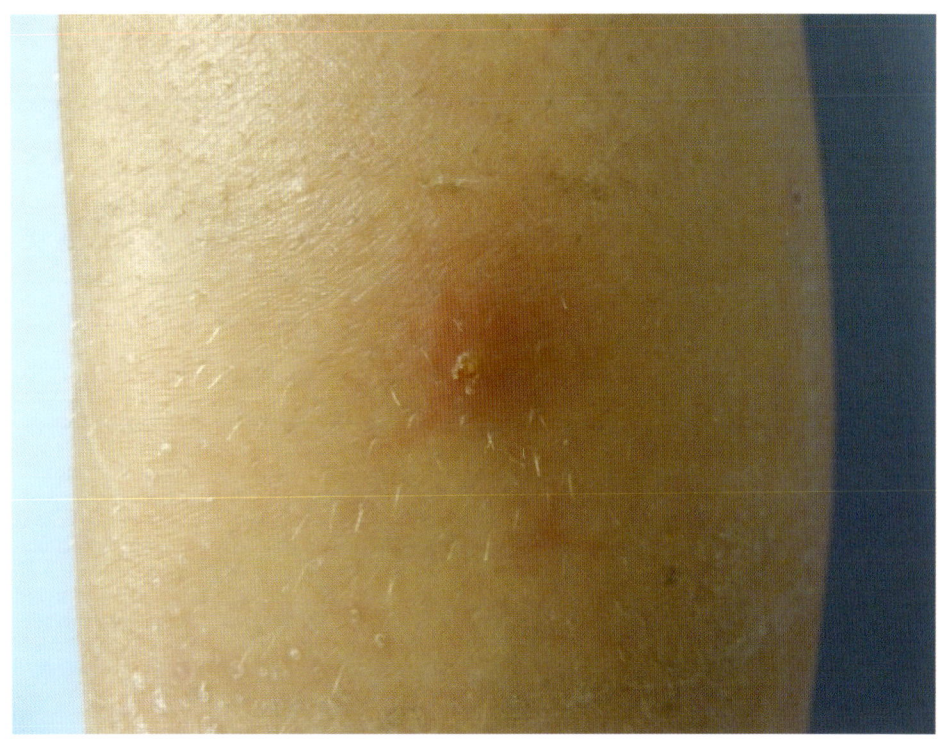

FIGURA 20-5 Furúnculos Furúnculo profundo e doloroso na perna de uma adolescente.

CONTROLE

A furunculose simples é tratada pela aplicação local de calor. Lesões flutuantes podem necessitar de incisão e drenagem, particularmente para carbúnculos. Tratamento com antibióticos sistêmicos não é necessário, exceto em pacientes com sintomas sistêmicos, pacientes com furunculose na região perinasal ou periauricular, ou em pacientes com imunossupressão ou outras comorbidades significativas.

A furunculose com celulite adjacente ou com febre deve ser tratada com antibióticos sistêmicos. Apesar do aumento nas taxas de resistência bacteriana, a foliculite continua a ser responsiva aos antibióticos β-lactâmicos (penicilinas, cefalosporinas), macrolídeos (eritromicina, claritromicina) e lincosamidas (clindamicina), mas deve-se considerar a crescente prevalência de MRSA e o emprego de antibióticos empíricos com cobertura para MRSA (p. ex., trimetoprim-sulfametoxazol, clindamicina) ou para doença refratária.

Pode ser difícil o controle da furunculose recorrente. A recorrência pode estar relacionada com a persistência de estafilococos nas narinas, períneo e dobras corpóreas. Ocasionalmente, um controle eficaz pode ser obtido com banhos frequentes (de chuveiro), sabonetes e loções antibacterianos (peróxido de benzoíla, clorexidina ou triclosano); o uso de pomada antibiótica tópica de mupirocina nas lesões cutâneas e passagens aéreas é eficaz na eliminação de *S. aureus*. Banhos de água sanitária diluída também são eficazes para reduzir a colonização bacteriana. Todas as pessoas e/ou familiares próximos ao paciente devem ser simultaneamente tratados, em virtude da possível colonização nasal assintomática da bactéria patogênica. Pode ser necessário o uso profilático de antibióticos sistêmicos em baixas doses para evitar recidivas.

CELULITE

Celulite é uma infecção aguda e difusa da derme e do tecido subcutâneo, caracterizada por uma área cutânea vermelha e sensível, geralmente no sítio de entrada da bactéria.

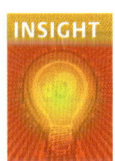

INSIGHT Celulite bilateral ou multifocal são extremamente raras; nestes casos, outros possíveis diagnósticos devem ser considerados, com a dermatite de contato alérgica no topo da lista.

EPIDEMIOLOGIA

IDADE Crianças com menos de 3 anos de idade, adultos entre 45 e 65 anos de idade.
GÊNERO M > F.
INCIDÊNCIA Comum, 3/100 indivíduos.
ETIOLOGIA Bacteriana: Estreptococos do grupo A ou *S. aureus*. Menos comum: *Haemophilus influenzae*, pneumococos ou *Neisseria meningitidis*.

FISIOPATOLOGIA

Entrada via ruptura na pele por punção, laceração, abrasão, sítio cirúrgico, dermatose subjacente (*tinea pedis*, dermatite atópica) e circulação prejudicada (linfedema, doença vascular periférica, diabetes) permite a entrada e proliferação de bactérias nos tecidos moles com uma intensa resposta inflamatória. Em crianças, o *H. influenzae* penetra pelo ouvido médio ou mucosa nasal, sendo menos comum em crianças vacinadas.

HISTÓRIA

A celulite ocorre 1 a 3 dias após a ruptura cutânea (ferida, trauma) como um edema vermelho, sensível e quente da pele e tecidos subjacentes. Raramente bolhas podem-se desenvolver. Podem ocorrer sintomas sistêmicos, como mal-estar, anorexia, febre, calafrios, e bacteremia associada pode estar presente.

EXAME FÍSICO

Achados Cutâneos

TIPO Placa, edema, bolha.
COR Vermelha, púrpura (*H. influenzae*).
TAMANHO Alguns a vários centímetros.
PALPAÇÃO Firme, quente, sensível.
DISTRIBUIÇÃO Crianças: bochecha, área periorbital (Fig. 20-6), cabeça, pescoço. Adultos: extremidades.

Achados Gerais

LINFADENOPATIA Pode estar maior e sensível regionalmente.

DIAGNÓSTICO DIFERENCIAL

O diagnóstico diferencial da celulite inclui dermatite atópica, dermatite de contato, urticária, erisipela, impetigo, picadas de inseto, reações à vacinação, eritema pigmentar fixo medicamentoso, eritema anular, dermatite de estase, tromboflebite superficial e paniculite.

EXAMES LABORATORIAIS

DERMATOPATOLOGIA Inflamação dérmica com linfócitos e neutrófilos. Edema dos vasos linfáticos e sanguíneos. Colorações especiais para organismos infecciosos podem ser realizadas, porém são positivas somente em uma minoria dos casos.
HEMOGRAMA COMPLETO Contagem de leucócitos e taxa de sedimentação podem estar elevados.
CULTURAS DE PELE As culturas de pele podem ser aspiradas ou biopsiadas na borda inflamatória. Culturas positivas são obtidas em somente cerca de 40% dos casos.
CULTURAS SANGUÍNEAS Culturas bacterianas positivas são obtidas em apenas 25% dos casos.

EVOLUÇÃO CLÍNICA E PROGNÓSTICO

O prognóstico da celulite é bom quando há detecção e tratamento precoce. Complicações são raras, porém incluem glomerulonefrite aguda (*Streptococcus*), linfadenite e endocardite bacteriana subaguda. Celulite facial, orbital e periorbital precisam de atenção especial, reconhecimento precoce e tratamento sistêmico em decorrência do risco de cegueira em casos não tratados.

CONTROLE

A identificação do organismo causador da celulite pode ajudar na escolha do antibiótico correto. Casos brandos de celulite estreptocócica e estafilocócica podem ser tratados em regime ambulatorial com um curso de 10 dias de antibióticos orais de amplo espectro contra organismos Gram-positivos. Hospitalização e administração endovenosa (IV) de antibióticos podem ser necessárias em casos graves refratários com celulite orbital e/ou facial. Para casos de celulite purulenta, a cobertura empírica de MRSA é justificada, dada a prevalência aumentada deste organismo.

Para a celulite que afeta uma extremidade, medidas de suporte como elevação e compressão para aliviar o edema são úteis.

SEÇÃO 20 INFECÇÕES CUTÂNEAS BACTERIANAS   463

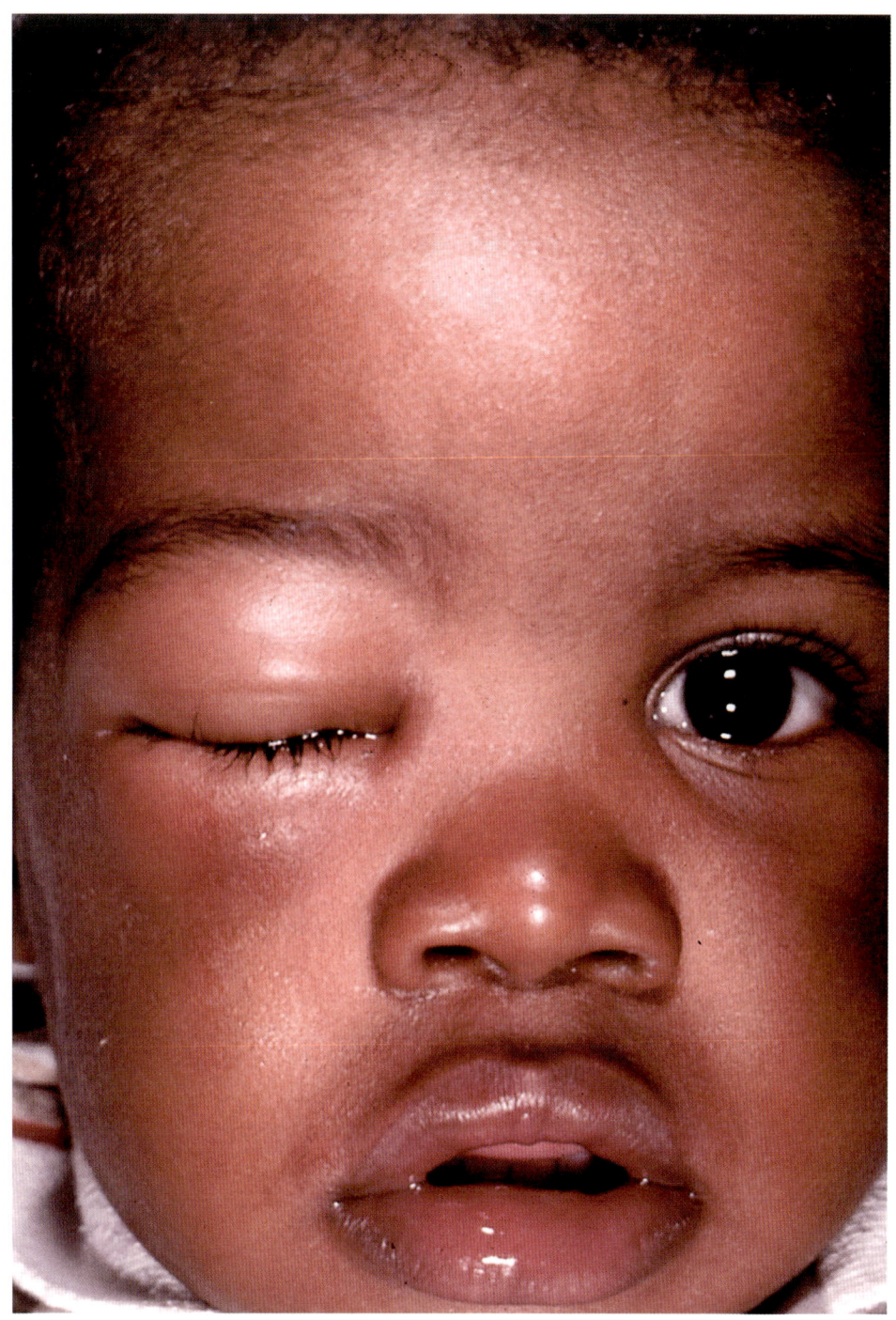

FIGURA 20-6 **Celulite da bochecha,** *H. influenzae* Criança de dois anos de idade com celulite periorbital à direita. (Reproduzida, com permissão, de Fitzpatrick TB, Wolf K, and Johnson RA. Color Atlas and Synopsis of Clinical Dermatology. 3rd ed. New York, NY: McGraw-Hill; 1997.)

ERISIPELA

A erisipela é uma infecção da derme e linfáticos da pele, frequentemente causada por estreptococos β-hemolíticos do grupo A.

SINÔNIMO Fogo de Santo Antônio.

EPIDEMIOLOGIA

IDADE Crianças. Idosos.
GÊNERO Crianças: M > F. Idosos: F > M.
INCIDÊNCIA Incomum.
ESTAÇÃO DO ANO Verão.
ETIOLOGIA Estreptococo do grupo A > estreptococos do grupo G, B, C ou D, *S. aureus*, *Pneumococcus*, *Klebsiella pneumoniae*, *Yersinia enterocolitica*, *H. influenzae* tipo B.

PATOGÊNESE

Os estreptococos do grupo A penetram na derme e linfáticos a partir de uma ruptura na camada superficial da pele, faringe ou, menos provavelmente, por disseminação hematogênica interna.

HISTÓRIA

De 2 a 5 dias após a ruptura na pele, uma placa eritematosa, vermelha, quente, sensível e bem demarcada começa a se formar, aumentando ao redor do sítio de inoculação. Febre, calafrios, mal-estar, náusea, linfadenopatia e vermelhidão podem preceder as alterações cutâneas.

EXAME FÍSICO

Achados Cutâneos

TIPO Placas > bolhas, necrose. Margens nitidamente demarcadas.
COR Vermelha brilhante (Fig. 20-7).
PALPAÇÃO Firme, quente, sensível ao toque.
DISTRIBUIÇÃO Ponte nasal, bochechas, face, couro cabeludo, extremidades inferiores.

Achados Gerais

FEBRE Mal-estar, náusea.
LINFADENOPATIA Com ou sem linfangite.

DIAGNÓSTICO DIFERENCIAL

A erisipela pode ser confundida com celulite, lúpus, queimadura solar, dermatite de contato, urticária ou dermatomiosite.

EXAMES LABORATORIAIS

DERMATOPATOLOGIA Edema da derme e infiltrado dérmico neutrofílico. Colorações especiais, imunofluorescência direta e teste de aglutinação de látex podem detectar estreptococos nas amostras cutâneas.
CULTURA DE PELE O organismo pode crescer em culturas de tecidos ou de *swab* de feridas.
HEMOCULTURA Positivo em apenas 5% dos casos.
OUTROS Títulos de anticorpos anti-DNase B e antiestreptolisina O são bons indicadores de infecções estreptocócicas. Leucocitose periférica também pode estar presente.

EVOLUÇÃO CLÍNICA E PROGNÓSTICO

Uma vez identificada e tratada, a erisipela apresenta um bom prognóstico. Complicações são raras e ocorrem em pacientes com doença subjacente (linfedema, úlceras cutâneas crônicas).

CONTROLE

O tratamento de escolha para a erisipela estreptocócica é um curso de 10 a 14 dias de penicilina. Indivíduos alérgicos à penicilina podem ser tratados com macrolídeos (eritromicina, claritromicina), porém foram relatadas cepas do *S. pyogenes* resistentes aos macrolídeos.

Casos refratários ou recorrentes de erisipela podem necessitar de hospitalização e infusão IV ou intramuscular de antibióticos. Um tratamento profilático com doses diárias de penicilina pode ser necessário em pacientes com problemas circulatórios localizados (linfedema) e erisipela recorrente.

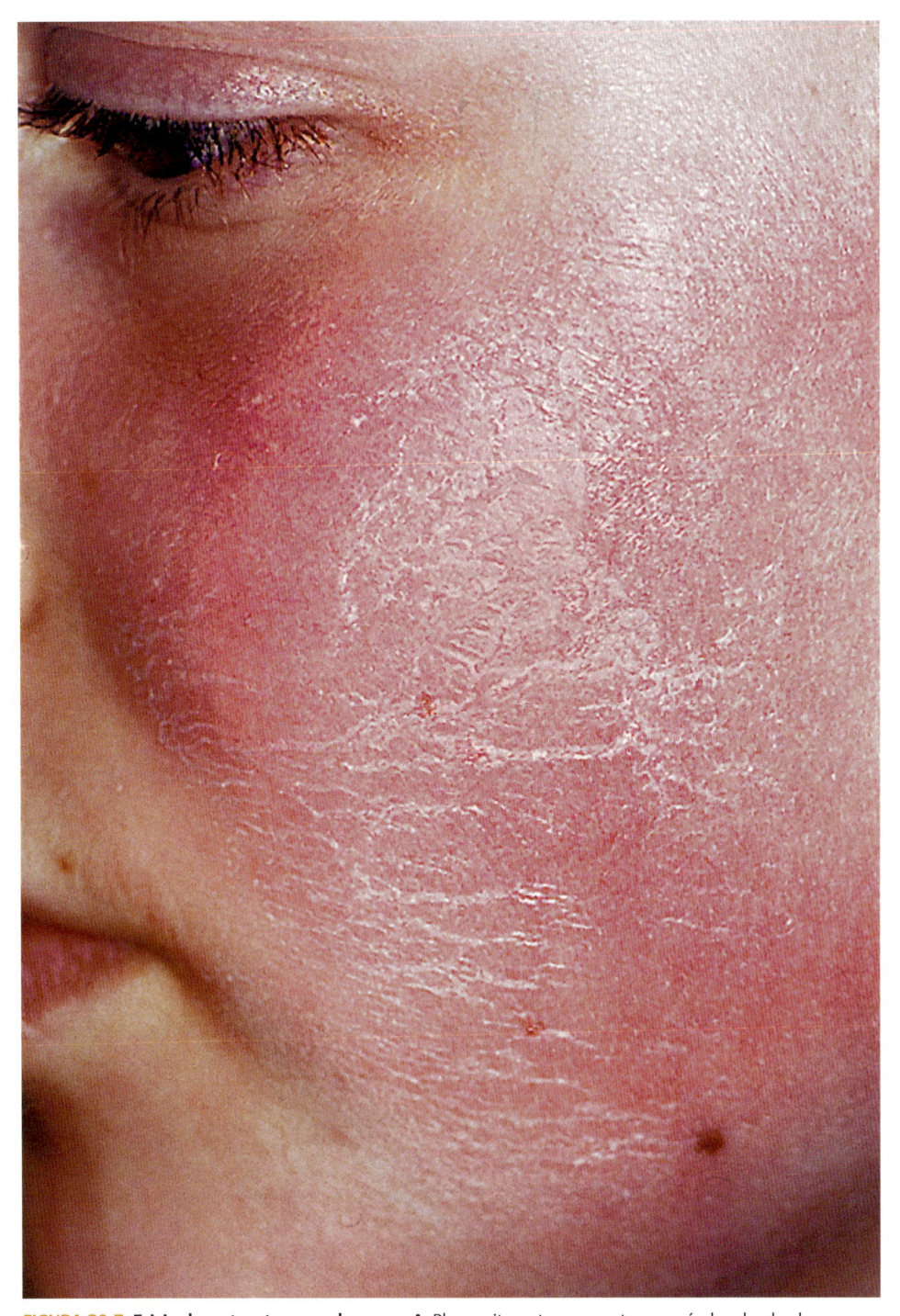

FIGURA 20-7 **Erisipela, estreptococos do grupo A** Placa eritematosa, quente e sensível na bochecha.

INFECÇÃO ESTREPTOCÓCICA PERIANAL

A infecção estreptocócica perianal é caracterizada por dermatite perianal de coloração vermelha brilhante, que resulta em prurido, dor, fissuras e a qual pode induzir a distúrbios da defecação.

SINÔNIMOS Celulite estreptocócica perianal, doença perianal estreptocócica.

EPIDEMIOLOGIA

IDADE Crianças com menos de 4 anos de idade.
GÊNERO M > F.
INCIDÊNCIA Incomum.
ETIOLOGIA Estreptococos do grupo A.

FISIOPATOLOGIA

A dermatite estreptocócica perianal pode ser precipitada por faringite causada por estreptococos do grupo A ou se manifestar agindo como precipitante infeccioso de psoríase gutata ou recorrente.

HISTÓRIA

A infecção estreptocócica perianal tipicamente se apresenta como um eritema perianal bem demarcado de coloração vermelho brilhante, que se estende de 2 a 3 cm ao redor do ânus com prurido ou dor. Geralmente, não há sintomas sistêmicos.

EXAME FÍSICO

Achados Cutâneos

TIPO Placa.
COR Vermelha brilhante.
TAMANHO Alguns a vários centímetros.
DISTRIBUIÇÃO Área perianal (Fig. 20-8).

DIAGNÓSTICO DIFERENCIAL

A infecção estreptocócica perianal pode ser clinicamente confundida com psoríase, candidíase, dermatite de contato, dermatite seborreica, dermatite atópica, oxiurose, doença inflamatória intestinal, manifestação inicial da doença de Kawasaki ou abuso sexual.

EXAMES LABORATORIAIS

CULTURA DE PELE Crescimento de estreptococos β-hemolítico na região perianal.

EVOLUÇÃO CLÍNICA E PROGNÓSTICO

A infecção estreptocócica perianal apresenta bom prognóstico quando tratada, porém recidivas (observados em até 40% dos casos) podem ocorrer necessitando de tratamento. Casos não tratados podem resultar em irritação perianal ou prurido, fissuras perianais, defecação dolorosa, fezes com estrias de sangue, presença de fezes na roupa de baixo e transtornos na defecação.

CONTROLE

O tratamento de escolha para a infecção estreptocócica perianal é um curso de 10 dias de penicilina ou um curso de 7 dias de cefalosporina oral.

Indivíduos alérgicos à penicilina podem ser tratados com macrolídeos (eritromicina, claritromicina), porém foram relatadas cepas do *S. pyogenes* resistentes aos macrolídeos.

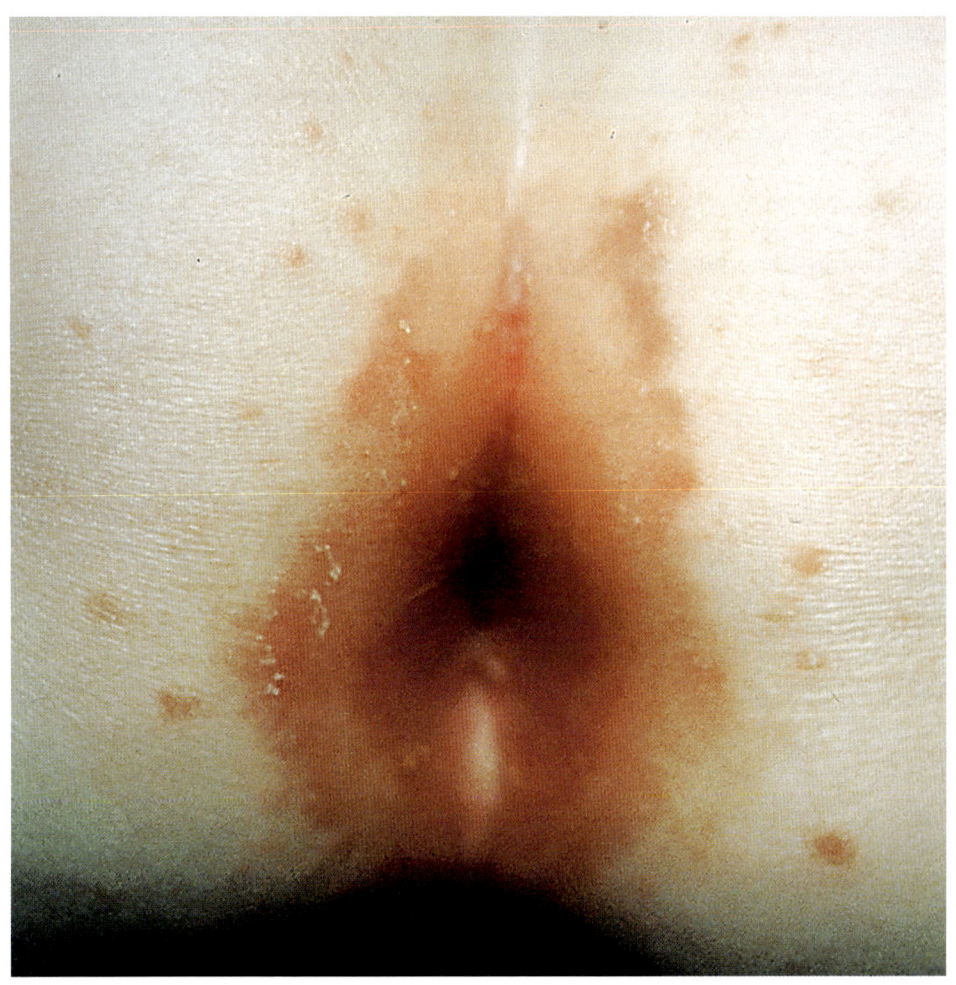

FIGURA 20-8 **Infecção estreptocócica perianal** Eritema e fissuras na região perianal. Uma cultura de pele revelou a presença de estreptococos β-hemolíticos.

ESCARLATINA

Escarlatina é uma infecção nas tonsilas, faringe ou pele causada por estreptococos do grupo A e associada a um característico exantema eritematoso mediado por toxinas.

SINÔNIMOS Febre escarlate, escarlate cirúrgico.

EPIDEMIOLOGIA

IDADE 1 a 10 anos.
INCIDÊNCIA Incomum.
ESTAÇÃO DO ANO Comumente observada no final do outono, inverno e início da primavera.
ETIOLOGIA *S. pyogenes* β-hemolítico do grupo A. Raramente, *S. aureus* produtor de exotoxinas. Membros da família podem ser portadores.

FISIOPATOLOGIA

A produção de toxinas eritrogênicas (ou exotoxinas pirogênicas) do tipo A, B e C pelo estreptococo do grupo A resulta em achados clínicos da escarlatina via reação de hipersensibilidade tardia. Pacientes com prévia exposição à toxina eritrogênica apresentam imunidade antitoxina, podendo ter dor de garganta, porém, geralmente, sem exantema. Visto que diversas cepas eritrogênicas do estreptococo β-hemolítico causam infecção, é teoricamente possível ter um segundo episódio de escarlatina. Além disso, várias cepas do *S. aureus* podem produzir uma exotoxina e simular um exantema escarlatiniforme.

HISTÓRIA

O exantema da escarlatina aparece 2 a 3 dias após o início da tonsilite ou faringite estreptocócica. Os sintomas sistêmicos iniciais podem incluir febre, mal-estar e dor de garganta. O exantema inicia-se 12 a 48 horas após os sintomas iniciais com lesões pontilhadas (pele arrepiada). Estas lesões tornam-se confluentemente eritematosas (ou seja, escarlatiniforme), podendo ocorrer petéquias lineares (sinal de Pastia) nas dobras cutâneas. O início do exantema raramente pode ocorrer mais de 48 horas após o início da tonsilite ou faringite. O exantema clareia em 4 a 5 dias, com subsequente descamação grosseira no corpo e extremidades (Fig. 20-9) e esfoliação das palmas e plantas (Fig. 20-10). A face torna-se avermelhada com palidez perioral. Inicialmente, a língua é branca com papilas edemaciadas dispersas de cor vermelha (língua em morango branco). Ao redor do 5º dia, a membrana hiperceratótica descama, e a coloração da mucosa lingual torna-se vermelha brilhante (língua em morango vermelho; Fig. 20-11).

EXAME FÍSICO

Achados Cutâneos

TIPO Máculas, pápulas, petéquias.
COR Rosa, escarlate.
PALPAÇÃO Pele com textura de lixa.
DISTRIBUIÇÃO Início no tórax, propagando-se para as extremidades, acentuada nos pontos de pressão/dobras corpóreas. Petéquias lineares (sinal de Pastia) nas fossas antecubitais/axilas/virilhas.
MEMBRANAS MUCOSAS Faringe e/ou amígdalas vermelho-viva. Eritema pontuado/petéquias no palato mole.

Achados Gerais

FEBRE Mal-estar, dor de cabeça, dor de garganta, vômitos.
LINFADENOPATIA Linfadenite cervical anterior.

DIAGNÓSTICO DIFERENCIAL

A escarlatina pode ser confundida com infecção estafilocócica, sarampo, rubéola, síndrome do choque tóxico (SCT), síndrome da pele escaldada estafilocócica (SPEE), exantemas virais e farmacodermias.

EXAMES LABORATORIAIS

DERMATOLOGIA A biópsia cutânea revela inflamação neutrofílica perivascular com dilatação de pequenos vasos linfáticos e sanguíneos.
COLORAÇÃO DE GRAM Revela cocos Gram-positivos em pares e cadeias.
CULTURA BACTERIANA Crescimento de estreptococos β-hemolítico em culturas de secreção nasal e de garganta.
SOROLOGIA Aumento de 4 vezes no título dos anticorpos antiestreptolisina O, anti-hialuronidase, antifibrinolisina e anti-DNase B como marcadores de infecção estreptocóccica.
HEMOGRAMA COMPLETO Contagem leucocitária elevada com desvio à esquerda, eosinofilia e anemia leve.
OUTROS Pode apresentar leve albuminúria ou hematúria.

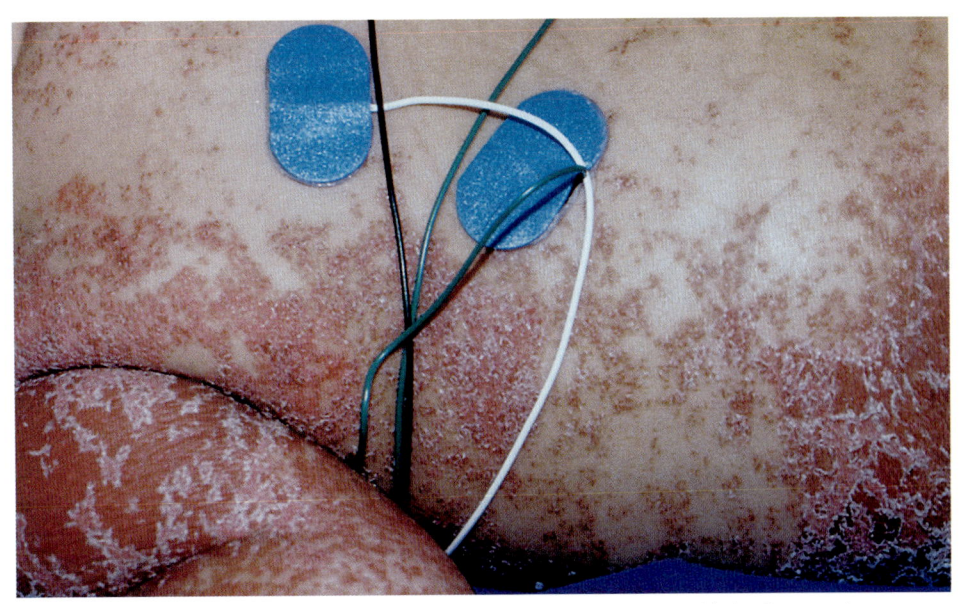

FIGURA 20-9 Escarlatina, exantema Descamação grosseira no tronco e extremidades de uma criança.

EVOLUÇÃO CLÍNICA E PROGNÓSTICO

A escarlatina não complicada apresenta prognóstico bom. Assim como todas as doenças estreptocócicas, a escarlatina pode resultar em sequelas, como otite, mastoidite, sinusite, pneumonia, meningite, artrite, hepatite, febre reumática aguda, miocardite ou glomerulonefrite aguda. A eosinofilia periférica pode persistir por 2 a 3 semanas após a recuperação.

CONTROLE

O tratamento de escolha para a escarlatina é um curso de 10 a 14 dias de penicilina, que também é capaz de prevenir o desenvolvimento de febre reumatoide. A resposta clínica pode ser esperada em 24 a 48 horas. Indivíduos alérgicos à penicilina podem ser tratados com macrolídeos (eritromicina, claritromicina), porém foram relatadas cepas do *S. pyogenes* resistentes aos macrolídeos.

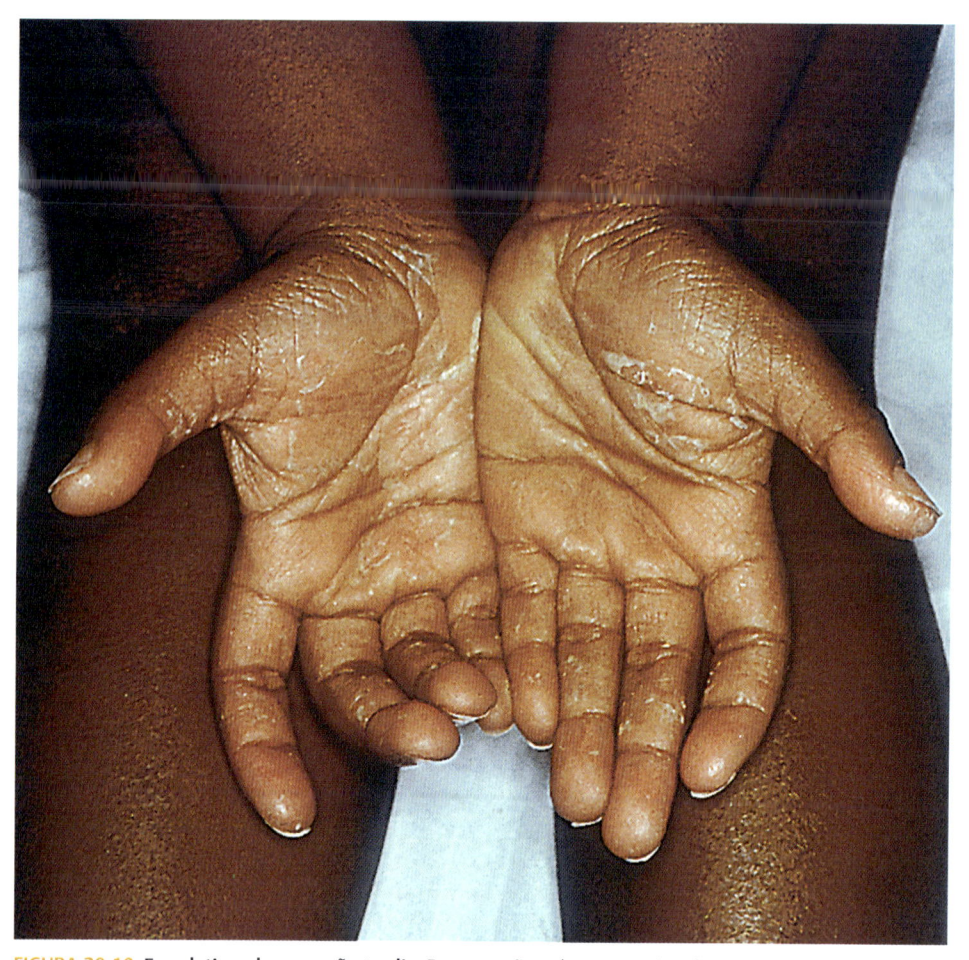

FIGURA 20-10 **Escarlatina, descamação tardia** Descamação palmar nas mãos de uma criança.

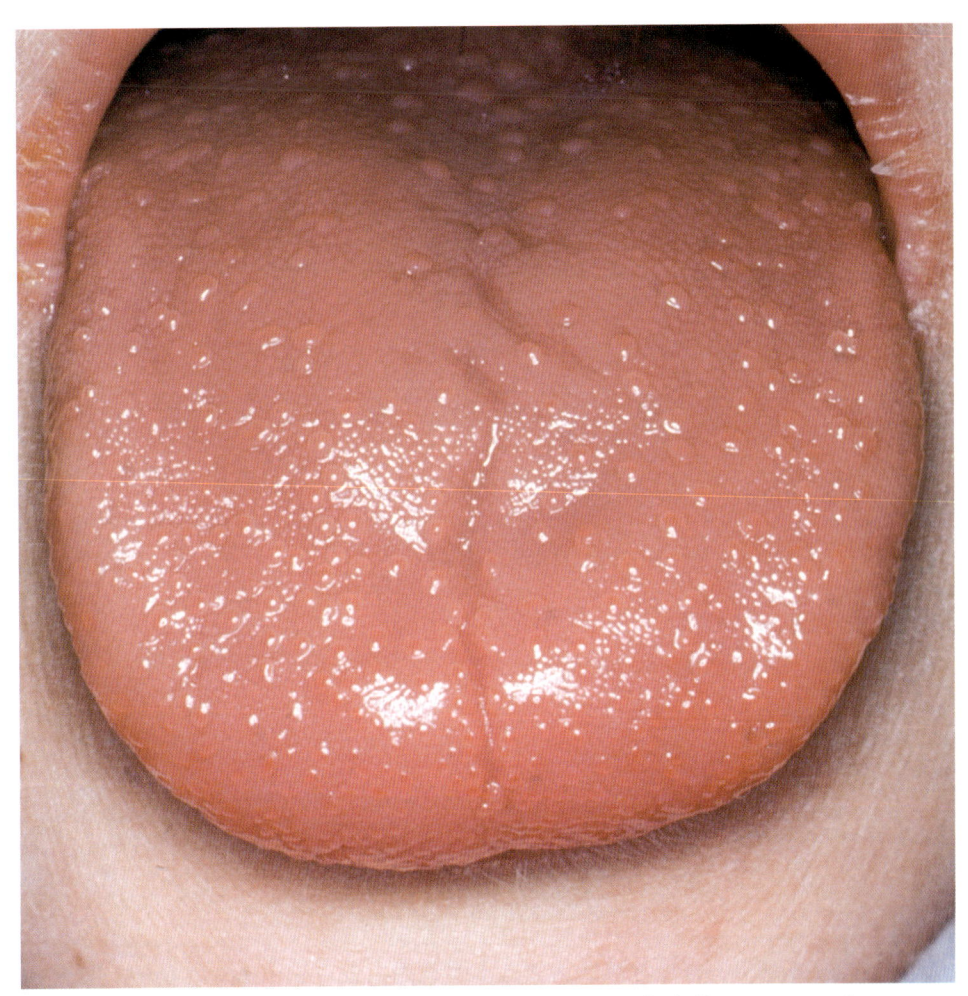

FIGURA 20-11 Escarlatina, exantema inicial Língua de coloração vermelha brilhante e com papilas proeminentes 5 dias após o início de uma faringite causada por estreptococo do grupo A. (Reproduzida, com permissão, de TB Fitzpatrick et al. Color Atlas and Synopsis of Clinical Dermatology. 3rd ed. New York, NY: McGraw-Hill; 1997.)

SÍNDROME DA PELE ESCALDADA ESTAFILOCÓCICA

A SPEE é uma doença epidermolítica mediada por toxinas e caracterizada pelo aparecimento de eritema e descolamento difuso das camadas superficiais da epiderme.

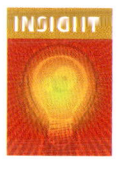

INSIGHT Geralmente, a pele afetada é estéril; para encontrar o estafilococo, culturas da nasofaringe, conjuntiva e áreas perianais podem ser úteis.

SINÔNIMOS Pênfigo neonatal, doença de Ritter.

EPIDEMIOLOGIA

IDADE Recém-nascidos, crianças com menos de 6 anos de idade.
GÊNERO M > F, 2:1.
ETIOLOGIA *S. aureus* (fago grupo II, tipos 3A, 3C, 5S ou 71).

FISIOPATOLOGIA

A SPEE é, predominantemente, uma doença de recém-nascidos e crianças, pois, após os 10 anos de idade, a maioria das pessoas supostamente possui anticorpos estafilocócicos ou maior habilidade de localizar e metabolizar a exotoxina estafilocócica, limitando, consequentemente, a disseminação da toxina. Indivíduos com insuficiência renal, no entanto, podem estar propensos ao acúmulo de exotoxina em virtude da depuração deficiente.

Em recém-nascidos e crianças, o *S. aureus* coloniza o nariz, conjuntivas ou coto umbilical sem causar infecção clinicamente aparente. Certas cepas podem produzir toxinas esfoliativas (ETA: codificada cromossomicamente e ETB: codificada por um plasmídeo), que são transportadas para a pele hematogenicamente. As toxinas esfoliativas são serina-proteases que se ligam à desmogleína 1 humana causando acantólise e clivagem intraepidérmica no estrato granuloso. Esse processo resulta em descamação generalizada da epiderme superficial.

HISTÓRIA

A SPEE inicia-se com febre, mal-estar, eritema da cabeça e pescoço que progride para uma erupção escarlatiniforme dolorosa generalizada. A criança parece irritada e inconsolável. Posteriormente, a pele desenvolve bolhas preenchidas por fluidos e esfolia (dando à criança uma aparência "escaldada"). Classicamente, as flexuras são as primeiras a esfoliar e, em 1 a 2 dias, a pele é inteiramente descamada. A produção de escamas e descamação continua por 3 a 5 dias, com posterior reepitelização por um período de 10 a 14 dias. Eventualmente, quando tratada de forma adequada, a pele irá sarar sem formação de cicatrizes.

EXAME FÍSICO

Achados Cutâneos

TIPO Máculas, pápulas, bolhas, descamação (Fig. 20-12).
COR Rosa a vermelha.
PALPAÇÃO A pressão lateral causa o desprendimento da epiderme superficial (sinal de Nikolsky).
DISTRIBUIÇÃO Início na face, pescoço, axilas, virilha; generalizado em 24 a 48 horas.
MEMBRANAS MUCOSAS Geralmente poupadas.

Achados Gerais

FEBRE Mal-estar, irritabilidade, criança inconsolável.

DIAGNÓSTICO DIFERENCIAL

O diagnóstico diferencial da SPEE inclui queimadura solar, doença de Kawasaki, impetigo bolhoso, exantema viral, síndrome do choque tóxico, doença enxerto contra hospedeiro, necrólise epidérmica tóxica, eritema multiforme ou outras doenças bolhosas.

EXAMES LABORATORIAIS

DERMATOPATOLOGIA Clivagem do estrato granuloso, ausência de células inflamatórias e organismos patogênicos. Cortes histológicos utilizando a técnica de "*jelly roll*" (a pele descolada enrolada na extremidade oposta de um *swab* de algodão demonstrará clivagem da pele ao nível do estrato granuloso para um diagnóstico mais rápido da SPEE. Os testes de aglutinação de látex, imunodifusão dupla ou ensaio imunoabsorvente ligado à enzima (ELISA) são capazes de identificar as toxinas da SPEE.
COLORAÇÃO DE GRAM A coloração de Gram da fonte infectada (ou seja, coto umbilical, nariz, faringe, conjuntiva, fezes etc.) demonstrará cocos Gram-positivos.

EVOLUÇÃO CLÍNICA E PROGNÓSTICO

Após um tratamento antibiótico adequado, ocorre resolução sem cicatrizes das áreas superficialmente desnudas da SPEE 3 a 5 dias após a descamação da epiderme superficial do corpo inteiro. A taxa de mortalidade é de 3% para crianças, 50% em adultos e quase 100% em adultos com doença subjacente (insuficiência renal crônica ou imunossupressão).

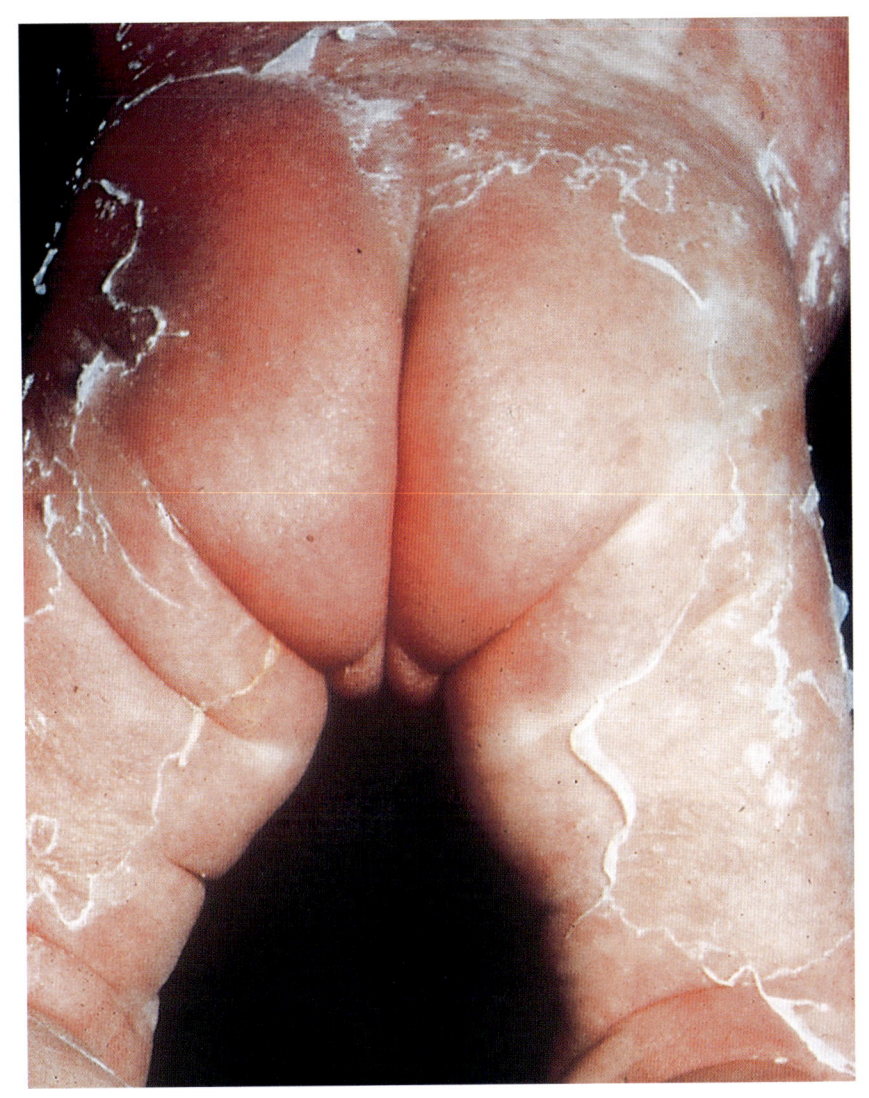

FIGURA 20-12 Síndrome da pele escaldada estafilocócica Descamação difusa de grandes retalhos da porção superior da pele por todo o corpo.

CONTROLE

O tratamento da SPEE é dependente do reconhecimento precoce e rápida identificação da fonte primária de infecção. Uma vez tratada a infecção pelo S. *aureus*, a produção de toxinas é interrompida. O tratamento de escolha é o uso de antibióticos β-lactamase-resistentes, como a dicloxacilina, cloxacilina ou cefalexina, durante um período mínimo de 7 dias.

O tratamento tópico inclui compressas e banhos, emolientes tópicos (petrolato hidratado, sulfadiazina de prata) ou pomadas antibióticas (mupirocina) para reduzir a sensibilidade e o prurido. É importante a identificação e o tratamento simultâneo dos portadores assintomáticos para a erradicação da disseminação.

Em recém-nascidos gravemente afetados, hospitalização, isolamento de outros neonatos e tratamento com oxacilina IV podem ser necessários. Reposição hidreletrolítica IV também pode ser necessária para garantir que indivíduos com envolvimento extenso da pele sejam capazes de repor as perdas insensíveis.

SÍNDROME DO CHOQUE TÓXICO

A síndrome do choque tóxico (SCT) é uma enfermidade aguda mediada por uma exotoxina produzida pela bactéria S. aureus, caracterizada pela instalação abrupta de febre, eritema generalizado na pele e mucosas, hipotensão e falência multissistêmica, resultando, ocasionalmente, em choque.

SINÔNIMOS Febre escarlate estafilocócica.

EPIDEMIOLOGIA

IDADE 15 a 35 anos. Menos frequente em crianças ou idosos.
GÊNERO M = F, com exceção das mulheres afetadas apenas por SCT associada a tampão.
RAÇA Brancos > negros.
INCIDÊNCIA Incomum.
ETIOLOGIA S. aureus produtor da exotoxina-1 TSS (TSST-1). A maioria das cepas é MSSA, embora tenham sido relatados casos de MRSA.

FISIOPATOLOGIA

Cerca de metade dos casos de SCT ocorre em mulheres que utilizam absorventes internos de alta absorção durante a menstruação. Outros casos de SCT são observados em feridas cirúrgicas, uso de dispositivos contraceptivos vaginais, infecções pós-parto, abscessos profundos, tampões nasais, infecções pós-operatórias, nos sítios de infusão de insulina etc.

A SCT é causada pela colonização do S. aureus e subsequente produção de TSST-1. A TSST-1 é diretamente tóxica a múltiplos órgãos; esta toxina prejudica a eliminação de endotoxinas endógenas e atua como um superantígeno na lesão imunomediada. Consequentemente, a TSST-1 resulta em redução do tônus vasomotor, extravasamento de fluido intravascular, hipotensão e na falência de órgãos-alvo.

Em recém-nascidos, uma erupção transitória semelhante à SCT pode aparecer, denominada doença exantemática SCT neonatal símile. Essa erupção autorresolutiva é, geralmente, branda e autolimitada, em virtude do sistema imunológico imaturo dos recém-nascidos e da incapacidade de produzir uma robusta inflamação mediada por células.

HISTÓRIA

O sintoma inicial da SCT é a febre acompanhada de sintomas sistêmicos, que podem incluir mialgias, sensibilidade muscular, hipotensão, cefaleia, confusão, desorientação, faringite, convulsões, vômitos, diarreia ou dispneia. A pele torna-se difusamente vermelha e dolorosa, e o paciente aparenta estar gravemente doente.

EXAME FÍSICO

Achados Cutâneos

TIPO Erupção maculopapular, edema, bolhas, descamação (Fig. 20-13A e B).
COR Vermelha brilhante
DISTRIBUIÇÃO Generalizada. Muitas vezes, começa no tronco e espalha-se difusamente. Os pacientes podem-se tornar eritrodérmicos.
SÍTIOS DE PREDILEÇÃO Edema é mais intenso na face, mãos e pés.
MEMBRANAS MUCOSAS Injeção conjuntival bulbar, hemorragias subconjuntivais (Fig. 20-13C). Língua em morango. Ulcerações podem estar presentes.
UNHAS Podem estar descoladas, assim como apresentar linhas de Beau.
CABELOS Eflúvio telógeno (perda capilar) pode ser observado 2 a 6 meses após.

Achados Gerais

FEBRE Mal-estar, mialgia, vômito, diarreia, hipotensão e choque.

DIAGNÓSTICO DIFERENCIAL

O diagnóstico diferencial da SCT inclui SPEE, escarlatina, eritema multiforme, necrólise epidérmica tóxica, farmacodermia, infecção viral, doença de Kawasaki, febre maculosa das montanhas rochosas, outras infecções bacterianas, urticária ou artrite reumatoide juvenil.

O CDC, Centers for Disease Control and Prevention estabeleceu uma lista de critérios para o diagnóstico da SCT. Quatro dos seguintes critérios com descamação ou 5 dos seguintes critérios sem descamação devem estar presentes:

1. Febre > 38,9°C.
2. Exantema (edema e eritema difuso).
3. Descamação 1 a 2 semanas após o episódio agudo.
4. Hipotensão.
5. Envolvimento de 3 ou mais sistemas: gastrointestinal, muscular, membranas mucosas, renal, hepático, hematológico ou sistema nervoso central.
6. Culturas sanguíneas e do fluido cerebrospinal (FCE) negativas; testes sorológicos negativos para a febre maculosa das montanhas rochosas, leptospirose e sarampo.

EXAMES LABORATORIAIS

DERMATOPATOLOGIA Necrólise epidérmica confluente, alterações vacuolares na junção dermoepidérmica e infiltrado inflamatório intersticial.
COLORAÇÃO DE GRAM Swabs vaginais demonstrarão leucocitose e aglomerados de cocos Gram-positivos nos casos de STC associada a tampão.

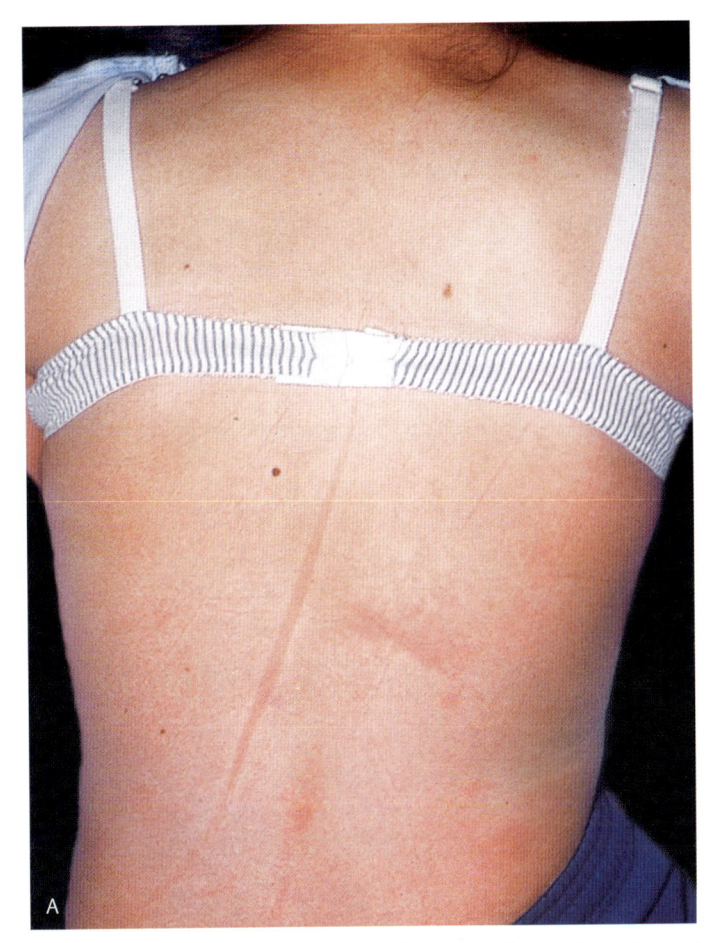

FIGURA 20-13 Síndrome do choque tóxico (**A**) Eritema difuso e erupção maculopapular no dorso de uma jovem com a síndrome do choque tóxico. *(Continua.)*

CULTURA BACTERIANA Crescimento de *S. aureus* em locais afetados (vagina, garganta, nariz, conjuntiva, sangue ou fezes).

EVOLUÇÃO CLÍNICA E PROGNÓSTICO

A SCT não tratada apresenta alta taxa de morbidade e mortalidade. As complicações incluem redução da função renal, fraqueza prolongada, mialgias prolongadas, paralisia das pregas vocais, parestesia da extremidade superior, síndrome do túnel do carpo, artralgia, amenorreia e gangrena. O tratamento da SCT reduz a taxa de mortalidade de 15% para 3%, e as mortes são secundárias a hipotensão refratária, dificuldade respiratória, arritmias cardíacas, cardiomiopatia, encefalopatia, acidose metabólica, necrose hepática ou coagulação disseminada intravascular.

CONTROLE

Os casos, geralmente, requerem hospitalização em unidade de cuidados intensivos para controlar a hipotensão (com fluidos e vasopressores), administração de eletrólitos e suporte metabólico e nutricional. Corpos estranhos (absorventes internos, tampões nasais, telas cirúrgicas) devem ser removidos, e a área deve ser irrigada para reduzir o crescimento bacteriano. Antibióticos resistentes à β-lactamase devem ser administrados aos pacientes, como dicloxacilina, cloxacilina ou cefalexina. Antibióticos que suprimem a formação de toxinas, como a clindamicina, rifampina ou fluoroquinolonas, podem ser úteis. A imunoglobulina intravenosa (IVIg) também pode ser útil na neutralização da exotoxina.

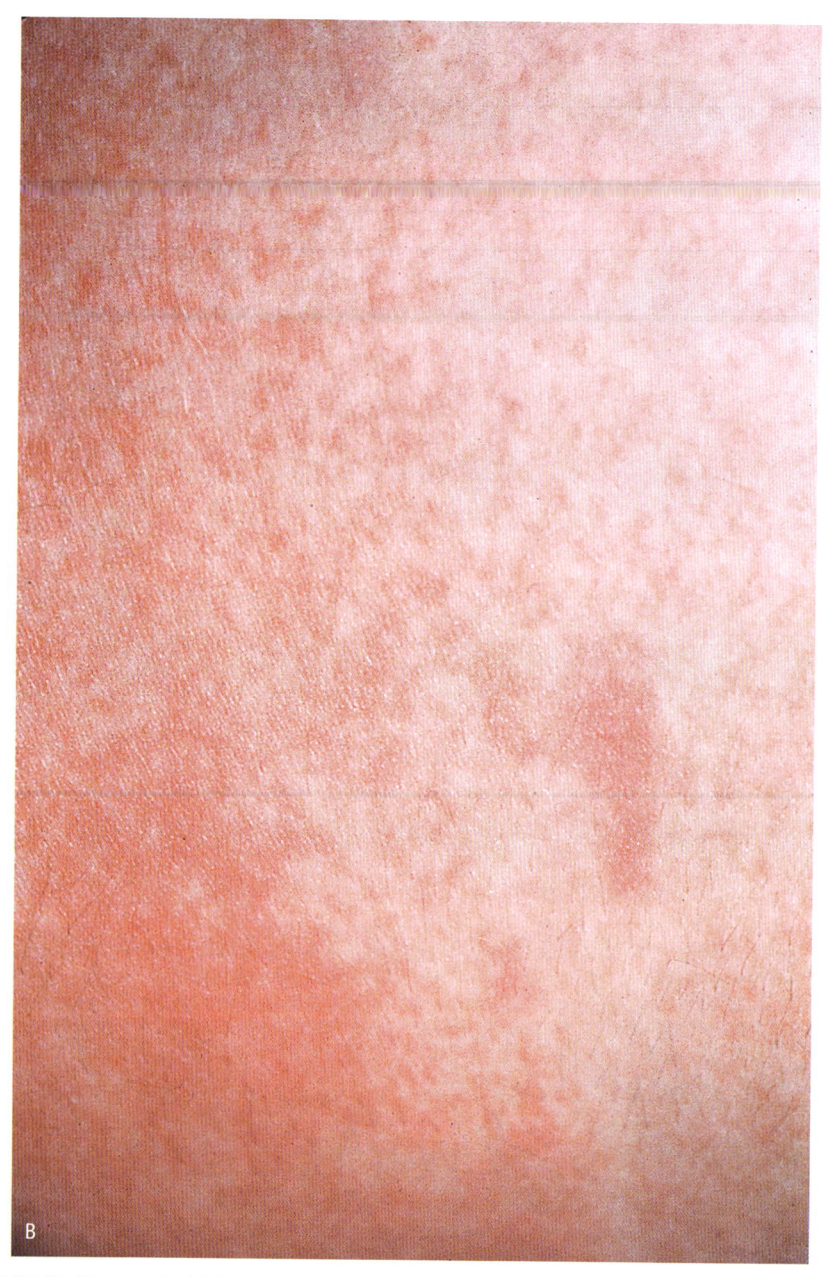

FIGURA 20-13 *(Continuação.)* (**B**) Close de uma erupção papular de cor vermelha brilhante, que coalesce formando uma placa confluente. *(Continua.)*

SEÇÃO 20 INFECÇÕES CUTÂNEAS BACTERIANAS

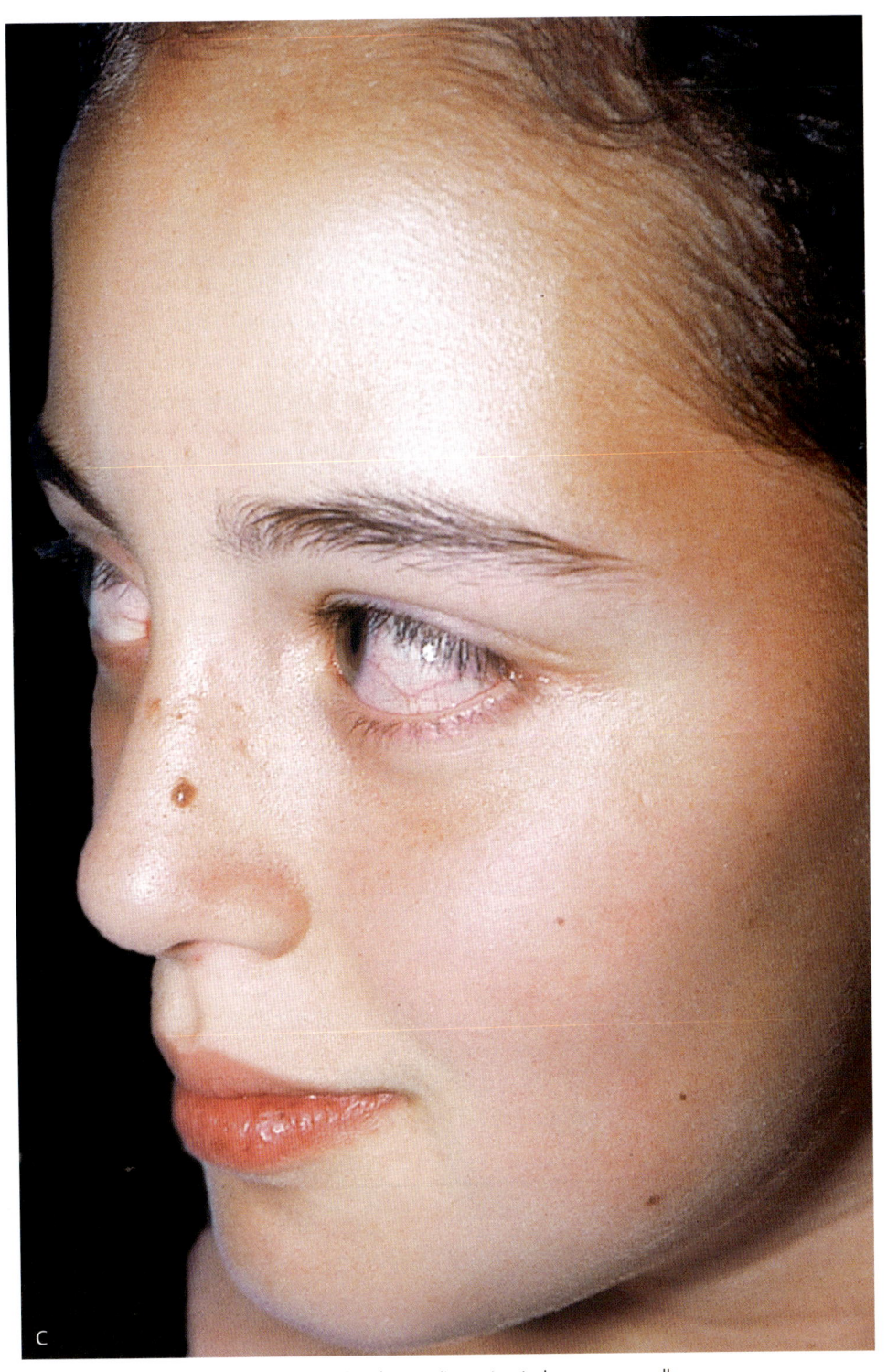

FIGURA 20-13 *(Continuação.)* **(C)** Edema facial e injeção conjuntival na mesma mulher.

ERITRASMA

Eritrasma é uma infecção bacteriana superficial e localizada, causada pelo *Corynebacterium minutissimum*, afetando as regiões intertriginosas dos dedos dos pés, virilha ou axilas.

ETIMOLOGIA Do grego "mancha vermelha".

EPIDEMIOLOGIA

IDADE 5 a 14 anos. Mais comum em adultos.
GÊNERO M = F.
INCIDÊNCIA Incomum.
FATORES PREDISPONENTES Pode coexistir com a *tinea cruris* ou *tinea pedis*.
ETIOLOGIA *C. minutissimum*.

FISIOPATOLOGIA

O eritrasma é causado pelo crescimento exagerado da bactéria *C. minutissimum* no estrato córneo de áreas intertriginosas quentes e úmidas da pele. Os fatores predisponentes incluem diabetes, clima úmido e quente, pouca higiene, hiperidrose, obesidade, idade avançada e condições imunossupressoras.

HISTÓRIA

O eritrasma inicia-se nas dobras corporais, como nos espaços interdigitais dos pés, na virilha ou nas axilas. Tende a ser crônico durante meses ou anos, com sintomas de prurido ou dor, em decorrência de maceração. Sintomas sistêmicos não estão presentes.

EXAME FÍSICO

Achados Cutâneos

TIPO Máculas, manchas, placas, descamação.
COR Vermelha ou vermelho-acastanhada.
ARRANJO Lesões dispersas discretas que coalescem, formando manchas confluentes.
DISTRIBUIÇÃO Espaço interdigital dos pés (Fig. 20-14), virilha, axila, dobra interglútea.

DIAGNÓSTICO DIFERENCIAL

O eritrasma é, frequentemente, confundido com uma infecção por dermatófitos (ou seja, *tinea pedis*, *tinea cruris*), dermatite seborreica, infecção por cândida ou intertrigo.

EXAMES LABORATORIAIS

COLORAÇÃO DE GRAM Bastonetes e filamentos Gram-positivos.
LÂMPADA DE WOOD Fluorescência de cor vermelho-coral característica em razão da produção de porfirinas pelas corinebactérias.

EVOLUÇÃO CLÍNICA E PROGNÓSTICO

O eritrasma tende a ser uma condição crônica, persistindo por meses a anos se não tratada. Há somente leves sintomas cutâneos de prurido ou maceração e nenhum sintoma sistêmico. São comuns as recidivas, geralmente após 6 meses do tratamento.

CONTROLE

O eritrasma pode ser controlado e prevenido com sabonetes e loções antibacterianas e roupas menos restritivas. Terapias tópicas eficazes incluem cloreto de alumínio a 10% a 20%, eritromicina, clindamicina ou miconazol creme.

SEÇÃO 20 INFECÇÕES CUTÂNEAS BACTERIANAS   479

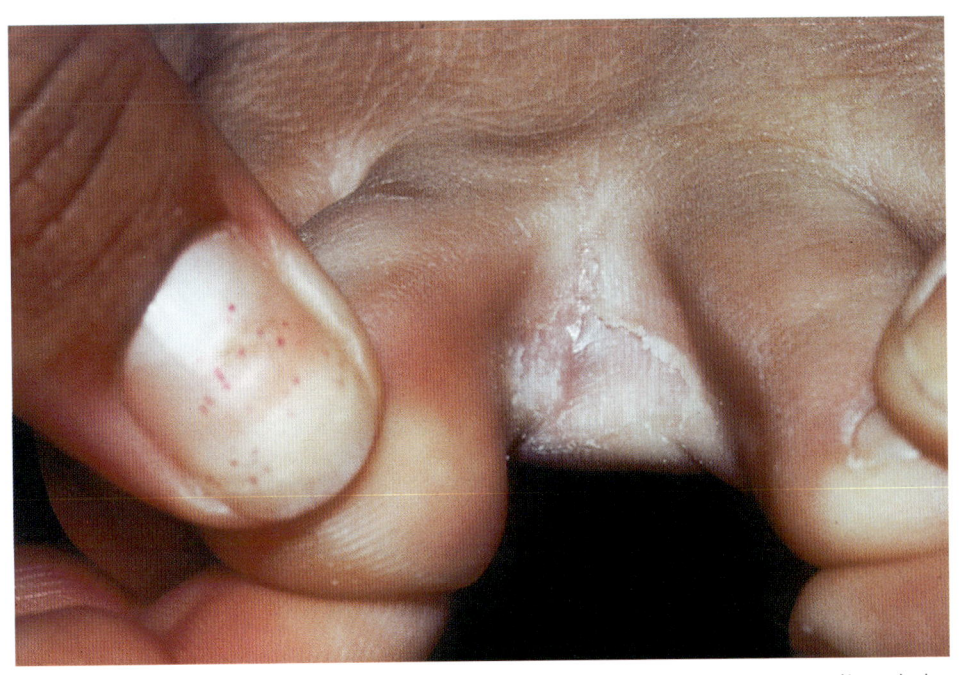

FIGURA 20-14 Eritrasma Escama e maceração no espaço interdigital do pé que fluoresce com a lâmpada de Wood.

MENINGOCOCCEMIA

A meningococcemia é uma septicemia bacteriana grave, caracterizada por febre, lesões petequiais ou purpúricas, hipotensão e sinais de meningite associados a altas taxas de mortalidade e morbidade.

SINÔNIMOS Síndrome de Waterhouse-Friderichsen.

EPIDEMIOLOGIA

IDADE 6 meses a 1 ano de idade e adultos jovens.
GÊNERO M > F, 3:1.
INCIDÊNCIA Incomum.
GRUPOS DE RISCO Pacientes asplênicos ou pacientes com deficiência de complemento (C5, C6, C7 ou C8), de properdina ou deficiência de Ig.
ETIOLOGIA *N. meningitidis*, um diplococo Gram-negativo que atinge a circulação sanguínea através da nasofaringe (taxa de portador: 5-15%). Os sorotipos A, B, C, Y e W-135 são os mais implicados na doença humana.
TRANSMISSÃO Contato direto, pela inalação de gotículas de secreções nasofaríngeas.
SAZONALIDADE Inverno, primavera.
GEOGRAFIA Mundial. Em epidemias ou esporadicamente.

FISIOPATOLOGIA

O foco primário da *N. meningitidis*, geralmente, é uma infecção nasofaríngea subclínica. A transmissão ocorre por meio de gotículas respiratórias, com período de incubação de 2 a 10 dias. Na maioria das pessoas, a infecção induz a estado de portador vitalício.

Quando a meningococcemia ocorre, o diplococo infecta a pele e meninges por intermédio da disseminação hematogênica, especialmente na presença de uma enfermidade viral concomitante ou em fumantes. Acredita-se que a endotoxina seja a responsável pela hipotensão e colapso vascular. Os meningococos são encontrados no interior das células endoteliais e polimorfonucleares, resultando em lesão endotelial local, trombose e necrose das paredes vasculares. Edema e infarto da pele sobrejacente, com extravasamento de hemácias, são responsáveis pelas lesões maculosas, papulosas, petequiais, hemorrágicas e bolhosas características da doença. Lesões vasculares similares ocorrem nas meninges e em outros tecidos.

A maior frequência das manifestações cutâneas hemorrágicas nas infecções meningocócicas, quando comparada às infecções por outros organismos Gram-negativos, pode ser em virtude da potência elevada e/ou propriedades únicas das endotoxinas meningocócicas para reação na derme. A meningococcemia crônica é raramente observada em crianças, porém, durante as manifestações periódicas de febre, erupção e articulares, os meningococos podem ser isolados do sangue. Acredita-se que uma relação incomum entre o hospedeiro e o parasita seja fundamental para a infecção persistente. Na meningococcemia fulminante, pode-se observar coagulação intravascular disseminada.

HISTÓRIA

A manifestação da meningococcemia aguda pode ser semelhante à gripe, com febres, calafrios, artralgias e mialgias. Lesões cutâneas hemorrágicas e intensa hipotensão podem ser evidentes após algumas horas da manifestação inicial. Crianças mais jovens podem-se manifestar com sintomas progressivos mais rapidamente do que crianças mais velhas. A meningococcemia crônica se manifesta com febre intermitente, exantema, mialgia, artralgia, cefaleia e anorexia.

EXAME FÍSICO

Achados Cutâneos

TIPO Máculas, petéquias, urticária, púrpura, equimose, necrose (Fig. 20-15).
COR Rosa, vermelha com centro cinza opaco.
DISTRIBUIÇÃO Tronco, extremidades > face, palmas e plantas.
MEMBRANAS MUCOSAS Petéquias na conjuntiva e outras membranas mucosas.

Achados Gerais

FEBRE ALTA Gravemente enfermo com intensa prostração, taquipneia, taquicardia, hipotensão.
SNC 50% a 88% dos pacientes desenvolvem meningite, irritação meníngea, estado alterado de consciência.
OUTROS Raramente artrite séptica, pericardite purulenta, endocardite bacteriana, hemorragia suprarrenal (síndrome de Waterhouse-Friderichsen).

DIAGNÓSTICO DIFERENCIAL

A meningococcemia pode assemelhar-se a outras bacteremias agudas e endocardite, vasculite de hipersensibilidade aguda, infecções enterovirais, febre maculosa das montanhas rochosas, síndrome do choque tóxico, púrpura fulminante, síndrome de Sweet, púrpura de Henoch-Schönlein, febre tifoide, eritema multiforme ou gonococcemia.

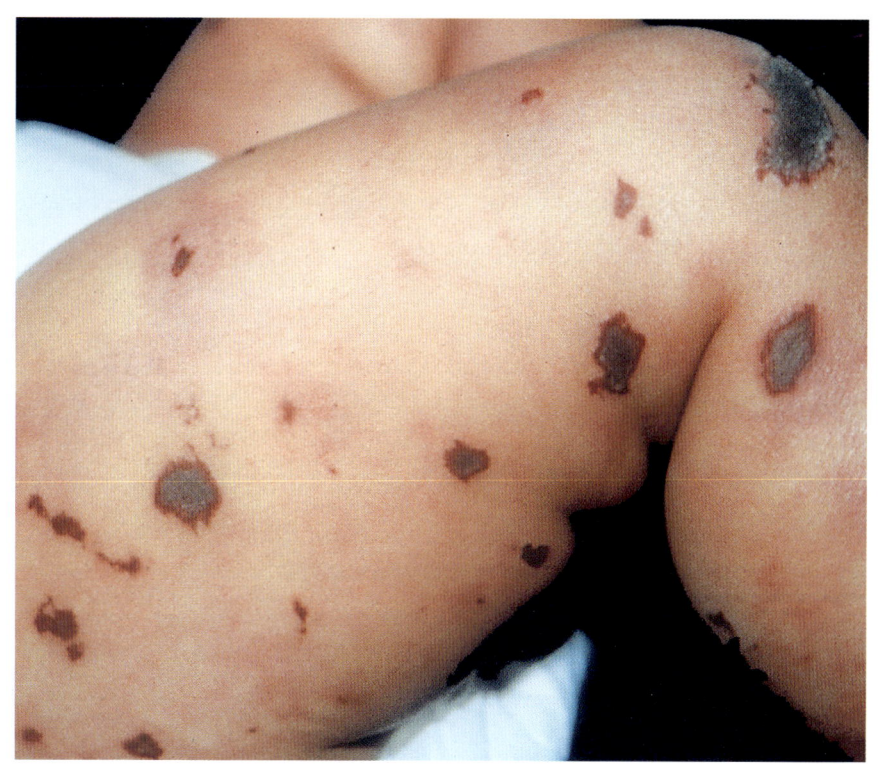

FIGURA 20-15 **Meningococcemia** Áreas necróticas estreladas nas pernas de uma criança com meningococcemia.

EXAMES LABORATORIAIS

DERMATOPATOLOGIA Vasculite leucocitoclástica, trombose e organismos meningocócicos podem ser demonstrados no lúmen dos vasos, no interior dos trombos em espaços perivasculares ou no citoplasma de células endoteliais.
COLORAÇÃO DE GRAM Para diplococos Gram-negativos nas lesões cutâneas em 85% dos casos.
CULTURAS Sangue, pele, FCE, sinovial e pericárdica apresentam baixa sensibilidade.
AGLUTINAÇÃO DE LÁTEX Antígenos A, B, C, Y e W-135 no FCE e urina apresentam alta especificidade, porém baixa sensibilidade.
REAÇÃO EM CADEIA DA POLIMERASE A reação em cadeia da polimerase de amostras cutâneas é mais sensível e específica que amostras sanguíneas e FCE.

EVOLUÇÃO CLÍNICA E PROGNÓSTICO

A meningococcemia é fatal quando não diagnosticada e não tratada. Quando adequadamente tratada, a taxa de recuperação é > 90%. A taxa de mortalidade permanece alta na doença grave ou na síndrome de Waterhouse-Friderichsen. O prognóstico é ruim quando sintomas tardios ou púrpura e equimoses estão presentes no momento do diagnóstico.

CONTROLE

O rápido reconhecimento e o tratamento da meningococcemia aguda é crucial. O tratamento de escolha é a administração IV de penicilina. Nos indivíduos alérgicos à penicilina, recomenda-se administração IV de cloranfenicol. Em áreas de alta resistência à penicilina, as cefalosporinas de terceira geração são eficazes. A meningococcemia crônica é tratada com doses menores dos mesmos antibióticos. Todos os contatos (familiares, escola, hospital) devem ser tratados profilaticamente com rifampicina ou ciprofloxacina (a última a ser evitada em áreas onde a resistência à ciprofloxacina foi previamente descrita).

Uma vacina que protege contra os sorotipos A, C, Y e W-135 está disponível, sendo rotineiramente administrada em crianças entre 11 e 18 anos e pacientes de alto risco para infecção (estudantes, militares etc.). Vacinas meningocócicas adicionais aprovadas nos últimos anos para bebês de até 2 meses e uma vacina combinada meningocócica-*Haemophilus* para bebês de até 6 semanas também estão disponíveis para crianças com alto risco de meningococcemia.

GONOCOCCEMIA

A gonococcemia é uma infecção bacteriana grave, causada pela presença da bactéria *Neisseria gonorrhoeae* na circulação sanguínea, e caracterizada por febre, calafrios, pústulas acrais escassas e poliartrite séptica.

SINÔNIMOS Infecção gonocócica disseminada, síndrome artrite-dermatite gonocócica.

EPIDEMIOLOGIA

IDADE Indivíduos do sexo feminino: 15 a 19 anos de idade. Indivíduos do sexo masculino: 20 a 24 anos de idade.
GÊNERO F > M.
RAÇA Brancos > negros.
INCIDÊNCIA 600.000 casos de infecção gonocócica nos Estados Unidos anualmente, a segunda doença sexualmente transmissível mais comum após a clamídia.
ETIOLOGIA *N. gonorrhoeae*, um diplococo Gram-negativo.

FISIOPATOLOGIA

O gonococo é sexualmente transmitido a partir de um sítio mucoso primário, como a endocérvice, uretra, faringe ou reto. Três por cento dos pacientes com infecção gonocócica da mucosa não tratada desenvolvem bacteremia causada por fatores do hospedeiro (menstruação, gravidez, deficiência de complemento, vírus da imunodeficiência humana, lúpus eritematoso sistêmico), resultando em infecção da pele, articulações e outros órgãos. A maioria dos sinais e sintomas da gonococcemia são manifestações da formação e deposição de imunocomplexos.

HISTÓRIA

A gonorreia é uma doença sexualmente transmissível, transmitida pelas membranas mucosas, com manifestações iniciais de febre, anorexia, mal-estar e calafrios. Cerca de 3 a 21 dias após a infecção, ocorrem pápulas eritematosas e hemorrágicas sobre as articulações distais com poliartralgia migratória sistêmica.

EXAME FÍSICO

Achados Cutâneos

TIPO Máculas, pápulas, pústulas (Fig. 20-16A), bolhas hemorrágicas ou purulentas.
COR Eritematosa a púrpura a preto.
TAMANHO 1 a 5 mm.
DISTRIBUIÇÃO Acral, braços > pernas, articulações das mãos ou pés (Fig. 20-16B).
MEMBRANAS MUCOSAS Orofaringe, uretra, anorretal ou endométrio assintomaticamente colonizados com a *N. gonorrhoeae*.

Achados Gerais

FEBRE 38°C ou superior.
OUTROS Rara tenossinovite, artrite séptica, ± infecção de outros locais/órgãos, peri-hepatite (síndrome de Fitz-Hugh-Curtis), miopericardite, endocardite, meningite, pneumonite, síndrome da dificuldade respiratória do adulto ou osteomielite.

DIAGNÓSTICO DIFERENCIAL

A gonococcemia pode ser confundida com outras bacteremias, meningococcemia, endocardite, artrite infecciosa, doença de Lyme, tenossinovite infecciosa, síndrome de Reiter, artrite psoriática, sífilis ou lúpus eritematoso sistêmico.

EXAMES LABORATORIAIS

DERMATOPATOLOGIA Infiltrado neutrofílico perivascular e neutrófilos em pústulas epidérmicas. Imunofluorescência da biópsia de lesão cutânea ou de esfregaço cutâneo exibe *N. gonorrhoeae* em 60% dos casos.
COLORAÇÃO DE GRAM E CULTURA BACTERIANA Mucosas (faringe, uretra, colo uterino ou reto) rendem 80 a 90% de culturas positivas. Biópsia cutânea, fluido articular, sangue apresentam uma chance de cultura positiva de apenas 10%.
REAÇÃO EM CADEIA DA POLIMERASE (TESTE DE AMPLIFICAÇÃO DO ÁCIDO NUCLEICO) Sensibilidade de 79% e especificidade de 96%. O exame é realizado em amostra uretral ou em amostra de urina coletada na primeira micção da manhã; é um teste não invasivo e rápido. No entanto, a reação em cadeia da polimerase não é capaz de relatar a sensibilidade aos antibióticos; portanto, este exame não elimina a necessidade de cultura.
SOROLOGIA Os testes de aglutinação de látex, ELISA, imunoprecipitação e fixação de complemento apresentam baixa sensibilidade e especificidade; portanto, estes testes não são rotineiramente realizados para o diagnóstico da gonococcemia.
OUTROS Contagem de leucócitos e VHS elevados.

EVOLUÇÃO CLÍNICA E PROGNÓSTICO

Lesões cutâneas e articulares da gonococcemia não tratadas, frequentemente, regridem de modo gradual. Complicações graves não tratadas da gonococcemia incluem osteomielite, meningite, endocardite, síndrome da dificuldade respiratória do adulto e choque séptico fatal.

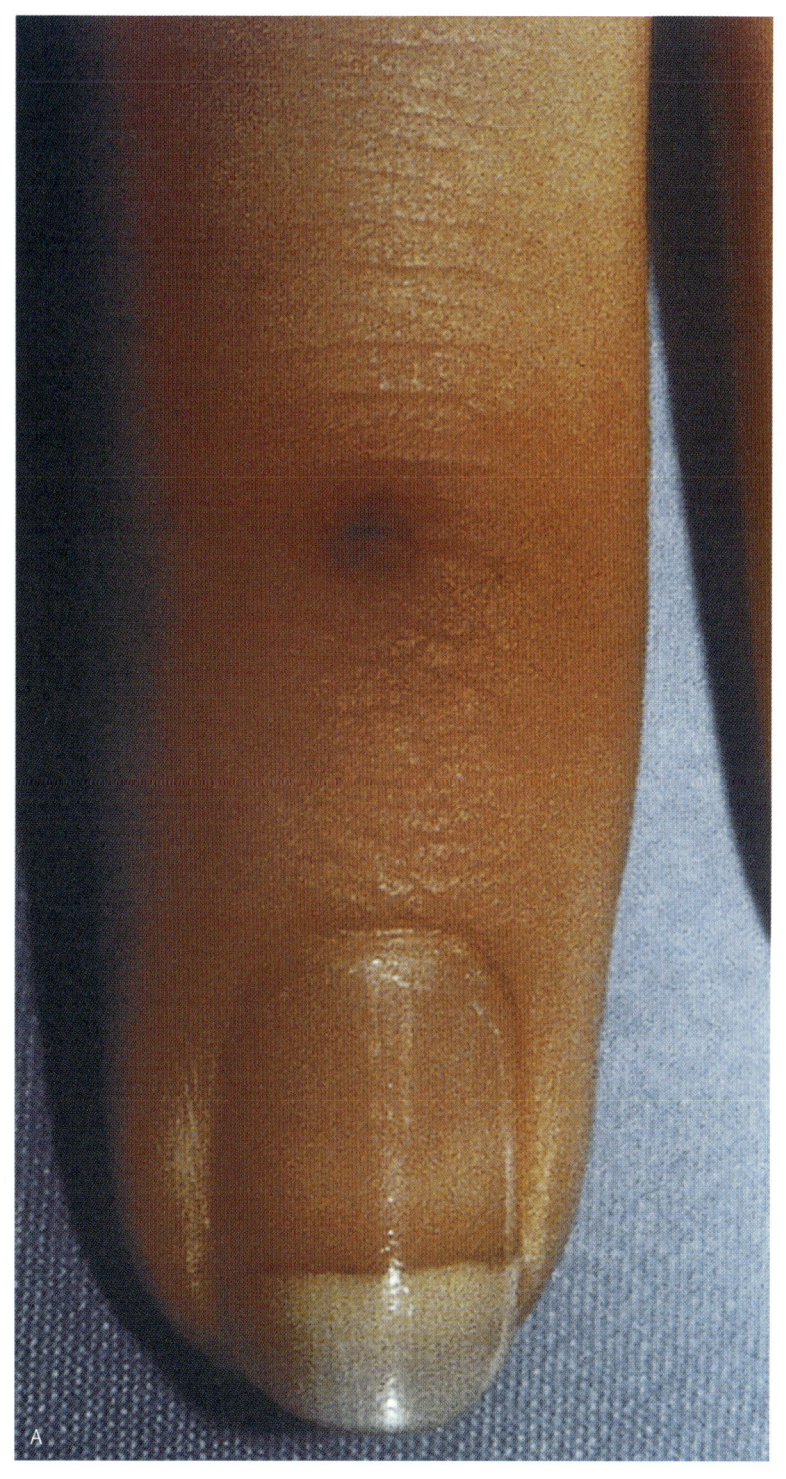

FIGURA 20-16 Gonococcemia (A) Mácula hemorrágica sobre a articulação de uma jovem infectada pelo gonococo. *(Continua.)*

CONTROLE

Recomenda-se a hospitalização para terapia inicial, especialmente em pacientes incapazes de aderir ao tratamento, que possuam diagnóstico incerto ou apresentem efusões sinoviais purulentas ou outras complicações. Pacientes devem ser examinados para evidência clínica de endocardite ou meningite. Os regimes terapêuticos recomendados incluem uma cefalosporina de terceira geração (ceftriaxona) até que a susceptibilidade das cepas de *N. gonorrhoeae* aos antibióticos seja obtida e uma dose única de azitromicina oral para cobertura gonocócica dupla. Em seguida, os pacientes podem ser tratados com penicilina G ou ampicilina. Um regime alternativo para pacientes alérgicos a drogas β-lactâmicas é a espectinomicina. O tratamento deve durar pelo menos 7 dias ou até 14 dias nos casos de artrite purulenta. Pacientes confiáveis com doença não complicada podem receber alta após 24 a 48 horas para completar a terapia com antibióticos orais.

O CDC (*Centers for Disease Control and Prevention*) recomenda que todos os pacientes com gonorreia também sejam tratados para suposta coinfecção pela *Chlamydia trachomatis*. Este tratamento pode ser facilmente realizado com uma tetraciclina (p. ex., doxiciclina) ou um macrolídeo (p. ex., azitromicina).

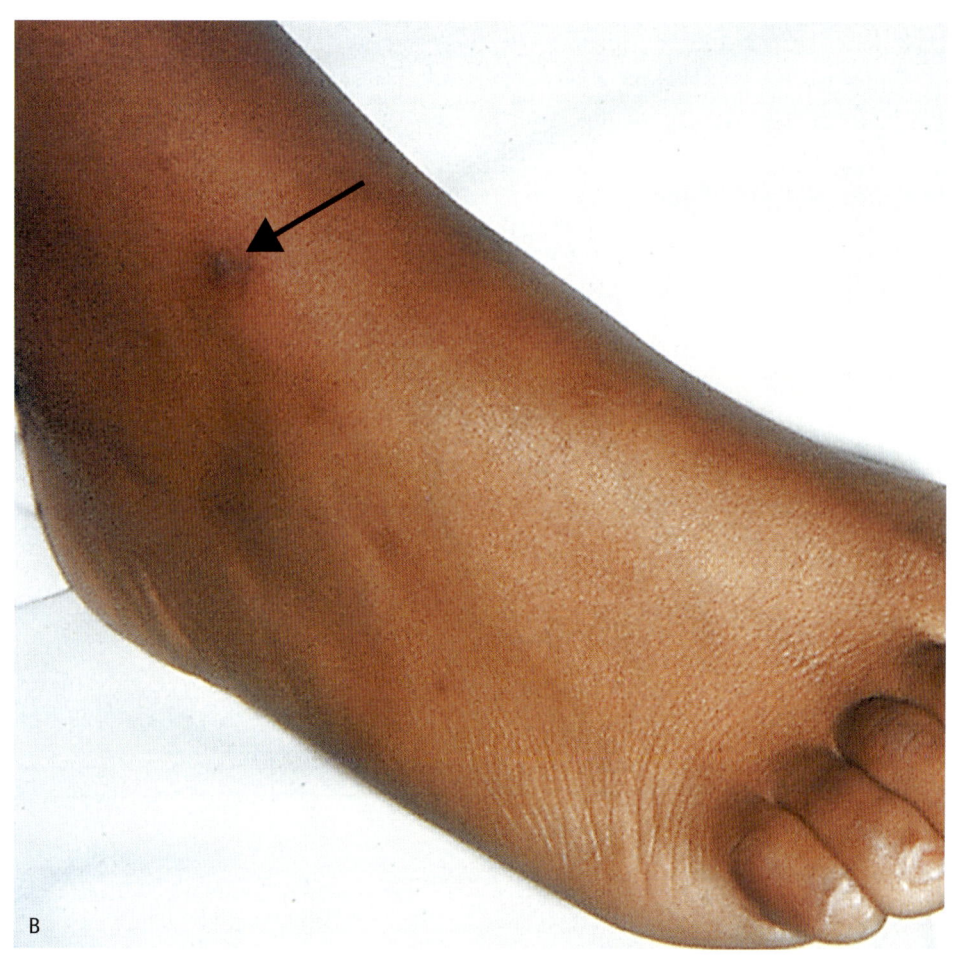

FIGURA 20-16 *(Continuação.)* **Gonococcemia.** (**B**) Pápula hemorrágica no pé de um jovem infectado pelo gonococo.

DOENÇA DA ARRANHADURA DO GATO

A doença da arranhadura do gato é uma infecção zoonótica benigna e autolimitada, caracterizada pela presença de lesões conjuntivais, acompanhadas de linfadenopatia regional crônica, secundárias a arranhadura do gato ou contato com um gato.

SINÔNIMOS Febre da arranhadura do gato, linforreticulose benigna, infecção de English-Wear.

EPIDEMIOLOGIA

IDADE Indivíduos com menos de 21 anos de idade. Idade média: 15 anos, com maior incidência em crianças < 10 anos de idade.
GÊNERO M = F.
INCIDÊNCIA 22.000 casos nos Estados Unidos anualmente.
ETIOLOGIA *Bartonella henselae*.
SAZONALIDADE Outono, inverno.

FISIOPATOLOGIA

A *B. henselae* é transmitida em gatos com alta eficiência pelos vetores (pulgas *Ctenocephalides felis*). A doença da arranhadura do gato em humanos apresenta uma história de contato com gatos (arranhão, mordida, lambida) em 90% dos casos.

HISTÓRIA

Sete a 12 dias após o contato com o gato (geralmente um filhote com menos de 6 meses de idade), pápulas vermelhas desenvolvem-se no local da arranhadura. Sistemicamente, febre baixa, mal-estar, calafrios, dor generalizada e náuseas podem estar presentes. Uma a 4 semanas depois, linfadenite crônica e linfadenopatia regional podem ser encontradas, podendo durar por um período igual ou maior a 2-5 meses se ocorrer fibrose.

EXAME FÍSICO

Achados Cutâneos

TIPO Pápula, vesícula ou pústula.
COR Cor de pele, rosa a vermelha.
TAMANHO 5 a 15 mm.
PALPAÇÃO Firme, quente, sensível ao toque.
DISTRIBUIÇÃO Lesão primária na pele exposta da cabeça, pescoço ou extremidades.
MEMBRANAS MUCOSAS Granulação amarela de 3 mm na conjuntiva com linfadenopatia pré-auricular/cervical (5% apresentam síndrome oculoglandular de Parinaud).
OUTROS Urticária (< 5%), lesões maculopapulares/vesiculopapulares, eritema nodoso ou eritema anular.

Achados Gerais

FEBRE Mal-estar, fatiga, fraqueza, dor de cabeça.
LINFADENOPATIA Linfadenopatia regional: adenopatia solitária, moderadamente sensível, móvel, pode supurar (Fig. 20-17). Mais comum na localização axilar.
OUTROS Menos comum: encefalite, pneumonite (15%), trombocitopenia, osteomielite (15%), hepatite ou abscessos hepáticos ou esplênicos.

DIAGNÓSTICO DIFERENCIAL

O diagnóstico diferencial da doença da arranhadura do gato inclui linfadenite bacteriana supurativa, micobacteriose atípica, esporotricose, tularemia, toxoplasmose, mononucleose infecciosa, tumores, sarcoidose, linfogranuloma venéreo e coccidioidomicose.

EXAMES LABORATORIAIS

DERMATOPATOLOGIA Os linfonodos afetados exibirão necrose central circundada por necrobiose e histiócitos em paliçada; células gigantes multinucleadas e eosinófilos também podem ser observados. A coloração de Warthin-Starry pode demonstrar o bacilo Gram-negativo. O número de anticorpos detectados na imunofluorescência indireta e os títulos de anticorpos contra a *B. henselae*, geralmente, são altos durante as primeiras semanas após o início da linfadenopatia.

EVOLUÇÃO CLÍNICA E PROGNÓSTICO

Em hospedeiros imunocompetentes, a doença da arranhadura do gato é uma doença benigna a autolimitada, caracterizada por linfadenite regional dolorosa com um bom prognóstico e que, geralmente, regride em 2 a 4 meses. Em raros casos, a doença da arranhadura do gato pode persistir por mais tempo.

Em pacientes imunossuprimidos, pode ocorrer uma doença mais grave e complicada, com a presença de encefalite, pneumonite, trombocitopenia, osteomielite, hepatite e abscessos hepáticos e esplênicos.

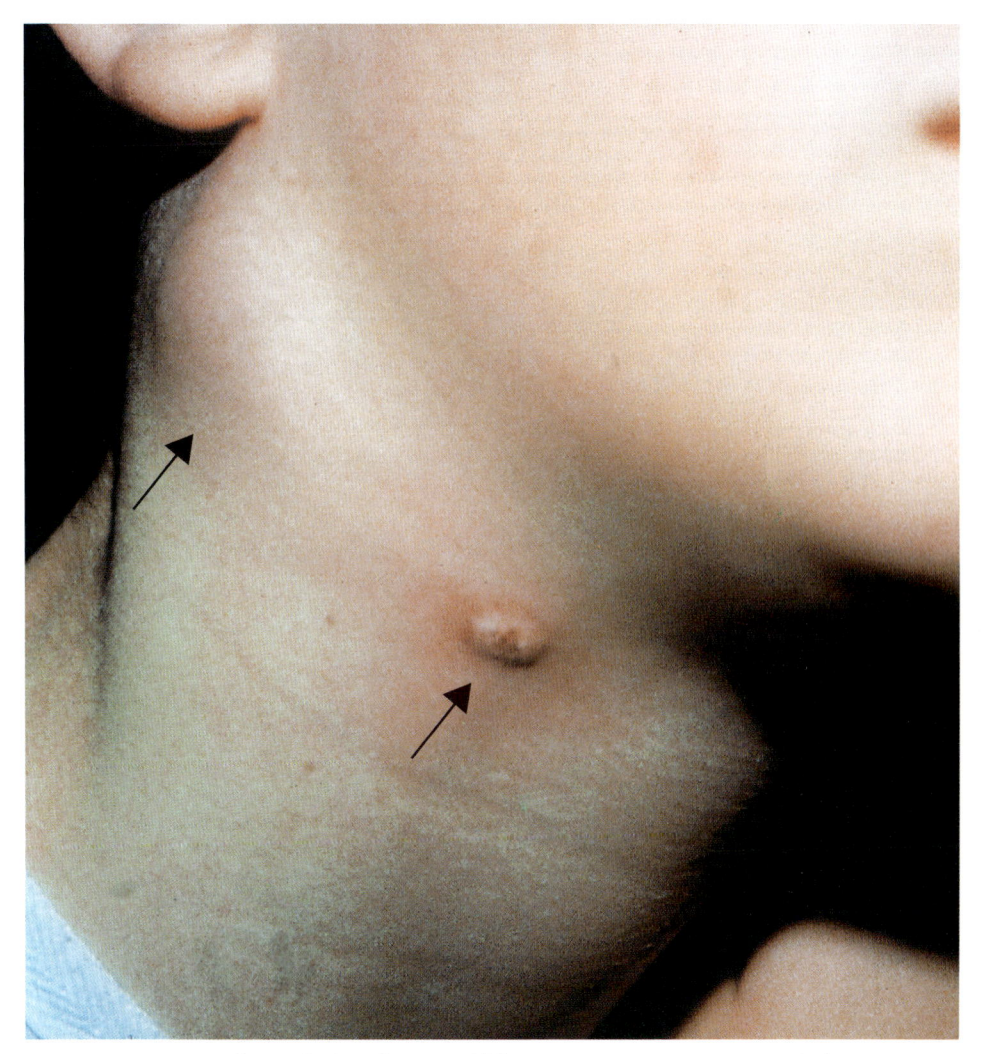

FIGURA 20-17 Doença da arranhadura do gato Nódulo supurativo em uma criança arranhada por um gato, com linfonodo adjacente aumentado.

CONTROLE

A doença da arranhadura do gato é autolimitada e parece não responsiva a antibióticos; portanto, punção por agulha dos nódulos supurativos e tratamento de suporte (analgésicos) fornecerá alívio sintomático. O tratamento com doxiciclina com rifampina e azitromicina isoladamente tem sido utilizado e, se iniciado na fase precoce da doença, pode apresentar um ligeiro benefício. Evidências de ensaios clínicos randomizados e controlados demonstram que um ciclo de 5 dias de azitromicina é efetivo na diminuição do volume linfonodal. Raramente, é necessária a remoção cirúrgica dos linfonodos. A doença também é autolimitada no gato; portanto, não é necessária a amputação das unhas ou remoção do animal.

INFECÇÕES POR MICOBACTÉRIAS

HANSENÍASE (DOENÇA DE HANSEN)

A hanseníase é uma infecção crônica causada pelo *Mycobacterium leprae*, um bacilo com predileção pelos nervos periféricos e pele. Manifestações clínicas, evolução e prognóstico da hanseníase dependem do grau de imunidade do paciente contra o *M. leprae*.

CLASSIFICAÇÃO

1. Tuberculoide (TT): Resposta das células T (Th1) do hospedeiro, forma de resistência, 1 a 5 lesões cutâneas, ausência do bacilo.
2. *Borderline*-tuberculoide (BT): Mais de 5 lesões cutâneas grandes, envolvimento dos nervos periféricos.
3. *Borderline Borderline* (BB): TT e LL, muitas lesões cutâneas, muitos bacilos.
4. *Borderline*-lepromatosa (BL): Muitas lesões cutâneas, face leonina, lesões neurais tardias.
5. Lepromatosa (LL): Resposta das células T (Th2) ineficaz, doença generalizada, grandes globias de bacilos.

Uma classificação indeterminada também existe para indivíduos sem características diagnósticas de um dos grupos acima.

EPIDEMIOLOGIA

IDADE Pico: 10 a 15 anos e 30 a 60 anos de idade.
GÊNERO M > F, 1,5:1.
PREVALÊNCIA Mundial: 219.000 casos em 2011.
ETIOLOGIA *M. leprae*, um delgado bacilo álcool-acidorresistente (BAAR) de 3,0 × 0,5 μm.
GEOGRAFIA África, sudeste da Ásia, América Central/do Sul. Endêmico na Luisiana, Havaí e Califórnia.

FISIOPATOLOGIA

A hanseníase é causada pela transmissão do *M. leprae*, presente na pele erosada, cavidade nasal e oral de uma pessoa infectada, a um hospedeiro susceptível pela mucosa nasal, ferida cutânea aberta ou agulha contaminada. Embora o homem seja o principal reservatório para o *M. leprae*, o tatu (Luisiana), macacos, chimpanzés e camundongos podem hospedar o organismo.

O *M. leprae* é um parasita intracelular obrigatório, com tropismo por macrófagos e células de Schwann. Esta bactéria requer locais mais frios (< 35ºC) do corpo (nervos periféricos, pele, nariz, membranas mucosas, ossos, vísceras) para crescer. Dependendo do nível de imunidade celular do hospedeiro (teste da lepromina), a doença pode progredir (resposta Th2, interleucina 4 [IL-4], IL-10), estabilizar ou regredir espontaneamente (resposta Th1, IL-2, IFN-γ).

HISTÓRIA

O período de incubação pode ser de 4 a 10 dias. A hanseníase infantil inicia-se com pequenas máculas hiperêmicas autolimitadas que, após 18 a 24 meses, desaparecem deixando uma cicatriz hipopigmentada e enrugada. Há um período quiescente até a adolescência ou a idade adulta quando as lesões cutâneas mais típicas e o envolvimento neural tornam-se aparentes.

EXAME FÍSICO

Achados Cutâneos

TIPO Máculas (TT) a pápulas, nódulos, placas infiltradas (LL).
COR Vermelha ou hipopigmentada.
TAMANHO Alguns milímetros a vários centímetros.
FORMATO Anular, oval, redondo (Fig. 20-18).
PALPAÇÃO Placas infiltradas anestésicas ou hipoestésicas.
DISTRIBUIÇÃO Face – facies "leonina", nádegas, extremidades inferiores.
MEMBRANAS MUCOSAS Língua: nódulos, placas, fissuras.
CABELOS Ausentes nas lesões cutâneas.

Achados Gerais

NERVOS Nervos periféricos aumentados (nervo facial, auricular maior, ulnar, radial, mediano, peroneal comum ou tibial posterior), anestesia das lesões cutâneas, alterações neuropáticas (atrofia muscular), instabilidade vasomotora ou distúrbios secretórios.
OLHOS Olhos secos. Câmara anterior pode estar envolvida com resultante glaucoma e catarata (LL). Lesão na córnea e uveíte também podem ocorrer.
TESTÍCULO Pode estar envolvido com resultante hipogonadismo (LL).

SEÇÃO 20 INFECÇÕES CUTÂNEAS BACTERIANAS

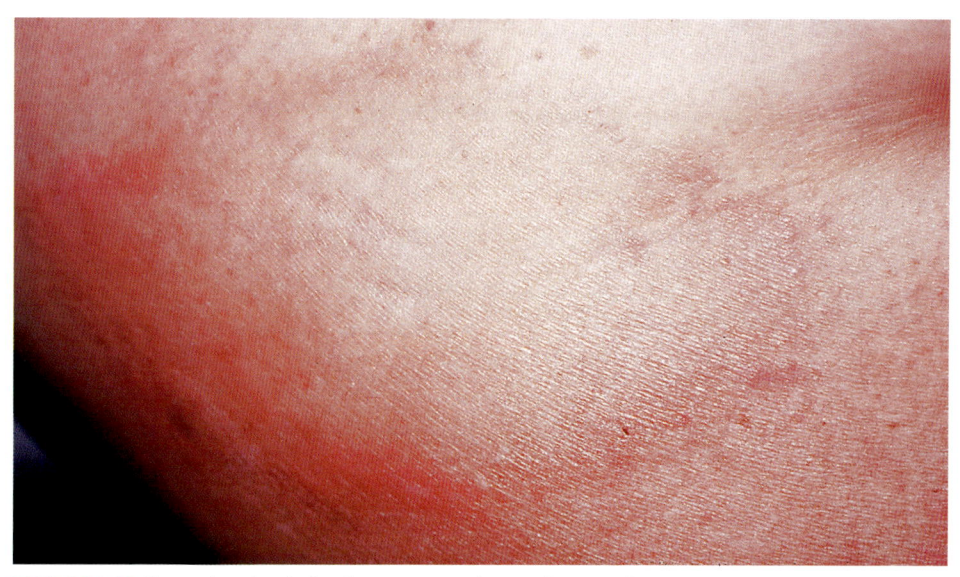

FIGURA 20-18 Hanseníase *borderline*-lepromatosa Placa anular, anestésica em uma criança com hanseníase.

DIAGNÓSTICO DIFERENCIAL

O diagnóstico diferencial da hanseníase é amplo em razão do grande espectro da doença clínica. A hanseníase pode ser confundida com a *tinea corporis*, pitiríase alba, pitiríase versicolor, dermatite seborreica, vasculite, líquen plano, paniculite, esclerodermia, celulite, vitiligo, morfeia, granuloma anular, farmacodermia, sarcoidose, leishmaniose, sífilis, lúpus eritematoso, eritema anular, linfoma cutâneo de células T ou tuberculose (TB) cutânea.

EXAMES LABORATORIAIS

DERMATOPATOLOGIA As lesões de TT exibirão formação de granuloma perineural. Os nervos cutâneos estarão edematosos. Os BAAR serão raros ou ausentes. Lesões da LL irão exibir extenso infiltrado de plasmócitos, linfócitos e células de Virchow (macrófagos estão carregados com *M. leprae*) separadas da epiderme por uma banda estreita de colágeno normal (faixa de Unna ou zona de Grenz). Os anexos cutâneos estão destruídos.

REAÇÃO EM CADEIA DA POLIMERASE O PCR ou a detecção do DNA do *M. leprae* é empregado para amostras de tecidos como um teste confirmatório ou em casos ambíguos.

ESFREGAÇO CUTÂNEO É realizada uma pequena incisão cutânea (dos lobos auriculares ou lesões cutâneas), e o local é raspado para fluidos orgânicos, com visualização dos organismos pelas técnicas de coloração de Ziehl-Neelsen, Gram, Fite, Wade, Sudan III, Sudan IV ou prata metenamina. Os organismos serão encontrados em 100% dos casos de LL, 75% dos casos de BT/BL e apenas 5% dos casos de TL. Em função dos testes diagnósticos mais avançados, como PCR, os esfregaços cutâneos de fenda previamente empregados são, atualmente, menos comumente realizados.

TESTE DE LEPROMINA (teste de Mitsuda) Injeção intradérmica de *M. leprae*-positiva inativada pelo calor (formação de nódulo no sítio de injeção 3-4 semanas depois) na lepra TT e BT.

EVOLUÇÃO CLÍNICA E PROGNÓSTICO

A hanseníase é uma doença desfigurante e socialmente estigmatizada, cujo tratamento pode ser complicado pela reação provocada pelas drogas antimicrobianas, gravidez, outras infecções ou até mesmo desgaste mental.

1. Reação tipo 1 na hanseníase: As lesões cutâneas tornam-se inflamadas e dolorosas com grave edema das mãos, pés e face, em razão da reação de hipersensibilidade tardia. Tratamento de escolha: prednisona.
2. Reação tipo 2 na hanseníase (eritema nodoso hansênico): Aparecimento de nódulos vermelhos e dolorosos na face e nos membros, que evoluem para abscessos ou lesões ulceradas em virtude da formação de imunocomplexos, em conjunto com vasculite cutânea e de pequenos vasos. Tratamento de escolha: talidomida.
3. Reação de Lúcio: Aparecimento de placas eritematosas de formato irregular, que evoluem para lesões necróticas e ulceradas com fenômenos trombóticos e vasculopatia. Tratamento: corticosteroides e antimicobacterianos. Mau prognóstico.

Após a terapia, as principais complicações são neurológicas: contraturas das mãos e pés.

CONTROLE

A OMS recomenda a terapia multidroga (ou multidrogaterapia), com base na idade do paciente e número de bacilos. O United States National Hansen's Disease Program (NHDP) possui recomendações terapêuticas distintas.

Em crianças entre 5 e 14 anos de idade com uma única lesão paucibacilar, apenas uma dose de rifampicina, ofloxacina e minociclina é necessária.

Em crianças com menos de 14 anos de idade com doença multibacilar, o tratamento de escolha é uma terapia de 12 a 18 meses com sulfonas (dapsona) se não houver deficiência de G6PD. Em virtude da resistência à dapsona, a rifampicina deve ser administrada em conjunto com a dapsona por 6 meses no tratamento da TT e BT. Clofazimina deve ser adicionada ao tratamento da hanseníase BB, BL e LL e continuada por pelo menos 2 anos e até que os esfregaços cutâneos sejam negativos.

O NHDP recomenda 12 meses de dapsona mais rifampicina para todas as crianças com doença TT ou BT e 24 meses de tratamento com dapsona mais rifampicina mais clofazimina para a doença LL, BL e BB.

Após a primeira dose do medicamento, o paciente não é mais infeccioso e após o término da terapia multidroga, os pacientes são considerados curados. Recidivas são incomuns, e bacilos ainda podem ser encontrados nos pacientes, porém são inviáveis.

TUBERCULOSE CUTÂNEA

A apresentação clínica da tuberculose cutânea é altamente variável, dependendo da via de inoculação do *Mycobacterium tuberculosis* e da resposta do hospedeiro.

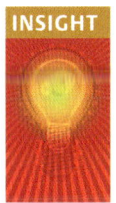

INSIGHT Houve um ressurgimento mundial da tuberculose em decorrência do vírus da Imunodeficiência humana, resistência do *Mycobacterium tuberculosis*, aumento das terapias imunossupressivas e aumento da migração humana.

SINÔNIMOS Verruga do patologista, lúpus verrucoso, TB coliquativa cutânea, TB orificial cutânea, TB lúpica, TB cutânea aguda generalizada, abscesso tuberculoso metastático.

CLASSIFICAÇÃO

Infecção Exógena
1. Cancro tuberculoso: Inoculação primária da TB através da pele/mucosa no hospedeiro não imunizado.
2. TB cutânea verrucosa: Inoculação da TB através da pele/mucosa em hospedeiro previamente exposto.

Disseminação Endógena
1. Escrofuloderma: TB cutânea a partir de um foco TB subjacente (linfonodo, osso).
2. TB orificial: Autoinoculação da pele/mucosa em um cenário de imunidade debilitada.
3. Lúpus vulgar: Direta extensão, disseminação e reinfecção em pacientes que desenvolvem hipersensibilidade do tipo retardada, imunidade referente a células T.
4. TB miliar: Disseminação hematogênica a partir dos pulmões em pacientes com imunidade baixa.
5. Goma tuberculosa: Disseminação hematogênica durante bacteremia e baixa resistência.

EPIDEMIOLOGIA

IDADE Todas as idades.
INCIDÊNCIA 300/100.000 em países subdesenvolvidos, 1% a 2% de todos os pacientes com tuberculose.
ETIOLOGIA *M. tuberculosis* >> *Mycobacterium bovis*, bacilos de Calmette-Guérin.
TRANSMISSÃO Exógena, autoinoculação ou endógena.

FISIOPATOLOGIA

A TB é causada por BAAR do *M. tuberculosis*. Dissemina-se por inalação, ingestão ou inoculação de gotículas salivares. O hospedeiro pode ser previamente sensibilizado ou nunca exposto, resultando em diferentes graus de imunidade celular e diferentes apresentações clínicas. As lesões podem derivar da inoculação direta da pele ou mucosa (cancro tuberculoso, TB cutânea verrucosa) a partir de uma fonte exógena, ou as lesões cutâneas podem originar-se a partir de uma infecção endógena (escrofuloderma, TB miliar, goma tuberculosa, TB orificial, lúpus vulgar). Finalmente, há também reações cutâneas imunes ao *M. tuberculosis* denominadas tuberculídes.

HISTÓRIA

A apresentação clínica do *M. tuberculosis* depende da via de inoculação, do modo de disseminação e da resposta imune celular do hospedeiro.

1. O cancro tuberculoso desenvolve-se 2 a 4 semanas após a inoculação, manifestando-se como pápulas, que evoluem para nódulo, transformam-se em úlcera e regridem, espontaneamente, em 3 a 12 meses.
2. A TB verrucosa inicia-se como pápula, evolui para placa, que pode exsudar pus ou *debris* queratinosos e, então, regride espontaneamente após diversos anos.
3. O escrofuloderma inicia-se como nódulo subcutâneo a partir de infecção óssea ou do linfonodo subjacente que drena, com ulceração e formação de fístulas e regride com cicatrização de queloide.
4. A TB orificial ocorre perto de um orifício drenando uma infecção TB ativa (pulmonar, intestinal ou anogenital). Inicia-se como pápula que, dolorosamente, ulcera e não regredirá espontaneamente.
5. O lúpus vulgar manifesta-se como placa, úlcera, lesão vegetante, tumor ou lesão papulonodular em virtude da resposta de hipersensibilidade tardia em hospedeiros sensibilizados, podendo persistir por anos e regredir com cicatrizes.
6. A TB miliar, geralmente, ocorre no cenário da TB pulmonar e bacteremia. As lesões cutâneas apresentam-se como pápulas e vesículas minúsculas, que regridem com cicatrizes.
7. A goma tuberculosa, geralmente, ocorre com bacteremia. As lesões cutâneas apresentam-se como nódulos subcutâneos que drenam, com ulceração e formação de fístulas.

EXAME FÍSICO

Achados Cutâneos

TIPO Máculas, pápulas, úlceras (cancro tuberculoso; Fig. 20-19), crostas, placas, nódulos.
COR Vermelha a castanho-avermelhada.
DIASCOPIA (ou seja, lâmina de vidro sobre a lesão). Revela coloração castanho-amarelada tipo "geleia de maçã".
DISTRIBUIÇÃO Pele exposta: mãos, pés, cabeça e pescoço.

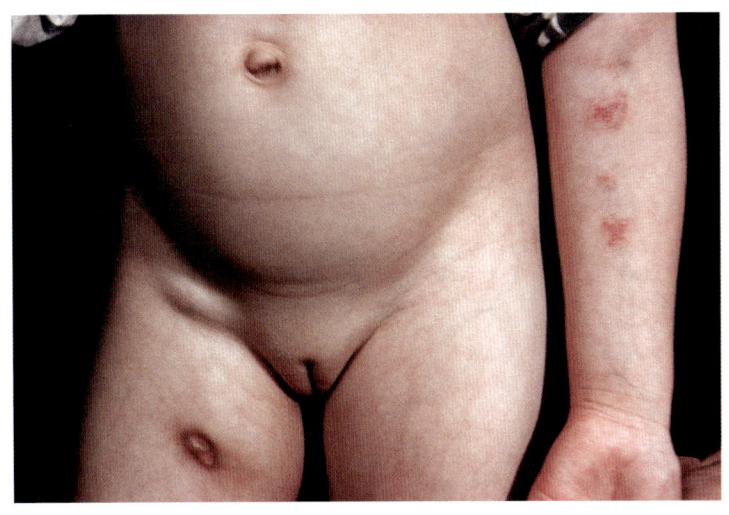

FIGURA 20-19 **Tuberculose cutânea** Sítio de inoculação primária na coxa com linfadenopatia inguinal associada e um teste de tuberculina positivo demonstrado no braço. (Reproduzida, com permissão, de TB Fitzpatrick et al. Color Atlas and Synopsis of Clinical Dermatology. 4th ed. New York, NY:McGraw-Hill; 2001.)

DIAGNÓSTICO DIFERENCIAL

O diagnóstico diferencial da TB é amplo em virtude do grande espectro da doença clínica. A doença causada pelo M. tuberculosis pode ser confundida com sífilis, doença da arranhadura do gato, esporotricose, infecção pelo Mycobacterium marinum, infecção fúngica profunda, sarcoidose, verrugas, líquen plano hipertrófico, hidradenite supurativa, acne conglobata, infecção pelo vírus herpes simples, estomatite aftosa recorrente, varicela, pitiríase liquenoide e varioliforme aguda, exantema viral, linfoma, lúpus eritematoso, hanseníase, leishmaniose ou paniculite.

EXAMES LABORATORIAIS

Dermatopatologia

1. Cancro tuberculoso: Inflamação inespecífica com necrose e bacilos. Em seguida, células de Langerhans, linfócitos, necrose caseosa e ausência de bacilos.
2. TB cutânea verrucosa: Hiperplasia pseudoepiteliomatosa, microabscessos, focos granulomatosos esparsos, alguns bacilos.
3. Escrofuloderma: Tecido de granulação e necrose caseosa na derme mais profunda com presença de bacilos no pus.
4. TB orificial: Inflamação inespecífica e necrose, fácil visualização de bacilos.
5. Lúpus vulgar: Tubérculos bem desenvolvidos, bacilos não visíveis.
6. TB miliar/goma tuberculosa: Necrose e abscessos com abundante quantidade de bacilos.

CULTURA O crescimento do M. tuberculosis pode ser observado em todas as formas clínicas da TB.

REAÇÃO EM CADEIA DA POLIMERASE Detecta o DNA do M. tuberculosis em todas as formas de TB.
TESTE CUTÂNEO Conversão do teste cutâneo intradérmico de negativo para positivo no cancro tuberculoso; é negativo na TB miliar e goma tuberculosa; é positivo no lúpus vulgar, escrofuloderma e TB cutânea verrucosa; é variável na TB orificial.

EVOLUÇÃO CLÍNICA E PROGNÓSTICO

O curso da TB cutânea é variável.

1. O cancro tuberculoso regride, espontaneamente, em 3 a 12 meses.
2. A TB cutânea verrucosa regride, espontaneamente, após vários anos.
3. O escrofuloderma apresenta lenta resolução com formação de cicatriz queloideforme.
4. A TB orificial resulta em úlcera dolorosa que não cicatriza espontaneamente.
5. As lesões do lúpus vulgar persistem durante anos e curam com formação cicatricial.
6. A TB miliar/goma tuberculosa apresenta uma lenta regressão com formação cicatricial.

CONTROLE

O tratamento da TB cutânea é o mesmo que para a TB pulmonar. Isoniazida e rifampicina, rifapentina ou rifabutina suplementada com etambutol, estreptomicina ou pirazinamida podem ser utilizados por 9 a 12 meses e devem continuar por mais 2 meses após resolução dos sintomas cutâneos. Ciclos terapêuticos mais curtos podem ser tentados, com um regime de tratamento de quatro drogas, mas é característico do tratamento da tuberculose cutânea a terapia multidroga.

MICOBACTERIOSE ATÍPICA: *MYCOBACTERIUM MARINUM*

Micobactérias atípicas são comumente encontradas na água e no solo e possuem um baixo grau de patogenicidade. Infecção pela *M. marinum* ocorre por inoculação traumática em um aquário, piscina ou água salobra.

SINÔNIMOS Granuloma de piscina, granuloma de aquário, infecção por *Mycobacterium balnei*.

EPIDEMIOLOGIA

IDADE Todas as idades.
GÊNERO M = F.
INCIDÊNCIA Incomum.
ETIOLOGIA *M. marinum* em água doce ou peixes de água salgada.

FISIOPATOLOGIA

A infecção pelo *M. marinum* ocorre após inoculação traumática do agente na pele ou exposição ao peixe, aquário, piscina, lago ou outro ambiente aquático contaminado.

HISTÓRIA

Pápulas vermelhas surgem no sítio de inoculação. Ao longo de um período de 3 semanas, as pápulas evoluem para nódulos de aproximadamente 1 cm, os quais se degeneram formando úlceras ou placas, podendo permanecer como uma lesão solitária ou se propagar, proximalmente, ao longo do trajeto linfático (aspecto esporotricoide). Em hospedeiros imunocompetentes, os sintomas sistêmicos estão ausentes.

EXAME FÍSICO

Achados Cutâneos

TIPO Pápulas (Fig. 20-20), nódulos, placa, úlcera.
COR Vermelha a castanho-avermelhada.
TAMANHO 2 mm a 1 cm.
ARRANJO Lesão solitária. Lesões lineares em "padrão esporotricoide".
DISTRIBUIÇÃO Braços > pernas.

Achados Gerais

LINFADENOPATIA Linfadenopatia Regional

DIAGNÓSTICO DIFERENCIAL

O diagnóstico diferencial para a infecção causada pelo *M. marinum* inclui verrugas, esporotricose, blastomicose, *M. tuberculosis*, infecção por outras micobactérias não tuberculosas, leishmaniose, sífilis ou reação a corpo estranho.

EXAMES LABORATORIAIS

DERMATOPATOLOGIA As lesões iniciais exibirão inflamação dérmica com linfócitos, neutrófilos e histiócitos. Lesões mais antigas demonstram células epiteliais e células de Langerhans gigantes. Métodos de coloração para a pesquisa de BAAR demonstram o *M. marinum* em apenas 50% dos casos. Esfregaços e exsudatos também podem demonstrar a presença de BAAR.
CULTURA BACTERIANA O *M. marinum* cresce a 32°C em 2 a 4 semanas, em meio de Lowenstein-Jensen e é fotocromogênico, diferenciando-o de outras micobactérias atípicas (ou seja, *Mycobacterium ulcerans* ou *Mycobacterium fortuitum*).
REAÇÃO EM CADEIA DA POLIMERASE O PCR detecta o DNA do *M. marinun* em espécimes de biópsias que podem ser usadas para confirmar o diagnóstico.

EVOLUÇÃO CLÍNICA E PROGNÓSTICO

As lesões causadas pelo *M. marinum* tendem a apresentar resolução espontânea em 1 a 2 anos. Ocasionalmente, infecções mais profundas podem causar tenossinovite, artrite séptica ou osteomielite. Hospedeiros imunocomprometidos podem ter doença disseminada.

CONTROLE

Para o tratamento da infecção causada pelo *M. marinum*, um teste de sensibilidade antibiótica deve ser realizado. A administração sistêmica de minociclina, doxiciclina, claritromicina (+ rifampicina), rifampicina (+ etambutol), sulfametoxazol-trimetoprim ou ciprofloxacina é eficaz. A duração do tratamento deve durar 2 meses após a resolução dos sintomas cutâneos e por um período mínimo de 3 a 4 meses. A cirurgia pode ser necessária se as lesões responderem, inadequadamente, ao tratamento com antibiótico.

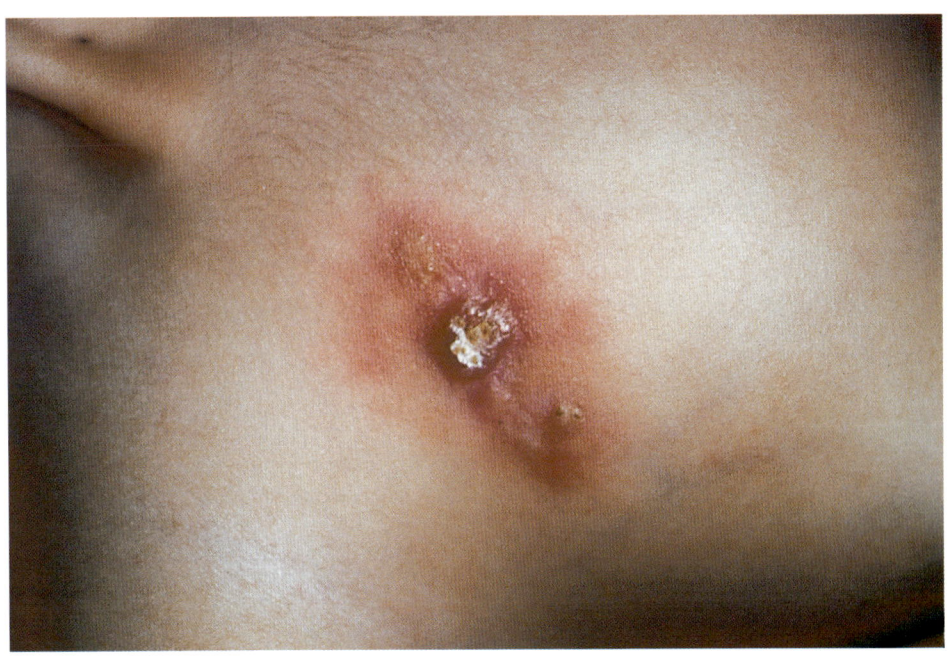

FIGURA 20-20 Infecção micobacteriana Placa eritematosa com pústula central no pescoço de uma criança exposta ao *Mycobacterium marinum*.

BORRELIOSE DE LYME

A borreliose de Lyme é uma doença infecciosa causada por espiroquetas e transmitida ao homem pela picada de carrapato infectado. Doença de Lyme, a síndrome que ocorre no início da infecção, é caracterizada por erupção cutânea anular transiente (eritema crônico migratório, ECM), seguido pelo envolvimento tardio das articulações, sistema nervoso e/ou cardíaco.

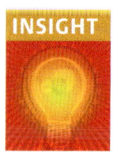

> **INSIGHT**
> O tamanho das lesões anulares do eritema migratório pode variar de 1 ou 2 cm a dezenas de centímetros.

SINÔNIMOS Doença de Lyme, eritema migratório, artrite de Lyme.

EPIDEMIOLOGIA

IDADE Pico: 5 a 9 anos e 50 a 54 anos de idade.
GÊNERO Crianças: M > F. Adultos: F > M.
INCIDÊNCIA Comum. Em áreas endêmicas, 5% a 10% da população. 30.000 casos nos Estados Unidos em 2012. Noventa por cento dos casos nos EUA ocorrem entre Maryland e Maine com incidência crescente nos estados da Nova Inglaterra. Suécia: 69 casos/100.000, cerca de 130/100.000 na Áustria.
RAÇA Brancos > todas as outras raças.
ETIOLOGIA A espiroqueta *Borrelia burgdorferi* é responsável pela doença de Lyme nos Estados Unidos. A *B. burgdorferi* também ocorre na Europa, porém as 2 genoespécies dominantes são a *B. burgdorferi garinii* e *B. burgdorferi feri afzelii*.
SAZONALIDADE Estados Unidos: oitenta por cento no verão no meio-oeste e NE; Primavera no NW.
GEOGRAFIA A costa nordeste dos EUA (Massachusetts, Rhode Island, Connecticut, Nova Iorque, Nova Jersey, Pensilvânia, Delaware,Maryland), meio-oeste (Minnesota, Wisconsin) e oeste (Califórnia, Oregon, Nevada, Utah). Na Europa, a borreliose de Lyme ocorre, amplamente, por todo o continente e Grã-Bretanha. Também ocorre na Austrália, China e Japão.

FISIOPATOLOGIA

A *B. burgdorferi* é transmitida pela picada de carrapatos de cervos (*Ixodes scapularis* ou *Ixodes dammini*) na costa leste dos Estados Unidos e região dos Grandes Lagos, carrapato de patas pretas (*Ixodes pacificus*) na costa oeste dos Estados Unidos, *Ixodes ricinus* na Europa e *Ixodes persulcatus* na Ásia. A *Borrelia* é transmitida ao homem pela picada e alimentação de carrapatos ou ninfas (Fig. 20-21).

A borreliose de Lyme inicia-se com a erupção cutânea do eritema migratório, que ocorre no sítio de picada do carrapato logo após a inoculação. A erupção persiste por 2 a 3 semanas. Lesões secundárias ocorrem após a disseminação hematogônica para a pele. As manifestações articulares tardias são, supostamente, mediadas pela formação de imunocomplexos. A invasão direta do espiroqueta no LCE resulta em meningite. Na doença de Lyme, a patogênese das neuropatias cranianas e periféricas é desconhecida, porém também pode resultar dos mecanismos imunes.

HISTÓRIA

Um carrapato infectado deve permanecer em uma pessoa durante 2 a 3 dias para se alimentar antes de passar a infecção. A borreliose de Lyme possui um período de incubação de 1 a 36 dias (média de 9 dias) após a picada do carrapato. Apenas uma minoria dos pacientes com borreliose de Lyme estão cientes de uma picada de carrapato precedente. A doença de Lyme inicial é caracterizada por mal-estar, fadiga, letargia, dores de cabeça, febre, calafrios, pescoço duro, artralgia, mialgia, dores na coluna, anorexia, dor de garganta, náusea, disestesia, vômito, dor abdominal e fotofobia; 75% dos pacientes apresentarão eritema crônico migratório associado. Os sintomas iniciais da doença de Lyme desaparecem em 1 a 2 meses. Os sintomas tardios da doença de Lyme podem ocorrer em 15% dos casos não tratados após várias semanas a meses. Sequelas tardias incluem complicações articulares, neurológicas e cardíacas.

EXAME FÍSICO

Achados Cutâneos

TIPO Mácula, pápula, placa anular.
COR Vermelha a púrpura.
TAMANHO 2 cm a vários centímetros (varia de 3 a 70 cm, com média de 15 cm de diâmetro).
NÚMERO Eritema crônico migratório: lesão solitária. Múltiplas lesões secundárias desenvolvem-se em 25% dos casos. Estas lesões assemelham-se ao EM, porém são menores, migram menos e precisam de endurecimento central (Fig. 20-22).
DISTRIBUIÇÃO Tronco e extremidades proximais, áreas axilares e inguinais.
MEMBRANAS MUCOSAS Garganta inflamada, conjuntivite.

Achados Cutâneos Tardios

LINFOCITOMA CÚTIS Nódulos infiltrativos causados por picada do carrapato na cabeça, especialmente nos lobos auriculares, nos mamilos, escroto e

SEÇÃO 20 INFECÇÕES CUTÂNEAS BACTERIANAS

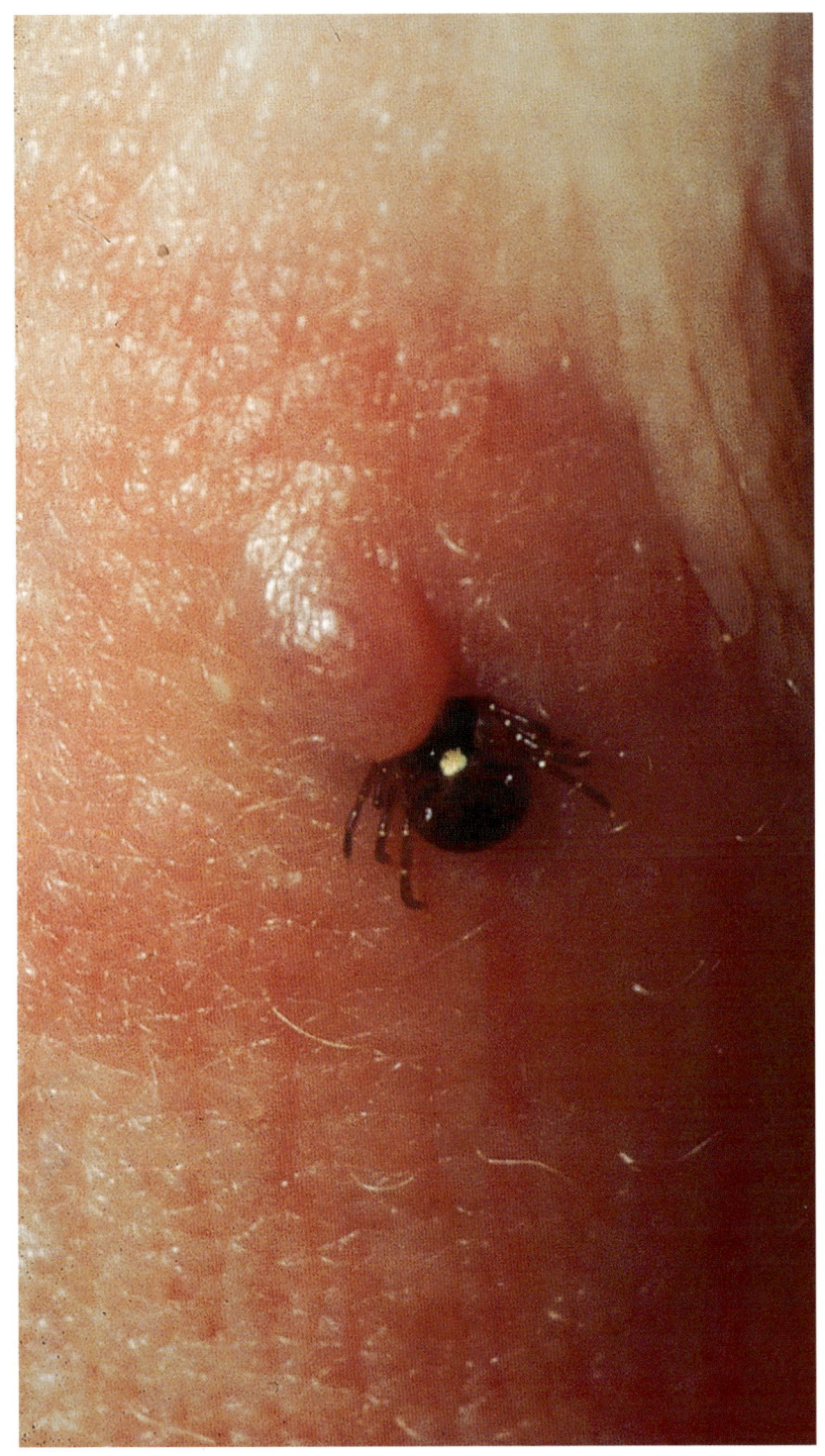

FIGURA 20-21 Borreliose de Lyme Uma ninfa ingurgitada do carrapato *Ixodes scapularis* alimentando-se na pele humana. A transmissão da Borrelia, geralmente, ocorre após a alimentação e fixação prolongada (36 horas).

extremidades; 3 a 5 cm de diâmetro; geralmente assintomáticos. Também pode ser chamado de "pseudolinfoma cutâneo".
ACRODERMATITE CRÔNICA ATRÓFICA Eritema em uma extremidade que lentamente se estende, centrifugamente, ao longo de vários meses a anos, deixando áreas centrais de atrofia e fibrose.

Achados Gerais

FEBRE Mal-estar, dor de cabeça.
LINFADENOPATIA Linfadenopatia regional.
OLHOS Conjuntivite, ceratite, irite, episclerite, neurite retrobulbar.
REUMATOLÓGICO (60%) 4 a 6 semanas após a picada do carrapato, artralgia, tendinite, oligoartrite. Joelho (89%), ombro (9%), quadril (9%), tornozelo (7%) e cotovelo (2%).
NEUROLÓGICO (20%) 1 a 6 semanas após a picada do carrapato. Meningite, encefalite, transtornos do sono, dificuldade em se concentrar, memória fraca, irritabilidade, instabilidade emocional, demência, neuropatias cranianas (neuropatia óptica, paralisia do sexto nervo, paralisia facial ou de Bell, surdez por lesão no oitavo nervo), radiculopatias sensoriais/motoras (dor, disestesia, perda sensorial, fraqueza, perda de reflexos).
CARDÍACO (10%) 4 semanas após a picada do carrapato. Bloqueio atrioventricular, miopericardite, arritmias, cardiomiopatia e disfunção ventricular esquerda.
OUTROS Sensibilidade do quadrante superior direito, artrite, hepatoesplenomegalia, sensibilidade muscular, edema periorbital e sensibilidade abdominal.

Variantes

A doença de Lyme que ocorre na Europa é mais branda do que a que ocorre nos Estados Unidos, provavelmente em decorrência das diferentes cepas de *B. burgdorferi*. A *B. burgdorferi garinii* está associada a doença neurológica enquanto *B. afzelii* está associado a uma manifestação dermatológica conhecida como acrodermatite crônica atrófica.

DIAGNÓSTICO DIFERENCIAL

O diagnóstico diferencial da doença de Lyme inclui a *tinea corporis*, a placa primária escapular da pitiríase rósea, picada de inseto (p. ex., aranha marrom), celulite, urticária, eritema multiforme, eritema pigmentar fixo, fibromialgia, artrite gonocócica, gota, meningite, lúpus eritematoso e sífilis secundária.

EXAMES LABORATORIAIS

DERMATOPATOLOGIA Infiltrado linfo-histiocítico perivascular e intersticial, contendo plasmócitos. As espiroquetas podem ser demonstradas em até 40% das amostras de biópsia cutânea.
SOROLOGIA Imunofluorescência indireta e ELISA são os métodos utilizados para detectar anticorpos contra a *B. burgdorferi*. A resposta humoral inicial é com anticorpos da classe IgM, seguido por IgG. No início da doença de Lyme, quando a erupção é a única lesão manifestada, somente 50% dos pacientes possuem sorologia positiva; o tratamento adequado é capaz de bloquear a soroconversão. Quase todos os casos com manifestações tardias são soropositivos com título > 1:256. Títulos positivos devem ser confirmados por *Western Blot*.
OUTROS Atualmente, os carrapatos *Ixodes* removidos de pacientes podem ser testados para a presença de infecção por *Borrelia*.

EVOLUÇÃO CLÍNICA E PROGNÓSTICO

As lesões cutâneas na doença de Lyme inicial não tratadas desaparecem em um tempo médio de 28 dias. Tanto o EM quanto as lesões secundárias podem desaparecer e recorrer por meses. No entanto, após tratamento adequado, as lesões iniciais regridem em alguns dias, e as manifestações tardias são prevenidas. A cura das manifestações tardias identificadas precocemente pode ser alcançada com antibioticoterapia; porém atraso na identificação pode resultar em incapacidade articular, neurológica ou cardíaca permanente.

CONTROLE

Instruções em relação à prevenção da doença, especialmente em áreas endêmicas, incluem: o uso de camisas de manga comprida e calças dentro das meias ou botas pode ajudar a prevenir o carrapato de alcançar a pele, e a aplicação de repelentes (DEET, permetrina) nas roupas e na pele exposta pode ajudar a reduzir o risco de fixação do carrapato.

A transmissão da *B. burgdorferi* a partir de um carrapato infectado exige 2 a 3 dias de fixação do carrapato; portanto, verificações diárias para carrapatos e remoção imediata prevenirão a infecção. Os carrapatos devem ser removidos com uma pinça de ponta fina, agarrando o carrapato próximo da pele e puxando-o. O uso de vaselina ou outros remédios caseiros não são recomendados.

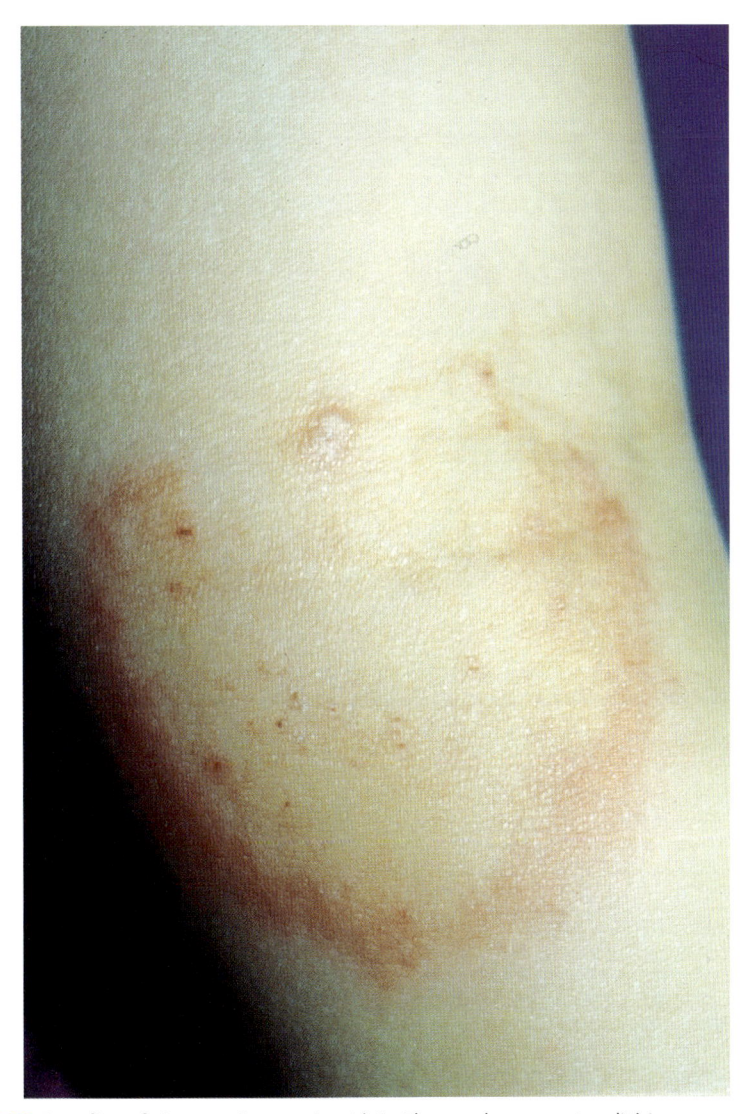

FIGURA 20-22 Borreliose de Lyme, eritema migratório Placa anular crescente solitária na perna, no local de uma picada de carrapato assintomática.

Em crianças com mais de 8 anos de idade, em áreas endêmicas, uma dose de 200 mg de doxiciclina em até 72 horas após a remoção do carrapato pode prevenir o desenvolvimento da doença de Lyme. Recomenda-se um ciclo terapêutico de 21 dias com tetraciclina, doxiciclina, amoxicilina ou cefuroxima axetil quando as lesões são aparentes. Em crianças abaixo de 8 anos, 21 dias de cefuroxima axetil ou amoxicilina e, em pacientes com alergia à penicilina, recomenda-se a eritromicina.

A doença de Lyme tardia, artrite e complicações neurológicas podem ser tratadas durante 28 dias com tetraciclina, doxiciclina, amoxicilina e ceftriaxona IV, ou com cloranfenicol por 21 a 28 dias se o primeiro ciclo de tratamento oral não for bem-sucedido.

Foi cogitado o uso de uma vacina (LYMErix) para indivíduos entre 15 e 70 anos de idade com risco moderado a alto, porém ela não está mais disponível em razão da falta de interesse.

SEÇÃO 21

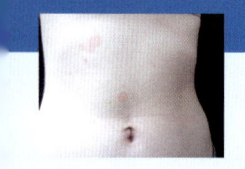

INFECÇÕES CUTÂNEAS FÚNGICAS

As infecções fúngicas cutâneas são classificadas como se segue:

1. Superficiais: infectam o estrato córneo, folículos pilosos e unhas.

   Os três gêneros principais são o *Trichophyton*, *Microsporum* e *Epidermophyton*. O termo tinea é utilizado para indicar infecção fúngica, sendo modificado pelo local afetado (p. ex., *tinea capitis, tinea corporis*).

   Cândida é um habitante normal da orofaringe e do trato gastrointestinal. Condições úmidas favorecem o crescimento exagerado da Cândida, podendo resultar em infecção superficial da pele e membranas mucosas.

2. Profundas: acometem a derme e os tecidos subcutâneos.

   As micoses subcutâneas resultam da implantação do agente e incluem cromoblastomicose, micetoma, esporotricose, basidiobolomicose e lobomicose.

   Micoses profundas resultam da disseminação hematógena ou extensão da infecção a partir de uma estrutura subjacente. Patógenos verdadeiros infectam hospedeiros com imunidade normal e incluem histoplasmose, coccidioidomicose e paracoccidioidomicose. Patógenos oportunistas infectam hospedeiros imunocomprometidos e incluem candidíase disseminada e aspergilose.

DERMATOFITOSES SUPERFICIAIS

TINEA CAPITIS

Tinea capitis é uma infecção fúngica (por *Microsporum* ou *Trichophyton*) do couro cabeludo e cabelos, caracterizada por inflamação folicular com nódulos edematosos e dolorosos que drenam pus e resultam em perda capilar.

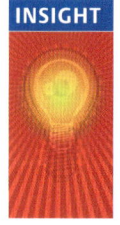

INSIGHT Se houver dúvida com relação ao diagnóstico, uma cultura fúngica dos cabelos afetados e escamas pode ser realizada. Se o tratamento sistêmico é administrado sem melhora do quadro, o diagnóstico inicial é colocado em dúvida, porém a realização de cultura após o tratamento é extremamente ineficiente.

SINÔNIMO Tinha do couro cabeludo, tinha tonsurante, micose do cabelo.

EPIDEMIOLOGIA

IDADE Crianças: 2 a 10 anos de idade; raramente observado em infantes ou adultos.
GÊNERO M > F, > 2:1.
RAÇA Negros > brancos.
INCIDÊNCIA Infecção fúngica mais comum na infância. Até 8% da população pediátrica.
ETIOLOGIA *Trichophyton tonsurans* (90%) nos Estados Unidos e Europa Ocidental > *Microsporum canis* > *M. audouinii* > *T. verrucosum* e *T. violaceum* > *T. tonsurans* no sudeste da Europa e África do Norte.

HISTÓRIA

Dois a quatro dias após exposição, placas escamosas e pruriginosas aparecem no couro cabeludo com subsequente perda capilar. As lesões aumentam quando não tratadas e pápulas amolecidas podem-se desenvolver dentro das placas de alopecia. Os sintomas sistêmicos podem incluir linfadenopatia cervical, mal-estar ou febre. Além disso, pode ser observada reação alérgica sistêmica aos elementos fúngicos (ver "*Tinea e Reação Ide*").

EXAME FÍSICO

Lesões Cutâneas

1. Ectotrix (infecção no exterior da haste pilosa).
   a. **Tinha com placa cinzenta.** Cabelo frágil; a haste quebra 1 a 2 mm acima da superfície do couro cabeludo. Os cabelos quebrados produzem uma placa de cor cinzenta. Causada pelo *M. audouinii* e *M. canis* (Fig. 21-1).

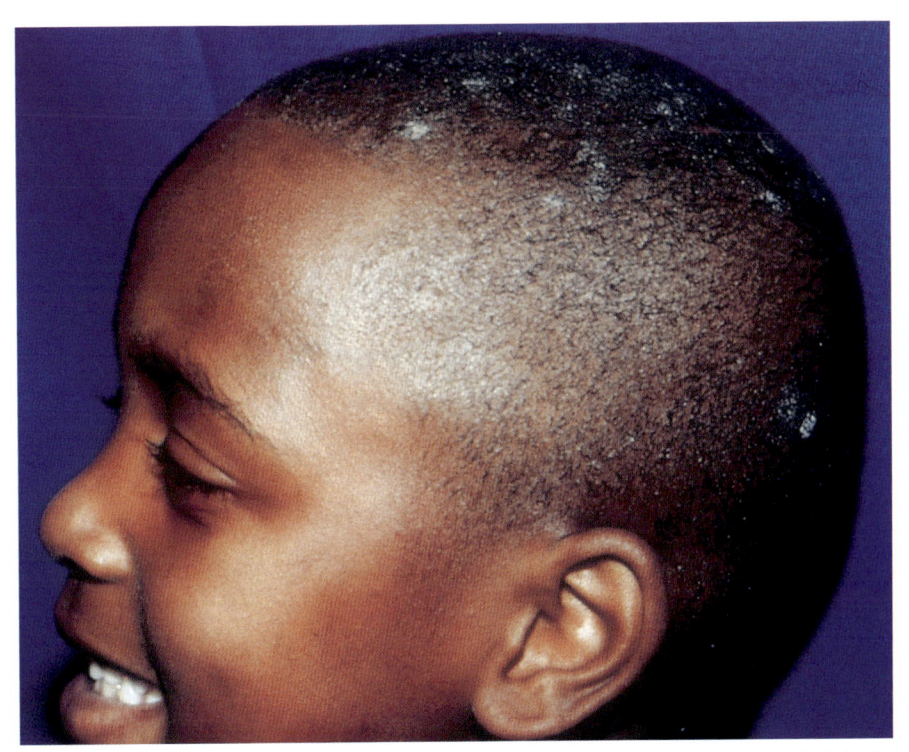

FIGURA 21-1 *Tinea capitis*, tipo "placa cinzenta" Placas escamosas bem definidas no couro cabeludo de uma criança com *tinea*.

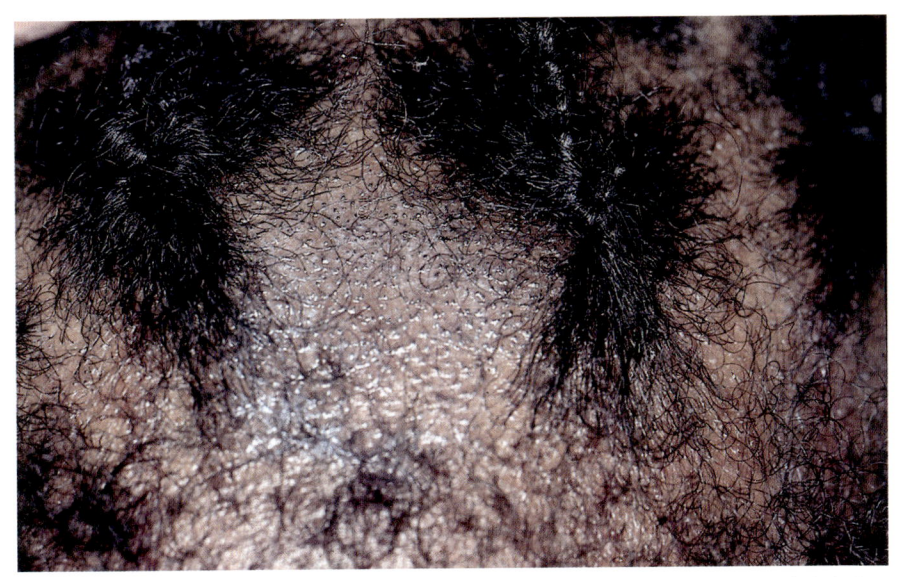

FIGURA 21-2 *Tinea capitis*, tipo "pontos pretos" Placa assintomática de alopecia no couro cabeludo frontal de uma criança de 4 anos de idade com infecção pelo *Trichophyton tonsurans*. (Reproduzida, com permissão, de Fitzpatrick TB, Wolff K, Johnson RA. Color Atlas and Synopsis of Clinical Dermatology. 4th ed. New York, NY: McGraw-Hill; 2001.)

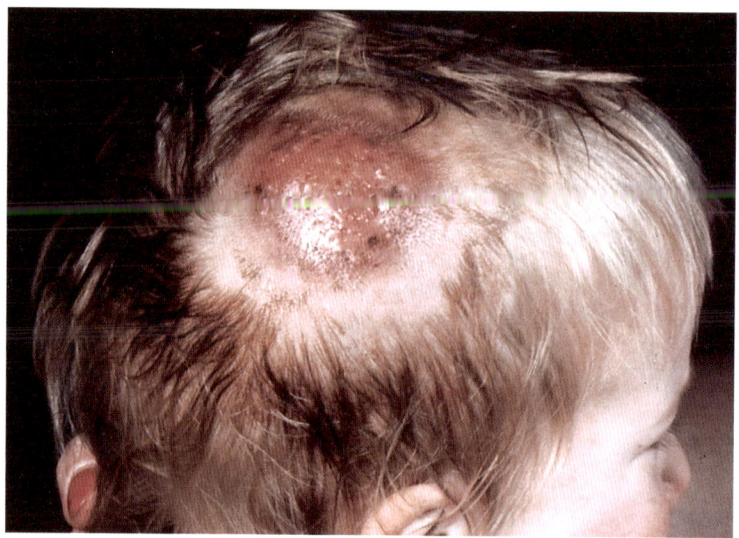

FIGURA 21-3 *Tinea capitis*, tipo "kerion" Grande nódulo edematoso e eritematoso no couro cabeludo de uma criança. (Reproduzida, com permissão, de Fitzpatrick TB, Wolff K, Johnson RA. Color Atlas and Synopsis of Clinical Dermatology. 4th ed. New York, NY: McGraw-Hill; 2001.)

2. Endotrix (infecção no interior da haste pilosa).
   a. **Tinha com pontos pretos.** Cabelos rompidos ao nível do couro cabeludo conferem a aparência de pontos pretos, causada pelo *T. tonsurans* e *T. violaceum* (Fig. 21-2). Difunde-se facilmente via fômites.
   b. **Kerion.** Nódulos edematosos, purulentos, inflamados e dolorosos que drenam pus. Os cabelos não quebram, porém caem facilmente. Sara com perda capilar residual (Fig. 21-3).
   c. **Favo.** Lesões em forma de taça (crostas amareladas) estão presentes no couro cabeludo infectado pelo *T. schoenleinii* (Fig. 21-4). O favo é endêmico na Ásia, no Oriente Médio e na África do Sul.

LÂMPADA DE WOOD A lâmpada de Wood revela hastes pilosas de coloração verde brilhante nas infecções do couro cabeludo causadas pelo *M. audouinii* e *M. canis*. A fluorescência do *T. schoenleinii* é de coloração verde-acizentada. No entanto, o *T. tonsurans* não exibe fluorescência.

EXAMES LABORATORIAIS

MICROSCOPIA DIRETA COM KOH 10% Esporos no interior (*T. tonsurans* e *T. violaceum*, Fig. 21-5) ou ao redor (*Microsporum*) da haste pilosa, consistente com tinea capitis em padrão endotrix ou ectotrix, respectivamente.

CULTURA FÚNGICA Cabelo infectado ou escamas no couro cabeludo podem ser inoculados no ágar Sabouraud ou outro meio DMT (*Dermatophyte Test Medium*, Meio de cultivo de dermatófitos), e o organismo causador pode ser identificado em algumas semanas.

CONTROLE

A *tinea capitis* dissemina-se por meio de escovas de cabelo, pentes, toalhas, fronhas e chapéus. Crianças com tinha do couro cabeludo não devem compartilhar estes itens. A *tinea* também pode-se propagar pelo contato direto com crianças infectadas. A atual recomendação é que as crianças infectadas podem frequentar a escola uma vez iniciado o tratamento.

Xampus antifúngicos (cetoconazol 2% ou sulfeto de selênio 2,5%) reduzem a propagação de elementos fúngicos e, portanto, diminuem a disseminação da infecção. Pacientes devem ser instruídos a fazer espuma com o xampu e deixá-lo repousar sobre o couro cabeludo por 5 a 10 minutos antes de enxaguar, repetindo a lavagem 2 a 3 vezes por semana. Os contatos familiares também podem utilizar o xampu diariamente ou em dias alternados não até que o paciente esteja livre da doença. Animais de estimação, incluindo cães e gatos, são reservatórios de *M. canis*, e o tratamento veterinário de animais domésticos deve ser considerado se houver suspeita de que sejam a fonte de infecção ou reinfecção.

TERAPIAS SISTÊMICAS Tratamentos tópicos não são eficazes no tratamento do bulbo capilar; portanto, tratamento antifúngico oral é necessário. Griseofulvina oral é o padrão ouro para a *tinea capitis* em crianças, e casos refratários podem necessitar de doses mais altas ou de fluconazol. Os efeitos colaterais conhecidos incluem cefaleia e desarranjo gastrointestinal. Agentes antifúngicos mais novos (itraconazol, terbinafina) são eficazes, porém nenhum destes agentes apresenta o perfil de segurança a longo prazo da griseofulvina.

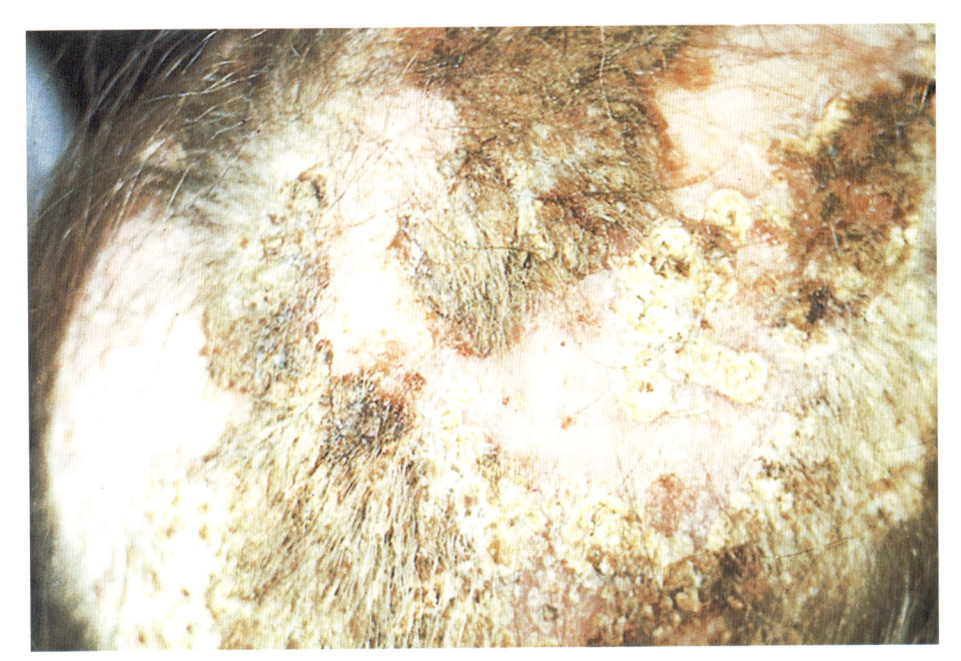

FIGURA 21-4 *Tinea capitis*, tipo "favo" Crostas amareladas aderentes e escamas denominadas "em taça" em criança infectada pelo *Trichophyton schoenleinii*. (Reproduzida, com permissão, de Freedberg IM, *et al.* Dermatology in General Medicine. 5th ed. New York, NY: McGraw-Hill; 1999.)

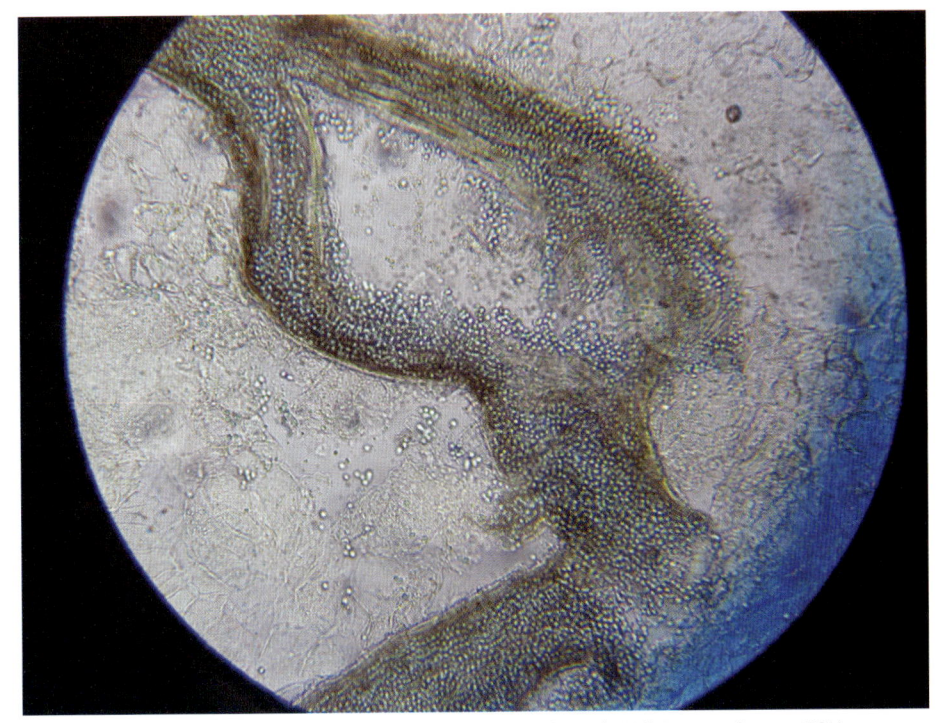

FIGURA 21-5 *Tinea capitis*, preparação com hidróxido de potássio (KOH) Preparação com KOH demonstrando esporos na haste pilosa, característica de infecção em padrão endotrix.

TINEA FACIEI

A *tinea faciei* é uma infecção fúngica superficial, caracterizada por uma placa eritematosa bem circunscrita que se expande.

SINÔNIMOS *Tinea faciale, tinea facialis,* tinha da face.

EPIDEMIOLOGIA

IDADE Mais comum em crianças.
INCIDÊNCIA Comum.
ETIOLOGIA T. mentagrophytes, T. rubrum > M. audouinii, M. canis.

FISIOPATOLOGIA

A *tinea faciei* é, geralmente, causada pela exposição de uma criança a animal infectado, especialmente filhotes de cães e gatos. Ao abraçar ou brincar com o animal, o dermatófito é transferido pelo contato entre o pelo e a pele.

HISTÓRIA

Uma pápula assintomática lentamente evolui para uma placa. A lesão é assintomática ou ligeiramente pruriginosa. Lesões discretas múltiplas podem estar presentes. Não há presença de sintomas sistêmicos.

EXAME FÍSICO

Achados Cutâneos

TIPO Mácula, placa, escama (Fig. 21-6).
COR Rosa a vermelha, hiperpigmentação.
DISTRIBUIÇÃO Qualquer área da face.

DIAGNÓSTICO DIFERENCIAL

A *tinea faciei* é a infecção fúngica mais erroneamente diagnosticada. Frequentemente, é confundida com dermatite seborreica, dermatite de contato, eritema crônico migratório, lúpus eritematoso, erupção polimorfa à luz ou uma farmacodermia.

EXAMES LABORATORIAIS

KOH Exame do raspado demonstra hifas. Raspados de pacientes que tenham utilizado antifúngicos tópicos podem ser falsamente negativos. Pacientes que tenham utilizado corticosteroides tópicos demonstram um grande número de hifas.
CULTURA FÚNGICA Raspados de pele retirados da área afetada e inoculados em ágar de Sabouraud ou outro meio DMT resultará no crescimento do dermatófito em algumas semanas.

CONTROLE

Para o tratamento da *tinea faciei*, antifúngicos tópicos, como substituto de piridina (ciclopirox), naftenatos (tolnaftato), imidazólicos (clotrimazol, econazol, miconazol, cetoconazol, oxiconazol), alilaminas (terbinafina, naftifina), são eficazes quando aplicados duas vezes ao dia, pelo menos 2 cm além da margem da lesão cutânea, até a resolução da lesão (geralmente 6 semanas). Para garantir a cura clínica, recomenda-se a continuação da medicação tópica por mais uma semana após a resolução das lesões.

Familiares ou animais de estimação afetados também devem ser tratados. Em casos recorrentes ou refratários graves, pode ser necessária a administração sistêmica de fluconazol, griseofulvina, itraconazol ou terbinafina.

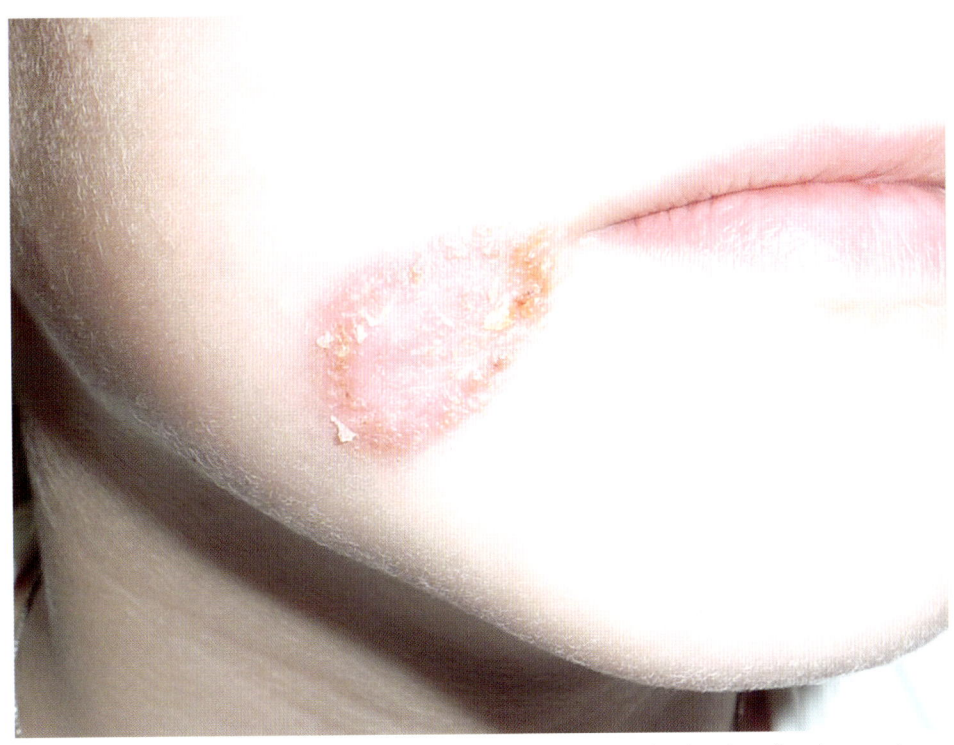

FIGURA 21-6 *Tinea faciei* Placa nitidamente marginada, com margem anular elevada na face de uma criança.

TINEA CORPORIS

Tinea corporis é uma infecção fúngica superficial, caracterizada por lesões papulares escamosas de formato anular com aumento periférico e resolução central no tronco, membros ou face.

SINÔNIMOS "Tinha", *tinea corporis gladiatorum*.

EPIDEMIOLOGIA

IDADE Todas as idades.
INCIDÊNCIA Comum.
ETIOLOGIA T. rubrum > T.mentagrophytes > M. canis > M. audouinii.

FISIOPATOLOGIA

A *tinea corporis* pode resultar da disseminação entre humanos, de animais para humanos ou do solo para humanos. Filhotes de cães e gatos representam um importante fator na transmissão dos organismos, assim como os ginásios, moradias lotadas, vestuários, salas de luta livre, trabalhos ao ar livre e estados de imunossupressão.

HISTÓRIA

Uma a três semanas após a inoculação, a infecção se espalha centrifugamente, resultando em placas descamativas anulares com pústulas na borda ativa. As lesões podem ser assintomáticas, pruriginosas ou causar ardor. Sintomas sistêmicos não estão presentes.

EXAME FÍSICO

Achados Cutâneos

TIPO Placas com ou sem pústulas ou vesículas.
TAMANHO 1 a 10 cm.
COR Rosa a vermelho.
ARRANJO Aumento, resolução central, configuração anular (Fig. 21-7).
DISTRIBUIÇÃO Pele exposta do antebraço, pescoço, mais comumente; encontrada em qualquer área do tronco.

DIAGNÓSTICO DIFERENCIAL

A *tinea corporis* é, geralmente, confundida com eritemas anulares, psoríase, dermatite de contato, eczema, psoríase rósea, dermatite seborreica, granuloma anular ou lúpus eritematoso.

EXAMES LABORATORIAIS

KOH Escamas da borda demonstram hifas, artrósporos ou leveduras em brotamento. Não é possível determinar o tipo de dermatófito, mas sim sua presença ou ausência.
CULTURA FÚNGICA Raspados da lesão cutânea podem ser inoculados em ágar de Sabouraud ou outro meio, com subsequente crescimento e identificação dos tipos de dermatófitos em algumas semanas.

CONTROLE

Para o tratamento da *tinea corporis*, antifúngicos tópicos, como substituto de piridina (ciclopirox), naftenatos (tolnaftato), imidazólicos (clotrimazol, econazol, miconazol, cetoconazol, oxiconazol) e alilaminas (terbinafina, naftifina), são eficazes quando aplicados duas vezes ao dia, pelo menos 2 cm além da borda da lesão cutânea, até a resolução da lesão (geralmente 6 semanas). Para garantir a cura clínica recomenda-se a continuação da medicação tópica por mais uma semana após a resolução das lesões. Familiares ou animais de estimação afetados também devem ser tratados.

Em casos recorrentes ou refratários graves, pode ser necessária a administração sistêmica de fluconazol, griseofulvina, itraconazol ou terbinafina.

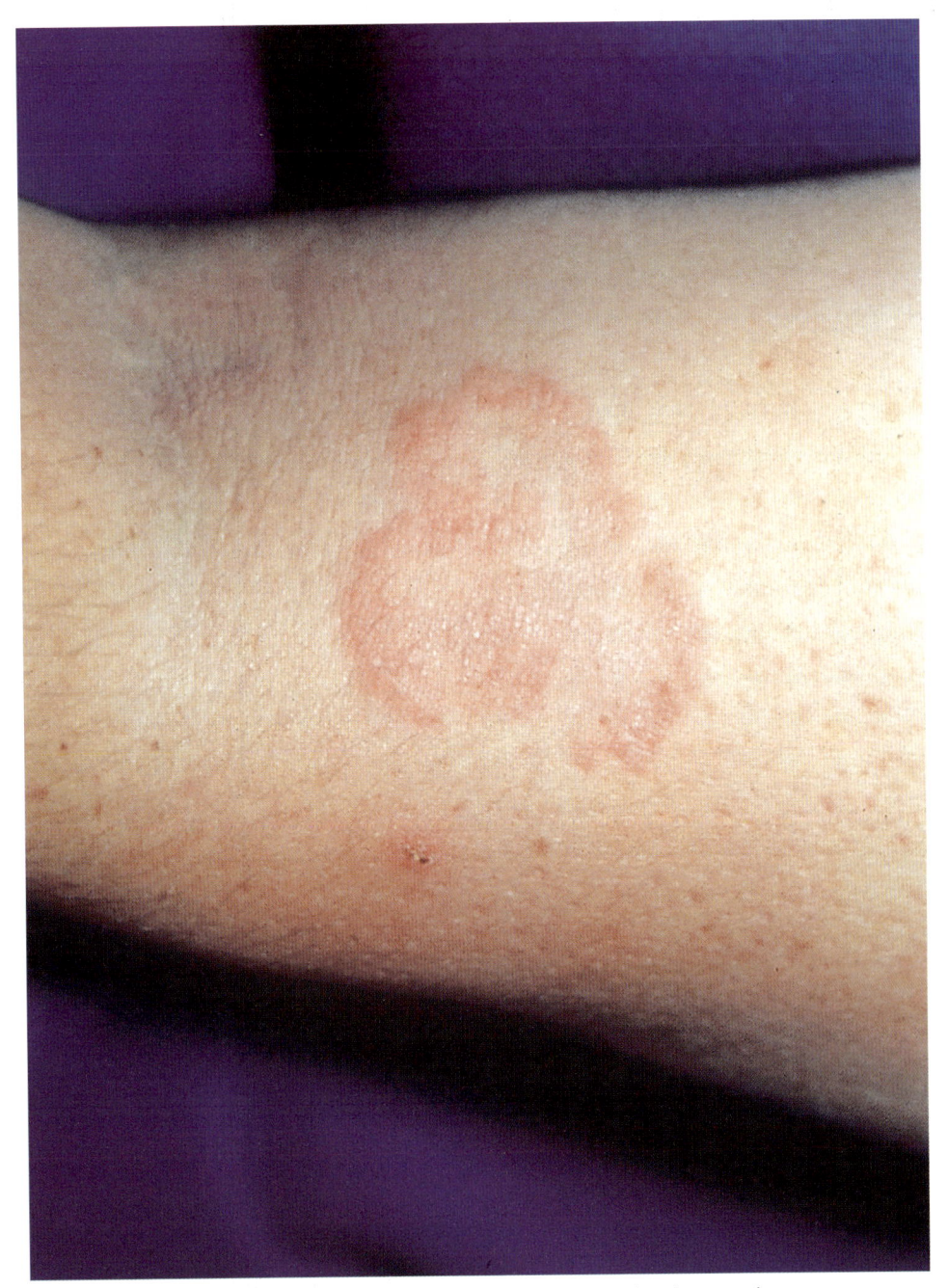

FIGURA 21-7 *Tinea corporis* Placa bem demarcada com margem anular elevada no antebraço.

TINEA CRURIS

Tinea cruris é uma infecção fúngica subaguda ou crônica da coxa superior ou região inguinal, geralmente causada por *Epidermophyton floccosum*, *T. rubrum* ou *T. mentagrophytes*.

SINÔNIMO Micose da virilha.

EPIDEMIOLOGIA

IDADE Adolescentes e adultos jovens.
GÊNERO M > F.
ETIOLOGIA *T. rubrum* > *T. mentagrophytes* > *E. floccosum*.

FISIOPATOLOGIA

A maioria dos pacientes com *tinea cruris* apresenta *tinea pedis* concomitante. A infecção fúngica nos pés, geralmente, precede a infecção na virilha. Os elementos fúngicos são propagados quando as roupas íntimas são arrastadas sobre os pés infectados até a região da virilha. Outros fatores predisponentes incluem ambiente quente e úmido, roupas apertadas, obesidade e imunossupressão.

HISTÓRIA

Geralmente observado em atletas, a *tinea cruris* é iniciada, clinicamente, como eritema e leve prurido na região da virilha. Roupas úmidas, oclusivas (roupas apertadas, trajes de ginástica, maiô) agravam a condição.

EXAME FÍSICO

Achados Cutâneos

TIPO Placas, pápulas, escamas, pústulas.
COR Vermelho-escura a marrom.
DISTRIBUIÇÃO Áreas intertriginosas bilaterais, coxas superiores e nádegas (Fig. 21-8). O escroto está raramente envolvido (ao contrário da candidíase).

DIAGNÓSTICO DIFERENCIAL

O diagnóstico diferencial da *tinea cruris* inclui candidíase, eritrasma, intertrigo, dermatite seborreica, psoríase, dermatite de contato por irritante e dermatite de contato alérgica.

EXAMES LABORATORIAIS

KOH Raspados demonstrarão hifas, artrósporos ou leveduras em brotamento.
CULTURA FÚNGICA Raspados da lesão cutânea podem ser inoculados em ágar de Sabouraud ou outro meio, com subsequente crescimento e identificação dos tipos de dermatófitos em algumas semanas.

CONTROLE

Medidas preventivas incluem o uso de roupas menos oclusivas, sapatos de banho em banheiros públicos ou privados, pó antifúngico para os pés e tratamento simultâneo da *tinea pedis* (pé de atleta), quando presente. Os pacientes devem ser instruídos a vestir as meias antes da roupa íntima a fim de evitar a propagação dos elementos fúngicos do chão ou de seus pés infectados para a região da virilha.

Para o tratamento da *tinea cruris*, antifúngicos tópicos, como substituto de piridina (ciclopirox), naftenatos (tolnaftato), imidazólicos (clotrimazol, econazol, miconazol, cetoconazol, oxiconazol) e alilaminas (terbinafina, naftifina), são eficazes quando aplicados duas vezes ao dia, pelo menos 2 cm além da borda da lesão cutânea, até a resolução da lesão (geralmente 6 semanas). Para garantir a cura clínica, recomenda-se a continuação da medicação tópica por mais uma semana após a resolução das lesões.

Em casos recorrentes ou refratários graves, pode ser necessária a administração sistêmica de fluconazol, griseofulvina, itraconazol ou terbinafina.

SEÇÃO 21 INFECÇÕES CUTÂNEAS FÚNGICAS

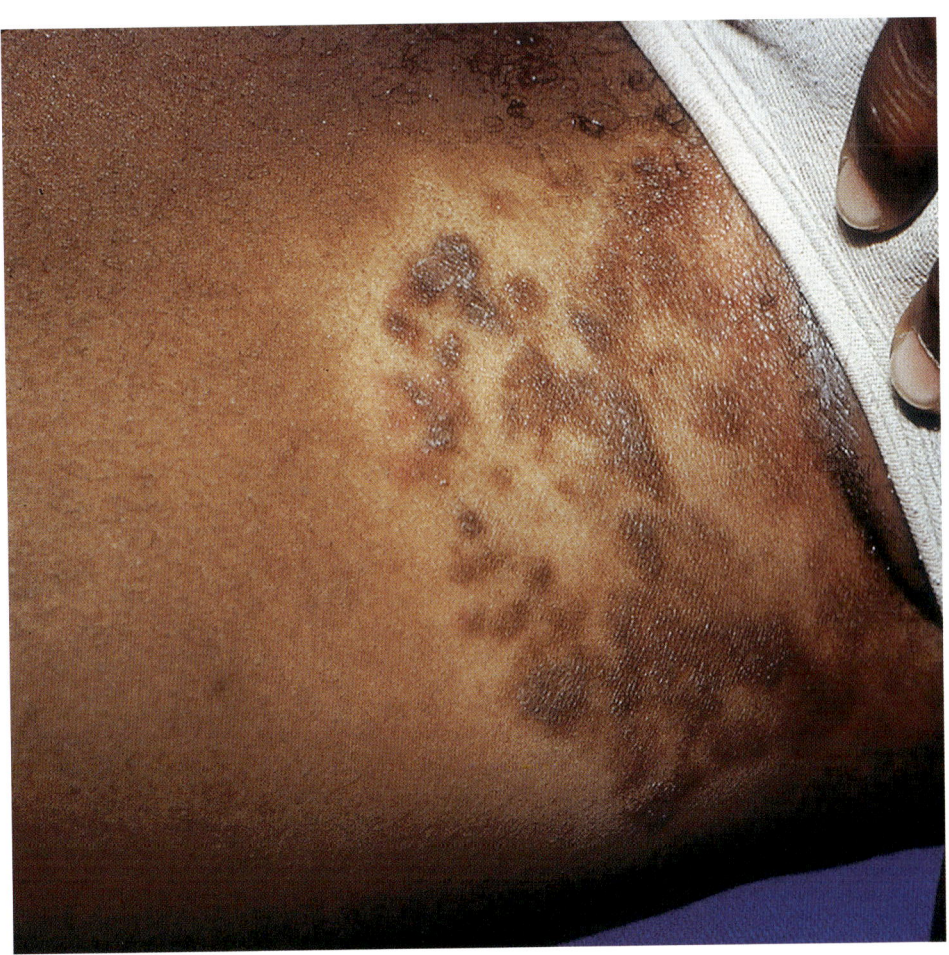

FIGURA 21-8 *Tinea cruris* Piora da placa pruriginosa na região da virilha durante o uso de esteroides tópicos.

TINEA PEDIS

A *tinea pedis* é uma infecção fúngica pruriginosa e descamativa dos pés, observada em adolescentes ou adultos, porém raramente em crianças.

SINÔNIMO Pé de atleta.

EPIDEMIOLOGIA

IDADE Adolescentes e adultos; raro em crianças.
GÊNERO M = F.
INCIDÊNCIA Infecção fúngica mais comum em adolescentes e adultos.
ETIOLOGIA *T. rubrum, T. mentagrophytes > E. floccosum, T. tonsurans.*

FISIOPATOLOGIA

A *tinea pedis* é causada pelo *T. rubrum, T. mentagrophytes, E. floccosum* ou *T. tonsurans*, que crescem no clima úmido no interior de sapatos oclusivos. Os organismos fúngicos são, provavelmente, contraídos ao andar descalço em vestuários, ginásios ou instalações públicas, porém a susceptibilidade do hospedeiro também exerce uma função na infecção, pois algumas pessoas nunca se infectam com *tinea pedis* apesar da exposição e outros sempre apresentam recorrências apesar do tratamento.

HISTÓRIA

A *tinea pedis* é, geralmente, manifestada com fissuras e descamação interdigital, especialmente entre o quarto e o quinto dedos. Pode então se espalhar afetando as porções laterais dos pés e as plantas. Além disso, uma resposta de autoeczematização sistêmica pode ser observada (ver "Tinea e Reação Ide").

EXAME FÍSICO

Achados Cutâneos

TIPO Descamação, maceração, vesículas, bolhas (Fig. 21-9).
COR Rosa a vermelha; opaca com escamas.
DISTRIBUIÇÃO Espaço entre o terceiro e quarto dedos do pé, superfície plantar, especialmente no arco plantar.

DIAGNÓSTICO DIFERENCIAL

A *tinea pedis*, embora comum em adolescentes e adultos, é **incomum** em crianças. A maioria dos casos de "pé de atleta" em crianças é, na verdade, dermatite atópica, dermatite de contato, psoríase, dermatose plantar juvenil, eritrasma ou infecção bacteriana.

EXAMES LABORATORIAIS

KOH Espaço interdigitais ou áreas escamosas revelam a presença de hifas, artrósporos ou leveduras em brotamento.
CULTURA FÚNGICA Raspados cutâneos inoculados em ágar de Sabouraud ou outro meio DTM demonstrarão crescimento fúngico em algumas semanas.

EVOLUÇÃO CLÍNICA E PROGNÓSTICO

A *tinea pedis* tende a ser uma infecção crônica e recorrente com exacerbações no clima quente ou com exercícios. A pele macerada pode resultar em linfangite ou celulite.

CONTROLE

A *tinea pedis* é difícil de tratar e é propensa a recorrências. Episódios agudos podem ser tratados com compressas úmidas (solução de Burow, 1:80) e cremes antifúngicos tópicos, como o substituto de piridina (ciclopirox), naftenatos (tolnaftato), imidazólicos (clotrimazol, econazol, miconazol, cetoconazol, oxiconazol) ou alilaminas (terbinafina, naftifina). Estes devem ser aplicados duas vezes ao dia bilateralmente, dos pés até o tornozelo, até a resolução da lesão (geralmente, 2-6 semanas). Para garantir a cura clínica, recomenda-se a continuação da medicação tópica por mais uma semana após a resolução das lesões. A adição de cremes ceratolíticos (ácido glicólico, ácido lático ou ureia) pode ajudar a reduzir a hiperceratose. A manutenção do pé seco, com sapatos abertos ou meias absorventes/pó antifúngico para os pés, ajudará a prevenir recidivas.

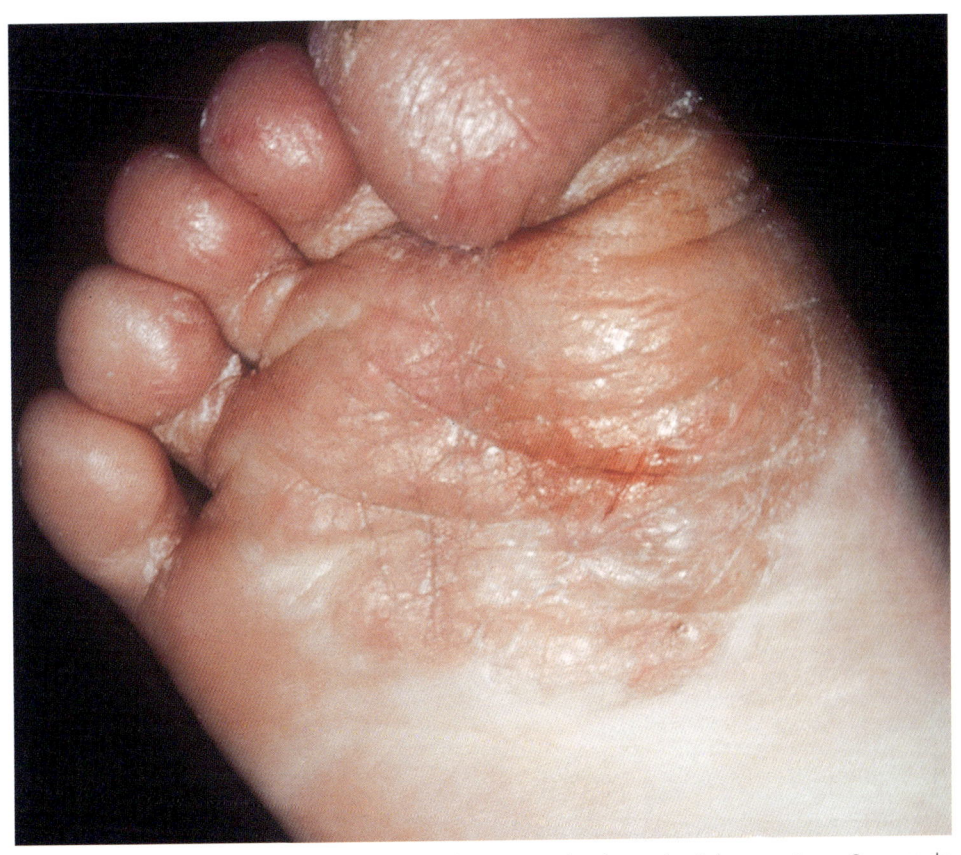

FIGURA 21-9 *Tinea pedis* Eritema, escama e vesiculação na porção plantar do pé de uma criança. O exame do raspado da lesão após aplicar gotas de solução contendo KOH demonstrou a presença de hifas.

TINEA MANUUM

Tinea manuum é uma dermatofitose crônica da(s) mão(s), geralmente unilateral e mais comum na mão dominante. Quase sempre há uma *tinea pedis* preexistente, com ou sem envolvimento ungueal (onicomicose).

SINÔNIMO Tinha das mãos.

EPIDEMIOLOGIA

IDADE Adolescentes e adultos. Raro em crianças.
GÊNERO M = F.
INCIDÊNCIA Comum.
ETIOLOGIA *T. rubrum, T. mentagrophytes* > *E. floccosum*.

FISIOPATOLOGIA

A *tinea manuum* é uma infecção dermatofítica das palmas e espaços interdigitais, geralmente observado em pacientes com concomitante *tinea pedis* do tipo "mocassim". Acredita-se que seja propagada a partir dos pés.

HISTÓRIA

A *tinea manuum* geralmente se manifesta com descamação palmar unilateral (usualmente da mão dominante) em um indivíduo com *tinea pedis* crônica ou intermitente preexistente, ou onicomicose. Assim como a *tinea pedis*, a *tinea manuum* tende a apresentar curso crônico e reincidente.

EXAME FÍSICO

Achados Cutâneos

TIPO Pápulas, vesículas (Fig. 21-10).
COR Rosa a vermelho.
DISTRIBUIÇÃO Hiperceratose difusa das palmas ou descamação nas laterais dos dedos; 50% dos pacientes apresentam envolvimento *unilateral*. O envolvimento associado das unhas (*tinea unguium*) pode ser uma pista diagnóstica útil.

DIAGNÓSTICO DIFERENCIAL

A *tinea manuum* geralmente é confundida com psoríase, líquen plano, dermatite de contato por irritante ou dermatite de contato alérgica, ou eczema disidrótico.

EXAMES LABORATORIAIS

KOH Escamas obtidas das bordas da lesão demonstrarão hifas.
CULTURA FÚNGICA Raspados cutâneos podem ser inoculados em ágar de Sabouraud ou outro meio DTM, com subsequente crescimento do dermatófito em algumas semanas.

EVOLUÇÃO CLÍNICA E PROGNÓSTICO

Quando combinada com a *tinea capitis*, onicomicose, *tinea pedis* ou *tinea corporis*, a *tinea manuum* pode recorrer após o tratamento, representando um problema frustrante.

CONTROLE

Episódios agudos de *tinea manuum* podem ser tratados com compressas úmidas (solução de Burrow, 1:80) e cremes antifúngicos tópicos, como o substituto de piridina (ciclopirox), naftenatos (tolnaftato), imidazólicos (clotrimazol, econazol, miconazol, cetoconazol, oxiconazol) ou alilaminas (terbinafina, naftifina). Para garantir a cura clínica, recomenda-se a continuação da medicação tópica por mais uma semana após a resolução das lesões. A fim de prevenir posteriores recidivas, é necessária a erradicação de outras infecções simultâneas por *tinea* (p. ex., *tinea capitis*, onicomicose).

SEÇÃO 21 INFECÇÕES CUTÂNEAS FÚNGICAS

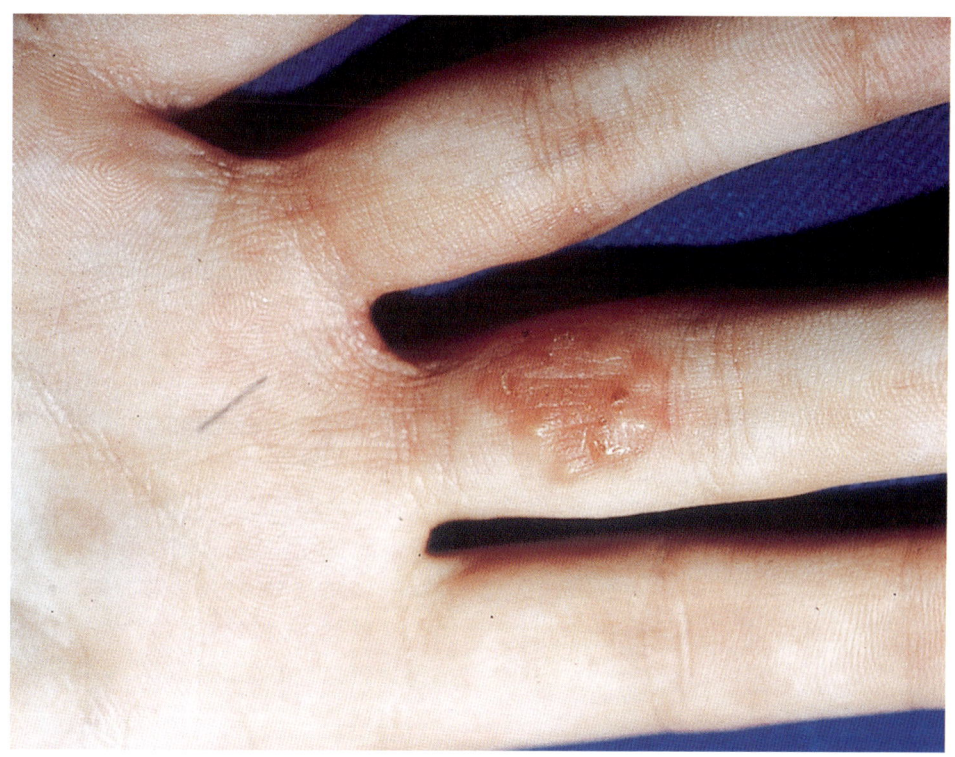

FIGURA 21-10 *Tinea manuum* Pápulas eritematosas agrupadas na mão de uma criança. O exame do raspado da lesão após aplicar gotas de solução contendo KOH demonstrou a presença de hifas.

ONICOMICOSE

Onicomicose é a infecção fúngica comum das unhas dos dedos dos pés e/ou das mãos.

SINÔNIMO *Tinea unguium.*

EPIDEMIOLOGIA

IDADE Adolescentes e adultos, raramente crianças.
GÊNERO M > F.
INCIDÊNCIA Comum.
ETIOLOGIA *T. rubrum, T. mentagrophytes* > *E. floccosum.*

FISIOPATOLOGIA

A onicomicose está associada à *tinea pedis,* e o fungo é inoculado na unha por trauma. A susceptibilidade do hospedeiro à *tinea pedis* predispõe o paciente à onicomicose. No entanto, a onicomicose também pode superinfectar unhas lesionadas (por psoríase ou eczema).

HISTÓRIA

A onicomicose, geralmente, é observada em indivíduos com *tinea pedis* ou *tinea manuum* crônica. O início é lento e insidioso e, normalmente, afeta as unhas dos pés com maior frequência do que as unhas das mãos. Tratamentos tópicos são ineficazes, e regimes terapêuticos orais são eficazes, porém não previnem recidivas.

EXAME FÍSICO

Lesões Ungueais

ONICOMICOSE SUBUNGUEAL DISTAL Coloração amarelo-esbranquiçada da margem livre com descolamento da lâmina/leito ungueal e acúmulo subungueal de debris.
ONICOMICOSE SUPERFICIAL BRANCA Área branca sobre a lâmina ungueal, relativamente comum nas unhas dos pés e das mãos de pacientes infectados pelo HIV.
ONICOMICOSE SUBUNGUEAL PROXIMAL Raro. Inicia como área marrom-esbranquiçada na parte proximal da lâmina ungueal. Pode aumentar e afetar toda a lâmina ungueal.

ONICOMICOSE POR CÂNDIDA Na candidíase mucocutânea crônica, as unhas dos pés/mãos encontram-se espessadas, ásperas, estriadas e, eventualmente, se desintegram em uma massa quebradiça.
DISTRIBUIÇÃO Unhas infectadas coexistem com unhas de aparência normal (Fig. 21-11). Unhas dos pés > unhas das mãos. Nos pacientes imunodeprimidos, as 20 unhas estão envolvidas (observado na candidíase mucocutânea e acrodermatite enteropática).

DIAGNÓSTICO DIFERENCIAL

O diagnóstico diferencial da onicomicose inclui psoríase ungueal, eczema, trauma, foto-onicólise, paquioníquia congênita e outros distúrbios ungueais hereditários.

EXAMES LABORATORIAIS

KOH Exame dos raspados ungueais revela a presença de hifas.
CULTURA FÚNGICA A inoculação de aparas de unhas em ágar de Sabouraud ou outro meio DTM resultará no crescimento do dermatófito em algumas semanas.
DERMATOPATOLOGIA Coloração PAS de um fragmento da unha revelará a presença de hifas.

CONTROLE

O tratamento tópico para a onicomicose não é bem-sucedido, porém preparações tópicas (ciclopirox) são mais seguras em crianças e, com o uso crônico, pode eliminar a *tinea pedis,* que, por sua vez, pode, lentamente, eliminar a onicomicose. A eficácia de nenhum agente tópico novo como o efinaconazol já foi estabelecida em crianças.

Antifúngicos orais são o tratamento de escolha em adolescentes e adultos. A ação da griseofulvina oral é lenta e não tão eficaz quanto o fluconazol, itraconazol ou terbinafina para a eliminação da onicomicose nas unhas dos pés, que possuem taxa de cura de 80%, porém um significante índice de recidivas. Sapatos velhos devem ser descartados, e o uso de sapatos adequados, meias de algodão e pós-absorventes podem ajudar no tratamento.

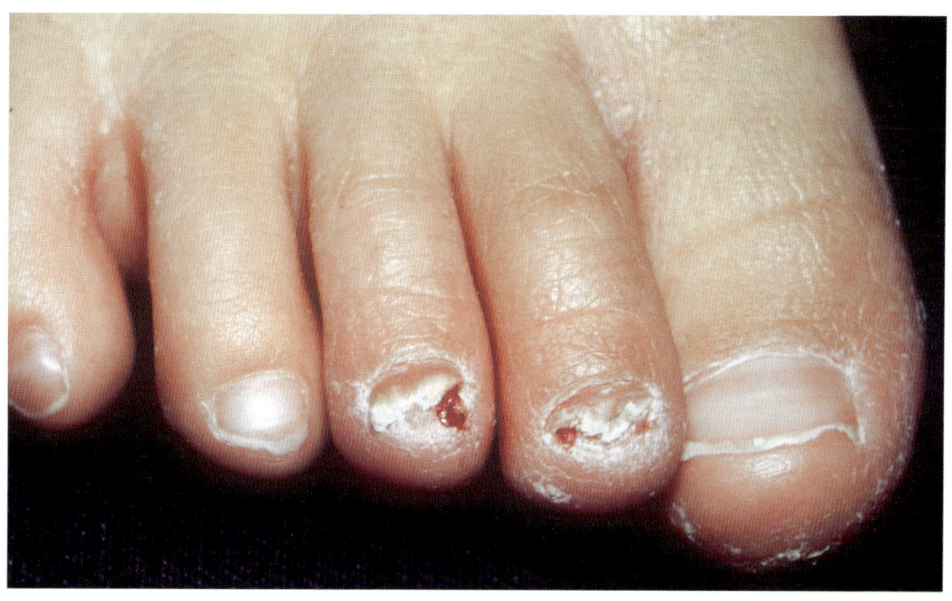

FIGURA 21-11 Onicomicose Onicomicose da segunda e terceira unhas do pé em uma criança. A coloração pelo PAS de um fragmento da unha foi positiva para hifas.

TINEA E REAÇÃO IDE

Uma reação "ide" é uma reação cutânea aguda generalizada a uma infecção (p. ex., *tinea*) ou condição cutânea inflamatória (p. ex., dermatite de contato), caracterizada por erupção vesicular no tronco e nas extremidades.

SINÔNIMO Reação dermatofítica, autoeczematização, autossensibilização.

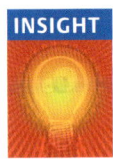

INSIGHT
A palavra "ide" deriva do sufixo grego ides, que significa "filho ou filha de" e não está relacionado com o termo psicanalítico.

EPIDEMIOLOGIA

IDADE Qualquer idade.
GÊNERO M = F.
INCIDÊNCIA 5% das infecções por *tinea*.
ETIOLOGIA Incerta.

FISIOPATOLOGIA

Esta fisiopatologia exata é pouco entendida. Uma reação ide pode ser causada por um reconhecimento imune anormal dos antígenos cutâneos autólogos, por estímulo elevado das células T, limite de tolerância reduzido por irritação, antígeno infeccioso disseminado com uma resposta secundária ou por citocinas hematógenas.

HISTÓRIA

Uma reação ide é uma erupção vesicular generalizada incomum, que se manifesta após a presença e início da resolução do foco primário da infecção (*tinea capitis, faciei, corporis, pedis* ou *manuum*). Sintomaticamente, a erupção pode ser muito pruriginosa e, sistemicamente, os pacientes podem apresentar febre baixa ou linfadenopatia. As reações ide podem também ser desencadeadas por outras fontes na ausência de uma infecção dermatofítica superficial.

EXAME FÍSICO

Achados Cutâneos

TIPO Pápulas e vesículas difusas, edema (Fig. 21-12).
COR Rosa a vermelha.
TAMANHO 2 a 5 mm.
DISTRIBUIÇÃO Tronco, extremidades (Fig. 21-13), face.

Achados Gerais

FEBRE
LAD Leve linfadenopatia pode estar presente.

DIAGNÓSTICO DIFERENCIAL

Uma reação ide pode ser confundida com uma reação medicamentosa, exantema viral, eczema disidrótico, dermatite de contato, linfoma cutâneo de células T (LCCT), foliculite, escabiose ou infecção generalizada por *tinea*.

EXAMES LABORATORIAIS

DERMATOPATOLOGIA Vesículas epidérmicas espongióticas, alguns eosinófilos dérmicos.

EVOLUÇÃO CLÍNICA E PROGNÓSTICO

Depois da resolução da infecção primária ou da condição inflamatória, a reação ide regredirá espontaneamente. Infelizmente, recidivas são comuns, especialmente quando a fonte primária não é completamente erradicada.

CONTROLE

Erradicação da infecção primária ou condição inflamatória é a melhor maneira de tratar uma reação ide. O alívio sintomático pode ser obtido com um curto ciclo de esteroides tópicos, compressas úmidas e anti-histamínicos sistêmicos (difenidramina, loratadina).

SEÇÃO 21 INFECÇÕES CUTÂNEAS FÚNGICAS 517

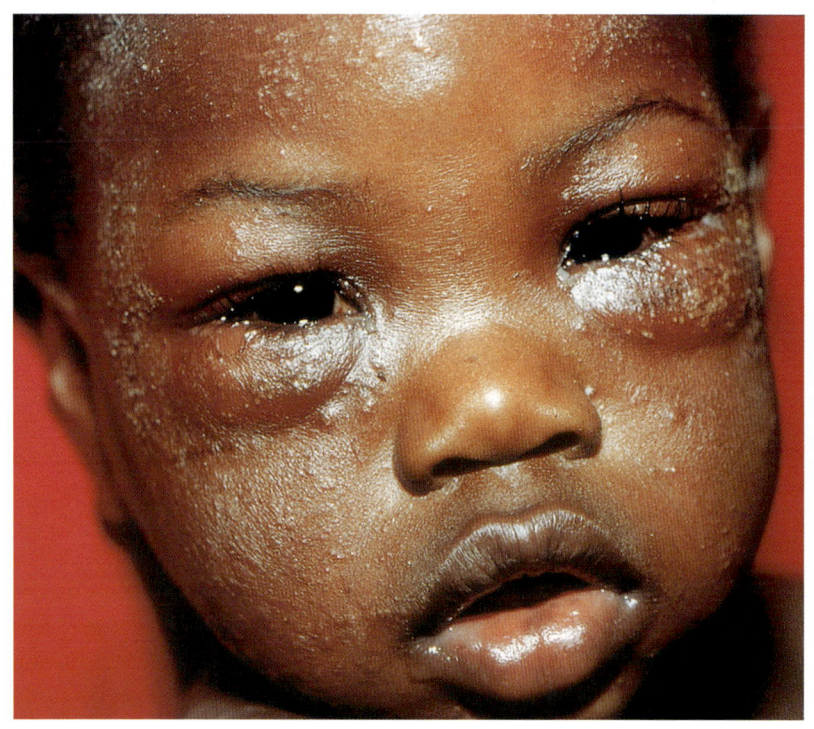

FIGURA 21-12 *Tinea* e **reação ide** Erupção vesicular difusa em uma criança sendo tratada para *tinea capitis*.

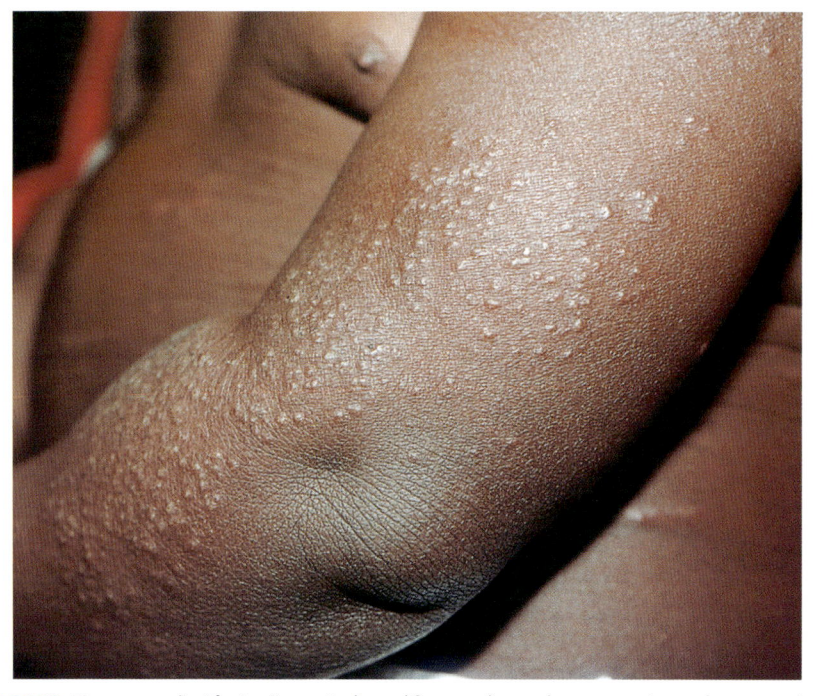

FIGURA 21-13 *Tinea* e **reação ide** Lesões vesiculares difusas no braço da mesma criança demonstrada na Figura 21-12.

CANDIDÍASE SUPERFICIAL

CANDIDÍASE ORAL

Candidíase oral é caracterizada pela presença de placas removíveis brancas e dolorosas, com aspecto leitoso, na mucosa oral.

SINÔNIMOS Monilíase, sapinho, estomatite micótica, leucoplaquia por cândida.

EPIDEMIOLOGIA

IDADE Recém-nascidos, 8 ou 9 dias de idade.
GÊNERO M = F.
INCIDÊNCIA Comum em recém-nascidos e infantes. Incomum em adultos: pode ser um marcador para imunodeficiência ou associado ao uso oral/inalado de corticosteroide.
ETIOLOGIA Geralmente *Candida albicans*.

FISIOPATOLOGIA

A cândida está presente na boca e no trato intestinal em até 50% da população normal e menos de 20% das mulheres normais no trato genital. A cândida é transmitida ao infante no momento do parto, durante a passagem pelo canal vaginal.

HISTÓRIA

Em recém-nascidos e infantes, as placas brancas tipo coalho aparecem do 8° ao 9° dia de vida e, geralmente, são assintomáticas. A remoção mecânica com uma gaze seca deixa uma superfície mucosa eritematosa ou hemorrágica.

EXAME FÍSICO

Achados nas Membranas Mucosas

TIPO Placas.
TAMANHO Alguns milímetros a vários centímetros.
COR Branca a cremosa.
PALPAÇÃO As placas são friáveis e removíveis com gaze seca.
DISTRIBUIÇÃO Língua, mucosa bucal, palato duro/mole e faringe (Fig. 21-14).

DIAGNÓSTICO DIFERENCIAL

O diagnóstico diferencial para candidíase oral inclui leucoplasia oral pilosa, condiloma acuminado, língua geográfica, língua negra pilosa, líquen plano e irritação por mordida (trauma).

EXAMES LABORATORIAIS

KOH Raspado demonstra pseudo-hifas de cândida, assim como leveduras.
CULTURAS Placas bucais ou linguais raspadas e cultivadas demonstrarão o crescimento de espécies de cândida.

EVOLUÇÃO CLÍNICA E PROGNÓSTICO

A candidíase oral é benigna e, geralmente, assintomática. Responde bem ao tratamento tópico, porém pode recorrer intermitentemente. Em adultos, a candidíase oral recorrente crônica pode ser sinal de imunossupressão.

CONTROLE

Nos casos mais brandos, a suspensão oral de nistatina pode ser utilizada até a observação da resolução clínica. Casos refratários ou recorrentes podem necessitar de clotrimazol tópico, itraconazol ou fluconazol sistêmicos.

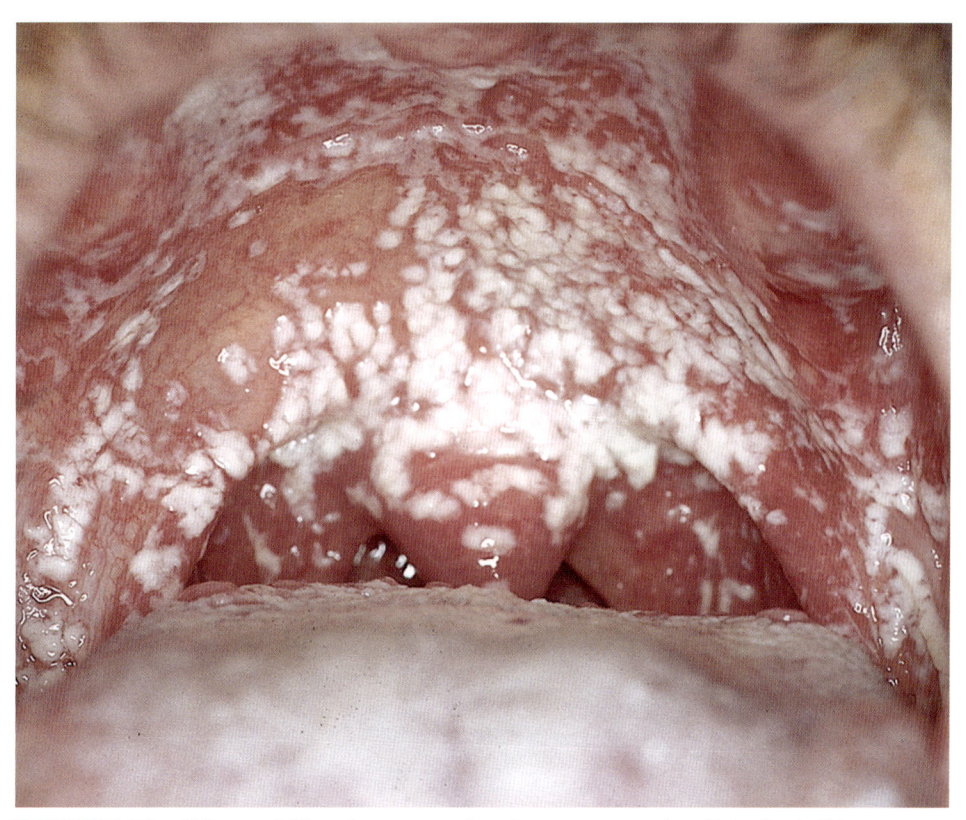

FIGURA 21-14 Candidíase oral Placas brancas no palato duro, representando colônias de cândida que podem ser removidas esfregando a área com gaze. (Reproduzida, com permissão, de Fitzpatrick TB, Wolff K, Johnson RA. Color Atlas and Synopsis of Clinical Dermatology. 3rd ed. New York, NY: McGraw-Hill; 1997.)

CANDIDÍASE CUTÂNEA

A candidíase cutânea é uma infecção superficial, que ocorre em sítios cutâneos úmidos e superfícies mucosas; muitos pacientes possuem fatores predisponentes, como sítios cutâneos úmidos ocluídos, diabetes, antibioticoterapia ou alteração na imunidade sistêmica.

CLASSIFICAÇÃO

1. **Intertrigo.**
   a. Dobras corporais (pescoço, virilha, região interglútea, axila, região inframamária).
   b. Espaços interdigitais: dedos das mãos, dedos dos pés. Pode estar associado à paroníquia por *Candida*. Também denominada "*erosio interdigitalis blastomycetica*."
2. **Genital.** Balanopostite, balanite, vulvite.
3. **Pele ocluída.** Fralda (Fig. 21-15), gesso cirúrgico, paciente imobilizado etc.
4. **Candidíase mucocutânea crônica.** Raros distúrbios imunológicos (p. ex., defeito nas células T) ou endocrinológicos (p. ex., hipoparatireoidismo, hipoadrenalismo, hipotireoidismo, diabetes) que induzem a infecções crônicas da mucosa, superfícies cutâneas e unhas pela *C. albicans*.

SINÔNIMOS Moniliíase, candidose, *erosio interdigitalis blastomycetica*.

EPIDEMIOLOGIA

IDADE Qualquer idade. Infantes (região da fralda, boca).
GÊNERO M = F.
INCIDÊNCIA Comum.
ETIOLOGIA *C. albicans*; normal na orofaringe e trato GI, **não** na pele.

FISIOPATOLOGIA

O hipercrescimento anormal de *C. albicans* na pele pode ocorrer no cenário de diabetes, obesidade, hiperidrose, calor, maceração, defeitos imunológicos (função deprimida das células T), endocrinopatias múltiplas, agentes antibacterianos sistêmicos e corticosteroides tópicos, estado debilitado crônico (carcinoma, leucemia) e quimioterapia.

HISTÓRIA

Áreas de crescimento exagerado de cândida tendem a ser úmidas e quentes, com frequentes episódios de umedecimento (por suor ou exposição à água). As lesões, inicialmente, manifestam-se como áreas rosas, levemente pruriginosas que progridem para pele vermelha, irritada, macerada, sensível e dolorida.

EXAME FÍSICO

Achados Cutâneos

TIPO Pápulas, pústulas, placas, erosões.
COR Pele vermelha, exsudatos brancos.
DISTRIBUIÇÃO Dobras corporais, espaços interdigitais (Fig. 21-16) nas mãos e nos pés. Área das fraldas em infantes.

DIAGNÓSTICO DIFERENCIAL

O diagnóstico diferencial para candidíase inclui psoríase, eritrasma, dermatite atópica, dermatite de contato por irritante, dermatite seborreica ou outras infecções fúngicas.

EXAMES LABORATORIAIS

KOH Coloração do raspado cutâneo com corante de Gram ou KOH a 10% demonstra pseudo-hifas e leveduras.
CULTURA FÚNGICA Ocorrerá o crescimento de cândida nos raspados cutâneos inoculados em ágar de Sabouraud.

EVOLUÇÃO CLÍNICA E PROGNÓSTICO

A menos que um agente precipitante possa ser removido (fralda, gesso cirúrgico), a maioria dos casos de candidíase [intertrigo, candidíase mucocutânea crônica (CMC)] será recorrente e crônica

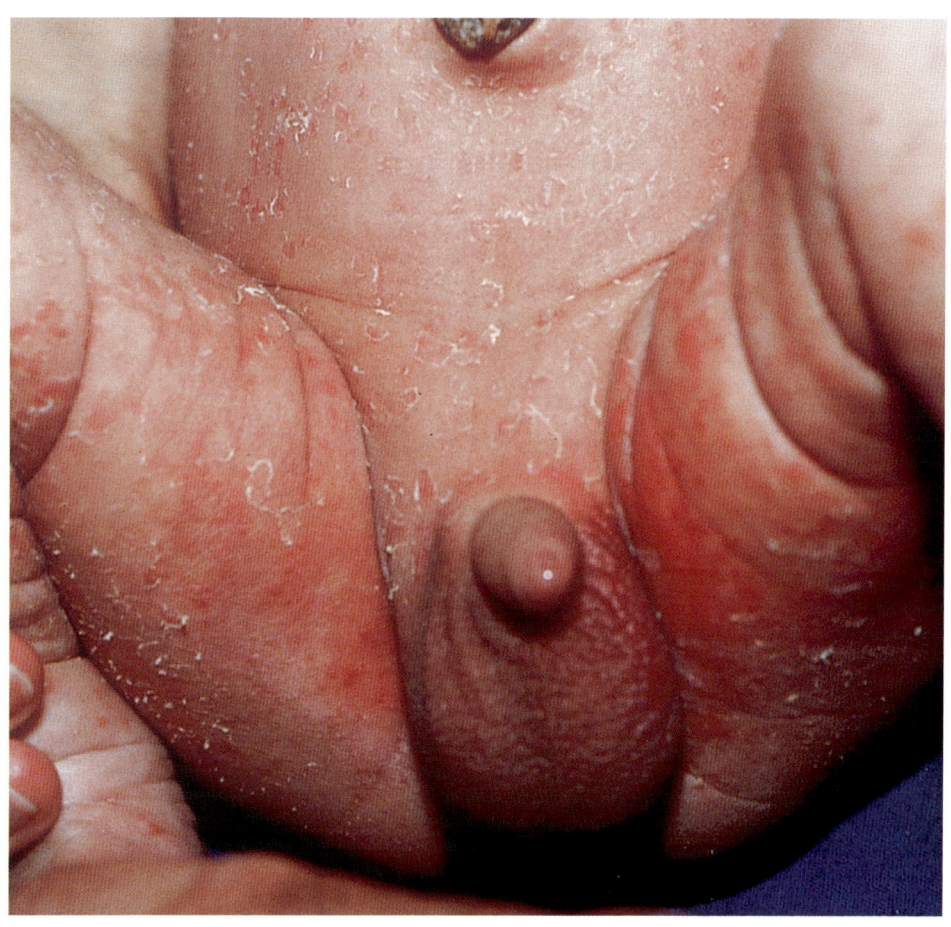

FIGURA 21-15 Candidíase, dermatite de fralda Dermatite de fralda por cândida com "pústulas satélites" características. (Fotografia cortesia de Dr. Karen Wiss.)

CONTROLE

Preventivamente, é útil manter as áreas intertriginosas secas e abertas sempre que possível. Aplicação diária de pós tópicos ou cremes antifúngicos pode ajudar. Preparações tópicas antifúngicas incluem polienos (nistatina, anfotericina B), substituto de piridina (ciclopirox), imidazólicos (clotrimazol, econazol, miconazol, cetoconazol, oxiconazol ou sulconazol). Estes devem ser aplicados duas vezes ao dia nas áreas afetadas até a resolução da lesão (geralmente 6 semanas). Recomenda-se continuar a medicação tópica por mais 1 semana após a resolução clínica a fim de garantir a cura clínica. Antifúngicos tópicos + combinações de esteroides (clotrimazol 1% + dipropionato de betametasona, nistatina + triancinolona) são eficazes para o tratamento da cândida, porém possuem um forte componente esteroide e, portanto, devem ser utilizados comedidamente por tempo limitado.

Se a lesão for extensa ou resistente ao tratamento tópico, pode ser necessário o uso de tratamento antifúngico oral (fluconazol, cetoconazol, itraconazol) por 2 a 3 semanas. Os efeitos colaterais incluem náusea, vômitos e alterações do TFH.

Na candidíase resistente ao fluconazol, o uso de anfotericina B pode ser necessário. Os efeitos colaterais incluem acidose tubular renal, hipocalemia, hipomagnesemia, febre, calafrios, delírio, flebite, náusea, vômitos, hipotensão, hipertensão, insuficiência renal e depressão da medula óssea.

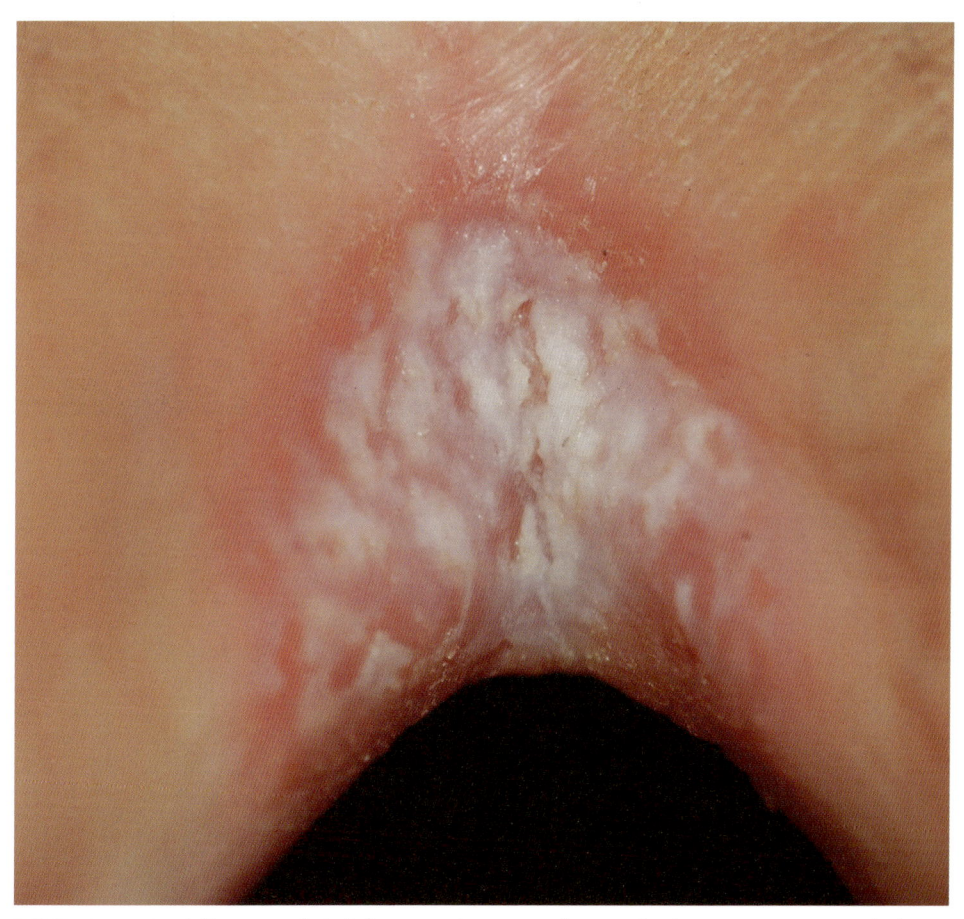

FIGURA 21-16 Candidíase, interdigital Área erosada e macerada em razão de crescimento exagerado de cândida em um espaço interdigital da mão.

PITIRÍASE VERSICOLOR

A pitiríase versicolor é uma infecção fúngica superficial assintomática comum do tronco, caracterizada por máculas descamativas brancas ou marrons e associada a hipercrescimento de *Malassezia* sp. (denominada anteriormente *Pityrosporum*).

SINÔNIMO Tinea versicolor, dermatomicose furfurácea, *tinea flava*.

EPIDEMIOLOGIA

IDADE Qualquer idade. Mais comum em adultos jovens.
GÊNERO M = F.
INCIDÊNCIA Comum.
PREVALÊNCIA Zonas temperadas: 2% da população durante o verão; zonas tropicais: 40% da população. Em atletas, a erupção pode persistir o ano inteiro.
ETIOLOGIA *Malassezia globosa*, *Malassezia furfur* (previamente conhecido como *P. ovale* ou *P. orbiculare*).

FISIOPATOLOGIA

Malassezia é uma levedura lipofílica e um habitante normal da pele. As infecções não são contagiosas, porém um hipercrescimento da forma cutânea residente ocorre sob certas condições favoráveis. Acredita-se que a dermatite seborreica e a foliculite por *Pityrosporum* sejam outras manifestações cutâneas do crescimento exagerado do *P. ovale*, com as três condições podendo ser observadas simultaneamente. Alta umidade, suor, sebo, oclusão, desnutrição, gravidez, esteroides tópicos e aplicação de óleos (p. ex., manteiga de cacau, óleo de banho) na pele podem induzir o crescimento exagerado do *P. ovale*. As alterações pigmentares são causadas pelos ácidos dicarboxílicos formados pela oxidação enzimática de ácidos graxos nos lipídios da superfície cutânea, inibindo a tirosinase nos melanócitos epidérmicos e levando à hipopigmentação. A hiperpigmentação também pode-se desenvolver em decorrência da inflamação direcionada contra a infecção superficial.

HISTÓRIA

A erupção da pitiríase versicolor inicia-se repentinamente e propaga-se durante meses a anos. É tipicamente assintomática ou ligeiramente pruriginosa. Não há sintomas sistêmicos, e a pigmentação manchada resultante é o que, geralmente, leva o paciente ao consultório.

EXAME FÍSICO

Achados Cutâneos

TIPO Máculas, manchas, descamação.
COR Pele clara: hiperpigmentação. Pele escura: hipopigmentação (Fig. 21-17).
TAMANHO 5 mm a vários centímetros.
FORMATO Redondo ou oval.
DISTRIBUIÇÃO Áreas sebáceas: tronco, braços, pescoço, axilas, virilha, coxas, genitália. Raramente na face.

DIAGNÓSTICO DIFERENCIAL

O diagnóstico diferencial para a pitiríase versicolor inclui vitiligo, pitiríase rósea, pitiríase alba, hipopigmentação pós-inflamatória, *tinea corporis*, dermatite seborreica, psoríase gutata, sífilis secundária e eczema numular.

EXAMES LABORATORIAIS

DERMATOPATOLOGIA Levedura em brotamento e hifas nas camadas mais superficiais do estrato córneo. Coloração pelo PAS irá corar o *Malassezia* de rosa bem brilhante.
KOH KOH a 10% dos raspados cutâneos demonstrará hifas filamentosas e esporos (aparência denominada de espaguete com almôndegas; Fig. 21-18).
LÂMPADA DE WOOD Pode detectar leve fluorescência amarelo-esverdeada das escamas.

EVOLUÇÃO CLÍNICA E PROGNÓSTICO

A pitiríase versicolor apresenta curso benigno, porém crônico/recorrente. Sintomas cutâneos ou sistêmicos são raros, porém as alterações pigmentares podem ser muito evidentes, persistir durante meses, sendo cosmeticamente repulsivo ao paciente.

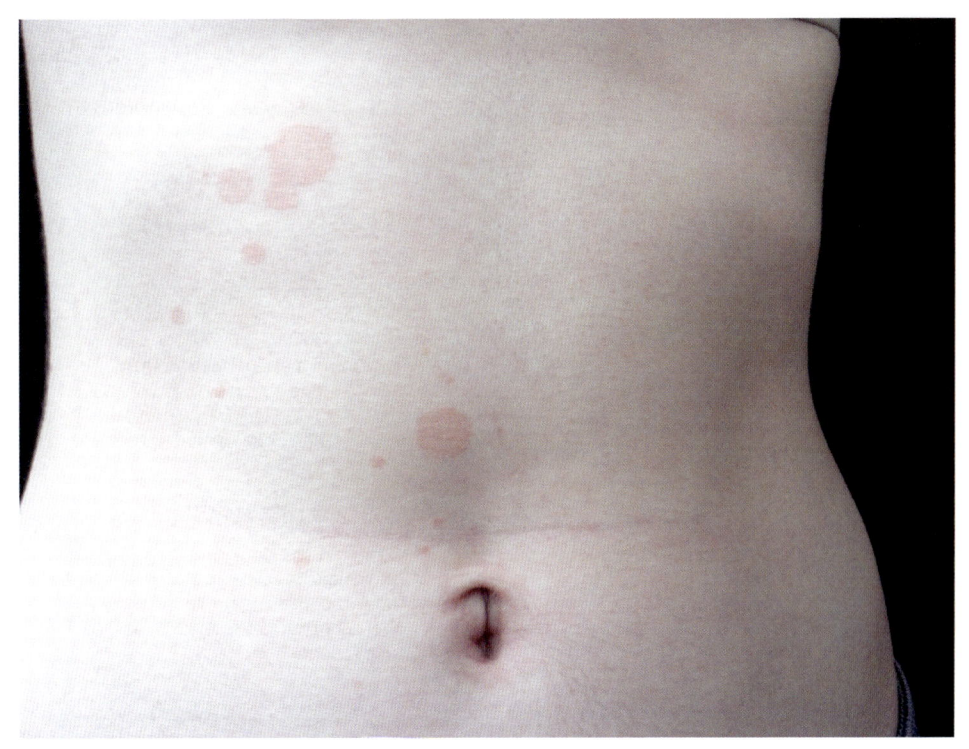

FIGURA 21-17 **Pitiríase versicolor** Máculas escamosas hipopigmentadas de pitiríase versicolor no abdome de uma criança.

CONTROLE

A pitiríase versicolor responde bem aos agentes tópicos, como xampus antimicóticos (sulfeto de selênio a 2,5%, cetoconazol a 2%), os quais podem ser utilizados para ensaboar o corpo, deixar agir por 15 minutos com subsequente enxágue, duas vezes por semana durante 2 a 4 semanas. Cremes contendo imidazólicos (clotrimazol, econazol, miconazol, oxiconazol, sulconazol) podem ser utilizados em áreas pequenas e localizadas por 1 a 2 semanas.

No acometimento grave, crônico ou recorrente, antifúngicos orais (cetoconazol, fluconazol, itraconazol) podem ser utilizados. Os efeitos colaterais incluem náusea, vômito e alterações no TFH.

Todos os pacientes devem ser aconselhados com relação às possíveis recidivas e aos fatores predisponentes (suor, óleos tópicos). Em atletas, o uso profilático semanal de xampus com sulfeto de selênio pode ajudar. Além disso, mesmo quando o *Malassezia* é eliminado, as alterações pigmentares da pitiríase versicolor podem persistir por meses e não representam uma falha terapêutica.

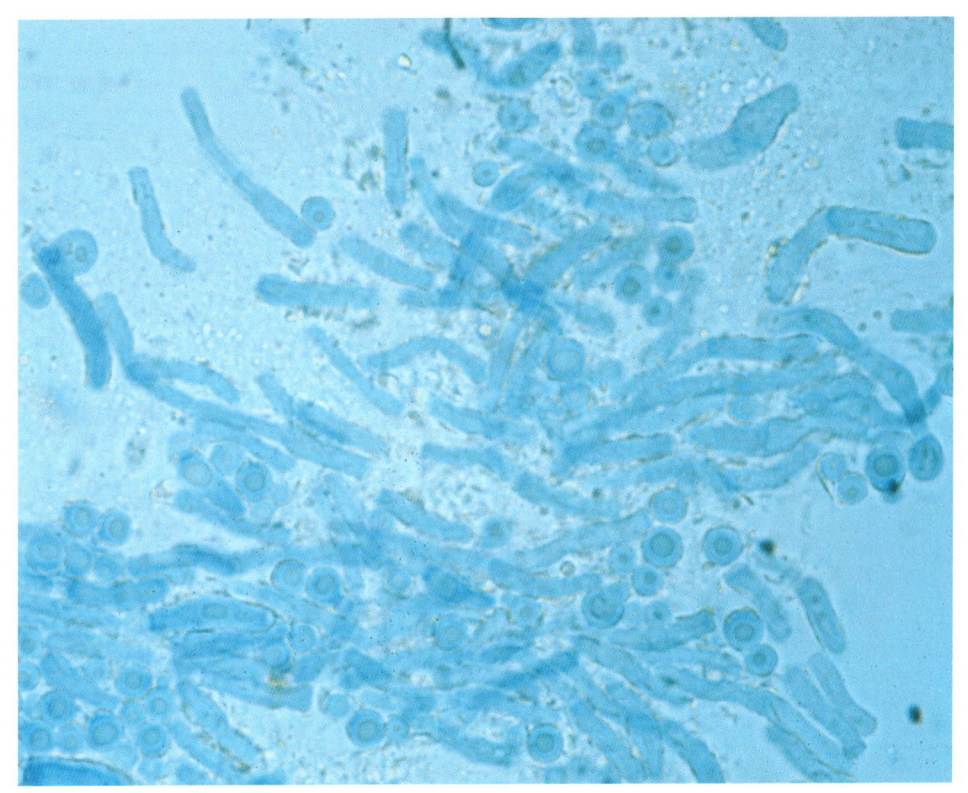

FIGURA 21-18 Pitiríase versicolor, preparação com a solução de hidróxido de potássio (KOH) A preparação com a solução de KOH demonstra hifas filamentosas e esporos ("espaguete com almôndegas"), característico da pitiríase versicolor.

INFECÇÕES FÚNGICAS PROFUNDAS

ESPOROTRICOSE

Esporotricose é uma infecção fúngica profunda secundária à inoculação acidental da pele e é caracterizada por ulceração e/ou formação de nódulo no sítio de inoculação, seguida pela formação de nódulo subcutâneo ao longo do trajeto linfático.

CLASSIFICAÇÃO

1. **Esporotricose linfocutânea.** A mais comum, observada em 25% dos casos. Lesão cutânea local ou proximal, os linfáticos intervenientes tornam-se endurecidos, nodulares, espessados com ocasional formação de úlceras.
2. **Esporotricose cutânea localizada.** 20% dos casos, formação de pápula subcutânea na inoculação. O paciente é previamente sensibilizado pela esporotricose; ausência de disseminação linfática.
3. **Forma cancriforme da esporotricose.** Rara, < 8% dos casos com linfadenopatia associada na região proximal.
4. **Esporotricose disseminada.** < 1% dos casos. Disseminação hematogênica para os pulmões, fígado, baço, pâncreas, tireoide, miocárdio ou SNC no hospedeiro imunocomprometido.

SINÔNIMOS Infecção por *Sporotrichum*, doença do jardineiro.

EPIDEMIOLOGIA

IDADE Qualquer idade. Mais comum em adultos.
GÊNERO M > F.
ETIOLOGIA *Sporothrix schenckii*, fungo dimórfico comumente encontrado no solo, espinhos da rosa e bérberis, lascas de madeira, musgo esfagno, palha e feno.
GEOGRAFIA Onipresente, mundial. Mais comum em zonas temperadas e tropicais; endêmico na América do Sul e Central.

FISIOPATOLOGIA

Normalmente, a esporotricose inicia-se como inoculação subcutânea por um espinho, pedra, vidro, farpa, lasca, arranhadura de gato ou outro item afiado contaminado. Depois da inoculação subcutânea, o *S. schenckii* cresce localmente e, lentamente, propaga-se ao longo dos linfáticos. Lesões cutâneas secundárias se desenvolvem ao longo da cadeia linfática. Raramente, a inalação, aspiração ou ingestão causa infecção sistêmica.

HISTÓRIA

Três dias a 12 semanas após a inoculação do fungo, um nódulo assintomático ou ligeiramente doloroso aparecerá no sítio de inoculação, seguido pela formação de um nódulo eritematoso na região proximal, ao longo do trajeto dos linfáticos.

EXAME FÍSICO

Achados Cutâneos

TIPO Pápulas, nódulos, úlceras (Fig. 21-19).
COR Rosa, vermelha.
TAMANHO 1 a 2 cm.
ARRANJO Linear, descrito como disseminação "esporotricoide" (Fig. 21-20).
DISTRIBUIÇÃO Extremidade superior > face, tronco.

DIAGNÓSTICO DIFERENCIAL

O diagnóstico diferencial para esporotricose inclui tuberculose, micobacteriose atípica (particularmente por *M. marinum*), antraz, tularemia, doença da arranhadura do gato, sífilis primária, leishmaniose, infecção pelo vírus herpes simples, linfangite estafilocócica, histoplasmose, coccidiomicose, blastomicose e criptococose.

EXAMES LABORATORIAIS

DERMATOPATOLOGIA Células gigantes granulomatosas tipo Langerhans, microabscessos piogênicos. Organismos raros, difíceis de visualizar. Levedura, quando visível, aparece como formas em aspecto de charruto de 1 a 3 μm por 3 a 10 μm, sendo corada pelo corante PAS ou impregnação pela prata. Anticorpo fluorescente ou PCR pode ajudar a detectar o *S. schenckii in vitro*.
CULTURA Organismo isolado poucos dias após cultura do aspirado da lesão cutânea.

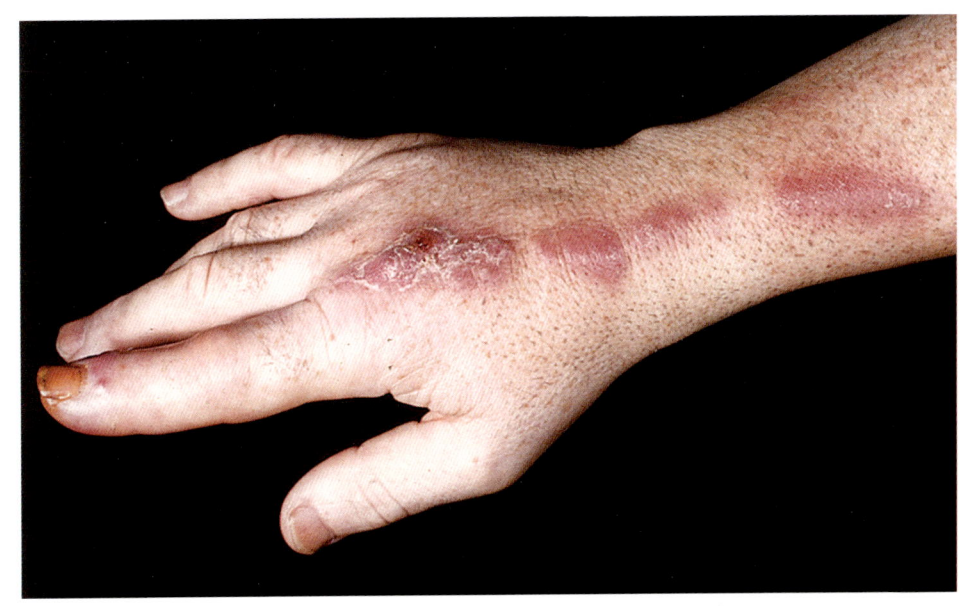

FIGURA 21-19 Esporotricose, tipo esporotricoide Sítio de inoculação no dorso da mão com um arranjo linear de nódulos dérmicos e subcutâneos estendendo-se ao longo dos vasos linfáticos no braço. (Reproduzida, com permissão, de Fitzpatrick TB, Wolff K, Johnson RA. Color Atlas and Synopsis of Clinical Dermatology. 4th ed. New York, NY: McGraw-Hill; 2001.)

EVOLUÇÃO CLÍNICA E PROGNÓSTICO

Esporotricose exibe pouca tendência a regredir espontaneamente. As infecções fúngicas profundas respondem bem à terapia sistêmica, porém recidivas são possíveis.

CONTROLE

A terapia tópica para esporotricose não é eficaz. Agentes antifúngicos orais (fluconazol, cetoconazol, itraconazol) funcionam, porém devem ser tomados 4 a 6 semanas após a resolução das lesões, por um prazo total de 3 a 6 meses. Os efeitos colaterais incluem náusea, vômito e alterações do TFH. Também houve relatos do uso bem-sucedido de solução saturada de iodeto de potássio (SSKI oral), que aumenta a resposta imune do hospedeiro. Também deve ser dado por 4 a 6 semanas além da resolução clínica das lesões cutâneas. Os efeitos colaterais incluem iododerma, desarranjo GI e supressão da tireoide.

Para doença grave ou sistêmica, especialmente em hospedeiros imunocomprometidos, a administração IV de anfotericina B pode ser necessária por 2 a 3 semanas. Os efeitos colaterais incluem acidose tubular renal, hipocalemia, hipomagnesemia, febre, calafrios, delírio, flebite, náusea, vômito, hipotensão, hipertensão, insuficiência renal e depressão da medula óssea.

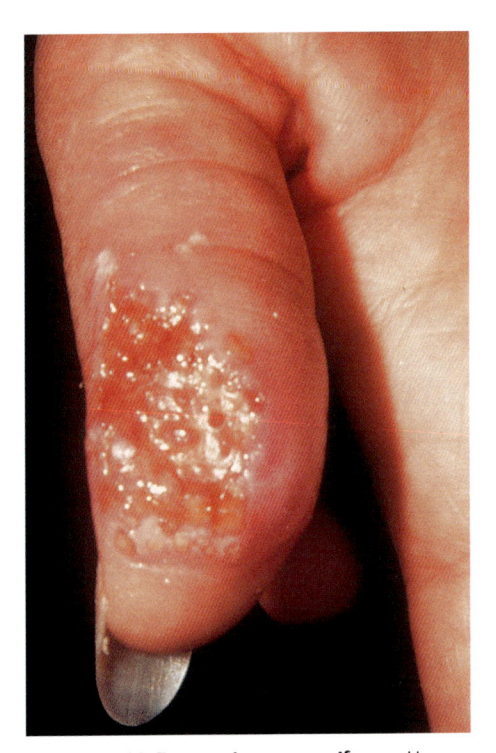

FIGURA 21-20 Esporotricose, cancriforme Um nódulo ulcerado no sítio de inoculação com esporotricose.

CRIPTOCOCOSE

A criptococose é uma infecção fúngica profunda adquirida pela inalação de *Cryptococcus neoformans*, causando infecção pulmonar primária, que pode resultar em disseminação hematógena e propagação da infecção para os rins e/ou pele.

SINÔNIMOS Torulose, blastomicose europeia.

EPIDEMIOLOGIA

IDADE Todas as idades. Mais comum entre 30 e 60 anos de idade.
GÊNERO M > F, 3:1.
INCIDÊNCIA Raro.
ETIOLOGIA *C. neoformans*, uma levedura.
GEOGRAFIA Onipresente, mundial. Europa, América do Sul > Estados Unidos. Maior número de casos associados à AIDS na África Subsaariana.

FISIOPATOLOGIA

C. neoformans é um patógeno oportunista acidentalmente inalado da poeira contaminada pelas fezes de aves (pombos, periquitos e canários). Os sorotipos A, B, C e D podem causar doença em humanos. Depois da inalação, o *Cryptococcus* causa infecção pulmonar. Hospedeiros imunodeficientes podem apresentar subsequente disseminação hematógena do organismo para as meninges, rins e pele. A transmissão transplacentária é possível, e o *Cryptococcus* também pode habitar o trato genital feminino, resultando na inoculação do infante conforme ele passa pelo canal vaginal.

HISTÓRIA

Frequentemente, a doença criptocócica permanece localizada nos pulmões com sintomas mínimos ou ausentes. Nos indivíduos imunodeprimidos, a disseminação hematogênica resulta em infecção do SNC com dor de cabeça (80%), confusão mental e distúrbios visuais por meses. Trinta por cento dos casos disseminados estão associados à malignidade (geralmente, doença de Hodgkin).

EXAME FÍSICO

Achados Cutâneos

Observados em 15% dos casos sistêmicos.

TIPO Pápulas, pústulas, placas, nódulos, úlceras (Fig. 21-21).
COR Rosa a vermelha, azul.
DISTRIBUIÇÃO Qualquer local.
SÍTIOS DE PREDILEÇÃO Face (especialmente ao redor do nariz e da boca), couro cabeludo.

Achados Gerais

SNC Dor de cabeça, transtornos do comportamento, convulsões.
PULMONAR Tosse, pneumonia, efusão pleural.
OUTROS Hepatomegalia, esplenomegalia, linfadenopatia.

DIAGNÓSTICO DIFERENCIAL

O diagnóstico diferencial para o *Cryptococcus* inclui blastomicose, histoplasmose, molusco contagioso, HSV e outras infecções bacterianas ou fúngicas sistêmicas.

EXAMES LABORATORIAIS

DERMATOPATOLOGIA Organismos de parede espessa, 5 por 20 μm, na biópsia de pele. Azul de metileno, *Alcian blue* ou mucicarmim irão, claramente, corar a cápsula polissacarídica.
IMUNOFLUORESCÊNCIA INDIRETA Anticorpos disponíveis para a detecção do *Cryptococcus* nos fluidos corporais ou amostras teciduais.
CULTURA O *Cryptococcus* presente nos fluidos corporais ou tecidos podem crescer no ágar de Sabouraud.
RT Pneumonia, infiltrados, nódulos, abscessos ou efusões pleurais podem estar presentes.

EVOLUÇÃO CLÍNICA E PROGNÓSTICO

Quando não tratada, a criptococose cutânea secundária é fatal em 80% dos casos. Tratamento antifúngico adequado resulta em taxa de cura de 80%. Uma redução dramática na incidência da infecção por *Cryptococcus* na população com HIV foi observada com o uso de fluconazol e terapia antiviral altamente ativa.

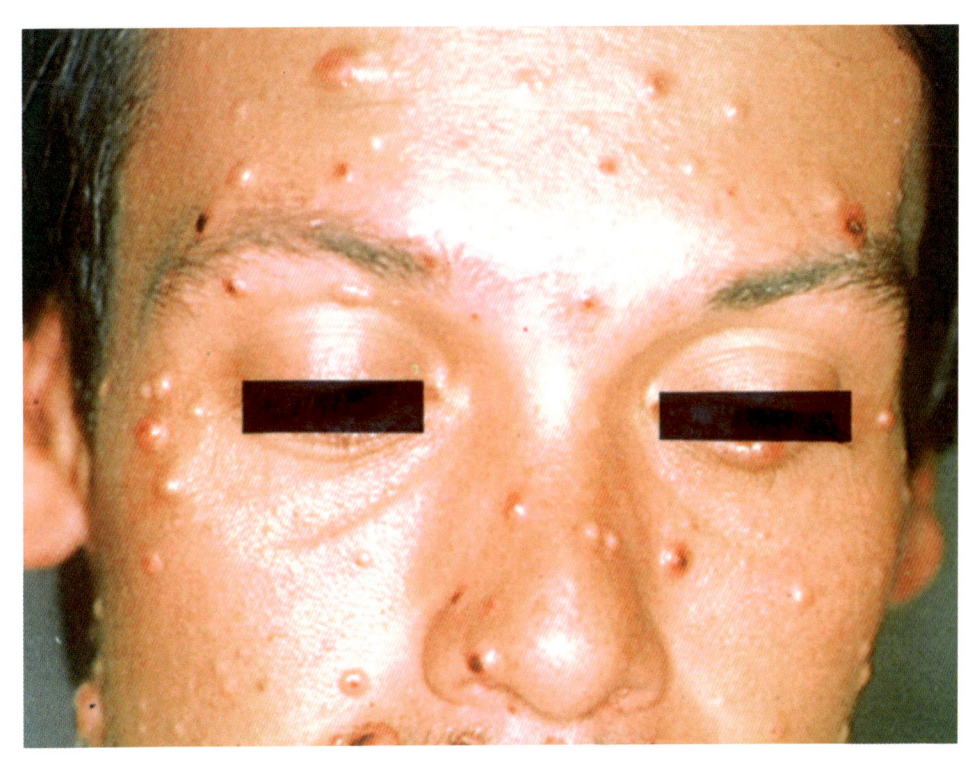

FIGURA 21-21 Criptococose disseminada Nódulos umbilicados na face de um paciente com HIV com criptococose disseminada. (Reproduzida, com permissão, de Freedberg IM, *et al*. Dermatology in General Medicine. 5th ed. New York, NY: McGraw-Hill; 1999.)

CONTROLE

Recomenda-se a prevenção do *Cryptococcus* em pacientes de alto risco (quimioterapia, altas doses de esteroides, neutropenia, HIV/AIDS), e profilaxia antifúngica (fluconazol, voriconazol, miconazol, cetoconazol, itraconazol) é recomendado. O tratamento de escolha para infecção pelo *Cryptococcus* de uma única área sem envolvimento do SNC ou evidência de imunossupressão é o fluconazol diário por 6 a 12 meses. A anfotericina B por 2 meses pode ser usada para doença mais grave. Os efeitos colaterais incluem acidose tubular renal, hipocalemia, hipomagnesemia, febre, calafrios, delírio, flebite, náusea, vômito, hipotensão, hipertensão, insuficiência renal e depressão da medula óssea. Para pacientes com comprometimento do SNC ou criptococcemia recomenda-se a anfotericina B lipossomal.

HISTOPLASMOSE

A histoplasmose é uma infecção fúngica sistêmica comum e altamente infecciosa causada pelo *Histoplasma capsulatum* e caracterizada por infecção pulmonar assintomática, que ocasionalmente se dissemina.

SINÔNIMOS Doença de Darling, doença das cavernas, doença do vale de Ohio, reticuloendoteliose.

EPIDEMIOLOGIA

IDADE Todas as idades.
GÊNERO M = F.
INCIDÊNCIA Comum.
ETIOLOGIA *H. capsulatum* existe no solo em climas quentes e úmidos.
GEOGRAFIA Endêmico na região SE e central dos EUA, com predileção pelos vales do rio Mississippi e Ohio.

FISIOPATOLOGIA

Aves de criação, pássaros ou morcegos são reservatórios da histoplasmose. As fezes destes animais contêm o organismo e, portanto, seus *habitats* (cavernas, viveiros, sítios de construção) são áreas de alto risco para contrair a doença.

HISTÓRIA

O homem adquire o *H. capsulatum* ao inalar os esporos do fungo em locais contaminados. A histoplasmose existe como infecção pulmonar autolimitada em 75% dos casos, que é assintomática. Sintomas pulmonares do tipo gripe (febre, mal-estar, tosse e dor torácica) se desenvolvem em 25% dos casos e menos de 1% dos pacientes progridem para histoplasmose disseminada (febre, hepatoesplenomegalia, anemia e perda de peso). A imunossupressão é um forte fator de risco para doença disseminada. O comprometimento cutâneo pode ocorrer por doença disseminada ou, raramente, por inoculação primária.

EXAME FÍSICO

Achados Cutâneos

TIPO Pápulas, placas, pústulas (Fig. 21-22), nódulos, abscessos ou úlceras.
COR Rosa, vermelha, púrpura.
DISTRIBUIÇÃO Qualquer local, superfície mucosa.

Achados Gerais

FEBRE
PULMONAR Tosse, dispneia, dor torácica.
OUTROS Hepatomegalia e perda de peso.

DIAGNÓSTICO DIFERENCIAL

O diagnóstico diferencial da histoplasmose inclui tuberculose miliar, coccidioidomicose, paracoccidioidomicose, criptococose, *leishmaniose* e linfoma.

EXAMES LABORATORIAIS

DERMATOPATOLOGIA Biópsia cutânea pode revelar formas intracelulares de levedura com halo claro nos histiócitos e células gigantes (chamados "macrófagos parasitados"). Coloração pelo PAS ou metenamina de prata de Gomori tornarão a levedura mais visível.
TÉCNICA DE *IMPRINT* Uma lâmina de vidro encostada na pele lesionada e corada com Giemsa exibirá *H. capsulatum*.
CULTURA Tecido ou sangue inoculado em meio Agar Saboraud dará crescimento a *H. capsulatum*.
TESTE CUTÂNEO COM HISTOPLASMINA Em infantes, uma reação positiva 2 a 3 semanas após infecção indica infecção atual, ativa; porém, nas populações endêmicas, até 90% das crianças e adultos reagem positivamente, significando infecção passada ou presente. O teste cutâneo consiste mais em uma metodologia diagnóstica histórica e pode ser de disponibilidade limitada atualmente.
SOROLOGIA Imunodifusão, precipitina em ágar-gel, fixação de complemento, colódio ou aglutinação das partículas de látex podem ser realizados em amostras sanguíneas. Títulos maiores que 1:32 são altamente sugestivos de doença ativa por histoplasmose.
RT Infiltrados intersticiais e/ou adenopatia hilar.

EVOLUÇÃO CLÍNICA E PROGNÓSTICO

Em 99% dos casos, a histoplasmose pulmonar assintomática é uma doença benigna e autolimitada e não é necessário tratamento. Na forma sintomática ou disseminada, histoplasmose não tratada apresenta alta taxa de mortalidade.

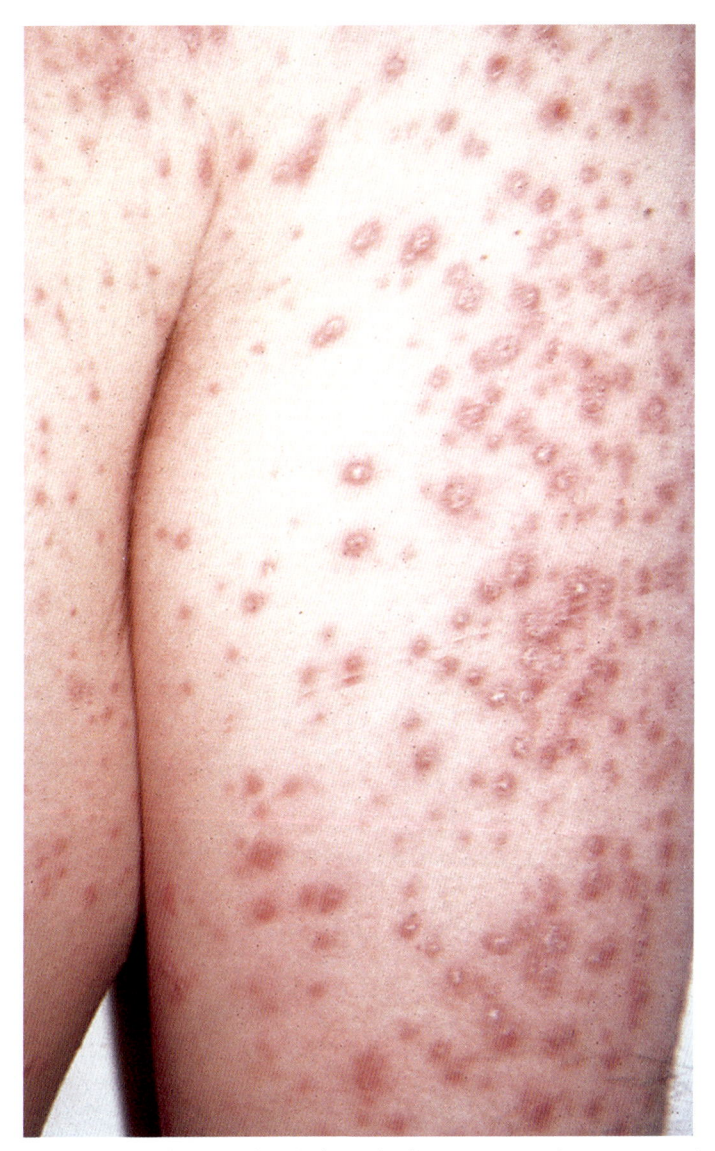

FIGURA 21-22 Histoplasmose disseminada Pápulas e pústulas eritematosas dispersas em um indivíduo infectado pelo HIV com histoplasmose disseminada. (Reproduzida, com permissão, de Fitzpatrick TB, Wolff K, Johnson RA. Color Atlas and Synopsis of Clinical Dermatology. 4th ed. New York, NY: McGraw-Hill; 2001.)

CONTROLE

Quando as fezes das aves e morcegos são eliminadas em uma área endêmica para *H. capsulatum*, equipamento de proteção (respiradores, óculos de proteção etc.) devem ser utilizados. A maioria dos casos de histoplasmose não requer terapia. Em casos sistêmicos graves ou doença disseminada, pode ser necessário o uso de antifúngicos sistêmicos (anfotericina B, itraconazol, voriconazol). Os efeitos colaterais incluem acidose tubular renal, hipocalemia, hipomagnesemia, febre, calafrios, delírio, flebite, náusea, vômito, hipotensão, hipertensão, insuficiência renal e depressão da medula óssea.

SEÇÃO 22

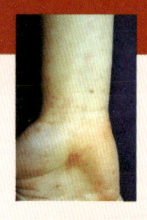

INFECÇÃO POR *RICKETTSIA*

FEBRE MACULOSA DAS MONTANHAS ROCHOSAS

A febre maculosa das montanhas rochosas (FMMR), a infecção mais grave de todas as infecções por *rickettsias*, é caracterizada pelo início repentino de febre, cefaleia intensa, mialgia e exantema acral característico; está associada a significante mortalidade em criança abaixo de 4 anos.

EPIDEMIOLOGIA

IDADE Qualquer idade.
GÊNERO M > F.
RAÇA Mais comum em nativos americanos > brancos, negros.
INCIDÊNCIA Incomum, embora aumentando. Maior incidência = 60 casos/milhão, sudeste dos Estados Unidos.
ETIOLOGIA Causado pela bactéria intracelular obrigatória e Gram-negativa *Rickettsia rickettsii*.
SAZONALIDADE Abril a setembro nos Estados Unidos (95% dos pacientes).
GEOGRAFIA Endêmico na Virgínia, Carolina do Norte, Carolina do Sul, Georgia, Kansas, Oklahoma, Texas, Nova York, norte do México, América do Sul e Central.

FISIOPATOLOGIA

Ocorre pela picada de carrapato infectado ou inoculação por meio de abrasões contaminadas com as fezes ou fluidos teciduais de carrapatos. Os reservatórios e os vetores são o carrapato florestal das montanhas rochosas (*Dermacentor andersoni*), encontrados no meio-oeste dos Estados Unidos, o carrapato de cachorro (*D. variabilis*) na costa leste dos Estados Unidos e, raramente, o carrapato-estrela (*Amblyomma americanum*) no sul dos Estados Unidos. O paciente mora ou recentemente visitou uma área endêmica; contudo, apenas ~62% dos pacientes estão cientes de uma recente picada de carrapato. Após a inoculação, há replicação local inicial do organismo nas células endoteliais, seguido pela disseminação hematógena. Infecção focal do músculo liso vascular causa vasculite generalizada. A infecção pode resultar em hipotensão, necrose local, gangrena e CID. A erupção petequial ocorre em razão de extravasamento de sangue após a necrose vascular.

HISTÓRIA

O período de incubação da FMMR após a exposição ao carrapato varia em média entre 5 e 7 dias, mas pode ser tão curto quanto 2 dias ou tão longo quanto 2 semanas. A erupção cutânea, presente em 90% dos casos, começa no dia 3 ou 4 nas extremidades e propaga-se proximalmente. Ao redor do dia 6 ou 7, a erupção é generalizada. Os sintomas sistêmicos incluem o início súbito de febre (94%); intensa cefaleia (94%); mialgia generalizada, especialmente nos músculos dorsais e das pernas (87%); tremores repentinos; fotofobia; prostração; e náuseas com ocasionais vômitos.

EXAME FÍSICO

Achados Cutâneos

TIPO Mácula (petéquia), pápula, infartos, gangrena.
COR Rosa, vermelho-escuro, violáceo (Fig. 22-1A).
TAMANHO 2 a 6 mm.
DISTRIBUIÇÃO Extremidades distais, palmas, das plantas aos braços, coxas, tronco, face (Fig. 22-1B). Gangrena (4%) ocorre nos dígitos acrais, extremidades, orelhas e prepúcio.

Achados Gerais

FEBRE Pode chegar a 40°C.
REUMATOLÓGICO Mialgias.
PULMONAR Tosse, pneumonite, infecções pulmonares, edema pulmonar, SDRA.
GI Náusea, dor abdominal, hepatoesplenomegalia, hemorragias GIs.
RENAL Incontinência, oligúria, insuficiência renal aguda.
SNC Estado alterado de percepção, cefaleia, meningo encefalite, estupor, coma.

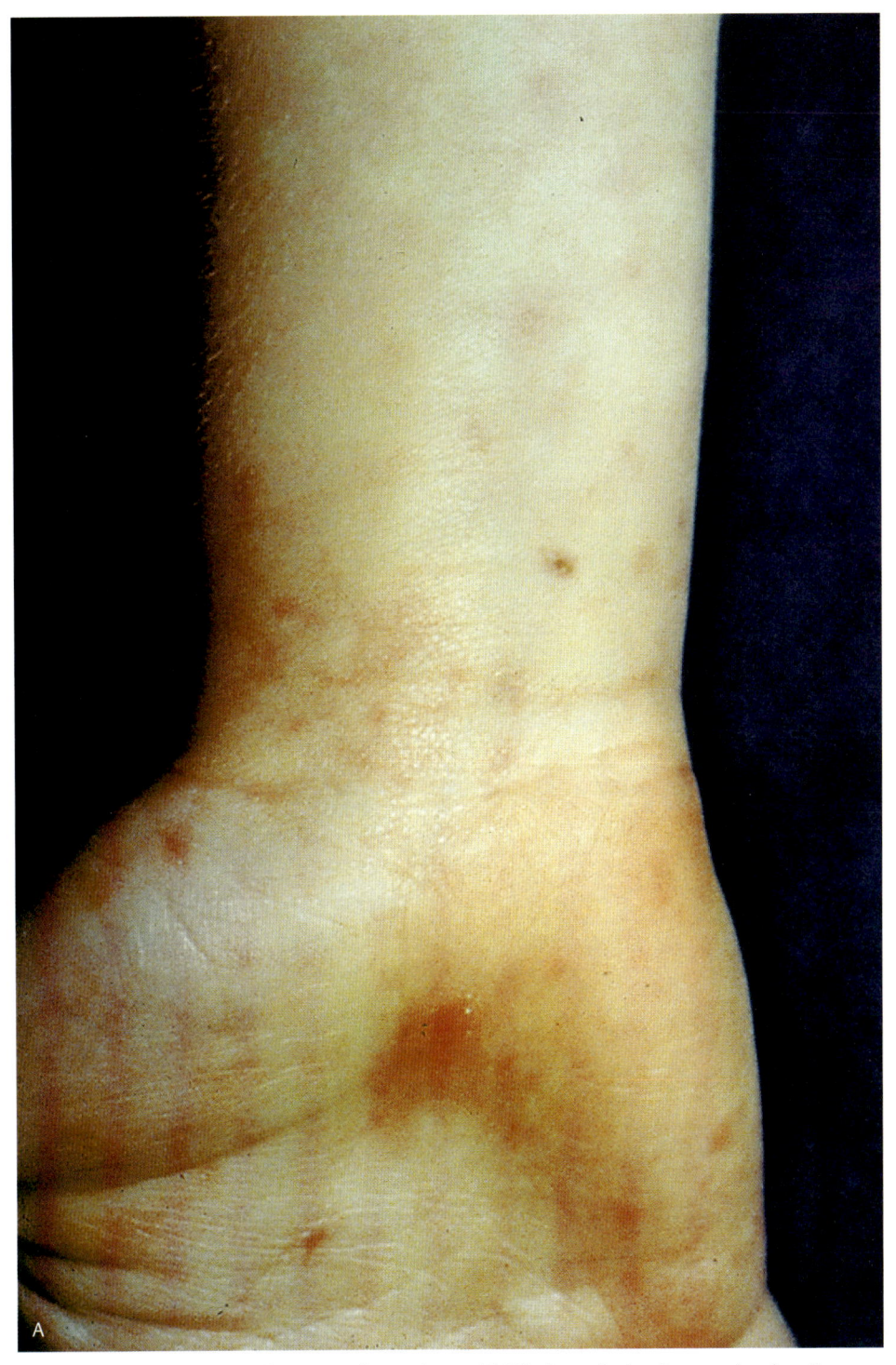

FIGURA 22-1 Febre maculosa das montanhas rochosas (**A**) Máculas e pápulas dispersas de coloração rosa, vermelha e púrpura no antebraço de uma criança. *(Continua.)*

OUTROS Hipotensão, surdez, infecções da glândula parótida/ouvido médio, choque séptico.

Variantes

1. **Febre sem Manchas (13%).** Ausência de manifestações cutâneas. Maior taxa de mortalidade por falha diagnóstica.
2. **Síndrome Abdominal.** Semelhante ao abdome agudo, colecistite aguda e apendicite aguda.

DIAGNÓSTICO DIFERENCIAL

O diagnóstico diferencial da FMMR inclui meningococcemia, septicemia por *Staphylococcus aureus*, outras *rickettsioses* (erliquiose, tifo murino, tifo epidêmico, *rickettsialpox*), leptospirose, febre tifoide, exantema viral (sarampo, varicela, rubéola, enterovírus, parvovírus, adenovírus), febres hemorrágicas (ebola, Marburg, Lassa), meningococcemia, cancroide, tularemia, sífilis, antraz, PTI, reação a drogas ou vasculite por imunocomplexo.

EXAMES LABORATORIAIS

DERMATOPATOLOGIA Vasculite necrosante. Ocasionalmente, a *Rickettsia* pode ser demonstrada nas células endoteliais.
IMUNOFLUORESCÊNCIA DIRETA Cora os antígenos da *R. rickettsii* no interior das células endoteliais.
SOROLOGIA O teste de imunofluorescência pode ser utilizado para medir anticorpos IgG e IgM contra a *R. rickettsii*. Aumento de 4 vezes no título entre os estágios agudo e convalescente da doença é diagnóstico.

EVOLUÇÃO CLÍNICA E PROGNÓSTICO

Quando não tratada, a taxa de fatalidade para a FMMR é de 20%. Com terapia adequada, a taxa de mortalidade é reduzida para 3%. Pacientes gravemente afetados podem apresentar CID, púrpura fulminante, sequelas neurológicas e/ou cardíacas permanentes. O fator prognóstico mais importante é o diagnóstico e o tratamento precoce, mesmo que isto signifique começar antibióticos antes que os resultados confirmatórios estejam disponíveis.

CONTROLE

A droga de escolha para a FMMR em crianças mais velhas e adultos é a doxiciclina, tetraciclina ou cloranfenicol por 7 a 10 dias. O cloranfenicol pode ser considerado para tratar mulheres grávidas. Em crianças mais jovens, a azitromicina ou a claritromicina podem ser utilizadas para evitar riscos de pigmentação dentária pela doxiciclina ou tetraciclina; no entanto, as tetraciclinas continuam sendo o tratamento de primeira linha de escolha. Em crianças mais novas, azitromicina ou claritromicina podem ser usadas.

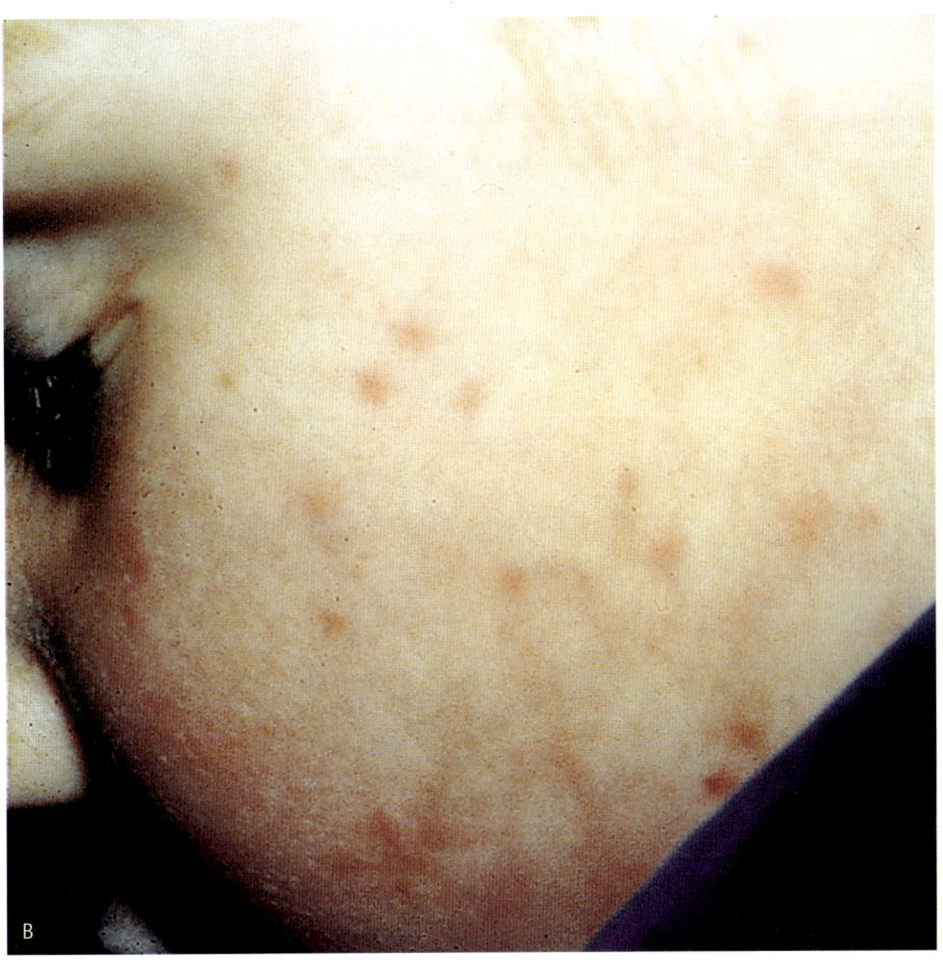

FIGURA 22-1 *(Continuação.)* (**B**) Posterior acometimento da face pela erupção é observado na mesma criança.

SEÇÃO 23

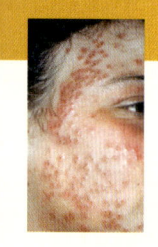

INFECÇÕES VIRAIS DA PELE

VÍRUS HERPES SIMPLES

GENGIVOESTOMATITE HERPÉTICA

A gengivoestomatite herpética primária é uma doença infecciosa que ocorre na infância, causada pelo vírus herpes simples 1 (HSV-1) e caracterizada pela presença de lesões vesiculares dolorosas na boca.

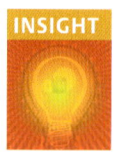

INSIGHT
Qualquer ulceração oral deve ser avaliada para infecção por herpes.

SINÔNIMOS Herpes, herpes simplex, ferida fria, vesícula febril, herpes febril, herpes labial.

EPIDEMIOLOGIA

IDADE 1 a 10 anos. Pico de incidência entre 6 meses e 5 anos de idade.
GÊNERO M = F.
INCIDÊNCIA 90% da população é soropositiva para HSV-1 aos 10 anos de idade.
ETIOLOGIA HSV-1 >> HSV-2.

FISIOPATOLOGIA

A transmissão e a infecção primária do HSV ocorrem por contato direto com uma pessoa infectada excretando o vírus pela superfície mucosa, sítios periféricos ou em secreções. O HSV é imediatamente inativado à temperatura ambiente; portanto, é improvável a disseminação por aerossóis ou fômites. A infecção ocorre pela inoculação do vírus em uma superfície mucosa susceptível ou por uma ruptura na pele. Subsequente à infecção primária no sítio de inoculação, o HSV ascende pelos nervos sensoriais periféricos e penetra nos gânglios das raízes nervosas sensoriais, onde entra em estado de latência. A latência pode ocorrer após infecção primária sintomática e assintomática.

HISTÓRIA

Três a sete dias após a exposição, as infecções herpéticas primárias podem ser assintomáticas (a maioria) ou sintomáticas, com gengivoestomatite, febre alta, dor de garganta e linfadenopatia. A dor pode ser tão debilitante que a hospitalização é necessária para hidratação intravenosa (IV).

EXAME FÍSICO

Achados Cutâneos
TIPO Placa, vesículas, ulcerações (Fig. 23-1).
ARRANJO Vesículas herpetiformes (agrupadas).
DISTRIBUIÇÃO Mucosa oral, orofaringe.

Achados Gerais
FEBRE E LAD
OUTROS Cefaleia, febre, rigidez de nuca, cultura do líquido cerebrospinal ± positiva para HSV.

DIAGNÓSTICO DIFERENCIAL

O diagnóstico diferencial para a gengivoestomatite herpética primária inclui estomatite aftosa, doença mão-pé-boca (DMPB), herpangina, eritema multiforme ou doença de Behçet, candidíase oral, mucosite causada por quimioterapia.

SEÇÃO 23 INFECÇÕES VIRAIS DA PELE 539

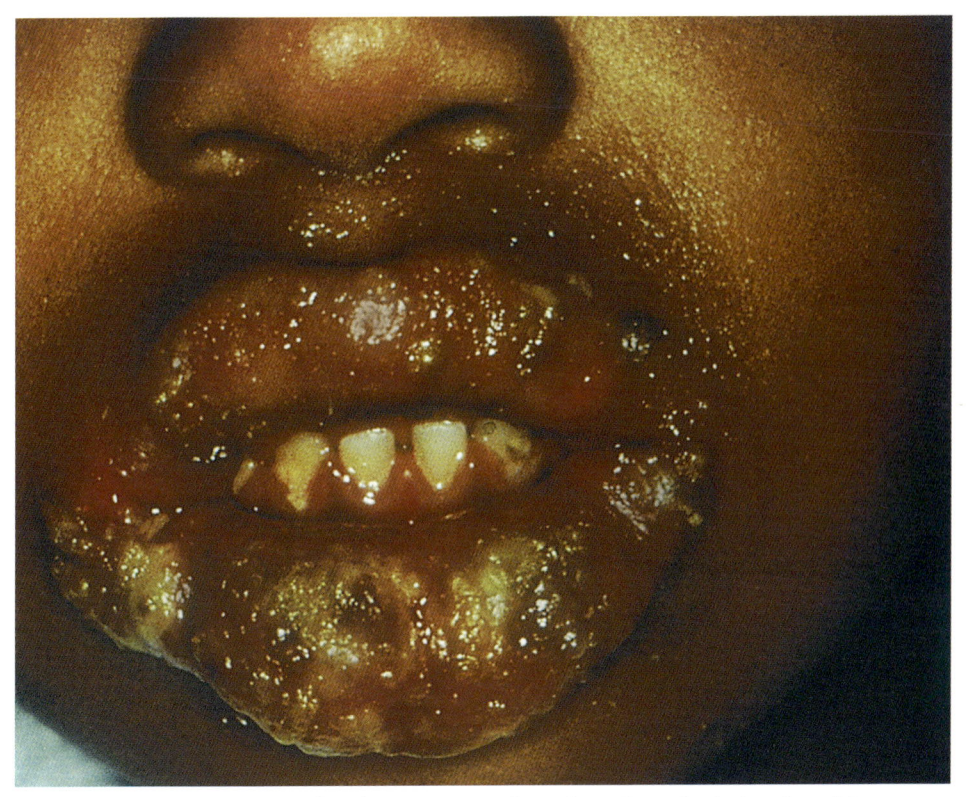

FIGURA 23-1 Gengivoestomatite herpética Graves erosões e ulcerações periorais circunferenciais que impedem a criança de comer ou beber

EXAMES LABORATORIAIS

ESFREGAÇO DE TZANCK Um esfregaço fino de células da base de uma vesícula intacta é aplicado em uma lâmina microscópica, é seco e corado com Giemsa ou Wright, demonstrando queratinócitos gigantes multinucleados (Fig. 23-2). O esfregaço de Tzanck é positivo em 75% dos casos iniciais, porém não diferencia o HSV-1 do HSV-2 ou do vírus varicela-zóster (VVZ).

IMUNOFLUORESCÊNCIA DIRETA Células da base de uma vesícula intacta podem ser aplicadas em uma lâmina de vidro, e anticorpos imunofluorescentes, utilizados para corar especificamente o HSV-1 ou o HSV-2

DERMATOPATOLOGIA Balonização e degeneração reticular das células epidérmicas, acantose e formação intraepidérmica de vesículas. Corpúsculos de inclusão intranucleares, queratinócitos gigantes multinucleados e vesículas multiloculares podem estar presentes.

MICROSCOPIA ELETRÔNICA Pode detectar partículas do HSV.

CULTURA VIRAL O HSV pode ser cultivado em 2 a 5 dias a partir do fluido de lesões vesiculares iniciais ou por raspagem da base de uma erosão.

REAÇÃO EM CADEIA DA POLIMERASE Os fragmentos da base de uma erosão ou pelo soro do paciente também podem ser testados usando PCR em tempo real de HSV para diagnosticar e diferenciar entre HSV-1 e HSV-2. Pode ser particularmente útil no diagnóstico de eliminação viral assintomática.

SOROLOGIA Infecção primária pelo HSV-1 pode ser documentada por soroconversão.

EVOLUÇÃO CLÍNICA E PROGNÓSTICO

Episódios de gengivoestomatite herpética primária são autolimitados em 2 a 6 semanas, mas podem variar em gravidade desde leve infecção assintomática até doença grave debilitante necessitando de hospitalização.

CONTROLE

O tratamento de escolha para a gengivoestomatite herpética primária é a administração de aciclovir oral ou IV e tratamento sintomático. Iniciar a medicação nos primeiros 4 dias de sintomas demonstrou reduzir a duração dos sintomas. Acetaminofeno e lidocaína viscosa a 2% podem ser utilizados para dor oral, e infusão IV de fluidos pode ser necessária para prevenir a desidratação.

Em crianças mais velhas, pacientes imunocomprometidos ou casos refratários, o valaciclovir oral ou fanciclovir oral podem ser utilizados. Penciclovir (1%) tópico ou aciclovir creme a 5% podem ser utilizados em conjunto com a terapia oral. HSV-1 resistente ao aciclovir requer a administração IV de foscarnet ou administração tópica de cidofovir. Indivíduos com gengivoestomatite grave pelo HSV e aqueles com secreções ativas, que ainda não estejam em tratamento devem ser colocados em precauções de contato e limitar a interação com outras crianças.

SEÇÃO 23 INFECÇÕES VIRAIS DA PELE

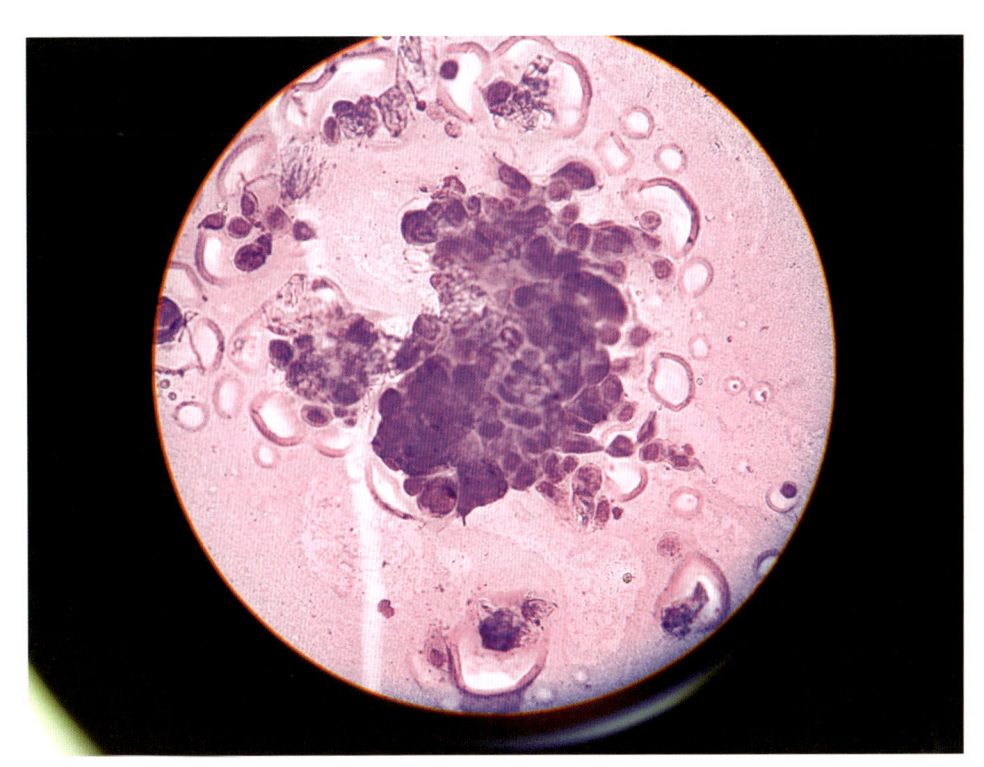

FIGURA 23-2 Infecção herpética, esfregaço de Tzanck Coloração de Giemsa dos conteúdos vesiculares, demonstrando células gigantes multinucleadas (fusão de queratinócitos infectados por vírus) é indicativo de uma infecção herpética.

HERPES OROFACIAL RECORRENTE

O herpes orofacial recorrente consiste em uma reativação da infecção herpética latente causada por HSV-1 e caracterizada por vesículas agrupadas, geralmente na borda do vermelhão dos lábios.

SINÔNIMOS Ferida fria, vesículas febris, herpes, herpes simplex, herpes labial.

EPIDEMIOLOGIA

IDADE Qualquer idade. Mais comum em adultos jovens.
GÊNERO M = F.
PREVALÊNCIA Comum. Um terço da população.
INCIDÊNCIA 90% da população é soropositiva para infecção pelo HSV-1.
ETIOLOGIA HSV-1 >> HSV-2.

FISIOPATOLOGIA

O vírus herpes simples é transmitido pelo contato pele-pele, pele-mucosa ou mucosa-mucosa. Subsequente à infecção primária pelo HSV-1, o HSV ascende pelos nervos sensoriais periféricos e penetra nos gânglios, onde entra em estado de latência. Recorrências sempre ocorrem no mesmo local, podendo ser clinicamente assintomáticas ou sintomáticas.

Luz solar, estresse, enfermidade ou trauma local podem precipitar os episódios vesiculares.

HISTÓRIA

Os episódios recorrentes de HSV-1 são, tipicamente, anunciados por pródromos de parestesia, coceira ou ardor, que, geralmente, precedem em 24 horas quaisquer alterações cutâneas visíveis. Ocorre, então, o aparecimento de coleções pequenas e localizadas de vesículas, seguido por resolução em 1 a 2 semanas. Sintomas sistêmicos geralmente estão ausentes.

EXAME FÍSICO

Achados Cutâneos

TIPO Placa, pápulas, vesículas, crosta (Fig. 23-3).
COR Rosa, vermelho.
TAMANHO 1 a 2 mm.
ARRANJO Vesículas herpetiformes (ou seja, agrupadas).
DISTRIBUIÇÃO Borda do vermelhão dos lábios >> qualquer outro sítio mucocutâneo.

Achados Gerais

LINFADENOPATIA Raramente presente em indivíduos imunocompetentes.

DIAGNÓSTICO DIFERENCIAL

O diagnóstico diferencial para herpes orofacial recorrente inclui varicela-zóster, úlceras aftosas e dermatite de contato.

EXAMES LABORATORIAIS

ESFREGAÇO DE TZANCK Um esfregaço fino de células da base de uma vesícula intacta é aplicado em uma lâmina microscópica, seco e corado com Giemsa ou Wright, demonstrando queratinócitos gigantes multinucleados (Fig. 23-2). O esfregaço de Tzanck é positivo em 75% dos casos iniciais, porém não diferencia o HSV-1 do HSV-2 ou do VVZ.
IMUNOFLUORESCÊNCIA DIRETA Células da base de uma vesícula intacta podem ser aplicadas em lâmina de vidro e anticorpos imunofluorescentes utilizados para corar, especificamente a presença de HSV-1 ou HSV-2.
DERMATOPATOLOGIA Balonização e degeneração reticular das células epidérmicas, acantose e formação intraepidérmica de vesículas. Corpúsculos de inclusão intranucleares, queratinócitos gigantes multinucleados e vesículas multiloculares podem estar presentes.
MICROSCOPIA ELETRÔNICA Pode detectar partículas do HSV.
CULTURA VIRAL O HSV pode ser cultivado em 2 a 5 dias a partir do fluido de lesões vesiculares iniciais ou por raspagem da base de uma erosão.
SOROLOGIA Infecções recorrentes do HSV-1 podem ser detectadas por títulos de imunoglobulina M (IgM) e IgG.
REAÇÃO EM CADEIA DA POLIMERASE Os fragmentos da base de uma erosão ou pelo soro do paciente também podem ser testados usando PCR em tempo real de HSV para diagnosticar e diferenciar entre HSV-1 e HSV-2. Pode ser particularmente útil no diagnóstico de eliminação viral assintomática.

EVOLUÇÃO CLÍNICA E PROGNÓSTICO

Surtos herpéticos orofaciais recorrentes são localizados, autolimitados, geralmente em número de 1 a 4 episódios por ano, mais brandos, e apresentam um período de duração mais curto do que a infecção primária. Tendem a se tornar menos frequentes conforme o indivíduo fica mais velho. Agentes antivirais orais, se utilizados precocemente (durante o período prodrômico), podem abortar ou minimizar os sintomas.

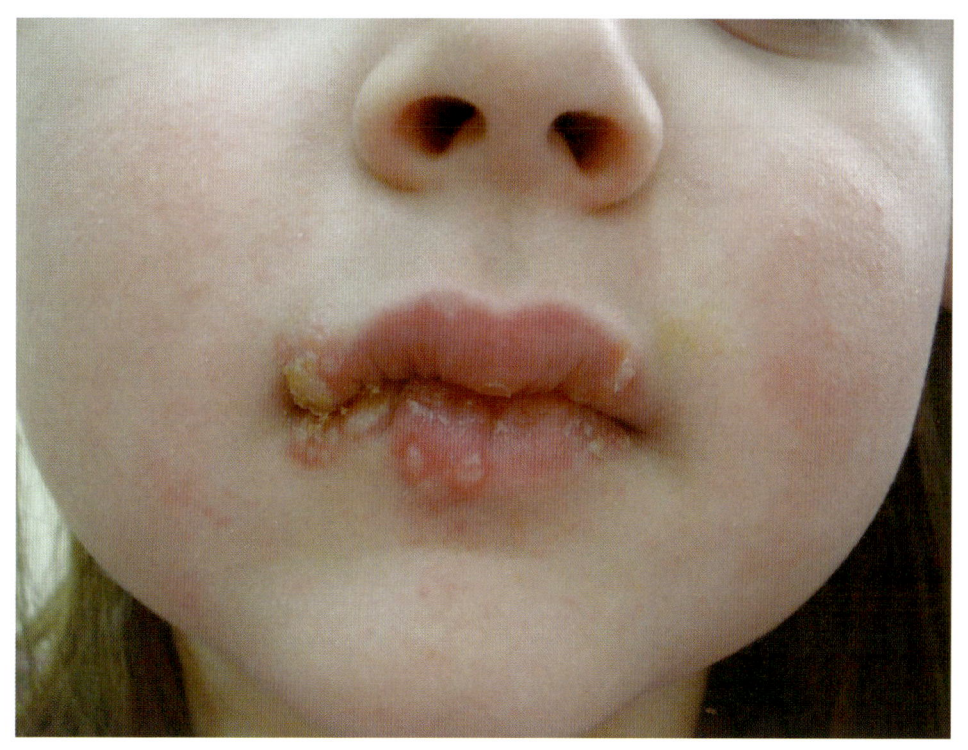

FIGURA 23-3 Herpes orofacial recorrente Lesão recorrente localizada que se inicia com vesículas e regride com formação de crostas no lábio inferior

CONTROLE

No herpes orofacial recorrente, os pacientes que iniciam terapia antiviral no início do período prodrômico ou em até 2 dias após a instalação das lesões podem-se beneficiar da administração oral de aciclovir, valaciclovir ou fanciclovir. Penciclovir (1%) tópico ou aciclovir creme a 5% podem ser utilizados em conjunto com terapia oral. Lesões impetiginizadas podem ser tratadas com antibióticos tópicos (mupirocina). HSV resistente ao aciclovir requer a administração IV de foscarnet ou administração tópica de cidofovir. Para indivíduos com múltiplas recorrências (seis a oito ou mais por ano), a terapia supressora crônica com um dos agentes antivirais orais listados acima podem diminuir a excreção viral e prevenir recidivas recorrentes.

ECZEMA HERPÉTICO

Eczema herpético é uma infecção disseminada superposta sobre a pele lesionada (quase sempre dermatite atópica) causada pelo HSV. É caracterizado por vesículas e erosões disseminadas, febre e mal-estar, podendo representar um problema grave e recorrente.

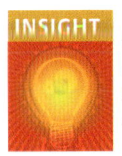

INSIGHT Uma área de eczema que "parece que nunca vai curar" pode ser um sinal de eczema herpético e deve ser avaliado para infecção por herpes.

SINÔNIMOS Erupção variceliforme de Kaposi, pustulose varioliforme aguda, dermatite de Kaposi-Juliusberg.

EPIDEMIOLOGIA

IDADE Crianças > adultos.
ETIOLOGIA HSV-1, HSV-2 menos comum.
FATORES DE RISCO Aumento da incidência em indivíduos com mutação da filagrina.

FISIOPATOLOGIA

Em uma pele alterada (dermatite atópica >> doença de Darier, queimaduras, pênfigo vulgar, ictiose vulgar), a função da barreira cutânea encontra-se prejudicada e uma superinfecção viral ou bacteriana pode facilmente se disseminar. No caso de eczema herpético, uma criança com dermatite atópica frequentemente é inoculada pelo HSV-1 a partir de um dos pais apresentando um caso clínico ou subclínico de herpes orofacial recorrente. Ocorre, então, a disseminação da doença causada por constante ato de coçar, por autoinoculação e uma barreira cutânea prejudicada.

HISTÓRIA

As lesões cutâneas herpéticas iniciam-se em uma pele debilitada e inoculada, disseminando-se rapidamente durante a infecção primária. Sintomas sistêmicos incluem febre, mal-estar e irritabilidade.

EXAME FÍSICO

Achados Cutâneos

TIPO Vesículas, erosões (Fig. 23-4), pústulas, crosta (Fig. 23-5). Aparência monomórfica, pode parecer em "saca-bocado".
DISTRIBUIÇÃO Locais comuns: face, pescoço, tronco.

Achados Gerais

FEBRE, LAD

DIAGNÓSTICO DIFERENCIAL

O diagnóstico diferencial do eczema herpético inclui varicela-zóster com disseminação, infecção pelo HSV disseminada (sistêmica), impetigo bolhoso disseminado, foliculite estafilocócica, foliculite por pseudômonas (de turbilhão) e foliculite por cândida. Uma erupção de aparência semelhante também pode ser causada pelo vírus coxsackie A16 (o vírus responsável pelo HFMD).

EXAMES LABORATORIAIS

ESFREGAÇO DE TZANCK Um esfregaço fino de células da base de uma vesícula intacta é aplicado em uma lâmina microscópica, seco e corado com Giemsa ou Wright, demonstrando queratinócitos gigantes multinucleados (Fig. 23-2). O esfregaço de Tzanck é positivo em 75% dos casos iniciais, porém não diferencia o HSV-1 do HSV-2 ou do VVZ.
IMUNOFLUORESCÊNCIA DIRETA Células da base de uma vesícula intacta podem ser esfregadas em lâmina de vidro e anticorpos imunofluorescentes utilizados para corar, especificamente, o HSV-1 ou HSV-2.
DERMATOPATOLOGIA Balonização e degeneração reticular das células epidérmicas, acantose e formação intraepidérmica de vesículas. Corpúsculos de inclusão intranucleares, queratinócitos gigantes multinucleados e vesículas multiloculares podem estar presentes.
MICROSCOPIA ELETRÔNICA Pode detectar partículas do HSV.
CULTURA HSV-1 > HSV-2 pode ser cultivado em 2 a 5 dias a partir do fluido de lesões vesiculares iniciais ou por raspagem da base de uma erosão. Frequentemente, há superinfecção com *Staphylococcus aureus*/*Streptococcus pyogenes*.
SOROLOGIA Infecções por HSV podem ser detectadas pelos títulos de IgM e IgG.
REAÇÃO EM CADEIA DA POLIMERASE Os fragmentos da base de uma erosão ou pelo soro do paciente também podem ser testados usando PCR em tempo real de HSV para diagnosticar e diferenciar entre HSV-1 e HSV-2. Pode ser particularmente útil no diagnóstico de eliminação viral assintomática.

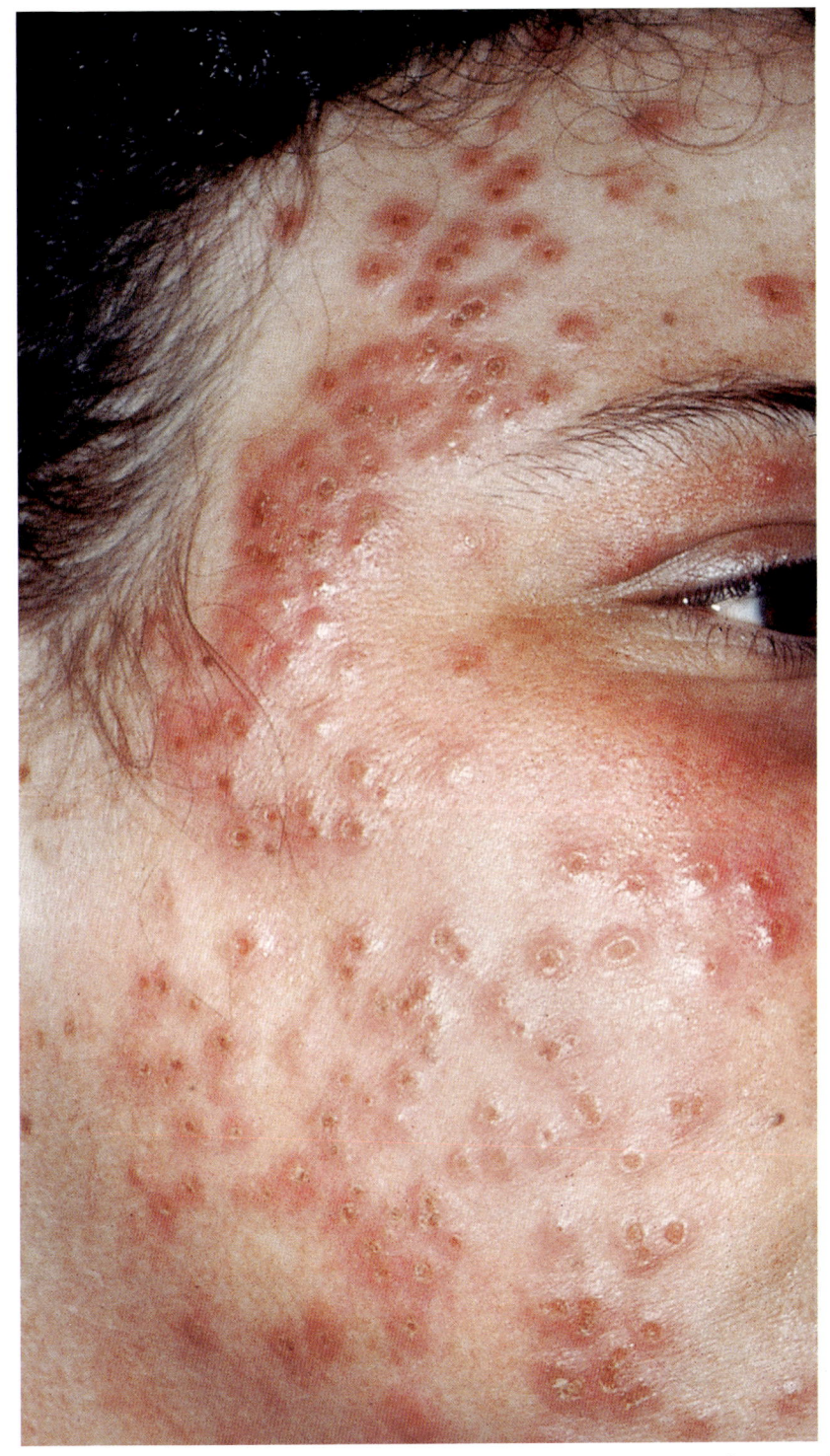

FIGURA 23-4 Eczema herpético Lesões em "saca-bocado" disseminadas em criança com dermatite atópica e infecção por herpes simples superposta.

EVOLUÇÃO CLÍNICA E PROGNÓSTICO

O eczema herpético regride, espontaneamente, em 2 a 6 semanas. Episódios recorrentes tendem a ser mais brandos e não associados a sintomas sistêmicos intensos. Há possibilidade de disseminação sistêmica, especialmente em pacientes imunocomprometidos.

CONTROLE

O eczema herpético pode ser considerado uma emergência dermatológica pediátrica, e o reconhecimento precoce pode prevenir sequelas significativas. Medidas preventivas, almejando o controle da dermatose crônica subjacente (p. ex., dermatite atópica), melhorarão a função da barreira cutânea e prevenirão uma infecção bacteriana ou viral disseminada.

Casos brandos de eczema herpético podem ser controlados em regime ambulatorial com aciclovir, valaciclovir ou fanciclovir. Penciclovir (1%) tópico ou aciclovir creme a 5% podem ser utilizados em conjunto com a terapia oral. Lesões impetiginizadas podem ser tratadas com antibióticos tópicos (mupirocina).

Hospitalização com infusão IV de aciclovir, antibióticos, fluidos e analgésicos pode ser necessária em casos mais graves com febre alta.

Eczema herpético causado por HSV resistente ao aciclovir requer a administração IV de foscarnet ou, tópica, de cidofovir.

SEÇÃO 23 INFECÇÕES VIRAIS DA PELE

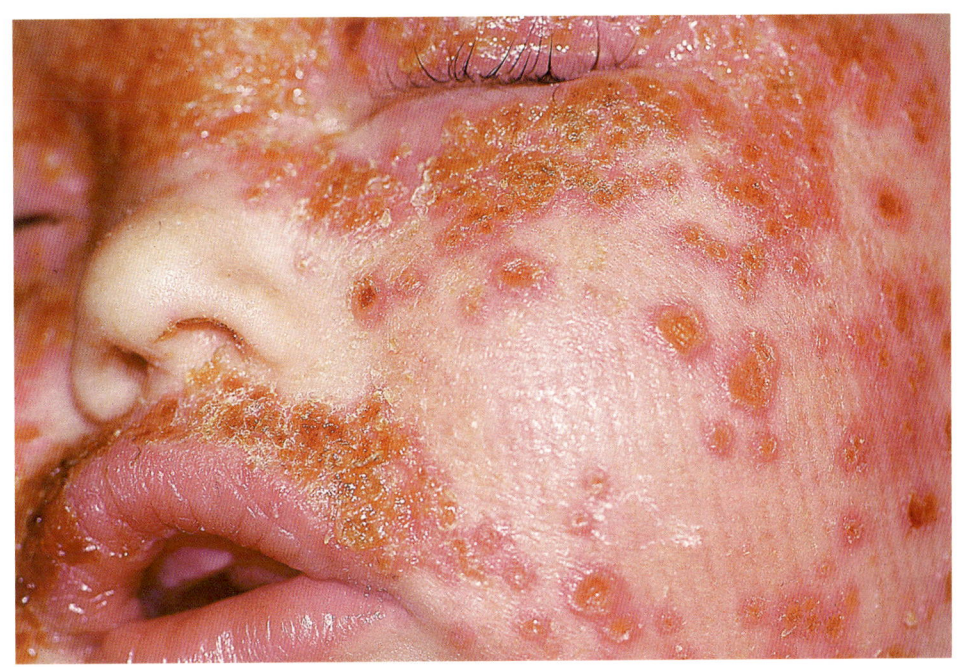

FIGURA 23-5 Eczema herpético Lesões crostosas disseminadas em criança com dermatite atópica beijada por um dos pais com herpes orofacial recorrente ativo HSV-1 resultando em eczema herpético. O quadro clínico é complicado pela superinfecção por *Staphylococcus aureus*, causando lesões crostosas castanho-amareladas.

PANARÍCIO HERPÉTICO

Panarício herpético é uma infecção herpética cutânea, que ocorre nas falanges distais dos dedos das mãos, geralmente causada por HSV-1 ou HSV-2 recorrente inadvertidamente inoculado na mão.

EPIDEMIOLOGIA

IDADE Crianças > adultos.
GÊNERO M = F.
INCIDÊNCIA Comum.

FISIOPATOLOGIA

O panarício herpético, geralmente, é observado em médicos, dentistas, técnicos em higiene dental, enfermeiras e crianças. O HSV, proveniente da mucosa infectada com herpes clínico ou subclínico, é inoculado em um dedo, resultando no panarício herpético. Após a infecção primária, o herpes-vírus torna-se latente no nervo, podendo recorrer no mesmo local.

HISTÓRIA

Dois a oito dias após a exposição, lesões vesiculares dolorosas aparecem nos dedos do indivíduo infectado, muitas vezes associadas a edema e eritema circundante. Sintomas sistêmicos são raros, porém podem incluir febre e linfadenopatia regional. As lesões demoram 1 a 3 semanas para sarar, com possíveis recorrências.

EXAME FÍSICO

Achados Cutâneos

TIPO Vesículas.
COR Vermelho-esbranquiçada ou azul (Fig. 23-6).
TAMANHO Vesículas de 2 a 4 mm.
ARRANJO Herpético (vesículas agrupadas).
DISTRIBUIÇÃO Falange distal dos dedos das mãos.

DIAGNÓSTICO DIFERENCIAL

O diagnóstico diferencial do panarício herpético inclui eczema disidrótico, dermatite de contato, infecção pelo vírus Orf ou outra infecção paroniquial.

EXAMES LABORATORIAIS

ESFREGAÇO DE TZANCK Um esfregaço fino de células da base de uma vesícula intacta é aplicado em uma lâmina microscópica, seco e corado com Giemsa ou Wright, demonstrando queratinócitos gigantes multinucleados (Fig. 23-2). O esfregaço de Tzanck é positivo em 75% dos casos iniciais, porém não diferencia o HSV-1 do HSV-2 ou do VVZ.
IMUNOFLUORESCÊNCIA DIRETA Células da base de uma vesícula intacta podem ser esfregadas em uma lâmina de vidro, e anticorpos imunofluorescentes utilizados para corar, especificamente, o HSV-1 ou HSV-2.
DERMATOPATOLOGIA Balonização e degeneração reticular das células epidérmicas, acantose e formação intraepidérmica de vesículas. Corpúsculos de inclusão intranucleares, queratinócitos gigantes multinucleados e vesículas multiloculares podem estar presentes.
MICROSCOPIA ELETRÔNICA Pode detectar partículas do HSV.
CULTURA HSV-1 > HSV-2 pode ser cultivado em 2 a 5 dias a partir do fluido de lesões vesiculares iniciais ou por raspagem da base de uma erosão.
SOROLOGIA Infecções por HSV podem ser detectadas por títulos de IgM e IgG.
REAÇÃO EM CADEIA DA POLIMERASE Os fragmentos da base de uma erosão ou pelo soro do paciente também podem ser testados usando PCR em tempo real de HSV para diagnosticar e diferenciar entre HSV-1 e HSV-2. Pode ser particularmente útil no diagnóstico de eliminação viral assintomática.

EVOLUÇÃO CLÍNICA E PROGNÓSTICO

O panarício herpético regride, espontaneamente, sem tratamento, porém com possíveis recorrências.

CONTROLE

Grande parte do tratamento do panarício herpético é sintomático com analgésicos para dor, administração tópica de penciclovir ou aciclovir creme a 5%. Casos mais graves ou refratários podem necessitar de tratamento com aciclovir, valaciclovir ou fanciclovir oral.

SEÇÃO 23 INFECÇÕES VIRAIS DA PELE 549

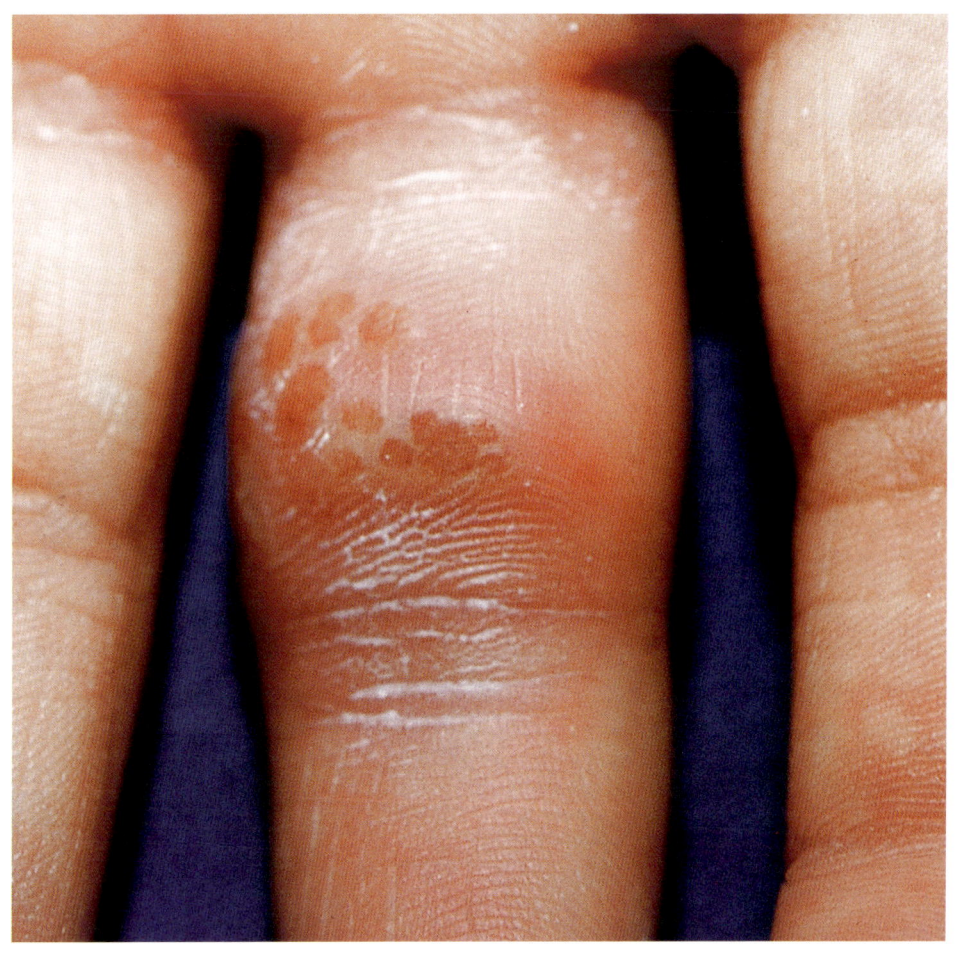

FIGURA 23-6 Panarício herpético Grupo de vesículas dolorosas de cor vermelha/azul no dedo médio de uma criança.

HERPES DO GLADIADOR

O herpes do gladiador é uma infecção observada primariamente em atletas envolvidos em esportes de contato (p. ex., lutador, jogadores de rúgbi), onde ocorre fricção da pele e contato direto com uma infecção herpética ativa.

SINÔNIMOS Scrumpox, herpes do rúgbi, herpes wrestlers, varíola.

EPIDEMIOLOGIA

IDADE Qualquer idade.
GÊNERO M > F.
INCIDÊNCIA Comum, 67% dos lutadores/jogadores de rúgbi.
ETIOLOGIA HSV-1 > > HSV-2.

FISIOPATOLOGIA

HSV-1 é transmitido durante a exposição da pele a uma pele infectada em esportes de contato violentos. Estudos demonstraram *swabs* orofaríngeos negativos para HSV-1 ativo na mucosa; portanto, a saliva parece não ser a fonte principal de infecção. O vírus torna-se latente nos gânglios dos nervos sensoriais, com possíveis recorrências no sítio ectópico.

HISTÓRIA

Dois a oito dias após o contato, podem ocorrer lesões herpéticas em sítios atípicos (cabeça, tronco, extremidades). Geralmente, estas lesões estão associadas a edema, dor e linfadenopatia regional.

EXAME FÍSICO

Achados Cutâneos

TIPO Vesículas agrupadas.
COR Branca, rosa, vermelha (Fig. 23-7).
TAMANHO 2 a 5 mm.
NÚMERO Uma lesão >> múltiplos locais.
DISTRIBUIÇÃO Cabeça (73%), tronco (28%) e extremidades (42%).

Achados Gerais

FEBRE Mal-estar e linfadenopatia.

DIAGNÓSTICO DIFERENCIAL

O diagnóstico diferencial do herpes do gladiador inclui dermatite de contato e varicela-zóster.

EXAMES LABORATORIAIS

ESFREGAÇO DE TZANCK Um esfregaço fino de células da base de uma vesícula intacta é aplicado em lâmina microscópica, seco e corado com Giemsa ou Wright, demonstrando queratinócitos gigantes multinucleados (Fig. 23-2). O esfregaço de Tzanck é positivo em 75% dos casos iniciais, porém não diferencia o HSV-1 do HSV-2 ou do VVZ.
IMUNOFLUORESCÊNCIA DIRETA Células da base de uma vesícula intacta podem ser esfregadas em lâmina de vidro e anticorpos imunofluorescentes utilizados para corar, especificamente, o HSV-1 ou HSV-2.
DERMATOPATOLOGIA Balonização e degeneração reticular das células epidérmicas, acantose e formação intraepidérmica de vesículas. Corpúsculos de inclusão intranucleares, queratinócitos gigantes multinucleados e vesículas multiloculares podem estar presentes.
MICROSCOPIA ELETRÔNICA Pode detectar partículas do HSV.
CULTURA HSV-1 > HSV-2 pode ser cultivado em 2 a 5 dias a partir do fluido de lesões vesiculares iniciais ou por raspagem da base de uma erosão.
SOROLOGIA Infecções por HSV podem ser detectadas pelos títulos de IgM e IgG.
REAÇÃO EM CADEIA DA POLIMERASE Os fragmentos da base de uma erosão ou pelo soro do paciente também podem ser testados usando PCR em tempo real de HSV para diagnosticar e diferenciar entre HSV-1 e HSV-2. Pode ser particularmente útil no diagnóstico de eliminação viral assintomática.

EVOLUÇÃO CLÍNICA E PROGNÓSTICO

O episódio primário do herpes do gladiador pode durar de 2 a 6 semanas, porém regride espontaneamente. Recorrências são menos dolorosas e regridem mais rapidamente.

CONTROLE

Lutadores, jogadores de rúgbi, pais e treinadores precisam estar cientes da transmissão do HSV-1, e as lesões ativas devem ser cobertas para prevenir disseminação. Grande parte do tratamento do herpes do gladiador é sintomático, com analgésicos para dor, administração tópica de penciclovir ou aciclovir creme a 5%. Para lesões crostosas impetiginizadas, um antibiótico tópico deve ser adicionado ao tratamento (mupirocina). Casos mais graves ou refratários de herpes do gladiador podem necessitar de tratamento com aciclovir, valaciclovir ou fanciclovir oral. Atletas com lesões ativas devem ocluir as áreas ou evitar competir em eventos com contato pele a pele para minimizar a disseminação da doença.

SEÇÃO 23 INFECÇÕES VIRAIS DA PELE

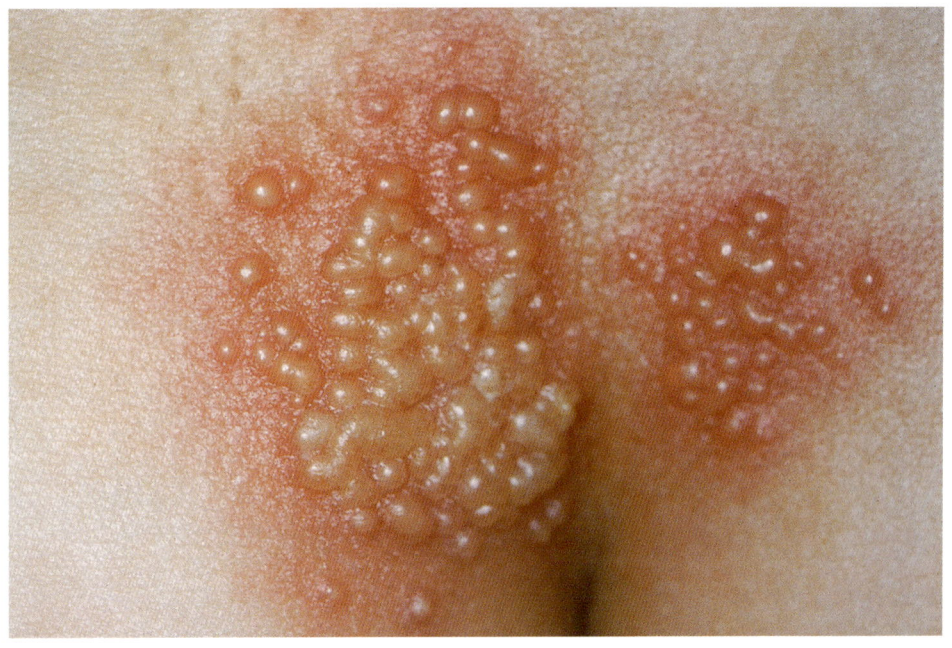

FIGURA 23-7 Herpes do gladiador Lesão recorrente localizada que se inicia com coleções de vesículas e regride com formação de crostas nas nádegas de uma criança.

INFECÇÃO DISSEMINADA PELO VÍRUS HERPES SIMPLES

A infecção disseminada pelo vírus herpes simples é uma infecção herpética sistêmica e potencialmente fatal, caracterizada pela presença de ulcerações, erosões, pústulas e vesículas mucocutâneas disseminadas. Está associada a sinais de pneumonia, encefalite e hepatite, assim como o envolvimento de outros órgãos e, geralmente, ocorre em hospedeiro imunocomprometido.

EPIDEMIOLOGIA

IDADE Qualquer idade.
INCIDÊNCIA Incomum, porém em crescente aumento em razão do uso de terapias imunossupressoras.
ETIOLOGIA HSV-1 ou HSV-2.

FISIOPATOLOGIA

O herpes disseminado tipicamente ocorre em condições imunossupressoras (transplante de órgãos, quimioterapia para câncer, tratamentos com corticosteroides), malignidades hematológicas, linforreticulares e em estados de desnutrição aguda. A reativação do HSV ocorrerá em 80% dos pacientes soropositivos para HSV que sejam recipientes de transplante e que estejam sendo tratados com quimioterapia para malignidades hematológicas. Após a viremia, pode ocorrer infecção herpética visceral ou cutânea disseminada.

HISTÓRIA

A infecção disseminada pelo vírus herpes simples é, geralmente, observada em pacientes hospitalizados com doença subjacente. A infecção se apresenta em forma de erosões mucocutâneas sensíveis e dolorosas com febre sistêmica, mal-estar e envolvimento de órgãos.

EXAME FÍSICO

Achados Cutâneos

TIPO Vesículas, crostas, erosão, úlceras.
DISTRIBUIÇÃO Generalizada, disseminada (Fig. 23-8).
MEMBRANAS MUCOSAS Erosão orofaríngea, HSV traqueobronquite herpética com erosões.

Achados Gerais

HSV Pneumonite, hepatite ou encefalite herpética podem estar presentes.

DIAGNÓSTICO DIFERENCIAL

O diagnóstico diferencial do herpes simples disseminado inclui eczema herpético, varicela e zóster cutâneo disseminado.

EXAMES LABORATORIAIS

ESFREGAÇO DE TZANCK Um esfregaço fino de células da base de uma vesícula intacta é aplicado em uma lâmina microscópica, seco e corado com Giemsa ou Wright, demonstrando queratinócitos gigantes multinucleados (Fig. 23-2). O esfregaço de Tzanck é positivo em 75% dos casos iniciais, porém não diferencia o HSV-1 do HSV-2 ou do VVZ.
IMUNOFLUORESCÊNCIA DIRETA Células da base de uma vesícula intacta podem ser aplicadas em uma lâmina de vidro e anticorpos imunofluorescentes utilizados para corar especificamente o HSV-1 ou HSV-2.
DERMATOPATOLOGIA Balonização e degeneração reticular das células epidérmicas, acantose e formação intraepidérmica de vesículas. Corpúsculos de inclusão intranucleares, queratinócitos gigantes multinucleados e vesículas multiloculares podem estar presentes.
MICROSCOPIA ELETRÔNICA Pode detectar partículas do HSV.
CULTURA HSV-1 > HSV-2 pode ser cultivado em 2 a 5 dias raspando-se a base de uma erosão mucocutânea ou a partir de fluidos corporais infectados.
SOROLOGIA Infecções por HSV podem ser detectadas pelos títulos de IgM e IgG.
REAÇÃO EM CADEIA DA POLIMERASE Os fragmentos da base de uma erosão ou pelo soro do paciente também podem ser testados usando PCR em tempo real de HSV para diagnosticar e diferenciar entre HSV-1 e HSV-2. Pode ser particularmente útil no diagnóstico de eliminação viral assintomática.

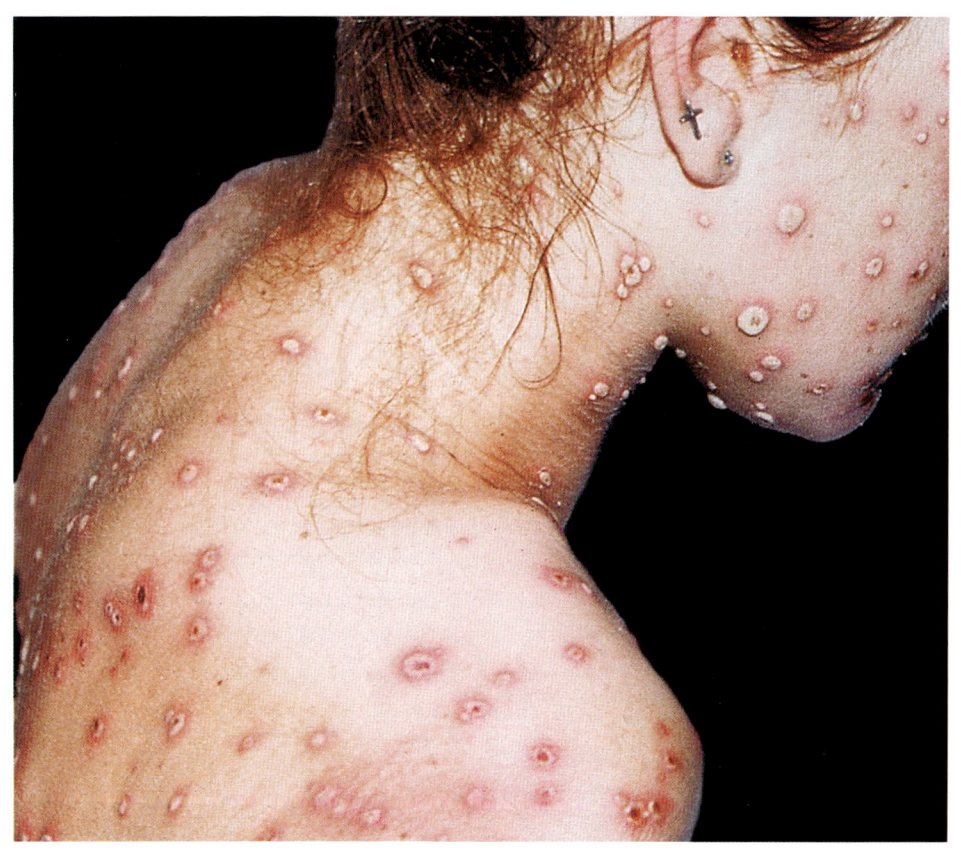

FIGURA 23-8 Herpes simples disseminado Lesões vesiculares disseminadas em paciente imunocomprometida.

EVOLUÇÃO CLÍNICA E PROGNÓSTICO

Quando difundido, pode ocorrer disseminação visceral do HSV para o fígado, pulmões, suprarrenais, trato gastrointestinal (GI) e sistema nervoso central. Casos graves podem ser complicados pela coagulação intravascular disseminada. Quando não tratado, a taxa de mortalidade do herpes disseminado com envolvimento de órgãos é de 70%, e defeitos neurológicos residuais são comuns.

CONTROLE

O reconhecimento e o tratamento precoce são essenciais no tratamento do herpes disseminado, que pode ser considerado uma emergência médica e dermatológica.

Profilaxia com aciclovir é recomendada para pacientes soropositivos sendo submetidos a transplante de medula óssea; terapia de indução para leucemia; e transplante de órgãos sólidos, a partir do dia, o condicionamento, indução ou transplante com duração de 4 a 6 semanas. Para a infecção herpética disseminada, é necessária administração sistêmica de aciclovir, valaciclovir ou fanciclovir. Em casos mais graves, com febre alta ou intensa prostração, a hospitalização pode ser necessária para infusão IV de aciclovir, antibióticos, fluidos e analgésicos.

A infecção disseminada causada pelo HSV resistente ao aciclovir requer foscarnet IV.

VÍRUS VARICELA-ZÓSTER

VARICELA

Varicela é uma infecção primária altamente contagiosa causada pelo VVZ e caracterizada pelo aparecimento sucessivo de grupos de vesículas pruriginosas, que evoluem para pústulas e crostas, e que regride com pos sivel formação de cicatrizes. A erupção cutânea, geralmente, é acompanhada por sintomas constitucionais, como febre e mal-estar.

SINÔNIMOS Catapora.

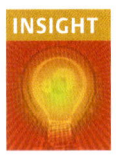

INSIGHT A vacina de vírus atenuado contra o VVZ é 90% eficaz na prevenção da varicela e, atualmente, recomendada para todas as crianças nos Estados Unidos.

EPIDEMIOLOGIA

IDADE Anterior à vacina e na população não vacinada: 90% com menos de 10 anos de idade.
GÊNERO M = F.
INCIDÊNCIA Anterior à vacina: quase universal nos Estados Unidos. Comum em todo mundo.
SAZONALIDADE Inverno, primavera.
ETIOLOGIA VVZ, um herpes-vírus.
GEOGRAFIA Mundial.

FISIOPATOLOGIA

O vírus da varicela é altamente contagioso e é transmitido pelo ar por contato com gotículas infectadas ou, menos frequentemente, por contato direto com o fluido vesicular. Pacientes podem excretar o vírus por vários dias antes do aparecimento do exantema até o encrostamento do último grupo de vesículas. O vírus da varicela penetra no hospedeiro pela mucosa do trato respiratório superior e orofaringe, replica-se nos linfonodos e causa viremia primária. O VVZ, então, se replica nos órgãos, com subsequente viremia secundária e disseminação do vírus para a pele e membranas mucosas. Após a formação de crostas, as lesões não são mais infecciosas.

A infecção primária, geralmente, confere imunidade vitalícia. Segundo episódio de varicela foi documentado, porém é raro. Assim como todos os herpes-vírus, o VVZ entra em uma fase latente, residindo nos gânglios sensoriais, e sua posterior reativação resulta no herpes-zóster (cobreiro).

HISTÓRIA

A varicela, geralmente, é transmitida pela exposição a um contato doente na creche, escola, um irmão mais velho ou até mesmo um adulto com zóster. A erupção cutânea aparece aproximadamente 14 dias após a inoculação (varia de 10 a 23 dias), com brandos sintomas prodrômicos de dor de cabeça, dores gerais e mal-estar. Aparecem grupos de vesículas com uma base eritematosa ("gota de orvalho sobre pétala de rosa"), formando crostas em um período de 8 a 12 horas. Com subsequentes grupos de vesículas, todos os estágios de evolução podem ser observados simultaneamente: pápulas, vesículas, pústulas, crostas. O exantema aparece em 2 ou 3 dias (Fig. 23-9).

EXAME FÍSICO

Achados Cutâneos

TIPO Vesículas (Fig. 23-10), pústulas, crostas, cicatrizes.
COR Translúcido, branco, amarelo, vermelho.
TAMANHO 2 a 5 mm.
NÚMERO Algumas lesões a mais de 100 lesões.
DISTRIBUIÇÃO Face, couro cabeludo e, então, tronco, extremidades. Palmas e plantas são poupadas.
MEMBRANAS MUCOSAS Vesículas ou erosões no palato, mucosa nasal, conjuntivas, tratos GI, geniturinário ou respiratório.

Achados Gerais

FEBRE Baixo grau.

DIAGNÓSTICO DIFERENCIAL

O diagnóstico diferencial da varicela inclui infecção herpética disseminada, disseminação cutânea do zóster, eczema herpético, vírus *Coxsackie*, enterovírus citopático humano órfão, pitiríase liquenoide varioliforme aguda, riquetsiose vesicular, farmacodermia, dermatite de contato, picadas de inseto, escabiose, impetigo bolhoso e, historicamente, varíola.

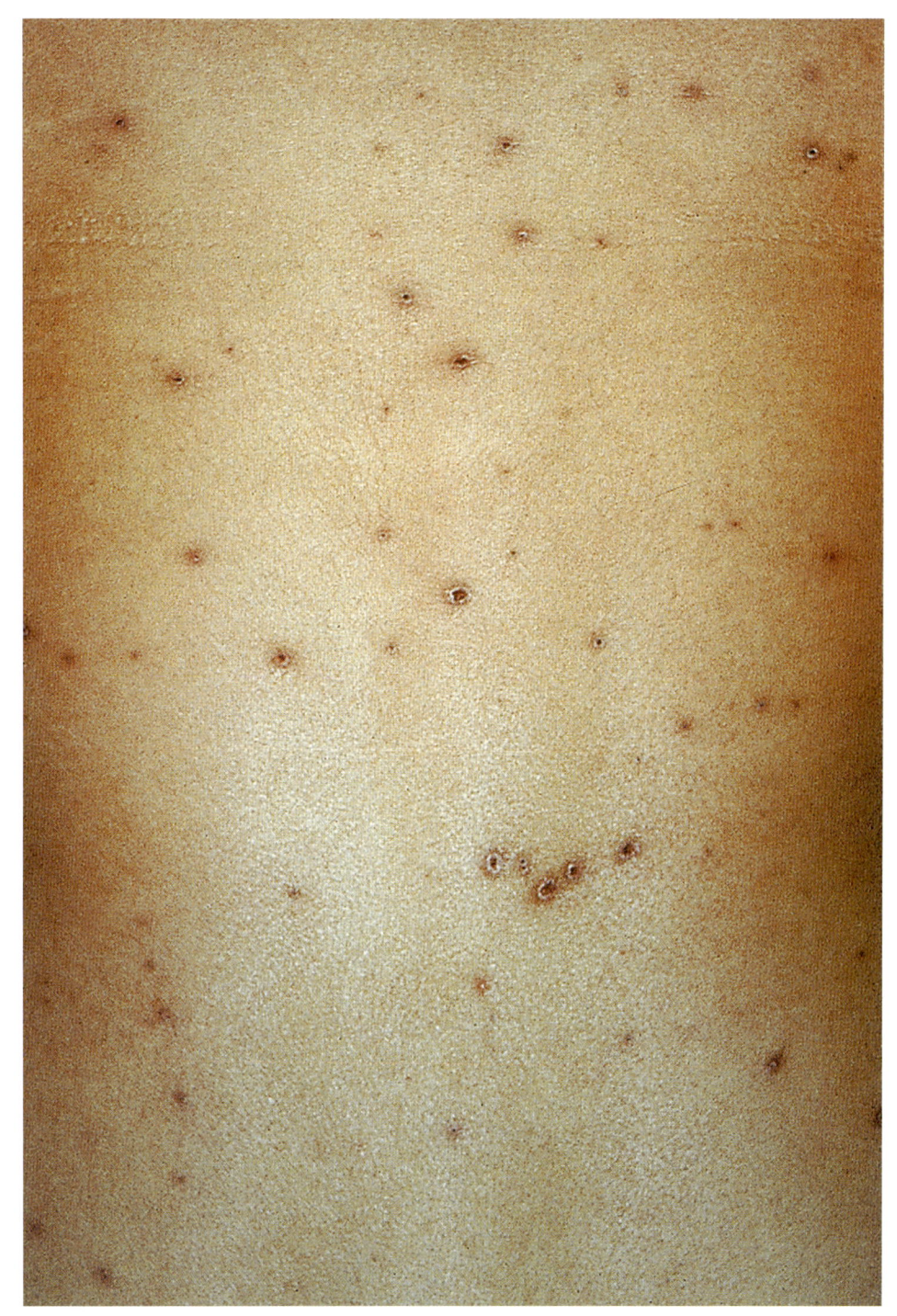

FIGURA 23-9 Varicela Pápulas, vesículas e crostas dispersas, observadas simultaneamente em um paciente com varicela.

EXAMES LABORATORIAIS

PREPARAÇÃO DE TZANCK O esfregaço citológico do fluido ou base da vesícula/pústula demonstra células gigantes e células epidérmicas gigantes multinucleadas. O teste de Tzanck não diferencia HSV do VVZ.

MICROSCOPIA ELETRÔNICA Partículas do VZV podem ser observadas, porém não podem ser distinguidas do HSV.

CULTURA É possível o isolamento viral das lesões cutâneas, mas o cultivo do VVZ é mais demorado e difícil do que o do HSV.

SOROLOGIA A soroconversão é documentada por um aumento igual ou quatro vezes maior aos anticorpos anti-VVZ.

REAÇÃO EM CADEIA DA POLIMERASE Os fragmentos da base de uma erosão ou pelo soro do paciente ou CSF também podem ser testados usando PCR em tempo real para diagnosticar VZV com alta especificidade e sensibilidade.

EVOLUÇÃO CLÍNICA E PROGNÓSTICO

Os sintomas e as erupções da varicela, geralmente, duram por 1 a 3 semanas. A infecção primária deveria conferir uma imunidade vitalícia. Se a infecção primária ocorre em uma idade muito precoce, quando ainda há a presença de anticorpos maternais, um paciente pode apresentar um segundo episódio de varicela mais tardiamente, em razão de imunidade incompleta. Varicela em crianças representa uma erupção autolimitada, benigna, porém pruriginosa e dolorosa. Em indivíduos mais velhos ou imunocomprometidos, a varicela pode apresentar evolução clínica mais grave, com alta taxa de complicações respiratórias ou sistêmicas.

A varicela neonatal, com infecção adquirida nos primeiros 10 dias de vida, também está associada a uma alta mortalidade.

CONTROLE

A varicela é uma erupção cutânea autolimitada em crianças imunocompetentes e o tratamento geralmente consiste em cuidados de suporte com antipiréticos, anti-histamínicos e agentes antipruriginosos (banhos com farinha de aveia, loção de calamina). Aciclovir, valaciclovir ou fanciclovir oral, administrados nas primeiras 24 a 72 horas do exantema, podem reduzir a gravidade do quadro clínico, porém maiores doses são necessárias, pois o VVZ não é tão sensível aos antivirais sistêmicos como o HSV. Em casos complicados pela ocorrência de pneumonite, encefalite ou varicela em um hospedeiro imunocomprometido, recomenda-se administração sistêmica de aciclovir IV. A administração de imunoglobulinas antivaricela-zóster também pode ajudar, particularmente, como profilaxia pós-exposição para neonatos cujas mães demonstrem evidência de varicela no período periparto.

A prevenção da varicela primária, atualmente, é a abordagem estratégica nos Estados Unidos.

1. Administração de imunoglobulinas antivaricela-zóster nas primeiras 96 horas é indicada para indivíduos com leucemia, linfoma, imunodeficiência celular ou sob tratamento imunossupressor após significante exposição ao VVZ.
2. A administração da vacina contra o VVZ (vírus vivo atenuado, cepa Oka) aos 12 meses e entre 4 e 6 anos de idade, atualmente, é recomendada para todas as crianças imunocompetentes. Estudos indicam que a vacina é 90% eficaz na prevenção de varicela primária e que a gravidade é reduzida naqueles que contraem a doença.

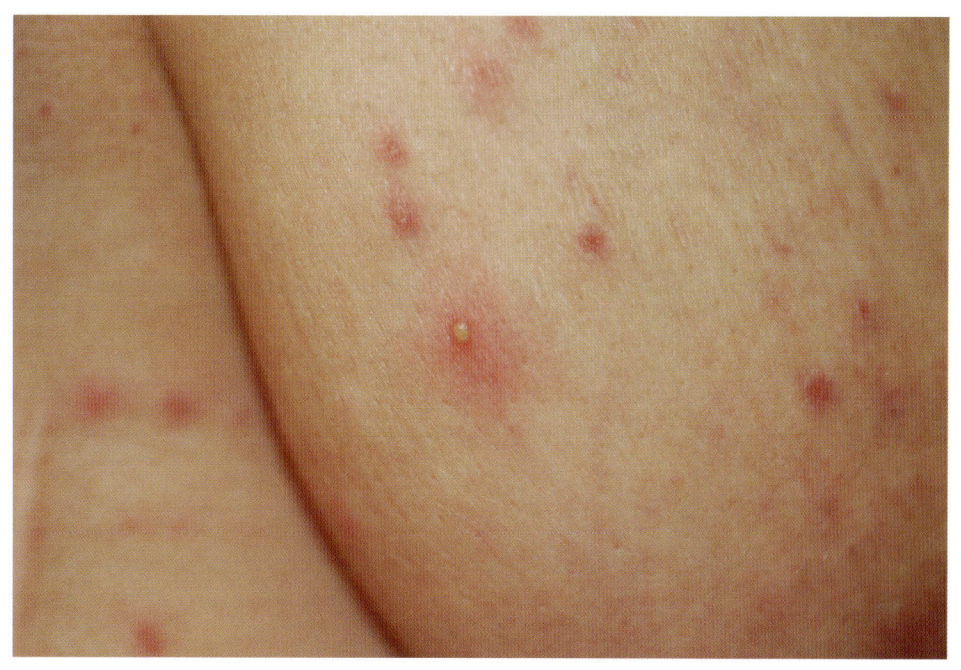

FIGURA 23-10 Varicela Vesícula de parede fina sobre base eritematosa, semelhante a uma "gota de orvalho em pétala de rosa", característica da infecção por varicela.

HERPES-ZÓSTER

O herpes-zóster é uma reativação do VVZ, sendo caracterizado por dor localizada unilateral acompanhada por uma erupção vesicular limitada a um dermátomo inervado por um gânglio sensorial correspondente.

SINÔNIMOS Cobreiro; zoster.

EPIDEMIOLOGIA

IDADE Qualquer idade, geralmente em indivíduos com mais de 50 anos de idade.
GÊNERO M = F.
INCIDÊNCIA Anterior à vacina contra VVZ: 300.000 casos anuais nos Estados Unidos. Estima-se que até 32% da população dos EUA apresentará herpes-zóster durante a sua vida.

FISIOPATOLOGIA

Durante a infecção primária por varicela (catapora), o VVZ ascende pelos nervos sensoriais e estabelece latência nos gânglios. A imunidade celular e humoral estabelecida na infecção primária contra o VVZ persiste e, quando há redução desta imunidade, ocorre replicação viral no interior dos gânglios. Consequentemente, o vírus desce até os nervos sensoriais, resultando em dor dermatomal e lesões cutâneas. Visto que a neurite precede o envolvimento cutâneo, dor e parestesias aparecem antes das lesões cutâneas.

Zóster em crianças é observado nas condições imunossupressoras (distúrbios linfoproliferativos, quimioterapia) ou em crianças que contraíram a varicela primária com menos de 6 meses de idade. No herpes-zóster, o fluido vesicular é contagioso e contatos susceptíveis podem contrair a varicela primária (catapora), porém não contraem o zóster.

HISTÓRIA

Dor, sensibilidade e parestesia (prurido, formigamento, ardor) no dermátomo envolvido precedem a erupção em 3 a 5 dias. Raramente pode ocorrer "zoster sine herpete" (zóster sem erupção cutânea) com a dor sendo a única manifestação clínica. Sintomas sistêmicos (dor de cabeça, mal-estar, febre) ocorrem em 20% dos pacientes com zóster.

EXAME FÍSICO

Achados Cutâneos

TIPO Pápulas (24 horas), bolhas vesiculares (48 horas), pústulas (96 horas), crostas (7 a 10 dias).
COR Vesículas translúcidas, base vermelha.
TAMANHO 2 a 5 mm.

ARRANJO Dermatomal (Fig. 23-11). Poucas lesões fora do dermátomo, geralmente ocorrendo em dermátomos adjacentes.
DISTRIBUIÇÃO Torácico (50%), trigeminal (20%), lombossacral/cervical (20%).
MEMBRANAS MUCOSAS Vesículas/erosões na boca, genitália, bexiga urinária.

Achados Gerais

FEBRE, LAD Linfonodos regionais aumentados e sensíveis.
NEUROLÓGICO Alterações nos nervos sensoriais ou motores.
OFTÁLMICO (7%) Ramo nasociliar: vesículas na ponta do nariz (sinal de Hutchinson), conjuntivite, ceratite, esclerite ou irite.

DIAGNÓSTICO DIFERENCIAL

A dor prodrômica do herpes-zóster pode imitar a doença cardíaca ou pleural, um abdome agudo ou doença vertebral. A erupção cutânea do zóster deve ser diferenciada do HSV e dermatite de contato.

EXAMES LABORATORIAIS

PREPARAÇÃO DE TZANCK O esfregaço citológico do fluido ou base da vesícula/pústula demonstra células gigantes e células epidérmicas gigantes multinucleadas. O teste de Tzanck não diferencia HSV do VVZ.
MICROSCOPIA ELETRÔNICA Partículas do VZV podem ser observadas, porém não podem ser distinguidas do HSV.
CULTURA É possível o isolamento viral das lesões cutâneas, porém o cultivo do VVZ é mais demorado e difícil do que o do HSV.
SOROLOGIA Os títulos de anticorpos contra o VVZ devem ser quatro vezes mais altos no soro agudo versus soro convalescente.
REAÇÃO EM CADEIA DA POLIMERASE Os fragmentos da base de uma erosão ou pelo soro do paciente ou LCR também podem ser testados usando RCP em tempo real para diagnosticar VZV com alta especificidade e sensibilidade.

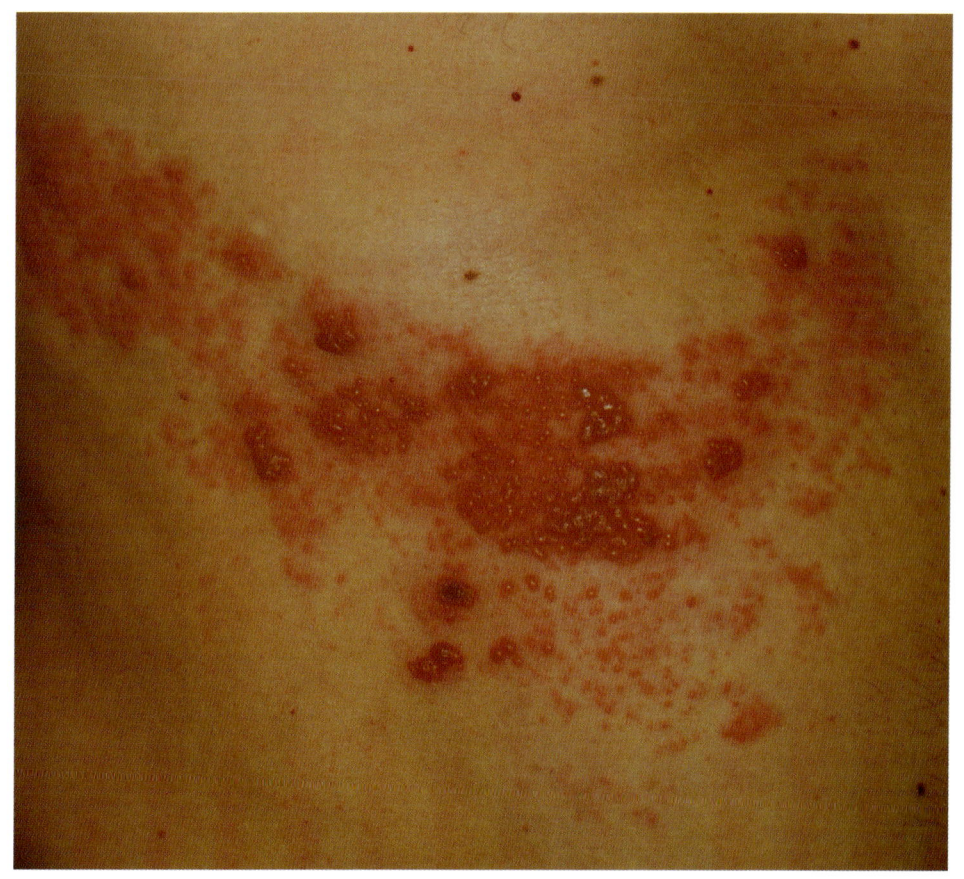

FIGURA 23-11 Herpes-zóster Vesículas agrupadas sobre base eritematosa em distribuição dermatomal no dorso de um adolescente.

EVOLUÇÃO CLÍNICA E PROGNÓSTICO

A erupção cutânea do zóster é autolimitada. O risco de neuralgia pós-herpética é de aproximadamente 20% a 40% em pacientes adultos, porém menos comum em crianças. A maior incidência de neuralgia pós-herpética ocorre no zóster oftálmico (acometimento do ramo V1 do nervo trigêmeo). O zóster oftálmico pode resultar em ceratite e cegueira; portanto, deve-se adotar um tratamento agressivo.

Zóster disseminado (10%), definido como 20 ou mais lesões além ou adjacentes ao dermátomo afetado, geralmente é observado apenas em indivíduos imunossuprimidos. Paralisia motora ocorre em 5% dos pacientes, especialmente quando os nervos cranianos são afetados.

CONTROLE

Zóster é uma erupção cutânea autolimitada em crianças e o tratamento, geralmente, consiste em cuidados de suporte com agentes anti-histamínicos e antipruriginosos (banhos com farinha de aveia, loção de calamina). Aciclovir, valaciclovir ou fanciclovir oral reduzem a gravidade do quadro clínico e a duração da neuralgia pós-herpética, porém doses maiores são necessárias, pois o VVZ não é tão sensível aos antivirais sistêmicos quanto o HSV. Na infecção aguda e disseminada pelo VVZ, no VVZ oftálmico ou zóster em condições imunossupressoras, recomenda-se a administração sistêmica de aciclovir.

Embora rara em crianças, a neuralgia pós-herpética pode ser tratada com capsaicina tópica, analgésicos, pomada EMLA, adesivo de lidocaína, narcóticos, bloqueadores nervosos, *biofeedback*, antidepressivos tricíclicos, gabapentina e pregabalina. Para reduzir a incidência de neuralgia pós-herpética em adultos, uma vacina varicela-zóster consistindo de vírus vivo atenuado, foi aprovada para pessoas susceptíveis a ele com mais de 50 anos e para todos os indivíduos acima de 60 anos de idade.

PAPILOMAVÍRUS HUMANO

Verrugas são proliferações epiteliais benignas e discretas, causadas pelo papilomavírus humano (HPV). Há mais de 200 tipos de HPV, causando diferentes manifestações clínicas, dependendo do local anatômico e do estado imune do hospedeiro. A verruga vulgar (verruga comum) é causada pelo HPV 2, 4, 7, 27 e 29. A verruga plana (verrugas achatadas) é causada pelo HPV 3, 10, 28 e 41. A verruga plantar (verrugas plantares) é causada pelo HPV 1, 2 e 4. O condiloma acuminado (verrugas anogenitais) é causado pelo HPV 6, 11 (baixo potencial oncogênico), 16, 18, 31, 33 e 45 (alto risco de câncer cervical).

VERRUGA VULGAR

As verrugas vulgares são pápulas ceratóticas benignas, localizadas nas mãos, dedos das mãos e joelhos em crianças.

SINÔNIMOS Verruga comum.

EPIDEMIOLOGIA

IDADE Crianças em idade escolar, incidência reduzida após os 25 anos de idade.
GÊNERO M = F.
PREVALÊNCIA Comum, 20% das crianças com idade escolar.
ETIOLOGIA HPV tipos 1, 2, 4 > tipos 7, 27, 29.

FISIOPATOLOGIA

O HPV penetra na pele por pequenas abrasões ou áreas maceradas, tendo como alvo os queratinócitos basais, onde ocorre infecção produtiva e indução da hiperproliferação. Os HPVs possuem mecanismos evoluídos para escapar à vigilância imunológica; portanto, a resposta imune do hospedeiro pode ser lenta, e as verrugas podem levar anos para ser erradicadas.

HISTÓRIA

O contágio da verruga comum ocorre em grupos – pequenos (lar) ou grandes (ginásio da escola) - pelo contato direto com a pele infectada ou indiretamente, por superfícies contaminadas (banheiros públicos, piscinas). Pessoas com o hábito de roer unhas ou retirar a cutícula são mais propensas a apresentar lesões periungueais. As lesões primárias, tipicamente, são inoculadas nas mãos, dedos e joelhos. A autoinoculação em outros sítios corporais, especialmente a face, é possível.

EXAME FÍSICO

Achados Cutâneos
TIPO Pápulas (Fig. 23-12), fissuras, nódulos filiformes.
COR Cor de pele com pontos vermelhos (trombos em alças capilares).
TAMANHO 1 a 10 mm.
FORMATO Redondo, policíclico.
ARRANJO Lesão isolada, lesões discretas dispersas.
DISTRIBUIÇÃO Sítios de trauma – mãos, dedos, joelhos.
UNHAS Acometimento da matriz/periungueal pode causar onicodistrofia.

DIAGNÓSTICO DIFERENCIAL

O diagnóstico diferencial das verrugas comuns inclui nevo, acne, molusco, ceratoses seborreicas, ceratoacantomas, angioceratomas e granulomas piogênicos.

EXAMES LABORATORIAIS

DERMATOPATOLOGIA Papilomatoses bem circunscritas, em forma de "torre de igreja", amontoadas com ortoceratose e paraceratose, acantose, hipergranulose e coilocitose.

EVOLUÇÃO CLÍNICA E PROGNÓSTICO

As verrugas são lesões de crescimento lento, porém evadem à resposta imune do hospedeiro e são resistentes ao calor e dessecação. Portanto, uma resolução espontânea pode levar meses ou anos para ocorrer.

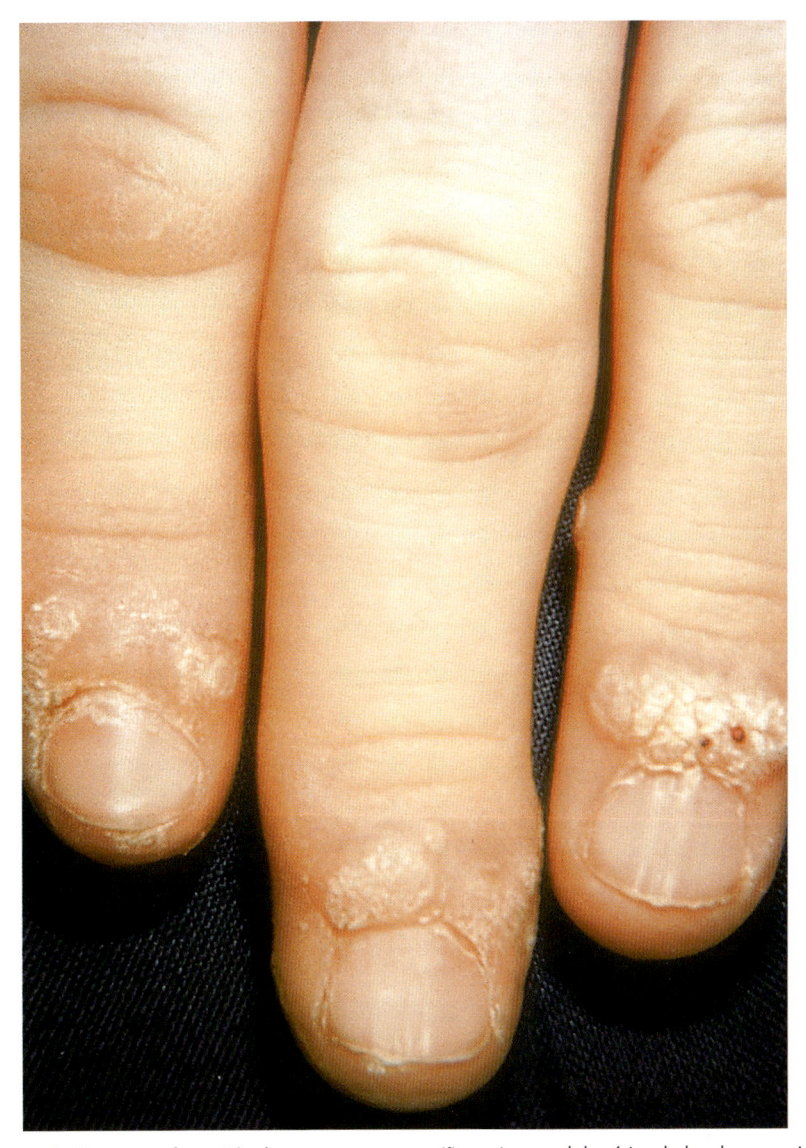

FIGURA 23-12 Verruga vulgar Pápulas verrucosas na região periungueal de vários dedos de uma criança.

CONTROLE

Em crianças assintomáticas, frequentemente haverá resolução espontânea das lesões em 2 anos sem tratamento. Visto que não há antivirais específicos para o HPV, o controle das verrugas comuns se concentra na destruição de lesões visíveis ou na indução da citotoxidade contra as células infectadas. Portanto, lesões que se expandem e se disseminam podem ser tratadas com terapias destrutivas, como ácido tricloroacético/salicílico/esquárico/lático, curetagem, crioterapia, eletrocirurgia, excisão com bisturi ou cirurgia a *laser*. Com tratamentos repetidos, as taxas de remissão são de aproximadamente 80%, porém as recorrências são frequentes em 40% dos casos.

Outras terapias relatadas para estimular a imunidade celular do hospedeiro contra o HPV incluem o tratamento com imiquimode tópico, retinoides tópicos, 5-FU tópico, difenilciclopropenona tópico, oclusão com fita adesiva, imersão em água quente (45°C por 30 minutos, três vezes por semana), hipnose, cimetidina oral e extrato de *Trichophyton* ou *Candida* intralesional.

VERRUGA PLANA

Verrugas planas são pápulas achatadas de 2 a 5 mm, geralmente dispersas na face, braços e pernas de crianças.

SINÔNIMOS Verruga achatada.

EPIDEMIOLOGIA

IDADE Crianças, também observadas em adultos.
GÊNERO M = F.
PREVALÊNCIA Comum.
ETIOLOGIA HPV tipos 2, 3 e 10 >> 1 e 11.

FISIOPATOLOGIA

O HPV penetra na pele por pequenas abrasões ou áreas maceradas, tendo como alvo os queratinócitos basais, onde ocorre infecção produtiva e indução da hiperproliferação. Os HPVs possuem mecanismos evolutivos para escapar à vigilância imunológica; portanto, a resposta imune do hospedeiro pode ser lenta, e as verrugas podem levar anos para ser erradicadas.

HISTÓRIA

O contágio da verruga plana ocorre pelo contato direto com a pele infectada ou, indiretamente, por superfícies contaminadas (lâminas de barbear). Em adolescentes e adultos, o ato de fazer a barba pode provocar a propagação das lesões.

EXAME FÍSICO

Achados Cutâneos

TIPO Pápulas achatadas (Fig. 23-13).
COR Cor de pele ou marrom-clara.
TAMANHO 1 a 5 mm.
FORMATO Redondo, oval, poligonal.
ARRANJO Lesões lineares (inoculação do vírus pela ação de coçar).
NÚMERO Algumas a centenas.
DISTRIBUIÇÃO Face, dorso das mãos, canela.

DIAGNÓSTICO DIFERENCIAL

O diagnóstico diferencial das verrugas planas inclui líquen plano, nevos e ceratoses seborreicas.

EXAMES LABORATORIAIS

DERMATOPATOLOGIA Ortoceratose, paraceratose, acantose, hipergranulose e vacuolização das células na camada granular e camadas malpighianas superiores. Uma resposta imune circundante pode sinalizar a resolução ou melhora iminente.

EVOLUÇÃO CLÍNICA E PROGNÓSTICO

Eventualmente, as verrugas planas regridem espontaneamente com o tempo.

CONTROLE

Em crianças assintomáticas, frequentemente haverá resolução espontânea das lesões em 2 anos sem tratamento. Visto que não há antivirais específicos contra o HPV, o controle das verrugas planas se concentra na destruição de lesões visíveis ou na indução da citotoxidade contra as células infectadas. Portanto, lesões que se expandem e disseminam podem ser tratadas com terapias destrutivas, como ácido tricloroacético/salicílico/esquárico/lático, curetagem, crioterapia, eletrocirurgia, excisão com bisturi ou cirurgia a *laser*.

Outras terapias relatadas para estimular a imunidade celular do hospedeiro contra o HPV incluem o tratamento com imiquimode tópico, retinoides tópicos, 5-FU tópico, difenilciclopropenona tópico, oclusão com fita adesiva, imersão em água quente (45°C por 30 minutos, três vezes por semana), hipnose, cimetidina oral e *Trichophyton* ou *Candida* intralesional.

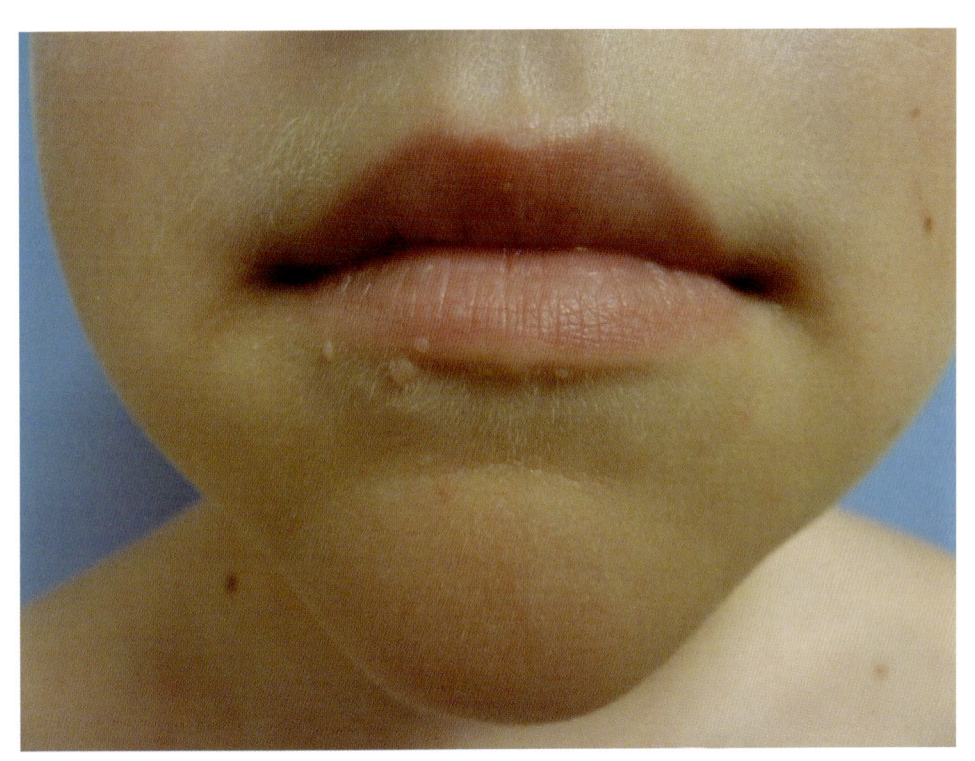

FIGURA 23-13 Verruga plana Pápulas achatadas dispersas e aumentando em número ao redor da boca de uma criança.

VERRUGA PLANTAR

Verrugas plantares são lesões ceratóticas localizadas na superfície plantar dos pés. Estas verrugas tendem a ser dolorosas e mais refratárias ao tratamento.

SINÔNIMOS Verruga plantar.

EPIDEMIOLOGIA

IDADE Qualquer idade, tipicamente entre 5 e 25 anos de idade.
GÊNERO M = F.
PREVALÊNCIA Comum.
ETIOLOGIA HPV 1, 2 e 4.

FISIOPATOLOGIA

O HPV penetra na pele por pequenas abrasões ou áreas maceradas, tendo como alvo os queratinócitos basais, onde ocorre infecção produtiva e indução da hiperproliferação. Os HPVs possuem mecanismos evolutivos para evadir a vigilância imunológica; portanto, a resposta imune do hospedeiro pode ser lenta, e as verrugas podem levar anos para ser erradicadas.

HISTÓRIA

O contágio da verruga plantar ocorre pelo contato direto com a pele infectada ou, indiretamente, por superfícies contaminadas (chão de ginásios, banheiros públicos, piscinas). O trauma é um fator, pois as lesões, geralmente, ocorrem em sítios de pressão, e a verruga, frequentemente, é dolorosa ao hospedeiro.

EXAME FÍSICO

Achados Cutâneos

TIPO Pápula, placa (Fig. 23-14)
COR Cor de pele com pontos vermelhos (trombos em alças capilares).
PALPAÇÃO Sensibilidade pode ser intensa, especialmente em certos tipos agudos.
DISTRIBUIÇÃO Pontos de pressão plantar: cabeça do metatarso, calcanhar e dedos dos pés.

DIAGNÓSTICO DIFERENCIAL

O diagnóstico diferencial das verrugas plantares inclui calosidades, calos, poroceratose pontuada, poromas, depressões puntiformes hiperidróticas ou cicatrizes.

EXAMES LABORATORIAIS

DERMATOPATOLOGIA Papilomatose, ortoceratose ou paraceratose, acantose, hipergranulose e coilocitose.

EVOLUÇÃO CLÍNICA E PROGNÓSTICO

Quando não tratadas, ocorre resolução espontânea de 50% das verrugas plantares em um período de até 2 anos. Outras verrugas persistem e podem-se tornar bem grandes e/ou dolorosas.

CONTROLE

Em crianças assintomáticas, frequentemente haverá resolução espontânea das verrugas plantares em 2 anos sem tratamento. Visto que não há antivirais específicos contra o HPV, o controle das verrugas plantares se concentra na destruição de lesões visíveis ou indução da citotoxidade contra as células infectadas. Portanto, lesões que se expandem e se disseminam podem ser tratadas com terapias destrutivas, como ácido tricloroacético/salicílico/esquárico/lático, curetagem, crioterapia, eletrocirurgia, excisão com bisturi ou cirurgia a *laser*.

Outras terapias relatadas para estimular a imunidade celular do hospedeiro contra o HPV incluem o tratamento com imiquimode tópico, retinoides tópicos, 5-FU tópico, difenilciclopropenona tópico, oclusão com fita adesiva, imersão em água quente (45°C por 30 minutos, três vezes por semana), hipnose, cimetidina oral e extrato de *Trichophyton* ou cândida intralesional.

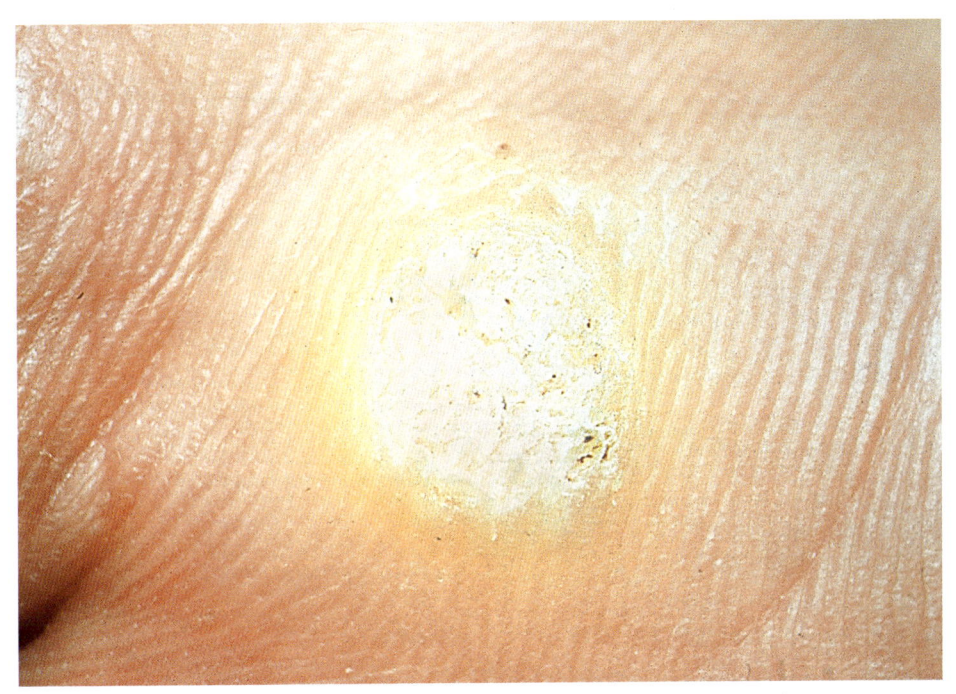

FIGURA 23-14 Verruga plantar Placas ceratóticas ásperas com manchas vermelhas puntiformes representando vasos sanguíneos dilatados, característica das verrugas plantares.

CONDILOMA ACUMINADO

Condilomas são verrugas macias da cor da pele, que ocorrem nas junções mucocutâneas e áreas intertriginosas, decorrentes de infecção pelo HPV.

SINÔNIMOS Verruga venérea ou genital, verruga acuminada.

EPIDEMIOLOGIA

IDADE Adultos jovens sexualmente ativos. Pode ser visto em bebês e crianças pequenas em virtude da passagem neonatal após a transmissão materno-infantil durante o parto vaginal.
GÊNERO F ≥ M.
ETIOLOGIA HPV tipos 6, 11 >> tipos 16, 18, 31, 33.
PREVALÊNCIA Comum, 20 milhões de pessoas nos Estados Unidos; 20% a 40% das mulheres jovens.
INCIDÊNCIA Aumentando nas últimas duas décadas. Espera-se que a incidência será reduzida com a vacinação.

FISIOPATOLOGIA

As verrugas genitais são altamente contagiosas e, em geral, transmitidas sexualmente por contato direto com a mucosa infectada. Em infantes, o HPV pode ser adquirido durante o parto. Em crianças pré-púberes, na ausência de outras verrugas cutâneas, a presença do condiloma na área anogenital deve ser um alerta à possibilidade de abuso sexual. A probabilidade de transmissão não venérea é maior quando (1) não há outros sinais de abuso sexual, (2) as lesões são distantes do ânus ou introito, ou (3) as verrugas estão presentes em contatos próximos (p. ex., mãos da mãe).

HISTÓRIA

O condiloma pode-se manifestar semanas a anos após exposição, podendo-se propagar com a irritação do trauma. Infecções subclínicas são muito mais comuns do que as verrugas genitais visíveis, resultando em disseminação assintomática e aumento da transmissão sexual. Os fatores comportamentais de risco para as verrugas genitais incluem intercurso sexual em idade precoce, número de parceiros sexuais e número de parceiros do parceiro.

EXAME FÍSICO

Achados Cutâneos

TIPO Pápulas, placas (Fig. 23-15).
COR Cor de pele, rosa, marrom, branca.
TAMANHO 1 a vários milímetros.
PALPAÇÃO Macia.
FORMATO Pode ser filiforme ou séssil.
ARRANJO Pode ser solitária. Aglomerada em grupos tipo couve-flor ou cacho de uva.
DISTRIBUIÇÃO Genitália externa, períneo, área perianal/nádegas.

DIAGNÓSTICO DIFERENCIAL

O diagnóstico diferencial do condiloma inclui condiloma lato (sífilis), neoplasia intraepitelial, papulose bowenoide, carcinoma espinocelular, molusco contagioso, líquen nítido, líquen plano, glândulas sebáceas normais, pápulas peroladas do pênis, foliculite, nevo, ceratose seborreica, fibromas moles, cisto pilar e escabiose.

EXAMES LABORATORIAIS

DERMATOPATOLOGIA Acantose epidérmica, hiperplasia pseudoepiteliomatosa.
TESTE COM ÁCIDO ACÉTICO (ACETOCLAREAMENTO) Gaze com 5% de ácido acético faz verrugas aparecem como pequenas pápulas brancas.

EVOLUÇÃO CLÍNICA E PROGNÓSTICO

O condiloma pode regredir espontaneamente, porém tende a recorrer mesmo após terapia apropriada, em razão de persistência do HPV latente na pele perilesional de aparência normal. A principal implicação da infecção pelo HPV é o seu potencial oncogênico. Os tipos 16,18, 31 e 33 do HPV são os principais fatores etiológicos do carcinoma cervical nas mulheres. A importância do exame anual de Papanicolaou deve ser enfatizada para mulheres com história de verrugas genitais, e o exame de Papanicolaou anal deve ser considerado em populações de alto risco ou carcinoma anal (p. ex., homens que fazem sexo com homens).

Além disso, as verrugas genitais podem ser transmitidas perinatalmente ao infante.

CONTROLE

Condilomas, geralmente, são difíceis de tratar, as recorrências são frequentes (25-67%) e é incerto se o tratamento reduz a taxa de transmissão para os parceiros sexuais. Visto que não há antivirais específicos contra o HPV, o controle das verrugas genitais se concentra na destruição de lesões visíveis ou na indução da citotoxidade contra as células infectadas. Portanto, as lesões podem ser

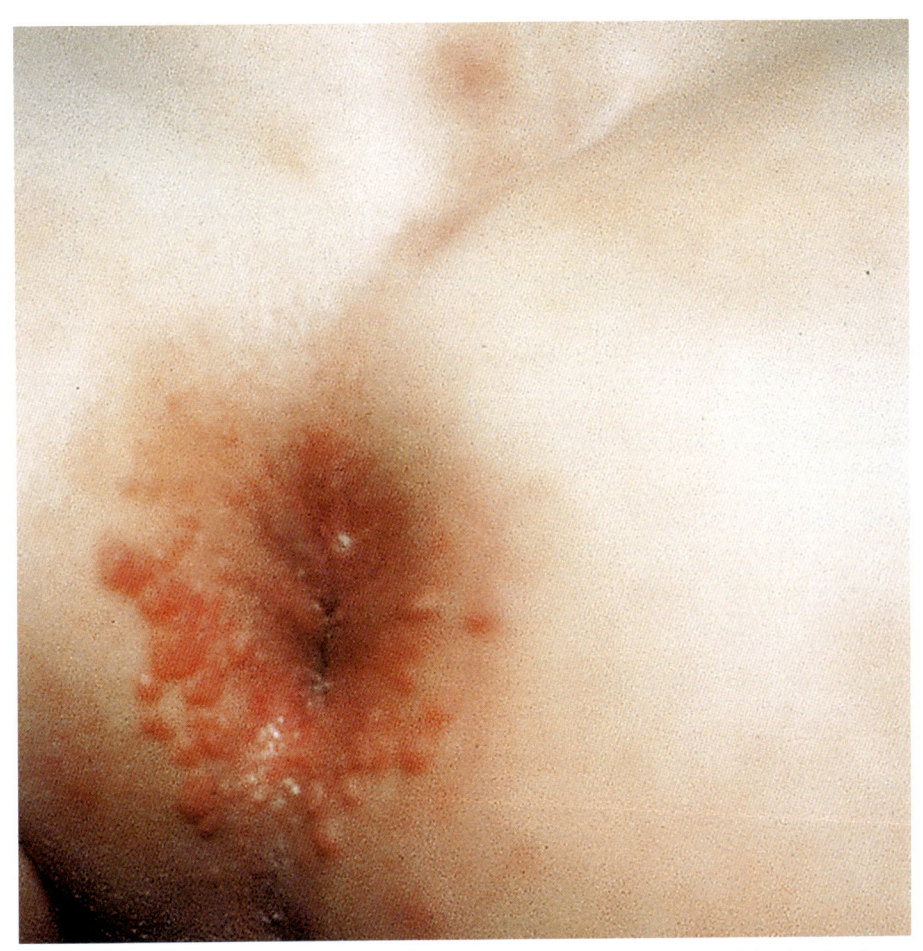

FIGURA 23-15 Condiloma acuminado Pápulas verrucosas perianais em uma criança. O local perianal deve servir de alerta para a possibilidade de abuso sexual, porém, geralmente, as verrugas são causadas por verrugas não venéreas.

tratadas com terapias destrutivas, como podofilotoxina, podofilina, ácido tricloroacético/salicílico/esquárico/lático, interferóns, cidofovir, curetagem, eletrocirurgia, excisão com bisturi ou destruição por *laser*.

Outras terapias relatadas para estimular a imunidade celular do hospedeiro contra o HPV incluem o tratamento com imiquimode tópico, retinoides tópicos, 5-FU tópico, difenilciclopropenona tópico, cimetidina oral e extrato de *Trichophyton* ou cândida intralesional.

O condiloma anogenital nas crianças pré-púberes deve servir de alerta ao médico para a possibilidade de abuso sexual. Felizmente, a maioria dos casos decorre da transmissão não venérea, por autoinoculação (verrugas concomitantes nas mãos da criança) ou disseminação a partir de um membro familiar (troca de fraldas).

A prevenção do condiloma, atualmente, é uma conduta prioritária nos Estados Unidos. Vacinas contra o HPV, produzidas com partículas artificiais semelhantes ao vírus, estão sendo desenvolvidas para vacinação profilática. Recomenda-se a administração de uma vacina quadrivalente (Gardasil) contra o HPV 6, 11, 16 e 18 ou de uma vacina bivalente (Cervarix) contra o HPV 16 e 18 em todas as meninas pré-púberes, anterior à iniciação sexual (preferencialmente antes dos 12 anos de idade). Estudos indicam que a vacina protege por até 5 anos contra os tipos de HPV listados, com eficácia de 90%. Estas vacinas demonstraram reduzir a incidência de condiloma acuminado e espera-se que reduzam a incidência de câncer cervical causado por estes tipos de HPV.

POXVÍRUS

MOLUSCO CONTAGIOSO

Molusco contagioso é uma infecção viral comum, benigna e autolimitada da infância, caracterizado pela presença de pápulas discretas e umbilicadas.

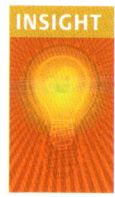

INSIGHT Embora não seja tão contagioso quanto o nome sugere, o molusco pode-se propagar e persistir por muitos anos em alguns indivíduos; uma via de transmissão parece ser através da água em piscinas e banheiras.

EPIDEMIOLOGIA

IDADE Crianças de 3 a 16 anos de idade.
GÊNERO M > F.
INCIDÊNCIA Comum.

FISIPATOLOGIA

Em crianças, o molusco é disseminado por piscinas, banheiras, contato direto com a pele infectada ou fômites. Em adultos, as lesões localizadas nas regiões genitais são, provavelmente, disseminadas sexualmente. A incidência do molusco também é elevada em pessoas com dermatite atópica ou em indivíduos imunodeprimidos.

HISTÓRIA

As lesões do molusco contagioso aparecem em qualquer região do corpo 14 dias a 6 meses após a exposição e regridem, espontaneamente, em alguns meses. As lesões são assintomáticas ou ligeiramente pruriginosas, podendo parecer inflamadas, com ou sem área circundante de dermatite, antes da involução espontânea. Sintomas sistêmicos estão ausentes.

EXAME FÍSICO

Achados Cutâneos

TIPO Pápulas, nódulos.
COR Branco-perolada ou cor de pele.
TAMANHO 2 a 5 mm.

FORMATO Redondo, oval, hemisférico, umbilicado (Fig. 23-16).
NÚMERO Lesão única isolada ou múltiplas lesões dispersas e discretas.
DISTRIBUIÇÃO Axilas (Fig. 23-17), dobras antecubitais e crurais.

DIAGNÓSTICO DIFERENCIAL

O diagnóstico diferencial do molusco contagioso inclui nevos, verrugas, acne, tumores de anexos cutâneos, condiloma, xantogranuloma juvenil, granuloma anular papular, granuloma piogênico histoplasmose, criptococcose e carcinoma basocelular.

EXAME LABORATORIAL

DERMATOPATOLOGIA Corpúsculos do molusco: células epiteliais com grandes inclusões intracitoplasmáticas (corpúsculos de Henderson-Patterson).
COLORAÇÃO DE GIEMSA Um simples esfregaço cutâneo do centro da lesão revela corpúsculos do molusco.

EVOLUÇÃO CLÍNICA E PROGNÓSTICO

O molusco contagioso é assintomático em crianças e regride espontaneamente com o tempo.

CONTROLE

Visto que as lesões do molusco contagioso involuem espontaneamente, o tratamento é reservado para lesões que se estendem ou se disseminam, ou para aquelas que são cosmeticamente desfigurantes. Em crianças, a aplicação tópica de cantaridina é uma terapia segura e eficaz, além de relativamente indolor e atraumática. Outras abordagens terapêuticas incluem curetagem, crioterapia, retinoides tópicos, imiquimode, ceratolíticos tópicos, cidofovir tópico, uso de fitas adesivas e terapia a *laser*.

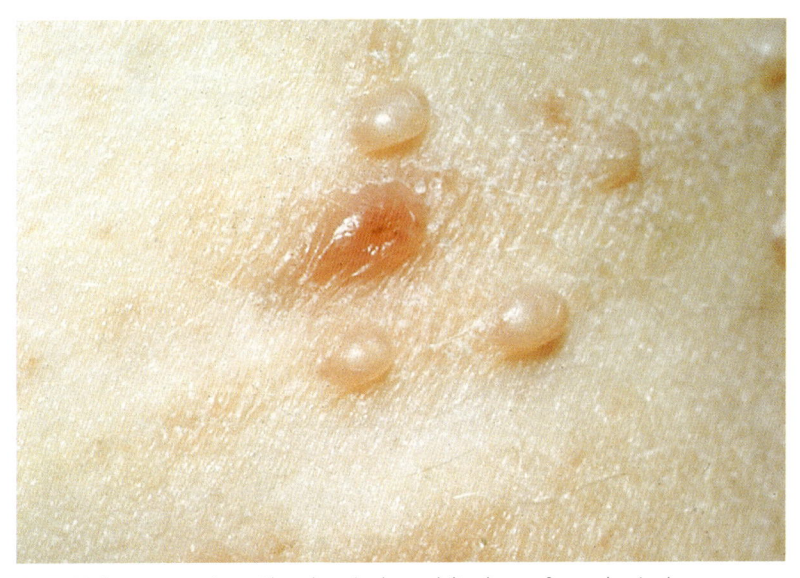

FIGURA 23-16 Molusco contagioso *Close* das pápulas umbilicadas em forma de cúpula.

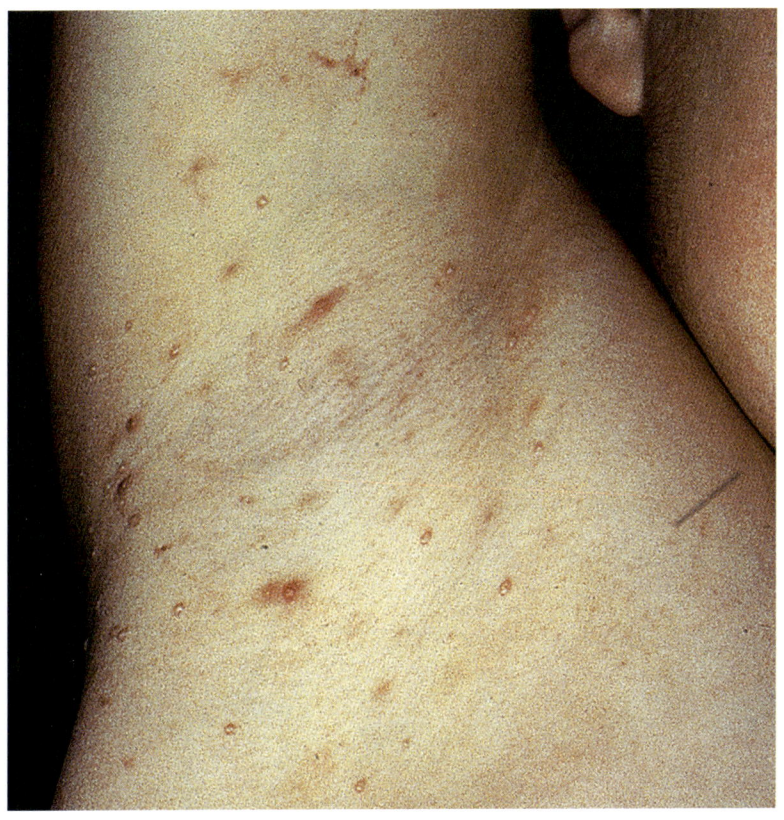

FIGURA 23-17 Molusco contagioso Pápulas umbilicadas em forma de cúpula dispersas na região axilar de uma criança.

VÍRUS EPSTEIN-BARR

MONONUCLEOSE INFECCIOSA

A mononucleose infecciosa é uma doença viral contagiosa causada pelo vírus Epstein-Barr (EBV) e caracterizada por febre, mal-estar, tonsilite, hepatoesplenomegalia (HSM), linfadenopatia, e exantema. A doença é notória por sua associação a uma fadiga debilitante.

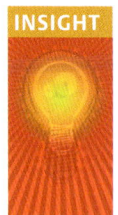

INSIGHT O vírus Epstein-Barr (HHV-4) tem sido associado a várias doenças raras, incluindo hidroa vaciniforme, leucoplasia pilosa oral, linfoma de Burkitt e carcinoma nasofaríngeo, porém é mais comumente encontrado clinicamente como mononucleose infecciosa.

SINÔNIMOS Mono, infecção por EBV, herpes-vírus humano 4 (HHV-4), doença do beijo.

EPIDEMIOLOGIA

IDADE Todas as idades, adolescentes, 13 a 25 anos de idade.
GÊNERO M = F.
INCIDÊNCIA Comum, 45 casos/100.000.
ETIOLOGIA EBV.

FISIOPATOLOGIA

O EBV é disseminado pela saliva ou sangue durante a fase virêmica. O vírus, preferencialmente, infecta as células da mucosa humana e linfócitos B. A replicação viral ativa resulta na síndrome da mononucleose infecciosa. O hospedeiro, eventualmente, monta uma resposta imune, inibindo a replicação viral na orofaringe.

HISTÓRIA

A sintomalogia da mononucleose infecciosa começa entre 30 e 50 dias após o contágio, com febre, mal-estar e dor de garganta. Subsequentemente, ocorre intensa tonsilite e linfadenopatia cervical. HSM é comum; 10% a 15% dos pacientes apresentarão exantema generalizado (macular ou papular), 50% dos pacientes, edema periorbital, e 25% dos pacientes um enantema associado (petéquias no palato). Frequentemente, o sinalizador desta doença é a presença de fadiga crônica debilitante. Náuseas e/ou desconforto gastrointestinal estão frequentemente presentes.

EXAME FÍSICO

Achados Cutâneos

TIPO Máculas, pápulas, vesículas, edema, urticária, púrpura.
COR Rosa brilhante ou vermelha.
TAMANHO 1 a 5 mm.
DISTRIBUIÇÃO Tronco, extremidades superiores à face, antebraços, edema periorbital.
MEMBRANAS MUCOSAS Petéquias na junção dos palatos mole e duro, intensa tonsilite membranosa (Fig. 23-18).

Achados Gerais

FEBRE (38°C-40°C).
LINFADENOPATIA Mal-estar, fatiga, HSM.

DIAGNÓSTICO DIFERENCIAL

O diagnóstico diferencial da mononucleose infecciosa inclui infecção por estreptococos do grupo A, hepatite viral, infecção pelo citomegalovírus, infecção pelo vírus da imunodeficiência humana, toxoplasmose, linfoma ou farmacodermia.

EXAME LABORATORIAL

DERMATOPATOLOGIA Infiltrado linfocítico perivascular inespecífico.
TESTE POR MONOSPOT Um teste rápido em lâmina do sangue do paciente para pesquisa de anticorpos heterófilos IgM EBV-específicos pode ser falso-negativo, especialmente em crianças com menos de 4 anos de idade.
SOROLOGIA Três testes sorológicos podem ser úteis no estadiamento da infecção pelo EBV. Durante a infecção primária aguda, os anticorpos IgM e IgG contra o antígeno do capsídeo viral (VCA) são positivos, porém, os anticorpos IgG contra o antígeno nuclear viral (EBNA) são negativos. Nos casos de reativação, a IgG anti-VCA e IgG anti-EBNA são positivas, mas a IgM anti-VCA é negativa. Também há disponível um ensaio para medir os níveis circulantes de DNA do EBV.
HEMOGRAMA COMPLETO A linfocitose absoluta – com linfócitos predominantemente atípicos – é comum.
TESTES DE FUNÇÃO HEPÁTICA Elevações na alanina e aspartato aminotransferases (ALT, AST) são observadas na grande maioria dos pacientes com mononucleose infecciosa.

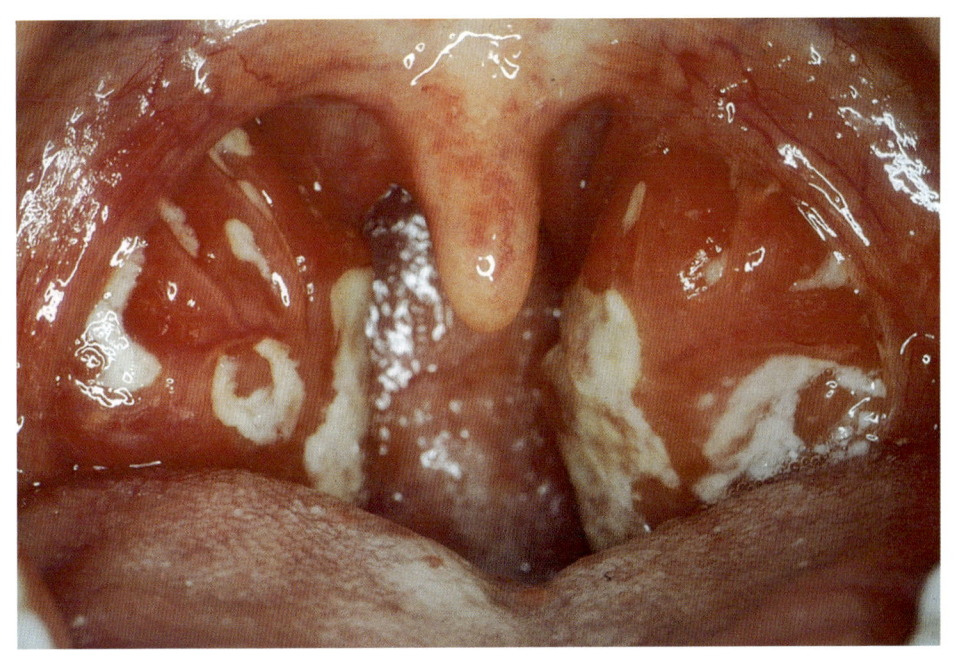

FIGURA 23-18 Mononucleose infecciosa Intenso exsudato branco nas tonsilas de uma criança com mononucleose infecciosa.

EVOLUÇÃO CLÍNICA E PROGNÓSTICO

A mononucleose infecciosa em crianças pode ser leve e assintomática. Em adolescentes, a doença tende a ser mais grave e, portanto, mais fácil de se reconhecer. A maioria dos casos de mononucleose infecciosa regride espontaneamente em 10 a 20 dias, embora a fadiga possa persistir por mais tempo. A complicação mais grave é a esplenomegalia com risco de ruptura esplênica em 0,2% dos casos ou edema orofaríngeo significativo que leva à obstrução das vias aéreas. Em raros casos, uma forma mais crônica da doença foi observada, com recaídas e fadiga crônica.

CONTROLE

A mononucleose infecciosa melhora espontaneamente com terapia de suporte. No caso de tonsilite grave, pode ser necessária hospitalização e administração de corticosteroides para evitar obstrução das vias aéreas. Em 25% dos casos, há infecção concomitante da garganta por estreptococos beta-hemolíticos, que deve ser tratada com eritromicina.

A administração de ampicilina, penicilina, cefalosporina ou amoxicilina em pacientes com mononucleose infecciosa pode causar uma reação adversa cutânea generalizada cor de cobre. Anticorpos IgM e IgG anti-EBV são os responsáveis por esta reação, ao contrário da hipersensibilidade mediada por IgE aos antibióticos. Visto que esta não é uma alergia verdadeira a drogas, o paciente pode utilizar estes antibióticos no futuro, sem problemas.

Para adolescentes que participam de esportes de contato, um mínimo de 3 semanas de suspensão das atividades após o diagnóstico é recomendado para limitar o baixo, mas grave, risco de ruptura esplênica.

PARVOVÍRUS HUMANO B19

ERITEMA INFECCIOSO

O eritema infeccioso é uma doença exantemática infantil causada pelo parvovírus B19 e caracterizada pela aparência de "bochecha esbofeteada" na face, seguida por erupção reticulada no corpo.

SINÔNIMOS Quinta doença, doença da face esbofeteada.

EPIDEMIOLOGIA

IDADE Todas as idades. Criança de idade escolar entre 3 e 12 anos.
GÊNERO F > M.
INCIDÊNCIA Comum, 80% dos adultos são soropositivos para parvovírus.
SAZONALIDADE Final do inverno, início da primavera.
EPIDEMIA A cada 6 anos, durante 3 a 6 meses.
ETIOLOGIA Parvovírus humano B19.

FISIOPATOLOGIA

O parvovírus B19 é transmitido no estágio virêmico da infecção, por inalação de gotículas aerossolizadas, por produtos sanguíneos, verticalmente, da mãe para o feto. O B19 possui afinidade pelos precursores eritrocíticos, ligando-se ao antígeno P no eritrócito (globosídeo).

HISTÓRIA

O eritema infeccioso manifesta-se clinicamente 4 a 14 dias após exposição ao vírus, com febre, mal-estar, dor de cabeça, calafrios, artrite e artralgia. Durante o período de viremia do B19, ocorre reticulocitopenia, que é irrelevante para um hospedeiro normal, porém pode induzir a uma crise aplásica, pancitopenia, hidropisia fetal ou morte intrauterina nas populações de risco. Três a quatro dias após os primeiros sinais e sintomas, ocorre erupção com "aparência de face esbofeteada" no rosto conforme a viremia regride. Um a quatro dias depois, erupção reticulada aparece no tronco e extremidades, sendo exacerbada pela luz solar ou superaquecimento. A erupção pode durar 1 a 3 semanas, com a presença ou não de prurido.

EXAME FÍSICO

Achados Cutâneos

TIPO Placas, máculas, pápulas.
COR Rosa a vermelha.
FORMATO Redondo a oval.
DISTRIBUIÇÃO Bochechas esbofeteadas (Fig. 23-19); erupção reticulada nas superfícies extensoras das extremidades, tronco, pescoço (Fig. 23-20).
MEMBRANAS MUCOSAS ± Enantema.

Achados Gerais

REUMATOLÓGICO (10%) Artrite; artralgia das mãos, punhos, joelhos, tornozelos.

DIAGNÓSTICO DIFERENCIAL

O diagnóstico diferencial do eritema infeccioso inclui rubéola, sarampo, escarlatina, eritema súbito, artrite inflamatória juvenil, infecções enterovirais ou farmacodermia.

EXAMES LABORATORIAIS

DERMATOPATOLOGIA Infiltrado linfocítico inespecífico.
SOROLOGIA O sangue pode exibir anticorpos IgM anti-B19 (indicando infecção nos 2-4 meses antecedentes) ou soroconversão IgG. As técnicas de hibridização de ácidos nucleicos e reação em cadeia da polimerase também estão disponíveis, mas níveis baixos e persistentes de viremia após a resolução da infecção – ou a depuração da viremia no momento em que os sintomas imunomediados se desenvolvem – podem limitar sua utilidade em relação à sorologia.

EVOLUÇÃO CLÍNICA E PROGNÓSTICO

Após a fase virêmica, a doença se manifesta com lesão em aspecto de "bochecha esbofeteada" e erupção em padrão de rede. A erupção lentamente involui em um período de 1 a 3 semanas, podendo recorrer ou piorar com flutuações na temperatura, luz solar ou fricção. Raramente pode haver artrite associada (10%), sendo mais comum em adultos (60%). Em pessoas com anemia crônica (anemia de células falciformes, esferocitose hereditária, talassemia, deficiência de piruvato quinase ou anemia hemolítica autoimune), o parvovírus B19 pode induzir uma crise aplásica com piora da anemia. Similarmente, gestantes apresentam chance de infecção com a exposição ao parvovírus B19 quando não infectadas previamente. O vírus pode afetar as células precursoras de eritrócitos no feto em desenvolvimento, especialmente antes da 20ª semana de gestação, resultando em hidropisia fetal ou morte intrauterina em 5% dos casos.

CONTROLE

O eritema infeccioso é autolimitado em crianças saudáveis e, portanto, nenhum tratamento é necessário. Na presença de artralgia, drogas anti-inflamatórias não esteroides podem ser utilizadas. A observação de erupção representa o término do período de viremia; portanto, as crianças não são mais infectantes e podem retomar às atividades normais.

Pacientes com crise aplásica podem necessitar de transfusão sanguínea. Gestantes com infecção documentada pelo B19 devem realizar ultrassonografias seriadas e transfusão fetal *in utero*, se necessário.

SEÇÃO 23 INFECÇÕES VIRAIS DA PELE

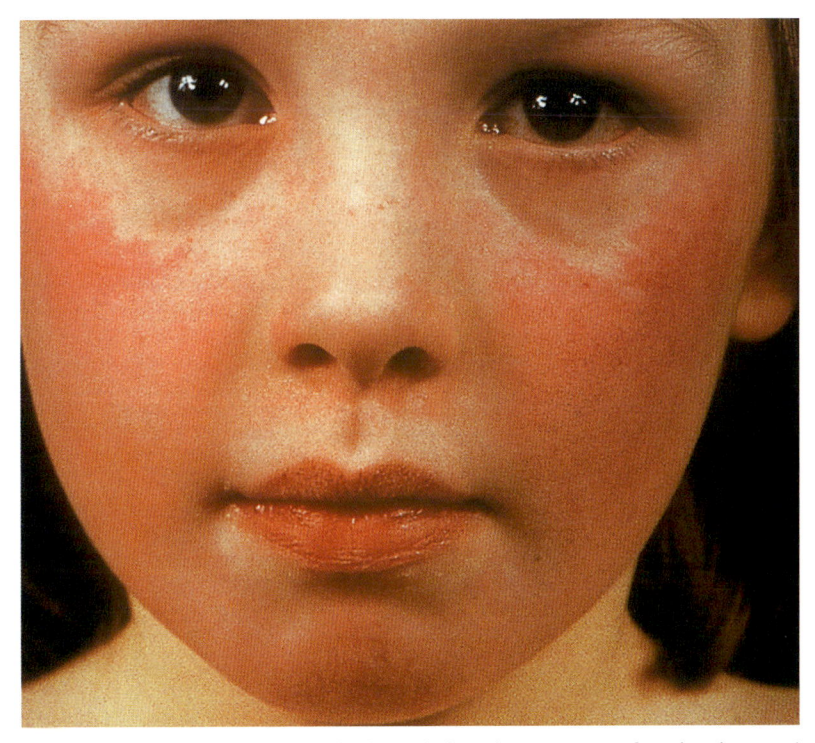

FIGURA 23-19 Eritema infeccioso Aparência de "face esbofeteada" em criança infectada pelo parvovírus B19.

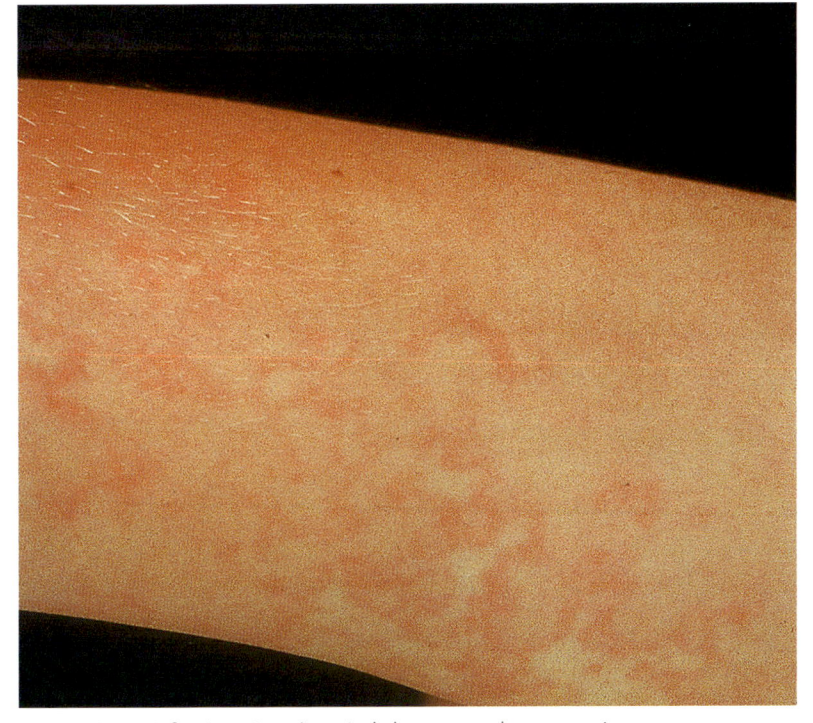

FIGURA 23-20 Eritema infeccioso Erupção reticulada no corpo da mesma criança.

HERPES-VÍRUS HUMANO 6 E 7

EXANTEMA SÚBITO

O exantema súbito é uma erupção cutânea benigna e comum causada pelo HHV-6 e 7 e caracterizada por febre, seguida pela presença de erupção em uma criança saudável.

SINÔNIMOS Roséola infantil, sexta doença.

EPIDEMIOLOGIA

IDADE Infantes, crianças: 6 meses a 3 anos de idade.
GÊNERO M = F.
INCIDÊNCIA Comum, 90% dos infantes com menos de 1 mês de idade possuem anticorpos anti-HHV 6 (provavelmente por transferência placentária). Os infantes, então, tornam-se soronegativos para HHV-6 e susceptíveis à infecção e, próximo aos 3 anos de idade, 90% das crianças tornam-se novamente soropositivas para anticorpos anti-HHV 6. A soropositividade para HHV-7 ocorre em idade mais avançada.
SAZONALIDADE Primavera.
ETIOLOGIA HHV-6 >> HHV-7.

FISIOPATOLOGIA

Os HHV-6 e 7 são transmitidos via excreção viral assintomática pelas secreções respiratórias. O alvo do HHV-6 e 7 são os linfócitos TCD4$^+$, onde o vírus se replica ativamente e causa viremia. Assim como todos os HHVs, a latência, eventualmente, é estabelecida com os HHV-6 e 7 adormecidos nas glândulas salivares ou nas células mononucleares periféricas.

HISTÓRIA

Os HHV-6 e 7 apresentam um período de incubação de 9 a 10 dias, seguido por 3 a 5 dias de febre e subsequente erupção cutânea em um infante aparentemente normal (Fig. 23-21).

EXAME FÍSICO

Achados Cutâneos

TIPO Máculas, pápulas, edema.
COR Rosa.
TAMANHO 2 a 3 mm.
DISTRIBUIÇÃO Tronco (Fig. 23-22), pescoço, extremidades, edema periorbital.
MEMBRANAS MUCOSAS Pápulas no palato mole, úvula, úlceras no palatoglosso.

Achados Gerais

FEBRE 40°C a 45°C, rápida defervescência. Linfadenopatia.
NEUROLÓGICO Fontanela protuberante, encefalite/encefalopatia/meningite, convulsões.

SEÇÃO 23 INFECÇÕES VIRAIS DA PELE

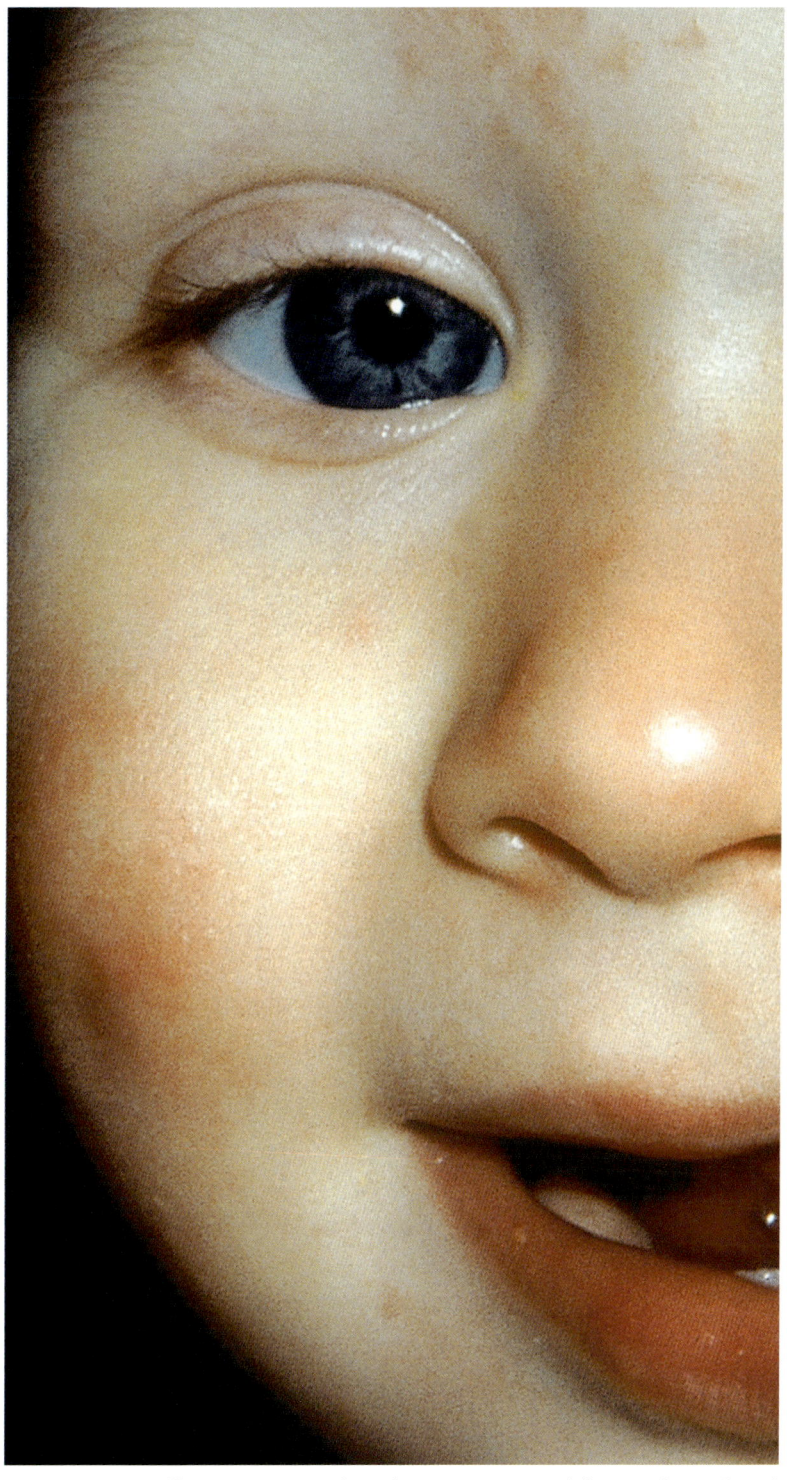

FIGURA 23-21 **Exantema súbito** Erupção maculopapilar em uma criança de boa aparência infectada pelo HHV-6.

DIAGNÓSTICO DIFERENCIAL

O diagnóstico diferencial inclui enterovírus, adenovírus, parainfluenza, sarampo, rubéola, escarlatina, eritema infeccioso e outros exantemas virais.

EXAMES LABORATORIAIS

SOROLOGIA IgM; aumento de quatro vezes no nível sérico de IgG, reação em cadeia da polimerase, imunofluorescência; culturas estão disponíveis.
OUTROS Leve leucopenia com linfocitose relativa.

EVOLUÇÃO CLÍNICA E PROGNÓSTICO

O exantema súbito é autolimitado, e a infecção confere imunidade vitalícia.

CONTROLE

Não é necessário nenhum tratamento, além do controle sintomático da febre (antipiréticos, fluidos), pois a maioria das crianças possui um curso clínico brando, benigno e autolimitado.

SEÇÃO 23 INFECÇÕES VIRAIS DA PELE

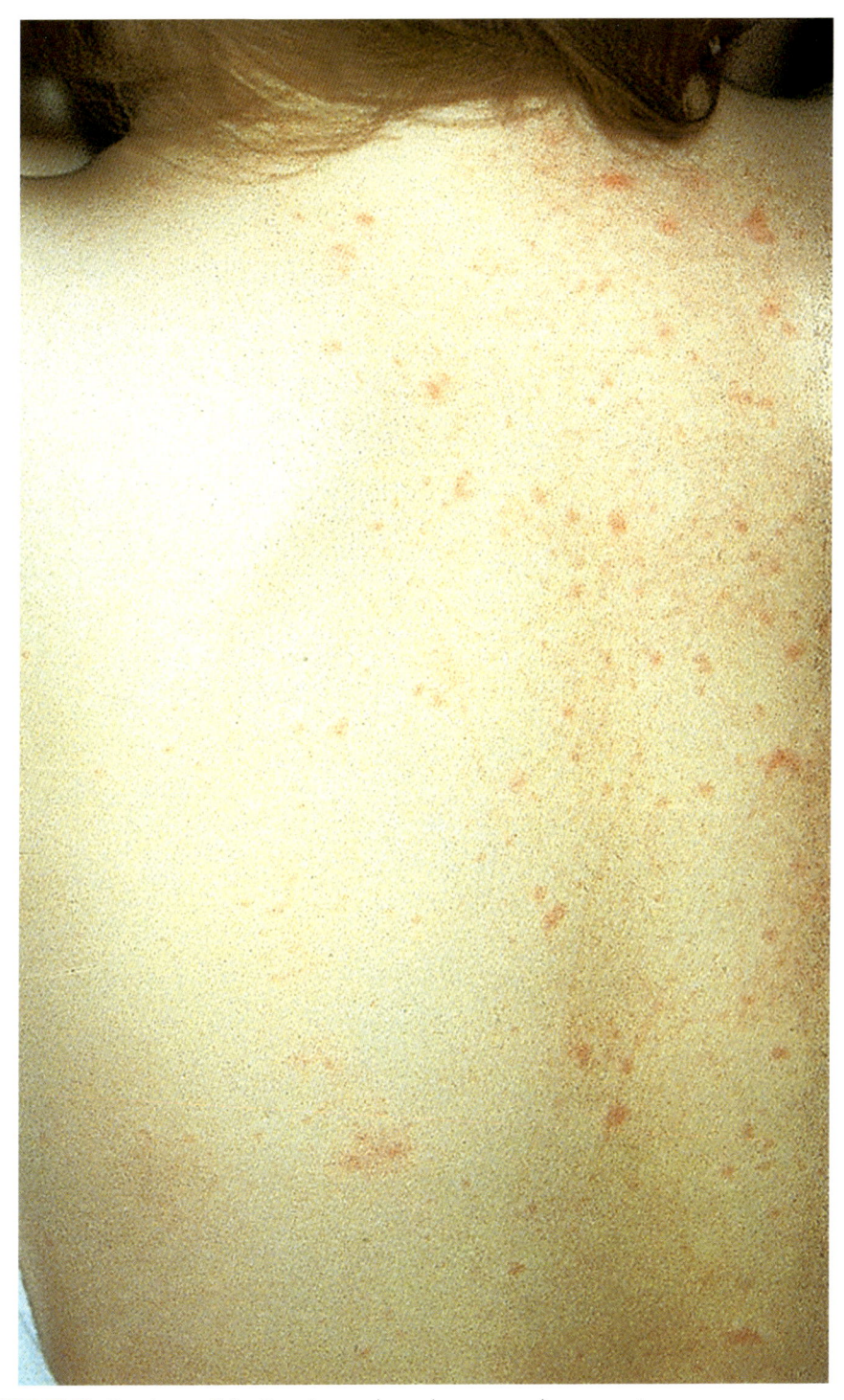

FIGURA 23-22 Exantema súbito Erupção maculopapular no corpo da mesma criança.

VÍRUS DO SARAMPO

SARAMPO

Sarampo é uma infecção viral altamente contagiosa da infância, caracterizada por febre, coriza, tosse, conjuntivite, enantema patognomônico (manchas de Koplik) e exantema. A infecção pode ser complicada por uma taxa significativa de morbidade e mortalidade.

SINÔNIMOS Rubéola, morbilli.

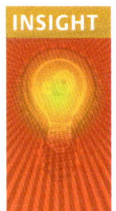

INSIGHT O termo "morbiliforme" – frequentemente usado para descrever uma erupção cutânea composta de máculas e pápulas cor-de-rosa, como uma erupção induzida por drogas – refere-se a uma erupção que tem aparência semelhante ao sarampo.

EPIDEMIOLOGIA

IDADE Anterior à imunização: 5 a 9 anos de idade. Atualmente: crianças com menos de 15 meses ou mais de 10 anos de idade.
GÊNERO M = F.
INCIDÊNCIA Estados Unidos: Epidemia de 1989: 27.000 casos. Pós-vacinação: 2014: > 600 casos. Nos Estados Unidos, os atuais surtos ocorrem em crianças não imunizadas em idade pré-escolar que habitam as regiões pobres das cidades, em indivíduos na idade escolar imunizados no início da vida e casos importados. A maioria dos surtos ocorre em escolas primárias ou secundárias, faculdades, universidades, parques de diversão ou creches.
SAZONALIDADE Final do inverno e início da primavera.
EPIDEMIA A epidemia ocorria a cada 2 a 3 anos antes do uso difundido da vacina.
GEOGRAFIA Mundial.
ETIOLOGIA Vírus do sarampo, um paramixovírus.

FISIOPATOLOGIA

O sarampo é transmitido por meio de inalação de gotículas aerossolizadas de espirros ou tosse. As pessoas infectadas podem contagiar outros vários dias antes da instalação das erupções até 5 dias após o aparecimento das lesões. A taxa de ataque para contatos susceptíveis é de 90% a 100%. O vírus do sarampo penetra nas células do trato respiratório, replica localmente, propaga-se para os linfonodos locais e dissemina, hematogenicamente, para a pele, membranas mucosas e órgãos internos.

HISTÓRIA

Dez a quinze dias após a exposição, o sarampo inicia-se com sintomas prodrômicos de coriza, tosse seca tipo "latido de cachorro", fotofobia, mal-estar e febre. Há o aparecimento de enantema (manchas de Koplik), seguido por exantema que se inicia atrás das orelhas/linha de implantação dos cabelos e progride em direção aos pés (progressão cefalocaudal) e, gradualmente, altera-se de vermelho para castanho-amarronzado.

EXAME FÍSICO

Achados Cutâneos

TIPO Máculas, pápulas. Edema periorbital.
COR Vermelha, clareando para amarela.
ARRANJO As lesões tornam-se confluentes na face, pescoço e ombros (Fig. 23-23).
DISTRIBUIÇÃO Fronte, linha de implantação do cabelo, atrás das orelhas; propaga-se para a face, tronco (Fig. 23-24).
MEMBRANAS MUCOSAS Manchas de Koplik: aglomerados de pápulas minúsculas branco-azuladas com halo eritematoso (Fig. 23-25). Conjuntiva bulbar: conjuntivite.

Achados Gerais

FEBRE, LAD

DIAGNÓSTICO DIFERENCIAL

O diagnóstico diferencial do sarampo inclui enterovírus, EBV, doença de Kawasaki, parvovírus, HHV-6, sífilis secundária, escarlatina e farmacodermia com padrão morbiliforme.

SEÇÃO 23 INFECÇÕES VIRAIS DA PELE

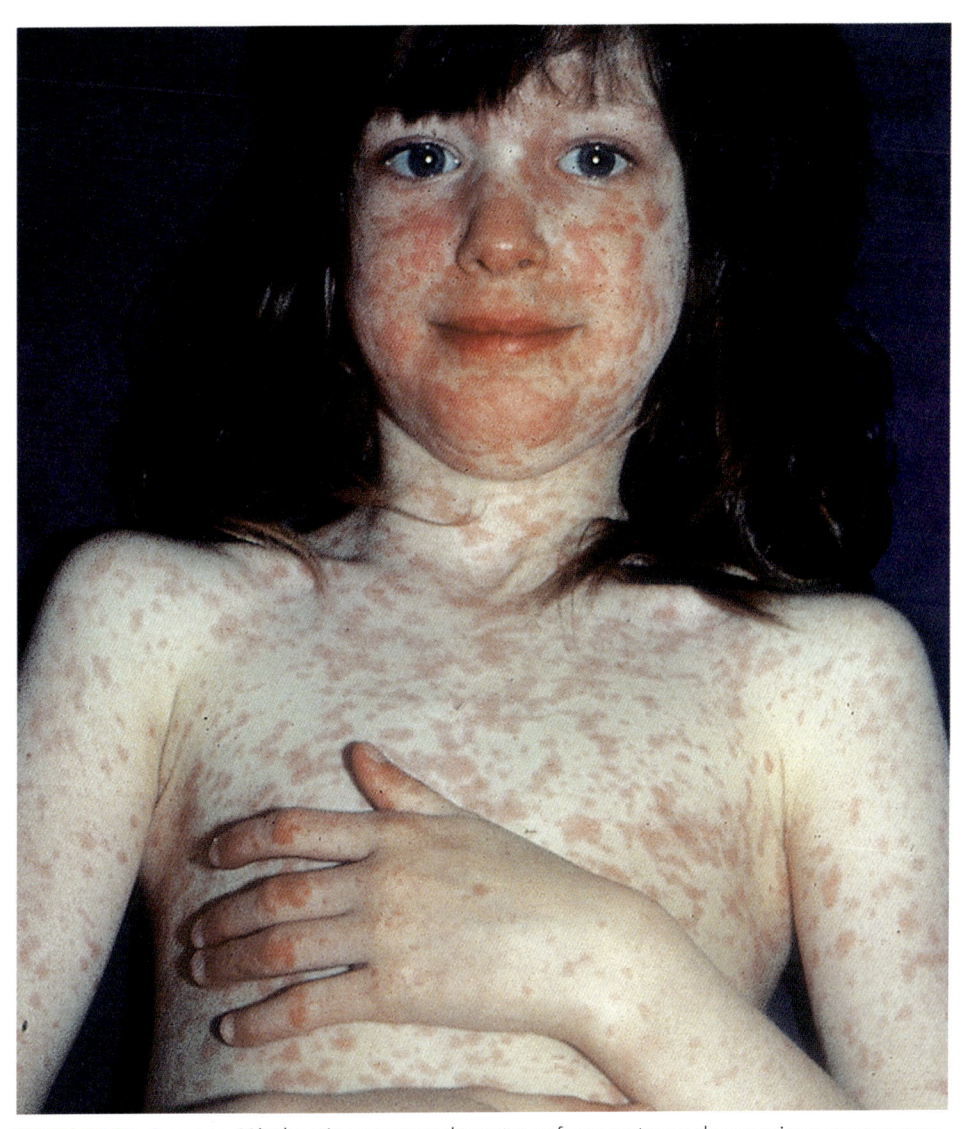

FIGURA 23-23 Sarampo Máculas eritematosas coalescentes na face e no tronco de uma criança com sarampo.

EXAMES LABORATORIAIS

DERMATOPATOLOGIA Infiltrado linfocítico perivascular superficial, espongiose e disceratose. Células gigantes multinucleadas com inclusões intracitoplasmáticas podem ser observadas em secreções ou em biópsias de tecido mucoso.
SOROLOGIA Aumento de quatro vezes no título de anticorpos antissarampo; imunofluorescência; ou cultura viral a partir do sangue, urina, secreções faríngeas.
HEMATOLOGIA Leucocitose com linfopenia.

EVOLUÇÃO CLÍNICA E PROGNÓSTICO

O sarampo é uma doença autolimitada, porém pode ser complicada por pneumonia, otite média, laringite, encefalite, miocardite e/ou pericardite.

CONTROLE

Atualmente, nos Estados Unidos, recomenda-se a imunização profilática com a vacina viva atenuada contra o sarampo para todas as crianças, aplicando-se a primeira dose entre 12 e 15 meses de idade e uma segunda dose entre 4 e 6 anos de idade.

Para o tratamento do sarampo, nenhuma terapia antiviral específica é utilizada, porém alta dose de vitamina A parece reduzir a morbidade e mortalidade da infecção. Fora isso, recomenda-se o tratamento sintomático e isolamento respiratório.

SEÇÃO 23 INFECÇÕES VIRAIS DA PELE

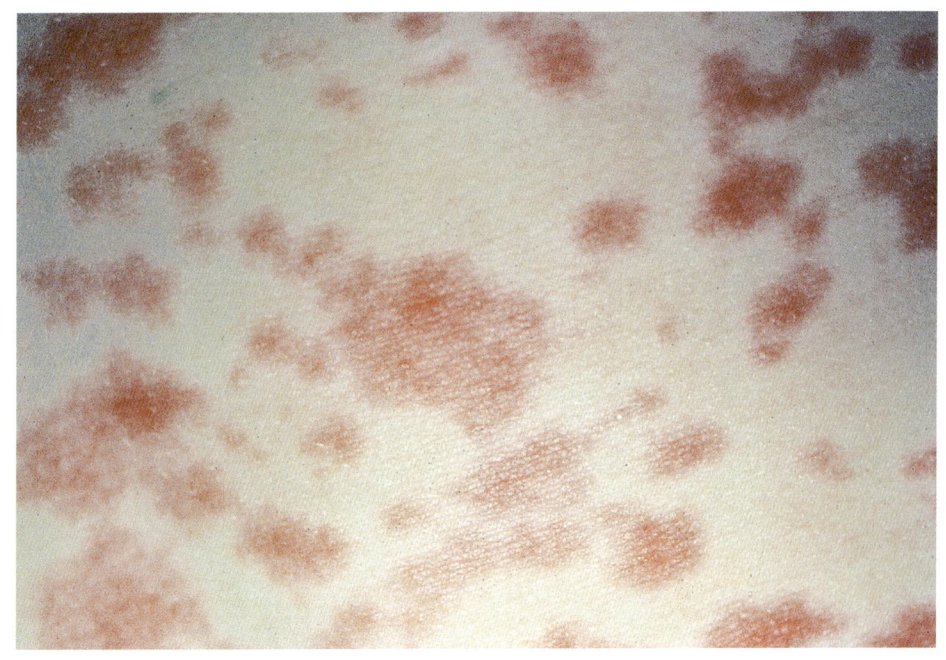

FIGURA 23-24 Sarampo *Close* das máculas eritematosas coalescendo e formando placas.

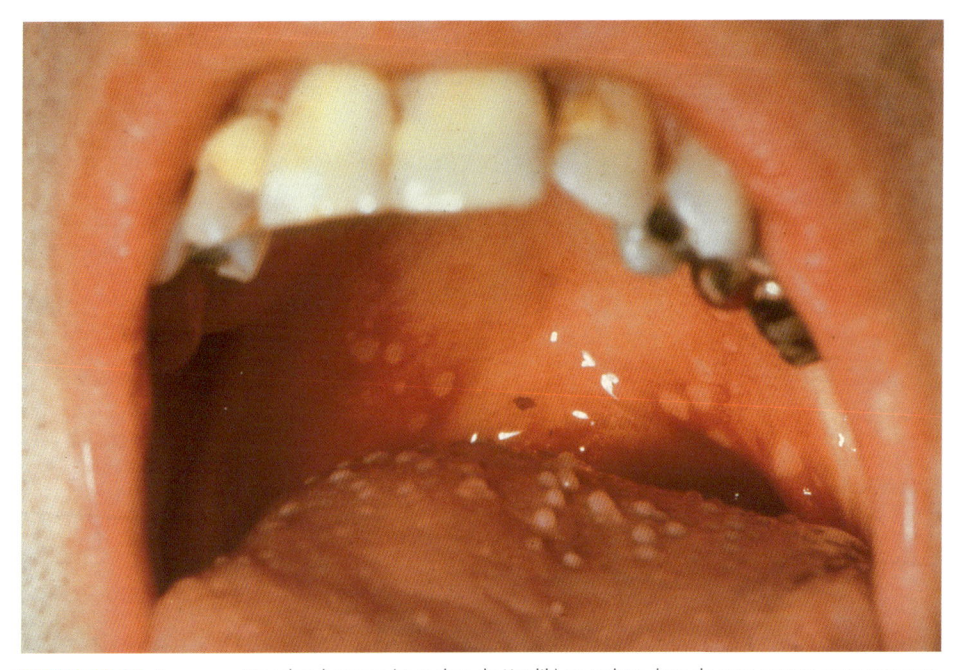

FIGURA 23-25 Sarampo Manchas brancas (manchas de Koplik) no palato duro de uma pessoa com sarampo.

VÍRUS DA RUBÉOLA

RUBÉOLA

A rubéola é uma infecção branda e autolimitada da infância, manifestada por exantema e característica linfadenopatia, porém é capaz de causar doença significante quando transmitida *in utero* ao feto, como aborto espontâneo, natimorto ou malformações.

SINÔNIMOS Sarampo alemão, sarampo de três dias.

EPIDEMIOLOGIA

IDADE Anterior à imunização: indivíduos com menos de 15 anos de idade. Atualmente: adultos jovens.
GÊNERO M = F.
INCIDÊNCIA Após o desenvolvimento da vacina (1969), a incidência da rubéola foi reduzida em 98%.
SAZONALIDADE Primavera.
EPIDEMIA Anterior à vacinação: a cada 6 a 9 anos. Surto recente no Japão em 2013 com > 15.000 casos.
GEOGRAFIA Mundial.
ETIOLOGIA Vírus da rubéola, um vírus RNA da família Togaviridae.

FISIOPATOLOGIA

O vírus da rubéola é, moderadamente, contagioso e transmitido pela inalação de gotículas respiratórias aerossolizadas. O período de infectividade decorre desde o final do período de incubação até o desaparecimento da erupção cutânea. A infecção resulta em viremia, seguida pelo aparecimento de exantema, que é supostamente causado por complexos antígeno-anticorpo que se depositam na pele.

HISTÓRIA

Quatorze a vinte e um dias após a exposição ao vírus da rubéola, podem ocorrer sintomas prodrômicos de anorexia, mal-estar, conjuntivite, dor de cabeça, febre de baixo grau e sintomas brandos do trato respiratório superior. Infecção assintomática é comum e pode ser observada em 80% dos casos. O exantema é manifestado um a cinco dias após o pródromo viral, com máculas e pápulas na face que progridem em direção aos pés. Linfadenopatia, artrite e artralgia podem estar presentes. Adultos apresentam sintomas mais intensos do que as crianças.

EXAME FÍSICO

Achados Cutâneos

TIPO Máculas, pápulas.
COR Rosa.
ARRANJO Lesões no tronco formam uma erupção escarlatiniforme confluente (Fig. 23-26).
DISTRIBUIÇÃO Fronte, face (Fig. 23-27), tronco extremidades.
MEMBRANAS MUCOSAS Petéquias no palato mole, úvula (sinal de Forchheimer; Fig. 23-28).

Achados Gerais

LINFADENOPATIA Linfonodos pós-auricular, suboccipital e cervical posterior aumentados.
REUMATOLÓGICO Artrite, artralgia.
OUTROS Esplenomegalia, hepatite, miocardite, pericardite, anemia, encefalite, trombocitopenia.

DIAGNÓSTICO DIFERENCIAL

O diagnóstico diferencial inclui outras infecções virais (enterovírus, reovírus, EBV, adenovírus, sarampo), parvovírus B19, escarlatina ou farmacodermia.

EXAMES LABORATORIAIS

DERMATOPATOLOGIA Infiltrado perivascular superficial com linfócitos atípicos.
SOROLOGIA IgM; aumento de quatro vezes no título de anticorpos IgG; cultura viral a partir da garganta e aspirado do líquido sinovial.
HEMATOLOGIA Leucopenia e neutropenia.

EVOLUÇÃO CLÍNICA E PROGNÓSTICO

Na maioria das pessoas, a infecção com rubéola é branda e autolimitada. No entanto, quando a rubéola ocorre em uma gestante não imune durante o primeiro trimestre de gestação, pode ocorrer infecção congênita pelo vírus da rubéola. Metade dos infantes que adquirem a rubéola durante o primeiro trimestre de vida intrauterina exibirá sinais clínicos de danos: defeitos cardíacos congênitos (ducto arterioso patente, defeito do septo ventricular), catarata, microftalmia, surdez, microcefalia e hidrocefalia.

SEÇÃO 23 INFECÇÕES VIRAIS DA PELE

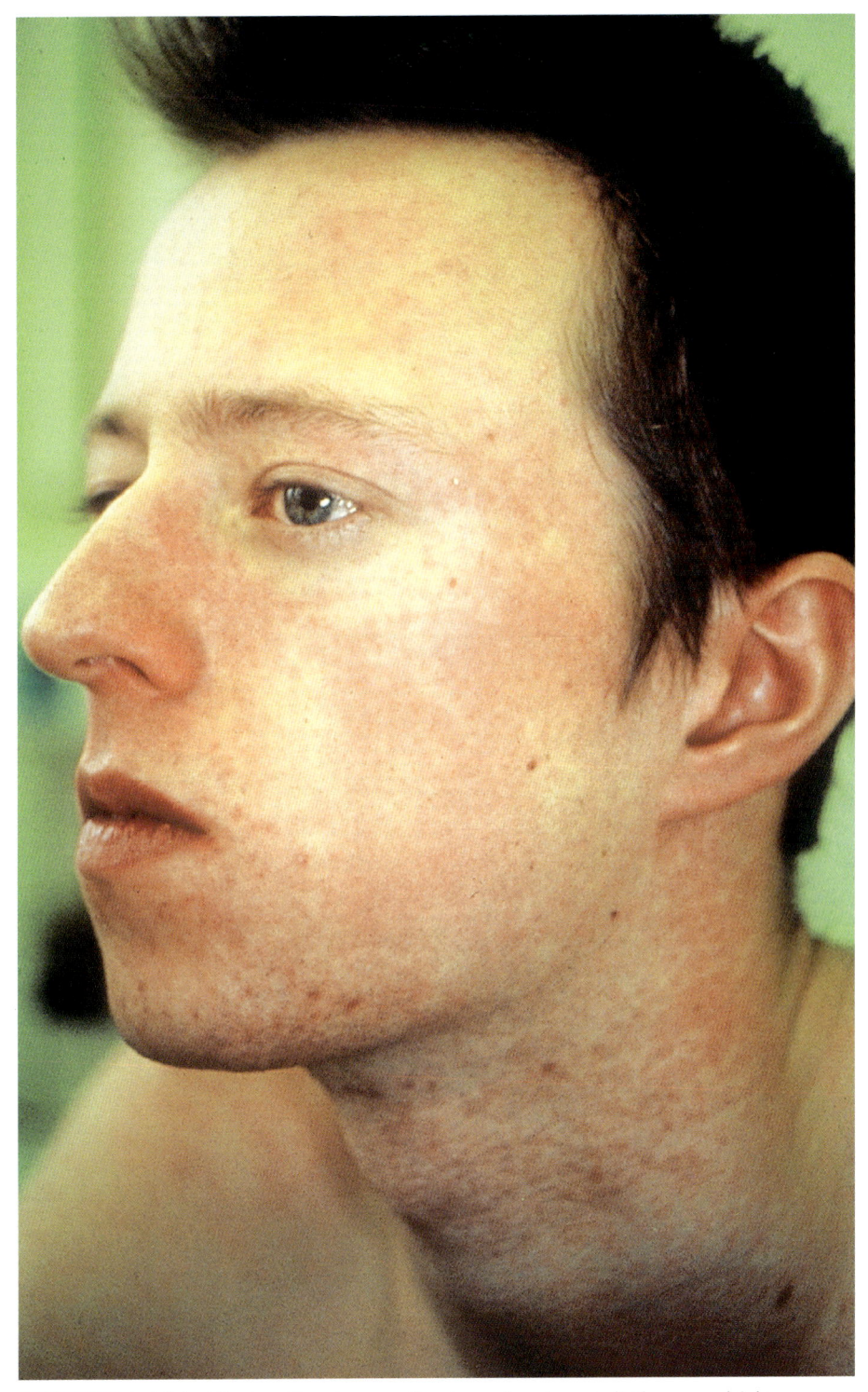

FIGURA 23-26 Rubéola Máculas eritematosas confluentes na face de um indivíduo com rubéola.

CONTROLE

A rubéola pode ser prevenida por imunização com vacina viva atenuada entre 12 e 15 meses de idade, com segunda dose entre 4 e 6 anos. Se os títulos de anticorpos antirrubéola forem negativos na mulher jovem, outra dose de imunização deverá ser aplicada. Fora isso, o único tratamento necessário para a rubéola é o sintomático (anti-histamínicos, antipruriginosos). Crianças infectadas devem ser mantidas em casa por 5 dias após o início da erupção cutânea, e gestantes necessitam provar a imunidade ou evitar exposições ao vírus, especialmente durante o primeiro trimestre. Se a infecção ocorrer durante a gravidez, recomenda-se aconselhamento pré-natal.

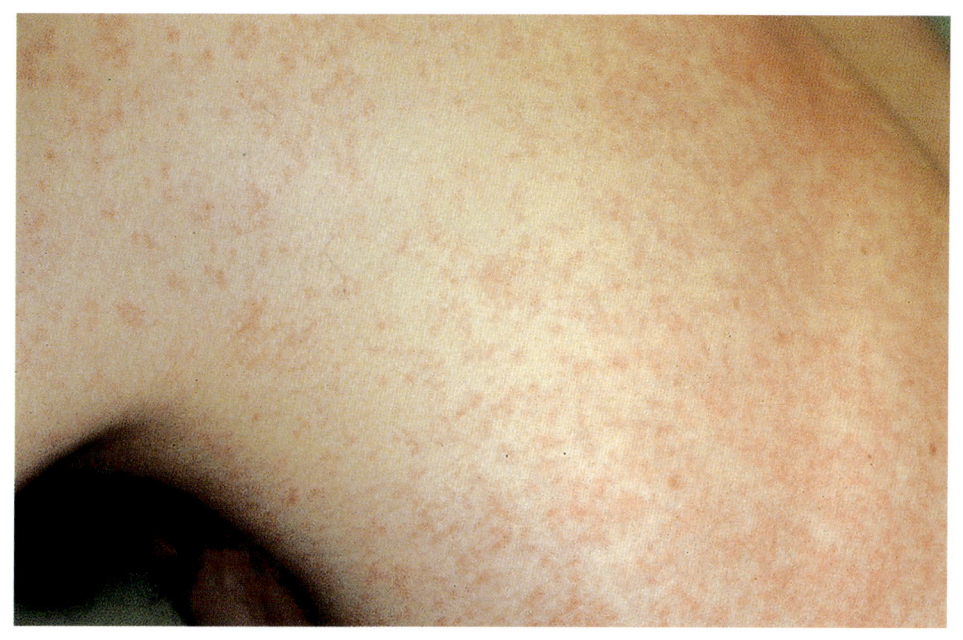

FIGURA 23-27 Rubéola Erupção cutânea progredindo da face para o tronco no mesmo indivíduo.

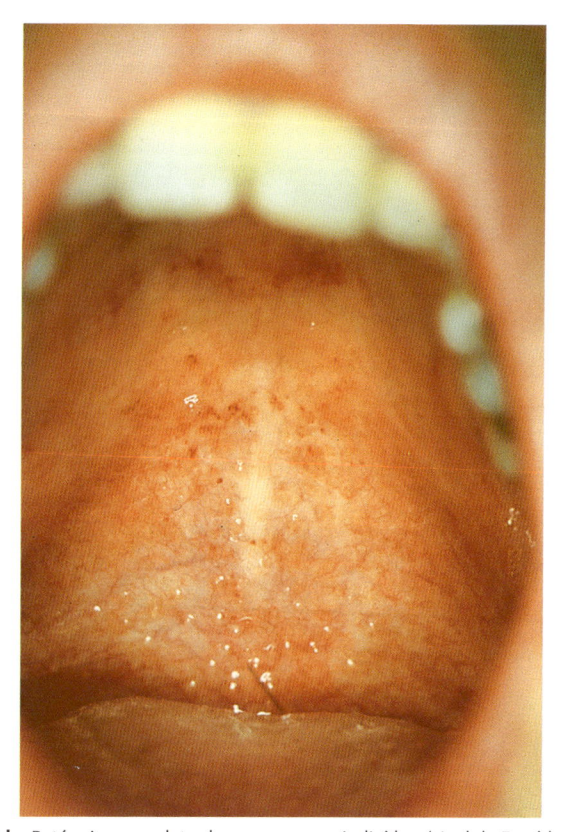

FIGURA 23-28 Rubéola Petéquias no palato duro no mesmo indivíduo (sinal de Forchheimer).

VÍRUS COXSACKIE

DOENÇA MÃO-PÉ-BOCA

A DMPB é uma infecção por enterovírus, caracterizada por febre, lesões orais ulceradas e erupção vesicular das palmas e plantas.

EPIDEMIOLOGIA

IDADE Crianças com menos de 10 anos de idade.
GÊNERO M = F.
SAZONALIDADE Meses quentes.
EPIDEMIA Surto a cada 3 anos em climas temperados.
ETIOLOGIA Coxsackie A16, enterovírus 71 > Coxsackie A6 > Coxsackie A4 a A7, A9, A10, B2 e B5.

FISIOPATOLOGIA

A DMPB é altamente contagiosa e se propaga por via oral-oral e fecal-oral. O enterovírus no trato GI (mucosa bucal, íleo) se dissemina para os linfonodos e, 72 horas depois, ocorre viremia com implantação do vírus na mucosa oral e pele, causando formação vesicular.

HISTÓRIA

Três a seis dias após exposição, a DMPB causa sintomas prodrômicos de febre, mal-estar, dor abdominal e sintomas respiratórios. Frequentemente, ocorrem lesões orais dolorosas, resultando em recusa do paciente em comer, e aparecimento de lesões das palmas e plantares sensíveis.

EXAME FÍSICO

Achados Cutâneos

TIPO Máculas, pápulas, vesículas, úlceras, crostas.
COR Rosa a vermelha.
TAMANHO 2 a 8 mm.
FORMATO Redondo, oval.
DISTRIBUIÇÃO Face lateral dos dedos (Fig. 23-29), dedos dos pés, palmas, plantas (Fig. 23-30).
MEMBRANAS MUCOSAS Úlceras orais no palato duro, língua, mucosa bucal (Fig. 23-31).

Achados Gerais

FEBRE Intensa indisposição, diarreia e dores articulares.

EXAMES LABORATORIAIS

DERMATOPATOLOGIA Vesícula intraepidérmica com neutrófilos, células mononucleares e material eosinofílico proteináceo, infiltrado dérmico perivascular com diferentes tipos celulares.
MICROSCOPIA ELETRÔNICA Partículas intracitoplasmáticas em matriz cristalina.
SOROLOGIA Soro agudo: anticorpos neutralizantes podem ser detectados, porém desaparecem rapidamente. Soro convalescente: elevados títulos de anticorpos fixadores de complemento.
CULTURA/REAÇÃO EM CADEIA DA POLIMERASE Vírus detectado a partir de vesículas, lavados da garganta, amostras de fezes.

SEÇÃO 23 INFECÇÕES VIRAIS DA PELE

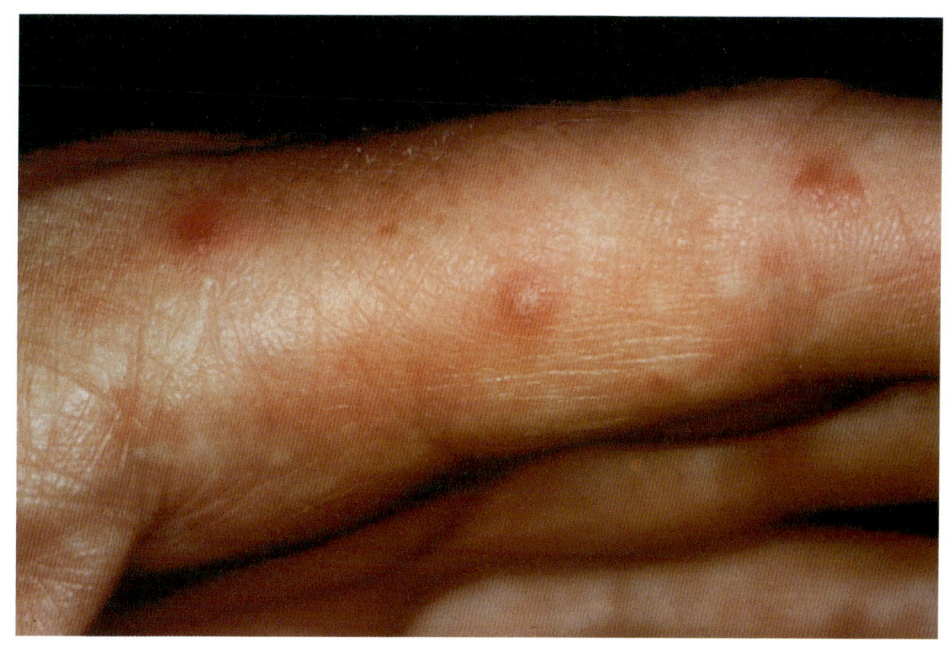

FIGURA 23-29 Doença mão-pé-boca Lesões vesiculares nas laterais dos dedos da mão de um paciente com a doença mão-pé-boca.

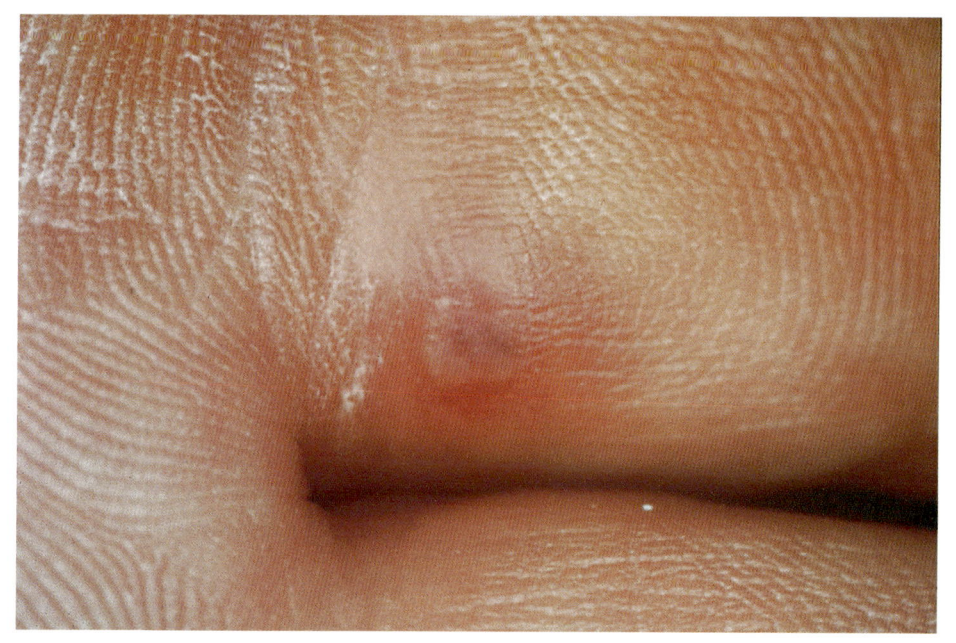

FIGURA 23-30 Doença mão-pé-boca Lesão vesicular no pé do mesmo paciente.

DIAGNÓSTICO DIFERENCIAL

O diagnóstico diferencial da DMPB inclui infecção pelo HSV, estomatite aftosa, herpangina e eritema multiforme maior.

EVOLUÇÃO CLÍNICA E PROGNÓSTICO

Geralmente, a DMPB é autolimitada, e a virêmia é eliminada em 7 a 10 dias. Foram relatados casos prolongados e recorrentes, podendo resultar em graves sequelas (miocardite, meningoencefalite, meningite asséptica, doença paralítica, morte fetal).

CONTROLE

Nenhum tratamento é necessário para a DMPB. Sintomaticamente, a aplicação tópica de solução de cloridrato de diclonina, lidocaína ou benzocaína pode ajudar a reduzir o desconforto. O acetaminofeno ou o ibuprofeno podem ser usados para alívio sintomático da febre. No caso de um indivíduo ser incapaz de manter a ingesta oral em decorrência do comprometimento oral, a hospitalização para hidratação IV deve ser considerada.

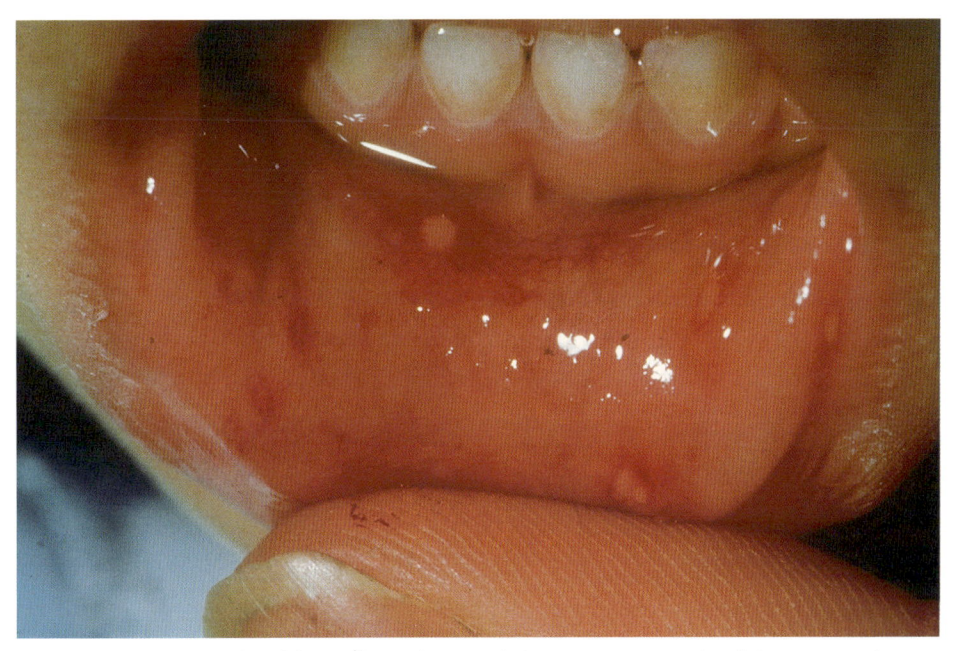

FIGURA 23-31 Doença mão-pé-boca Úlceras dispersas de 3 a 5 mm na mucosa bucal do mesmo paciente.

OUTROS

SÍNDROME DE GIANOTTI-CROSTI

A síndrome de Gianotti-Crosti é uma erupção rara e autolimitada, caracterizada pelo aparecimento simétrico de pápulas na face, nas nádegas e nas extremidades com sintomas constitucionais leves e hepatite aguda.

SINÔNIMOS Acrodermatite papular infantil, síndrome papulovesicular acrolocalizada.

EPIDEMIOLOGIA

IDADE Crianças: 3 meses a 15 anos de idade.
GÊNERO M = F.
INCIDÊNCIA Rara.
SAZONALIDADE Primavera, início do verão.
ETIOLOGIA O hospedeiro responde a uma variedade de agentes: hepatite B, EBV >> adenovírus, rotavírus, hepatites A e C, parainfluenza, Coxsackie, VSR, pólio, citomegalovírus, parvovírus, caxumba, HHV-6, vírus da imunodeficiência humana, Streptococcus do grupo A, micoplasma, Bartonella, vacinas (pólio; vacina contra difteria, pertussis e tétano; vacina contra caxumba-sarampo, rubéola; hepatite B, influenza). Raramente surtos/aglomeração de casos relatados.

HISTÓRIA

Geralmente precedida por infecção do trato respiratório superior, a síndrome de Gianotti-Crosti é iniciada com sintomas sistêmicos brandos (mal-estar, febre de baixo grau, linfadenopatia, HSM, diarreia) e erupções na face, nádegas e superfície extensora das extremidades, que podem ser pruriginosas.

EXAME FÍSICO

Achados Cutâneos

TIPO Pápulas, placas, púrpura.
COR Cor de pele, rosa ou vermelha-acobreada.
TAMANHO 1 a 10 mm.
FORMATO Lesões planas discretas ou coalescentes (Fig. 23-32).
DISTRIBUIÇÃO Face, cotovelos (Fig. 23-33), joelhos, nádegas, extremidades, palmas, plantas.

Achados Gerais

FEBRE, LAD Inguinal e axilar.
OUTROS Hepatomegalia, esplenomegalia, hepatite.

DIAGNÓSTICO DIFERENCIAL

O diagnóstico diferencial da síndrome de Gianotti-Crosti inclui farmacodermia, urticária papular, exantema viral, molusco contagioso, líquen plano e líquen nítido.

EXAMES LABORATORIAIS

DERMATOPATOLOGIA Acantose epidérmica, espongiose focal, exocitose, infiltrado dérmico misto, capilares dérmicos dilatados, edema do endotélio vascular.
HEMATOLOGIA Leucopenia, monocitose (aproximadamente 20%), anemia hipocrômica.
BIOQUÍMICA SÉRICA Testes anormais da função hepática (aspartato aminotransferase, alanina aminotransferase, fosfatase alcalina). Bilirrubina normal.
SOROLOGIA Pode exibir níveis elevados de anticorpos contra o antígeno de superfície da hepatite B.

EVOLUÇÃO CLÍNICA E PROGNÓSTICO

A síndrome de Gianotti-Crosti possui curso clínico autolimitado, e a erupção cutânea regride espontaneamente após 2 a 8 semanas; a linfadenite persiste por 2 a 3 meses, e a hepatomegalia por 3 meses.

CONTROLE

Nenhum tratamento é necessário para a síndrome de Gianotti-Crosti, pois a erupção e as anormalidades hepáticas involuem espontaneamente. O alívio sintomático pode ser obtido com agentes antipruriginosos tópicos, como calamina ou anti-histamicos sistêmicos. A erupção, muitas vezes, cura com hipo ou hiperpigmentação pós-inflamatória em indivíduos de tipos de pele mais escuros.

SEÇÃO 23 INFECÇÕES VIRAIS DA PELE

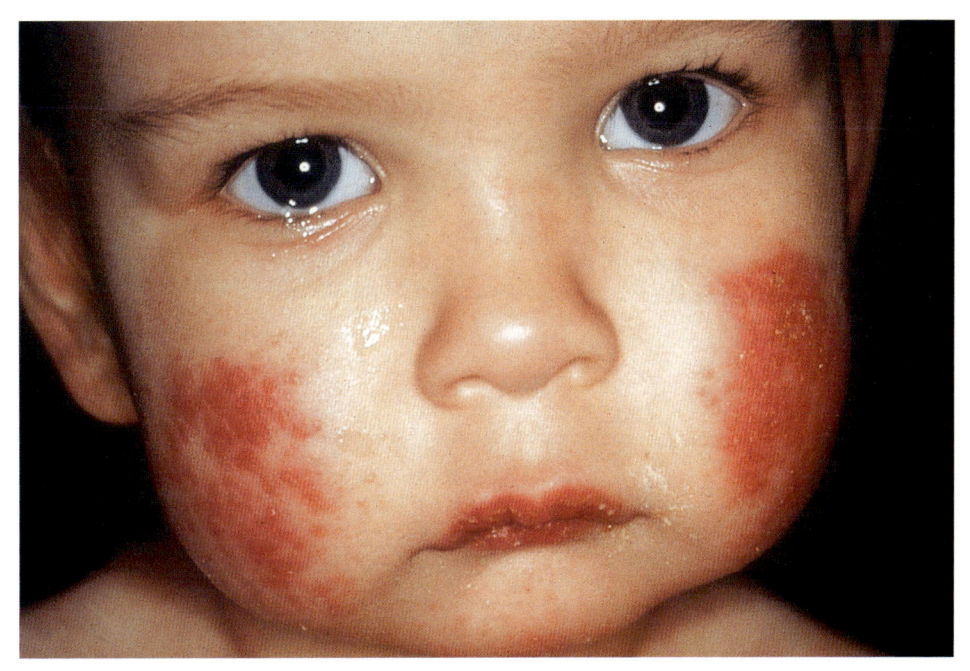

FIGURA 23-32 **Síndrome de Gianotti-Crosti** Pápulas monomorfas coalescendo e formando placas nas bochechas de um infante.

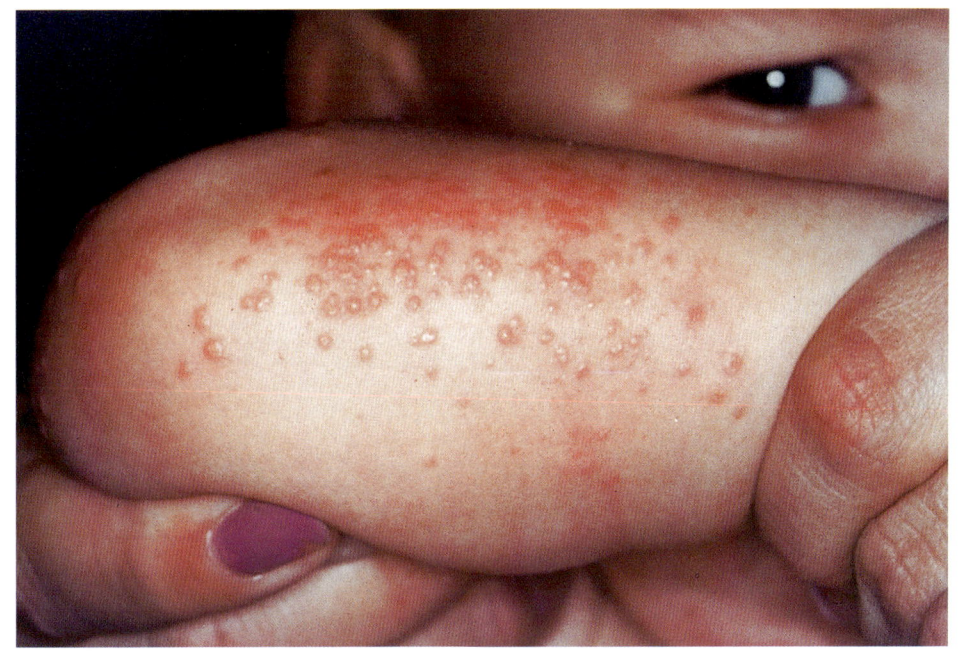

FIGURA 23-33 **Síndrome de Gianotti-Crosti** Pápulas eritematosas no cotovelo e no antebraço do mesmo paciente.

EXANTEMA PERIFLEXURAL ASSIMÉTRICO DA INFÂNCIA

O exantema periflexural assimétrico da infância (EPAI) é uma erupção rara e autolimitada, supostamente de etiologia viral, caracterizada por exantema periflexural unilateral, geralmente na axila e no tronco.

SINÔNIMOS Exantema laterotorácico unilateral.

EPIDEMIOLOGIA

IDADE Crianças: 6 meses a 10 anos de idade; pico de idade de 1 a 5 anos.
GÊNERO F > M, 2:1.
RAÇA Caucasianos > outras.
INCIDÊNCIA Rara.
SAZONALIDADE Primavera.
GEOGRAFIA Europa, América do Norte.
ETIOLOGIA Incerta, supostamente viral.

FISIOPATOLOGIA

O padrão sazonal, pródromo associado, relato de casos familiares e ausência de resposta a antibióticos sugerem etiologia viral, porém nenhum vírus foi detectado até o momento.

HISTÓRIA

Geralmente precedido por sintomas prodrômicos do trato respiratório superior ou GI, o EPAI inicia com um eritema unilateral, periflexural (axila > tronco, braço, coxa), morbiliforme ou eczematoso, que se propaga para o lado contralateral, mantendo, porém, predominância unilateral.

EXAME FÍSICO

Achados Cutâneos

TIPO Máculas, pápulas (Fig. 23-34).
COR Rosa, vermelha.
TAMANHO 1 a 10 mm.
DISTRIBUIÇÃO Periflexural: axila >> tronco, braço, coxa.

Achados Gerais

FEBRE, LAD
OUTROS (60%) Diarreia, rinite.

DIAGNÓSTICO DIFERENCIAL

O diagnóstico diferencial do EPAI inclui dermatite de contato, infecção fúngica, exantema viral, farmacodermia, pitiríase rósea atípica, miliária, escabiose, síndrome de Gianotti-Crosti, urticária papular e molusco contagioso.

EXAMES LABORATORIAIS

DERMATOPATOLOGIA Infiltrado linfocítico perivascular superficial, leve espongiose, exocitose com inflamação dérmica ao redor dos ductos écrinos.

EVOLUÇÃO CLÍNICA E PROGNÓSTICO

O EPAI apresenta curso autolimitado, e a erupção cutânea melhora espontaneamente após 3 a 6 semanas.

CONTROLE

Nenhum tratamento é necessário, pois a etiologia é Incerta, e a erupção regride espontaneamente. O alívio sintomático pode ser obtido com agentes antipruriginosos ou esteroides tópicos e uso liberal de emolientes.

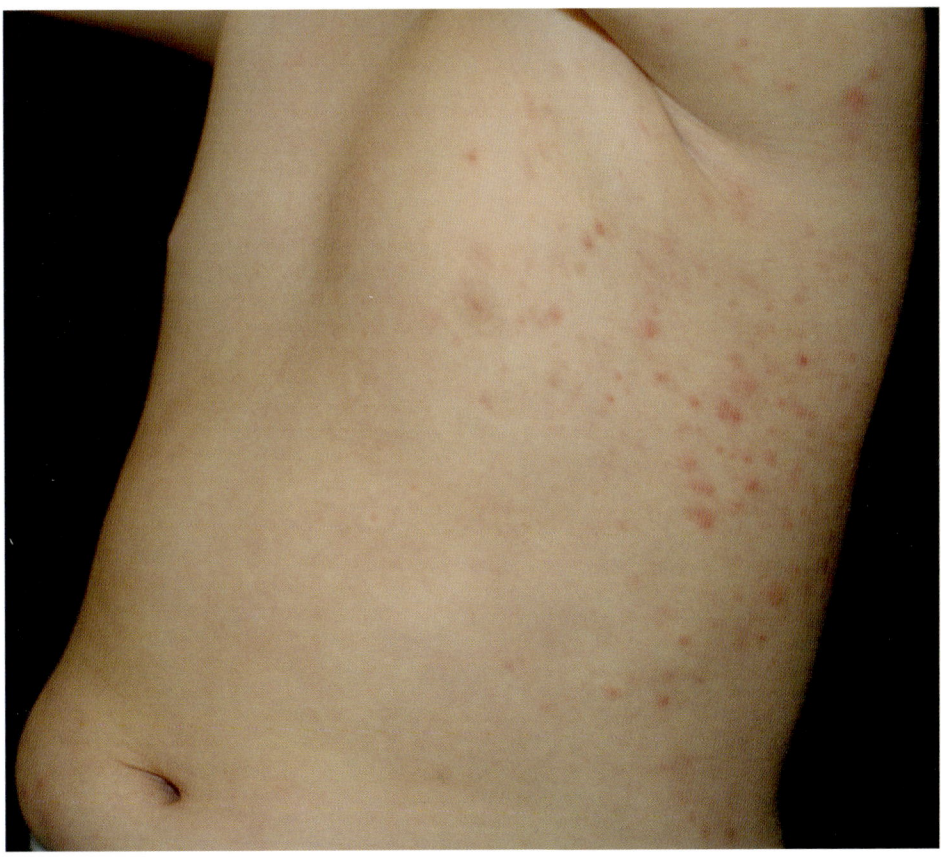

FIGURA 23-34 Exantema periflexural assimétrico da infância Máculas eritematosas unilaterais na região axilar de uma criança.

SEÇÃO 24

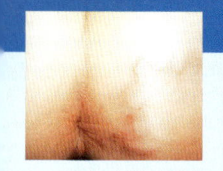

INFESTAÇÕES AQUÁTICAS

LARVA MIGRANS CUTÂNEA

A *larva migrans* cutânea é uma infestação cutânea causada por larvas de nematódeos que penetram na pele e migram, deixando uma característica lesão serpiginosa e eritematosa sob a pele.

SINÔNIMO Bicho geográfico.

EPIDEMIOLOGIA

IDADE Crianças > adultos.
GÊNERO M = F.
INCIDÊNCIA Incomum; ocorre principalmente em climas tropicais (veja Geografia).
ETIOLOGIA Larvas de ancilostomídeos de cães/gatos (*Ancylostoma braziliense, Uncinaria stenocephala, A. caninum*), gado (*Bunostomum phlebotomum*), ou outros nematódeos.
GEOGRAFIA Comum em áreas litorâneas, quentes, úmidas e arenosas, região central dos Estados Unidos, sul dos Estados Unidos, América Central, América do Sul e Caribe.

FISIOPATOLOGIA

Nos hospedeiros animais (cães, gatos), o ancilóstomo penetra na pele, alcança os pulmões pelos sistemas linfático e venoso, penetra nos alvéolos, migra para a traqueia e é engolido. O ancilóstomo amadurece no intestino, produzindo ovos que são excretados pelo animal hospedeiro. Quando o animal defeca fezes infestadas, os ovos do ancilóstomo na areia ou solo eclodem e liberam larvas. As larvas penetram na pele dos hospedeiros acidentais (humanos) ao serem pisadas com o pé descalço, porém não conseguem atravessar a membrana basal e são confinadas na epiderme. Assim, as larvas vagam serpiginosamente através da epiderme, recebendo o nome de "bicho geográfico".

HISTÓRIA

As larvas tendem a penetrar na pele, migrando a uma taxa de 1 a 2 cm/dia por 4 semanas a 6 meses. Esta migração pode causar prurido. Após vagar a esmo, as larvas morrem, e as lesões cutâneas regridem espontaneamente. Sintomas sistêmicos estão ausentes.

EXAME FÍSICO

Achados Cutâneos

TIPO Trilhas/trajetos (Fig. 24-1). Vesículas ou bolhas podem-se desenvolver em indivíduos previamente sensibilizados para as espécies invasoras.
COR Cor de pele a rosa.
TAMANHO Largura de 2 a 3 mm, estendendo-se até 1 a 2 cm/dia.
NÚMERO Uma, várias, ou muitas trilhas.
DISTRIBUIÇÃO Regiões expostas: pés, parte inferior das pernas, nádegas >> mãos, coxas.

Achados Gerais

Pode estar associado a eosinofilia periférica e prurido generalizado. Foram relatados casos muito raros de disseminação hematogênica e infiltrado pulmonar resultante.

DIAGNÓSTICO DIFERENCIAL

O diagnóstico diferencial da *larva migrans* cutânea inclui fitofotodermatite, *tinea pedis*, eritema *migrans* crônico, queimadura por água-viva, dermatite de contato, larva *currens* e granuloma anular.

EXAMES LABORATORIAIS

DERMATOPATOLOGIA PAS pode demonstrar larva na camada suprabasal, espongiose, vesículas intraepidérmicas, queratinócitos necróticos, infiltrado inflamatório crônico com muitos eosinófilos.

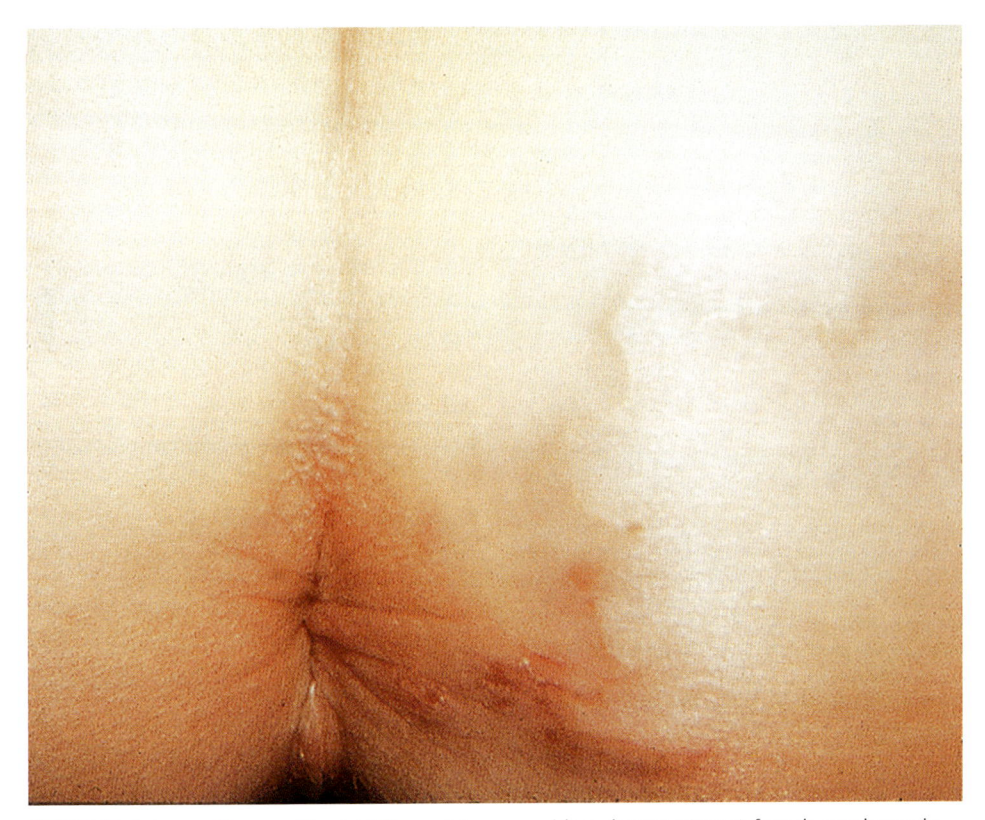

FIGURA 24-1 *Larva migrans* **cutânea** Lesão serpiginosa na nádega de uma criança infectada com larvas de ancilostomídeo.

EVOLUÇÃO CLÍNICA E PROGNÓSTICO

A *larva migrans* cutânea é tipicamente autolimitada, pois a pele humana é um hospedeiro acidental "sem saída". Muitas larvas morrem após vagarem a esmo sob a pele durante 2 a 4 semanas, e a erupção cutânea regride em cerca de 4 a 6 semanas.

CONTROLE

Basicamente, a erupção larval regredirá espontaneamente em 4 a 6 semanas. Alívio sintomático com esteroides tópicos até a resolução do prurido é o tratamento de escolha mais seguro e menos prejudicial. Casos mais graves com intenso prurido podem ser tratados com tiabendazol; os efeitos colaterais incluem tontura, náusea, cólicas e vômitos. Albendazol sistêmico por 3 a 5 dias ou uma dose única de ivermectina oral pode atingir taxas de cura rápidas > 90% em 1 semana. O tiabendazol tópico a 2% pode ser mais bem tolerado. Historicamente, as tentativas de destruição larval, incluindo TCA, crioterapia ou eletrocautério não foram muito eficazes.

DERMATITE POR CERCÁRIA

A dermatite por cercária é uma erupção pruriginosa alérgica aguda, poupando as regiões cobertas pelo traje de banho, que se desenvolve após a infiltração cutânea do *Schistosoma cercariae*.

SINÔNIMOS Prurido do nadador, prurido do coletor, dermatite esquistossômica, *duck itch*, *duckworms*, prurido dos moluscos-escavadores, prurido dos arrozais.

EPIDEMIOLOGIA

IDADE Crianças > adultos.
GÊNERO M = F.
INCIDÊNCIA Comum. Frequentemente, em surtos episódicos locais.
GEOGRAFIA Global, mais comum em lagos de água doce na região norte e central dos Estados Unidos.
ETIOLOGIA Cercárias parasitárias do gênero *Schistosoma* têm as aves, patos e gado como os hospedeiros usuais, com os caramujos sendo o hospedeiro intermediário. Humanos podem-se tornar um hospedeiro acidental pelo contato com a forma marinha ou de água doce do parasita.
PRURIDO DO NADADOR *Trichobilharzia ocellata* e *T. physellae*, comum em pântanos.
PRURIDO DO COLETOR *T. stagnicolae*, comum em águas rasas.

HISTÓRIA

INÍCIO A exposição inicial não causa sintomas. Exposições subsequentes provocam resposta alérgica ao resíduo de uma proteína depositada pelo parasita invasor. No momento da penetração da cercária, pode-se observar uma sensação pruriginosa (que dura 1 hora) associada a máculas de 1 a 2 mm nos sítios de penetração. As cercárias morrem após a penetração na pele humana. As máculas iniciais persistem algumas horas e são seguidas por erupção pruriginosa mais intensa, 10-15 horas mais tarde. A erupção pode evoluir para um estado mais grave, com pico em 2 a 3 dias, e regressão em 7 dias. Sintomas sistêmicos são raros.

EXAME FÍSICO

Achados Cutâneos

TIPO Máculas, pápulas, edema, vesículas e urticas.
COR Rosa a vermelha.
TAMANHO 3 a 5 mm.
DISTRIBUIÇÃO Na pele exposta. Poupa áreas cobertas pelas roupas (Fig. 24-2).

Achados Gerais

Casos graves podem estar associados a febre, náusea e mal-estar.

DIAGNÓSTICO DIFERENCIAL

O diagnóstico diferencial da dermatite por cercaria inclui o prurido do traje de banho, erupção medicamentosa, fotodermatite, dermatite de contato alérgica e exantema viral.

EVOLUÇÃO CLÍNICA E PROGNÓSTICO

A erupção maculo-pruriginosa inicial dura cerca de 1 hora e é seguida por erupção papulosa mais extensa 10 a 15 horas depois. Esta erupção papulosa geralmente alcança o pico em 2 a 3 dias e regride espontaneamente, sem sequelas, em 7 a 14 dias.

CONTROLE

O prurido do nadador é mais bem controlado evitando-se as áreas infestadas pelo esquistossoma. Medidas preventivas foram realizadas almejando os caramujos e aves aquáticas, tratando os lagos com uma mistura de sulfato e carbonato de cobre ou pentaclorofenato de sódio. Visto que as cercárias não residem na pele, as lesões regridem espontaneamente. Anti-histamínicos e esteroides tópicos podem ajudar a aliviar os sintomas.

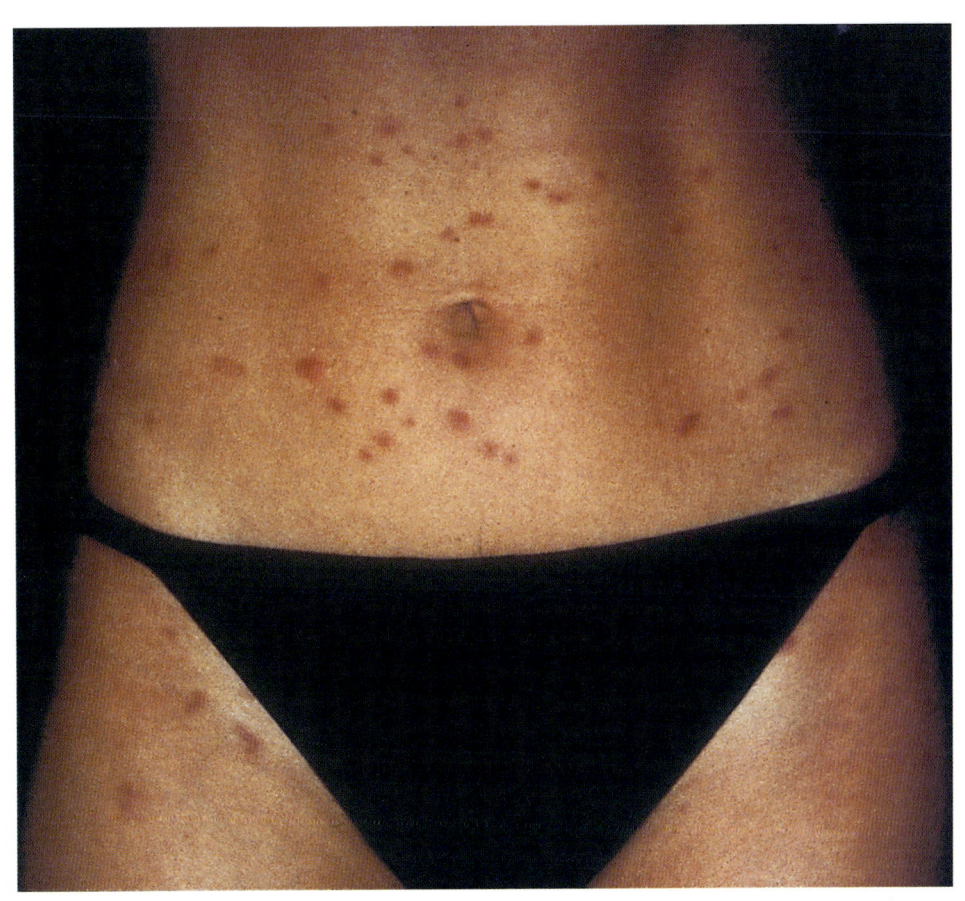

FIGURA 24-2 Dermatite por cercária: Prurido do nadador Pápulas eritematosas nas áreas expostas de uma nadadora.

PRURIDO DO TRAJE DE BANHO

O prurido do traje de banho é uma dermatite aguda, autolimitada, que surge logo após imersão no mar. É caracterizada por uma erupção perifolicular nas áreas cobertas pelos trajes de banho.

SINÔNIMOS Erupção do traje de banho, dermatite marinha.

EPIDEMIOLOGIA

IDADE Crianças > adultos.
INCIDÊNCIA Comum.
GEOGRAFIA Em águas salgadas da Flórida e Cuba. Também descrita no Brasil e na Ásia.
ETIOLOGIA Larvas plânulas das anêmonas-do-mar (*Edwardsiella lineata*) ou água-viva (*Linuche unguiculata*).

HISTÓRIA

As larvas das espécies envolvidas ficam presas entre a pele e os trajes de banho ou outras roupas usadas durante a natação. As lesões cutâneas se desenvolvem várias horas após o banho em água salgada repleta de larvas de anêmona, à medida que os organismos morrem e inserem seus nematocistos picantes na pele quando seco ou exposto a água fresca. As lesões cutâneas podem coçar ou queimar e persistir por 1 a 2 semanas. Os sintomas sistêmicos são incomuns, mas podem incluir cefaleia, mal-estar, náuseas, vômitos e febre.

EXAME FÍSICO

Achados Cutâneos

TIPO Máculas, pápulas, urticas, vesicopápulas.
COR Eritematosa.
TAMANHO 2 a 3 mm.
DISTRIBUIÇÃO Áreas cobertas pelo traje de banho (Fig. 24-3).

DIAGNÓSTICO DIFERENCIAL

O diagnóstico diferencial do prurido do traje de banho inclui prurido do nadador, dermatite de contato alérgica ou por irritante primário.

EVOLUÇÃO CLÍNICA E PROGNÓSTICO

A erupção do traje de banho desenvolve-se várias horas após o banho em água salgada infestada, progride para uma forma vesicopapulosa, crostas e, então, regride, espontaneamente, em 7 a 14 dias. Pode ser intensamente pruriginosa, especialmente à noite. Sintomas sistêmicos são raros, porém podem incluir febre, cefaleia e mal-estar.

CONTROLE

A erupção do traje de banho pode ser evitada lavando-se e secando-se as áreas cutâneas cobertas pelo traje de banho, imediatamente após nadar em água salgada infestada. O tratamento sintomático inclui loções antipruriginosas, anti-histamínicos e uso limitado de corticosteroides tópicos ou sistêmicos.

SEÇÃO 24 INFESTAÇÕES AQUÁTICAS 599

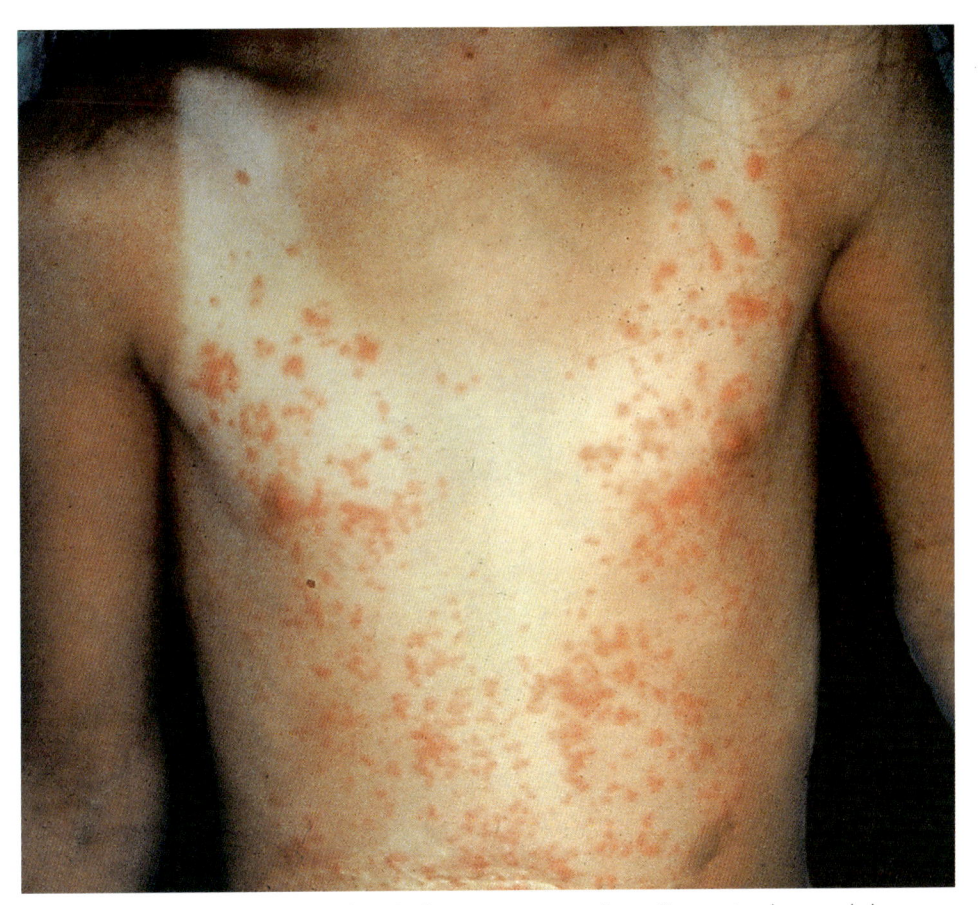

FIGURA 24-3 Prurido do traje de banho Pápulas eritematosas nas áreas não expostas de um nadador.

DERMATITE POR OURIÇOS-DO-MAR

Ouriços-do-mar são equinodermos com um corpo plano coberto por espinhos longos e afiados como uma agulha, que liberam veneno quando penetram na pele.

EPIDEMIOLOGIA

IDADE Qualquer idade.
GÊNERO M = F.
INCIDÊNCIA Incomum.
GEOGRAFIA Climas tropicais, subtropicais.
ETIOLOGIA Toxinas presentes nas pedicelárias (estruturas semelhantes a mandíbulas que agarram a pele e injetam veneno) e espinhos dos ouriços-do-mar (Fig. 24-4).

HISTÓRIA

A dermatite por ouriços-do-mar, geralmente, ocorre quando uma pessoa, acidentalmente, pisa nos espinhos, porém o manuseio dos ouriços-do-mar também pode provocar este processo. Dor imediata e ardor local são seguidos por sintomas musculares e outros sintomas sistêmicos.

EXAME FÍSICO

Achados Cutâneos

TIPO Sítio da penetração, mácula, pápula.
COR Vermelho-púrpura.
DISTRIBUIÇÃO Áreas expostas que esbarram no ouriço-do-mar: pés (Fig. 24-5).

Achados Gerais

As ferroadas por pedicelárias, particularmente das espécies *Toxopneustes pileolus* comuns nas águas japonesas, podem resultar em um curto período de paralisia, afonia ou dificuldade respiratória.

DIAGNÓSTICO DIFERENCIAL

O diagnóstico diferencial da dermatite por ouriços-do-mar inclui dermatite por coral, queimadura por água-viva, picadas de inseto ou picadas de cobra.

EVOLUÇÃO CLÍNICA E PROGNÓSTICO

A dermatite por ouriços-do-mar é geralmente branda e autolimitada. Casos em que grandes quantidades de espinhos e pedicelárias penetrem na pele, com a liberação de grandes doses de veneno, podem ter sequelas mais graves (náuseas, dor irradiada intensa, parestesias, hipotensão, dificuldade respiratória, paralisia muscular). Alterações crônicas podem incluir a formação de granulomas e hiperpigmentação em virtude de tatuagem traumática por corantes contidos em espinhos de ouriço-do-mar.

CONTROLE

Todas as pedicelárias e espinhos aderentes devem ser removidos o mais rápido possível a fim de limitar a infusão de veneno. Visto que não há antiveneno para os equinodermas venenosos, o tratamento é de suporte e inclui imersão em água quente (45°C) para inativar as toxinas sensíveis ao calor, imersões em água gelada para alívio da dor, analgesia imediata, curativo e observação para o tratamento de suporte de sintomas sistêmicos.

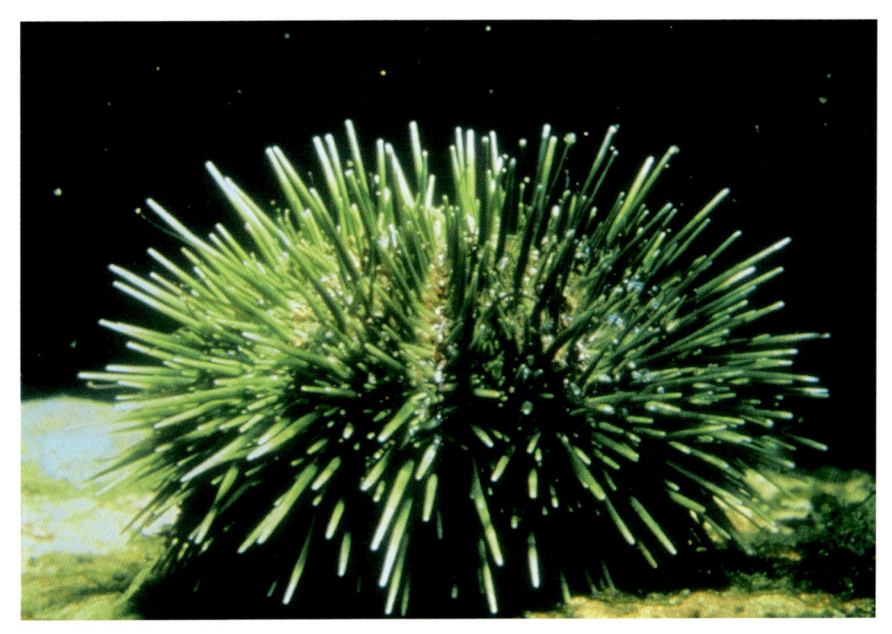

FIGURA 24-4 **Ouriço-do-mar** Projeções espinhosas do ouriço-do-mar.

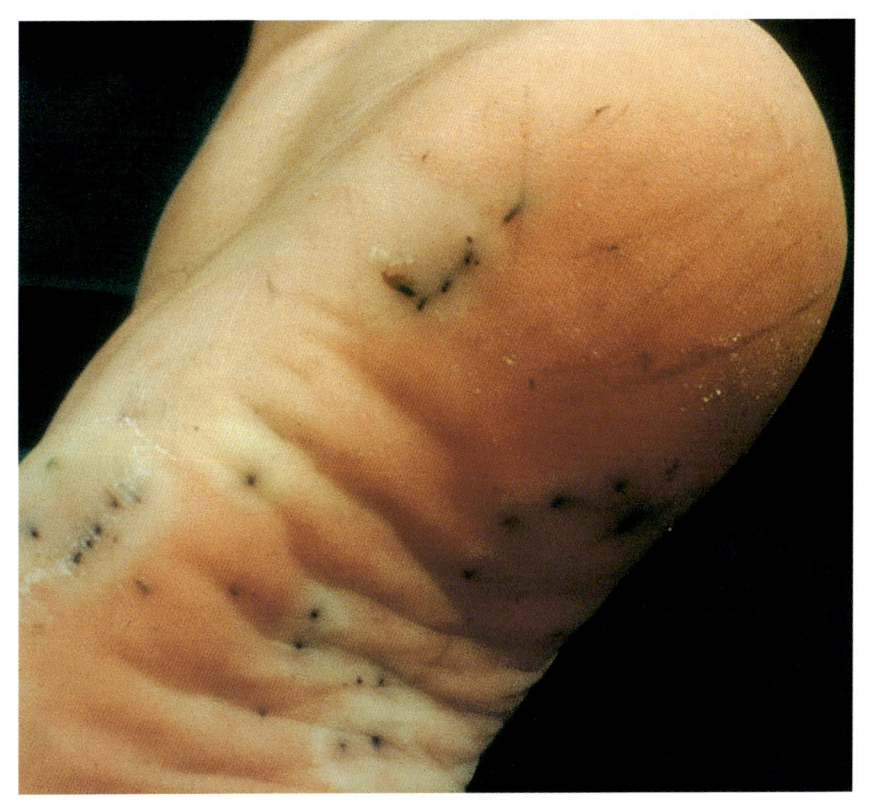

FIGURA 24-5 **Ouriço-do-mar** Sítios de penetração na superfície plantar de um indivíduo que pisou em um ouriço-do-mar.

DERMATITE POR ÁGUA-VIVA

Águas-vivas são animais de corpos gelatinosos, simétricos e radiais, com tentáculos cobertos com nematocistos (cápsulas sobre os tentáculos que contêm veneno).

SINÔNIMOS *Cnidaria,* caravelas, hidroides, cubo-medusas. Estreitamente relacionado com urtiga-do-mar e anêmonas-do-mar.

EPIDEMIOLOGIA

IDADE Crianças > adultos.
GÊNERO M > F.
INCIDÊNCIA Incomum.
GEOGRAFIA Água-viva presente em águas temperadas, subtropicais/tropicais (Fig. 24-6). Casos frequentemente relatados nas costas da Flórida e Austrália.
ETIOLOGIA O veneno da água-viva contém histamina, prostaglandina, fatores semelhantes à quinina e outras proteínas que podem ser cardio ou neurotóxicas.

FISIOPATOLOGIA

Estímulos dos pelos ao redor do nematócito da água-viva farão com que este seja ejetado para o interior do hospedeiro e expresse sua toxina, que pode conter catecolaminas, aminas vasoativas (p. ex., histamina, serotonina), quininas, colagenases, hialuronidases, proteases, fosfolipases, fibrinolisinas, dermatoneurotoxinas, cardiotoxinas, neurotoxinas, nefrotoxinas, miotoxinas e proteínas antigênicas.

HISTÓRIA

Imediatamente após o contato com a água-viva, ocorre intenso ardor e dor aguda, seguido por prurido e urticária. Faixas hiperpigmentadas residuais podem permanecer por meses. Dependendo da espécie da água-viva, a idade da vítima e a quantidade de veneno injetado, os sintomas podem variar de um leve prurido a um grave choque sistêmico.

EXAME FÍSICO

Achados Cutâneos

TIPO Máculas, placas, vesículas, bolhas.
COR Vermelha, púrpura, marrom.
ARRANJO Faixas lineares (Fig. 24-7).
DISTRIBUIÇÃO Qualquer área exposta, mais comum nas pernas e braços.

Achados Gerais

Os sintomas sistêmicos variam desde um leve mal-estar, febre, náusea, vômito e dores musculares até grave anafilaxia e parada cardíaca ou pulmonar. Lesões afetando os olhos podem causar intensa fotofobia e ceratite.

DIAGNÓSTICO DIFERENCIAL

O diagnóstico diferencial da agressão pela água-viva inclui fitofotodermatite e dermatite de contato.

EXAMES LABORATORIAIS

DERMATOPATOLOGIA Nematocistos podem ser identificados, edema de queratinócitos, extravasamento de eritrócitos, infiltrado intersticial (neutrófilos, eosinófilos, linfócitos).

EVOLUÇÃO CLÍNICA E PROGNÓSTICO

Oitenta e cinco por cento das lesões por água-viva são localizadas, com prurido e ardor que, gradualmente, regridem de forma espontânea com leves sintomas sistêmicos. Reações sistêmicas mais graves (arritmias cardíacas, broncospasmo, paralisia espástica, náusea, vômito, espasmos musculares) podem ser observadas em vítimas mais jovens injetadas com espécies de água-viva com veneno mais potente.

CONTROLE

O tratamento cutâneo local envolve inativação, analgesia e remoção imediata dos nematocistos. Salina estéril ou água do mar podem ser utilizadas para lavar a área; vinagre ou ácido acético a 5% deixados sobre o local por 30 minutos ajudam a inativar o veneno. Após a inativação, todos os tentáculos ou espinhos aderentes devem ser removidos o mais rápido possível (com luvas ou pinça) para reduzir as injeções de veneno. A fricção vigorosa pode desencadear o disparo de nematocistos e, como tal, deve ser evitada. Anestésicos tópicos podem ser úteis após a remoção dos nematócitos/nematocistos. Compressas frias no sítio da lesão por 5 a 10 minutos aliviam a dor, exceto os sítios de dor mais intensa.

Reações locais ou sistêmicas podem ser tratadas com anti-histamínicos ou corticosteroides. Sintomas anafiláticos podem ser tratados com epinefrina. Antivenenos estão disponíveis para a água-viva mais mortal (lista de antivenenos publicada pelo *American Zoo and Aquarium Association*) e, se utilizados imediatamente, podem salvar uma vida.

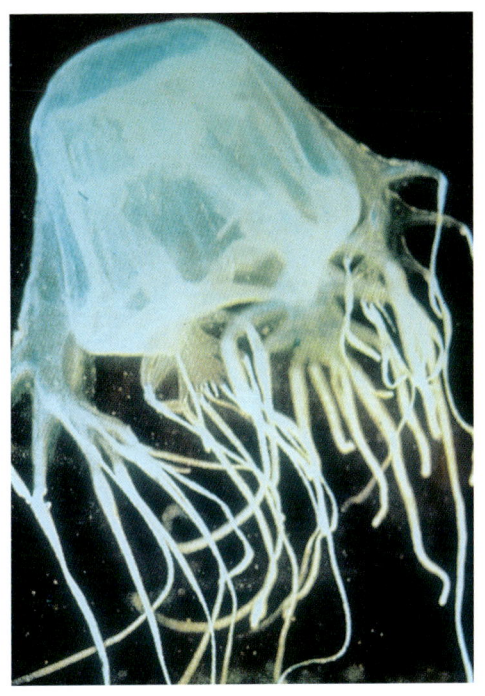

FIGURA 24-6 Dermatite por água-viva Longos tentáculos da água-viva contêm veneno e são responsáveis pela dermatite em faixa.

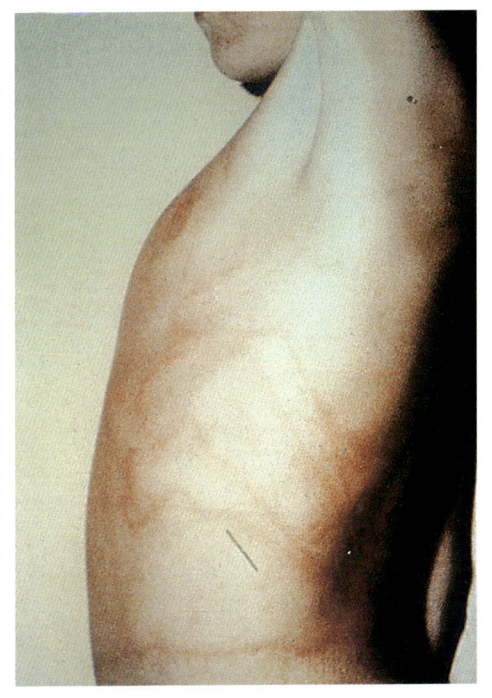

FIGURA 24-7 Dermatite por água-viva Faixas hiperpigmentadas lineares em uma criança que esbarrou nos tentáculos de uma água-viva.

DERMATITE POR CORAL

A dermatite por coral ocorre ao esbarrar, acidentalmente, no exoesqueleto de um coral, com resultante laceração, ardor, dor aguda e reação a corpo estranho.

SINÔNIMOS Corais de fogo, corais de pedra.

EPIDEMIOLOGIA

IDADE Crianças > adultos.
GÊNERO M = F.
INCIDÊNCIA Incomum.
ETIOLOGIA Exoesqueleto do coral.

FISIOPATOLOGIA

O exoesqueleto do coral pode ser espinhoso e afiado, cortando a pele exposta e resultando em reação a corpo estranho.

HISTÓRIA

Os corais estão localizados no fundo do oceano e são, acidentalmente, pisados ou esbarrados com resultante ardor e dor aguda.

EXAME FÍSICO

Achados Cutâneos

TIPO Pápulas, pústulas.
COR Rosa, vermelha.
ARRANJO Agrupado ou linear, dependendo do padrão de exposição.

DISTRIBUIÇÃO Áreas expostas, geralmente pernas e pés (Fig. 24-8).

Achados Gerais

Pode ocorrer febre baixa e mal-estar.

DIAGNÓSTICO DIFERENCIAL

O diagnóstico diferencial da dermatite por coral inclui dermatite de contato, dermatite por água-viva e dermatite por ouriço-do-mar.

EVOLUÇÃO CLÍNICA E PROGNÓSTICO

A dermatite por coral é autolimitada e, geralmente, regride espontaneamente em 2 a 4 semanas. O risco de infecção de um corte por coral é mais preocupante do que os efeitos tóxicos do coral. Hiperpigmentação residual pode persistir durante meses. Raramente, granulomas cutâneos ou uma reação de hipersensibilidade de longa duração pode-se desenvolver no local da dermatite por coral.

CONTROLE

Nenhum tratamento é necessário para a dermatite por coral. O alívio sintomático com analgésicos e esteroides tópicos pode ajudar.

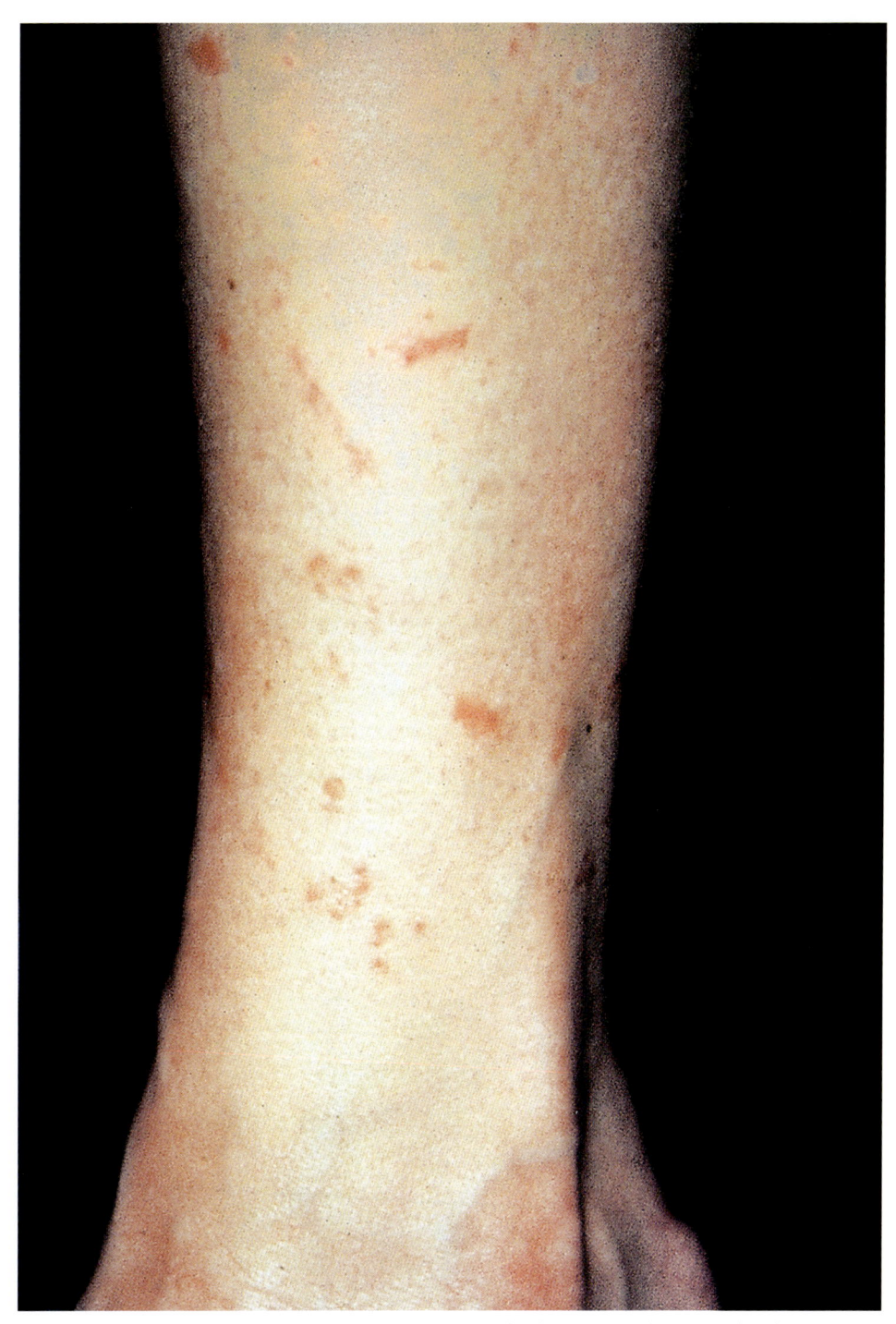

FIGURA 24-8 Dermatite por coral Pápulas eritematosas espalhadas nos locais de contato da pele com o coral.

SEÇÃO 25

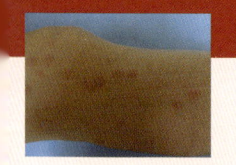

PICADAS DE INSETO E INFESTAÇÕES

PEDICULOSE *CAPITIS*

A pediculose *capitis* é uma infestação do couro cabeludo causada pelo piolho-da-cabeça, que se alimenta no couro cabeludo e no pescoço humano e deposita seus ovos no cabelo.

SINÔNIMOS Piolho-da-cabeça, piolho, lêndea.

EPIDEMIOLOGIA

IDADE Crianças > adultos.
GÊNERO F > M.
PREVALÊNCIA Nos Estados Unidos, 12 milhões de crianças em idade escolar anualmente. Mundialmente, 10% das crianças.
INCIDÊNCIA Comum.
RAÇA Caucasianos, asiáticos > negros.
EPIDEMIA Em escolas.
SAZONALIDADE Durante todo o ano, mas é maior no verão.
ETIOLOGIA *Pediculus humanus capitis* (inseto de 2 mm, 6 pernas, inseto sem asas; Fig. 25-1).

FISIOPATOLOGIA

Os piolhos de cabeça são transmitidos pelo contato direto, pelo compartilhamento de chapéus, bonés, escovas de cabelo, pentes ou pelo contato direto de uma cabeça com outra. A fêmea do *pediculus humanus capitis* coloca aproximadamente 10 ovos por dia, colando seus ovos no cabelo a uma distância de 1 a 2 mm do couro cabeludo. Os ovos eclodem em 10 dias, o piolho emerge como uma ninfa, alcança sua forma adulta 10 dias depois e apresenta um tempo de vida de 30 dias. Os piolhos possuem apêndices bucais anteriores que se fixam e se alimentam de sangue 5 vezes por dia. O piolho não consegue sobreviver por mais de 3 dias fora da cabeça humana. A maioria dos pacientes possui uma população de **menos de 10 piolhos da cabeça**.

HISTÓRIA

Os seres humanos contraem piolhos ao compartilhar escovas de cabelo, chapéus, pelo contato direto de uma cabeça para outra etc. No couro cabeludo, o piolho deposita lêndeas no cabelo, próximo ao couro cabeludo. O cabelo cresce 0,5 mm diariamente (portanto, a presença de lêndeas à distância de 15 cm do couro cabeludo indica que a infestação é de aproximadamente 9 meses). Novos ovos viáveis possuem uma coloração amarelo-cremosa; cascas de ovos vazias são brancas. A infestação primeiro manifesta-se como prurido intenso das regiões dorsal e lateral do couro cabeludo. Crostas e lesões impetiginizadas são comuns e podem-se estender para o pescoço, fronte, face e orelhas. Nos casos extremos, o couro cabeludo pode-se tornar uma massa de cabelo emaranhado, piolhos, lêndeas e secreções purulentas denominadas *plica polonica*.

EXAME FÍSICO

Achados Cutâneos

TIPO Piolhos, lêndeas (ovos de 1 mm; Fig. 25-2), máculas, pápulas, escoriações.
SÍTIOS DE PREDILEÇÃO Couro cabeludo: região occipital e pós-auricular.
ACHADOS ASSOCIADOS Podem estar presentes linfadenopatia auricular posterior ou cervical.

DIAGNÓSTICO DIFERENCIAL

O diagnóstico diferencial da pediculose *capitis* inclui cilindros capilares, gel ou laquê seco, caspa (escamas epidérmicas), impetigo, dermatite seborreica e *tinea capitis*.

EXAMES LABORATORIAIS

DERMATOPATOLOGIA O sítio de picada exibirá hemorragia intradérmica e infiltrado profundo e cuneiforme composto de eosinófilos e linfócitos.
EXAME MICROSCÓPICO Demonstra piolhos e/ou lêndeas aderentes ao cabelo.
LÂMPADA DE WOOD Lêndeas fluorescem com cor branco-pérola e não são móveis.

SEÇÃO 25 PICADAS DE INSETO E INFESTAÇÕES

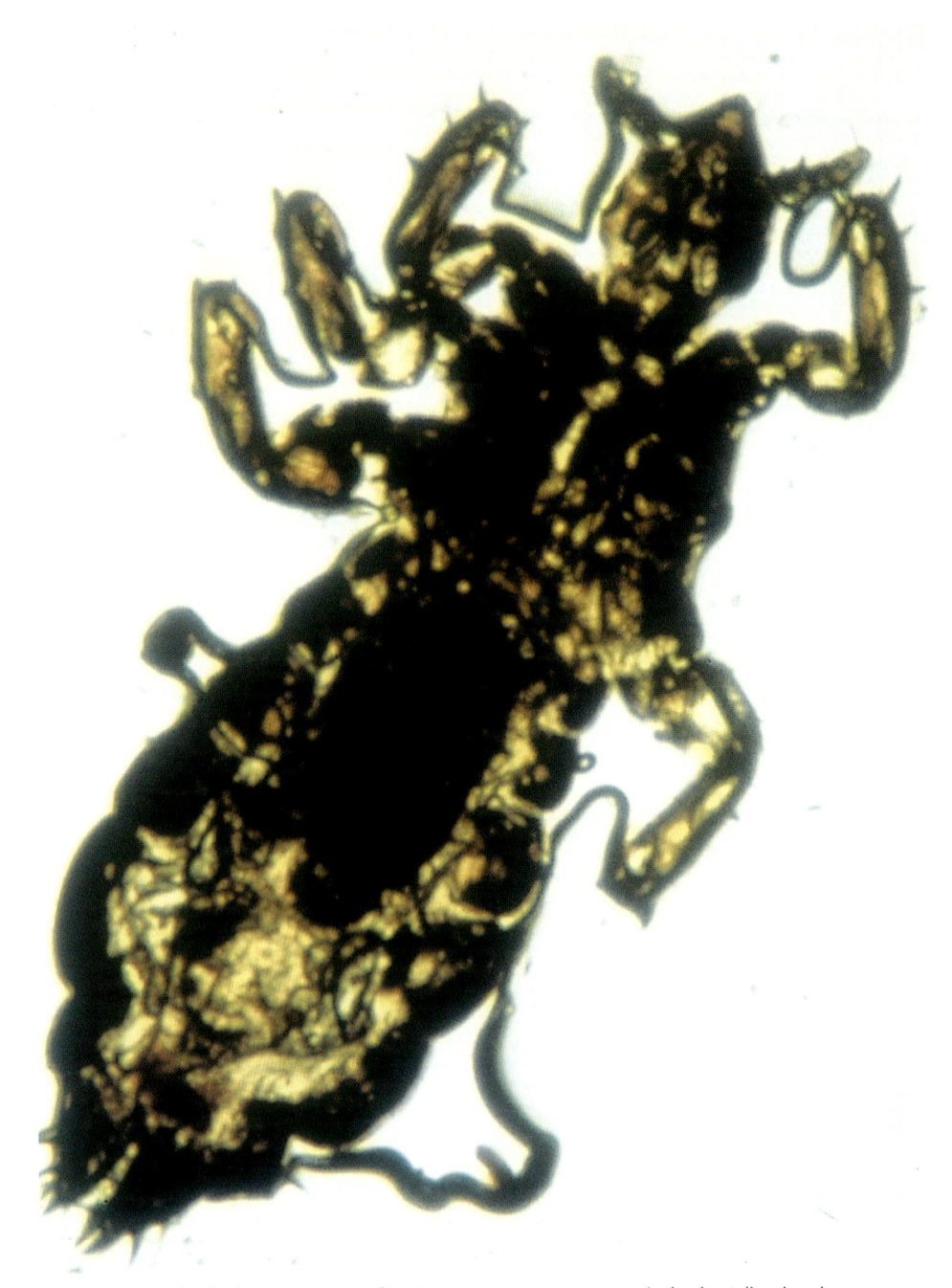

FIGURA 25-1 *Pediculus humanus* Inseto de seis patas e sem asas, responsável pelo piolho-da-cabeça.

CONTROLE

Os piolhos-da-cabeça são mais bem tratados com pediculicidas: permetrina, lindano, malation ou pomada de óxido de mercúrio. Os piretroides são neurotóxicos aos piolhos, e a conduta terapêutica atual recomenda a aplicação tópica de permetrina a 1% ou 5% no couro cabeludo, retirando a solução após 10 minutos, seguida pela remoção de lêndeas com um pente fino. Uma segunda aplicação deve ser realizada após 8 a 10 dias. Se as lêndeas e ovos ainda estiverem presentes, os piolhos podem ser resistentes à piretrina/piretroide e 2 aplicações de malation a 0,5% ou 1,0% devem ser realizadas, combinadas com a remoção com pente fino. Outros agentes tópicos que podem ser considerados tratamento de primeira linha para piolhos incluem espinosade tópico, ivermectina tópica e álcool benzílico 5% tópico.

Deve-se evitar o uso de lindano em crianças, em virtude do potencial de toxicidade do SNC associado ao uso excessivo ou ingestão acidental. Remédios caseiros (como óleos, querosene, ácido fórmico e vinagre) também NÃO são recomendados. Deve-se verificar a presença de piolho assintomático em todos os outros membros familiares, pois a epidemia começa na família, não na escola. Pisos, áreas de brincar e móveis devem ser aspirados. Roupas e lençóis devem ser lavados em água quente e secos em secadora. Escovas de cabelo e pentes devem ser imersos em pediculicida por 15 minutos e não devem ser compartilhados entre os membros da família até a resolução da infecção.

SEÇÃO 25 PICADAS DE INSETO E INFESTAÇÕES 609

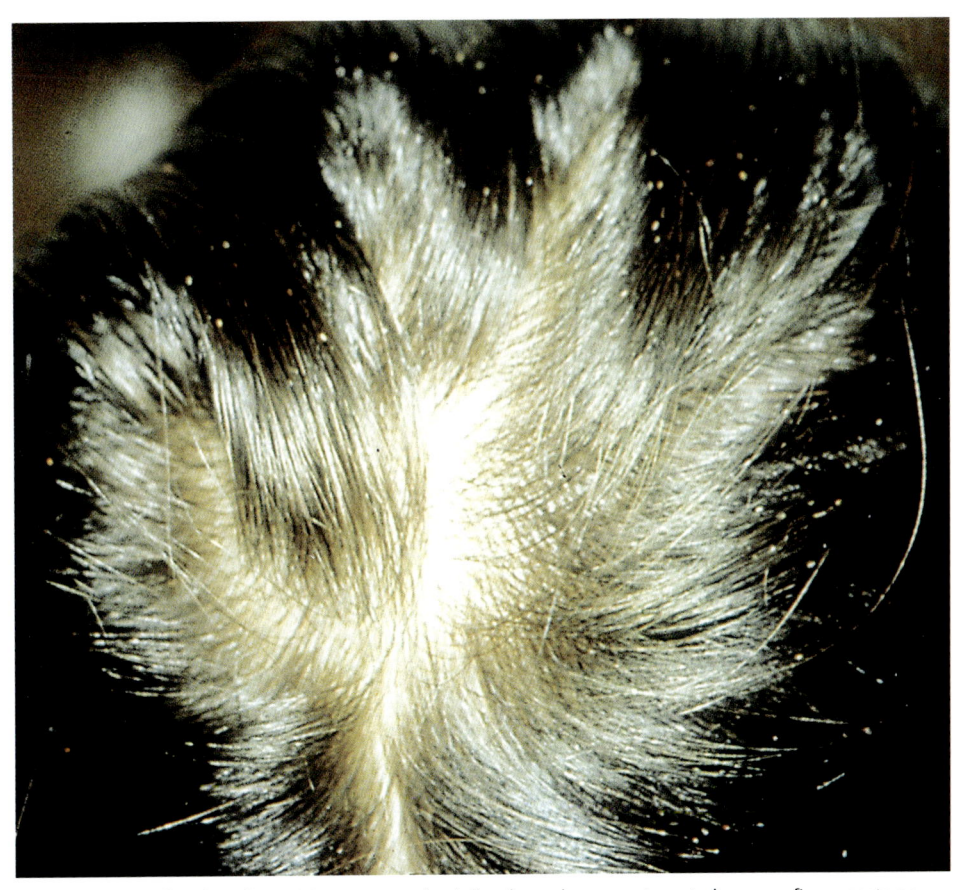

FIGURA 25-2 Piolho-da-cabeça Diversos ovos de piolho de cor branco-acinzentada presos firmemente no cabelo de uma criança com piolho-da-cabeça.

PEDICULOSE PUBIANA

A pediculose pubiana é uma infestação das regiões pilosas, mais comumente observada na região pubiana, porém, algumas vezes, nas partes pilosas do tórax, axilas e cílios superiores. É clinicamente manifestada por prurido leve a moderado.

SINÔNIMOS Chato, piolho chato, piolho pubiano, pitiríase.

EPIDEMIOLOGIA

IDADE 14 a 40 anos de idade; mais comum entre adolescentes e adultos jovens sexualmente ativos.
GÊNERO M > F.
INCIDÊNCIA Comum.
ETIOLOGIA *Phthirus pubis* (inseto de 1 mm, seis patas, com aspecto semelhante a um caranguejo; Fig. 25-3).

FISIOPATOLOGIA

Os piolhos pubianos vivem exclusivamente nos humanos e são transmitidos pelo contato físico íntimo (aglomerados, compartilhando uma cama, compartilhando toalhas, sexualmente transmitido). A fêmea do *P. pubis* põe de 1 a 2 ovos por dia, apresenta ciclo de vida de 35 dias e não consegue viver fora do hospedeiro por mais de 1 dia. Eles permanecem imóveis com seus apêndices bucais incorporados na pele e suas garras segurando um pelo grosso (pelo pubiano, perianal, axilar, cílios, sobrancelhas, pelo facial) firmemente (Fig. 25-4).

HISTÓRIA

A pediculose pubiana pode ser assintomática ou pruriginosa por meses. Com as escoriações, as lesões tornam-se sensíveis, com subsequente aumento dos linfonodos regionais (inguinal, axilar). Também pode haver máculas cerúleas, azuis-acinzentadas (*tâches bleues*) e máculas de 1 cm de cor cinza-ardósia no tronco ou pernas, em virtude do produto de decomposição da heme presente na saliva do piolho.

EXAME FÍSICO
Achados Cutâneos

TIPO Piolhos, ovos (lêndeas), máculas, pápulas, escoriação, crosta.
COR Vermelha, azul (mancha cerúlea, azul-acinzentada).
DISTRIBUIÇÃO Áreas pubianas, axilar > tronco. Crianças: cílios, sobrancelhas.

Achados Gerais

Linfadenopatia local pode estar presente.

DIAGNÓSTICO DIFERENCIAL

O diagnóstico diferencial da pediculose pubiana inclui *tinea*, foliculite e escabiose.

EXAMES LABORATORIAIS

DERMATOPATOLOGIA O sítio de picada exibirá hemorragia intradérmica e infiltrado profundo e cuneiforme composto por eosinófilos e linfócitos.
MICROSCOPIA Piolhos e lêndeas podem ser identificados com lupas ou microscópio.

CONTROLE

O piolho pubiano é mais bem tratado com pediculicidas: permetrina, lindano, malation ou pomada de óxido de mercúrio. O tratamento de escolha para piolhos pubianos recomendado pelo CDC é a solução de permetrina tópica a 1% aplicada por 10 minutos e depois lavar. O tratamento aplicado novamente após 7 a 10 depois pode demonstrar melhor eficácia. Se ainda estão presentes lêndeas e ovos, podem estar presentes piolhos resistentes e deve ser utilizado malation a 0,5% ou 1%. Deve-se evitar o uso de lindano em crianças, em virtude do potencial de toxicidade do SNC associado ao uso excessivo ou ingestão acidental.

Todos os contatos sexuais devem ser verificados e tratados para piolho pubiano. Roupas e lençóis devem ser lavados em água quente e secos em secadora para matar os ovos e os parasitas. Pediculose dos cílios pode ser tratada com a administração de petrolato duas vezes ao dia nos cílios e remoção mecânica. A ivermectina oral também pode ser usada nesses pacientes, ou naqueles que os regimes de tratamento tópico não foram efetivos.

SEÇÃO 25 PICADAS DE INSETO E INFESTAÇÕES 611

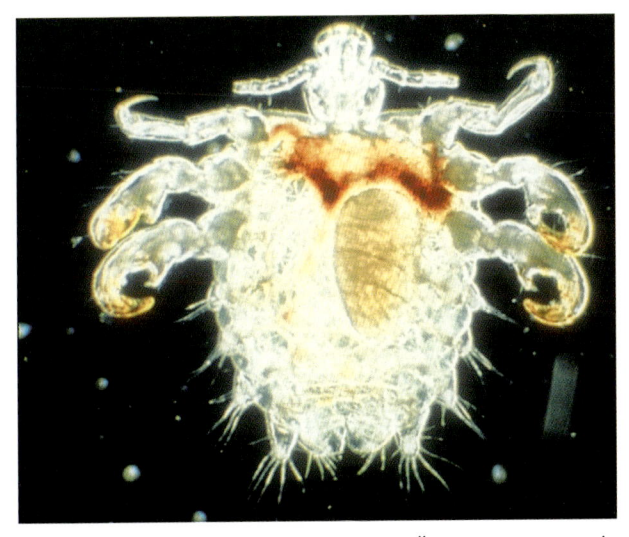

FIGURA 25-3 *Phthirus pubis* Piolho de 6 patas, com aspecto semelhante a um caranguejo, responsável pelo piolho pubiano.

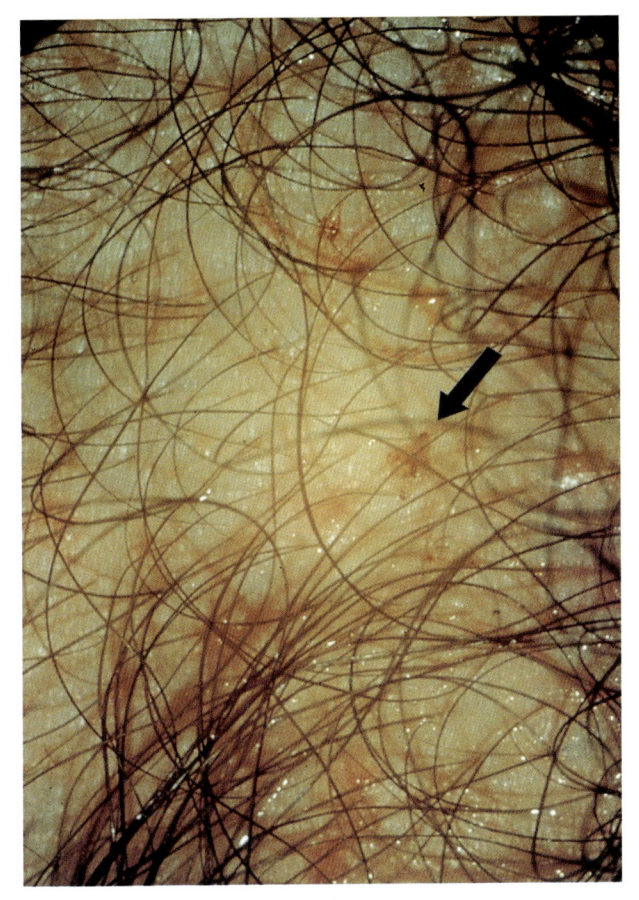

FIGURA 25-4 Piolho pubiano Piolho pubiano no pelo de uma paciente.

PEDICULOSE CORPORAL

A pediculose corporal é causada pelo piolho-do-corpo que vive nos lençóis e roupas, porém infestam humanos, intermitentemente, para se alimentar.

SINÔNIMO Piolho do corpo.

EPIDEMIOLOGIA

IDADE Todas as idades.
GÊNERO M = F.
INCIDÊNCIA Comum.
ETIOLOGIA *Pediculus humanus corporis* (piolho de 2 a 6 mm, 6 patas).

FISIOPATOLOGIA

O *pediculus humanus corporis* vive nas roupas e rastejam até os humanos apenas para se alimentar, predominantemente à noite. A fêmea adulta apresenta um ciclo de vida de 35 dias, põe 15 ovos por dia nas costuras das roupas e pode sobreviver 10 dias sem uma alimentação com sangue. Em média, 20 piolhos podem ser encontrados em pessoa infestada.

HISTÓRIA

A pediculose corporal é transmitida pelas roupas e lençóis contaminados. O piolho alimenta-se transitoriamente na pele, causando uma erupção pruriginosa, deposita lêndeas nas roupas que podem permanecer viáveis por semanas. Além disso, o piolho pode carregar *rickettsias* (tifo, febre das trincheiras), transmitindo-as ao hospedeiro humano durante sua alimentação.

EXAME FÍSICO

Achados Cutâneos

TIPO Mácula, pápula, urticária, piolho, lêndeas (Fig. 25-5).

Achados Gerais

Geralmente, nenhum presente.

DIAGNÓSTICO DIFERENCIAL

O diagnóstico diferencial da pediculose corporal inclui eczema e escabiose.

EXAMES LABORATORIAIS

DERMATOPATOLOGIA O sítio de picada exibirá hemorragia intradérmica e infiltrado cuneiforme profundo composto de eosinófilos e linfócitos.
EXAME MICROSCÓPICO Piolhos e lêndeas podem ser visualizados nas roupas infestadas.
LÂMPADA DE WOOD Lêndeas fluorescem com cor branco-pérola.

EVOLUÇÃO CLÍNICA E PROGNÓSTICO

A pediculose corporal não diagnosticada pode conduzir à piora do prurido e o aumento do risco de transmissão para a população não infectada.

CONTROLE

O tratamento é direcionado para a educação do paciente, pois o piolho do corpo raramente está presente no corpo humano. Roupas e lençóis devem ser lavados em água quente e secos em secadora para matar os piolhos e ovos. Em casos extensos, uma única aplicação tópica de permetrina por todo o corpo pode ser útil.

SEÇÃO 25 PICADAS DE INSETO E INFESTAÇÕES

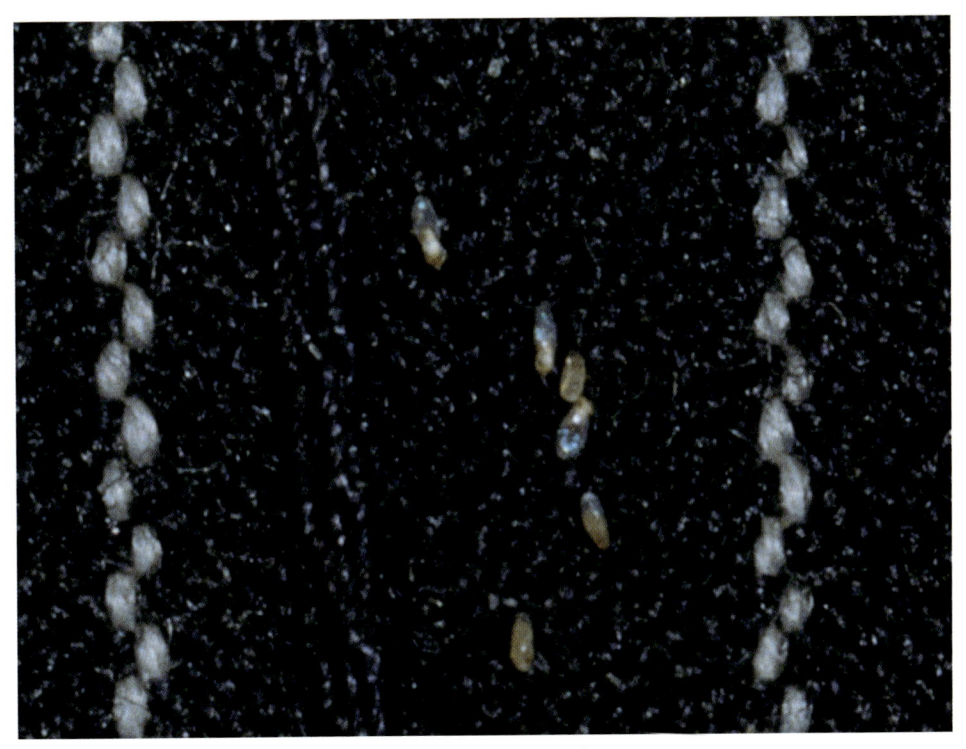

FIGURA 25-5 Piolho-do-corpo Lêndeas localizadas nas costuras da roupa.

ESCABIOSE

Escabiose é uma infestação causada pelo ácaro *Sarcoptes scabiei*, caracterizada por intenso prurido e transmitida pelo contato íntimo com uma pessoa infestada.

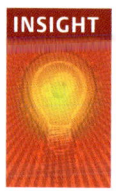

INSIGHT Embora exista resistência a diversos antiparasitários, e esta resistência possa estar aumentando, muitos casos de escabiose resistente são, posteriormente, descobertos não serem casos de escabiose.

SINÔNIMO Coceira dos 7 anos, sarna.

EPIDEMIOLOGIA

IDADE Em crianças com menos de 5 anos de idade, adultos jovens (sexualmente transmitido), idosos confinados ao leito.
GÊNERO M = F.
INCIDÊNCIA Comum. Anualmente, 300 milhões de casos mundialmente.
SAZONALIDADE Outono, inverno.
ETIOLOGIA *S. scabiei* var. *hominis* (tamanho: 400 μm).

FISIOPATOLOGIA

O ácaro da escabiose somente consegue sobreviver e multiplicar-se na pele humana e é transmitido pelo contato íntimo. Uma vez no hospedeiro humano, o ácaro da escabiose deposita ovos sob a pele durante a escavação de túneis. Os ovos eclodem em 5 dias, alcançam a maturidade em 2 semanas e morrem após 2 meses. Os ácaros e ovos podem permanecer vivos por 1 a 2 dias nas roupas e lençóis.

HISTÓRIA

Um mês após exposição, a pessoa infestada começa a apresentar prurido intratável. Para que o prurido ocorra, deve haver sensibilização ao ácaro *S. scabiei*. A erupção difusa, geralmente, é causada por menos do que 10 ácaros pulando de um local do corpo para outro. Em neonatos, pacientes debilitados ou imunodeprimidos com infestação mais grave, o número de ácaros pode alcançar centenas (Sarna Crostosa).

EXAME FÍSICO

Achados Cutâneos

TIPO Escavações, vesículas (Fig. 25-6), escoriações, escama ou crosta.
COR Cinza ou cor de pele, pontos pretos (o ácaro).
DISTRIBUIÇÃO Espaços interdigitais, pregas dos pulsos, cotovelos, região umbilical, área genital, pés.

Variantes

Escabiose nodular: lesões eritematosas, nodulares de 10 mm no escroto, dorso e pés (Fig. 25-7).
Sarna crostosa (Norueguesa): infestação difusa por ácaros, causando erupção crostosa generalizada.

DIAGNÓSTICO DIFERENCIAL

O diagnóstico diferencial da escabiose inclui impetigo, urticária papulosa (picada de inseto), psoríase, dermatite de contato, dermatite atópica ou pediculose.

EXAMES LABORATORIAIS

DERMATOPATOLOGIA Sulcos escabióticos, ácaros ou fezes no estrato córneo. A derme exibe infiltrado eosinofílico difuso.
RASPADO E EXAME DIRETO (Fig. 25-8). Um raspado pode revelar ácaros (ácaros redondos de 400 μm com patas salientes), ovos (partículas ovais de 100 μm) ou fezes (pequenas partículas ovais de 10 μm).

EVOLUÇÃO CLÍNICA E PROGNÓSTICO

O prurido da escabiose persiste por semanas, mesmo após um tratamento adequado, e a resolução das lesões nodulares pode demorar meses a anos.

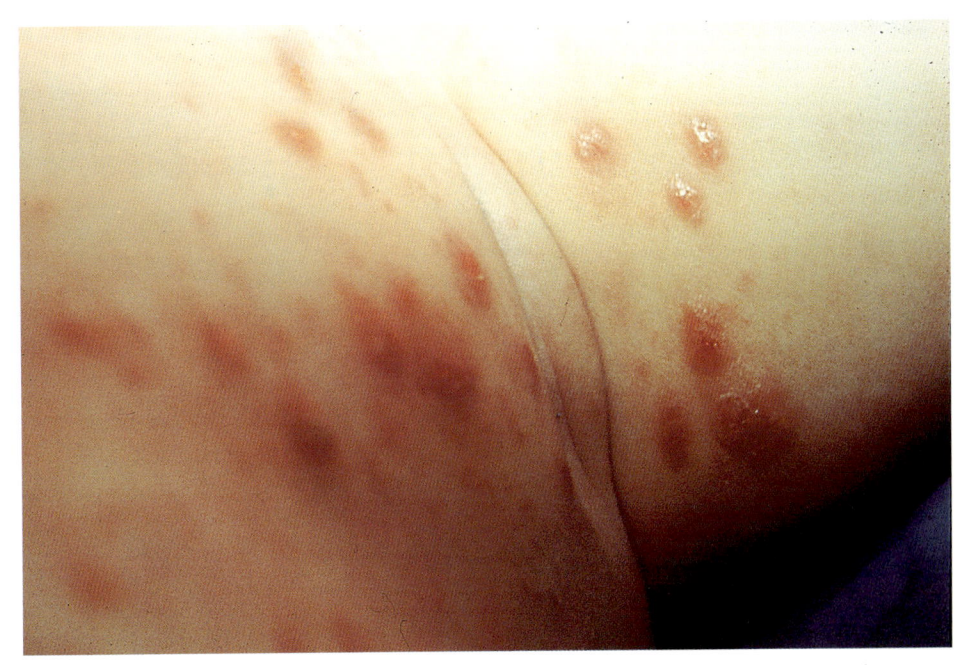

FIGURA 25-6 Escabiose Lesões papulosas e vesiculosas na axila de uma criança infestada com escabiose.

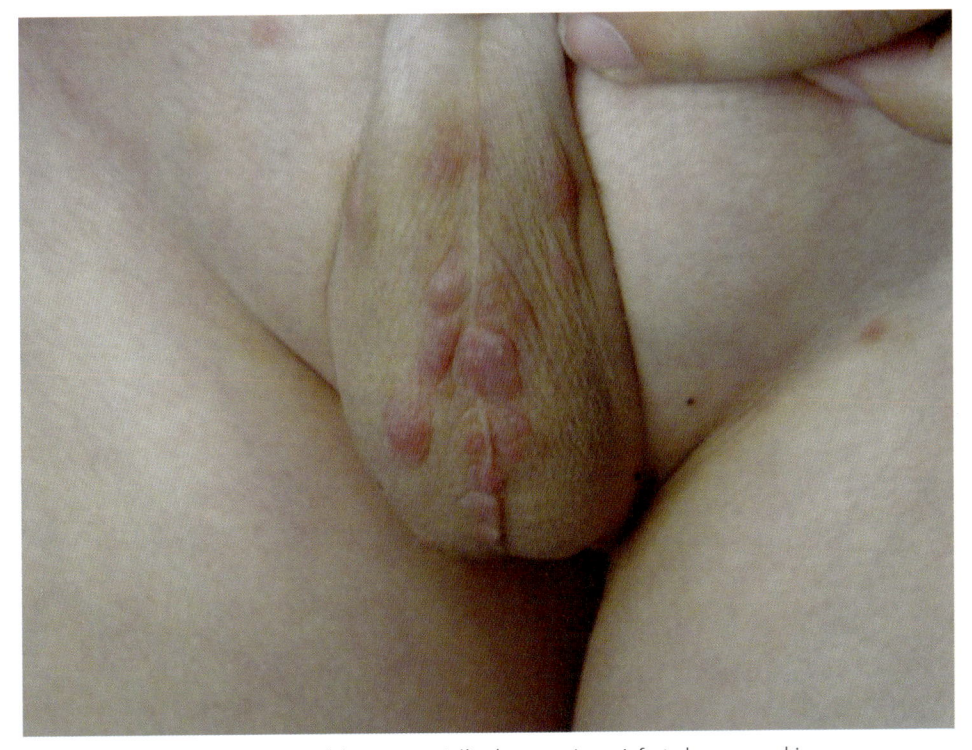

FIGURA 25-7 Escabiose Lesões nodulares na genitália de uma criança infestada com escabiose.

CONTROLE

Um escabicida, como creme de permetrina a 5%, deve ser aplicado do pescoço aos dedos dos pés e retirado durante o banho após 8 horas da aplicação. Outras opções tópicas incluem lindano, benzoato de benzila, crotamiton ou enxofre. Todos os membros familiares e contatos próximos devem ser simultaneamente tratados. O tratamento pode ser repetido após 1 semana para assegurar uma erradicação bem-sucedida. Sintomas pruriginosos residuais e nódulos são típicos e não indicam infecção persistente. Para infantes e crianças com acometimento de todo o corpo, deve-se aplicar permetrina, crotamiton a 10% ou pomada de enxofre a 6% a 10% em todo o corpo. Também podem ser utilizados regimes com ivermectina oral com uma ou duas doses no tratamento da escabiose com eficácia semelhante. Para o tratamento de sarna crostosa, recomenda-se o tratamento oral e tópico em associação.

Para o prurido, emolientes, anti-histamínicos e esteroides tópicos podem ser utilizados para alívio sintomático. Roupas e lençóis devem ser lavados em água quente e secos em uma secadora. Objetos infestados podem ser armazenados em um saco hermético por mais de 72 horas para que os ácaros morram.

SEÇÃO 25 PICADAS DE INSETO E INFESTAÇÕES

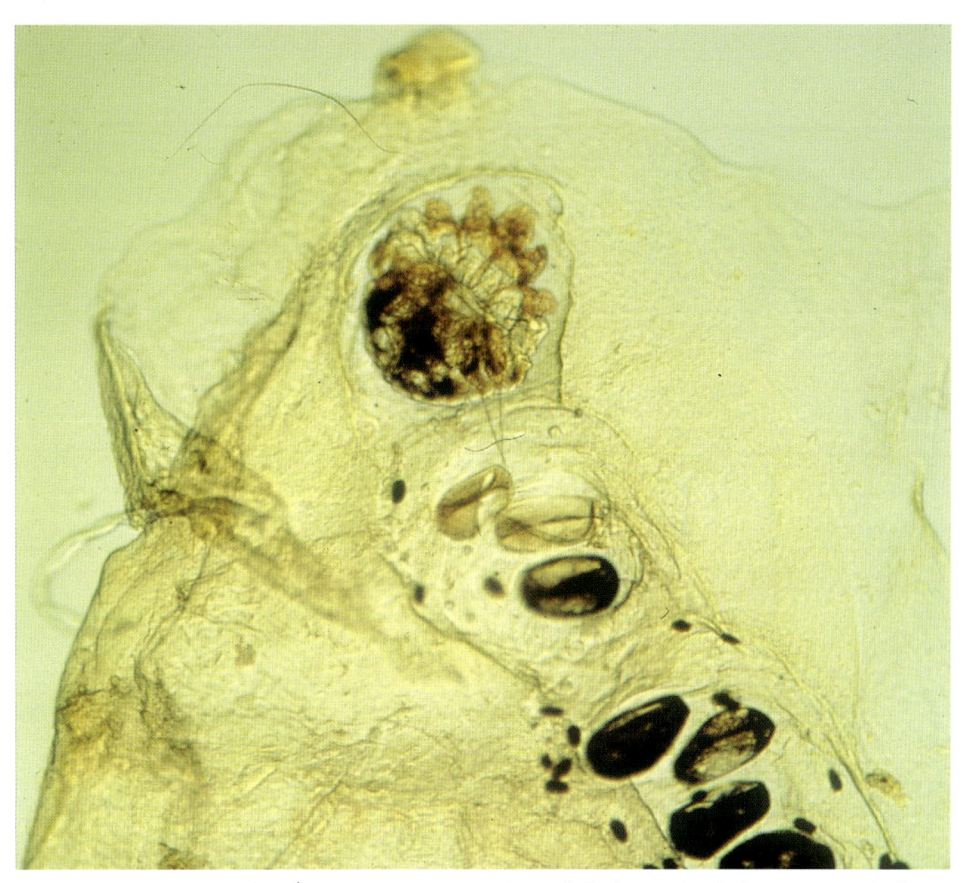

FIGURA 25-8 *Sarcoptes scabiei* Ácaro, 400 µm em tamanho, ao lado de ovos (partículas ovais pretas) e fezes (pequenos pontos pretos difusos).

URTICÁRIA PAPULAR

Urticária papular é uma reação imunomediada às picadas de insetos, caracterizada por erupção intensamente pruriginosa nos sítios das picadas horas a dias após o evento. Geralmente, os pacientes não estão cientes de terem sido picados.

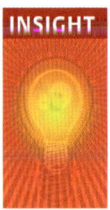

INSIGHT Três fatores podem contribuir à ocorrência bizarra de apenas uma criança ser afetada pela urticária em uma família: (1) Alguns indivíduos são mais atraentes a certos insetos; (2) Indivíduos possuem diferentes níveis de reatividade às picadas; (3) Alguns pacientes estão a par da lesão, enquanto outros não as percebem, a menos que sejam apontadas.

EPIDEMIOLOGIA

IDADE Crianças > adultos.
INCIDÊNCIA Extremamente comum.
RAÇA Asiáticos > outras raças.
SAZONALIDADE Primavera, verão.
ETIOLOGIA Picadas de mosquitos, pernilongos, pulgas, ácaros, percevejos etc.

FISIOPATOLOGIA

A urticária papular ocorre após uma picada de inseto e corresponde a uma reação de hipersensibilidade do tipo I provocada pela injeção de antigenos estranhos em um paciente sensível.

HISTÓRIA

No local da picada, ocorre prurido e eritema após algumas horas, persistindo por 1 a 2 semanas, ou mais. Indivíduos afetados, geralmente, não estão cientes de que foram picados por insetos. Além disso, alguns membros familiares não reagem às picadas ou não são tão expostos quanto as crianças. Na primeira exposição, as reações em infantes podem ser brandas, porém, após subsequente exposição, crianças de 1-5 anos apresentam uma resposta mais intensa e, então, a reação diminui conforme a criança fica mais velha.

EXAME FÍSICO

Achados Cutâneos

TIPO Máculas, pápulas (Fig. 25-9), vesículas, escoriações, cicatrizes.
COR Vermelha.
FORMATO Redondo, em forma de cúpula.
ARRANJO Geralmente, em grupos de três (representando "café da manhã, almoço e jantar" dos insetos ofensores).
DISTRIBUIÇÃO Pernas > braços > tronco.

DIAGNÓSTICO DIFERENCIAL

O diagnóstico diferencial da urticária papular inclui dermatite de contato alérgica, especialmente a plantas, como a hera venenosa e o carvalho venenoso.

EXAMES LABORATORIAIS

DERMATOPATOLOGIA Edema, espongiose, inflamação dérmica com eosinófilos.

EVOLUÇÃO CLÍNICA E PROGNÓSTICO

A urticária papular é autolimitada, porém pode levar meses a anos para desaparecer.

CONTROLE

O tratamento da urticária papular é sintomático com o uso de anti-histamínicos orais, antipruriginosos ou esteroides tópicos. Medidas preventivas incluem o uso de repelentes, como DEET (em crianças ou adultos) ou citronela quando ao ar livre, assim como no controle de pulgas/carrapatos em animais de estimação.

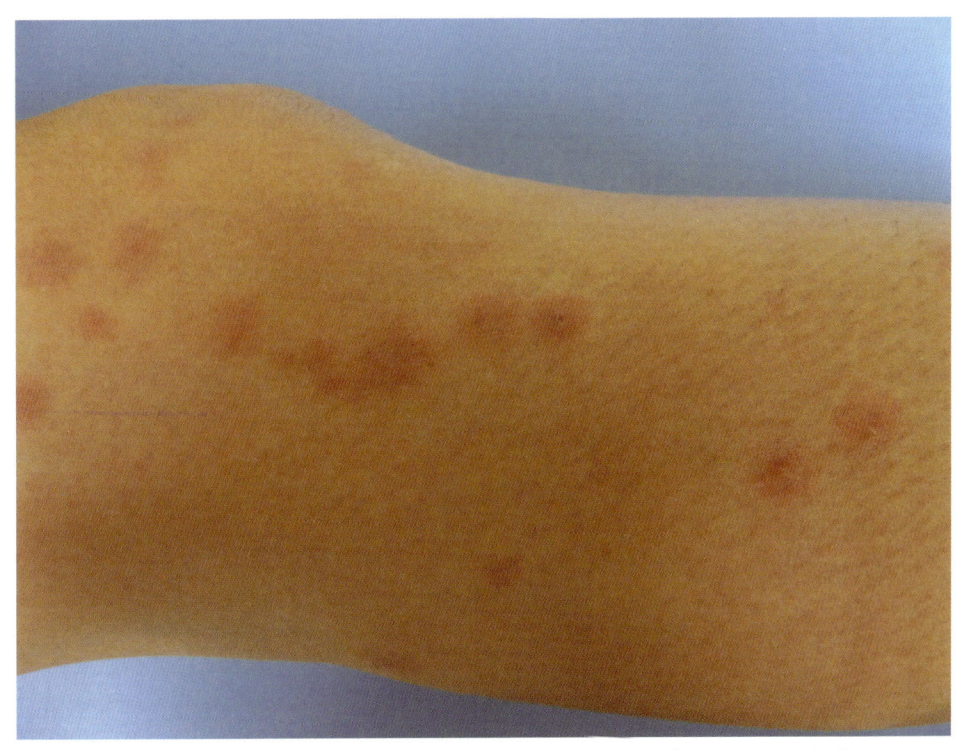

FIGURA 25-9 Urticária papular Pápulas eritematosas persistentes na perna de uma criança picada por insetos.

FERROADAS DA FORMIGA-DE-FOGO

A ferroadas da formiga-de-fogo são causadas por formigas da espécie *Solenopsis* e são caracterizadas pela presença de ardor e dor aguda, com subsequente formação de vesículas com fluido purulento no local da picada.

EPIDEMIOLOGIA

IDADE Crianças > adultos.
GÊNERO M = F.
INCIDÊNCIA Comum, especialmente em áreas endêmicas.
GEOGRAFIA América do Sul, sul dos Estados Unidos.
ETIOLOGIA Formiga-de-fogo (*Solenopsis saevissima*, *Solenopsis richteri* e *Solenopsis invicta*).

FISIOPATOLOGIA

As formigas-de-fogo agarram seus hospedeiros com as mandíbulas e, em seguida, curvam seu corpo injetando veneno com seus ferrões abdominais em padrão circular. O veneno contém fatores hemolíticos (provocando a liberação de histamina pelos mastócitos) e proteínas alergênicas.

HISTÓRIA

As formigas-de-fogo irão aglomerar-se em uma pessoa e picam ferozmente, deixando pontos de sangramento no local da picada. A reação inicial é uma urtica ao redor do local da picada, seguida por vesiculação. A vesícula torna-se turva após 10 horas e pode durar por vários dias antes de formar crostas e, possivelmente, cicatrizes. Sintomas sistêmicos como febre, desconforto GI, urticária e sintomas respiratórios são comuns e tornam-se mais graves com ataques sucessivos. Raramente, pode ocorrer anafilaxia em indivíduos previamente sensibilizados.

EXAME FÍSICO

Achados Cutâneos

TIPO Mácula, pápula, urtica, vesícula (Fig. 25-10).
COR Vermelha, rosa (Fig. 25-11).
TAMANHO 1 a 3 cm.
DISTRIBUIÇÃO Pernas, torso, braços.

DIAGNÓSTICO DIFERENCIAL

O diagnóstico diferencial da picada de formigas-de-fogo inclui outras picadas, exantema viral ou infecção pelo VVZ.

EXAMES LABORATORIAIS

DERMATOPATOLOGIA Infiltrado linfocítico perivascular com neutrófilos e alguns eosinófilos, vesiculação tardia com neutrófilos e necrose epidérmica, edema dérmico.

EVOLUÇÃO CLÍNICA E PROGNÓSTICO

Uma vez picado, o paciente pode sentir-se mal, ocorrendo prurido e dor nos locais das picadas. Reações sistêmicas podem ser bem graves (broncospasmo, edema laríngeo, hipotensão) e até, potencialmente, fatais, especialmente em crianças pequenas com diversas picadas. Estas reações tendem a aumentar em gravidade no caso de ataques subsequentes. Reações anafiláticas fatais estão tornando-se mais comuns.

CONTROLE

Aplicação local de compressas frias, analgésicos tópicos ou esteroides tópicos podem aliviar a dor e o ardor. Uma solução de papaína com um quarto de amaciante de carne e quatro partes de água, aplicada topicamente também pode aliviar o prurido e o ardor. A administração sistêmica de anti-histamínicos, esteroides ou epinefrina pode ser necessária em casos graves com sinais de desconforto respiratório. Pacientes com alergia conhecida a esta formiga devem carregar uma caneta de epinefrina para uso imediato. As formigas de fogo são incapazes de morder roupas ou sapatos, por isso a cobertura apropriada de pés e pernas, durante atividades ao ar livre, pode minimizar o risco de mordidas.

SEÇÃO 25 PICADAS DE INSETO E INFESTAÇÕES | 621

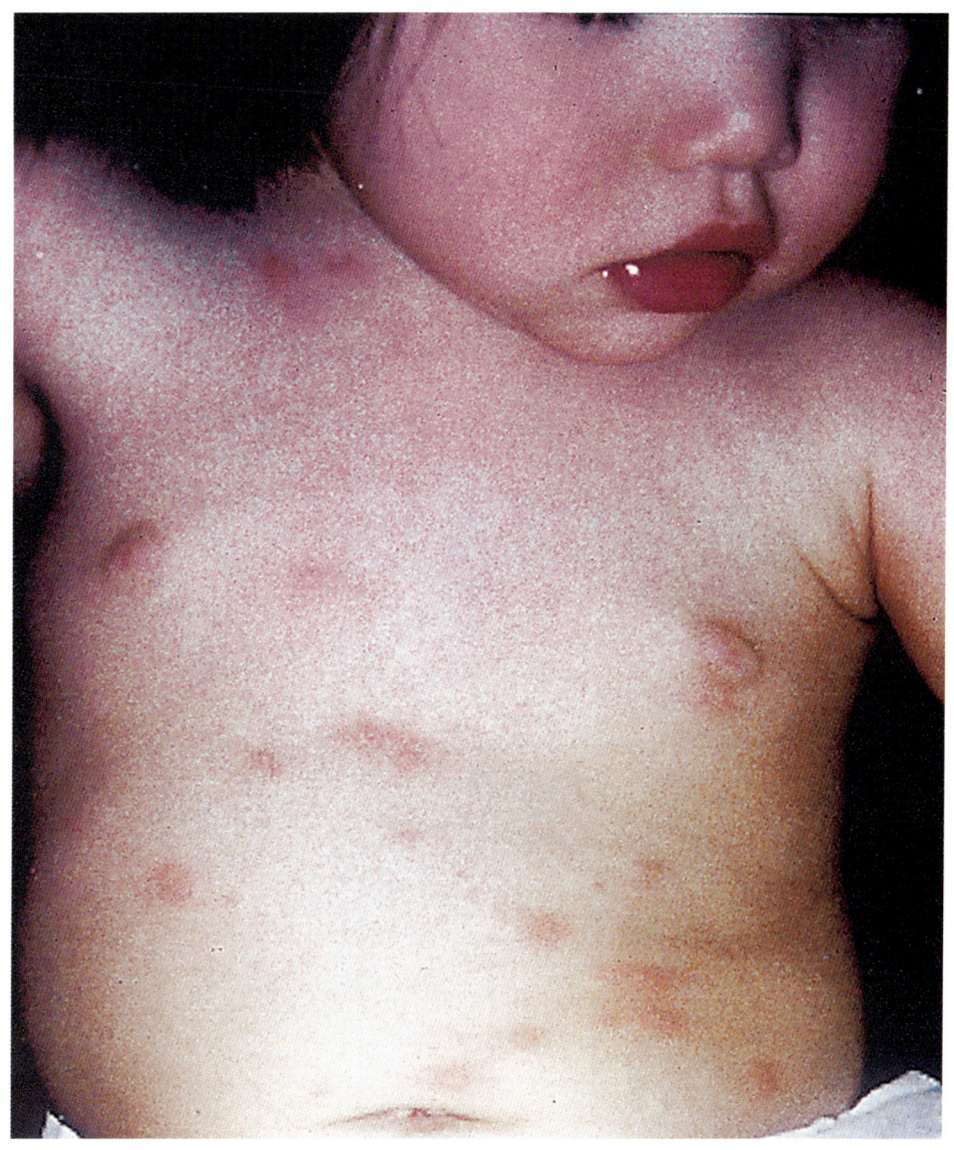

FIGURA 25-10 **Ferroadas da formiga-de-fogo** Pápulas eritematosas difusas em uma criança picada por diversas formigas-de-fogo.

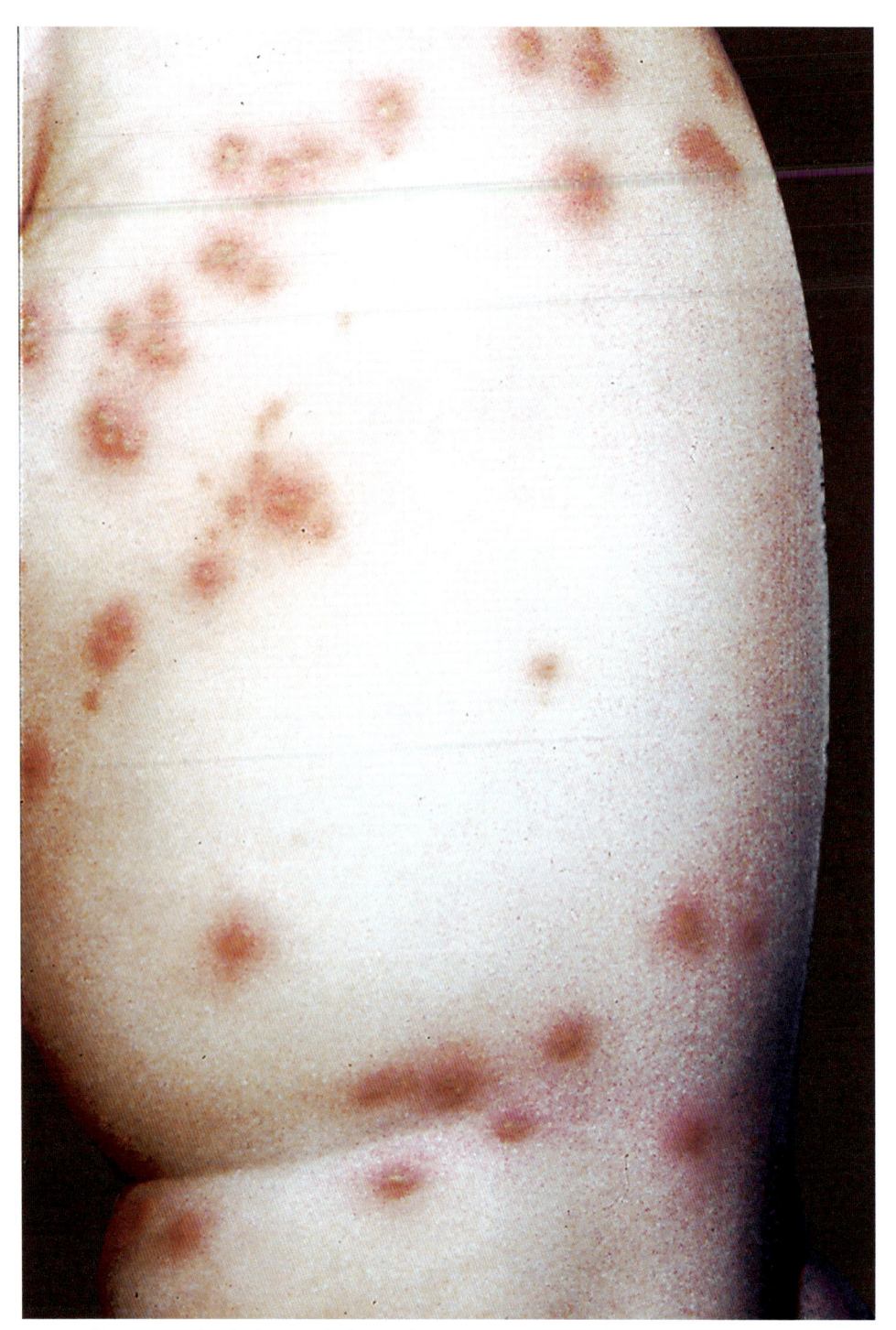

FIGURA 25-11 Ferroadas da formiga-de-fogo Máculas eritematosas com formação de pústulas centrais 24 horas após as picadas na mesma criança.

ÍNDICE REMISSIVO

Entradas acompanhadas por um *f* ou *q* itálico indicam figuras e quadros, respectivamente.

A

AA (Alopecia Areata), 432-435
  aspecto de metal martelado, 435*f*
  cabelos em ponto de exclamação, 434*f*
  não cicatricial, 433*f*
Abscesso(s), 460
  tuberculoso, 492
    metastático, 492
Aciclovir
  na infecção por VVZ, 37
Acne
  infantil, 138, 142, 143*f*
  inversa, 146
  neonatal, 12, 13*f*, 138
  vulgar, 138-141
    branda, 140
    cicatrização da, 141*f*
      cicatrizes deprimidas atróficas, 141*f*
    comedões, 138
    moderada a grave, 140
    nódulos, 139*f*
    pápulas, 139*f*
    pústulas inflamatórias, 139*f*
Acrocórdone, 258
Acrocórdons, 258, 258*f*
Acrodermatite Papular
  infantil, 590
Acropustulose da Infância, 18, 19*f*
Adipose Dolorosa, 262*q*
AE (Acrodermatite Enteropática)
  adquirida, 82
  deficiência de zinco e, 82
  hereditária, 82
  na região, 83*f*
    da fralda, 83*f*
    perioral, 83*f*
Albright
  síndrome de, 288
Alergia ao Sol, 374
Alopecia Cicatricial, 413*f*
AN (*Acanthosis nigricans*)
  classificação, 426
  placa aveludada hiperpigmentada, 427*f*
Anêmonas-do-mar, 602

Angioceratoma(s)
  circunscrito, 202
  corporal difuso, 202
  de Fordyce, 202
  de Mibelli, 202
  múltiplos, 202
  solitários, 202, 203*f*
Angioedema, 324
Angioleiomioma(s), 260
Angioma
  cavernoso, 192
  estelar, 198, 199*f*
  rubi, 200, 201*f*
  senil, 200
AOC (Albinismo Oculocutâneo), 274-277
  albinismo, 275*f*, 277*q*
    classificação do, 277*q*
  formas, 274
Apêndice Fibromatoso
  pré-auricular, 28
Aplasia
  cútis congênita, 24, 25*f*
Apocrinite, 146
Aranha
  arterial, 198
  vascular, 198
ARJ (Artrite Reumatoide Juvenil), 404-407
  erupção macular transiente, 405*f*
  início sistêmico, 404
  oligo/pauciarticular, 404
  placas pálidas, 407*f*
    eritematosas, 407*f*
    urticariformes, 407*f*
  poliarticular, 404
Arlequim
  feto, 104, 105*f*
  ictiose, 104
Arranhadura do Gato
  doença da, 486, 487*f*
  febre da, 486
Artrite
  de Lyme, 496
  juvenil, 404
    crônica, 404
    idiopática, 404

Assadura, 74
Ataxia-telangiectasia, 181q, 396-399
   hirsutismo nas pernas, 399f
   na conjuntiva bulbar, 397f
   na orelha, 397f
   síndrome de Louis-Bar, 181q
Atrofia Brilhante, 436
Auspitz
   sinal de, 78, 88
Autoeczematização, 516
Autossensibilização, 516

B

Bannayan-Riley-Ruvalcaba
   síndrome de, 173q
Barba
   sicose da, 458
Bazin
   HV de, 376
Bebê
   blueberry muffin, 38, 39f
      infecções no, 38
         por CMV, 38
         por toxoplasmose, 38
      nódulos na face, 39f
      pápulas na face, 39f
   colódio, 102, 103f
Becker
   hamartoma pigmentado de, 248
   melanose de, 248
   nevo de, 248, 249f
Beijo
   de anjo 186
   doença do, 570
Berloque
   dermatite, 378
Bicada da Cegonha, 186
Bicho Geográfico, 594
BLAISE (Erupção Cutânea Inflamatória Adquirida seguindo as Linhas de Blaschko/*Blaschko linear Acquired Inflammatory Skin Eruption*), 318
Blaschko
   linhas de, 220
Blastomicose
   europeia, 530
Bloch-Siemens
   síndrome de, 296
Bloch-Sulzberger
   síndrome de, 296
Bloom
   síndrome de, 181q, 400, 401f
Bloom-Torre-Machacek
   síndrome de, 400
Blueberry muffin
   bebê, 38, 39f
      infecções no, 38
         por CMV, 38
      nódulos na face, 39f
      pápulas na face, 39f

Bockart
   impetigo de, 458
Borreliose de Lyme, 496-499
Brocq
   eritrodermia de, 110
      ictiosiforme bolhosa, 110
         congênita, 110
Brooke
   doença de, 232
Brotoeja, 8
Buschke-Ollendorf
   síndrome de, 247q
BXO (Balanite Xerótica Obliterante), 310

C

Cabelo
   micose do, 500
   queda de, 6, 7f
      neonatal, 6, 7 f
Calor
   erupção pelo, 8
Cândida
   dermatite por, 80
      das fraldas, 80
   infecção primária por, 80, 81f
      na região da fralda, 81f
         cercada por pústulas-satélites, 81f
   leucoplaquia por, 518
Candidíase
   congênita, 42, 43f
   cutânea, 520-523
      dermatite das fraldas, 521f
      interdigital, 523f
   oral, 518, 519f
Caravela(s), 602
Carbúnculo(s), 460
Carcinoma
   nevoide basocelular, 390
      síndrome do, 390
      múltiplo, 390
Cardiomiopatia
   obstrutiva, 176
      hipertrófica, 176
Caspa, 72
Catapora, 36
Caverna(s)
   doença das, 532
Célula(s)
   de Langerhans, 86
   gigantes, 264, 265f
      da bainha tendinosa, 264, 265f
      tumor de, 264, 265f
      sinovioma de, 264
Celulite, 462, 463f
   estreptocócica perianal, 466
Ceratose Folicular, 118
Cérebro Cutâneo
   ectópico, 26
Chato, 610

Cicatriz (es)
  atróficas, 413f
    hipopigmentadas, 413f
  hipertróficas, 254
    e queloides, 254, 255f
Ciclo de Vida Capilar
  estágios no, 6
CID (Coagulação Intravascular Disseminada), 362, 363f
CIE (Cisto de Inclusão Epidérmica), 242, 243f
Cisto
  branquial, 30
  da fenda branquial, 30, 31f
  dermoide, 244, 245f
  epidérmico, 242
  epidermoide, 242
  infundibular, 242
  istmo-catágeno, 240
  pilar, 240
  sebáceo, 242
  triquilemal, 240, 241f
Clark
  nevo de, 158
CLOVE
  síndrome, 262q
CMTC (*Cutis Marmorata* Telangiectásica Congênita), 4, 208, 209f
CMV (Citomegalovírus)
  infecções por, 38
    e bebê *blueberry muffin*, 38
Cnidaria, 602
Coagulopatia de Consumo, 362
Cobreiro, 558
Coceira dos 7 Anos, 614
Colagenoma, 246
  cutâneo, 247q
    familiar, 247q
  da esclerose tuberosa, 247q
Condiloma Acuminado, 566, 567f
Contato
  por irritante, 68
    dermatite de, 68
  teste de, 70
Coral (is)
  de fogo, 604
  de pedra, 604
  dermatite por, 604, 605f
Cordão Umbilical
  cuidado com, 2
    vérnix caseoso e, 2
Corpúsculo de Inclusão
  fibromatose com, 250
Corynebacterium minutissimum, 478
COs (Contraceptivos Orais)
  na acne, 140
Couro Cabeludo
  tinha do, 500
Cowden
  doença de, 181q
CP (Ceratose Pilar), 114, 115f
  atrofodermia vermiculata, 114

folicular espinulosa decalvante, 114
pápulas foliculares, 114, 115f
  ceratósicas, 114
  eritematosas, 115f
    com tampões de ceratina, 115f
rubra, 114
  da face, 114
  atrófica, 114
uleritema ofriogenes, 114
Criptococose, 530, 531f
Cronkhite-Canada
  síndrome de, 173q
Crowe
  sinal de, 287, 289f
Cryptococcus neoformans, 530
Cubomedusa(s), 602
Cutis marmorata, 4
  mosqueamento vascular, 5f

D

Dactilite Distal Bolhosa, 452, 455f
Dano Solar
  agudo, 368-371
Dapsona
  na dermatose bolhosa, 136
    por IgA linear, 136
      da infância, 136
Darier
  doença de, 118-121
    papulas ceratóticas, 119f
    unhas com estrias, 121f
  sinal de, 445f
Darier-Roussy
  doença de, 352
Darier-White
  doença de, 118
Darling
  doença de, 532
Defibrinação
  síndrome da, 362
Deficiência
  de esteroide-surfactante, 108
Dendrocitoma Dérmico, 256
Dermatite(s)
  atópica, 48-57, 65f
    agentes anti-inflamatórios, 50
    anestésicos, 51
    antibióticos, 50
    anti-histamínicos, 51
    antipruriginosos, 51
    aspectos clínicos, 48
    ciclo vicioso de coceira-coçadura, 48
    corticosteroides tópicos, 50
    da criança, 54, 55f
    do adolescente, 56, 57f
    hidratação, 49
    infantil, 52, 53f
    inibidores tópicos da calcineurina, 50
    preparações refrescantes, 51
    técnica de molhar e selar, 49

tipo disidrótica, 65*f*
tratamento tetraedro da, 49
berloque, 378
bolhosa crônica benigna, 134
da infância, 134
das fraldas, 74-77, 80
fatores predisponentes, 74
aguda, 74
achados cutâneos, 74
minimizar as erupções, 76
por *Cândida*, 80
cercada por pústulas-satélites, 81*f*
de contato, 68, 69*f*, 71*f*
por irritante, 68
alérgenos comuns, 68*q*
em crianças, 68*q*
alérgica, 68, 69*f*, 71*f*
vesículas, 69*f*
bolhas, 69*f*
pápulas liquenificadas, 71*f*
por plantas, 68
de Kaposi-Juliusberg, 544
eczematosas, 48-73
disidrótica, 64
esfoliativa, 96
esquistossômica, 596
herpetiforme juvenil, 134
por IgA linear, 134
marinha, 598
numular, 66
perioral, 144, 145*f*
por água-viva, 602, 603*f*
por cercaria, 596, 597*f*
por coral, 604, 605*f*
por monília, 80
por ouriços-do-mar, 600, 601*f*
seborreica, 72, 73*f*
manchas eritematosas, 73*f*
Dermatitis epidermal nevus, 222
Dermatofibroma, 256, 257*f*
Dermatomicose Furfurácea, 524
Dermatomiopatia
inflamatória idiopática, 414
Dermatose(s)
aguda, 348
bolhosa, 134-137
por IgA linear, 134-137
da infância, 134-137
febril, 348
linear, 318
liquenoide, 318
neutrofílica(s), 348
SS, 348
reticular pigmentar, 436
das flexuras, 436
DeSanctis–Cacchione
síndrome, 386
Descamação
do recém-nascido, 102
lamellar, 102

DEVH (Doença do Enxerto *Versus* Hospedeiro), 340-343
aguda, 340, 341*f*
crônica, 340, 343*f*
Dígito(s)
supranumerários, 252, 253*f*
rudimentares, 252
Disrafismo
espinal lentiginoso, 173*q*
centrofacial, 173*q*
Distensão
estrias de, 58, 59*f*
Distúrbio(s)
de hipopigmentação, 266-285
genéticos, 386-403
com fotossensibilidade, 386-403
linfoproliferativo, 448
neurocutâneos, 286-301
DK (Doença de Kawasaki), 364-367
descamação palmar, 366*f*
eritema, 365*f*, 367*f*
mal-definido, 365*f*
perioral, 367*f*
língua em morango, 367*f*
DM (Dermatomiosite), 414-417
erupção violácea periorbital, 415*f*
pápulas de Gottron, 414, 417*f*
DMPB (Doença Mão-Pé-Boca), 586-589
lesões vesiculares, 587*f*
úlceras, 589*f*
DMTC (Doença Mista do Tecido Conectivo), 424, 425*f*
Doença
da arranhadura do gato, 486, 487*f*
da face esbofeteada, 572
das cavernas, 532
de Brooke, 232
de Cowden, 181*q*
de Darier, 118-121
de Darier-Roussy, 352
de Darier-White, 118
de Darling, 532
de Hand-Schüller-Christian, 438
de Hansen, 488-491
de Hashimoto-Pritzker, 86, 438
de Letterer-Siwe, 86, 438
de Lyme, 496
de Macaulay, 448
de Milroy, 218
de Mucha-Habermann, 306
de Osler, 210
de Osler-Weber-Rendu, 210
de Ritter, 472
de Steinert, 236
de Still, 404
de Verneuil, 146
de von Recklinghausen, 286
do beijo, 570
do jardineiro, 528
do soro, 336, 337*f*
do vale de Ohio, 532

perianal, 466
  estreptocócica, 466
  por IgA linear, 134
    da infância, 134
Doxiciclina
  na acne, 140
Droga(s)
  fotoalergia por, 380q
  fotossensibilidade por, 380
    xeroderma pigmentoso, 381q
      defeitos moleculares no, 381q
  fototoxicidade por, 380q
  reações a, 320
    de hiperssensibilidade, 320
    exantemática, 320
    fotoalérgica, 384, 385f
    fototóxica, 382, 383f
Duck itch, 596
Duckworms, 596

E

EAC (Eritema Anular Centrífugo), 338, 339f
EB (Epidermólise Bolhosa)
  epidermolítica, 123
EBD (Epidermólise Bolhosa Distrófica), 122, 130-133
  defeito genético, 130q
  dominante, 130
  formas, 130q
  padrão de herança, 130q
  recessiva, 130, 131f
EBJ (Epidermólise Bolhosa Juncional), 122, 126-129
  defeito genético, 126q
  em infante de 1 mês de idade, 127f, 129f
  em recém-nascido, 127f
  formas, 126q
  padrão de herança, 126q
  tipos, 126
EBS (Epidermólise Bolhosa Simples), 122, 123-125
  bolhas flácidas, 125f
  defeito genético, 123q
  formas, 123q
  padrão de herança, 123q
  subtipos, 123
    principais, 123
    secundários, 123
EBV (Vírus Epstein-Barr), 570
Ectima, 457f
  maior, 456
  menor, 456
Eczema
  discoide, 66
  disidrótico, 64
  herpético, 544-547
    lesões, 545f, 547f
      crostosas, 547f
      em saca-bocado, 545f
  numular, 66
    placas em forma de moeda, 67f
Efélides, 168, 169f

Eflúvio Telógeno
  do neonato, 6
Elastoma Juvenil, 246
EM (Eritema Multiforme), 329f
  síndrome, 328
  von Hebra, 328
EN (Eritema Nodoso), 345f
  migratório, 344
Encefalocele Atrésica, 26
English-Wear
  infecção de, 486
Envenenamento pelo Sol, 374
EPAI (Exantema Periflexural Assimétrico da Infância), 592, 593f
EPFM (Eritema Pigmentar Fixo Medicamentoso), 334, 335f
Epitelioma
  calcificante, 236
    de Malherbe, 236
  cístico, 232
    adenoide, 232
    benigno, 232
      múltiplo, 232
EPL (Erupção Polimorfa à Luz), 374, 375f
Epstein
  pérolas de, 10
Erisipela, 464, 465f
Eritema
  contusiforme, 344
  e poiquilodermia, 403f
  girato, 338
  gyratum perstans, 338
  infeccioso, 572, 573f
    erupção reticulada, 573f
    face esbofeteada, 573f
  migratório, 338, 496
    palpável, 338
  persistente, 338
  telangiectásico, 400
    congênito, 400
  tóxico, 14, 15f
    neonatal, 14, 15f
Eritrasma, 478, 479f
Eritroceratodermia, 100
  papilar, 436
  e reticular, 436
Eritrodermia
  de Wilson-Brocq, 96
  ictiosiforme bolhosa, 100, 110, 111f
    congênita, 100, 110, 111f
      bolhas flácidas, 111f
      de Brocq, 110
      placas verrucosas, 111f
Erupção(ões)
  à droga, 320
  benigna, 374
    solar, 374
    do verão, 374
  cutâneas, 74-87, 595
    larva migrans e, 595

na região da fralda, 74-87
    AE, 82, 83*f*
    dermatite das fraldas, 74, 75*f*
    granuloma glúteo infantil, 84, 85*f*
    HCL na, 86, 87*f*
    infecção por *cândida*, 80, 81*f*
    psoríase na, 78, 79*f*
das fraldas, 74
do traje de banho, 600
exantemática, 321*q*
    por drogas, 321*q*
        medicamentos associados, 321*q*
juvenil, 374
    da primavera, 374
liquenoides, 310-319
    LE, 310, 311*f*
    líquen, 316, 317*f*, 318, 319*f*
        estriado, 317, 319*f*
        nítido, 316, 317*f*
    LP, 312-315
maculopapular, 320
morbiliforme, 320, 321*f*, 323*f*
papuloescamosas, 302-309
    PL, 306-309
    PR, 302-305
pelo calor, 8
reticulada, 573*f*
    no eritema infeccioso, 573*f*
variceliforme, 544
    de Kaposi, 544
violácea, 415*f*
    periorbital, 415*f*
ES (Esclerose Sistêmica), 420-423
    difusa, 420
    limitada, 420
    progressiva, 420
Escabiose, 614-617
    lesões, 615*f*
        nodulares, 615*f*
        papulosas, 615*f*
        vesiculosas, 615*f*
    Sarcoptes scabiei, 617*f*
Escarlate
    cirúrgico, 468
    febre, 468, 474
        estafilocócica, 474
Escarlatina, 468-471
    descamação tardia, 470*f*
    exantema, 469*f*, 471*f*
    inicial, 471*f*
Esclerema
    neonatal, 46, 47*f*
        características distintivas, 46
        endurecimento lenhoso difuso, 47*f*
Esclerodermia
    circunscrita, 418
    contraturas articulares, 423*f*
    em golpe de sabre, 418
    linear, 418
    localizada, 418
    mascara em, 421*f*

material calcificado, 423*f*
sistêmica, 420
Esclerose
    tuberosa, 181*q*, 247*q*, 290-295
        adenoma sebáceo, 293*f*
        aspectos, 292
            menores, 292
            principais, 292
        colagenoma da, 247*q*
        fibromas periungueais, 294*f*
        máculas em formato de folha, 291*f*
        placa, 293*f*, 295*f*
            fibrosa da testa, 295*f*
            Shagreen, 293*f*
Esporotricose, 528, 529*f*
    cutânea localizada, 528
    disseminada, 528
    forma cancriforme, 528, 529*f*
    linfocutânea, 528
    tipo esporotricoide, 529*f*
Estágio(s)
    no ciclo de vida capilar, 6
Esteatocistoma Múltiplo, 238, 239*f*
Estomatite Micótica, 518
Estria(s) de Distensão, 58, 59*f*
Exantema
    laterotorácico, 592
        unilateral, 592
    súbito, 574-577

F

Face
    tinha da, 504
Fagedenismo Geométrico, 350
Febre
    da arranhadura do gato, 486
    escarlate, 468, 474
        estafilocócica, 474
Fenda Branquial
    cisto da, 30, 31*f*
Fenômeno
    de Koebner, 88, 90
    de Tyndall, 182
Ferida Fria, 538
Ferroada(s)
    da formiga-de-fogo, 620, 621*f*, 622*f*
Feto
    arlequim, 104, 105*f*
    colódio, 102
        autorresolutivo, 102
Fibrinólise
    síndrome da coagulação e, 362
Fibroma(s)
    digitais, 250, 251*f*
        infantis recorrentes, 250, 251*f*
    mole, 258
    simples, 256
Fibromatose
    com corpúsculo de inclusão, 250
    digital infantil, 250

ÍNDICE REMISSIVO

Fibrose Nodular
   subepidérmica, 256
Fitofotodermatite, 378, 379*f*
Fitzpatrick
   classificação de, 369*q*
      de fototipos de pele, 369*q*
   sinal de, 256
Flebectasia
   congênita generalizada, 208
FMMR (Febre Maculosa das Montanhas Rochosas), 534-537
   acometimento da face, 537*f*
   máculas dispersas, 535f
      e pápulas, 535*f*
         púrpura, 535*f*
         rosa, 535*f*
         vermelha, 535*f*
Fogo de Santo Antônio, 464
Foliculite
   pápulas, 459*f*
   pústulas, 459*f*
   tipos de, 458*q*
Formiga-de-Fogo
   ferroadas da, 620, 621*f*, 622*f*
Fotorreação(ões), 368
Fotossensibilidade, 368
   distúrbios genéticos com, 386-403
   induzida por plantas, 378
Fralda(s)
   dermatite das, 74-77
      achados cutâneos, 74
      aguda, 74
      fatores predisponentes, 74
      minimizar as erupções, 76
   erupção das, 74
Frio
   paniculite ao, 346, 347*f*
Furúnculo(s), 460, 461*f*

G

GA (Granuloma Anular), 430, 431*f*
   generalizado, 430
   localizado, 430
   pápulas eritematosas, 431*f*
   perfurante, 430
   subcutâneo, 430
Garment nevus, 156
Gengivoestomatite
   herpética, 538-541
      erosões periorais, 539*f*
      esfregaço de Tzanck, 540, 541*f*
      ulcerações periorais, 539*f*
Gianotti-Crosti
   síndrome de, 590, 591*f*
Gibert
   PR de, 302
Gladiador
   herpes do, 550, 551*f*
Golpe de Sabre
   esclerodermia em, 418

Gonococcemia, 482-485
   mácula hemorrágica, 483*f*
   pápula hemorrágica, 485*f*
Gorlin
   síndrome de, 390
Gorlin-Goltz
   síndrome de, 390
Gottron
   pápulas de, 414
Granuloma
   de aquário, 484
   de piscina, 494
   eosinofílico, 86, 438
   glúteo, 84, 85*f*
      infantil, 84, 85*f*
   intertriginoso, 84
      infantil, 84
   piogênico, 204, 205*f*
   telangiectásico, 204
   tipo sarcoma de Kaposi, 84
Granulomatose Eosinofílica, 438
Guttate scleroderma, 310

H

Haemophilus influenzae, 462, 463*f*
Hamartoma
   colagenoso, 246
   pigmentado, 248
      de Becker, 248
Hand-Schüller-Christian
   doença de, 438
   síndrome de, 86
Hansen
   doença de, 488-491
Hanseníase, 488-491
Hashimoto-Pritzker
   doença de, 86, 438
HCL (Histiocitose de Células de Langerhans), 438-441
   pápulas eritematosas, 441*f*
   placas, 439*f*, 441*f*
      crostosa e purpúrica, 441*f*
      eritematosas, 439*f*
         com ulceração e maceração, 439*f*
HCLN (Histiocitose de Células de Não Langerhans), 438, 442
Heerfordt
   síndrome de, 352
Hemangiolinfoma, 214
Hemangioma(s)
   capilar, 192, 204
      lobular, 204
   da infância, 192, 195*f*, 197*f*
   e síndromes associadas, 192-197
      LUMBAR, 193*q*, 196
      PELVIS, 193*q*, 196
      PHACES, 193*q*, 196
   em morango, 192
   eruptivo, 204
   esclerosante, 256

infantil, 192
rubi, 200
Hera Venenosa
  e dermatite de contato, 69f
Herpes, 538
  do gladiador, 550, 551f
  do rúgbi, 550
  febril, 538
  labial, 538
  orofacial, 542, 543f
    recorrente, 542, 543f
  simplex, 538
  wrestlers, 550
Herpes-zóster, 558, 559f
HHV-4 (Herpes-vírus Humano 4), 570
HHV6 e 7 (Herpes-vírus Humano 6 e 7), 574
Hidradenite
  axilar, 146
  supurativa, 146, 147f
Hidroide(s), 602
Higroma
  cístico, 216
  colli, 216
Hipermelanose
  nevoide, 284, 285f
    e espiralada, 284, 285f
  pós-inflamatória, 282
Hiperpigmentação
  em listras e espirais, 284
  nevoide linear, 284
  reticulada, 284
  zosteriforme, 284
Hiperplasia Sebácea, 10
Hipomelanose
  de Ito, 300, 301f
  pós-inflamatória, 268
Hipopigmentação
  distúrbios de, 266-285
  linear, 278
    nevoide, 278
  pós-inflamatória, 268, 269f
Histiocitoma
  cutâneo, 256
  fibroso, 256
    benigno, 256
  solitário, 256
Histiocitose
  classe I, 438
  X, 438
Histoplasma capsulatum, 532
Histoplasmose(s), 532
  disseminada, 533f
HIV (Vírus da Imunodeficiência Humana)
  infecção por, 38
    e bebê *blueberry muffin*, 38
HKE (Hiperceratose Epidermolítica), 100, 110
HPI (Hiperpigmentação Pós-Inflamatória), 282, 283f
HPV (Papilomavírus Humano)
  infecções por, 560-567
    condiloma acuminado, 566, 567f
    verruga, 560, 561f
      plana, 562, 563f
      plantar, 564, 565f
      vulgar, 560, 561f
HSV (Vírus Herpes Simples)
  infecção por, 34, 35f, 538-553
    disseminada, 552, 553f
    eczema herpético, 544-547
    gengivoestomatite herpética, 538-541
    herpes, 542, 543f, 550, 551f
      do gladiador, 550, 551f
      orofacial recorrente, 542, 543f
    neonatal, 34, 35f
      disseminada, 34, 35
      distribuição das lesões, 34
      terapia antiviral, 35
      transmissão, 34
    panarício herpético, 548, 549f
HV (Hidroa Vaciniforme), 376, 377f
  de Bazin, 376

I

Ictiose
  arlequim, 194
  bolhosa, 110
  congênita, 102, 104
    grave, 104
  hystrix, 220
  nigricante, 108
  simples, 106
IL (Ictiose Lamelar), 100, 112, 113f
ILX (Ictiose Ligada ao Cromossomo X), 100, 108, 109f
Impetigo, 452-455
  bolhoso, 452, 453f
    cor de mel, 453f
  contagioso, 452
  de Bockart, 458
Infecção(ões)
  de English-Wear, 486
  estreptocócica, 466, 467f
    perianal, 466, 467f
  fúngicas, 500-533
    cutâneas, 500-533
  gonocócica disseminada, 482
  por *cândida*, 80
    primária, 81f
      na região da fralda, 81
  por EBV, 570
  por HSV, 34, 35f, 538-553
    disseminada, 552, 553f
    eczema herpético, 544-547
    gengivoestomatite herpética, 538-541
    herpes, 542, 543f, 550, 551f
      do gladiador, 550, 551f
      orofacial recorrente, 542, 543f
    neonatal, 34, 35f
      disseminada, 34, 35
      distribuição das lesões, 34

terapia antiviral, 35
transmissão, 34
panarício herpético, 548, 549f
por *Mycobacterium balnei*, 494
por *Sporotrichum*, 528
por VVZ, 36, 37f, 554-559
congênita, 36, 37f
herpes-zóster, 558, 559f
varicela, 554-557
virais, 538-593
da pele, 538-593
IP (Incontinência Pigmentar), 296-299
estágio, 296
hiperpigmentado, 296, 299f
hipopigmentado, 296
inflamatório, 296, 297f
verrucoso, 296, 297f
iPLEDGE
programa, 141
Irritante
dermatite de contato por, 68
Isotretinoína, 141
Ito
hipomelanose de, 300, 301f
nevo de, 185
IV (Ictiose Vulgar), 106, 107f
autossômica dominante, 100

J

Jadassohn
nevo sebáceo de, 226
síndrome de, 224
Jadassohn-Tieche
nevo azul de, 160
Jaffe-Campanacci
síndrome de, 180q
Jardineiro
doença do, 528
Juliusberg
psoríase gutata de, 306

K

Kaposi
erupção variceliforme de, 544
Kaposi-Juliusberg
dermatite de, 544
Klippel-Trenaunay
síndrome de, 188q, 190
Koebner
fenômeno de, 88, 90
Koplik
manchas de, 578, 581f

L

LAMB
síndrome, 172q
Langerhans
células de, 86
Larva migrans Cutânea, 594, 595f

LCCT (Linfoma Cutâneo de Células T), 450, 451f
LE (Líquen Escleroso), 310, 311f
atrófico, 310
do pênis, 310
em figura de oito, 311f
em forma de ampulheta, 311f
na glande, 311f
LECA (Lúpus Eritematoso Cutâneo Agudo), 408-411
distribuição em vespertílio, 409f
LES e, 408
lúpus cutâneo, 408q
tipos de, 408q
úlceras no palato duro, 411f
LECS (Lúpus Eritematoso Cutâneo Subagudo), 20
LED (Lúpus Eritematoso Discoide), 412, 413f
alopecia cicatricial, 413f
cicatrizes atróficas, 413f
hipopigmentadas, 413f
Leiomioma(s), 261f
cutâneo, 260
genitais, 260
LEN (Lúpus Eritematoso Neonatal), 21-23
achados cutâneos, 20, 22
com defeitos, 20
de condução cardíaca, 20
controle, 23
durante a gestação, 23
período neonatal, 23
placas eritematosa, 21f
anulares 21
Lêndea, 606
Lentiginose
cardiomiopática, 176
progressiva, 176
de padrão hereditário, 172q
eruptiva, 172q
profusa, 176
síndrome da, 176
segmentar, 172q
Lêntigo(s), 171f
após tratamento com PUVA, 172q
simples, 170-173
LEOPARD
síndrome, 176
LES (Lúpus Eritematoso Sistêmico), 408
Letterer-Siwe
doença de, 86, 438
Leucodermia Centrífuga
adquirida, 162
Leucoplaquia por *Cândida*, 518
Linfadenopatia
regional crônica, 486
Linfangioma
carvenoso, 216
circunscrito, 214
Linfedema, 218, 219f
de Meige, 218
Linfonodo Mucocutâneo
síndrome do, 364
Linforreticulose
benigna, 486

Linha(s) de Blaschko, 220
Lipoma, 262
   e síndromes associadas, 262q
      nódulo, 263f
Lipomatose
   múltipla familiar, 262q
   simétrica benigna, 262q
Líquen
   estriado, 310, 319f
   nítido, 316, 317f
Livedo
   anular, 206
   racemoso, 206
Lofgren
   síndrome de, 352
Lois-Bar
   síndrome de, 181q, 396
LP (Líquen Plano), 312-315
   pápulas pruriginosas, 313f
   rubro, 312
   unhas, 315f
LR (Livedo Reticular), 4, 206, 207f
LSC (Líquen Simples Crônico), 60, 61f
Lúpus Verrucoso, 492
Lyell
   síndrome de, 330
Lyme
   artrite de, 496
   borreliose de, 496-499
   doença de, 496

M

Macaulay
   doença de, 448
Mácula Evanescente, 186
Malformação(ões)
   capilares, 188-191
      e síndromes associadas, 188-191
         Sturge-Weber, 191f
   linfáticas, 214, 215f, 216, 217f
      macrocísticas, 216, 217f
      microcística, 214, 215f
Malherbe
   epitelioma calcificante de, 236
Mamilo
   acessório, 32, 33f
   extranumerário, 32
Mancha(s)
   Campbell, 200
      de Morgan, 200
   capilar, 186
   de Koplik, 578, 581f
   mongólica, 182
   salmão, 186, 187f
Mão(s)
   tinha da, 512
Mastocitoma
   bolhoso, 444
   solitário, 445f

Mastocitose
   bolhosa, 444
   cutânea, 447f
      difusa, 447f
   UP, 446f
MCCL (Máculas Café com Leite)
   e síndromes associadas, 178-181
Meige
   linfedema de, 218
Melanocitoma Dérmico, 160
Melanocitose
   dérmica, 182, 183f, 184
      aberrante, 184
         persistente, 184
      congênita, 182, 183f
   oculodermal, 184
   oculomucodermal, 184
Melanoma
   juvenil, 166
      benigno, 166
      de Spitz, 166
   nevoide, 248
Melanose
   bulbi congênita, 184
   bulborum, 184
   de Becker, 248
   neurocutânea, 157
   ocular progressiva, 184
   pustulosa, 12, 14, 16, 17f
      transitória neonatal, 12, 14, 16, 17f
Meningioma Cutâneo
   primário, 26
Meningocele Atrésica, 26
Meningococcemia, 480, 481f
MF (Micose Fungoide), 439, 450
Micobactéria(s) Atípica(s), 494, 495f
Micose
   da virilha, 508
   do cabelo, 500
Mília, 10, 11f
Miliária
   cristalina, 8, 9f
   pustulosa, 8
   rubra, 8
Milroy
   doença de, 218
Minociclina
   na acne, 140
Molusco Contagioso, 10, 568, 569f
Monília
   dermatite por, 80
Monilíase, 42, 518
Mono, 570
Mononucleose Infecciosa, 570, 571fi
Morbilli, 578
Morfeia, 418, 419f
   gutata, 310
Mucha-Habermann
   doença de, 306
MVP (Mancha em Vinho do Porto), 188-191
   e síndromes associadas, 188-191

Mycobacterium
  balnei, 494
  leprae, 488
  marinum, 494, 495*f*
  tuberculosis, 492

N

NAME
  síndrome, 172*q*
Necrose
  de tecido adipose, 44, 45*f*
    subcutâneo, 44, 45*f*
Neisseria gonorrhoeae, 482
NEM-IIb (Neoplasia Endócrina Múltipla tipo IIb), 181*q*
NET (Necrólise Epidérmica Tóxica), 330-333
Neurofibroma(s), 289*f*
Neuronevo Azul, 160
NEVIL (Nevo Epidérmico Verrucoso Inflamatório Linear), 222, 223*f*
Nevo(s)
  acrômico, 278, 279*f*
  anêmico, 280, 281*f*
  arâneo, 198
  aranha, 198
  azul, 160, 161*f*
    comum, 160
    de Jadassohn-Tieche, 160
  basocelular, 390-393
    síndrome do, 390-393
  comedo, 230
  comedônico, 230, 231*f*
  composto, 154, 155*f*
  congênito, 157*f*
  de Becker, 248, 249*f*
  de células, 166
    epitelioides, 166
    fusiformes, 166
  de Clark, 158
  de Ito, 184
  de Ota, 184, 185*f*
  de Spitz, 166, 167*f*
    metastáticos, 166
  de Sutton, 162
  de tecido conectivo, 246
    e síndromes associadas, 246, 247*q*
    placa cor de pele, 247*f*
      ligeiramente elevada, 247*f*
  de Unna, 186
  dérmico, 152, 153*f*
  despigmentado, 278
  elástico, 246
  em calção de banho, 156
  epidérmico, 220, 221*f*, 224, 225*f*, 248
    piloso pigmentado, 248
    síndrome do, 224, 225*f*
  farmacológico, 280
  fuscocerúleo, 184
    acromiodeltoide, 184
    oftalmomaxilar, 184
  gigante, 156
    pigmentado, 156
    piloso, 156
  halo, 162, 163*f*
  intradérmico, 152
  juncional, 150, 151*f*
  lentiginoso, 164
    salpicado, 164
    zosteriforme, 164
  melanocítico, 148, 156, 158, 159*f*
    adquirido, 149, 156
    displásico, 158, 159*f*
      atípico, 158
  nevocelular, 148
  nucal, 186
  organoide, 226
  pigmentados, 148
  puntiforme, 164
    intensamente pigmentado, 164
  sebáceo, 220, 224, 226-228
    de Jadassohn, 226
    em adulto, 229*f*
    em criança pré-puberal, 228*f*
    em infante, 227*f*
    linear, 220
    síndrome do, 224
  simples, 186
  sobre nevo, 164
  spilus, 164, 165*f*, 172*q*
  telangiectásico, 186
  verrucoso, 220
Nevoxantoendotelioma, 442
Nevus
  flammeus, 188
  unius lateris, 220
NF (Neurofibromatose), 286-289
  MCCL, 286, 287*f*
  neurofibromas, 289*f*
  sinal de Crowe, 287, 289*f*
  subtipos, 286
NF-1 (Neurofibromatose tipo 1), 180*q*, 286
NF-2 (Neurofibromatose tipo 2), 180*q*
NF-5 (Neurofibromatose tipo 5), 180*q*
NF-6 (Neurofibromatose tipo 6), 180*q*
NL (Necrobiose Lipídica), 428, 429*f*
NLD (Necrobiose Lipoídica Diabeticorum), 428
NMC (Nevo Melanocítico Congênito)
  grande/gigante, 156
  médio, 156
  tardio, 156
Nódulo(s)
  neurais heterotópicos, 26, 27*f*
    sinal do colar de cabelo, 26, 27*f*
  pseudorreumatoide, 430

O

Onicomicose, 514, 515*f*
Osler
  doença de, 210

Osler-Weber-Rendu
  doença de, 210
Ota
  nevo de, 184, 185f

P

PAN (Poliarterite Nodosa), 358, 359f
  do adulto, 358
  infantil, 358
  pediátrica, 358
Panarício Herpético, 548, 549f
Panarterite Nodosa, 358
Paniculite ao Frio, 346, 347f
Papiloma Cutâneo, 258
Pápula(s)
  de Gottron, 414, 417f
  edematosas, 307f
    inflamatórias, 307f
Paraceratose Brilhante, 436
Parapsoríase
  de grandes placas, 450
  gutata, 306
    aguda, 306
    varioliforme, 306
Parkes Weber
  síndrome de, 188f
Parry-Romberg
  síndrome de, 418
Parvovírus Humano B19, 572
Pé de Atleta, 510
Pediculose
  capitis, 606-609
    Pediculus humanus, 607f
    piolho-da-cabeça, 609f
  corporal, 612, 613f
  pubiana, 610, 611f
Pele
  infecções virais da, 538-593
Penacho, 186
Pênfigo Neonatal, 472
Periarterite Nodosa, 358
  juvenil, 364
Pérola(s) de Epstein, 10
PG (Pioderma Gangrenoso), 350, 351f
  bolhoso, 350
  granulomatoso, 350
    superficial, 350
  pustuloso, 350
  úlceras necróticas, 351f
    com margens descoladas, 351f
  ulcerativo, 350
Phakomatosis pigmentokeratotica, 224
PHS (Púrpura de Henoch-Schönlein), 354, 355f
Piebaldismo, 181q
Piloleiomioma, 260
Pilomatricoma, 236, 237f
Pinta(s), 148
  B-K, 158
Pioderma
  fistulizante, 146

Piolho, 606
  chato, 610
  do corpo, 612
  pubiano, 610
Piolho-da-cabeça, 606, 609f
Pitiríase, 610
  alba, 266, 267f
  amiantácea, 98, 99f
  versicolor, 524-527
    máculas escamosas, 525f
      hipopigmentadas, 525f
    solução de KOH, 527f
      espaguete com almôndegas, 527f
PL (Papulose Linfomatoide), 449, 449f
PL (Pitiríase Liquenoide), 306-309
  PLC, 306
  PLEVA, 306, 307f
Planta(s)
  fotossensibilidade induzida por, 378
PLC (Pitiríase Liquenoide Crônica), 306
PLEVA (Pitiríase Liquenoide Varioliforme Aguda), 306, 307f
PN (Prurigo Nodular), 62, 63f
Poiquilodermia, 403f
  atrófica, 402
  eritema e, 403f
  hereditária, 402
    congênita, 402
Polidactilia Rudimentar, 252
Pólipo Fibroepitelial, 258
Politelia, 32
Pompholyx, 64
Popsicle panniculitis, 346
Poxvírus
  infecção por, 568, 569f
PPE (Protoporfiria Eritropoiética), 394, 395f
PR (Pitiríase Rósea), 302-305
  de Gibert, 302
PRC (Papilomatose Reticulada e Confluente)
  de Gougerot e Carteaud, 436, 437f
Programa
  iPLEDGE, 141
Proteus
  síndrome de, 247q
Protoporfiria
  eritro-hepática, 394
PRP (Pitiríase Rubra Pilar), 116, 117f
Prurido
  do coletor, 596
  do nadador, 596, 597f
  do traje de banho, 598, 599f
  dos arrozais, 596
  dos moluscos-escavadores, 596
  nodularis, 62
Psoríase, 88-91
  gutata, 92, 93f, 306
    de Juliusberg, 306
  na região da fralda, 78, 79f
    placas eritematosas, 79f
      cor vermelho-vivo, 79f
  vulgar, 96
    eritrodérmica, 96, 97f

PTI (Púrpura Trombocitopênica Idiopática), 360, 361f
Púrpura
  anafilactoide, 354
  fulminante, 362
  reumática, 354
  trombocitopênica, 360
    autoimune, 360
    imune, 360
Pustulose
  cefálica, 12
    neonatal, 12
  palmoplantar, 94, 95f
    palmas, 95f
    plantas, 95f
  varioliforme, 544
    aguda, 544
PUVA (Psoraleno com UVA)
  tratamento com, 172q
    lentigos após, 172q

Q

Queda de Cabelo
  neonatal, 6, 7f
Queimadura
  solar, 368-371
    exposição à radiação UV, 368
    fototipos de pele, 369q
      classificação de Fitzpatrick, 369q
Queloide(s), 255f
  cicatrizes hipertróficas e, 254
Quinta doença, 572
Quisto, 240

R

RAST (Teste de Radio Alergo Absorção/*Radio Allergo Sorbent Test*), 49
Reação
  a drogas, 382, 383f, 384, 385f
    fotoalérgica, 384, 385f
    fototóxica, 382, 383f
  dermatofítica, 516
  por drogas, 320-323
    exantemática, 320-323
Recém-Nascido
  achados cutâneos no, 2-7
    fisiológicos, 2-7
      vérnix caseoso, 2, 3f
      cutis marmorata, 4, 5f
      queda de cabelo neonatal, 6, 7f
Região da Fralda
  erupções cutâneas na, 74-87
    AE, 82, 83f
    dermatite das fraldas, 74, 75f
    granuloma glúteo infantil, 84, 85f
    HCL na, 86, 87f
    infecção por *cândida*, 80, 81f
    psoríase na, 78, 79f
Resíduo Neural
  heterotópico, 26

Reticuloendoteliose, 532
  não lipídica, 438
Reye's
  tumor de, 250
Rickettsi
  infecção por, 534
  rickettsia, 534
Ritter
  doença de, 472
Roséola
  anulata, 302
  infantil, 547
Rothmund-Thomson
  síndrome de, 402
    eritema, 403f
    poquilodermia, 403f
    telangiectasias, 403f
      padrão reticulado de, 403f
Rubéola, 578, 582-585
  e bebê *blueberry muffin*, 38
  erupção cutânea, 585f
  máculas eritematosas confluentes, 583f
  sinal de Forchheimer, 585f

S

Santo Antônio
  fogo de, 464
SAPHO (Sinovite, Acne, Pustulose, Hiperostose e Osteíte)
  síndrome, 94
Sapinho, 518
Sarampo, 578-581
  alemão, 582
  de três dias, 582
  máculas eritematosas, 579f, 581f
  manchas de Koplik, 578, 581f
Sarcoidose, 352, 353f
Sarda(s), 168
Sarna, 614
SCALP
  síndrome, 226
Schimmelpenning
  síndrome de, 226
Schimmelpenning-Feuerstein
  síndrome de, 224
Schimmelpenning-Feuerstein-Mims
  síndrome de, 224
Schistosoma cercariae, 596
Scrumpox, 550
SCT (Síndrome do Choque Tóxico), 474-477
Sebocistomatose, 238
Seborreia, 72
Seio Branquial, 30
Sexta doença, 574
Sicose da Barba, 458
Sífilis
  congênita, 40
    descamação difusa, 41f
    máculas cobreadas, 41f
    tríade de Hutchinson, 40

neonatal, 41*f*
pré-natal, 40
Silver-Russell
  síndrome de, 181*q*
Sinal
  da covinha, 256
  de Auspitz, 78, 88
  de Crowe, 287, 289*f*
  de Darier, 445*f*
  de Fitzpatrick, 256
Síndrome(s)
  artrite-dermatite gonocócica, 482
  cardiocutânea, 176
  CLOVE, 262*q*
  da coagulação, 362
    e fibrinólise, 362
  da lentiginose, 176
    profusa, 176
  de Albright, 288
  de Bannayan-Riley-Ruvalcaba, 173*q*
  de Bloch-Siemens, 296
  de Bloch-Sulzberger, 296
  de Bloom, 181*q*, 400, 401*f*
  de Bloom-Torre-Machacek, 400
  de Buschke-Ollendorf, 247*q*
  de Cronkhite-Canada, 173*q*
  de defibrinação, 362
  de Gianotti-Crosti, 590, 591*f*
  de Gorlin, 390
  de Gorlin-Goltz, 390
  de Hand-Schuller-Christian, 86
  de Heerfordt, 352
  de Jadassohn, 224
  de Jaffe-Campanacci, 180*q*
  de Klippel-Trenaunay, 188*q*, 190
  de Lofgren, 352
  de Lois-Bar, 396
  de Lyell, 330
  de mastocitose, 444-447
    cutânea difusa, 447*f*
    sinal de Darier, 445*f*
  de McCune-Albright, 180*q*
  de Parkes Weber, 188*q*
  de Parry-Romberg, 418
  de Peutz-Jeghers, 173*q*, 174, 175*f*
  de Proteus, 247*q*
  de Rothmund-Thomson, 402
    eritema, 403*f*
    poquilodermia, 403*f*
    telangiectasias, 403*f*
      padrão reticulado de, 403*f*
  de Schimmelpenning, 226
  de Schimmelpenning-Feuerstein-Mims, 224
  de Silver-Russell, 181*q*
  de Solomon, 224
  de Soto, 173*q*
  de Sturge-Weber, 188*q*, 191*f*
  de Turner, 181*q*
  de Waterhouse-Friderichsen, 480
  de Watson, 180*q*
  DeSanctis–Cacchione, 386

do carcinoma nevoide, 390
  basocelular, 390
    múltiplo, 390
do linfonodo mucocutâneo, 364
do nevo, 224, 225*f*, 390-393
  basocelular, 390-393
    critérios diagnósticos para, 390*q*
    epiteliomas no pescoço, 391*f*
    remoção de meduloblastoma, 393*f*
      cicatriz cirúrgica pela, 393*f*
  epidérmico, 224, 225*f*
  sebáceo, 224
EM, 328
LAMB, 172*q*
lentiginosas, 170-173, 176, 177*f*
  múltipla, 12*q*, 176, 177*f*
LEOPARD, 176
lúpus-símile, 356
NAME, 172*q*
papulovesicular, 590
  acrolocalizada, 590
SAPHO, 94
SCALP, 226
Sinovioma
  de células gigantes, 264
Sinovite
  vilonodular, 264
    pigmentada, 264
Siringoma, 234, 235*f*
SJS (Síndrome de Steven-Johnson), 330–333
Sol
  alergia ao, 374
  envenenamento pelo, 374
Solomon
  síndrome de, 224
Soro
  doença do, 336, 337*f*
Soto
  síndrome de, 173*q*
SPEE (Síndrome da Pele Escaldada Estafilocócica), 472, 473*f*
Spitz
  melanoma de, 166
    juvenil, 166
  nevo de, 166, 167*f*
    metastáticos, 166
  tumor de, 166
Sporotrichum
  infecção por, 528
Spotty nevus, 164
SS (Síndrome de *Sweet*), 348, 349*f*
Staphylococcus aureus, 452, 474
Steinert
  doença de, 236
Streptococcus pyogenes, 452
Sturge-Weber
  síndrome de, 188*q*, 191*f*
Sudamina, 8
Sulfapiridina
  na dermatose bolhosa, 136
    por IgA linear, 136
      da infância, 136

Sutton
  nevo de, 162
SVC (Síndrome de Varicela Congênita), 36

T

Tacrolimus, 50
TB (Tuberculose)
  cutânea, 492, 493*f*
    aguda, 492
      generalizada, 492
    coliquativa, 492
    orificial, 492
    lúpica, 492
Telangiectasia, 188
  aranhosa, 198
Tenossinovite
  nodular, 264
    localizada, 264
Tetraciclina
  na acne, 140
THH (Telangiectasia Hemorrágica Hereditária), 210
  máculas hemorrágicas, 211*f*
    pontilhadas, 211*f*
    no dedo, 211*f*
    nos lábios, 212*f*
  na conjuntiva bulbar, 213*f*
Tinea
  amiantácea, 98
  capitis, 500-503
    favo, 503*f*
    kerion, 502*f*
    placa cinzenta, 501*f*
    pontos pretos, 501*f*
    preparação com KOH, 503*f*
  corporis, 506, 507
    gladiatorum, 506
  cruris, 508, 509*f*
  e reação IDE, 516
  faciale, 504
  facialis, 504
  faciei, 504, 505*f*
  flava, 524
  manuum, 512, 513*f*
  pedis, 510, 511*f*
  unguium, 514
  versicolor, 524
Tinha, 506
  da face, 504
  das mãos, 512
  do couro cabeludo, 500
  tonsurante, 500
Torulose, 530
Toxoplasmose
  infecções por, 38
    e bebê *blueberry muffin*, 38
Trágus Acessório, 28, 29*f*
Transtorno(s)
  da proliferação epidérmica, 88-121
    bebê colódio, 102, 103*f*
    CP, 114, 115*f*

doença de Darier, 118, 119*f*, 121*f*
eritrodermia ictiosiforme, 100, 110, 111*f*
  bolhosa congênita, 110, 111*f*
  eritroceratodermia, 100
feto arlequim, 104, 105*f*
IL, 112, 113*f*
ILX, 108, 109*f*
IV, 106, 107*f*
pitiríase amiantácea, 98, 99*f*
PRP, 116, 117*f*
psoríase, 88-91
psoríase vulgar, 92, 93*f*, 96, 97*f*
  eritrodérmica, 96, 97*f*
  tipo *gutata*, 92, 93*f*
  pustulose, 94, 95*f*
    palmoplantar, 94, 95*f*
Tricoepitelioma(s), 232, 233*f*
  múltiplos, 232
    familiares, 232
Tricomatrioma, 236
Tumor
  benigno, 260
    músculo liso, 260
  da gravidez, 204
  de células gigantes, 264, 265*f*
    da bainha tendinosa, 264, 265*f*
  de Reye's, 250
  de Spitz, 166
Turner
  síndrome de, 181*q*
Tyndall
  fenômeno de, 182

U

UP (Urticária Pigmentosa), 446*f*
  bolhosa, 444
Urtica(s), 324
Urticária
  anafilaxia, 324
  angioedema, 324-327
  crônica, 356
    na vanulite, 356
  do frio, 327*f*
  medicamentos associados a, 326*q*
  pápulas eritematosas, 325*f*
  placas eritematosas, 325*f*
    bem circunscritas, 325*f*
      transitórias, 325*f*
  popular, 618, 619*f*
  solar, 372, 373*f*
  urticas, 324-327
Urtiga-do-mar, 602

V

Vale de Ohio
  doença do, 532
Vanulite
  urticária crônica na, 356
Varicela, 554-557
  neonatal, 36

Vasculite Cutânea, 353
   de pequenos vasos, 354
      secundária a imunocomplexos, 354
      de IgA circulante, 354
Vasculite
   urticariforme, 356, 357f
   hipocomplementêmica, 356
Verneuil
   doença de, 146
Vérnix *caseoso*, 2, 3f
   material gorduroso branco do, 3f
   recomendações dermatológicas, 2
Verruga(s), 560
   achatada, 562
   acuminada, 566
   comum, 560
   do patologista, 492
   genital, 566
   plana, 562, 563f
   plantar, 564, 565f
   venérea, 566
   vulgar, 560, 561f
Vesícula Febril, 538
Vida Capilar
   ciclo de, 6
      estágios no, 6
Virilha
   micose da, 508
Vitiligo, 270-273
   áreas de despigmentação, 271f
   ilhas de repigmentação, 273f
   perinévico, 162

von Hebra
   EM, 328
von Recklinghausen
   doença de, 286
VVZ (Vírus Varicela-Zóster)
   infecção por, 36, 37f, 554-
      congênita, 36, 37f
      herpes-zóster, 558, 559f
      varicela, 554-557
VZIG (Imunoglobulina Antivaricela-Zóster), 37

W

Waterhouse-Friderichsen
   síndrome de, 480
Watson
   síndrome de, 180q
White-spot
   disease, 310
Wilson-Brocq
   eritrodermia de, 96

X

XGJ (Xantogranuloma Juvenil), 442, 443f
XP (Xeroderma Pigmentoso), 386–389
   grande carcinoma basocelular
      nodular no, 389f
   lentigos difusos no, 387f

Z

Zóster, 558